现代 Modern Clinical Nursing Routine
临床护理常规

主　编	吴惠平	付方雪					
副主编	罗伟香	马凤清	田素萍	陈　洁	张海燕	蒋玉蓉	谢海珊　曾　洁
	管穗丽	潘楚云					
编　委	丁雪青	马凤清	马丽辉	王　歌	文　艺	孔　焱	邓育红　田素萍
	付方雪	冯湘萍	戎穗冰	师瑞月	朱莲玉	庄艳云	刘丽君　刘　斌
	刘碧云	衣　丰	江文霞	麦爱欢	李　芸	李　威	李慧敏　吴惠平
	邱　晶	何颖军	沈　艳	张海燕	陈小荷	陈美丽	陈　洁　陈晓文
	林真珠	林慧绒	欧竹君	易朝晖	罗伟香	郑肖芬	郑春娆　赵文英
	赵　坚	夏令琼	徐文艺	徐银帆	徐穗莲	黄小林	彭金莲　彭朝林
	彭粤铭	蒋玉蓉	程如虹	曾　洁	曾绮桥	曾碧茹	温桂芬　谢海珊
	谢曼英	蔡丽萍	管穗丽	廖兵飞	潘楚云	魏道儒	

人民卫生出版社

图书在版编目（CIP）数据

现代临床护理常规 / 吴惠平，付方雪主编. —北京：人民卫生出版社，2018

ISBN 978-7-117-26230-9

Ⅰ. ①现… Ⅱ. ①吴… ②付… Ⅲ. ①护理学 Ⅳ. ①R47

中国版本图书馆 CIP 数据核字（2018）第 088890 号

| 人卫智网 | www.ipmph.com | 医学教育、学术、考试、健康，购书智慧智能综合服务平台 |
| 人卫官网 | www.pmph.com | 人卫官方资讯发布平台 |

现代临床护理常规

主　　编：吴惠平　付方雪
出版发行：人民卫生出版社（中继线 010-59780011）
地　　址：北京市朝阳区潘家园南里 19 号
邮　　编：100021
E - mail：pmph @ pmph.com
购书热线：010-59787592　010-59787584　010-65264830
印　　刷：北京虎彩文化传播有限公司
经　　销：新华书店
开　　本：787×1092　1/16　印张：48
字　　数：1229 千字
版　　次：2018 年 6 月第 1 版　2022 年 12 月第 1 版第 8 次印刷
标准书号：ISBN 978-7-117-26230-9/R·26231
定　　价：140.00 元

前　言

常见疾病护理常规是医疗卫生专业书架上经常能见到的一类书籍。编者们从不同角度、以不同的结构对疾病的护理进行系统而精炼的阐述，已经成为护理人员不可缺少的、理论结合实践的工具书。

所谓"常规"，作为名词，汉语词典中给出的释义为"过去流传下来的规矩"、"日常必须遵守的规则"和"医学上经常使用的处理方法，如血常规等"；作为形容词，它的词意则为"一般的"、"通常的"。护理常规是临床护理人员在工作中必须遵守的规则，也是几代人总结的临床护理经验。随着医学的发展、制度的完善，护理技术和护理理念也在不断地更新和优化。此外，常见疾病谱随着社会的变迁、环境的变化、人类生活方式及节奏的改变等也在悄然发生改变。因此，疾病护理常规必须应这些变化而不断丰富其内涵。新出现的护理技术必须建立其规范，而传统的护理常规则需根据技术和制度的改变来调整关注的角度和侧重点，使之更加贴近临床，更加务实、科学，以利于临床护理人员的学习和使用。

基于此，主编组织我院临床一线护理专家，结合近年临床护理实践，查阅大量专业文献，编写了这本"现代临床护理常规"。

本书以临床护理人员的需求为基本出发点，以近年我院常见疾病的临床护理为基础内容，以整体护理理念为基本指导思想，建立了本书特有的、符合疾病发生发展规律的编写结构，每个疾病均在这种结构下进行护理常规的编写。基本结构包括护理关键点、护理评估、护理措施和健康教育。而外科疾病在此基础上又含有术前评估、术后评估，这样的结构更加突出了护理评估的重要性，并一定程度上显示了疾病不同时期有其不同的评估内容和护理措施，这样的结构设计旨在提醒临床护理人员不能只重视"做"，而忽略了"看"，同时也希望以此提升护理人员在临床工作中的思考能力，理清对疾病和疾病护理的认识思路。

本书共两篇十二章，主要内容包括常见症状、常见急症、常见疾病的护理常规。护理学科分布涵盖了急诊急救、内科、外科、妇产科、儿科、耳鼻喉科、眼科、口腔科、中医科、肿瘤科等。书中包含了大量近年出现的护理新技术、新理念，在护理安全和健康教育方面也安排了一定的篇幅。

热诚希望本书对广大护理人员的临床工作有一定的借鉴作用，在岗位培训中能帮助大家更好的理解疾病和疾病护理，并能成为护理人员的一本工具书。

由于编者学识、水平有限，书中存在不足甚至谬误之处在所难免，恳请各位同仁和读者批评指正。

主编：吴惠平　付方雪

2017年9月

目 录

第一篇 总 论

第二篇　专科疾病护理常规

第一篇

总 论

第一章 患者住院护理常规

第一节 一般患者入院护理常规

1. 病区接到患者入院通知后，及时准备床单位及用物。如病房暂无空床，则告知患者办理预约登记手续。

2. 主动、热情接待新患者，凭患者身份证、医保卡核对患者身份，双人核查后为其戴上手腕带，并引导新患者到准备好的病床。

3. 护士通知主管医师接诊新患者。

4. 责任护士进行入院宣教。向患者或家属详细介绍医院住院须知，包括主管医师、责任护士、护士长，病区环境、作息时间、探视制度、陪护规定、患者安全指引、餐饮服务、呼叫器的使用等；指导患者及家属理解"患者入院告知书"，并请患者或监护人详细阅读后签名，同时宣教者签名。告知书一式两份，患者方一份，科室留存一份（入病历保管）。

5. 进行入院首次护理评估，包括患者生理、心理、社会状况、基本生活活动能力评估、跌倒风险评估、压疮风险评估（必要时），测量患者体温、脉搏、呼吸、血压、体重、身高（必要时）等；并按要求书写护理记录等。

6. 给予新入院患者卫生处置，如修剪指甲、剃胡须、更换病员服等；多余物品交家属带回家。

7. 按医嘱落实患者正确的饮食和指导。

8. 及时正确执行医嘱，完成各项治疗与护理，观察用药后的效果及反应。

9. 运用护理程序，执行分级护理制度，实施责任制整体护理，按要求巡视患者，仔细观察病情变化，与患者进行有效沟通，了解患者心理状况，征求患者意见，明确护理问题，及时解决患者需要，落实各项基础护理和危重患者护理，给予心理护理，做好住院期间全程健康指导和护理效果评价，并记录。

10. 发现病情变化立即报告医师。病情危重时，及时做好各项抢救准备。

11. 协助患者了解住院费用清单内容。

第二节 急症患者入院护理常规

1. 病区接急症患者入院通知后，立即准备床单位及所需急救用物，并立即通知值班医生。

2. 医护人员主动接待急症入院的患者，迅速安置急症患者到病床或抢救室，与护送患者的医务人员交接患者生命体征、主要症状、治疗护理情况及效果。危重患者的贵重物品交家属妥善保管。

3. 根据医嘱和病情的需要，立即给予吸氧、建立静脉输液通路、心电监护、采集各种标本等，协助床旁检查。如是危重患者应做好急救准备，备必要的急救药品和器材于床旁，遵医嘱及时准确用药,并协助医生进行抢救。

4. 尽快对患者进行入院护理评估,包括生命体征、意识状态、情绪反应等,询问患者主诉,了解目前的主要症状和体征,明确主要护理问题,立即采取有效的护理措施,并按要求书写体温单、入院评估、护理记录单等。

5. 减轻患者的心理压力,缓解紧张情绪。

6. 做好住院期间特殊检查、治疗、手术阶段的健康指导和护理效果评价,并记录。

7. 急症患者入院后其他护理常规按"一般患者入院护理常规"。

8. 可疑传染病例应按隔离原则进行处理。

第三节　出院患者护理常规

1. 责任护士接到患者的出院医嘱后,告知患者出院时间及办理有关出院的手续。

2. 按医嘱完善出院带药,停止所有长期医嘱,注销各种治疗护理卡,并在一览卡注明出院日期或标识。

3. 仔细核对患者住院费用,填写出院结算单及打印住院费用总清单给患者或家属,并告知其核对确认无误后到"出入院结算中心"进行出院结算,结算完毕返回病房(药房)取药及门诊病历、出院小结、疾病证明书。

4. 出院前,向患者或家属进行出院健康指导,包括病情观察、用药、饮食、活动、家庭康复训练、复诊时间、自我照顾指导等,并告知出院小结及疾病证明书的意义及用途,要妥善保管及复印病历的具体事宜。

5. 责任护士按要求整理病历,病区质控员进行病历终末质量控制,并在病历首页上签名确认。

6. 协助患者整理物品,发放"出院患者满意度调查表"诚恳征求患者意见和建议,必要时护送患者出院。

7. 对于病情不允许出院或家属自动要求出院的患者,应和主管医生一起予以耐心解释、劝阻和说服,如说服无效,应请患者或符合法定要求的代理家属在病历中签字后方可出院。

8. 对于病情许可医嘱可以出院而不愿意出院的患者,应和主管医生一起进行说服,如说服无效,应通知其家属或患者所在单位办理患者出院手续及接患者出院,必要时,可在征求得其家属或单位的同意后与医务科联系将患者护送回家。

9. 病房及床单元按要求进行终末处理和消毒。

10. 做好患者的病情追踪观察和电话随访工作。

(吴惠平　魏道儒)

第二章 分级护理常规

第一节 特级护理常规

1. 对病情危急、随时可能发生病情变化需要抢救、各种复杂及新大型手术、各种严重损伤和监护室的患者应给予特别护理。

2. 设专人昼夜看护，严密观察病情变化；设立特别护理记录单，及时准确记录患者生命体征及出入水量，以保持水电解质平衡，并严格交接班。急救药品、器材准备齐全，随时准备抢救。

3. 根据医嘱按时完成治疗及用药，并观察患者的反应。

4. 制定护理计划，适时提出护理问题，正确实施专科护理，预防术后并发症，及时进行效果评价。

5. 做好各种管道的观察和护理。

6. 安全护理措施到位，防止意外事件发生。

7. 严格进行床头交接班。

8. 根据患者的病情，适时进行健康指导。

9. 评估病人，根据病情满足基本生活需要，保持患者清洁、舒适。

（1）患者清洁：每日做好晨晚间护理，每1～2日床上擦浴1次；每周洗头1次；每天口腔护理2次。为留置尿管患者每日进行1～2次尿道口清洁。协助患者使用便盆及更衣，进行二便失禁患者的护理，保持患者衣、被及床单位整洁。

（2）定时协助进行患者翻身，拍背及有效咳嗽。必要时完成床上的移动，压疮预防及护理等工作。

（3）协助患者进食、进水（禁食患者除外）。提供合适的饮食，以保证足够的营养。

（4）保持肢体功能位置，防止足下垂或其他体位性神经损伤。

10. 及时进行心理护理，了解患者心理状况，适时进行健康教育。

11. 严格执行隔离消毒制度，防止院内感染。

第二节 一级护理常规

1. 对病情趋向稳定的重症患者；手术后或者治疗期间需要严格卧床的患者；生活完全不能自理且病情不稳定的患者；生活部分自理，病情随时可能发生变化的患者应给予一级护理。

2. 患者应绝对卧床休息，每小时巡视患者1次，观察患者病情变化。遵照医嘱进行生命体征监测及出入量记录。根据病情制订护理计划，提出护理问题，落实各项有效护理措施。

3. 遵照医嘱按时完成治疗及用药，观察患者反应，按规定做好各项护理记录。

4．做好各种管道的观察和护理；正确实施专科护理，预防术后并发症。

5．安全护理措施到位，防止意外事件发生。根据病情协助患者进行功能锻炼，并设床栏以防止坠床。

6．提供护理相关的健康指导和功能锻炼。

7．了解患者心理需求，做好必要的沟通和心理疏导。

8．评估病人，根据病人病情及自理能力，遵循"亲自做"、"指导做"、"教会做"的原则，提供生活照顾，保持患者清洁、舒适：

（1）患者清洁：每日做好晨晚间护理，每1～2日床上擦浴1次；每周洗头1次；协助卧床患者使用便盆及更衣，进行二便失禁患者的护理。为留置尿管患者每日进行1～2次尿道口清洁。

（2）根据病人的病情，定时协助卧床患者进行翻身，拍背及有效咳嗽。必要时完成床上的移动，压疮预防及护理等工作。

（3）协助患者进食、进水（禁食患者除外）。提供合适的饮食，以保证足够的营养。

9．做好消毒隔离工作，防止院内交叉感染。

第三节　二级护理常规

1．对病情稳定需限制活动的患者，具有部分生活自理能力的患者给予二级护理。

2．每两小时巡视患者1次，进行病情观察及生活照顾。

3．每日测量体温、脉搏、呼吸，每周监测1次血压。

4．遵医嘱正确实施各种治疗，指导患者正确用药，观察患者反应。做好各项护理记录。

5．正确实施专科护理，安全护理措施到位，防止意外事件发生。

6．提供与护理相关的健康指导，指导患者卧床休息，在病情允许的情况下，可协助患者在床上活动或室内适当活动等康复锻炼。

7．评估病人，根据病人病情及自理能力，督促或协助完成以下的生活照顾，内容包括：晨晚间护理；床单位整洁；全身清洁；留置尿管的护理，协助患者保持清洁、舒适。

8．了解患者心理需求，做好必要的沟通和心理疏导。

9．协助并指导患者按要求进食，以保证营养的供给。

第四节　三级护理常规

1．病情稳定，生活完全能够自理的康复期患者给予三级护理。

2．每3小时巡视患者1次，观察病情变化。

3．每日测量体温、脉搏、呼吸，每周监测1次血压。

4．遵医嘱正确实施各种治疗，观察患者反应。

5．提供与护理相关的健康教育与健康指导。

6．向患者进行安全教育，防止意外事件发生。

7．每日整理床单位1次。

8．了解患者心理需求，做好必要的沟通和心理疏导。

9．指导患者按要求进食，以保证营养的供给。

（魏道儒　付方雪）

第三章　症状护理常规

第一节　恶心、呕吐护理常规

一、护理关键点

1. 有体液不足的可能。
2. 活动无耐力。
3. 焦虑。
4. 有吸入性肺炎、窒息的危险。
5. 教育需求。

二、护理评估

1. 恶心、呕吐发生的时间、频率、原因和诱因，与进食的关系。
2. 患者生命体征、神志、营养状况、有无失水表现。
3. 呕吐物的性质、量、颜色、气味，必要时送实验室检查。
4. 呕吐伴随的症状，如是否伴有腹痛、腹泻、发热、头痛、眩晕等。
5. 观察药物使用效果。

三、护理措施

1. 有体液不足的危险

（1）定时监测和记录生命体征直至稳定：血容量不足时可发生心动过速、呼吸急促、血压降低，特别是体位性低血压；持续呕吐导致大量胃液丢失，发生代谢性酸中毒时，患者呼吸可变浅变慢。

（2）观察患者有无失水现象：准确测量和记录每日出入量、尿比重、体重，依据失水程度不同，患者可出现烦躁、神志不清甚至昏迷，软弱无力、口渴、皮肤黏膜干燥、弹性减低，尿量减少、尿比重增高等表现。肠梗阻时应禁食、水，并进行胃肠减压。对不能经口摄取营养、水、电解质的患者，应通过静脉输液给予补充。

（3）观察患者有无继续呕吐：记录呕吐的次数，呕吐物的性质、量、颜色、气味，动态监测实验室检查结果，如血清电解质、酸碱平衡状态等。

（4）遵医嘱给予口服或静脉输液补充水分和电解质：口服补液时，应少量多次饮用，以免引起恶心、呕吐。口服补液未能达到所需补液量时，需静脉输液以恢复和保持机体的液体平衡状态。

2. 活动无耐力

（1）患者呕吐时应帮助其坐起或侧位，头偏向一侧，以免误吸。呕吐后漱口，更换污染衣物被褥，开窗通风去除异味。

（2）嘱患者坐起或站起时动作应缓慢，以免发生体位性低血压。

（3）按医嘱应用止吐药或其他治疗，促使患者逐步恢复正常饮食和体力。

（4）每日应做口腔护理，清除口腔内臭味，防止口腔炎，应注意避免刺激舌咽和上腭等，以防诱发呕吐。

3. 焦虑

（1）关心患者了解其心理状态，消除患者不安情绪，保持环境清洁安静。

（2）向患者解释精神紧张不利于呕吐的缓解。

（3）指导患者进行深呼吸、转移注意力等放松技术，减少呕吐的发生。

4. 有吸入性肺炎、窒息的危险

（1）患者呕吐时，协助其坐起，将呕吐物吐入容器内。因病情不能坐起者，可协助患者侧卧位两膝稍弯曲或仰卧位头偏向一侧，以免呕吐物吸入气管而发生窒息或引起吸入性肺炎。

（2）对频繁呕吐的患者可按医嘱给甲氧氯普胺，多潘立酮等止吐药物，并严密观察用药后效果。

四、健康教育

1. 向患者及家属讲解引起恶心、呕吐可能的原因和症状特点。

2. 进行饮食卫生及个人卫生教育。

3. 告知患者发生恶心、呕吐时及时就医，配合治疗，并保留呕吐物化验。

第二节　腹泻护理常规

一、护理关键点

1. 腹泻。

2. 有体液不足的危险。

3. 教育需求。

二、护理评估

1. 评估每天排便次数、量及性状。监测生命体征、神志、尿量、皮肤弹性、电解质等。

2. 腹泻发生的时间、诱因、病程长短，是否与摄入可能致敏食物、长期应用抗生素或糖皮质激素、大手术后及其他疾病等有关。

3. 评估腹泻伴随症状，如有无腹痛、里急后重、恶心呕吐、发热等；评估腹部体征，有无腹胀、腹部包块、压痛，肠鸣音有无异常等。

4. 评估肛周皮肤、黏膜情况。

5. 对于急性腹泻者，注意流行病学调查评估。如确诊为传染病者，按传染病疫情管理办法进行报告及隔离。

6. 对于慢性腹泻者，询问既往史、诊断及治疗经过；评估患者的营养状况，有无消瘦、贫血体征等。

7. 评估用药效果。

三、护理措施

1. 腹泻

（1）休息：急性起病、全身症状明显者应注意休息，腹部保暖；慢性轻症者可适当活动。

（2）饮食护理：以少渣、易消化食物为主，避免生冷、多纤维、味道浓烈的刺激性食物。急性腹泻应根据病情和医嘱，给予禁食、流质、半流或软食。

（3）症状护理：可用热敷腹部以减少肠道运动，减少排便次数，并有利于腹痛等症状的减轻。

（4）用药护理：应用止泻药时，注意观察患者的排便情况，腹泻得到控制时及时停药。注意观察解痉止痛剂的副作用。

（5）皮肤黏膜护理：排便后应用温水清洗肛周，保持清洁干燥，涂抹无菌凡士林或抗生素软膏，以保护肛周皮肤或促进损伤处愈合。

（6）对肠道传染病所致的腹泻，应严格进行消毒隔离，患者的用品、食具、便器用后消毒，排泄物、呕吐物均消毒后倒掉，护士操作前后必须洗手、消毒。

2. 有体液不足的可能

（1）正确记录大便次数、量、性状。

（2）监测生命体征、神志、尿量的变化。

（3）动态观察患者的液体平衡状态和脱水表现。

（4）遵医嘱及时给予液体、电解质、营养物质的补充，以满足患者的生理需要，恢复和维持血容量。

四、健康教育

1. 解除患者思想顾虑，向患者及家属讲解相关病因，注意饮食卫生，指导其合理安排作息时间，有利于体质的增强和胃肠功能的恢复。

2. 发生腹泻时及时就医，明确病因后配合治疗。

3. 嘱咐慢性腹泻者注意饮食的种类及规律。

第三节　便秘护理常规

一、护理关键点

1. 排便困难。

2. 腹痛。

3. 焦虑。

4. 教育需求。

二、护理评估

1. 年龄、心理社会状况、原发疾病。

2. 排便习惯、排便间隔时间、大便性状、便后有无出血。

3. 饮食习惯。

4. 用药情况及用药效果。

5. 伴随症状, 是否出现腹胀、腹痛情况。

6. 并发症, 严重便秘的老年人还可发生粪便嵌顿、痔疮肛裂, 甚至诱发心绞痛和脑血管意外。

三、护理措施

1. 排便困难的护理

（1）给予适当腹部按摩, 顺结肠走行方向作环行按摩。进行适当的运动, 培养定时排便的习惯。

（2）指导或协助患者采取最佳排便姿势和使用简易手法通便法, 合理地利用重力和腹内压。

2. 饮食护理　指导饮食中纤维素的含量和充足的水分摄入。

3. 心理护理　稳定患者情绪, 消除其紧张心理。

4. 用药护理　指导患者正确使用缓泻剂; 必要时予以灌肠。

四、健康教育

1. 向便秘患者及其家属进行如何判断是否发生便秘、预防便秘以及改善便秘症状的健康教育。

2. 预防和改善便秘症状主要应从改变不良生活方式、合理安排膳食、适当运动以及正确应用药物等方面进行, 避免进食过少或食品过于精细、缺乏残渣、对结肠运动的刺激减少。

3. 教育患者滥用泻药会使肠道的敏感性减弱, 形成对某些泻药的依赖性, 造成便秘。

第四节　咳嗽、咳痰护理常规

一、护理关键点

1. 诱因。

2. 排痰。

3. 并发症。

4. 焦虑。

5. 教育需求。

二、护理评估

1. 有无咳嗽、咳痰相关病史或诱发因素。

2. 咳嗽的性质、时间、节律、音色与体位、睡眠的关系; 痰液性状、量、颜色、气味; 能否有效咳嗽。

3. 呼吸音的异常改变。

4. 用药效果。

三、护理措施

1. 祛除诱因　注意保暖，避免尘埃与烟雾等刺激，避免剧烈运动、进出空气污染的公共场所等。对吸烟的患者说明戒烟的重要性。

2. 正确收集痰标本，及时送检，为诊断和治疗提供可靠的依据。

3. 指导有效咳嗽　根据患者病情采取不同的排痰措施，如拍背与胸壁震荡、湿化呼吸道、体位引流、机械吸痰等。

4. 预防加重感染。

5. 用药护理　必要时遵医嘱给予雾化吸入，观察药物效果。

6. 预防并发症　长期卧床、昏迷患者，每次翻身前后注意拍背、吸痰，以免口腔分泌物进入支气管造成窒息。定期进行装置、病房环境消毒，严格无菌操作，加强口腔护理。准备气管切开物品，积极配合抢救工作。

7. 心理护理　缓解焦虑，帮助患者了解咳嗽、咳痰的病因、诱因及治疗方法，避免诱因，掌握有效咳嗽、定期翻身、体位引流等方法和注意事项。

四、健康教育

1. 积极预防上呼吸道感染，避免着凉、过度劳累，天气变化时及时增减衣服，感冒流行时少去公共场所。

2. 减少异物对呼吸道的刺激，鼓励患者戒烟。避免花粉、灰尘、螨虫等过敏原的刺激。

3. 指导患者观察咳嗽咳痰的变化情况，及时就医。

4. 进行适当体育锻炼，增强机体抵抗力。

第五节　呼吸困难护理常规

一、护理关键点

1. 呼吸困难。
2. 保持呼吸道通畅。
3. 焦虑、恐惧。
4. 教育需求。

二、护理评估

1. 生命体征，神志，血氧饱和度。
2. 发病的诱因、原发病。
3. 观察呼吸困难发作的情况、种类和程度，有无伴随症状。
4. 评估呼吸的频率、深度及节律。有无"三凹征"，异常呼吸音、哮鸣音、湿啰音等。
5. 心理状态　有无紧张、疲乏、注意力不集中、失眠、抑郁、焦虑或恐惧。
6. 用药和氧疗的效果。

三、护理措施

1. 休息　卧床休息，给予舒适的体位，如前倾坐位或半卧位。保持室内温湿度适宜和空气洁净，避免和去除诱发因素。

2. 饮食护理　给予清淡、不易发酵（不产气）、易消化饮食。

3. 氧疗护理　根据病情，选择合适的氧疗或机械通气的方法、以缓解症状。

4. 动态观察病情变化、及时发现和解决患者异常情况、监测动脉血气分析，血氧饱和度。

5. 气道护理　保持呼吸道通畅，呼吸困难伴痰多者给予吸痰，必要时做好气管插管或切开的急救准备。

四、健康教育

1. 指导放松技巧，减轻焦虑，减缓全身肌肉紧绷程度，改善呼吸形态。

2. 指导噘嘴呼吸、横膈呼吸，以减慢呼吸速度，增加气道压力，减轻肺塌陷，缓解呼吸异常现象。

3. 指导患者禁烟、酒，减少呼吸道黏膜刺激。避免可能的过敏原。摄取易消化、高纤维、不易产气的食物以预防便秘和腹部胀气。

4. 指导患者及家属使用呼吸道喷剂。

第六节　咯血护理常规

一、护理关键点

1. 咯血。

2. 窒息。

3. 休克。

4. 药物治疗。

5. 教育需求。

二、护理评估

1. 生命体征、神志、尿量、皮肤及末梢循环，及时发现休克。

2. 咯血颜色和量并记录。

3. 用药效果。

4. 窒息的先兆症状，包括发绀、自感胸闷、心慌、大汗淋漓、喉痒、有血腥味及精神高度紧张等情况。

三、护理措施

1. 休息　宜卧床休息，保持安静，避免不必要的交谈。及时清除血污物品，保持床单位整洁。

2. 饮食护理　大咯血者暂禁食，少量咯血者宜进少量凉或温的流质饮食，避免刺激性食物，以保持大便通畅。便秘时可给缓泻剂以防诱发咯血。

3. 心理护理　鼓励患者放松身心，配合治疗，将血轻轻咯出。

4. 防止窒息，备齐急救药品及器械，做好抢救配合。

（1）应向患者说明咯血时不要屏气，否则易诱发喉头痉挛，出血引流不畅形成血块，将造成呼吸道阻塞。应尽量将血轻轻咯出，以防窒息。

（2）准备好抢救用品，如吸痰器、鼻导管、气管插管和气管切开包。

（3）保持气道开放是窒息抢救的关键，用吸引器吸出呼吸道内血液及分泌物。

（4）迅速抬高患者床脚，使成头低足高位。

（5）神志清楚的患者鼓励其用力咳嗽，并用手轻拍患侧背部促使支气管内淤血排出。

（6）神志不清的患者将其上半身垂于床边并一手托扶，另一手轻拍患侧背部。

（7）以上措施仍不能使血块排出，则应立即用吸引器吸出淤血及血块，必要时立即行气管插管或气管镜直视下吸取血块。

（8）气道通畅后，若患者自主呼吸未恢复，应行辅助呼吸，给高流量吸氧或按医嘱应用呼吸中枢兴奋剂。

四、健康教育

1. 向患者讲解咯血相关知识和出现咯血时注意事项。
2. 不要过度劳累，避免剧烈咳嗽。
3. 适当锻炼，避免剧烈运动。
4. 积极治疗原发病。

第七节　压疮护理常规

一、护理关键点

1. 压疮高危因素。
2. 皮肤完整性受损。
3. 饮食。
4. 教育需求。

二、护理评估

1. 压疮发生的高危因素　有无长期卧床、肥胖、营养不良、水肿、大小便失禁、活动受限、感觉障碍、意识障碍等。

2. 局部皮肤情况　有无红、肿、热、触痛，特别是压疮易发部位，或是否已有皮肤完整性受损的情况。

3. 根据压疮的分期，科学评估压疮的病变程度。

4. 压疮预防措施的落实情况和效果。

5. 压疮治疗效果。

三、护理措施

1. 饮食护理　改善营养状况，纠正低蛋白血症，给予高热量、高蛋白、高维生素饮食。对进食困难者，采取胃肠外营养、深静脉营养等措施。

2. 避免局部长期受压

（1）对于长期卧床、大手术后、年老等不便翻身的患者应使用气垫床，以缓解局部压力。

（2）定时变换体位，至少每2小时翻身1次，避免骨隆突处长时受压。

（3）促进局部血液循环，给予温水擦浴，适当按摩。

3. 避免皮肤受潮湿、摩擦等不良刺激

（1）保持床单位平整、干燥、无屑。

（2）翻身时，动作应轻，避免推、拉、拖等动作产生摩擦力和剪切力。

（3）及时擦干汗液、尿液，更换潮湿衣服。

4. 根据压疮分期给予护理

（1）Ⅰ期：以缓解局部压力和保持皮肤清洁、干燥为主，切勿按摩。

（2）Ⅱ期：用生理盐水清创后，保持创面无菌、湿润，避免受压。

（3）Ⅲ期：以清除坏死组织，促进组织生长为主。

（4）Ⅳ期：护理的关键是清除坏死组织，促进组织生长。

四、健康教育

1. 饮食指导。

2. 加强翻身指导和体位垫的使用。

第八节　疼痛护理常规

一、护理关键点

1. 疼痛评估。

2. 缓解疼痛。

3. 教育需求。

二、护理评估

1. 疼痛的部位、发作的特点、性质与强度、有无牵涉痛等。

2. 了解诱发疼痛或加重疼痛的因素。

3. 疼痛时有无伴随症状　如发热、寒战、呕吐、吞咽、咳嗽、皮疹、血尿、视力障碍、呼吸困难等。

4. 监测生命体征。

5. 询问疼痛史　脑部疾病、腹部化脓性感染、手术、心脏病史等。

6. 检查疼痛部位　有无红、肿、热，有无外伤；有无颈、锁骨上、腋窝淋巴结肿大；腹痛者腹部有无包块、压痛、反跳痛；有无机体活动受限、关节障碍等。

7. 心理状态　有无紧张、焦虑、睡眠障碍等。

8. 用药效果。

三、护理措施

1. 休息　保持室内安静，帮助患者采取舒适体位，减轻疼痛。

2. 正确使用疼痛评估工具，包括数字分级法、语言描述法、视觉模拟法、脸谱标尺法、行为疼痛评估量表等。

3. 心理护理　积极做好心理疏导，指导患者分散注意力、自我放松，缓解疼痛。

4. 给予任何有创性检查或治疗之前，应评估患者的耐受程度，向患者说明检查或治疗目的、操作过程及配合要求等，提高患者对疼痛的耐受力，增强患者的安全感。

5. 遵医嘱给予缓解疼痛药物，并及时评估疼痛缓解的程度。

四、健康教育

1. 帮助患者掌握自我心理疏导的方法。

2. 药物止痛时，指导患者按医嘱准确、准时服药，不可滥用止痛药。

3. 指导患者及家属自我观察疼痛性质和伴随症状，如有异常变化，需及时就医。

第九节　发热护理常规

一、护理关键点

1. 隔离。

2. 高热。

3. 水电解质紊乱。

4. 降温。

5. 教育需求。

二、护理评估

1. 生命体征，神志、面色、瞳孔、肢体活动及各种反射。

2. 发热的温度、特点、热型及伴随症状，观察皮肤有无皮疹、出血点、麻疹、淤斑、黄染、痉挛、惊厥、昏迷等现象。

3. 评估患者皮肤的温度、湿度及弹性。

4. 药物、物理降温的效果。

三、护理措施

1. 疑似传染病时，先行一般隔离，确诊后按传染病隔离要求隔离。

2. 休息及舒适　年老体弱者发热期间不宜下床活动，高热时体能消耗较快，应卧床休息，对于烦躁不安、神志不清、谵妄、惊厥者，加床栏，防止坠床，必要时使用约束带。保持衣着及被盖适中，大量出汗时，及时更换衣服及被服，注意皮肤清洁卫生。体温骤降时，应给予保暖，避免直接吹风，防止着凉。

3. 饮食护理　补充营养，多吃高蛋白、高热量、丰富维生素的易消化食物，少食多餐。鼓励患者多饮水，每天不少于2000ml，出汗多时注意补充含钠饮料。

4. 口腔护理　保持口腔清洁，以防细菌滋生，口唇干燥可涂少量油脂。

5. 高热期间　监测生命体征每4小时1次，物理降温后半小时，及时测量体温并记录。体温突然升高或骤然降时要随时记录，密切监测降温效果。

6. 物理降温　高热刚开始时，患者可能出现寒战，此时不要急于采取退热措施，而应注意保暖，调节室温。对体温在38.5℃以上者，可施行物理降温，患者出现寒战，应停止降温。有出血倾向患者禁用酒精及温水擦浴。冰敷降温时要经常更换部位，防止冻伤。一般降至38℃左右即可，以防降温过低引起虚脱。密切观察降温效果。

7. 药物降温　经物理降温无效者，遵医嘱给予药物降温，密切观察降温效果。

8. 高热惊厥的护理　防止坠床及碰伤，为防舌咬破，床边应备开口器与舌钳，预防窒息，保持气道通畅；遵医嘱及时、准确给予抗惊厥药物以及吸氧、心电监护。

9. 中暑的护理　遵医嘱使用物理降温及药物降温，体温降至肛温38℃左右即终止降温。保持尿量每小时30ml以上，记录出入量。

四、健康教育

1. 指导患者多饮水及加强营养的意义，年老体弱者发热期间不宜下床活动，防止因虚脱而导致跌倒意外。保持口腔清洁。

2. 高热期间采取正确的通风散热方法，避免捂盖，汗湿的衣服及时更换。

3. 指导家属配合降温处理。

4. 指导患者使用降温药物。

5. 教育患者预防是关键，加强身体锻炼，合理安排劳动和休息。

第十节　颅内高压护理常规

一、护理关键点

1. 头痛。

2. 恶心呕吐。

3. 脑疝。

4. 使用脱水药物。

5. 教育需求。

二、护理评估

1. 评估生命体征，疼痛情况、意识改变、瞳孔变化、肢体活动和反射情况。

2. 评估是否有脑水肿，是否有颅内肿瘤、出血、脓肿及颅脑外伤等。

3. 既往是否有高血压、冠心病病史。

4. 密切观察有无舌根后坠、气道梗阻。

5. 评估有无恶心、呕吐。

6. 用药效果。

三、护理措施

1. 体位与活动

（1）保持病室安静，避免一切不良刺激，以免造成患者情绪激动。

（2）卧床休息为主，适当活动，避免碰撞和剧烈运动。

（3）卧位时注意头颈不要过伸或过曲，以免影响颈静脉回流。

（4）病情允许时需抬高床头15°~30°，有利于颅内静脉回流，减轻脑水肿。

（5）避免做使胸内压和腹压上升的动作，如屏气、咳嗽、打喷嚏、用力排便等。

2. 气道护理　保持呼吸道通畅，充分给氧，改善脑缺氧。

3. 饮食护理　以高热量、高蛋白、富含维生素、纤维素，丰富而易消化的食物为主，避免大量饮水，成人每日补液量不超过2000ml。神志清醒者可给予普食，但应限制钠盐摄入。对于有吞咽困难者，需防止进食时误入气管，必要时管饲。

4. 排泄护理　保持大便通畅，便秘者用缓泻剂或开塞露辅助通便，切忌高压大量灌肠。

5. 用药护理

（1）静脉输注20%甘露醇：250ml需要在20~30分钟内静脉快速滴入或加压静脉推注；大剂量应用对肾功能可有损害，需监测肾功能。

（2）使用脱水药期间需监测出入量、电解质，评估有无水电、电解质紊乱。

（3）为防止颅内压反跳现象，脱水药物应按医嘱定时、反复使用，停药前逐渐减量或延长给药间隔。

（4）激素治疗：由于激素有引发消化道出血增加感染机会等副作用，故在按医嘱给药的同时应严密评估用药并发症的评估和护理。

（5）控制液体摄入量，不宜过量快速补液。

6. 症状护理　对抽搐、高热、烦躁、剧烈头痛、喷射性呕吐等症状明显的患者要及时给予对症处理，遵医嘱及时给药，但禁止使用吗啡、哌替啶等，以免抑制呼吸中枢。可参照本章的发热、疼痛、呕吐、抽搐等症状护理常规。

7. 并发症的观察与处理

（1）脑水肿：患者表现为头痛、恶心、呕吐，视神经盘水肿。密切观察患者症状变化，遵医嘱及时、准确使用脱水药物。

（2）肺水肿：可以出现气急、呼吸困难、缺氧状况等。给予吸氧，防止肺部感染，必要时气管切开。

（3）消化道出血：患者若出现呕吐咖啡色胃内容物，伴呃逆，腹胀、黑便等情况，应立即报告医生，及时处理。禁食，胃肠减压，使用药物抑制胃酸分泌、保护胃黏膜等。

（4）脑疝的处理：①患者头痛加剧、呕吐频繁、进行性意识障碍加深，应警惕脑疝发生，一旦发现异常，立即通知主管医生。监测生命体征、神经系统、血氧饱和度、尿量等。②快速打开静脉通道，立即给予20%甘露醇250ml静脉快速滴注，留置尿管。③保持呼吸道通畅，给予氧气吸入，心电监护。必要时协助医师行气管内插管，气管切开，辅助呼吸等。④确认有效医嘱并执行。紧急护送行CT检查，必要时完善术前检查，剃头，备血，做好药物过敏试验，准备好术前术中用药。⑤床头抬高15°~30°，卧床休息，保持病室安静，防止患者情绪大幅度的波动，避免产生颅内压增高的各种诱因。

四、健康教育

1. 指导患者及家属观察颅内压增高的症状表现和分辨脑疝的先兆症状，以早发现早治疗，指导患者避免使颅内压增高的诱发因素。

2. 鼓励患者适当锻炼，以不出现心悸、气短、乏力等症状为宜。

3. 指导患者加强营养，多摄入高蛋白，富含维生素、纤维素，易消化的食物。

4. 树立恢复疾病的信心，避免因精神因素而引起疾病的变化。

5. 指导患者正确服用药物，切忌自行停药。停药和减量，需根据医嘱执行。

6. 指导患者定期门诊随访，定期做头颅CT检查等，了解病情变化。

第十一节　水肿护理常规

一、护理关键点

1. 水肿评估。

2. 并发症评估及护理。

3. 饮食护理。

4. 水肿治疗。

5. 教育需求。

二、护理评估

1. 水肿发生的时间、最初出现的部位，发展速度及性质、消长规律等。

2. 有无伴随症状和体征。

3. 水肿与药物、饮食、月经、活动、体位等的关系。

4. 测量患者的生命体征、体重、腹围等。

5. 观察有无呼吸困难、发绀等。

6. 用药效果。

三、护理措施

1. **休息与活动**　重症患者绝对卧床休息，避免局部长期受压，必要时用气垫床。高度水肿而致胸闷憋气者可半坐卧位。根据不同的水肿部位，采取合适的体位。轻度水肿患者应适当限制活动。

2. **饮食护理**　给予清淡、易消化的食物，少量多餐。营养不良性水肿患者，鼓励摄入高蛋白、丰富维生素的食物。限制钠盐及水分的摄入。

3. **舒适护理**　保持床单位清洁、干燥、平整、松软，宜穿质地柔软、吸汗性强的衣服。保持皮肤、黏膜的清洁，特别是口腔、眼睑、会阴等部位的清洁。

4. **用药护理**

（1）水肿与药物有关者，遵医嘱停用相关药物。

（2）使用脱水药、利尿药期间需监测出入量、电解质、肾功能。心功能不全患者禁用脱水药。观察用药后消化道及其他不良反应，并及时处理。

（3）严格遵医嘱给药，确保给药途径、剂量、速度、时机的准确性。

5. 水肿并有呼吸困难者，给予氧气吸入。

四、健康教育

1. 嘱咐患者注意保暖和消毒、清洁。适当参加体育锻炼，严防感冒，劳逸适度。

2. 向患者及家属详细讲解食物选择的范围、烹调方法、进食量等。

3. 指导患者保持口腔、皮肤清洁；按时服药，定期复查。

第十二节　弥散性血管内凝血（DIC）护理常规

一、护理关键点

1. 生命体征及神志。
2. 出血。
3. 休克。
4. 抗凝治疗。
5. 脏器功能衰竭。
6. 皮肤瘀斑及黏膜出血。
7. 教育需求。

二、护理评估

1. 评估原发疾病。
2. 评估生命体征、意识、尿量。
3. 有无各大系统的出血　颅内出血，消化道出血，血尿、阴道出血，血性分泌物，引流出血性液体。
4. 穿刺部位有无血肿、渗血。
5. 并发症的评估
（1）神经系统：意识改变、感觉异常、视觉障碍或运动乏力。
（2）呼吸系统：有无呼吸困难、发绀、咯血、呼吸音改变情况。
（3）循环系统：可有休克表现、皮肤苍白、四肢厥冷、心率加快、脉压缩小、尿量减少等。
（4）肾脏：急性肾衰竭，表现为少尿、无尿、肌酐尿素氮水平升高。
（5）黄疸、肝功能衰竭。
（6）消化道：呕吐、腹泻和消化道出血。
6. 输注血制品的效果和不良反应。
7. 使用纤溶药物的效果和不良反应。

三、护理措施

1. 严格卧床休息，避免外伤，防止出血。
（1）避免不必要的穿刺，采血可以从留置的动静脉穿刺处采取，如需穿刺，延长按压时间。
（2）对于穿刺处渗血可使用加压包扎或沙袋压迫，皮下及关节腔出血可以用冰袋冷敷。
2. 经口进食者给予软食，防止坚硬和刺激性食物。消化道出血患者暂禁食，落实肠外营养的护理。
3. 输注血制品的护理
（1）冷沉淀物：本品一旦溶解，应立即使用。使用时切忌剧烈摇动，以免蛋白变性。滴注速度一般以每分钟60滴为宜。

（2）血小板：以新鲜血为宜，拿取时动作要轻，不宜过多振荡。且输注速度以患者可耐受为限。若不能及时输注时，在常温下放置，不可冷藏。每10分钟轻轻摇动血袋，防止血小板凝聚。

（3）同时需输全血、成分血、血浆，输注顺序为成分血→全血→血浆。几种成分同时输注时，应先输血小板和冷沉淀。

（4）输入血制品后，观察临床出血症状及凝血指标有无改善。

4. 用药护理　使用抗纤溶药物需严密观察用药效果和不良反应。

四、健康教育

1. 教育患者不要吃过硬的食物；保持大便通畅，避免用力。

2. 指导患者减少对皮肤、黏膜的刺激，如，刷牙是要用软毛牙刷或用棉棒擦洗，避免损伤牙龈；衣着宽大；活动时要避免使用锐利工具；尽量避免肢体与外界物体的碰撞，防止皮肤受损。

3. 向患者和家属讲解疾病的发展及转归情况，取得配合，消除紧张情绪。

4. 指导患者用药的注意事项，包括药物的名称、剂量、作用、用法以及不良反应的自我观察；指导患者在输注血制品过程中的注意事项。

第十三节　休克护理常规

一、护理关键点

1. 生命体征监测。

2. 多脏器功能衰竭。

3. 使用血管活性药物。

4. 教育需求。

二、护理评估

1. 生命体征、呼吸、神志、瞳孔情况及皮肤温度、色泽、毛细血管充盈度。

2. 病史、主诉、接触史及近期手术史、过敏史、既往用药情况。

3. 24小时出入量；补液速度及维持情况。

4. 药物使用的效果。

5. 保暖、预防静脉药物外渗落实情况。

6. 患者与家属心理状况。

三、护理措施

1. 监测生命体征，持续心电监护，记录24小时出入量，保持呼吸道通畅。

2. 至少开放两条有效的静脉通路。

3. 保暖，绝对卧床。保持床单位清洁，及时更换衣裤、整理床单位。休克患者卧床时间长，末梢循环差，应定时翻身预防压疮的发生。

4. 应用血管活性药物时，尽可能深静脉内用药，了解药物的药理作用、剂量、用法及不良反应，用药过程中密切观察患者反应和生命体征，防止药物外渗，以免造成局部组织坏死。

5. 注意输液速度、量的合理安排。应将晶体液和胶体液交替输入，以便保持血管胶体渗透压来维持血容量。据病情、年龄、药物性质调节输液速度。

6. 安慰患者和家属，使其保持安静。做各项检查及治疗前，向患者说明检查治疗的目的和方法，以减轻患者和家属的焦虑、恐惧心理。

7. 尽快准备完善，纠正休克，以使患者能及时进行诊断性检查、入院、手术或转院。

四、健康教育

1. 告知患者药物的名称、作用及副作用。

2. 指导患者和家属各项治疗措施的目的、步骤和注意事项。

3. 在治疗抢救期间，指导患者参与护理安全，配合落实防坠床、防压疮、防烫伤、防外渗等预防措施。

4. 教育患者早期就诊、早期治疗原发病；加强锻炼，增强机体抵抗力；宣传预防感染的知识。

第十四节 昏迷护理常规

一、护理关键点

1. 呼吸道管理。

2. 饮食及营养。

3. 排泄管理。

4. 安全及压疮。

5. 功能锻炼。

6. 预防并发症。

7. 教育需求。

二、护理评估

1. 评估患者发病前状况、原发病。

2. 评估生命体征、氧饱和度。

3. 评估昏迷程度和格拉斯哥昏迷指数。

4. 评估排泄方式，尿量、尿液性状及大便情况。

5. 评估全身皮肤和黏膜的完整性及压疮风险评估。

6. 评估肌肉萎缩、关节畸形、肢体水肿情况；评估深静脉血栓形成的风险。

7. 评估营养状况。

8. 评估管道情况。

9. 评估用药情况。

三、护理措施

1. 舒适、安全与体位护理

（1）保持清洁：每日口腔清洁2次以上，每周洗头一次，每天擦身1~2次。及时更换被服，保持床单位整洁。

（2）皮肤黏膜护理：定时进行全身皮肤和会阴部的清洁，根据需要随时清洁；保持皮肤、黏膜干爽；避免局部长时受压，对重点部位落实预防压疮处理。

（3）体位与活动：定时更换体位，根据病情适当被动运动，保持体位舒适、肢体处于功能位，防止肌肉萎缩、关节畸形、足下垂、深静脉血栓形成等，必要时配合康复、物理治疗。

（4）保护眼睛：对眼睛不能闭合患者，可以涂用抗生素眼膏并加盖凡士林纱布，以防止角膜损伤。

（5）患者安全：采取相应的预防措施，防止坠床、烫/冻伤、管路滑脱、身份识别错误等。

2. 饮食护理　指导患者的饮食，保证营养和每日摄入量；根据病情，规范进行鼻饲、肠内营养和肠外营养。

3. 呼吸道护理

（1）保持呼吸道通畅，防止缺氧和肺部感染；采取合适的方法帮助患者排痰、气道吸引、雾化吸入等。

（2）根据呼吸情况选择合适的给氧方式，保持氧饱和度和血气的正常范围。

（3）舌根后坠患者放置口咽通气道，必要时建立人工气道。

（4）定时翻身拍背，防止坠击性肺炎；饮食过程中严防异物呛入气道，防止吸入性肺炎。

4. 排泄护理

（1）保证患者每日饮食摄入量，观察进食后腹部和排泄情况，维持正常的排泄功能。

（2）保持大便通畅，帮助患者建立规律排便。定期按摩下腹部以促进排便，必要时协同使用开塞露或人工取便。

（3）做好留置导尿、膀胱造瘘、肠道造瘘的管道维护，保持管道的通畅，及时清理排泄物；预防管路感染。

（4）排便异常患者按本章"便秘护理常规""腹泻护理常规"和"尿潴留护理常规"；及时清理失禁患者的排泄物，及时更换污染衣物，尿失禁患者遵医嘱留置导尿，大便失禁患者可根据病人情况使用肛袋；尽量保持会阴皮肤黏膜干爽，可喷涂局部保护的药物；必要时遵医嘱给药。

5. 预防并发症的发生

（1）皮肤黏膜损伤：严格落实压疮的预防措施，准确进行压疮风险评估。加强失禁患者的局部护理，尽早纠正失禁，预防失禁性皮炎的发生。

（2）感染：严格落实基础护理，规范护理操作行为，保证营养摄入，正确及时给药，预防泌尿系感染、肺部感染。

（3）排便异常：确保饮食卫生，均衡饮食；观察饮食后患者情况，尽早发现排便异常；保证每日饮水量；规律排便，饮食调理，预防便秘。

四、健康教育

1. 指导病情稳定患者的陪护人员给予患者舒适体位与翻身拍背的方法、喂食注意事项。教育陪护人员，危重症患者由有资质的护理人员给予护理，不得擅自采取措施。

2. 对于病情稳定或康复期的昏迷患者，指导陪护人员进行必要的生活护理，如卧床患者床上洗头、擦浴、更换被服方法，口腔护理，皮肤护理，协助排尿、排便方法。

3. 教育陪护人员配合医护人员做好患者的压疮预防、患者安全等工作。

4. 指导陪护人员为昏迷患者做被动活动以防止关节畸形和肌肉萎缩。

5. 指导陪护人员在出现紧急情况时的处理，及时呼叫医护人员。

第十五节　心悸护理常规

一、护理关键点

1. 心前区不适。
2. 焦虑。
3. 教育需求。

二、护理评估

1. 患者的性别、年龄及用药史，既往疾病史、饮食习惯、睡眠情况。
2. 发作的频率、强度。
3. 有无诱发因素，如剧烈运动、精神高度紧张。
4. 有无其他伴随症状，如呼吸困难、发热、胸痛、晕厥、抽搐等症状。
5. 持续评估心律、心率及血压、血氧情况。
6. 用药效果。
7. 心理、社会状况。

三、护理措施

1. 重症卧床休息，轻症适当活动。
2. 对心律失常引起的心悸患者，应测量心律、心率、血压，一次观察时间不少于1分钟。指导患者记录描述不适症状及发生时间。
3. 严重心律失常的患者，应卧床休息并进行心电监护。出现心率、节律的变化及呼吸困难等症状应及时报告医生并配合处理。
4. 保证休息，必要时遵医嘱应用小剂量镇静药，观察用药后的效果。
5. 向患者说明心悸发生的原因和影响，减轻患者的焦虑，避免因交感神经兴奋而引起心率增快、心搏增强和心律的变化。

四、健康教育

1. 帮助患者通过散步、交谈等放松方式进行自我情绪的调节。
2. 积极治疗原发疾病，病因明确后积极治疗原发病，如阵发性室上性心律失常可行射频消融治疗。

3. 指导患者不食用刺激性饮料和食物，选择低脂、清淡、富营养、易消化饮食，及时更换引起心悸的药物。

4. 合理安排生活和工作，做到劳逸结合，起居有常。参加合适的体育锻炼。

5. 教会患者监测心率和自数脉搏的方法。

第十六节　呕血护理常规

一、护理关键点

1. 体液不足/有效血容量不足/组织灌注量不足。
2. 有窒息或误吸的危险。
3. 活动无耐力。
4. 焦虑、恐惧。
5. 教育需求。

二、护理评估

1. 询问呕血的次数、量及性状。评估出血严重程度，观察肠鸣音和伴随的腹部体征。
2. 监测生命体征、神志、尿量。密切观察休克的出现和伴随的其他相关症状。
3. 既往疾病史、家族史。
4. 区别呕血与咯血。
5. 结合症状和体征判断可能的出血部位，是否为全身性疾病引起。
6. 评估实验室检验结果，如血色素情况。
7. 评估用药效果及液体补充情况。
8. 评估心理状况。

三、护理措施

1. 积极处理体液不足/有效血容量不足/组织灌注量不足

（1）休克患者取中凹位，并将床栏拉起。

（2）迅速建立多管静脉通路（深静脉置管），防止输液、输血过多而发生急性肺水肿或诱发再次出血，必要时测中心静脉压，以调整输液量。

（3）心电监护，体温，每隔15～30分钟一次并做好记录。

（4）给予吸氧，保持呼吸道通畅，同时注意保暖。呕血者应禁食。

（5）密切观察病情变化，注意呕吐物的颜色、性质、量。正确记录24小时出入量，必要时留置导尿，准确记录尿量，做好重病护理记录。

（6）门脉高压引起的食道胃底静脉曲张破裂出血，应密切观察昏迷的前驱症状，出现肝昏迷，按昏迷患者常规护理。

（7）食管、胃底静脉曲张破裂出血，需控制输液速度不宜过快，以防出现副作用，现配现用，24小时维持。

（8）上消化道大量出血后，肝硬化患者应按医嘱认真做好灌肠内积血，以减少氨的产生和吸收。

2．预防窒息及误吸

（1）急性呕血者予侧卧位或平卧头偏向一侧以防窒息。

（2）患者出现窒息现象，立即取头低脚高45°卧位，面部侧向一侧，轻拍背部，迅速排出在气道和口咽部的血块，必要时用吸痰管进行机械吸引。

（3）高浓度给氧。做好气管插管及气管切开的准备及配合工作。

3．活动无耐力

（1）嘱患者绝对卧床休息，悬挂防坠床、防跌倒标识牌，加用床栏。

（2）协助及帮助患者生活及基础护理，把日常生活用品放置易拿处，告知呼叫器的使用，床上便器大小便。

（3）病情好转后可逐渐增加活动量。

4．减少焦虑、恐惧

（1）指导患者进行深呼吸，安静休息有利于止血。及时清理一切血迹，保持环境清洁安静。

（2）给予精神安慰，向患者解释病情及治疗方案，用药情况及检查配合的意义及目的，解除患者恐惧心理。

四、健康教育

1．针对原发病的指导，讲解消化道出血的病因。

2．注意饮食卫生和饮食的规律，进营养丰富、易消化的食物；避免过饥或暴饮暴食；避免粗糙、刺激性食物，或过冷、过热、产气多的食物、饮料；应戒烟、酒；急性出血，呕血者应禁食，少量出血无呕吐者，可进食温凉、清淡流质，肝性脑病者应限制蛋白饮食。

3．生活起居有规律，劳逸结合，保持乐观情绪，保证身心休息；避免长期精神紧张，过度劳累。

4．在医生指导下用药，以免用药不当。

5．向患者及家属讲解早期识别出血征象及应急措施。

6．慢性病者定期门诊随访。

第十七节　便血护理常规

一、护理关键点

1．排便异常。

2．有营养失调、体液不足的危险。

3．恐惧、焦虑。

4．教育需求。

二、护理评估

1．监测生命体征、尿量、中心静脉压和周围循环情况，观察面色和神志。

2．评估大便次数、颜色、性状及伴随症状，如腹部疼痛、肠鸣音亢进等。

3. 询问患者最近服用的药物、劳累程度、饮食情况等。

4. 询问患者的既往病史、家族史。

5. 用药效果。

6. 心理社会状况。

三、护理措施

1. 心理护理　根据患者情况，给予解释、指导，以稳定患者情绪，消除其紧张恐惧的心理。

2. 观察病情变化　密切观察生命体征，意识，皮肤色泽和肢体温度，大便的性质、颜色和量的变化。

3. 注重饮食调理　由于便血，长期吸收营养不良等因素，患者可能有缺铁，叶酸缺乏或贫血，应给予适量补充。

4. 环境安静、舒适、温暖的病室。轻者卧床休息，可下床上厕所；重者应绝对卧床休息。

5. 配好血型和备血，以备输血时用。

6. 预防并发症护理　对肛裂、痔疮引起便血者防止用力排便导致再次出血。便后应及时用软纸擦干，保持肛门皮肤干燥。

四、健康教育

1. 帮助患者及家属掌握有关疾病的知识，如病因、诱因、预防、治疗等，以减少再度出血的危险。

2. 合理安排生活起居　患者生活要有规律，应保持充分休息和睡眠；去除各种诱因，如过度疲劳、紧张、情绪激动等。

3. 饮食指导　应注意饮食卫生和饮食的规律，进食高热量、高蛋白、高维生素、低渣食物，少量多餐，避免刺激性和粗糙食物、过冷或过热的食物。贫血者多食含铁丰富的食物。

4. 指导患者和家属学会自我护理　出现便血且出血量较少时，保持安静和减少身体活动。便血量多时，应及时送医院进一步检查、治疗。

5. 定期做全身检查，以便及时发现新病变。

第十八节　血尿护理常规

一、护理关键点

1. 排尿困难。

2. 并发症。

3. 焦虑。

4. 教育需求。

二、护理评估

1. 血尿的量、血尿来源（初段血尿、终末血尿、全程血尿）及伴随症状，如腰痛、腹痛、排尿困难情况等。

2. 饮食习惯和用药。

3. 鉴别月经、痔出血或尿道口附近疾患产生出血是否与尿液混合。

4. 心理社会状况。

三、护理措施

1. 多饮水，以稀释尿液，防止血块形成。

2. 卧床休息，避免剧烈运动加重血尿。

3. 保持尿道口和会阴部清洁，避免逆行感染。

4. 观察生命体征，有头晕、心慌时应在床上排尿，防止因低血压引起跌倒。

5. 血块梗阻导致排尿困难，避免用力排尿，必要时予以膀胱冲洗。

6. 避免进食活血化瘀的药物，以免加重血尿。

四、健康教育

1. 指导血尿患者及家属在日常生活中注意观察尿液的量、色、性状。

2. 发现血尿要积极检查以确诊病因，进行彻底治疗。

3. 合理安排生活和工作，做到劳逸结合。

4. 建议患者每天至少喝2500ml的水。

5. 及时治疗原发病。

第十九节　尿路刺激征护理常规

一、护理关键点

1. 排尿异常。

2. 疼痛。

3. 焦虑。

4. 教育需求。

二、护理评估

1. 评估患者的年龄、饮水习惯、排尿习惯。

2. 评估患者排尿间隔时间及尿痛、尿急状况；评估其他伴随症状，如发热。

3. 评估实验室诊断情况。

4. 用药效果。

5. 心理社会状况。

三、护理措施

1. 根据患者情况，给予解释、指导，以稳定患者情绪，消除其紧张心理。

2. 穿宽松的内裤。

3. 指导患者每日清洁会阴部。

4. 保证饮食清淡富有营养，补充多种维生素。多饮白开水，每天饮水量超过2000ml，以增加尿量，减少尿路炎症。

5. 进行适当的运动，做到劳逸结合。

6. 听音乐、做松弛运动等分散注意力的事情，帮助减少排尿次数。

7. 指导患者进行膀胱区热敷或按摩，以缓解疼痛。

8. 体温高于39℃时，应进行物理降温，必要时可按医嘱给予药物降温。

9. 对确诊为尿路感染者予指导服药，观察药物不良反应。

四、健康教育

1. 预防尿路感染以及改善尿路刺激症状进行健康教育。及时治疗尿路结石等易引起尿路感染的疾病。

2. 改变不良生活方式、合理安排膳食、适当运动以及正确应用药物等方面进行，避免进食烟、酒、辣椒等刺激性的食物。

3. 排尿习惯受到干扰，易引起尿路感染。

4. 养成良好的卫生习惯，每日清洗会阴部，勤换内裤，避免穿过紧、不透气的裤子，性生活后清洗会阴。

5. 建议患者每天至少喝2000ml的水，不憋尿。

第二十节　尿潴留护理常规

一、护理关键点

1. 排尿困难。
2. 腹痛。
3. 自我形象紊乱。
4. 焦虑。
5. 导尿与尿管的护理。
6. 教育需求。

二、护理评估

1. 评估年龄、性别、疾病史。
2. 评估相关因素，如药物因素、手术和麻醉因素。
3. 评估尿道梗阻或功能障碍史。
4. 评估排尿情况及伴随症状，如腹胀、腹痛情况。
5. 留置尿管及造瘘管的患者评估管道是否通畅，尿液性质、颜色、量。
6. 评估有无并发症，如水电解质紊乱、尿液返留、上尿路感染、肾积水、肾衰竭、膀胱破裂等。
7. 评估用药效果及液体输入量。
8. 心理社会状况。

三、护理措施

1. 评估术后患者膀胱储尿量，及时督促患者排尿，是预防尿潴留的重要措施。

2. 心理护理　给予解释和安慰，消除焦虑和紧张情绪。

3. 提供排尿的环境　关闭门窗，屏风遮挡，使视觉隐蔽，以保护患者自尊；适当调整治疗、护理时间，使患者安心排尿。

4. 调整体位和姿势　协助患者取适当体位，病情允许应尽量以习惯姿势排尿。对需绝对卧床休息或某些手术的患者，事先应有计划地训练其床上排尿。

5. 诱导排尿　利用条件反射，如听流水声，或用温水冲洗会阴，以诱导排尿。按摩、热敷患者下腹部，可解除肌肉紧张，促进排尿。

6. 经上述措施处理无效时，可根据医嘱采用导尿术或耻骨上膀胱造瘘引流膀胱尿液解除病痛，然后做进一步检查明确病因，再解除病因，恢复排尿。

7. 预防拔管后尿潴留　关键是要尽量缩短置管时间，在置管期间使用个体化放尿方法，保护或训练膀胱的储尿功能和排尿功能。

四、健康教育

1. 心理指导　发生急性尿潴留时，应尽量稳定患者和家属的情绪，并配合医生尽快地采取措施解除尿潴留。慢性尿潴留，告诉患者注意病情观察，定期随访。

2. 健康指导　留置导尿管患者，每天都要消毒会阴部，每天更换集尿袋，并注意尿液颜色、量和性质。必要时送尿液常规检查，以及时了解有无尿路感染。

3. 指导患者养成及时、定时排尿的习惯，教会患者自我放松的正确方法。不能因为尿潴留而限制饮水，否则可能加重尿路感染、尿路结石等并发症。

4. 教会患者避免尿潴留的诱因和诱发排尿的方法。

第二十一节　贫血护理常规

一、护理关键点

1. 活动无耐力。

2. 感染。

3. 营养失调。

4. 知识缺乏。

5. 出血。

6. 教育需求。

二、护理评估

1. 年龄、性别、饮食习惯、既往病史、用药史与输血史；评估籍贯、家族史、理化物质接触史以及患者所处的自然环境特点。

2. 评估伴随症状，如疲乏、困倦、软弱无力、头晕、头痛、皮肤黏膜苍白、耳鸣、眼花以及心悸、气促等，女性患者有无月经失调。

3. 观察贫血的并发症。

4. 用药效果。

三、护理措施

1. 治疗基础疾病，尽快去除诱因，去除病因，治疗原发疾患。

2. 饮食护理　均衡饮食以高热量、高蛋白质、维生素丰富饮食，必要时少量多餐，加强营养，改善患者全身状况。

3. 生活护理　注意个人清洁卫生，预防各种感染。防止身体外伤，如跌倒、碰撞。保持病室的安静和整洁，保证充足睡眠，避免情绪激动。

4. 指导患者合理休息与活动，制定休息与活动计划，减少机体的耗氧量。

（1）轻度贫血者：血红蛋白＜120g/L者，无需作太多限制，但要注意休息，避免过度疲劳。

（2）中度贫血者：血红蛋白＜90g/L者，增加卧床休息时间，但若病情允许，应鼓励其生活自理。出现心悸、气促时，停止活动。必要时，患者活动时给予协助，防止跌倒。

（3）重度贫血者：血红蛋白＜60g/L者，绝对卧床休息，并做好生活护理。缺氧症状明显，应予舒适体位，缓解患者的呼吸困难或缺氧症状。

5. 用药护理　按医嘱正确用药，要按时按量服药，不擅自减量或停药。

6. 病情观察　定期复诊，及时早发现，早治疗。

7. 输血护理按输血护理常规。

8. 心理护理　讲解贫血的相关知识，明确治疗目的，使积极配合治疗。

四、健康教育

1. 指导出院患者学会自我观察病情，宣教自我防护。对患者加强疾病知识宣教，预防感染和出血，坚持治疗，定期门诊复查血象，不适随诊。

2. 宣教正确服用药物的目的和方法，不擅自停药，坚持用药，巩固和维持疗效。避免应用某些抑制骨髓造血功能的药物。

3. 注意劳逸结合，保证休息，充足睡眠。

4. 做好家属的宣教工作，鼓励其参与到患者的健康管理中。发挥家属协同和监督的作用。

第二十二节　吞咽困难护理常规

一、护理关键点

1. 进食呛咳。

2. 吞咽功能评估。

3. 吞咽功能锻炼。

4. 进食护理。

5. 营养评估。

6. 教育需求。

二、护理评估

1. 基础疾病、营养、意识、情绪、脑功能及病情进展情况。
2. 评估患者的口腔情况、食欲、进食姿势及食物性状、摄食和吞咽过程。
3. 吞咽功能评估。
4. 并发症的评估，如呛咳、发热、肺部感染等。
5. 心理社会。

三、护理措施

1. 干预前期，对患者进行评估

（1）应向患者或家属说明目的及主要内容，以获得全面的理解和配合。尤其应申明检查或治疗中及后期可能出现的特殊情况，如：呛咳、吸入性肺炎、窒息；局部黏膜损伤、出血、疼痛、感染等。

（2）3天内发生过误吸或有吸入性肺炎患者时旁边应有吸痰器备用。同时应在具备临床急救技术的医务人员监护下进行。

（3）患者入院后进第一口水或食物前，必须有吞咽障碍的评估。但急性期患者应病情相对稳定（氧饱和度＞90%），主管医师允许后进行。

（4）吞咽障碍初筛检查：评估患者有无意识障碍，如有意识障碍，吞咽障碍筛选阳性。清醒者首先观察姿势控制能力：能坐者采取坐位，准备饮水实验；不能坐者选择侧卧位小心测验。其次还应询问是否有吞咽困难病史。

（5）症状评估：患者经口进食时需随时评估患者是否有呛咳、流涎、咀嚼困难、口中有残物、反复吞咽、吞咽时头部过度运动、吞咽前后水浊音或喘息声等吞咽障碍症状。

（6）洼田饮水实验——吞咽困难最常用最快捷评估法。①口腔功能的观察：口部开合、口唇闭锁、舌部运动、有无流涎、软腭上抬、吞咽反射、呕吐反射、牙齿状态、口腔卫生、构音、发声、口腔内知觉、味觉等。②如口腔内有可脱卸假牙，务必将假牙卸下之后再行检查。③检查前需要确认患者口中无食物残留。④饮水吞咽试验使用的应为温开水，不能用冰水，更不能用饮料或汤汁代替。⑤洼田饮水试验结果及判断（表3-22-1）。⑥吞咽障碍严重程度评估表（表3-22-2）。

表3-22-1　洼田饮水试验结果及判断

分　级	判　断
Ⅰ. 可1次喝完，无噎呛	情况Ⅰ，若5秒内喝完，为正常，
Ⅱ. 分2次以上喝完，无噎呛	情况Ⅱ，超过5秒喝完，为可疑吞咽障碍
Ⅲ. 能1次喝完，但有噎呛	情况Ⅲ、Ⅳ、Ⅴ，则确定有吞咽障碍
Ⅳ. 分2次以上喝完，且有噎呛	
Ⅴ. 常常呛住，难以全部喝完	

表3-22-2　吞咽障碍严重程度评估表

吞咽评分	安全食物质地	损害程度
0	任何事物均不安全	极重度
1	唾液	重度
2	蛋羹、糊状食物	重度
3	蜂蜜样食物	中度
4	饮料质地、白水	轻度
5	固体食物吞咽困难	极轻度
6	耐受所有质地食物	正常

2. 轻中严重度吞咽障碍患者经口进食注意事项

（1）体位：一般躯干与地面45°或以上角度；躯干30°仰卧位，头前屈；偏瘫者偏瘫侧垫起，喂食者位于健侧；不能坐起者，健侧卧位。

（2）喂养方法：尽量让患者自行动手。喂养时一次性量适当，忌过多，过少。

（3）环境：安静，有抢救条件。

（4）进餐器具：推荐使用表浅勺子（量可控，勺体触压刺激吞咽反射）。

3. 重度及以上不能进口进食患者　鼻饲肠内营养，胃或肠造口营养，经皮（腹腔）内镜十二指肠造口术，外科胃造口术等。

四、健康教育

1. 告知患者大部分吞咽障碍是暂时的，具有可恢复性。

2. 有以下情况应禁忌进口进食　昏迷患者，严重认知障碍者，患者疲倦或不配合时，患者咳嗽或情绪不稳时，有可疑误吸已导致肺部感染者。

3. 吞咽障碍患者不宜选用的食物种类

（1）易碎或松散或含皮的食物，如碎肉或鱼肉、米饭、炒蛋饼干豌豆、玉米、豆角、葡萄、坚果、瓜子、面包等。

（2）混合黏度的食物，如蔬菜汤、含大块食物的汤、表面有膜的牛奶、柑橘类含水多的水果、水果罐头、果冻、果粒酸奶等。

（3）黏性大的食物，如干土豆泥、花生酱、新鲜白面包或精粉面包、软糖或奶糖、面包圈等。

（4）富含纤维的食物如芹菜、莴笋等。

4. 吞咽障碍患者可选择食物特征及原则

（1）食物特征：密度均一、有适当的黏性、不易松散、通过咽和食道时容易变形、不在黏膜上残留。例如：蛋羹、稠稀粥等。

（2）先易后难原则：先流质羹→糊状食物→蜂蜜样食物→饮料质地→白水→固体食物。

5. 功能训练可有效改善吞咽障碍

（1）摄食训练：当患者吞咽功能有明显好转后，即可以进行摄食训练。

（2）咀嚼肌训练：可做开闭颌关节，空咀嚼、空吞咽、吹气、鼓腮、缩唇、吸吮等动作。

（3）喉肌训练：用手指握住喉结做上下活动，点头空咽动作，通过吞咽肌群的感觉，诱发吞咽反射。发"啊"音有利于咽缩肌开放。

（4）软腭训练：寒冷刺激可有效强化吞咽反射。使用冰冻的棉棒沾少许水轻轻刺激软腭、舌根及咽后壁，然后嘱患者做空吞咽动作。

（5）舌肌训练：指导患者做舌部前伸、后缩及侧方摆动和舌背卷曲运动，强化肌肉力量。

第二十三节　腹胀护理常规

一、护理关键点

1. 排气困难。
2. 腹痛。
3. 焦虑。
4. 教育需求。

二、护理评估

1. 评估患者饮食情况，有无肠道先天性缺陷。
2. 评估相关因素，如手术和麻醉的影响。
3. 评估伴随症状，如腹痛、排便异常等。
4. 评估并发症的发生，如肠梗阻。
5. 心理社会状况。

三、护理措施

1. 根据患者情况，给予解释、指导，以稳定患者情绪，消除其紧张心理。

2. 半坐卧位，减少因腹胀抬高膈肌引起的呼吸困难。排除肠梗阻等外科情况，局部湿热敷。在腹部沿顺时针方向轻轻按摩，以促进肠蠕动。

3. 术后患者在病情允许的情况下，早日扶患者下床活动以促进肠蠕动，同时评估是否因肠粘连引起的腹胀。

4. 腹胀明显者遵嘱胃肠减压，密切观察胃管是否引流通畅、引流液的量及性状，并且记录。必要时可给予肛管排气。

5. 病情观察　观察并记录患者有无恶心，呕吐等伴随症状，腹水患者每日观察腹水消长情况，定时、定位测量腹围，并每日记录24小时尿量。

6. 饮食护理　病情允许情况下进食流质饮食，以清淡、易消化、富含纤维为主，避免进食甜食及易产气食物。

四、健康教育

1. 预防和改善腹胀症状　改变不良生活方式、合理安排膳食、适当运动，避免进食易产气或消化不良的食物，避免狼吞虎咽、进食过快或边走边吃等不良习惯。

2. 克服不良情绪 忧虑、悲伤、沮丧、抑郁等不良情绪都可能使消化功能减弱或刺激胃部制造过多的胃酸，造成胃肠胀气增加。

3. 及时治疗先天性巨结肠，肠道肿瘤等疾病，应用开塞露时要谨慎。

第二十四节 抽搐护理常规

一、护理关键点

1. 有窒息的危险。
2. 有受伤的危险。
3. 教育需求。

二、护理评估

1. 意识状态、抽搐范围、频率、时间、地点，有无前驱症状、诱因。
2. 评估发作频率、时间和地点、类型、持续时间、伴随症状。
3. 监测生命体征、神志、呼吸道情况、瞳孔变化。
4. 评估患者的定向力、记忆力、判断力、语言能力、排便情况及自理能力。
5. 检查有无因发作导致的外伤。

三、护理措施

1. 抽搐发作时应有专人守护，解开衣扣，用包好的压舌板以防舌咬伤，必要时加用床挡，防止坠床。
2. 保持呼吸道通畅 将患者头偏向一侧，有呕吐物及时清理。
3. 抽搐时减少刺激，一切动作要轻，保持安静，避免强光刺激。
4. 密切观察抽搐发作情况，并详细记录全过程，应特别注意神志与瞳孔的变化，以及抽搐部位和持续时间、间隔时间等。
5. 抽搐后应让患者安静休息，室内光线偏暗、安静，伴高热、昏迷者，按其常规护理。
6. 备好急救物品，如吸引器、开口器、拉舌钳等。

四、健康教育

1. 向患者及家属说明抽搐时自我防护的方法。
2. 针对病因积极治疗原发病来预防。

（徐穗莲 吴惠平 王歌 师瑞月 徐穗莲 赵文英 田素萍 刘丽君
李威 付方雪 陈洁 谢海珊 曾洁 吴惠平 郑肖芬 邓武红）

第四章 急救护理常规

第一节 心脏骤停抢救护理常规

一、护理关键点

1. 快速判断。
2. 有效的心肺复苏。
3. 抢救用药护理。
4. 常见并发症的观察。
5. 教育需求。

二、护理评估

1. 快速评估可能的诱发因素及患者意识、呼吸、脉搏、颜面和口唇颜色、瞳孔。
2. 评估伴随症状，如抽搐、失禁等情况。
3. 评估患者生命体征、心音、反应。
4. 监测心电图结果。
5. 评估复苏效果。
6. 评估用药效果。

三、护理措施

1. 将患者平卧地上或硬板床上，传呼有关人员参加抢救。
2. 立即行持续有效的胸外心脏按压。
3. 取平卧头侧位，及时清除呼吸道分泌物，保持呼吸道通畅。予球囊通气给氧。密切观察呼吸及血氧饱和度，必要时行气管插管予呼吸机辅助呼吸。
4. 连接心电监护，有室颤者立即除颤。
5. 迅速建立两条静脉通路，以维持有效循环。
6. 迅速备好各种抢救药品、物品。并能熟练操作抢救仪器和掌握常用治疗心血管疾病的药物，及时准确地执行医嘱。
7. 抢救过程应及时准确地记录。包括复苏开始的时间、用药、抢救措施、病情变化及各种参数。
8. 复苏后护理
（1）积极保护脑组织，防治脑水肿。头部降温，配合冬眠疗法。适当选用脱水剂，降低颅内压，减轻脑水肿。
（2）详细记录生命体征变化，观察每小时尿量，防止心、肾功能不全。发现异常及时报告医生及时处理。

（3）预防耳郭及枕部冻伤，随时调换冰袋中的冰块，每半小时测体温一次。

（4）给予高热量饮食，昏迷者给予鼻饲饮食。

（5）加强皮肤护理，定时翻身及按摩骨突部位、防止褥疮的发生。

（6）维持水、电解质及酸碱平衡，严格执行输液计划，准确记录出入量。

（7）预防肺部感染，保持呼吸道通畅，清除呼吸道分泌物，定时翻身拍背。做好口鼻腔的护理。

（8）预防泌尿道感染，留置导尿的患者，尿道口护理每日两次，分泌物多时随时处理。

（9）预防感染，严格遵守各项无菌操作。

（10）使用升压药时注意局部渗出和管道通畅情况，有否红、肿、热、痛和皮肤苍白。多种药物静脉维持时注意配伍禁忌。

四、健康教育

1. 定期体检　无论心脏病患者还是身体健康的人，都应定期进行体检，特别是心脏有器质性病变而症状又不明显的中年人。

2. 戒烟　吸烟与其他危险因素，如高血压、高胆固醇有协同作用，可以使冠心病心绞痛、急性心肌梗死的发病危险性成倍增加。

3. 平衡膳食　选择高蛋白质、易消化的食物；宜吃植物食用油；多食富含食物纤维的粗粮、蔬菜；多食新鲜瓜果增加维生素的摄入。

4. 控制体重　体重超过标准5kg，心脏的负担即增加10%。

5. 避免精神过度紧张　情绪激动很容易诱发冠心病心绞痛发作。

6. 积极治疗原发疾病　如高血压、冠心病、糖尿病等。

7. 保持生活规律　规律的生活起居包括按时起床、定时进餐、适量锻炼、按时睡眠、适当休息、注意劳逸结合、保持良好的卫生习惯。

8. 适量运动　适量的体育锻炼可以改善心血管功能，促进身体的血液循环。

9. 预防感冒和保持大便通畅，祛除猝死诱因。

第二节　急性左心衰抢救护理常规

一、护理关键点

1. 心排出量减少。

2. 呼吸困难。

3. 急性肺水肿。

4. 心源性休克。

5. 药物使用护理。

6. 教育需求。

二、护理评估

1. 生命体征、血氧饱和度、动脉血气、中心静脉压和出入量。

2. 有无感染、过度劳累或情绪激动、心律失常、治疗不当、水肿等。

3．活动能力和心功能分级。

纽约心脏病协会（NYHA）分级：

Ⅰ级：体力活动不受限，日常活动不引起过度的乏力、呼吸困难或心悸。即心功能代偿期。

Ⅱ级：体力活动轻度受限。休息时无症状，日常活动即可引起乏力、心悸、呼吸困难或心绞痛。亦称Ⅰ度或轻度心衰。

Ⅲ级：体力活动明显受限，休息时无症状，轻于日常的活动即可引起上述症状。亦称Ⅱ度或中度心衰。

Ⅳ级：不能从事任何体力活动，休息时亦有充血性心衰或心绞痛症状，任何体力活动后加重。亦称Ⅲ度或重度心衰

4．既往用药情况、过去史、近期手术史、过敏史。

5．听诊肺部有无啰音，痰液情况。

6．营养状况与排泄情况。

7．皮肤黏膜情况、指（趾）端血运情况。

8．用药效果。

9．患者护理安全评估，如跌倒风险、压疮风险。

三、护理措施

1．氧疗　保持呼吸道通畅，给予高流量或面罩吸氧。咳大量粉红色泡沫痰时，可在湿化瓶内加入50%酒精。必要时给予无创辅助通气，或气管插管接呼吸机辅助呼吸。

2．绝对卧床休息　取半卧位或端坐位，双下肢下垂，减少回心血量。根据患者心功能分级情况确定患者的休息方式。鼓励患者多翻身，并进行有效的咳嗽及深而慢的呼吸。

3．严格控制出入量　根据中心静脉压和血压指导补液速度，防止心衰加重。注意观察尿量变化情况，准确记录出入量。

4．迅速建立两条以上静脉通道　协助医生留置中心静脉导管，做好中心静脉压的监测。

5．药物不良反应的护理。

6．心理护理　给予心理支持，对于过度紧张、焦虑的患者，可给予镇静剂。

四、健康教育

1．注意避免心衰的诱发因素，预防感冒。情绪稳定。控制活动强度，活动要以不出现心悸、气急为原则。

2．指导患者注意体重的变化，观察足踝部有无水肿，有无气急加重。

3．患者还应少食多餐避免过饱。在限盐的基础上，将水的摄入量控制在1500～2000ml。

4．服洋地黄类药物时，应学会自测脉搏，若脉率增快，节律改变并出现厌食，应警惕洋地黄毒性反应，及时就医。

第三节　休克抢救护理常规

一、过敏性休克抢救护理常规

（一）护理关键点

1. 休克分期。
2. 血压与中心静脉压。
3. 血管活性药。
4. 血流动力学监测。
5. 教育需求及心理辅导。

（二）护理评估

1. 生命体征、中心静脉压、出入量、呼吸道、神志、瞳孔情况。
2. 皮肤黏膜情况，如发绀、湿冷、皮疹、毛细血管充盈度等。
3. 评估患者主诉、过敏史、近期用药和手术情况。
4. 心电图、实验室检查结果。
5. 用药效果、输液速度和维持情况。
6. 心理社会状况。

（三）护理措施

1. 立即脱离过敏源，吸氧，平卧或将床头和床脚各抬高30°，保暖。
2. 注射肾上腺素，根据患者病情，遵医嘱使用肾上腺素。
3. 持续心电监护、建立两条以上的静脉通道。
4. 积极液体复苏，注意输液速度、量及质的合理安排。依据中心静脉压来调节输液速度。
5. 保持呼吸道通畅，吸氧浓度根据缺氧情况调节，维持动脉血氧分压在85~100mmHg，指间血氧饱和度在95%以上。
6. 遵医嘱使用血管活性药物。了解药物的药理作用、剂量、用法及不良反应，用药过程中密切观察患者反应和生命体征，防止药物外渗。
7. 绝对卧床，加强皮肤护理，保持床单位整洁，及时更换衣裤。
8. 安全护理，两侧床栏拉起，防止坠床；禁用热水袋等局部保暖措施，防止烫伤。

（四）健康教育

1. 指导患者及家属对常见过敏源进行记录和总结，避免类似情况的发生。
2. 指导家属及患者，出现类似情况，必须早期就诊，早期治疗。

二、失血性休克抢救护理常规

（一）护理关键点

1. 休克分期。
2. 血压与中心静脉压。

3. 血管活性药物。

4. 血流动力学监测。

5. 教育需求及心理辅导。

6. 失血原因、部位。

（二）护理评估

1. 快速评估病因，评估出血部位及止血方法。

2. 询问主诉，监测生命体征、中心静脉压、出入量，评估呼吸道、神志、瞳孔、皮肤黏膜情况。

3. 评估心电图、凝血功能、实验室检查结果。

4. 评估止血效果。

5. 评估用药效果及输液速度及维持情况。

6. 评估保暖措施落实情况。

7. 心理社会状况。

（三）护理措施

1. 将床头和床脚各抬高30°，采取仰卧中凹位。

2. 保持呼吸道通畅、控制活动性大出血。

3. 迅速建立2～3条静脉通道，配合医生进行深静脉置管，保留一条静脉通道做输血准备。

4. 持续心电监护、桡动脉置管监测血压的变化，维持收缩压在90～100mmHg。

5. 及时快速输血，补充血容量；积极液体复苏，依据中心静脉压和血压合理安排输液速度及液体输入量。

6. 遵医嘱使用血管活性药，应选择深静脉内给药，确保用药效果，防止药物外渗；了解药物的药理作用、剂量、用法及不良反应，用药过程中密切观察患者反应和生命体征。

7. 注意保暖，大量液体和血制品的输入会进一步加深微循环障碍。禁用热水袋等局部保暖措施，防止烫伤。

8. 积极处理原发病，迅速止血。

9. 准确观察排尿情况，监测并记录出入量。

10. 注意皮肤护理，保持床单元整洁，及时更换衣裤及床单元。两侧床栏拉起，防止坠床。

（四）健康教育

1. 心理治疗，安慰患者和家属使其安静。做各项检查及治疗前，向患者说明检查治疗的目的和方法，以减轻患者和家属的焦虑、恐惧心理。

2. 指导家属及患者及时治疗原发病。

3. 需要手术治疗的患者需对患者及家属进行术前宣教。

第四节　脑血管意外抢救护理常规

一、脑出血抢救护理常规

（一）护理关键点

1. 头痛、呕吐。
2. 血压监测。
3. 脑水肿。
4. 清理呼吸道无效。
5. 意识障碍。
6. 潜在并发症。
7. 教育需求。

（二）护理评估

1. 评估患者主诉、生命体征、神志、瞳孔、呼吸道。
2. 发病的主要症状特点，有无头痛、呕吐、打哈欠、嗜睡等颅内高压症状。
3. 血压的情况；有无抽搐，大小便失禁；评估失语情况、肢体活动情况。
4. 既往史、家族脑卒中病史。
5. 急诊特殊检查　颅脑CT检查是否出现高密度灶。
6. 实验室检查情况　血脂、血糖、凝血功能，血型，血常规检测。
7. 治疗和用药效果。
8. 出入量情况。
9. 有无脑疝、应激性溃疡、肝肾衰竭、窒息、心梗、心跳呼吸骤停等严重并发症。
10. 心理状况。

（三）护理措施

1. 严密观察生命体征、意识等变化。
2. 急性期应绝对卧床休息，翻身应保护头部，动作轻柔，以免加重出血，抬高床头15°~30°，促进脑部血液回流，减轻脑水肿。
3. 保持呼吸道通畅，取侧卧位，做好气管插管或气管切开的准备。
4. 神志不清、躁动及合并精神症状者加护栏、适当约束，防止跌伤，必要时给予少量镇静剂。
5. 准确记录出入量，密切观察尿量变化、有无水电解质失衡、酸碱代谢紊乱和有无消化道出血的临床表现。
6. 观察药物使用的作用和副作用和各项异常检查结果，及时通知医生。
7. 做好心理护理，避免情绪激动，解除患者不安、恐惧、愤怒、抑郁等心理，保持心情舒畅。

（四）健康教育

1. 因脑出血可多次发作，指导患者要定期复诊，每天测血压，定期做血糖、血脂、心电图等检查。在医生的指导下服药。出现肢麻、肢瘫、失语及突然头痛、呕吐、意识改变加重，必须及时到医院就诊。

2. 指导选择清淡、低盐、低脂、适量蛋白质、高维生素、高纤维素食物，多食蔬菜及水果，避免辛辣食物，戒烟酒，保持大便通畅。

3. 指导体胖者适当减轻体重，减少热量摄入，忌食纯糖。

4. 教育患者保持生活规律，注意劳逸结合。

二、脑梗死抢救护理常规

（一）护理关键点

1. 头昏、呕吐、失语。

2. 脑水肿。

3. 吞咽困难。

4. 意识障碍。

5. 潜在并发症。

6. 教育需求。

（二）护理评估

1. 神志、瞳孔、生命体征、发病时间。

2. 气道维持情况，有无舌根后坠、误吸、窒息。

3. 有无抽搐，大小便失禁。

4. 既往病史，现病史及目前用药情况。生活方式、饮食习惯，有无烟、酒嗜好，家族史。

5. 有无脑疝、应激性溃疡、肝肾衰竭、窒息、心梗、心跳呼吸骤停等严重并发症。

6. 用药、溶栓效果。

7. 实验室检查结果　D2聚体、血脂、血糖、凝血功能等检测。

8. 仪器检查结果　颅脑CT。

9. 心理状况。

（三）护理措施

1. 严密观察意识、瞳孔、生命体征、临床表现的变化，根据病情每1~2小时监测生命体征。

2. 意识障碍者取平卧位，头部抬高10°~15°，并偏向一侧。意识不清者发病24小时内应暂停进食，24小时后给予鼻饲饮食记录出入量。

3. 药物护理　防止外渗，观察药理作用和副作用。

4. 应用急诊抗凝时，密切观察有无出血倾向。

5. 保持头侧位、清除口腔分泌物、定期拍背、吸痰等，尽快纠正低氧，保持良好的血氧饱和度。对于又有高度误吸危险者，应尽早留置胃管并实施气管插管。

6. 做好基础护理，防止压疮、感染等并发症。

7. 给予心理安抚和支持，鼓励积极治疗。

8. 准备齐全抢救物品，病情危重者须医生护士共同护送患者查头颅CT，病情确诊后立即转入专科进一步治疗。

（四）健康教育

1. 指导患者坚持低盐、低脂饮食，多饮水，多食蔬菜，戒烟酒。积极防治高血压、冠心病、糖尿病等相关疾病。

2. 指导患者康复训练与自我护理，鼓励患者适当活动。

3. 遵医嘱服药，定期自查。出现头昏、视物模糊、言语障碍、乏力等症状时及时就医。

第五节　急性中毒抢救护理常规

一、急性食物中毒抢救护理常规

（一）护理关键点

1. 呼吸衰竭。

2. 急性脑水肿、昏迷。

3. 肝、肾功能损害。

4. 心力衰竭。

5. 气体交换受损。

6. 水电解质酸碱失衡。

7. 窒息。

8. 教育需求。

（二）护理评估

1. 评估呼吸、循环、气道情况。

2. 评估神志、瞳孔、生命体征、皮肤颜色及血氧饱和度。

3. 了解口服药史及进食情况；了解患者生活习惯。

4. 洗胃及用药效果、不良反应。

5. 评估有无中枢神经系统症状及实质性脏器功能衰竭。

6. 心理状况。

7. 实验室检查结果　血常规、电解质肾功能、凝血功能、高铁血红蛋白浓度、动脉血气。

8. 辅助检查结果　心电图、胸片、头部CT等。

（三）护理措施

1. 无呼吸、心跳者立即进行心肺复苏及进一步生命支持。参照本章第一节"心脏骤停抢救护理常规"。

2. 保持呼吸道通畅，呕吐物及时清除防窒息，头偏向一侧。

3. 昏迷患者平卧位，头偏向一侧。

4. 持续心电监护、血压、呼吸及血氧饱和度监测，吸氧，维持血氧饱和度在95%以上。开通静脉通路。

5. 清除体内残留毒物，催吐、洗胃、导泻以阻止毒物吸收。促进以吸收的毒物排出。

6. 准确记录出入量，防止水、电解质和酸碱平衡失调。

7. 密切观察用药疗效及副作用，防止用药过量及药物外渗。

8. 保持床位整洁、干净，定时翻身防止压疮。

9. 安全护理，防止坠床，及时拉起床栏。

（四）健康教育

1. 普及食物中毒知识，不吃新近腌制食品，腐烂蔬菜。切勿进食各种鱼胆。

2. 正确保管工业用盐，防误食。

3. 向患者及家属讲解鱼胆中毒的危害及预防中毒的知识。

二、急性有机磷农药中毒抢救护理常规

（一）护理关键点

1. 气体交换受损。

2. 脑水肿、昏迷。

3. 水电解质平衡失调。

4. 呼吸衰竭。

5. 肝肾功能损害。

6. 组织灌流量异常。

7. 药物效果。

8. 教育需求。

（二）护理评估

1. 评估呼吸、循环、神志、生命体征、瞳孔、血氧饱和度、皮肤黏膜情况及气道情况。

2. 了解中毒史和接触史，口服何种农药、量、接触或口服时间。

3. 评估患者呼出气体的气味，评估有无毒蕈碱样表现、烟碱样表现、中枢神经系统症状。

4. 评估洗胃和使用药物的效果及不良反应。

5. 实验室检查结果　血尿常规、电解质肾功能、肝功能、胆碱酯酶活力、动脉血气。

6. 仪器检查结果　心电图、B超、CT检查。

7. 心理状态。

（三）护理措施

1. 无呼吸、心跳者立即给予心肺复苏进一步生命支持。参照本节"心脏骤停抢救护理常规"。

2. 观察神志、瞳孔、生命体征、血氧饱和度、快速血糖测定。

3. 昏迷患者平卧位，头偏向一侧。

4. 持续心电监护、血压、呼吸及血氧饱和度监测，吸氧，维持血氧饱和度在95%以上，必要时面罩吸氧。开通静脉通路。

5. 清除毒物，脱去污染的衣服，用肥皂水彻底清洗污染的皮肤、毛发和指甲；眼部污染用生理盐水冲洗；口服中毒用清水或2%碳酸氢钠洗胃（美曲膦酯忌用），清醒患者口服洗胃，不配合、昏迷患者机器洗胃。

6. 准确记录出入量，防止水、电解质和酸碱平衡失调。

7. 密切观察用药疗效及副作用，严密观察使用阿托品后出现的"阿托品化"表现，防止用药过量及药物外渗。动态观察胆碱酯酶活力。

8. 保持床位整洁、干净，昏迷患者定时翻身防止压疮。

9. 暂禁食1日，病情允许时给予高热量、高维生素温凉流质、半流质饮食。

10. 加强心理护理，若为自杀患者，给予心理疏导，防止再次自杀。减轻焦虑，积极配合治疗。

11. 安全护理，防止坠床，及时拉起床栏。

（四）健康教育

1. 做好农药的保管、存放工作，指导正确使用农药，防误食、吸入。

2. 对有自杀倾向的患者，教育家属不可使其独居一室，注意做好患者的看护。

3. 指导使用阿托品等药物，观察服药后的反应。

三、一氧化碳中毒抢救护理常规

（一）护理关键点

1. 气体交换受损。

2. 脑水肿、昏迷。

3. 水电解质平衡失调。

4. 教育需求。

（二）护理评估

1. 观察神志、瞳孔、生命体征、血氧饱和度情况；了解呼吸、循环、气道情况。

2. 了解发生中毒的时间、环境。

3. 评估患者皮肤颜色、口唇的颜色。

4. 用药、治疗效果及不良反应。

5. 实验室检查结果　血尿常规、电解质、肾功能、碳氧血红蛋测定、血气分析。

6. 心理状况。

（三）护理措施

1. 无呼吸、心跳者立即给予心肺复苏等进一步生命支持。参照本章第一节"心脏骤停抢救护理常规"。

2. 神志、瞳孔、生命体征、血氧饱和度、快速血糖测定。

3. 昏迷患者平卧位，头偏向一侧。

4. 持续心电监护、血压、呼吸及血氧饱和度监测。

5. 促进脑细胞恢复，给予高浓度面罩氧气吸入，必要时高压氧舱治疗。维持血氧饱和度在95%以上。

6. 准确记录出入量，防治水、电解质和酸碱平衡失调。

7. 观察药物效果，遵医嘱给予脱水剂，防治脑水肿。

8. 保持床位整洁、干净，昏迷患者定时翻身防止压疮。

9. 加强心理护理，若为自杀患者，给予心理疏导，防止再次自杀。减轻焦虑，积极配合治疗。

10. 清醒患者给予普通饮食，昏迷者暂禁食。

11. 防止坠床，及时拉起床栏。

（四）健康教育

1. 进行一氧化碳中毒预防及自救知识指导。

2. 禁止使用直排式热水器，定时做好煤气管道的安全检查。

3. 救治后指导患者休息、氧疗及进一步治疗的注意事项。

四、急性酒精中毒抢救护理常规

（一）护理关键点

1. 窒息。

2. 气体交换受损。

3. 水电解质平衡失调。

4. 脑水肿。

5. 教育需求。

（二）护理评估

1. 神志、瞳孔、生命体征、血氧饱和度情况。呼吸、循环、气道情况。

2. 了解饮酒的时间、量及浓度。

3. 患者呕吐的次数、量及呕吐物性状。

4. 药物使用后的效果及不良反应。

5. 并发症的评估

6. 实验室检查结果　血尿常规、电解质肾功能。

7. 心理状况。

（三）护理措施

1. 无呼吸、心跳者立即给予心肺复苏神志、瞳孔、生命。参照本节"心脏骤停抢救护理常规"。

2. 体征、血氧饱和度、快速血糖测定。

3. 昏迷患者平卧位，头偏向一侧。

4. 持续心电监护、血压、呼吸及血氧饱和度监测。

5. 保持呼吸道通畅，给予氧气吸入，维持血氧饱和度在95%以上。

6. 准确记录出入量，防止水、电解质和酸碱平衡失调。

7. 观察药物效果及不良反应。

8. 保持床位整洁、干净，呕吐物及时清理，昏迷患者定时翻身防止压疮。

9. 加强心理护理，给予患者心理疏导。

10. 防止坠床，及时拉起床栏。

（四）健康教育

1. 加强心理护理，给予患者情绪疏导。

2. 呕吐频繁患者指导其暂禁食，防止窒息、误吸。

3. 救治后指导患者勿空腹饮酒及过量饮酒，自我观察腹部疼痛和恶心呕吐、排便情况。

五、急性巴比妥类药物中毒抢救护理常规

（一）护理关键点

1. 意识障碍。
2. 呼吸功能受损。
3. 水电解质平衡失调。
4. 教育需求。

（二）护理评估

1. 评估呼吸、循环、气道、神志、生命体征、瞳孔、血氧饱和度、皮肤黏膜等情况。
2. 了解服用药物、剂量、口服时间。
3. 观察洗胃和用药的效果及不良反应。
4. 实验室检查结果　血尿常规、电解质肾功能、肝功能、血气。
5. 精神和心理状况。

（三）护理措施

1. 无呼吸、心跳者立即给予心肺复苏等进一步生命支持。参照本章第一节"心脏骤停抢救护理常规"。
2. 神志、瞳孔、生命体征、血氧饱和度、快速血糖测定。
3. 昏迷患者平卧位，头偏向一侧。
4. 持续心电监护、血压、呼吸及血氧饱和度监测，吸氧，维持血氧饱和度在95%以上，必要时面罩吸氧。
5. 准确记录出入量，防止水、电解质和酸碱平衡失调。
6. 密切观察用药疗效及副作用。
7. 保持床位整洁、干净，昏迷患者定时翻身防止压疮。
8. 病情许可尽量鼓励进食，给予高蛋白、高碳水化合物、高维生素无渣温热饮食，呕吐频繁者暂禁食，昏迷者给予鼻饲。
9. 加强心理护理，若为自杀患者，给予心理疏导，防止再次自杀。减轻焦虑，积极配合治疗。
10. 防止坠床，及时拉起床栏。

（四）健康教育

1. 指导患者家属做好催眠药物的保管，避免发生误食等意外发生。
2. 对有自杀倾向的患者，不可独居一室，注意做好患者的看护。
3. 使用催眠药物后的不良反应。

六、百草枯中毒抢救护理常规

（一）护理关键点

1. 肺损伤。
2. 气体交换受损。
3. 水电解质酸碱失衡。

4. 急性肾衰竭。

5. 昏迷。

6. 教育需求。

（二）护理评估

1. 评估气道、呼吸、循环、神志、瞳孔、生命体征、氧饱和度及皮黏膜颜色。

2. 了解职业史、近期精神状况；了解中毒史、接触史及服用时间、量、服用前后是否饮酒。

3. 评估中枢神经系统症状，有无皮肤黏膜损伤；评估中毒程度。

4. 评估洗胃和用药效果及不良反应。

5. 实验室检查结果　血尿常规、电解质肾功能、肝功能、血气等。

6. 心理状况。

（三）护理措施

1. 无心跳呼吸立即给予心肺脑复苏及进一步生命支持。参照本章第一节"心脏骤停抢救护理常规"。

2. 有心跳呼吸，保持呼吸道通畅，清除口鼻分泌物，取出义齿，给予鼻导管或面罩吸氧，使指氧饱和度在95%以上。

3. 持续心电监护、血压、氧饱和度监测。

4. 昏迷患者去枕平卧位，头偏向一侧。

5. 脱去染毒衣物立即用清水、微温的肥皂水溶液彻底洗净，时间不少15分钟。

6. 迅速清除体内尚未吸收的毒物，可用清水或2%碳酸氢钠溶液洗胃及催吐，硫酸镁或甘露醇导泻以阻止毒物吸收。

7. 促进已吸收的药物排出，遵医嘱予利尿剂、血液灌流、血液净化治疗。

8. 准确记录出入量，防止水、电解质和酸碱平衡失调。

9. 密切观察药物的疗效及副作用。

10. 吞服腐蚀性毒物者应特别注意口腔护理，密切观察口腔黏膜的变化。

11. 保持皮肤干洁及时更换衣裤，保持床位单干燥、整洁，昏迷患者定时翻身防止压疮的发生。

12. 做好心理护理，做好患者看护，防再次自杀。

13. 两侧床栏拉起，防止坠床。

（四）健康教育

1. 做好百草枯的管理工作，正确的毒物管理，严格执行操作规程。

2. 患者即使仅口含未下咽仍需按中毒处理。

3. 做好患者心理护理，有自杀倾向者，要做好防护措施。

4. 定期随访，注意有无中毒后遗症现象。

第六节　多发伤抢救护理常规

一、护理关键点

1. 心跳呼吸骤停。

2. 休克。

3. 低氧血症。

4. 感染。

5. 肾衰竭。

6. 多器官功能衰竭综合征。

7. 疼痛。

8. 教育需求。

二、护理评估

1. 是否有致命伤。

2. 气道情况　有无损伤、是否通畅。

3. 呼吸情况　有无呼吸，呼吸的频率和节律，是否反常呼吸运动。血氧饱和度情况。

4. 循环情况　面色、生命体征、毛细血管再充盈时间、皮肤颜色、温度。

5. 神志、瞳孔情况，格拉斯哥评分。

6. 出血情况　是否活动性出血、出血量。

7. 腹部体征　有否膨隆，有无腹膜刺激征的出现。

8. 肢体活动情况　有无畸形、运动障碍。

9. 受伤情况　是否有危及生命的开放性伤口，有无内脏脱出、组织缺损。

10. 受伤时间　损伤机制（致伤物体的性质、机体着力部位），有无现场昏迷史。

11. 到达时间、疼痛评分。

12. 性别、年龄、过敏史、既往病史。

13. 充分暴露，检查全身的受伤情况。

14. 各种辅助检查结果　X线，CT，B超，核磁共振，胸、腹腔穿刺等特殊检查结果。

15. 用药后效果评价　止痛剂应用后30分钟评估疼痛评分。

16. 评估患者及家属心理焦虑的情况。

三、护理措施

1. 无心跳呼吸者立即给予心肺脑复苏及进一步生命支持。按本章第一节"心脏骤停抢救护理常规"。

2. 有心跳呼吸的患者，快速清除口腔、呼吸道分泌物、呕吐物、异物、血块等，保持呼吸道通畅，给予鼻导管或面罩吸氧，保持氧饱和度在90%以上。

3. 开通至少两路大的静脉通路，根据病情需要予液体/血液输入，维持有效循环血量。

4. 严密观察生命体征，给予持续心电监护、血压、氧饱和度监测。

5. 根据出血的情况、部位选择止血的方法。采用止血带方法止血一定挂（贴）上标签，注明上止血带的时间、部位并签名。内脏出血尽快进行手术探查止血。

6. 制动/夹板固定骨折及错位的部位。

7. 保护好离体组织　脱出的内脏用无菌容器保护包扎固定好（不回纳），离体组织用无菌容器保存。

8. 留置导尿管　观察患者的尿量、颜色、性状，监测出入量。

9. 密切关注患者情况及检查结果，发现异常及时通知医生。

10. 急性期指导患者暂禁食禁水，血溶量不足、休克未纠正时患者可能有口渴感，应向患者做好解释工作，为急诊手术做好准备。

11. 两侧床栏拉起，防止坠床。

12. 在根据医嘱使用有效止痛剂的同时，还可以进行暗示性语言及精神护理，以增强止痛的效果。

13. 紧急处理做到稳、准、轻、快、沉着冷静，让伤员有安全感。消除伤员急躁情绪。

四、健康教育

1. 针对不同的心理状况，针对性地给予安慰、解释、关心和鼓励，多与患者谈心，沟通、交流，取得患者对医护人员的信任，消除不良心理因素，树立战胜疾病的信心。

2. 颈椎骨折者颈托固定，脊柱或骨盆骨折患者卧背板、硬板床或气垫床。指导患者不可坐起，翻身时身体成一直线。肾挫伤早期指导患者绝对卧床休息，可减轻疼痛，防止挫伤后继发性出血和活动性出血等并发症的发生。

3. 向患者及家属讲解用药的目的、药物的作用、注意事项等，以达到合理用药并减少不良反应的目的。

4. 宣教和解释各项检查、治疗的目的及步骤。

第七节 小儿高热惊厥抢救护理常规

一、护理关键点

1. 急性意识障碍。
2. 高热。
3. 受伤。
4. 窒息。
5. 恐惧。
6. 言语交流障碍。
7. 教育需求。

二、护理评估

1. 主诉与过去史；生命体征，降温处理后30分钟测量体温一次；意识、瞳孔情况。
2. 惊厥征象 抽搐发作次数、类型、持续时间及伴随症状。
3. 缺氧情况 口腔有无分泌物、颜面发绀情况。
4. 受伤情况 有无咬伤、跌伤。
5. 用药后效果。
6. 实验室和特殊检查结果。

三、护理措施

1. 惊厥发作时不要搬动，保持气道通畅，预防窒息。
2. 给低流量吸氧，心电监护。

3. 控制惊厥　按压人中。按医嘱使用镇静药。保持安静，禁止一切不必要的刺激，护士操作集中进行，动作轻柔。

4. 防止意外　上下齿之间放置牙垫，防止咬伤。床边设置防护栏，防止坠床。

5. 降低体温　物理降温，冰敷或酒精（温水）擦浴。按医嘱使用退热药，退热栓1~2个塞肛。

6. 严密观察生命体征　抽搐发作次数、类型、持续时间及伴随症状，认真作好记录。

7. 注意观察疗效　每15~30分钟复测体温，观察降温时有无虚脱现象，出现虚脱应立即处理。

8. 按医嘱正确对症治疗，如降颅内压、补充能量等。

四、健康教育

1. 高热惊厥患儿易缓解也易复发，故应及时控制体温，发热时及时处理，指导家长进行物理降温和药物降温的方法等。

2. 指导家长正确测量体温及读表。家里备有降温药物，如美林、退热栓、酒精等。

3. 惊厥时应就地平卧，头偏向一侧，保持患儿气道通畅，家属保持镇静，可指压人中穴，不能摇晃或紧搂着，发作略缓解时迅速将患儿送往医院。

第八节　中暑抢救护理常规

一、护理关键点

1. 高热。

2. 热痉挛。

3. 热衰竭。

4. 热射病。

5. 水电解质紊乱。

6. 急性肾衰竭。

7. 脑水肿。

8. 播散性血管内血凝固。

9. 教育需求。

二、护理评估

1. 询问患者发病时所处环境的湿度和热辐射强度、居室的室温和通风情况。

2. 生命体征，神志、瞳孔、肢体活动及有无高热、痉挛、晕厥、昏迷。

3. 中暑类型。

4. 皮肤的颜色、温度及湿度，有无电解质失衡，有无脱水。

5. 气道维持情况。

6. 有无严重心衰、肺水肿、脑水肿、弥散性血管内凝血、肝肾衰竭等严重并发症。

7. 降温的效果，体温维持情况。

8. 病房室温情况。

9. 有无再惊厥、昏迷现象。

10. 心理状况　有无紧张、焦虑等反应。

11. 室验室检查情况　血气分析，电解质，肾功能检测。

三、护理措施

1. 立即将患者移至阴凉、通风或有空调处，解开衣服，平卧休息。

2. 对先兆中暑或轻度中暑患者，给予淡盐开水口服或清凉饮料。

3. 对重度中暑者，应迅速降温，降温是治疗的根本，必须争取时间尽快降温。

4. 物理降温　控制室温在20～25℃。有条件者使用冰毯。头部放冰帽或冰枕，腋窝、腹股沟等大动脉放置冰袋；全身用冰水擦拭。用4～10℃的10%葡萄糖盐水1000ml注入患者胃内。用4～10℃的10%葡萄糖盐水1000ml给患者灌肠。

5. 药物降温　注意必须与物理降温同时使用。

6. 密切监测降温效果　每15～30分钟测量肛温一次，体温降至肛温38℃左右即终止降温，并维持体温不回升；如降温过程中，患者出现昏迷、呼吸抑制、血压明显下降，应停止降温。

7. 监测患者的神志、瞳孔、血压、心率/心律、血氧饱和度及皮肤出汗情况，以了解病情及观察治疗效果。

8. 观察是否伴有寒战、大汗、咳嗽、呕吐、腹泻、出疹或出血，以协助医生明确诊断。

9. 准确记录出入量，密切观察尿量变化和有无水电解质失衡、酸碱代谢紊乱的临床表现。

10. 观察各项检查结果，如有异常及时通知医生。

11. 惊厥、昏迷者，按惊厥护理常规、昏迷护理常规。

12. 做好口腔及皮肤护理，高热大汗者应及时更换衣裤及被褥，注意皮肤清洁卫生。

13. 饮食护理　高热患者饮食以清淡为主，给易消化、高热量、高维生素、高蛋白、低脂肪饮食。鼓励患者多饮水、多吃新鲜水果和蔬菜。

四、健康教育

1. 向患者和家属讲解预防中暑的常识。

2. 交待高温工作者，避免劳累，多饮水，衣着宽松。

3. 告知患者先兆中暑的自救知识。

第九节　溺水抢救护理常规

一、护理关键点

1. 窒息。

2. 意识障碍。

3. 心肺复苏。

4. 恐惧。

5. 保温。

6. 教育需求。

二、护理评估

1. 询问溺水时间、地点、水源性质（淡水、海水）。

2. 患者生命体征、神志、瞳孔大小及对光反射，呼吸频率、深度等，了解窒息的程度及有无其他系统功能变化。

3. 口、鼻、眼、耳内有无泥沙等异物阻塞。

4. 有无合并外伤。

5. 肺部啰音、痰鸣音，痰的颜色、性状及量。

6. 控制输液速度，观察药物作用及副作用。

7. 角膜反射及肌张力变化及腹部体征。

8. 准确记录24小时出入量，观察尿色、量、性质。

9. 实验室检查　电解质、血常规、胸片。

10. 患者心理状况，有无焦虑、恐惧、自杀念头。

三、护理措施

1. 对心跳、呼吸停止患者，立即给予心肺脑复苏及进一步生命支持。按本章第一节"心脏骤停抢救护理常规"。

2. 有心跳、呼吸者，保持呼吸道通畅。去除呼吸道及胃内积水，注意保暖。

3. 正确控制输液速度，根据中心静脉压来调节。对淡水淹溺者应严格调节输液滴速，避免短时间内大量液体输入而加重血液稀释程度。对海水淹溺者出现血液浓缩症状的应及时保证5%的葡萄糖和血浆液体的输入，切忌输入生理盐水。

4. 给予高流量吸氧，出现肺水肿者，氧气湿化瓶内改盛20%～30%酒精。持续心电监护心率、血压、氧饱和度监测。

5. 观察用药的效果及不良反应。

6. 准确记录24小时出入量，定时监测尿量、尿色，警惕急性肾衰竭的发生。

7. 留置胃管排除胃内容物，防止因误吸而引起窒息或肺炎。

8. 帮助患者摆脱因淹溺所致的心理伤害，对于自杀患者应尊重患者的隐私权，注意正确引导。同时做好患者家属的思想工作。

9. 意识障碍者应做好安全护理　两侧床栏拉起，防止坠床。

四、健康教育

1. 提高小儿及家长对意外伤害的认识，小儿要有成人监护下游泳。对有自杀念头者，做好家属的思想工作，取得社会的支持。

2. 加强溺水急救知识和急救技术的宣教与培训。

3. 告知疾病的预后，定期随访。

第十节　电击伤抢救护理常规

一、护理关键点

1. 心肺脑复苏。
2. 心肌损害和心律失常。
3. 皮肤电烧伤。
4. 急性肾衰竭。
5. 预防感染。
6. 教育需求。

二、护理评估

1. 发生触电的时间、地点、电源的压力。
2. 生命体征情况，有无心律不齐、心动过速。
3. 神志、瞳孔、心电图情况，观察有无肌肉抽搐、肢体功能活动异常情况。
4. 患者电击损伤部位、程度，伤口的数量、大小、深度等。
5. 观察尿量，有无体液不足的临床症状。
6. 创面的情况　有无气味、颜色、坏死斑。
7. 伤肢水肿严重程度，肢端动脉搏动情况。
8. 是否有应用止痛药指征。
9. 心理、精神状况，有无恐惧、忧虑等。
10. 实验室检查结果　动脉血气分析、乳酸脱氢酶、肌酸磷酸激酶、同工酶、留尿或导尿检查有无肌红蛋白、血红蛋白等。
11. 辅助检查　心电图、心脏超声等。
12. 用药的效果及不良反应。

三、护理措施

1. 立即切断电源或用木棍、竹竿等绝缘物，使患者脱离电源。
2. 神志清醒的轻症患者，给予卧床休息，严密观察脉搏、呼吸、血压的变化，观察有无心律失常。
3. 心跳、呼吸骤停者，立即给予心肺脑复苏及进一步生命支持。按本章第一节"心脏骤停抢救护理常规"。
4. 迅速建立静脉通道，遵医嘱给药。
5. 留置导尿管，观察尿量及尿色，警惕急性肾衰竭的发生。
6. 给予心电监护，每小时监测心律的变化（电击伤时心肌遭到强大电流刺激，心肌严重损害），如有异常及时通知医生。
7. 根据患者每小时尿量，周围循环情况及中心静脉压而进行调整输液速度及量。以防止输液过多，加重心脏负担。

8. 有创面者，观察伤口渗血、渗液、局部血循环及肢端动脉搏动情况，伤口彻底清创，早期使用抗生素预防伤口感染，注射破伤风抗毒素。

9. 疼痛护理　及时给予止痛，30分钟后观察止痛效果。

10. 饮食护理　清醒者给予高热量、高蛋白、高维生素饮食。

11. 心理护理　电击伤后患者可出现恐惧等精神症状，护士要做好患者的心理护理。

四、健康教育

1. 患者及家属遵守用电操作规程，讲解电击伤的自我防范措施。

2. 及时观察患者心理变化，要关心、开导患者。

3. 定期随访，注意有无后遗症征象。

（管穗丽　付方雪　谢曼英　林慧绒　彭朝林）

第二篇
专科疾病护理常规

第五章 内科疾病护理常规

第一节 内科疾病一般护理常规

1. 按一般患者入院护理常规或急症患者入院护理常规。

2. 病区护士接到患者入院通知后，立即为病人准备一切用物，按病情需要准备治疗及抢救用物。

3. 热情接待患者，尽快将患者安置于病床，向患者自我介绍，介绍管床医师及责任护士，介绍医院环境及科室相关制度，耐心解释病人提出的问题。病情较重的患者应安排在靠近护士站的病房或抢救室、监护室，并及时通知医师。

4. 入院后，测量体温、脉搏、呼吸、血压及体重，24小时内需测量4次体温、脉搏、呼吸，无异常改为1次/日。体温超过38.5℃，测4次/日；超过39.5℃，按高热护理常规；评估大、小便，1次/日；3天未解大便者应做相应的处理；每周测量血压、体重1次，记录于体温单上。

5. 应用护理程序对患者实施整体护理。重点评估患者的主要临床症状和体征，进行跌倒、压疮风险及生活自理能力评估，以明确护理问题，采取切实可行的护理措施，做好心理疏导、健康教育和康复护理，及时评价护理效果，并做好护理记录。

6. 保持病室清洁、整齐、安静、安全、舒适。病室开窗通风，2次/日，每次15～30分钟，保持室内空气清新。保持室温在18～25℃、相对湿度为50%～60%。湿式清扫地面，2次/日。

7. 遵医嘱给予分级护理。

8. 遵医嘱给予饮食护理，并给予饮食指导。给危重患者喂食或鼻饲。给予禁食、高热、昏迷、危重患者口腔护理，2次/日。

9. 保证患者适当的活动和充分的休息。病情轻者可适当活动；危重患者、特殊检查后和正在接受治疗的患者应卧床休息，减少或谢绝探视。

10. 准确执行医嘱，观察药物治疗的效果及副作用。指导患者正确服药、观察药物疗效及副作用。

11. 做好晨晚间护理，保持床单位整洁和干燥，及时修剪指（趾）甲、剃胡须、更换病员服，满足患者生活需要。对长期卧床、消瘦、脱水、营养不良、昏迷等患者做好皮肤护理，防止压疮发生。

12. 密切观察患者的生命体征与临床表现，注意分泌物、排泄物、呕吐物的性质、气味、颜色及量，发现异常及时报告医师。

13. 随时备好抢救用物，遇病情突变，应立即通知医师，并协助医师进行抢救，按各系统危重病人常规护理。

第二节　呼吸系统疾病护理常规

一、呼吸系统疾病一般护理常规

1. 按内科疾病一般护理常规。

2. 入院接待　告知患者入院的流程，解释第二天抽血及检查前注意事项，告知患者24小时内需留取血、尿、便、痰标本行常规检查。

3. 基础护理

（1）保持呼吸道通畅，鼓励患者咳嗽，痰稠不易咳出时应多饮水，并进行雾化吸入；痰量较多者行体位引流；痰多而无力咳嗽者需翻身拍背，必要时按需吸痰。

（2）必要时定时行口腔护理，清除口臭，防止感染。

（3）注意皮肤的清洁，床单位的平整，按摩皮肤促进血液循环。

（4）注意尿道口护理，防止感染。

4. 休息与活动　在疾病急性期，如发热、胸痛、频繁咳嗽、咳痰、呼吸困难时应卧床休息，减少活动。胸痛者取患侧卧位（气胸除外），大咯血者取平卧，头偏向一边，呼吸困难者取半卧位。恢复期可适当下床活动。

5. 饮食护理

（1）给予高蛋白、高热量、多维生素易消化饮食，少食豆类、薯类及饮料等易产气发酵的食物。

（2）高热、中度和重度呼吸困难及危重患者，可给予流质或半流质饮食。

（3）进餐时尽量采取坐位或半卧位，意识障碍或活动不便的患者应加用床栏，物品应放在易于拿取的安全位置。

（4）大量咯血者禁食。

（5）小量咯血者进食少量凉或温的流食，避免进食辛辣、浓茶、咖啡等刺激性食物及饮料。

6. 排泄护理　保持二便通畅，指导勿憋气、勿用力排便，养成每日排便习惯，必要时使用通便药或灌肠通便。

7. 给药护理

（1）如使用退热药出汗过多，要留意是否虚脱。

（2）β_2受体兴奋剂有心悸、心率加快、肌肉震颤等副作用；茶碱类常有恶心、呕吐、头痛、失眠，严重者心动过速、精神失常、惊厥、昏迷等。

（3）糖皮质激素使用后观察气促缓解的程度，哮鸣音的消失情况。观察激素的副作用（如满月脸、水牛背、多毛、水钠潴留、高血压、高血糖、低钾、低钙、应激性溃疡、精神性兴奋等），同时要预防口腔真菌感染。

（4）常见的药物副作用：如出现食欲减退、恶心、腹胀、稀便、发热、皮肤瘙痒、皮疹、颜面肿胀、脉率减慢或者增快、心悸、乏力等应立即报告医生，查明原因后决定是否停药。

（5）心肺功能差者注意静脉补液时需控制滴速。

（6）大咯血患者慎用镇咳剂，禁用吗啡、哌替啶等强镇静剂，以免抑制呼吸。

（7）应用垂体后叶素时，注意观察有无恶心、便意、心悸、面色苍白等不良反应，并监测患者的血压变化。

（8）为患者示范气雾剂的使用方法及讲解注意事项。

8. 专科护理及观察要点

（1）密切观察病情变化，注意体温、脉搏、呼吸、血压、血氧、神志等生命体征的变化；注意感染性疾病所致的全身毒性反应，如畏寒、发热、乏力、食欲减退、体重减轻、衰竭等；注意本系统疾病的局部表现如咳嗽、咳痰、咯血、气喘、胸痛等。

（2）观察痰液的颜色，量与性质。

（3）及时发现和判断患者有无窒息的可能，如患者突然出现烦躁不安、神志不清、面色苍白或发绀、出冷汗、呼吸急促、喉部明显的痰鸣音、应警惕窒息的发生。

（4）观察皮肤黏膜有无皮疹、压疮、皮肤感染等。

（5）药物的作用和副作用。

9. 心理护理　建立良好的护患关系，做好解释及沟通工作，增强患者战胜疾病的信心。

10. 健康宣教

（1）告知患者呼吸系统疾病的常见病因。

（2）告知患者预防疾病发作，胜于治疗疾病及预防疾病的方法。

（3）指导患者纠正不良的生活习惯，戒烟、戒酒。

（4）教会患者学会自我监测病情变化的方法。

（5）指导患者选择合适的体育锻炼活动，提高机体耐寒及抗病能力。

（6）指导患者合理膳食，改善全身营养状况。

（7）指导患者家中配备常用药及掌握其使用方法。

（8）指导患者按时门诊复查及寻求医疗信息的途径，如阅读寻医问药书籍、参加健康讲座。

（9）疾病相关宣教详见各疾病护理常规。

二、急性上呼吸道感染护理常规

（一）按内科及呼吸系统疾病一般护理常规

（二）护理关键点

1. 发热。

2. 咳嗽咳痰。

3. 咽痛。

4. 头痛。

5. 教育需求。

（三）护理评估

1. 生命体征。

2. 病程及此次发病的诱因。

3. 鼻塞、流涕的情况，是否有咽痛、咽部有无充血、水肿，咳嗽咳痰情况。

4. 有无高热、头痛、乏力、全身不适。

5．心理状况，对疾病的了解程度及家庭支持系统。

6．入院前用药情况及有无药物的不良反应。

7．体重和营养状况。

8．实验室　血常规、血生化等。

9．辅助检查　心电图、胸片等。

10．抗病毒及抗生素用药效果及不良反应。

（四）护理措施

1．休息与活动　保证患者适当休息，病情较重或年老者应卧床休息。同时根据患者病情轻重决定活动方式。

2．饮食　高热量、高维生素的清淡易消化的食物，少量多次喝温水。

3．心理护理　使患者情绪稳定，配合治疗护理。

4．发热护理　按第一篇第三章第九节"发热护理常规"。

5．呼吸道管理

（1）口腔护理：进食后漱口或给予口腔护理，防止口腔感染。

（2）咽痛、声嘶者少讲话，可用0.9%生理盐水漱口或雾化吸入；鼻塞者用鼻通或1%麻黄碱滴鼻。

（3）戒辛辣、戒烟酒。

（4）协助患者有效的咳嗽。

（5）剧烈刺激性干咳者，可遵医嘱给予止咳药。

6．头痛的护理　根据患者头痛的程度不同按医嘱给予不同的止痛药，用药后30分钟观察用药效果。

7．常规检查的护理，协助做好胸片。

8．用药护理

（1）解热止痛：对乙酰氨基酚、双氯芬酸钠、氨基比林、阿司匹林、布洛芬等。

（2）缓解鼻塞：盐酸伪麻黄碱、盐酸麻黄碱等。

（3）止咳药物：氢溴酸右美沙芬、盐酸二氧异丙嗪等。

（4）卡他症状：氯苯那敏（扑尔敏）、盐酸苯海拉明等。

（5）抗病毒药物：金刚烷胺、吗啉胍、板蓝根冲剂等。

（6）其他：咖啡因等。咖啡因不良反应较少，较大剂量可引起激动，不安，失眠，头痛，心悸，过量可致惊厥。

（7）观察药物不良反应

1）对乙酰氨基酚：偶见皮疹、荨麻疹，长期大量用药会导致肝肾功能异常；

2）双氯芬酸钠：消化系统常见胃肠道刺激症状；中枢神经系统可有头痛、眩晕等；泌尿系统可导致水钠潴留，表现为尿量减少、面部水肿、体重骤增等，轻者停药并相应治疗后消失。皮肤可出现常见的一过性过敏性皮疹。

3）氨基比林可引起粒细胞缺乏，甚至有致命危险，偶有皮疹；

4）布洛芬最常见的不良反应是胃肠系统。长期大剂量使用时可发生血液病或肾损伤；

5）盐酸伪麻黄碱有较轻的兴奋作用、失眠、头痛；偶见一过性轻微烧灼感、干燥感、头痛、头晕、心率加快、长期使用可致心悸、焦虑不安、失眠等；

6）氢溴酸右美沙芬偶有头晕、轻度嗜睡、口干、便秘、恶心和食欲缺乏；盐酸二氧异丙嗪常见的不良反应为困倦、乏力等；

7）氯苯那敏的主要不良反应为嗜睡、口渴、多尿、咽喉痛、困倦、虚弱感、心悸、皮肤瘀斑、出血倾向；盐酸苯海拉明的常见不良反应有中枢神经抑制作用、共济失调、恶心、呕吐、食欲缺乏等；

8）板蓝根冲剂不良反应尚不明确。

（8）用药原则：在对因治疗的基础上，进行对症治疗。

9.保持病室空气新鲜，每日通风2次，每次15～30分钟。

（五）健康教育

1. 活动

（1）平时适当参加体育锻炼，注意劳逸结合，增强抵抗力。

（2）注意呼吸道隔离，尽量少去人多拥挤的公共场所，预防交叉感染。

2. 饮食　给予清淡、高热量、高维生素、易消化的食物，鼓励患者每天保持足够的饮水量。

3. 保持环境清洁，定期开窗通风，根据气候变化增减衣服。

4. 避免劳累、受凉、吸烟、酗酒。

5. 指导患者按医嘱按时服药。

6. 必要时注射流感疫苗。

7. 在患者能耐受的情况下，可建议患者坚持冷水洗脸，提高机体对寒冷的适应能力。

8. 识别并发症并及时就诊　药物治疗后症状不缓解，或出现耳鸣、耳痛、外耳道流脓等中耳炎症状，或恢复期出现胸闷、心悸，眼睑水肿、腰酸或关节痛者，应及时就诊。

三、肺炎护理常规

（一）按内科及呼吸系统疾病一般护理常规

（二）护理关键点

1. 发热。

2. 咳嗽咳痰。

3. 胸痛。

4. 咯血。

5. 感染性休克。

6. 教育需求。

（三）护理评估

1. 生命体征、意识情况、血氧饱和度、血糖，有无发热及热型变化。

2. 发病诱因　有无着凉、淋雨、劳累等诱因，有无上呼吸道感染史。

3. 原有的基础疾病　有无慢性阻塞性肺气肿、糖尿病等慢性病史。

4. 入院前用药情况及有无药物的不良反应，是否使用过抗生素、激素、免疫抑制剂。

5. 有无呼吸困难，有无三凹征；有无面颊绯红、口唇发绀、皮肤黏膜出血。

6. 咳嗽、咳痰情况，痰的颜色、性质和量，有无咯血；查肺部体征，听诊呼吸音。

7. 胸痛的程度，持续时间和伴随症状，疼痛评分。

8. 心理状况，对疾病的了解程度以及家庭支持系统。

9. 体重和营养状况。

10. 是否吸烟，吸烟量多少。

11. 仪器及实验室检查结果　胸片、心电图、肺CT、纤支镜等；血常规、痰培养、血生化、血气分析等。

12. 氧疗、用药效果及不良反应等。

（四）护理措施

1. 活动　根据病情轻重决定活动方式，急性期应卧床休息。

2. 饮食　给予足够热量、蛋白质和维生素的流质或半流质，鼓励患者多饮水。

3. 做好口腔护理，鼓励患者经常漱口，口唇疱疹者局部涂抗病毒软膏，防止继发感染。

4. 心理护理　安慰患者，缓解焦虑情绪，使其情绪稳定，能配合氧疗及各项治疗、护理。

5. 发热的护理　按第一篇第三章第九节"发热护理常规"。

6. 呼吸道的护理

（1）有缺氧症状的患者给予吸氧，做好吸氧护理。

（2）戒烟、酒、辛辣食物。

（3）鼓励患者有效咳嗽，教会患者有效的咳嗽方法。痰液黏稠不易咳出者遵医嘱予雾化吸入、使用化痰药物、协助排痰如拍背等，必要时予吸痰。观察痰液的颜色和量，并根据需要留取痰标本送检。

（4）刺激性干咳者，可遵医嘱给予止咳药。

7. 胸痛的护理

（1）协助患者取舒适卧位（患侧卧位）。

（2）可在呼气状态下用15cm宽胶布固定患侧胸部。

（3）根据胸痛程度不同按医嘱给予止痛药，30分钟后观察用药效果。

8. 咯血的护理　按第一篇第三章第六节"咯血护理常规"。

9. 常规检查护理

（1）正确留取痰液，包括痰培养、脱落细胞学检查（晨起第一口痰，先漱口，再用力咳出深处痰液）。

（2）正确抽取血培养，注意无菌操作原则。

（3）协助做好胸片，肺部CT和肺功能检查。

（4）协助医生胸穿，做好胸腔穿刺的护理：穿刺前评估生命体征以及血氧饱和度、缺氧的症状体征、呼吸困难情况，听诊呼吸音情况，了解B超和X线结果，确定胸水的量和肺部压缩情况，了解原有的基础疾病、患者的耐受情况和心理状况；做好以下护理配合：①说明穿刺的目的，指导患者在操作过程中保持穿刺体位，取得配合。②用物及抢救物品准备齐全。③安置患者取坐位，充分暴露穿刺区域。④医生确定穿刺点后，遵守无菌技术原则，协助医生进行穿刺。⑤术中密切观察患者有无头晕、面色苍白、出冷汗、心悸、胸部剧痛、刺激性咳嗽等情况，出现头晕、心悸、冷汗、面色苍白、脉细、四肢发凉，提示患者可能出现胸膜反应，应立即停止抽吸，使患者平卧，密切观察血压、脉搏，关注患者主诉。每次抽液抽气不宜过快过多，避免使胸腔内压骤然下降发生肺水肿或循环障碍、纵隔移位等意外。每次抽气不超过1000ml，首次抽液不宜超过600ml，以后每次抽液量不宜超过1000ml。⑥固定引流管，避免脱出、反折、阻塞、扭曲。⑦观察引流管畅通情况，胸腔闭式引流的护理按本篇第六章第七节"胸外科疾病一般护理常规"相关内容。⑧观察穿刺点有无渗血或液体漏出，保持敷料干洁。

（5）纤维支气管镜的护理　检查前4小时禁食禁饮；评估患者的心理状况，消除焦虑、紧张情绪；有义齿应取下，妥善保管，以防误吸；检查后禁食禁饮2小时，观察痰中有无带血，有无胸闷、气促；出现呼吸困难、咯血量多应及时处理。

10. 重症肺炎的护理

（1）给予患者舒适体位，休克患者予中凹位。意识不清及烦躁者合理使用床挡。

（2）密切观察患者的意识和精神状态。观察患者的皮肤黏膜，有无口、唇、甲床发绀，肢端湿冷，皮肤黏膜有无出血点、紫斑。

（3）严密观察病情变化，监测生命体征。密切观察患者的体温、脉搏、呼吸、血压、血氧、尿量等。准确记录24小时出入量。如患者出现烦躁不安、面色苍白、少尿、发绀、体温剧降、脉速、血压下降等症状时及时报告医生。并及时记录病情变化，记录要客观、及时、准确、真实、完整。

（4）有条件者将患者安置于监护室，专人护理。患者病情危重时遵医嘱给予心电监护及氧气吸入。患者出现呼吸衰竭时，可使用无创呼吸机辅助呼吸或者机械通气，应严密观察生命体征，防止并发症的发生。

（5）保持呼吸道通畅，鼓励患者咳嗽、咳痰，遵医嘱给予雾化吸入等治疗。

（6）保持各种引流管的固定通畅，做好标记，并观察引流液色、量、性状。

（7）遵医嘱合理安排用药，保证患者液体的摄入，补充血容量。建立2条静脉通道，保证正常组织灌注。如用升压药，根据血压调整滴速，并防止药液外渗，以免引起局部组织坏死和影响疗效，观察用药后的反应。

11. 用药护理

（1）肺炎的抗菌药物治疗应尽早进行，一旦怀疑为肺炎即马上给予首剂抗菌药物。病情稳定后可从静脉途径转为口服治疗。肺炎抗菌药物疗程至少5天，大多数患者需要7～10天或更长疗程，如体温正常48～72小时，无肺炎任何一项临床不稳定征象可停用抗菌药物。肺炎临床稳定标准为：①T≤37.8℃；②心率≤100次/分；③呼吸频率≤24次/分；④血压：收缩压≥90mmHg；⑤呼吸室内空气条件下动脉血氧饱和度≥90%或PaO_2≥60mmHg；⑥能够口服进食；⑦精神状态正常。

（2）严密观察药物的疗效。抗菌药物治疗后48～72小时应对病情进行评价，治疗有效表现体温下降、症状改善、临床状态稳定、白细胞逐渐降低或恢复正常，而X线胸片病灶吸收较迟。

（3）严密观察药物的不良反应。

1）β内酰胺类：青霉素类不良反应以过敏性休克最为严重，用药前需做青霉素皮试，如阴性方可应用，停药3日以上或用不同厂家出品或批号者，应另行皮试，阴性方可再用，大剂量应用可出现神经—精神症状；对少数凝血功能缺陷者，大剂量应用时可发生出血倾向。头孢菌素类可出现出血倾向，可使用V-K控制。

2）大环内酯类药物主要不良反应为消化系统的反应。

3）喹诺酮类可引起恶心、呕吐、腹痛、腹泻等胃肠道反应。可引起不同程度的中枢神经系统毒性，主要表现为头痛、眩晕、失眠、噩梦等。皮肤过敏反应较常见，如皮肤瘙痒、血管神经性水肿、小血疹等。

4）氨基糖苷类影响前庭功能和听神经；重症肌无力或帕金森患者慎用。

12. 做好基础护理

（1）协助患者做好晨晚间护理、床单位清洁、整齐、干燥、平整、无污迹、无多余物品。

（2）协助患者进食/水。

（3）患者卧床休息：患者病情危重无法自行翻身时，应每2小时协助患者翻身一次，给予压疮预防及护理。

（4）给予排泄护理：需要时予患者床上使用便器，有尿失禁患者留置导尿，做好尿道口护理。

（5）必要时协助患者床上温水擦浴、床上洗头，需要时提供指/趾甲护理。

（五）健康教育

1. 平时适当参加体育锻炼，注意劳逸结合，增强体质和免疫力。

2. 饮食　给予足够热量、蛋白质和维生素饮食，高热者，给予清淡易消化流质或半流质食物。

3. 避免受凉、淋雨、吸烟、酗酒。

4. 必要时注射流感疫苗，流感高峰期尽量少去人流密集区。

5. 有皮肤痈、疖、伤口感染、毛囊炎、蜂窝织炎时应及时治疗。

6. 慢性病、长期卧床、年老体弱者应注意经常改变体位，翻身、拍背。

7. 指导患者遵医嘱按时服药，了解药物作用、用法、疗程和不良反应。

8. 定期随访。

四、慢性阻塞性肺气肿（COPD）护理常规

（一）按内科及呼吸系统疾病一般护理常规

（二）护理关键点

1. 呼吸困难。

2. 咳嗽咳痰。

3. 右心衰竭。

4. 气胸。

5. 肺性脑病。

6. Ⅱ型呼吸衰竭。

7. 营养不良。

8. 呼吸机支持。

9. 吸入剂治疗。

10. 教育需求。

（三）护理评估

1. 生命体征及意识。

2. 营养及进食情况。

3. 心理反应。

4. 病情及主要症状

（1）呼吸困难、发绀。

（2）呼吸音情况：咳嗽、咳痰情况，痰液的颜色、性质及量。

（3）神经精神症状：缺氧和二氧化碳潴留都会引起神经精神症状。缺氧表现为判断减弱，定向力障碍，严重者精神错乱、狂躁、昏迷等。肺性脑病是二氧化碳潴留的典型表现，早期表现为兴奋，晚期表现为抑制。

（4）循环系统症状：可发生右心衰竭、体循环淤血体征。二氧化碳潴留可使皮肤红润、温暖多汗、球结膜充血、搏动性头痛。

（5）水肿情况、尿量。

5. 氧疗、用药的效果及不良反应

6. 实验室检查　动脉血气分析（ABG）、电解质、痰培养。

7. 辅助检查结果　胸片、心电图、心脏彩超、肺功能。

8. 了解病程及此次发病的诱因以及家庭用药及家庭氧疗情况；了解生活习惯，包括吸烟史、工作环境等。

9. 心理状况及家庭支持情况。

（四）护理措施

本病的处理原则是在保持气道通畅的条件下，改善和纠正缺氧、二氧化碳潴留及代谢功能紊乱，维护和改善肺功能，提高患者工作和生活能力。

1. 休息和活动

（1）急性期卧床休息。

（2）必要时取舒适的坐位或半坐位。

（3）鼓励患者缓慢深呼吸。

（4）保持病室安静和整洁，减少对患者的不良刺激。

2. 饮食　高热量、高蛋白、高维生素、低碳水化合物的食物。心功能不全时进食不要过饱，限制钠的摄入。

3. 氧疗

（1）呼吸困难者遵医嘱给予鼻导管持续低流量吸氧，1～3L/min。

（2）当严重低氧血症而无二氧化碳潴留可适当增加吸氧浓度。

4. 抗感染

（1）根据症状及药敏试验选用敏感的抗生素。

（2）观察用药后患者体温是否下降，咳嗽咳痰有否减轻和消失，肺部啰音是否消失。同时关注抗生素的副作用。

5. 止咳排痰

（1）协助患者排痰，指导患者咳嗽时坐起，身体前倾，给患者拍背鼓励其将痰咳出。

（2）痰液黏稠时多饮水。在心肾功能正常的情况下，每天饮水 1500ml 以上。

（3）祛痰止咳：常用化痰药有沐舒坦氨溴索（沐舒坦）、标准桃金娘油（吉诺通）等。氨溴索有轻度的胃肠道不良反应报道，主要为胃部灼热、消化不良和偶尔出现恶心、呕吐。

过敏反应极少出现，主要为皮疹。

标准桃金娘油即使在使用大剂量时亦极少发生不良反应，极个别有胃肠道不适及原有的肾结石和胆结石的移动。偶有过敏反应，如：皮疹、面部水肿、呼吸困难和循环障碍。

（4）常用止咳药物有复方甘草合剂、美敏伪麻、右美沙芬等。复方甘草合剂有轻微的恶心呕吐反应；美敏伪麻少数患者可出现嗜睡、头晕、心悸、兴奋、失眠、恶心等不良反应，停药后可自行消失；右美沙芬可见头晕、头痛、嗜睡、易激动、嗳气、食欲缺乏、便秘、恶心、皮肤过敏等不良反应。

（5）雾化治疗：可选用化痰药、解痉平喘药进行雾化治疗。

（6）观察用药后痰液是否变稀，是否容易咳出。对于呼吸储备功能减弱的老年人或痰量较多者，应以祛痰为主，不应选用强烈镇咳药，以免抑制呼吸中枢及加重呼吸道阻塞和炎症。

6. 解痉平喘

（1）M-胆碱受体阻断药：异丙托溴铵、噻托溴胺（思力华）等。异丙托溴铵常见不良反应包括头疼、口干、发声困难、眩晕、焦虑、心动过速、骨骼肌的细颤和心悸，尤其是对易感患者。噻托溴胺最经常发生的不良反应为口干。

（2）β_2肾上腺素能受体激动剂：沙丁胺醇（喘乐宁、舒喘宁）等。沙丁胺醇不良反应少数人可见恶心、头痛、头晕、心悸、手指震颤等副作用。剂量过大时，可见心动过速和血压波动。一般减量即恢复，严重时应停药。

（3）茶碱类：氨茶碱、茶碱控释片等。茶碱类常有恶心、呕吐、头痛、失眠，严重者心动过速、精神失常、惊厥、昏迷等副作用。

（4）糖皮质激素：甲强龙、口服制剂泼尼松。用药后观察气急缓解程度，哮鸣音的消失情况。观察激素的副作用，同时预防口腔真菌感染。

1）激素吸入的副作用轻微，主要为口咽部真菌感染，声音嘶哑等，应指导患者用药后漱口。

2）静脉或口服激素时，应密切观察患者粪便的颜色，判断是否有消化道出血，防止水、电解质紊乱。激素的用量应按医嘱阶梯式逐渐减量，患者不得随意停药或减量。

7. 呼吸功能锻炼

（1）缩唇呼吸：通过缩唇形成的微弱阻力来延长呼气时间，增加气道压力，延缓气道塌陷。患者闭嘴经鼻吸气，然后通过缩唇（吹口哨样）缓慢呼气，同时收缩腹部。吸气与呼气时间比为1：2或1：3。

（2）腹式呼吸：患者可取立位、平卧位或半卧位，左右手分别放在腹部或胸部；全身肌肉放松，平静呼吸；用鼻吸气，尽力挺腹，胸部不动；用口呼气。同时收缩腹部，胸廓保持最少活动幅度；深吸缓呼；频率为7～8次/分钟，每次10～20分钟，每日两次。

（3）阻力呼吸锻炼：用阻力呼吸器锻炼来改善呼吸肌力量和耐力。

（4）其他全身运动锻炼：缓解期适当进行体育锻炼，如行走、慢跑、踏车、登楼梯、太极拳、家庭劳动等。进行锻炼可提高机体御寒能力，增强体质。

8. 机械通气的护理　包括有创通气与无创通气。

（1）呼吸机评估：参数设定、湿化和加温装置、管道是否积水或扭曲、报警设置是否有效。

（2）人工气道评估：选择合适的气管插管或面罩、固定是否妥当、保持气道通畅、气囊是否漏气。

（3）并发症的观察：气胸、Ⅱ型呼衰、肺源性心脏病。

9. 心理护理　指导患者和家属了解本病的发生、发展过程和治疗知识，引导患者适应慢性病并以积极的心态对待疾病。

（五）健康教育

1. 加强体育锻炼，提高机体抗寒能力。

2. 注意保暖，避免受凉及上呼吸道感染，及早治疗上呼吸道感染。

3. 尽量少去空气污染的公共场所，避免刺激性气体、烟雾、灰尘和油烟等。

4. 劝解戒烟。

5. 重视营养的摄入，改善全身营养状况。

6. 进行呼吸肌功能的锻炼，指导有效咳嗽咳痰，深呼吸。

7. 家庭氧疗的意义，吸氧15小时/天以上。

8. 药物名称、剂量、作用、用法、副作用宣教。

9. 定期门诊随访。

五、自发性气胸护理常规

（一）按内科及呼吸系统疾病一般护理常规

（二）护理关键点

1. 呼吸困难。

2. 咳嗽咳痰。

3. 疼痛。

4. 出血。

5. 肺不张。

6. 感染。

7. 胸穿或胸腔闭式引流。

8. 营养不良。

9. 教育需求。

（三）护理评估

1. 体温、脉搏/心率、呼吸、血压、血氧饱和度、快速血糖。

2. 发病诱因、生活方式、吸烟史；呼吸系统疾病史及既往史。

3. 社会职业、心理、精神状态。

4. 体形、体重、营养状况。

5. 症状评估　早期症状如咳嗽、咳痰，痰量及性状；胸闷、胸痛（部位和性质）、气促、呼吸困难、缺氧症状和休克；有无开放性伤口、气管有无偏移、有无纵隔摆动；有无皮下气肿。

6. 胸部体征　如大量气胸，出现呼吸增快，呼吸运动减弱，患侧胸廓膨隆；气管向健侧移位，肋间隙增宽，语颤减弱；叩诊呈过清音或鼓音，心浊音界缩小或消失，右侧气胸时肝浊音界下降；患侧呼吸音减弱或消失；有液气胸时，可闻及胸内振水声。

7. 胸片检查结果，了解肺压缩程度。

8. 根据病情准备胸腔穿刺术、胸腔闭式引流术的物品及药物，及时配合医生进行有关处理。

（四）护理措施

1. 体位与活动　根据病情决定活动方式。

2. 营养　以高蛋白、高维生素、高热量饮食为主，多吃新鲜蔬菜和水果。

3. 心理护理　及时解答患者的疑惑，做好必要的解释，取得理解和配合。宣教疾病知识及闭式引流的目的，消除患者的恐惧及担心。

4. 呼吸道护理

（1）劝服戒烟，观察呼吸频率，缺氧症状。

（2）指导做深呼吸、有效咳嗽，咳嗽剧烈者遵医嘱给予止咳剂。

（3）痰液黏稠者予雾化吸入。

（4）根据医嘱用抗生素及化痰药。

（5）给予持续氧疗，氧饱和度<95%或感气促时，出现呼吸急促、呼吸困难、发绀，应予以鼻导管4~6L/min持续吸氧。

5. 胸腔闭式引流术后护理措施按本篇第六章第七节"胸外科疾病护理常规"相关内容。

（五）健康教育

1. 吸烟者指导戒烟，注意口腔卫生，预防上呼吸道感染。

2. 给予高热量、高蛋白、低脂肪、富含维生素、适量粗纤维及易消化饮食。

3. 避免抬举重物、剧烈咳嗽、屏气等。

4. 气胸痊愈后1个月内避免剧烈运动，如打球、跑步等，以防复发。

5. 保持大便通畅，2天以上无大便者应采取有效措施。

6. 放置各种导管的目的、注意事项和引起的不适。

7. 指导术后恢复功能锻炼，患侧肢体抬臂、抬肩、手过对侧肩部、举手过头等锻炼。

8. 出院后继续深呼吸、肩臂活动及呼吸功能锻炼。

9. 加强营养，增强体质。

10. 待切口和拔管处愈合就可沐浴。

11. 介绍药物的名称、剂量、作用、用法和副作用。

12. 若感胸闷、胸痛等不适及时来医院就诊。

六、支气管哮喘护理常规

（一）按内科及呼吸系统疾病一般护理常规

（二）护理关键点

1. 呼吸困难。

2. 咳嗽咳痰。

3. 药物治疗。

4. 重症哮喘。

5. 教育需求。

（三）护理评估

1. 神志和精神状况。

2. 呼吸困难程度，缺氧的症状体征，呼吸型态和呼吸节律。

3. 咳嗽咳痰情况，痰液的颜色、性质及量。

4. 呼吸音　哮鸣音。

5. 心理状况，自我对疾病的认知程度。

6. 哮喘发作先兆症状，胸闷，鼻咽痒、咳嗽、打喷嚏等。

7. 个人既往病史、家族史、过敏史；复发哮喘的病因和过敏源，诱发因素。

8. 体重和营养状况。

9. 仪器和实验室检查结果：肺功能测定、血气分析、特异性过敏原的检测等。

10. 患者对各种吸入剂的使用方法。

11. 药物的疗效和不良反应。

（四）护理措施

1. 环境/体位和活动

（1）发作时为患者采取舒适的坐位或半坐位，有利于呼吸肌的运动。

（2）将不同病因的哮喘患者分别安置在洁净、温暖、光线充足、通风良好的病房。

（3）病室内没有刺激性气味，不铺地毯，不放花草。

（4）采用湿式清扫，避免扫地和整理床铺时尘土飞扬。

（5）病室物体表面定期消毒，避免使用刺激性气味强的消毒液。

2. 饮食

（1）哮喘发作时勿进食。

（2）缓解时给予营养丰富、高维生素的清淡流质或半流质饮食，多吃水果和蔬菜，多饮水，勿进易过敏食物。

3. 心理护理　关心、体贴患者，缓解紧张情绪。

4. 氧疗

（1）鼻导管或面罩吸氧，根据呼吸困难的程度及血氧饱和度、血气分析结果调节氧流量。

（2）吸氧时应注意呼吸道的湿化、保暖和通畅，避免气道干燥和寒冷气流的刺激而导致气道痉挛。

（3）观察患者吸氧后的效果。

5. 止咳排痰

（1）协助患者排痰，指导有效咳嗽。予肺部物理治疗，不能自行排痰者予吸痰。必要时予纤维支气管镜下吸痰。

（2）痰液黏稠者多饮水，在心肾功能正常的情况下，每天饮水2500~3000ml。

（3）按医嘱使用止咳化痰药物：氨溴索、吉诺通等，观察用药后的效果。

（4）雾化治疗：可选用化痰药、解痉平喘药进行雾化治疗。

6. 解痉平喘常用药物按本章节慢性阻塞性肺气肿护理常规。

7. 药物副作用的观察按本章节慢性阻塞性肺气肿护理常规。

8. 重症哮喘的护理

（1）专人护理：密切观察患者意识状况、生命体征、呼吸形态、肺部呼吸音、血气分析结果、肺功能指标等；观察有无诱发因素及并发症。

（2）心理护理：哮喘发作时，多伴有恐惧、背部发胀、发凉的异样感觉，可采用背部按摩的办法让患者感觉通气轻松，并通过暗示、诱导或现身说法等方式或适当允许家属陪伴，使患者身心松弛，有利于症状缓解。

（3）氧疗。

（4）协助药物治疗：补液和纠正酸中毒，迅速使用解痉平喘药。

（5）监测患者电解质，记录24小时出入量。

（6）积极抗感染。

（7）必要时予呼吸机辅助呼吸，见机械通气（无创/有创）护理常规。

（五）健康教育

1. 提高患者对疾病的正确认识，增强战胜疾病的信心，开展哮喘的宣教活动，帮助患者及其家人获得他们必须具备的哮喘有关知识，如哮喘的概念、诱因，怎样控制发作及治疗。通过教育使患者了解哮喘虽不能彻底治愈，但是可以控制，即患者可达到没有或仅有轻度症状，能坚持日常工作及学习。

2. 与患者共同探讨并识别个体的变应原和刺激因素，针对个体情况，避免各种诱因。

（1）居室内禁放花草、地毯、毛制品等。

（2）避免刺激气体、烟雾、灰尘和油烟等。

（3）注意保暖，避免受凉及上呼吸道感染。

（4）戒烟，避免被动吸烟。

（5）避免进食诱发哮喘发作的食物，如鱼虾蟹等。

（6）避免精神紧张及刺激性运动。

3. 按照医嘱正确合理用药，积极配合治疗。哮喘患者应了解自己所用的每一种药物的药名、用法及使用时的注意事项、了解药物的主要不良反应及如何采取相应的措施来减少、避免副作用。患者应定期哮喘门诊就诊或呼吸科专科门诊随诊，与医生共同制定一个有效、可行的治疗计划，正确掌握用药技术，尤其是吸入治疗技术，对医生处方的每种吸入器，医护人员要通过演示、反复指导，使患者正确使用。

4. 自我监测病情，识别哮喘加重的早期情况，做好哮喘日记，每月进行一次哮喘控制测试（ACT）评分。哮喘日记除记录每日症状、用药情况外，有条件时应利用峰流速仪来监测自我的PEF值（峰值呼气流速）并记录，峰流速仪可帮助患者发现气道是否狭窄，争取早期用药（在有症状前），避免哮喘的严重发作。

5. 嘱患者随身携带平喘气雾剂，强调一旦出现哮喘发作先兆，应立即吸入 β_2 受体激动剂，同时保持平静，以迅速控制症状。如病情加重应及时去医院就诊。

6. 饮食调理　供给充足的蛋白质和铁，多吃瘦肉，动物内脏、豆腐和豆浆等；多吃新鲜蔬菜和水果，不仅可以补充各种维生素和无机盐，而且还有清痰祛火之功能。忌食海腥肥腻食物，如鱼虾、肥肉等，以免助湿生痰；产气食物，如韭菜、地瓜等，对肺气宣降不利，应少食或不食。

7. 动员与患者关系密切的力量，如家人或朋友参与对哮喘患者的管理，为其身心健康提供各方面的支持，并充分利用社会支持系统。

七、支气管扩张护理常规

（一）按内科及呼吸系统疾病一般护理常规

（二）护理关键点

1. 咳嗽咳痰。
2. 咯血。
3. 发热。
4. 营养不良。
5. 药物使用。
6. 教育需求。

（三）护理评估

1. 导致支气管扩张的基础疾病，如支气管肺炎、肿瘤、先天发育不全等；发病的诱因。
2. 基础生命体征、脉搏氧饱和度。
3. 咳嗽咳痰情况，是否有脓痰；有无咯血或痰中带血。
4. 呼吸音情况。
5. 疼痛情况。
6. 营养状况。
7. 用药的效果及不良反应。
8. 心理状况，对疾病的认知情况。
9. 仪器检查、实验室检查结果：纤维支气管镜、胸片、CT、肺功能；ABG、血常规、血生化等。

（四）护理措施

1. 一般护理

（1）环境：保持病室环境的清洁、安静、舒适、空气新鲜，随时更换床单，保持床单位的整洁。室温维持在18～20℃，湿度在50%～60%。

（2）活动与休息：急性感染或咯血者应卧床休息，减少消耗，症状不重者可适当活动。保持舒适体位，如患者能耐受，尽可能让患者采取坐位或半坐位，并注意脊柱尽量挺直以利肺部扩张。

（3）饮食护理：给予高热量、高蛋白、高维生素饮食，食物宜温凉，大咯血时禁食。采取各种措施增进食欲，选择食物要多样化，不可偏食，注意给予含铁丰富的饮食纠正贫血。指导患者在咳痰后及进食前用清水或漱口水漱口，保持口腔清洁，增加食欲。

2. 去除病因　不少支气管扩张患者合并有慢性鼻窦炎、齿龈炎、齿槽溢脓、慢性扁桃体炎，经常有脓性分泌物流入支气管，使支气管反复感染，因此，必须首先除去这些疾患，避免诱发因素。

3. 专科症状护理

（1）咳嗽咳痰的护理

1）按第一篇第三章第四节"咳嗽、咳痰护理常规"。

2）常用祛痰止咳药物：常用化痰药物有氨溴索（沐舒坦）、标准桃金娘油（吉诺通）、糜蛋白酶、复方甘草合剂等。

3）痰液黏稠时多饮水。在心肾功能正常的情况下，每天饮水1500ml以上。

4）必要时纤维支气管镜吸痰。

（2）发热护理按第一篇第三章第九节发热护理常规。

（3）体位引流的护理

1）向患者解释体位引流的目的、过程和注意事项，监测生命体征和肺部听诊，明确病变部位。

2）体位引流是利用重力作用使肺、支气管内分泌物排出体外，又称重力引流。体位选择的原则是使病变部位处于高处，引流支气管开口向下，以利于痰液流入大气管和气管排出，定期翻身也有一定的体位引流作用。

3）引流前应给予超声雾化吸入，引流同时应辅以胸部叩击等措施。根据病变部位、病情和患者体力，引流通常在餐前进行，每日2~3次，每次持续5~15分钟（<30分钟）。避免饭后引流致呕吐。

4）体位引流时应有护士或家人协助，并注意观察患者反应，如有呼吸困难、发绀、面色苍白、心悸等表现，应立即停止进行。年老体弱、病情危重者禁止体位引流。

5）引流后护理：患者休息，给予清水或漱口剂漱口，去除痰液气味，保持口腔清洁，减少呼吸道感染机会。观察痰液情况，复查生命体征和肺部呼吸音及啰音变化，观察治疗效果。

（4）咯血的护理：按第三章第六节"咯血护理常规"。

（5）选择性支气管动脉栓塞的护理：对于反复咯血不止，经内科治疗无效的患者，还应采取出血部位血管栓塞的办法，可以挽救大咯血不止的危重患者。备皮做好术前准备，术后患者需卧床休息，手术侧下肢制动，注意观察伤口有无出血，肿胀等现象，并监测足背动脉搏动情况，给予抗感染治疗，加强营养，继续观察有无咯血情况。

（6）外科手术治疗：如果患者反复发生大咯血，病变又局限，内科治疗不能解除症状，全身情况和心肺功能较好，行肺叶切除等手术治疗可以取得更好的治疗效果，术后应按胸外科术后护理要求。

4. 药物治疗的护理　应用抗菌、祛痰、支气管扩张剂等药物时，注意观察药物疗效及不良反应。抗菌药物不良反应按照本章第三节"肺炎护理常规"、祛痰药物不良反应按照本章第四节"慢性阻塞性肺气肿（COPD）护理常规"、支气管扩张药物不良反应按照本章第六节"支气管哮喘护理常规"。使用垂体后叶素应调好输入速度，观察血压的变化，速度过快易发生恶心、呕吐、血压升高、心率增快等，因此高血压、冠心病患者禁用。

5. 心理护理　向患者及家属介绍有关支气管扩张的疾病和自我护理的知识，保持乐观主义精神，增强战胜疾病的信心和决心，鼓励同种病患者之间进行交流成功治疗信息，保持情绪稳定，放松心情，增加其对疾病治疗的信心，尽快康复。

（五）健康教育

1. 指导患者和家属了解疾病的发生、发展与治疗、护理过程，防止病情进一步恶化。与患者及家属共同制定长期防治的计划。

2. 避免呼吸道感染，戒烟，避免刺激性气体、烟雾、灰尘和油烟的吸入，注意保暖，预防感冒。

3. 注意口腔卫生，及时清除上呼吸道慢性病灶（如龋齿、扁桃体炎、鼻窦炎等）。

4. 补充足够的营养和水分，改善全身营养状况，予高热量、高蛋白、高维生素的食物，以增强机体抵抗力。在心肾功能正常的情况下，每天饮水1500ml以上，稀释痰液，有利于排痰。

5. 教会患者学会自我监测病情，掌握有效咳嗽、雾化吸入、体位引流方法，以及抗菌药物的作用、用法、不良作用等。一旦发现症状加重，应及时就诊。

6. 参加体育锻炼，增加机体免疫力和抗病能力。建立良好的生活习惯，劳逸结合，培养业余兴趣爱好，消除紧张心理，防止病情进一步加重。

八、肺栓塞（PE）护理常规

（一）按内科及呼吸系统疾病一般护理常规

（二）护理关键点

1. 呼吸困难。

2. 胸痛。

3. 咯血。

4. 溶栓、抗凝治疗。

5. 教育需求。

（三）护理评估

1. 入院方式（步行、轮椅或平车）：以判断呼吸困难的程度。

2. 基础生命体征

（1）体温：部分患者体温可升高，通常为低热，发热原因可能为出血性肺不张和肺梗死后，出血坏死物质引起的吸收热。

（2）呼吸、心率：呼吸困难、呼吸频率加快，主要是低氧血症刺激呼吸中枢引起，心率加快，主要包括窦性心动过速、室上性和室性心动过速。

（3）血压：部分患者在栓塞早期，血压可一过性升高，随后可恢复正常，但大面积肺栓塞患者，可出现血压下降、低血压状态甚至出现休克。

3. 疾病史　是否患有心血管疾病如脑卒中、急性心肌梗死、心力衰竭等、有无骨折、外科手术后、恶性肿瘤等。

4. 家庭用药情况　如是否使用雌激素如口服避孕药。

5. 工作的性质、有无长期卧床史。

6. 营养及饮食习惯。

7. 病情及主要症状

（1）呼吸困难：有无感到胸闷、憋气、呼吸费力和喘息。

（2）发绀：是缺氧的典型表现。

（3）咳嗽咳痰咯血，有无痰中带血。

（4）呼吸音情况，肺部可闻及哮鸣音和（或）细湿啰音。

（5）胸痛：有无胸前区压榨性疼痛，肺栓塞所导致的胸痛，包括胸膜炎性胸痛和心绞痛样胸痛，出血性肺不张可能是导致胸痛的主要因素。

（6）循环系统体征：颈静脉充盈或异常搏动；心率加快，肺动脉瓣区第二心音亢进或分裂，三尖瓣区收缩期杂音。

8. 心理反应及对疾病的认知。

9. 氧疗的效果观察，根据缺氧严重程度选择适当的给氧方式。

10. 注意观察患者有无烦躁不安、惊恐和濒死感，发生率较高，约为55%，症状随疾病的发展而发展。当出现严重的惊恐、焦虑症状时，往往提示栓塞面积较大，预后差。临床上应注意与癔病等甄别。

11. 注意观察患者有无晕厥，肺栓塞所致晕厥主要表现是突然发作的一过性意识丧失，多合并有呼吸困难和气促表现。可伴有晕厥前症状，如头晕、黑蒙、视物旋转等。

12. 动态评估双下肢肿胀情况、水肿是否对称。

13. 实验室和特殊的检查结果　动脉血气分析、血浆D-二聚体（D-Dimer，D-D）、凝血四项中国际标准化比率（INR）凝血酶原时间（PT）、活化部分凝血活酶（APTT）的动态变化。

14. 辅助检查结果　胸片、心脏超声检查、CT肺血管造影（CTPA）、肺通气灌注扫描。

（四）护理措施

1. 体位/活动　舒适的卧位，急性期绝对卧床休息。

2. 饮食

（1）调整饮食结构，予低脂、清淡饮食，减少胆固醇的摄入，多食用蛋白质，维生素含量高的食品。多饮水，多吃蔬菜水果，避免饮用酒精性或者咖啡因类饮料及碳酸饮料（因其使胃肠道扩张，膈肌向下活动，影响下肢静脉回流），禁食硬、辣等刺激性食物，少食油腻、高胆固醇的食物。

（2）保持大便通畅，避免便秘、咳嗽等，以免增加腹腔压力，影响下肢静脉血液回流。

3. 心理护理　做好心理护理，肺栓塞患者心理较紧张，护理人员应观察其心理变化，运用语言技巧进行疏导，安慰解释、鼓励，结合成功病例介绍治疗效果，减轻患者的恐惧心理，树立战胜疾病的信心。

4. 呼吸困难　鼻导管或面罩吸氧，必要时予心电监护、血氧饱和度监测。

5. 胸痛的护理

（1）根据患者胸痛的不同程度按医嘱给予不同止痛药，用药30分钟后观察用药效果。

（2）有严重胸痛时可用吗啡5～10mg，皮下注射，休克者避免使用。

6. 咯血的护理　按第三章第六节"咯血护理常规"。

7. 溶栓治疗

（1）溶栓中的护理：①观察生命体征、血压变化及有无出血倾向；②观察呼吸急促、喘憋的情况；③注意神志及瞳孔的变化，以观察有无颅内出血。

（2）溶栓后的护理：①绝对卧床休息，一般需绝对卧床2～3周。②观察有无胸痛、咳嗽、咯血、气短加重等症状，预防新的血栓栓塞。③观察下肢的变化，如有无酸胀、乏力、肿胀、双下肢不对称等。测量腿围：大腿是距髌骨上缘15cm，小腿是距髌骨下缘10cm。④溶栓结束后即刻复查心电图，应每2～4小时测一次凝血酶时间或活化部分凝血酶时间，当其水平低于正常值的2倍时，应开始规范的肝素治疗。

（3）出血并发症的观察及护理：①皮肤黏膜出血最常见，包括皮肤、穿刺点、牙龈、鼻腔等，尤其要注意进行深部血管穿刺的部位是否有血肿形成。注意测血压时袖带不可长时间捆绑，必要时采用手动测血压。应尽量减少穿刺次数，穿刺后应延长按压时间，特别是动脉穿刺后。②脑出血：注意观察神志及瞳孔变化。③消化道出血：注意观察胃内容物、呕吐物及粪便的颜色。④腹膜后出血：隐匿，多表现为原因不明的休克。⑤泌尿系统出血：注意观察尿色。⑥呼吸系统出血：可有血性痰，偶可见小量咯血。

8. 抗凝治疗的护理

（1）肝素：根据医嘱予微泵静注。肝素的并发症主要是出血，出血部位常见于皮肤插管处，其次胃肠道。因此在用肝素治疗时，必须做APTT监测，保持其为正常对照值的1.5～2倍。一旦发生出血，立即停用肝素，并用等量鱼精蛋白对抗肝素。

（2）低分子肝素：皮下注射。拔针后不按压或者局部按压的力度不宜过大，如按压力度较大，易引起毛细血管破裂出血，形成局部淤血。

（3）维生素K拮抗剂：华法林，为常用的口服抗凝剂，华法林发挥治疗作用要有一定时间，因此需合用肝素或低分子肝素3～5天，直到口服抗凝剂起作用，才停用。一般口服抗凝剂需持续3个月。以后是否继续服用，则取决于栓塞危险因素的存在情况及继续抗凝治疗的危险性。

9. 加强皮肤护理。

10. 保持口腔清洁，使用软毛牙刷刷牙，也可用生理盐水或者温水漱口。

（五）健康教育

1. 急性期患者绝对卧床休息。

2. 低脂、清淡饮食，注意减少胆固醇的摄入，多吃蔬菜水果。

3. 保持大便通畅，避免便秘、咳嗽等，以免增加腹腔压力，影响下肢静脉血液回流。

4. 水肿及压痛缓解后可逐渐下床活动。

5. 下肢深静脉血栓形成患者应抬高患肢，保持患肢高于心脏水平面20～30cm，以利于静脉血液回流，减轻患肢肿胀。

6. 严禁挤压、按摩患肢，防止血栓脱落，造成再次肺栓塞。

7. 用药指导

（1）告知患者按时服药，特别是抗凝剂的服用，一定要保证按医嘱服用。

（2）自我观察出血现象。

（3）按照医嘱定期复查抗凝指标，了解并学会看抗凝指标化验单。

（4）熟悉药物的作用与副作用。

8. 改变生活方式

（1）戒烟。

（2）适当运动、控制体重。

（3）保持心情舒畅。

（4）长期操作电脑和乘飞机、车船长途旅行时，应穿宽松的衣裤和鞋袜，要多饮水，一方面可稀释血液，另一方面还可借上厕所之机多活动下肢。经常做腿部及全身活动，如有可能每隔一小时起来走动走动。坐位时不可翘腿，以免增加作用于局部血管的压力。

（5）做旅行休闲操进行肢体运动，促进血液流动。

（6）一旦出现下肢肿胀，应及时到医院就诊。

9. 华法林的用药护理

（1）嘱患者严格按照医嘱服药，如果遗漏一次剂量立即补服。不要一次双倍服药。告诉医生遗漏服药的次数。

（2）减少食用含维生素K高的食物，如猪肉、牛奶、包心菜、莴笋、芦笋、西蓝花、菜花、奶酪、芥菜、菠菜、白萝卜、酸奶、豆制品、豆芽。患者应该限制以上食物，因为维生素K是华法林的拮抗剂。经常服用这些食物可以造成PT水平不稳定。

（3）告诫患者避免肌肉注射及做可能会引起受伤的活动。

（4）使用软牙刷刷牙、不用牙线、预防牙龈出血。不用电剃刀。

（5）告诉患者静脉肌肉穿刺后需要按压穿刺部位预防出血和血肿的形成。

（6）告诉患者勿饮酒，不要自行服用药店里买的药，尤其是含阿司匹林和布洛芬的药物。

（7）在抗凝治疗期间患者应随身携带抗凝药物使用卡，包括疾病诊断、药名、剂量等。

（8）告诉患者在做牙科或其他外科手术前，通知医生正在接受华法林治疗。

10. 肺栓塞的高危因素　血栓性静脉炎、静脉曲张；高龄；外科手术、骨盆、髋骨或长骨骨折和创伤；心力衰竭和心肌梗死（慢性充血性心衰、房颤）；恶性肿瘤；妊娠和服用避孕药；结缔组织病和抗磷脂抗体综合征。

九、急性支气管炎护理常规

（一）按内科及呼吸系统疾病一般护理常规

（二）护理关键点

1. 咳嗽咳痰。

2. 胸痛。

3. 发热。

4. 教育需求。

（三）护理评估

1. 发病诱因，如感染、物理、化学、过敏等因素，避免再接触诱发因素。

2. 基础生命体征，有无发热、咽痛、胸痛。

3. 咳嗽咳痰情况，痰液的颜色、性质及量。

4. 呼吸音的情况，咳嗽后啰音部位、性质改变或消失，支气管痉挛时可闻及哮鸣音。

5. 询问患者习惯　吸烟史及工作环境。

6. 体重和营养状况。

7. 实验室检查结果　如血常规、血生化、痰培养等。

8. 入院前的用药情况以及有无药物的不良反应，抗生素的使用效果等。

9. 氧疗效果。

10. 心理状况　有无紧张、焦虑等心理反应。

11. 家庭支持和经济情况。

（四）护理措施

1. 保证充足的睡眠和休息，减少活动，特别是在发热期间。摄入充足的水分和营养。注意呼吸道患者的隔离，减少探视，防止交叉感染，患者咳嗽或打喷嚏时应避免对着他人。

室内湿度宜在60%左右，有利于减轻支气管黏膜水肿及稀释分泌物，并定时作雾化吸入。

2. 饮食　高热量、高蛋白质、高维生素的清淡易消化的食物，多饮水，1000～2000ml/d。

3. 保持呼吸道通畅，注意经常变换体位，头胸部稍抬高，保持呼吸通畅以利呼吸道分泌物排出：①戒烟；②鼓励患者有效咳嗽，教会患者有效咳嗽的方法；③痰液黏稠者予肺部物理治疗和雾化吸入，按医嘱予化痰药；④剧烈刺激性干咳者，可遵医嘱给予止咳药。

4. 哮喘性支气管炎的患者，应注意观察有无缺氧的症状，必要时给予吸氧。应用茶碱类药物时，因其吸收和排泄有较大的个体差异，用药过程中应密切观察临床反应，以免过量或不足。

5. 监测体温变化，发热按第一篇第三章第九节"发热护理常规"。

6. 胸痛的护理　按第一篇第三章第八节"疼痛护理常规"。

7. 用药的护理　遵医嘱使用抗生素，在用药过程中及时观察患者体温变化，同时观察抗生素的不良反应，如皮疹、胃肠道反应、静脉炎等，应注意药物的浓度、滴数、用药间隔时间。对于应用解热镇痛药者注意避免大量出汗引起虚脱等。

8. 常规检查的护理　①正确留取痰液，包括痰培养、脱落细胞学检查及抗酸染色等（留取晨起第一口痰，先漱口，再用力咳出气管深处痰液）；②正确抽取血培养；③协助做好胸部X线的检查。

（五）健康教育

1. 戒烟、减少有有害的烟雾、粉尘、刺激性气体的吸入。

2. 及时治疗鼻咽部慢性炎症。

3. 平时注意个人卫生和开展体育活动，参加劳动锻炼，增强体质。

4. 避免着凉，预防感冒，居室常通风换气，以防空气污染。

5. 改善劳动生活环境，不要生活或工作在又湿又冷的环境。

6. 在急性阶段，有发热者，应适当休息，食物以软、易消化为主，并多饮水。

十、肺结核护理常规

（一）按内科及呼吸系统疾病一般护理常规

（二）护理关键点

1. 发热。

2. 咳嗽、咳痰。

3. 咯血。

4. 胸痛。

5. 盗汗。

6. 呼吸困难。

（三）护理评估

1. 神志、生命体征、血氧饱和度及热型的变化、体重及营养状况。

2. 此次起病的情况，起病缓慢，少数发病急。

3. 流行病学资料（患者密切接触史，有无卡介苗接种史）。

4. 主要临床症状　有无午后发热、咳嗽、咳痰情况，痰的颜色、性状和量，有无咯血

（咯血先兆表现有：咽喉发痒或刺激感，胸闷加剧、胸内发热、心窝部灼热、口感甜或咸等，其中以胸部不适或咽喉发痒表现者多见，先兆表现后出现大咯血的时间长短不一，口感甜或咸者多在3~9分钟内发生咯血，胸闷加剧，胸内发热者多在20~40分钟内发生咯血，多数患者在出现先兆症状后1小时出现大咯血，少数几个小时后出现），咯血的量及颜色，有无休克体征以及夜间盗汗、乏力等结核毒血症状。注意有无窒息先兆。

5．既往病史　幼年有无结核病史以及用药情况。

6．全身浅表淋巴结有无肿大，特别是颈部淋巴结。

7．肺部体征，特别注意两锁骨下区、两肩胛背部及两腋下有无啰音。有无胸腔积液体征。

8．心理状况，对疾病的了解程度以及家庭支持系统。

9．近期用药史　有无抗结核药物应用史及有无药物的不良反应。

10．实验室　动脉血气分析、血常规、血生化，痰培养结果等。

11．辅助检查　胸片、心电图、CT、纤维支气管镜等。

12．抗生素的用药效果及不良反应，随时调整药物治疗。

（四）护理措施

1．休息与活动　根据病情轻重决定活动方式。轻症患者在坚持化疗同时，可进行正常工作，应避免劳累和重体力劳动，保证充分的睡眠和休息，做到劳逸结合，肺结核活动期、咯血、有高热等结核中毒症状，或结核性胸膜炎伴大量胸腔积液者，应卧床休息，此时应取患侧卧位，以减少患侧活动度、防止病灶向健侧扩散，有利于健侧肺的通气功能。恢复期可适当增加户外活动。

2．饮食护理

（1）营养监测：评估患者全身营养状况及进食情况，为制定饮食计划提供依据。每周测体重1次并记录，判断其营养状况是否改善。

（2）饮食选择：以富含高热量、高蛋白质、碳水化合物、脂肪、高维生素的清淡易消化食物为主。全日热量达2500~3000kcal为宜，以满足患者的生理需求及疾病的消耗。但肺结核、肥胖患者及老年人伴有心血管疾病时热能不宜过高，一般控制在2000kcal左右。

（3）补充水分：如患者无心、肾功能障碍，应鼓励患者多饮水，不少于1500~2000ml/d。补充足够的水分，保证机体代谢的需要和体内毒素的排泄、必要时遵医嘱给予静脉补充液体。

（4）增进食欲：有些患者服用抗结核药物后，会感到胃部不适、反酸、恶心、食欲减退，导致营养摄入不足、因此对胃肠道有刺激的抗结核药物，应嘱患者在饭后或睡前服用。尽量提供色香味美、细软易消化食物，食欲减退患者可少食多餐，细嚼慢咽，以减轻胃肠道负担。

3．心理护理　关心患者，向患者介绍有关疾病知识，解释各项检查、治疗措施，减轻疑虑，让患者保持良好的心态，正确对待疾病。抢救迅速而不忙乱，减轻患者的紧张情绪。咯血后及时清除血迹、污物，以减少对患者的不良刺激。使患者情绪稳定，配合治疗护理。

4．发热护理　按第三章第九节"发热护理常规"。

5．呼吸道管理

（1）有缺氧症状的患者予吸氧，做好吸氧护理。

（2）戒烟、戒酒，规律饮食。

（3）鼓励患者有效咳嗽，教会患者有效咳嗽的方法及痰液焚烧或10%消毒片消毒。

（4）痰液黏稠者予肺物理治疗和雾化吸入，按医嘱予化痰药。

（5）剧烈刺激性干咳者，可遵医嘱给予止咳药。

6. 胸痛护理　详见本节肺炎护理常规。

7. 咯血的护理　按第一篇第三章第六节"咯血护理常规"。

8. 常规检查的护理。

9. 结素的纯蛋白衍化物（PPD）试验（注意避免抓痒、涂药等）。

10. 正确留取痰液　包括痰培养、脱落细胞学检查及抗酸染色等（应留取晨第一口痰，先漱口，再用力咳出气管深处痰液）。

11. 正确抽取血培养。

12. 协助做好胸片、CT和肺功能检查。

13. 协助医生胸穿，做好胸穿的护理。

14. 纤维支气管镜检查的护理详见本节肺炎护理常规。

（五）健康教育

向患者说明结核是一种呼吸道慢性炎症性疾病，坚持规律、正规抗结核治疗是治疗成功的关键。做好家属的工作，不要歧视患者，掌握正确的隔离方法。

1. 常用抗结核药用药指导

（1）异烟肼（INH）：空腹或饭后2小时口服。常见不良反应：周围神经炎、肝损害、中枢神经症状、胃肠道反应、过敏反应等。

（2）利福平（RFP）：空腹或餐后2小时口服。常见不良反应：肝脏损害、胃肠道反应、过敏反应、神经系统症状、白细胞、血小板降低等。

（3）乙胺丁醇（EMB）：空腹或餐后2小时口服。常见不良反应：视神经损害、胃肠道反应等。

（4）吡嗪酰胺（PZA）：餐后口服。常见不良反应：肝功能损害、关节痛、过敏反应、胃肠道反应、偶见贫血。

（5）链霉素（SM）：肌肉注射，1次/天。常见不良反应：听力减退、头晕、耳鸣、肾脏损害、过敏反应等。

注意：以上药物遵医嘱服用，不能随意停药、漏服、多服等。

2. 饮食指导　肺结核是慢性消耗性疾病，增加饮食营养十分重要。多食丰富维生素、低脂、优质蛋白的食物，如：牛奶、蛋类、瘦肉、鱼类、豆类以及新鲜水果蔬菜等；少食油炸，辛辣刺激性的食物；每日规律饮食；不能暴食，戒烟、戒酒。

3. 注意休息　出院后要注意身、心休息，应该休息半年左右。保证充足的睡眠，避免过度劳累和剧烈活动，病情好转后可适当活动，如散步、打太极拳、做广播操等，所有活动应以不累为原则。保持室内空气流通、阳光充沛。

4. 消毒隔离指导　不要随地吐痰，咳嗽、打喷嚏要用手纸轻轻捂住口鼻，去公共场所尽量戴口罩。餐具、被褥等一定要单独使用，并定期消毒。家里有老人及小孩要和他们分室居住。

5. 定期复查　出院后1个月复查血常规、肝肾功能及拍胸片。如果有异常尽早来院就诊。以后应定期（通常1个月左右）复查，以便观察药物的副作用，病情好转与否需要专业医生来评价。药物方案的更改需要专业医生来执行。院外治疗期间，如出现全身皮疹、出血点、高热等不良反应，在不就诊情况下，先暂停服药。尽快到医院就诊。

十一、结核性胸膜炎护理常规

（一）按内科及呼吸系统疾病一般护理常规

（二）护理关键点

1. 胸痛。
2. 干咳。
3. 发热。
4. 盗汗。
5. 呼吸困难。
6. 健康宣教。

（三）护理评估

1. 评估生命体征、脉搏氧饱和度及热型的变化、神志等。
2. 评估营养状况，是否有消瘦现象及其程度。
3. 此次起病的情况、起病缓慢。
4. 流行病学资料，询问患者有无肺结核病史及肺结核密切接触史。
5. 主要临床症状　有无胸闷、胸痛，有无呼吸困难，有无午后发热，咳嗽等情况，以及夜间盗汗、乏力等结核毒血症状。
6. 全身浅表淋巴结有无肿大，特别是颈部淋巴结。
7. 心理状况，对疾病的了解程度以及家庭支持系统。
8. 近期用药史　有无抗结核药物应用史及有无药物的不良反应。
9. 观察胸腔积液的量及性状。
10. 症状及体征变化　原有的症状（如胸痛、咳嗽）是否好转，肺部体征有无变化，肝脏有无肿大，全身浅表淋巴结有无肿大。
11. 实验室　血常规、血生化，血沉，胸液检查，胸膜活检结果等。
12. 辅助检查　胸片、心电图、超声波检查，纤维支气管镜等。
13. 用药效果及不良反应。

（四）护理措施

1. 急性期应绝对卧床休息。
2. 胸痛剧烈时取患侧卧位，减轻疼痛。呼吸困难者取半坐卧位，病情允许时，鼓励下床活动，增加肺活量，恢复期可适当户外运动。
3. 给予高热量、高蛋白质、碳水化合物、脂肪、高维生素、富含铁的清淡易消化的食物，多饮水，1000～2000ml/d。全日热量达2500～3000kcal为宜，以满足患者的生理需求及疾病的消耗。
4. 大量胸腔积液以及呼吸困难者取半坐卧位给予氧气吸入，改善呼吸困难，加快液体吸收。
5. 协助医师行胸腔穿刺术抽胸水，做好心理护理，充分沟通，减轻对胸腔穿刺的恐惧。

6. 有胸腔闭式引流者，按胸腔闭式引流术护理常规护理。

7. 遵嘱给予抗结核药和抗生素治疗，观察药物的作用和副作用，按肺结核护理常规和肺炎护理常规药物不良反应。

8. 发热时多喝水，及时更换衣服。每4小时监测体温。

9. 剧烈刺激性干咳者，可遵医嘱给予止咳药。

10. 鼓励患者排痰，保持呼吸道通畅。

（五）健康教育

1. 指导患者有意识地控制呼吸，避免剧烈咳嗽。

2. 指导患者减轻疼痛的方法，如避免突然改变体位、坚持腹式呼吸、患侧卧位等。

3. 常用抗结核药用药指导　按肺结核护理常规。

4. 嘱患者严格遵医嘱坚持按规律长期服药，强调坚持用药的重要性，即使症消失，也不可自行停药，应定期复查，防止复发。

5. 注意观察药物不良反应。

6. 指导患者合理安排休息与活动，逐渐增加活动量，避免过度劳累。

7. 向患者及家属讲解加强营养为结核性胸膜炎治疗的重要组成部分，需合理调配饮食，进高能量、高蛋白、富含维生素的食物。

8. 向患者说明结核性胸膜炎绝大多数患者治疗效果好，能恢复健康，增强患者战胜疾病的信心。

十二、呼吸衰竭护理常规

（一）按内科及呼吸系统疾病一般护理常规

（二）护理关键点

1. 呼吸困难。

2. 发绀。

3. 精神、神经症状。

4. 教育需求。

（三）护理评估

1. 入院方式（步行、轮椅或平车）　以判断呼吸衰竭程度。

2. 神志、生命体征，特别是呼吸频率、节律和深度，呼吸困难程度及缺氧情况（慢阻肺患者的呼吸则由原来慢而较深的呼吸变为浅快或不规则呼吸，呼吸困难时辅助呼吸肌活动加强，表现为点头或提肩，呼吸匀缓；严重肺心病患者发生二氧化碳麻醉时，可没有明显的呼吸困难，直接进入昏睡。在出现二氧化碳麻醉前患者常有失眠、精神兴奋、烦躁不安等先兆。当PaO_2低于6.7kPa（50mmHg）或血氧饱和度<90%时，一般可见到发绀，口唇、四肢末梢发绀是缺氧的典型表现，但伴有贫血者，发绀可不显著。

3. 皮肤色泽、面色、口唇甲床有无发绀等。

4. 呼吸衰竭的类型　可分为急性呼吸衰竭、慢性呼吸衰竭、Ⅰ型呼吸衰竭（PaO_2<60mmHg、$PaCO_2$降低或正常）、Ⅱ型呼吸衰竭（PaO_2<60mmHg、$PaCO_2$>50mmHg）。

5. 有无肺性脑病症状及休克，如出现烦躁不安、睡眠昼夜颠倒等。

6. 尿量及粪便颜色，有无上消化道出血。

7. 动脉血气分析和各项化验指数变化。

8. 评估机械通气患者的缺氧改善程度和通气效果。

9. 评估患者营养状况。

10. 评估患者的心理状态及社会支持情况。

11. 各类药物作用和副作用（尤其是呼吸兴奋剂）。

（四）护理措施

1. 保持呼吸道通畅

（1）指导并协助患者进行有效的咳嗽、咳痰，鼓励患者更换体位和多饮水。

（2）每1～2小时翻身拍背一次，帮助排痰。

（3）神志不清、咳嗽无力、痰液黏稠不易咳出者予机械吸痰，对建立人工气道患者，应加强气道管理，保持气道湿化，行气管内负压吸引吸痰，必要时用纤支镜吸痰并冲洗，吸痰时应遵守无菌操作。

（4）予雾化吸入祛痰药可湿化气道，便于咳出或吸出痰液，每日2～3次，每次10～20分钟。严重阻塞性肺病患者湿化量不宜太大，且不宜用超声雾化及用高渗盐水，以防加重缺氧。

（5）痰液的观察与记录，发现痰液出现特殊气味或痰液量、色及黏稠度等发生变化，应及时与医生联系，以便调整治疗方案。

2. 合理用氧

（1）对Ⅱ型呼吸衰竭患者应给予低浓度（25%～29%），流量1～2L/min，鼻导管持续吸氧。如配合使用呼吸机和呼吸中枢兴奋剂可稍提高给氧浓度。应避免使用面罩吸氧。

（2）对Ⅰ型呼吸衰竭患者，应给予高浓度吸氧（>35%），但长期吸入高浓度氧可引起氧中毒，因此，宜将吸入浓度控制在50%以内。

（3）对病情危重者需建立人工气道，使用呼吸机辅助呼吸，改善缺氧状态，纠正呼吸衰竭。

3. 促进和指导患者进行有效的呼吸　详见本节"慢性阻塞性肺疾病护理常规"。

4. 饮食护理　鼓励患者多进高蛋白、高热量、多维生素、易消化饮食，少量多餐，避免刺激性食物。

5. 休息与活动　急行期绝对卧床休息，减少耗氧量，取坐位或半坐位，以利于呼吸，病情稳定后应适当活动，并注意做好口腔、皮肤护理。

6. 危重患者或使用机械通气者应做好特护记录，并保持床单位平整、干燥，预防发生压疮。

7. 使用鼻罩或口鼻面罩加压辅助机械通气者，做好该项护理有关事项。

8. 病情危重患者建立人工气道（气管插管或气管切开）应按人工气道护理要求。

9. 建立人工气道接呼吸机进行机械通气时应按机械通气护理要求。

10. 用药护理

（1）遵医嘱及时准确给药，观察药物疗效及不良反应。

（2）遵医嘱使用呼吸兴奋剂，必须保持呼吸道通畅，静滴时速度不宜过快，注意观察呼吸频率、节律、神志变化及动脉血气的变化，以便调节剂量。注意观察用药后反应，以防药物过量。

（3）对烦躁不安、夜间失眠患者，慎用镇静剂，以防引起呼吸抑制。

（4）遵医嘱给予消炎、化痰、止喘药以及雾化吸入，促进痰液排出，以利呼吸。对使用激素时应特别注意有无真菌感染，消化道出血等。雾化后应漱口，做好口腔护理。

11. 昏迷患者护理　按第三章第十四节"昏迷护理常规"。

12. 心理护理　多了解和关心患者的心理状况，特别是对建立人工气道和使用机械通气的患者，应加强观察，让患者说出或写出引起或加剧焦虑的因素，教会患者自我放松（如听音乐）等各种缓解焦虑的办法，以缓解呼吸困难，改善通气。避免患者激动和烦躁，保证足够的睡眠。

（五）健康教育

1. 向患者及家属讲解疾病的发生、发展及转归，语言通俗易懂。

2. 注意保暖，避免着凉，预防上呼吸道感染，如有感冒尽早就医，控制感染加重。

3. 戒烟，避免吸入有害烟雾和刺激性气体。

4. 改善机体的营养状况，根据患者的饮食习惯给予高热量、高蛋白、多维生素、易消化饮食，少食多餐，保证患者得到合理的营养。患者多食新鲜蔬菜、水果，保持大便通畅。

5. 教会患者有效咳嗽、咳痰技术，如缩唇呼吸、腹式呼吸、体位引流、拍背等方法，提高患者的自我护理能力，加速康复，延缓肺功能恶化。

6. 根据患者的具体情况指导患者制定合理的活动与休息计划，教会患者避免氧耗量较大的活动，并在活动过程中增加休息。

7. 教会患者及家属家庭氧疗知识，使患者在出院后仍能达到持续性的治疗与保健的目的。

8. 尽量少去人群拥挤的地方，避免与呼吸道感染者接触，减少感染的机会，住院期间严格控制陪客和家属探望。向家属讲解呼吸衰竭的征象及简单处理，若有气急、发绀加重等变化，应尽早就医。

十三、慢性肺源性心脏病护理常规

（一）按内科及呼吸系统疾病一般护理常规

（二）护理关键点

1. 呼吸困难。

2. 咳嗽咳痰。

3. 右心衰竭。

4. 体液过多。

5. 肺性脑病。

6. 酸碱失衡。

7. 电解质紊乱。

8. 心律失常。

9. 营养不良。

10. 皮肤护理。

11. 用药护理。

12. 教育需求。

（三）护理评估

1. 入院方式（步行、轮椅或平车）：以判断呼吸困难的程度。

2. 生命体征、神志、缺氧的症状体征。

3. 咳嗽咳痰情况，痰液的颜色、性状及量。

4. 呼吸音情况　哮鸣音、干湿啰音等。

5. 双下肢水肿情况、尿量。

6. 实验室检查　ABG、电解质、B型钠尿肽（BNP）、动脉血气分析、痰液检查。

7. 辅助检查　心电图检查、X线胸片检查、心脏彩超、肺功能。

8. 饮食习惯及营养状况。生活习惯、吸烟史、工作环境等。

9. 心理状况及家庭支持情况。

10. 病程及此次发病的诱因及家族史。

11. 家庭用药及家庭氧疗情况、效果。

12. 病情及主要症状

（1）呼吸困难：患者有无感到胸闷、憋气、呼吸费力和喘息。

（2）发绀：发绀是缺氧的典型表现。

（3）神经精神症状：缺氧和二氧化碳潴留都会引起神经精神症状。缺氧表现为判断力减弱，定向力障碍，严重者精神错乱、狂躁、昏迷等。肺性脑病是二氧化碳潴留的典型表现，早期表现为兴奋，晚期表现为抑制。

（4）循环系统症状：可发生右心衰竭、体循环淤血体征（静脉淤血和静脉压升高，水肿，肝肿大压痛和肝功能异常）。二氧化碳潴留可使皮肤红润、温暖多汗、球结膜充血、搏动性头痛。

13. 用药的效果及药物的不良反应。

（四）护理措施

积极控制感染，通畅呼吸道，改善呼吸功能，纠正缺氧和二氧化碳潴留，控制呼吸和心力衰竭，提高患者工作和生活能力。

1. 休息和活动

（1）心肺功能失代偿期，绝对卧床休息。

（2）必要时取舒适的坐位或半坐位。

（3）鼓励患者缓慢深呼吸。

（4）保持病室安静和整洁，减少对患者的不良刺激。

（5）肺心脑病先兆者，加床栏，必要时四肢约束，设专人护理。

2. 皮肤护理　观察别人有无下肢水肿、有无并发压疮，做好压疮的危险评分，做好预防及护理，定时更换体位，抬高双下肢，有条件者可使用气垫床。

3. 饮食　如患者出现腹水或水肿、尿少时，限制钠水摄入，钠盐<3g/d，水分<1500ml/d，每天给予热量至少30kcal/kg。给予高纤维素、高蛋白，高热量且易消化清淡饮食，防止便秘、腹胀而加重呼吸困难。少食多餐，进食前后漱口，保持口腔清洁，促进食欲。

4. 氧疗　持续低流量、低浓度给氧，1~2L/min.，对肺心病并冠心病患者，在心绞痛发作时，可加大用氧量，待疼痛缓解后减量，但要严密观察病情，防止二氧化碳潴留和呼吸抑制发生。

5. 用药护理

（1）二氧化碳潴留，呼吸道分泌物多者，重症患者避免使用镇静剂、麻醉药、催眠药，以免抑制呼吸和咳嗽反射。

（2）利尿剂应用后应防止低钾、低氯性碱中毒而加重缺氧，避免过度脱水引起血液浓缩、痰液黏稠而致排痰不畅；尿量多及时遵医嘱补钾；利尿剂尽可能白天给药。

（3）使用洋地黄类药物前应遵医嘱纠正低氧和低钾血症，使用时遵医嘱准确用药，以免引起药物毒性反应，并监测心率、水、电解质和酸碱平衡情况。

（4）应用血管扩张剂，注意观察心率及血压情况。

（5）使用抗生素时，注意观察感染症状和体征是否得到控制和改善，有无继发真菌感染。

6. 心理护理　多沟通，适当引导和安慰，增强自信心，消除焦虑，缓解压力；指导家属给予患者更多的关心和支持。

（五）健康教育

1. 积极治疗肺部原发疾病，教会患者自我监测心、肺功能变化。

2. 注意保暖，避免受凉及上呼吸道感染。及早治疗上呼吸道感染。

3. 尽量少去空气污染的公共场所，避免刺激性气体、烟雾、灰尘和油烟等。

4. 吸烟者戒烟。

5. 重视营养的摄入，改善全身营养状况，心功能不全时限制水、盐摄入。

6. 适当的体育锻炼　如散步、气功、太极拳、腹式呼吸运动、耐寒锻炼等。

7. 家庭氧疗的意义，吸氧15小时/天以上。

8. 遵医嘱指导患者正确用药，药物名称、剂量、作用、用法及副作用宣教。

9. 定期门诊随访，告知患者及家属病情病化的征象，如发热、呼吸困难加重、尿量减少、水肿明显，或神志淡漠、嗜睡、兴奋躁动、口唇发绀加重等，需及时就医诊治。

十四、肺脓肿护理常规

（一）按内科及呼吸系统疾病一般护理常规

（二）护理关键点

1. 发热。

2. 咳嗽咳痰。

3. 疼痛。

4. 呼吸困难。

5. 咯血。

6. 胸管引流。

7. 营养不良。

8. 教育需求。

（三）护理评估

1. 基础生命体征、脉搏氧饱和度、疼痛及热型的变化。

2. 生活方式，吸烟、饮酒史、体重、营养状况。

3. 心理、社会、精神状况、家庭支持情况、对疾病的认知度等。

4. 基础疾病史及过去史　高血压、冠心病、糖尿病、结核病史等。

5. 病情及主要症状　发热、咳嗽、咳痰、痰量及性状（多为脓性痰，静置后可分三层，上层为泡沫状，中层为清薄的黏液，下层为坏死的脓性组织。若为厌氧菌感染痰液甚臭）；胸痛、呼吸困难、缺氧症状、咯血；全身中毒症状等。

6. 用药效果及不良反应。

7. 胸腔闭式引流情况以及引流的量、色、性状、管周敷料及局部皮肤情况。

8. 实验室检查结果　血常规、血气、血培养、痰培养、凝血四项、肝肾功能、电解质等。

9. 特殊检查结果　纤维支气管镜、胸片、CT等。

10. 手术适应证，必要时转外科行手术治疗。

（四）护理措施

1. 体位与活动　根据病情决定活动方式。对于起病急骤的高热患者应予卧床休息，病室内要保持空气流通，及时排除痰液腥臭气味。最好与其他病种患者分室住或安置在病房一角靠近窗口，以减少对其他患者的不良影响。

2. 改善营养　以高蛋白、高维生素、高热量饮食为主，多吃新鲜蔬菜和水果，糖尿病者控制饮食及水果。食欲欠佳者可少量多餐。

3. 心理护理　患者咳出大量脓性臭痰，无论对本人还是对其他人都有一种不良刺激，医护人员应富于同情心，表现高度的责任感，主动询问关心患者的需要，妥善安置好患者床位，消毒各种容器，减少空气中的异常气味。当患者进行体位引流时，协助叩背，并鼓励患者坚持体位引流，以得到彻底治疗。保持良好的心态，正确对待疾病。

4. 发热护理　按第三章第九节"发热护理常规"。

5. 呼吸道管理

（1）戒烟。

（2）指导做深呼吸、有效咳嗽、咳痰，经常活动和变换体位，促进痰液排出。痰液黏稠者予雾化吸入，遵嘱应用祛痰剂；身体状况较好者可以体位引流排痰，机械辅助排痰；并可根据病情尽早应用纤维支气管镜冲洗及吸引治疗，脓腔内还可注入抗生素，加强局部治疗。

（3）氧饱和度<95%或感气促时予氧气疗法。

6. 疼痛护理　疼痛＞5分，联系医生给予止痛药，30分钟后观察止痛效果。

7. 咯血的护理　按第一篇第三章第六节"咯血护理常规"。

8. 胸管护理　按胸腔闭式引流管常规护理。

（五）健康教育

1. 彻底治疗口腔、上呼吸道慢性感染病灶，如龋齿、化脓性扁桃体炎等。

2. 注意口腔卫生，晨起、饭后、体位引流后、临睡前协助患者漱口。

3. 积极治疗皮肤外伤感染、痈、疖等化脓性病灶，不挤压痈、疖，防止血源性肺脓肿的发生。

4. 鼓励进高热量、高蛋白、富含维生素易消化的饮食，多饮水1500～2500ml/d。

5. 指导有效咳嗽咳痰，体位引流的方法。

6. 指导慢性病、年老体弱患者家属经常为患者翻身、叩背、促进痰液排出。

7. 指导遵嘱用药，抗生素治疗非常重要，为防止病情反复，遵从治疗计划。

8. 介绍疾病相关知识，相关检查及放置胸管的目的、注意事项和引起的不适。

9. 鼓励患者适当锻炼，每日进行可耐受的活动，以不出现心悸、气短、乏力等症状为宜。

10. 劝导戒烟。

11. 定期复诊，患者出现高热、咯血、呼吸困难等表现时应警惕大咯血、窒息的发生，需立即就诊。

十五、阻塞性睡眠呼吸暂停低通气综合征（OSAHS）护理常规

（一）按内科及呼吸系统疾病一般护理常规

（二）护理关键点

1. 睡眠打鼾。
2. 呼吸暂停。
3. 肥胖。
4. 白天嗜睡。
5. 低氧血症和高碳酸血症。

（三）护理评估

1. 导致睡眠呼吸暂停的基础疾病，如遗传、肥胖、患者在睡眠时，位于咽括约肌的悬雍垂、腭咽或舌根肥厚松弛坠入咽后壁，由此产生气道阻塞。

2. 白天临床表现　嗜睡、疲劳、睡觉不解疲乏、记忆力减退、工作能力下降、学习成绩差、激动易怒、早晨头痛、头晕、口干、阳痿、性欲减退。

3. 夜间的临床表现　打鼾、频繁发生呼吸暂停、睡眠时动作异常、失眠、多梦、噩梦、多尿。

4. 是否引起并发症。

5. 生命体征、氧饱和度、血糖、呼吸音情况、工作环境、营养及进食情况、对疾病的认知、心理及社会支持状等。

6. 病情的主要症状

（1）肥胖程度：身高、体重、计算体重指数BMI。

（2）鼻部：是否通畅，有无异常。

（3）牙齿：牙列是否整齐，智齿有无发育。

（4）软腭：大小，有无水肿。

（5）悬雍垂：有无畸形，肥大。

（6）咽部：咽气道大小、形状、有无黏膜水肿、有无扁桃体、腺样体增生。

（7）舌头：有无肥大、舌根后坠、有无黏膜发黄。

（8）颈部：有无短颈、颈部增粗。

7. 阻塞性睡眠呼吸暂停低通气综合征（OSAHS）分度重度呼吸暂停通气不足指数（apnea hypoventilation index，AHI）。

OSAHS分度	AHI	SaO（%）
轻度	5～20	＞85
中度	21～40	65～84
重度	＞40	＜65

注：以AHI为标准对OSAHS分度，注明低氧血症情况。例如：AHI=25，最低SaO（%）=88，则报告为"中度OSHAS合并轻度低氧血症"。

8．阻塞部位分型

（1）Ⅰ型：狭窄部位在鼻咽以上（鼻咽、鼻腔）

（2）Ⅱ型：狭窄部位在口咽部（扁桃体水平）

（3）Ⅲ型：狭窄部位在下咽部（舌根，会厌水平）

（4）Ⅳ型：以上部位均有狭窄或有两个以上部位狭窄

9．治疗效果及不良反应。

10．实验室　血常规、甲状腺功能、血气分析、血糖、生长激素。

11．辅助检查结果　动脉血气分析、肺功能、心电图、内窥镜检查、透视、CT。

12．多导睡眠监测　诊断睡眠呼吸暂停的金指标。

（四）护理措施

1．减少相关危险因素　阻塞性睡眠呼吸暂停低通气综合征（OSAHS）患者常伴有高血压，心、脑血管等方面疾病，应积极对症治疗，降低血压，控制心律失常、心绞痛、心肌梗死的发生，消除脑血栓、脑出血等脑血管意外，控制血糖。

2．行为治疗　纠正不良睡眠姿势，尽量取侧位或俯卧位，纠正不良睡眠行为，培养良好的睡眠卫生习惯，睡眠前尽量减少外界干扰，避免服用镇静剂、麻醉剂。

3．戒烟酒，尤其是睡前不宜饮酒，勿吸烟，以减少呼吸道的刺激症状。

4．减肥治疗

（1）改正不良的饮食习惯，采取低脂饮食，忌暴饮暴食，必要时采用饥饿方法。

（2）增加活动量：进行体育锻炼，每天保证一定的运动量，避免过度劳累。

（3）药物减肥。

（4）中医药减肥。

（5）手术减肥。

5．口腔矫治器治疗OSAHS。

6．必要时使用持续正压治疗通气治疗OSAHS。

7．对阻塞性睡眠呼吸暂停低通气综合征的治疗，悬雍垂腭咽成形术起到了重要作用，目前仍然是治疗OSAHS最重要的手术。

（五）健康教育

1．指导了解疾病。由于对于OSAHS认识的时间比较短，对其主要症状之一睡眠"打鼾"现象司空见惯，这方面知识比较贫乏，甚至许多人还误以为打鼾是熟睡的表现，同时OSAHS是一个缓慢发生的对多系统器官产生损害的综合征，不容易引起患者的重视，所以对全社会进行OSAHS的健康教育任重而道远。

2. 对OSAHS作为源头疾病的了解。

3. 对治疗方案的了解。对其建立一个早期治疗的观点，同时治疗是一个漫长过程，需要配合医师的观点建立良好的生活习惯，合理饮食，指导患者进低脂高维生素，忌暴饮暴食，避免过度肥胖，提高睡眠质量，避免镇静剂和酒类，增加运动和戒烟，睡眠时减少仰卧位或改变头位，均可减少OSAHS的发生并增加治疗成功的可能性。

4. 家庭及社会支持。大量资料显示睡眠呼吸暂停低通气综合征患者存在一定程度的精神症状和行为异常。护士应寻求患者家属朋友的支持，给患者以关心、安慰鼓励消除其自卑感并通过痊愈患者的现身说法帮助患者树立战胜疾病的信心。对于记忆力明显下降的患者建议不要从事复杂的工作，防止与工作生活相关的事故发生。

第三节　循环系统疾病护理常规

一、循环系统疾病一般护理常规

1. 按内科疾病一般护理常规。

2. 入院接待　关注患者第一次用餐及用水，解释第二天抽血及检查前注意事项，告知患者24小时内需留取血、尿、便标本行常规检查。

3. 基础护理　对心功能不全、急性心肌梗死、严重心律失常、急性心肌炎及生活不能自理患者提供生活照顾；注意保暖，避免受凉。

4. 休息与活动　根据心功能不全程度而决定适度休息及体位，如心功能不全、心衰患者取半卧位或端坐卧位，出现呼吸困难者取端坐卧位，两腿下垂；主动脉夹层及急性心肌梗死患者需绝对卧床休息；心功能不全、长期卧床患者需定时更换体位等。活动原则：心功能Ⅰ级患者避免重体力活动，一般体力活动不受限制；心功能Ⅱ级患者避免较重体力活动，一般体力活动适当限制；心功能Ⅲ级患者严格限制体力活动，以卧床休息为主；心功能Ⅳ级患者绝对卧床休息。随着病情的好转，逐渐增加活动量，以活动后不出现症状为宜。

5. 饮食护理　指导低盐、低脂、清淡、高维生素、易消化饮食，多食蔬菜、水果以保持大便通畅；禁烟酒，避免咖啡、浓茶、辛辣等刺激性食物；少量多餐、不宜过饱；伴有水肿者适当限制水分摄入。

6. 排泄护理　保持二便通畅，指导勿憋气、勿用力排便，养成每日排便习惯，必要时使用缓泻药或灌肠通便。

7. 给药护理　掌握心血管常用药物的剂量、方法、浓度、作用及不良反应，注意用药前后的情况，准确控制输液速度、浓度、剂量。

（1）使用利尿剂患者应记录患者24小时出入量并关注患者电解质情况。

（2）应用洋地黄、胺碘酮等抗心律失常药物时，注意其毒性反应。每次给药前应了解上次用药后的反应并测量脉搏（房颤者应测心率）。如出现中毒症状或心率少于60次/分，应停止给药，并立即报告医生处理。静脉注射洋地黄制剂，应缓慢静脉推注（10～20分钟推注完），注射前及注射后30～60分钟测量脉搏并记录。

（3）应用胺碘酮、利多卡因等药物时，应严格遵照医嘱，注意胃肠道反应及心律的变化，注意有无药物外渗或静脉炎的发生并做好交接班。

（4）使用血管扩张药物如硝普钠、硝酸甘油等要注意避光，并严密观察血压，严格控制滴速，有条件者应用输液泵或微量泵控制滴速，并做好记录。

8．专科观察要点

（1）每日测量血压1~2次，可根据病情变化酌情增加。

（2）水肿患者需严密监测24小时出入量，必要时每天测量体重一次（应在同一时间，同一条件下进行，常规为晨起7:00，起床后未进食、进水情况下）关注患者皮肤情况，预防皮肤破损及压疮的发生。

（3）严密观察病情，注意心率、心律、呼吸及血压、血氧的变化；测量脉搏、心率时应计数1分钟；如脉搏短绌，应由2名护士同时测量脉搏与心率并记录。

（4）心导管术后护理：密切观察伤口、足背动脉搏动情况、桡动脉止血器止血及肢体血运情况，注意心律、心率、血压、血氧等变化。

9．心理护理　做好解释及沟通工作，协助克服各种不利于疾病治疗的生活习惯和嗜好。

10．健康教育

（1）介绍各类常用药物的作用、不良反应及使用注意事项。

（2）介绍心脏介入治疗术前、术中、术后注意事项。

（3）介绍有关疾病的防治与急救知识。

（4）积极治疗各种原发病，避免各种诱因。

（5）掌握劳逸结合的原则，保证足够的睡眠并避免不良精神刺激。

（6）根据不同疾病指导患者选择不同的治疗饮食、少量多餐、禁烟酒。

（7）随身备好急救药物，对安装起搏器患者应避免做MRI检查、随身携带好保健卡，外出旅行过关时提供给工作人员。

（8）对长期服药患者应定时服药、坚持服药，定时回门诊复查，不适随诊。

二、不稳定型心绞痛护理常规

（一）按内科疾病和循环系统疾病一般护理常规

（二）护理关键点

1．疼痛。

2．减少或避免诱因。

3．介入治疗的护理。

（三）护理评估

1．基础生命体征、脉搏氧饱和度、疼痛、主要症状。

（1）胸痛：部位、疼痛性质、持续时间、程度、缓解方式，有无其他伴随症状如大汗、恶心、乏力、头晕等。

（2）呼吸困难、缺氧症状是否改善。

（3）有无水肿、水肿。

（4）活动能力的恢复。

（5）有无诱因存在。

2．患者日常用药情况及用药后的效果、不良反应。

3．重要脏器功能　有无高血压、冠心病、糖尿病及慢支等。

4．患者对疾病的认识程度，有无焦虑、恐惧。

5．患者住院期间的心脏彩超、胸片、血脂、血糖、心肌坏死标记物检查、血气分析（ABG）、血常规、电解质、甲状腺及肝肾功能、心电图等的变化及趋势。

（四）护理措施

1．疼痛护理

（1）疼痛发作时，立即协助患者卧床休息。

（2）给予吸氧，同时予床边12导联心电图，注意心电图ST-T的变化。

（3）根据医嘱给予嚼服阿司匹林300mg及波立维300mg。

（4）根据医嘱给予舌下含服硝酸甘油，5分钟重复一次，直至症状缓解，必要时给予硝酸甘油静脉推注。

（5）患者疼痛缓解后，与其一起讨论疼痛的诱因，总结预防的方法，如避免过度体力劳动和屏气用力动作，避免情绪过分激动、饱餐、坚持规律服药，保持心境平和。

（6）教给患者在心绞痛发作时应采取的应对技巧。

2．心理支持

（1）保持环境安静、舒适，尽量减少打扰，可让患者和家属与同种手术患者交谈，消除思想顾虑。

（2）积极采取止痛措施，有效缓解胸痛。

（3）医护人员应以一种有条不紊的方式进行工作，以免增加患者的不安全感和不信任感。

3．做好介入治疗术前准备和术前指导。

4．给药护理

（1）血管紧张素转换酶抑制剂和受体拮抗剂：常见不良反应有皮疹、体位性低血压、干咳、头晕、疲乏、胃肠道反应，与保钾利尿剂合用易致高钾。治疗时注意观察患者有无吸烟和饮酒，服药时有不明原因的干咳等，应立即停用，每天检测患者的血压、体重，记录出入量。

（2）β受体阻断剂：常见不良反应有体位性低血压、头晕、疲乏、水肿、心衰、低血糖、乏力、恶心、呕吐、腹泻、支气管哮喘、阳痿、抑郁、睡眠紊乱。用药前，获取完整的病史和用药史，测体重，糖尿病患者在服用降糖药时因它会隐藏低血糖的反应，每天检测患者的血压以防低血压。

（3）抗凝溶栓及抗血小板药：常见不良反应有肝功能损害、出血、胃肠道反应。治疗时获取完整的病史和用药史，严重的肝脏、肾脏疾病患者应慎用，评估用药部位有无血肿、红、痛或感染，对于皮下注射的患者，应经常更换注射部位，并避免按摩，遵医嘱抽取APTT和PT。

（4）硝酸酯类药物：常见不良反应有搏动性头痛、头晕、疲乏、胃肠道反应、低血压、面部潮红。相关的护理措施：嘱患者用药时应缓慢改变体位，观察患者有无头痛、面色潮红等不良反应。静脉给药时应监测患者的血压，开始时可每5~10分钟测血压一次，注意其药物作用在停用后30~60分钟内仍然有效。

5．并发症的护理

（1）监测患者血清电解质的情况。

（2）定期对抢救设备及抢救药物进行检查，保证备用状态。

（3）注意观察各种并发症的先兆症状，及时发现并通知医生（常见并发症包括心力衰竭、心律失常、心源性休克、猝死）。

（五）健康教育

1. 饮食指导　少吃动物脂肪和胆固醇含量高的食物，如蛋黄、鱼子、动物内脏等；多吃鱼、豆制品、蔬菜、水果。宜进食清淡，不食过咸的食物，如咸菜、咸酱瓜、咸鱼等。忌食辛辣刺激性食品。戒除烟酒，不喝咖啡、浓茶。限制食盐的摄入，每日以6~10g以下为宜，6g最为合适。

2. 合理的生活安排，饮食有节，起居有时，控制情绪。因为饱餐及用力排便也可使心率增快，腹压增高，回心血量亦会增加，心脏负荷过重而加重心肌缺血和耗氧，可导致心律失常、心力衰竭及心源性休克三大并发症，甚至心脏破裂。

3. 运动指导　适当锻炼，避免做不胜任的体力劳动、比赛等，每周至少要有三次认真的体育锻炼，每次不宜超过50分钟，运动量根据锻炼后的最高心率限度来计算，方法：（220-年龄）×（0.7~0.8）。

（1）负重训练等阻力运动，心血管病患者不宜做，因为它极易诱发心血管病的发作。心血管患者运动强度也不能大，可以选择步行、骑自行车、正常速度爬楼梯、慢跑、太极拳、保健操等项目。运动要循序渐进，不能急于求成。

（2）全身运动时，动作要慢，不要过快低头。避免长时间静止站立和屏气用力。运动前要做好准备活动，运动后要做好放松整理。已有心绞痛、心律失常、心衰的患者，要以不出现心绞痛、不引起呼吸困难、不出现身体不舒服为原则。

4. 注意保暖避免冷风刺激，不在清晨迎风跑步、骑车；冬季室外活动最好不在清晨，应以10:00~11:00或15:00左右阳光充足时为宜。

5. 不要在饱餐或饥饿的情况下洗澡，水温最好与体温相当。

6. 药物服用知识

（1）指导患者遵医嘱不可随意停用或增减，在用药过程中，学会自我监测。

（2）指导病人外出时随身携带硝酸甘油，居家时硝酸甘油放在易取之处，定位放置，家人也应知道，以便发病时及时取用。

（3）药物基本知识：使用抗凝药阿司匹林时，应饭后服用，出现牙龈出血、呕吐、黑便和皮肤出血点时立即停药；使用利尿药，注意观察尿量等，出现异常随时就诊。β受体阻断剂与钙通道阻滞剂合用会出现抑制心脏的危险，教会患者自测脉搏，脉搏<60次/分，应随诊。

（4）常备缓解冠心病心绞痛的药物。

7. 学会心绞痛的紧急处理方法。若有持续疼痛或服药不能缓解，应立即到就近的医院急诊就医。

（1）立即停下所有的活动，就地休息，同时含服硝酸甘油或（和）硝酸异山梨酯（消心痛），若症状仍不缓解，可再次含服。若连续含服3次，时间>30分钟疼痛仍未缓解，应考虑发生心肌梗死，一旦怀疑有急性心肌梗死发生，应立即就地抢救，稳定病人情绪。

（2）有条件时及时吸氧，心绞痛得到控制，心率、心律、血压基本稳定后送医院。

（3）运转病人时，病人不可用力，尽量避免过多搬动。

8. 定期复查，完善心电图、血糖、血脂等检查。

三、急性心肌梗死护理常规

（一）按内科疾病和循环系统疾病一般护理常规

（二）护理关键点

1. 疼痛。

2. 活动无耐力。

3. 介入治疗的护理。

4. 并发症。

（三）护理评估

按本节不稳定型心绞痛护理常规护理评估。

（四）护理措施

1. 疼痛护理

（1）疼痛发作时，立即协助患者卧床休息。

（2）给予患者舌下含服硝酸甘油，必要时给予硝酸甘油静推泵入，疼痛症状未能被硝酸甘油所缓解时给予吗啡小剂量静脉推注。同时予床边12导联心电图，注意心电图的变化。

（3）患者疼痛缓解后，与其一起讨论疼痛的诱因，总结预防的方法，如避免过度体力劳动和屏气用力动作，避免情绪过分激动、饱餐、坚持规律服药，保持心境平和。

（4）教给患者在疼痛发作时应采取的应对技巧。

2. 心理支持

（1）保持环境安静、舒适，尽量减少打扰，可让患者和家属与同种手术患者交谈，消除思想顾虑。

（2）积极采取止痛措施，有效缓解胸痛。

（3）医护人员应以一种有条不紊的方式进行工作，以免增加患者的不安全感和不信任感。

3. 做好介入治疗前的准备和指导。

4. 给药护理

（1）血管紧张素转换酶抑制剂和受体拮抗剂：按本节不稳定型心绞痛护理常规。

（2）β受体阻断剂：按本节不稳定型心绞痛护理常规。

（3）抗凝溶栓及抗血小板药：按本节不稳定型心绞痛护理常规。

（4）硝酸酯类药物：按本节不稳定型心绞痛护理常规。

（5）吗啡：常见不良反应为体位性低血压、呼吸抑制等，休克及颅内压高者禁用，老年患者慎用。

（6）尿激酶：最常见不良反应为出血，轻度出血如皮肤、黏膜、肉眼及显微镜下血尿、血痰或小量咯血、呕血等，采取相应措施，症状可缓解。若发生严重出血，如大量咯血或消化道大出血，腹膜后出血及颅内、脊髓、纵隔内或心包出血等，应中止使用，失血可输全血。

5. 绝对卧床休息3~7天，严格限制探视，落实患者的生活护理。

6. 遵医嘱予氧气吸入。

7. 预防便秘，保持大便通畅。避免用力大便，必要时使用缓泻剂或开塞露塞肛。

8. 溶栓治疗时应监测出凝血时间，观察药物的不良反应。

9. 持续心电监测3~7天或至生命体征平稳。严密监测生命体征每小时1次并记录，注意潜在并发症的发生。

10. 行心血管介入治疗者按介入治疗护理常规。

11. 并发症的护理

（1）监测患者血清电解质的情况。

（2）定期对抢救设备及抢救药物进行检查，保证备用状态。

（3）注意观察各种并发症的先兆症状，及时发现并通知医生，常见并发症包括心力衰竭、心律失常、心源性休克、心脏破裂、室壁瘤形成、乳头肌断裂及功能失常。

（五）健康健康教育

按本节不稳定型心绞痛护理常规。

四、高血压护理常规

（一）按内科疾病和循环系统疾病一般护理常规

（二）护理关键点

1. 血压。

2. 头痛。

3. 并发症。

（三）护理评估

1. 生命体征的变化，血压波动情况。

2. 神志及意识状态，有无头痛加剧、恶心、呕吐等情况。

3. 观察药物使用效果，静脉使用降压药物的患者，应密切关注血压波动情况。

4. 注意尿量及眼底的观察。

（四）护理措施

1. 休息　早期患者宜适当休息，尤其是工作过度紧张者。对血压较高、症状明显或伴有脏器损害表现者应充分休息。通过治疗血压稳定在一般水平，无明显脏器功能损害者，除保证足够的睡眠外可适当参加力所能及的工作，并提倡适当的体育活动，如散步、做操、打太极拳等，不宜长期静坐或卧床。

2. 饮食　应适当控制钠盐及动物脂肪的摄入，避免高胆固醇食物。钠盐控制在3~6g内（最好控制为冬天3g；夏天5g）。多食含维生素、蛋白质的食物，适当控制食量和总热量，以清淡、无刺激的食物为宜。忌烟酒。

3. 心理护理　了解患者的性格特征和有无引起精神紧张的心理社会因素，根据患者不同的性格特征给予指导，训练自我控制的能力，同时指导亲属要尽量避免各种可能导致患者精神紧张的因素，尽可能减轻患者的心理压力和矛盾冲突。

4. 血压的监测

（1）需在固定条件下测量血压，测量前患者需静坐或静卧30分钟。

（2）当收缩压高于180～200mmHg或以上时，应及时与医师联系并给予处理。

（3）如发现患者血压急剧升高，同时出现头痛、呕吐等症状时，应考虑发生高血压危象的可能，立即通知医师并让患者卧床、吸氧，同时准备快速降压药物、脱水剂等，如患者抽搐、躁动，则应注意安全。

5. 头痛的护理

（1）保持安静，并设法去除各种诱发因素。

（2）对有失眠或精神紧张者，在进行心理护理的同时配以药物治疗。

（3）对有心、脑、肾并发症患者应严密观察血压波动情况，详细记录出入液量，对高血压危象患者监测其心率、呼吸、血压、神志等。

（4）对静脉使用特殊降压药物的患者，应严格监测血压的变化。常规心电监护，1小时内间隔测压时间设定为5～15分钟一次，降压较快时，可缩短间隔时间。当血压下降趋势明显时，应立即停药。一般血压下降幅度不要超过基础血压的20%～30%，以保证有效的脑灌注压，并同时注意神志的变化。

（5）冬季应注意保暖，室内保持一定的室温，洗澡时避免受凉。

6. 常见并发症的观察及护理　脑血管疾病、心脏衰竭、肾衰竭以及视网膜病变是高血压的四大并发症。

（1）高血压脑病：少数高血压病患者，血压可一时性升得很高，如血压达到（200～270）/（120～160）mmHg，此时因脑血管严重痉挛、脑循环急剧障碍而引起脑水肿和颅内压升高，产生剧烈头痛、眩晕、恶心、呕吐，甚至惊厥、昏迷，此时应注意保持呼吸道的通畅。

（2）高血压危象：有的患者在血压急剧升高时除上述神经系统症状（但无惊厥、昏迷、神志不清）外，尚表现为发热、口干、出汗、肢体震颤，以及心悸、气急、心绞痛等，称高血压危象。发作时血中游离肾上腺素或去甲肾上腺素明显增高，血糖亦可能升高。上述二症常有情绪激动，气候变化等诱发因素。

7. 安全护理　有轻度头晕患者减少活动，指导上厕所大小便者有人陪同；指导患者坐起、站起时动作应缓慢，头晕严重患者指导床上大小便，协助使用便器；如有不适及时告知医护人员，危重患者悬挂防跌倒标识牌，用床栏加以保护。

（五）健康教育

1. 介绍高血压病的知识，合理安排生活，注意劳逸结合，定期测量血压。

2. 坚持长期规则治疗，保持血压接近正常水平，防止对脏器的进一步损害。

3. 服药时的注意事项

（1）忌突然停药。长期服用降压药的高血压患者，如果突然减量或停药，可使血压反跳而引起一系列反应，称为降压药停药综合征。主要表现为血压突然急剧升高、头昏、头痛、乏力、出虚汗等。有的因血压骤升而并发心血管痉挛、心肌梗死或脑血管意外而危及生命。这是由于部分降压药长期服用使机体产生耐药性和依赖性。突然停药而出现血压反跳升高所致。

（2）忌服药量过大、血压骤降。人体的动脉血压是流向组织器官的动力，对保障各组织器官所需要的血流量具有重要意义。如果血压骤降，全身各组织器官血供应不足，尤以脑、心、肝、肾等重要器官，可因缺血缺氧而发生机能障碍，导致不良反应。

4. 避免各种不良刺激的影响。

5. 注意饮食控制与调节，减少钠盐、动物脂肪的摄入，忌烟、酒。

6. 保持大便通畅，必要时服用缓泻剂。

7. 适当参与运动。

8. 定期随访，血压持续升高或出现头晕、头痛、恶心等症状时，应及时就医。

五、心源性休克的护理常规

（一）按内科疾病和循环系统疾病一般护理常规

（二）护理关键点

1. 组织灌注不良。

2. 胸痛。

3. 呼吸衰竭。

4. IABP的护理。

（三）护理评估

1. 生命体征和血氧饱和度的变化趋势。

2. 胸闷、胸痛、气促、头晕、疼痛等症状及情况。

3. 意识状态、尿量、皮肤及肢体血运、湿冷情况。

4. 患者心理及情绪反应，如因疼痛及突发病情加重而产生悲观、忧虑及对治疗缺乏信心、对生活丧失信心等。

5. 进食及大便情况。

6. 用药情况　药物的作用及不良反应。

7. 患者住院期间的心脏彩超、胸片、血脂、血糖、心肌坏死标记物检查、ABG、血常规、电解质、B型钠尿肽及肝肾功能、心电图等的变化及趋势。

8. 予主动脉内球囊反搏（*IABP*）治疗患者的效果及并发症。

9. 切口愈合及切口敷料情况。

10. 双下肢动脉搏动、血供与皮温色泽情况。

11. 出入量、尿量、血红蛋白及升压药的使用情况。

（四）护理措施

1. 快速建立两条以上的静脉通道并留留置静脉套管针。

2. 病情观察

（1）严密观察患者的病情，监测生命体征和心率、心律、血压和血流动力学的变化。注意观察患者胸闷、胸痛等症状是否有明显缓解。

（2）严密观察呼吸频率、节律、深度及氧疗效果，保持呼吸道通畅，呼吸浅快不规则，咳嗽及咳血性泡沫样痰，要警惕心力衰竭、肺水肿的发生。

（3）如病人进行性呼吸困难、发绀，经加压给氧后仍不能提高氧分压时，表明肺循环障碍发生了急性呼吸衰竭，立即通知医生进行BiPAP/CPAP或气管插管连接呼吸机辅助通气。

（4）密切观察患者是否有烦躁不安、昏迷、少尿、无尿、皮肤湿冷、脉搏细弱等重要组织脏器灌注不足的表现。

（5）详细记录24小时出入量并留置尿管接精密式计尿器动态观察患者每小时的尿量。

（6）遵医嘱给予血管活性药物，使用微量/输液泵，严格控制输液速度。

（7）使用升压药时注意观察静脉穿刺部位情况，避免液体外渗漏导致组织坏死。

3．IABP效果观察

（1）需密切观察主动脉内收缩压、反搏增压、舒张压、平均动脉压及反搏波形、曲线的变化情况。

（2）根据监测的动脉压力波形及联合心电图QRS波形态，选择使气囊在T波顶端时充气；于QRS波前排空：即反搏时相的调节，如反搏波形和正常波形持平或低于正常波形，说明气囊充气无效；当反搏波形消失，导管内出现血液时则考虑气囊破裂，需立即停止反搏，拔出气囊导管。

4．基础护理

（1）将患者安置在重症监护病房并创造一个安静、安全、舒适、整洁的休养环境。

（2）妥善安置各种管道，如心电监护仪、气囊反搏仪、各种输液管路、氧气管等。

（3）维持患者舒适体位，床头抬高不超过30°，术侧肢体保持伸直，避免弯曲，可于膝下及足跟垫一软枕，保持肢体功能位。

（4）预防压疮：每2~4小时翻身1次，平卧与术侧卧位交替，抬高双足跟。

（5）保持床铺清洁、平整、无渣屑，适当按摩和被动活动肢体。

（6）做好各种生活护理，包括口腔护理、会阴护理、床上擦浴，同时应加强营养支持，以加强机体抵抗力。

（7）予以高维生素、低盐低脂肪、少油、富有钾、镁及适量纤维素、清淡易消化的食物，宜少量多餐，多蔬菜、水果，避免刺激性食物。

（8）保持大便通畅，大便勿用力，必要时使用缓泻剂。

5．导管护理

（1）使用IABP患者取平卧与侧卧交替，或抬高床头<30°。

（2）妥善固定导管，以防导管脱位、打折或扭曲；尤其翻身、搬动病人时。每班操作后检查导管有无移位、管内有无回血。

（3）每班交接前后将连接IABP导管的转换装置重新校零、调压力并记录，保持传感器位置需与患者的腋中线呈水平位。

（4）持续使用肝素稀释液冲洗压力管道及遵嘱抗凝治疗，注意监测全血凝血酶原激活时间，以调整药物剂量。

（5）指导患者IABP留置鞘管侧肢体制动，必要时可用约束带适当约束。

6．预防并发症　IABP术后患者并发症有主动脉撕裂、肢体缺血、栓塞、大出血、局部感染、球囊破裂等，需密切观察，及时发现，及时处理。

（1）下肢肢体缺血、栓塞：应每小时观察球囊管一侧的下肢动脉搏动，注意下肢皮肤的色、温、觉的变化，注意下肢保暖，可适当提高室温或应用保暖毯；同时应加强下肢被动运动，4~6小时功能锻炼1次，以促进下肢血液循环；注意患者平卧或半卧勿超过45°，避免屈膝屈髋，防止球囊打折引起反搏暂停/停止。

（2）预防出血：注意抗凝药物的使用和监测，除定时监测凝血时间及凝血酶原时间、血小板外，应密切观察切口、穿刺点、牙龈部有无异常出血及有无血尿黑便等。

（3）预防感染。

（4）气囊破裂：最为严重的并发症之一，气囊破裂时可见血液从导管流至安全室内，反搏波明显变小或消失或同时出现报警，此时应立即通知医师，停止反搏，更换气囊导管。

（5）主动脉撕裂：最为严重的并发症之一，重视患者主诉，如患者有胸闷、胸痛立即观察心电监护、心电图并通知医生，如疼痛进展严重、快、剧烈应做好抢救配合。

7. 心理护理　做好患者及家属的安慰解释工作，用安慰性语言，保持情绪稳定。

8. 预防非计划性拔管　加强巡视及评估，对高危病人进行四肢约束护理。

（五）健康教育

1. 低盐低脂清淡富有营养饮食，多摄入富含粗纤维的食物，少食多餐，避免饱餐。

2. 保持大便通畅，勿用力排便，必要时使用缓泻药物。

3. 积极进行病因的治疗，介绍药物的名称、剂量、作用、用法和不良反应。

4. 活动与休息　卧床休息期间，床上轻度活动（被动运动），保持良好精神状态，积极面对疾病。病情好转后鼓励患者适当锻炼，进行可耐受的活动以不出现心悸、气短、乏力等不适为宜。

5. 坚持服药，定期复查。完善心电图、血糖、血脂、血压、心脏彩超等检查。

六、扩张性心肌病的护理常规

（一）按内科疾病和循环系统疾病一般护理常规

（二）护理关键点

1. 心衰。

2. 血栓。

3. 感染。

（三）护理评估

1. 评估呼吸频率、气急情况，有无夜间阵发性呼吸困难等心衰前兆。

2. 观察记录尿量、水肿部位及其程度。

3. 密切观察心率与心律变化，及早发现有无心律失常。

4. 密切观察血管活性药物的疗效及不良反应，监测血压变化，及早发现药物引起的低血压等。

5. 患者对疾病的认识程度，有无情绪低落、焦虑、恐惧等。

（四）护理措施

1. 心理护理　心肌病患者多较年轻，病程长、预后差，故常产生紧张、焦虑心理，在护理中对患者应多关心体贴，帮助其消除悲观情绪，增强治疗信心。

2. 注意保持休息环境安静、整洁和舒适，避免不良刺激。对失眠者酌情给予镇静药物。

3. 休息　无明显症状的早期患者，可从事轻工作，避免紧张劳累。心力衰竭患者经药物治疗症状缓解后可轻微活动，护士应根据病情协助患者安排有益的活动，但应避免剧烈运动。合并严重心力衰竭、心律失常及阵发性晕厥的患者应绝对卧床休息，以减轻心脏负荷及心肌耗氧量。

4. 饮食　给予低脂、高蛋白和维生素的易消化饮食，避免刺激性食物。每餐不宜过饱，以免增加心脏负担。对心功能不全者应予低盐饮食。应戒除烟酒。

5. 护士应协助做好生活护理，对长期卧床及水肿患者应注意皮肤清洁干燥，注意翻身和防止压疮。保持大小便通畅，勿用力、勿屏气。

6. 密切观察病情，对危重患者应监测血压、心率及心律。当出现高度房室传导阻滞时，应立即通知医生，并备好抢救用品，药物和尽快完成心脏起搏治疗前的准备。密切观察生命体征，防止猝死。

7. 对症护理

（1）遵医嘱予心电监护，观察并记录精神状态、呼吸、心律、心率、血压和脉搏氧饱和度的变化；遵医嘱行12导联心电图，观察心电图变化。心电图可有各种心律失常，以室性期前收缩最多见，心房纤维颤动次之。不同程度的房室传导阻滞，右束支传导阻滞常见。广泛ST-T改变，左心室肥厚，左房肥大，由于心肌纤维化可出现病理性Q波，各导联低电压。

（2）给氧，呼吸困难者取半卧位，予以持续吸氧，氧流量视病情酌情调节，对心力衰竭者可作ABG，了解治疗效果。

（3）限制水钠摄入。对合并水肿和心力衰竭者应准确记录24小时液体摄入量和出量，限制过多摄入液体，每天晨起测量体重。在利尿治疗期间，应观察患者有无乏力、四肢痉挛及脱水表现，定时复查血电解质浓度，警惕低钾血症，必要时补钾。对大量胸、腹水者，应协助医生穿刺抽液，减轻压迫症状。

（4）预防和控制感染：呼吸道感染是心肌病患者心力衰竭加重的一重要诱因。故护理中应注意预防呼吸道感染，尤其是季节更换和气温骤变时。对长期卧床者应定时翻身、拍背，促进排痰。饭后漱口，保持口腔清洁。此外，在心导管等有创检查前后应给予预防性抗生素治疗，预防感染性心内膜炎等。

（5）预防血栓栓塞：对心肌病患者，尤其是扩张型及限制型心肌病患者，应密切观察有无脑、肺和肾等内脏及周围动脉栓塞，评估意识、肌力、呼吸、胸痛、末梢循环及足背动脉搏动情况，必要时给予长期抗凝治疗。

8. 常见并发症的护理

（1）心力衰竭：观察神志、呼吸困难、咳嗽咳痰、尿量等情况，早期发现心衰表现，处理按心力衰竭护理常规。

（2）栓塞：多发生于心肌纤维化及收缩力下降、合并心房颤动、久卧不动或用利尿药的患者中。对DCM合并心力衰竭、尤其伴心房颤动及既往有栓塞史者，在无禁忌时应给予抗凝治疗，如阿司匹林和华法林。服华法林每日或隔日查PT（INR）。饮食应避免含维生素K丰富的食物（特别是绿色蔬菜），避免剧烈活动。防止受伤，如发现有牙龈、鼻子、小便等出血时，应立即报告医生。

（3）心律失常及猝死：心律失常多为窦性心动过速；10%～30%为房颤，15%出现异位搏动；严重传导阻滞、缓慢型心律失常及严重室性心律失常可致阿-斯发作。对DCM伴发室性早搏者，可选用β受体阻断剂；对顽固性室性心动过速者宜选用胺碘酮、索他洛尔或采用射频消融术和心脏同步电复律治疗。

9. 给药护理

（1）β受体阻断剂：按本节"不稳定型心绞痛护理常规"。

（2）钙离子拮抗体剂：服药时可与食物一起服用，服药期间禁饮酒，出现任何不良发应时应立即通知医生。

（3）多巴胺类非特异性β受体激动剂：需密切观察血压变化，注意体位更换需缓慢，防止体位性低血压。微泵使用，小剂量可选择肘静脉等粗、直静脉，观察静脉有无红肿，一且静脉发红，必须立即更换静脉，防止渗出。大剂量时必须深静脉用药。需逐渐撤药，不可骤然停药。

（4）磷酸二酯酶抑制剂：嘱患者用药时应缓慢改变体位，宜深静脉用药，防外渗，皮肤坏死，密切监测血压及心律变化。

10. 心脏起搏治疗 对少数伴有缓慢心律失常的DCM患者，尤其合并恶性心律不齐而药物干预者，置心脏起搏器是必要的。应用双腔或三腔起搏器治疗DCM心力衰竭。起搏治疗只是DCM心力衰竭内科治疗的辅助疗法而非替代疗法。

11. 外科治疗措施包括心脏移植、动力性心肌成形术、部分左心室切除术、二尖瓣成形术和左室辅助装置等，适用内科各种治疗无效的晚期DCM患者。

（五）健康教育

1. 饮食应易消化、低盐、高维生素食物，少量多餐，不宜过饱，忌烟酒；适当限制水分，睡前不宜喝水、浓茶、咖啡等，以减轻心脏负担，消除水肿。

2. 保证充足睡眠，避免重体力劳动及疲劳过度，女性患者不宜妊娠。保持患者的身心安静，休息能减轻心脏负担，促进心肌恢复，但不要绝对卧床，可让患者定时变换体位，活动四肢，以防形成静脉血栓和肺部感染。

3. 预防呼吸道感染，防止受凉，饭后漱口，保持口腔清洁。一旦感染，应及时使用抗生素治疗。

4. 心功能不全者，易产生肺部感染，使病情加重，应及时控制，并设法使痰液咳出。常出汗、加之有水肿者易发生压疮，故应保持其皮肤的清洁卫生、干燥，还可采用局部按摩促进血液循环。水肿者，避免久站久坐，适当抬高双下肢，学会监测出入量。

5. 保持心情愉快、稳定，避免紧张、兴奋、生气等情绪波动而加重病情。注意保持大便通畅，避免解大便时因用力而增加心脏负荷产生意外。

6. 学会一些基本的自我护理技术，如测脉搏、量血压等。定时服药，不随意增减药物，定期复诊。

七、房颤护理常规

（一）按内科疾病和循环系统疾病一般护理常规

（二）护理关键点

1. 心律失常。

2. 胸闷。

3. 气紧。

4. 头晕。

5. 乏力。

6. 抗凝治疗。

7. 焦虑。

8. 介入治疗。

（三）护理评估

1. 生命体征，心率、脉率、血压、呼吸和血氧饱和度。

2. 每天床边12导联心电图，以评估心率及节律的变化。

3. 简短而有目的病史采集和体征评估。

4. 血电解质及凝血功能化验。

5. 心脏超声，食道心超（有无血栓形成）。

6. 心室率不快者可无任何症状；心室率快者可有心悸、胸闷（胸痛）、头晕、气急和乏力等症状，有无其他伴随症状如大汗、恶心等，症状发生及持续时间、频率、有无诱因存在。

7. 患者日常用药情况，药物不良反应的观察。

（四）护理措施

1. 开通静脉通路，吸氧。

2. 持续生命体征监测、血氧饱和度监测。

3. 根据医嘱静脉注射药物：如毛花苷C、胺碘酮等；当心室率<90次/分或转为窦性心律时即停止推注。

4. 注意患者就诊后所做的血脂、血糖、心电图、ABG、电解质、血常规、凝血功能、甲状腺功能、肝肾功能等变化。

5. 心悸、胸闷、气急症状等发作时护理

（1）立即协助患者卧床休息。

（2）给予吸氧，床边12导联心电图，注意心电图的变化，监测生命体征，如心率、脉率、心律、血压等变化，必要时心电监护（静脉使用药物时必须）。

（3）患者症状缓解后，与其一起探讨诱因，如情绪激动、过度疲劳和屏气用力动作、感染发热、心肌缺血、饱餐、甲状腺功能亢进症等，进行针对性治疗，总结预防的方法。

6. 心理支持。

7. 做好术前准备和术前指导（同步电复律和射频消融治疗）。

8. 给药护理

（1）洋地黄类药物：常见不良反应有洋地黄中毒，心律失常如室早、房早、房室传导阻滞等，胃肠道反应如食欲缺乏、恶心、呕吐；神经系统症状如头痛、倦怠、视力模糊、黄视、绿视。治疗时相关护理措施：了解患者有无低钾、低镁血症、肾功能减退；不与维拉帕米、普罗帕酮、胺碘酮等药物合用，以免增加药物毒性；监测地高辛浓度，洋地黄中毒时立即停用洋地黄，按医嘱补钾、镁，用药纠正心律失常；严格按医嘱给药，教会患者自测脉搏，当脉搏<60次/分时暂停服药并报告医生；监测心律、心率及心电图变化。

（2）β受体阻断剂：常见不良反应有体位性低血压、心动过缓、传导阻滞、心衰、支气管痉挛、加重外周循环性疾病、低血糖、乏力、阳痿、抑郁。治疗时相关护理措施：获取完整的病史和用药史，每天检测患者的血压以防低血压，嘱患者在体位变化时应动作缓慢；监测脉搏，<60次/分时暂停服药；用药前称体重，注意液体潴留情况；支气管哮喘、COPD患者慎用；原有闭塞性外周血管疾病者慎用；糖尿病患者在服用降糖药时会掩盖早期低血糖症状（心悸）。

（3）钙拮抗剂：常见不良反应有胃肠道反应如便秘、恶心、呕吐，头晕、头痛、面部潮红，胫前、踝部水肿，心衰、心动过缓、低血压、房室传导阻滞或QT间期延长而致尖端扭转型室速，反射性心率增快。治疗时相关护理措施：保持大便通畅，关注水肿症状，监测心率、心电图变化，脉搏＜60次/分时暂停服用钙拮抗剂等。

9. 恢复并维持窦性心律　胺碘酮、普罗帕酮等，不良反应及护理同钙拮抗剂。

10. 抗凝溶栓及抗血小板药　常见不良反应有肝功能损害，出血，胃肠道反应治疗时相关护理措施：获取完整的病史和用药史，严重的肝脏，肾脏疾病患者应慎用；评估用药部位有无血肿，红或感染，对于皮下注射的患者，应经常更换注射部位，并避免按摩，应持续按压2~3分钟；严格按医嘱给药，宣教会影响药物疗效的食物等。

11. 并发症的护理　常见并发症包括心力衰竭、心律失常、心源性休克、猝死。

（1）监测患者血清电解质和凝血功能的情况。

（2）注意观察各种并发症的先兆症状，及时发现并通知医生。

（五）健康教育

1. 饮食指导

（1）少食脂肪和胆固醇含量较高的食物，如动物内脏、肥肉、蛋黄、动物油等，多吃新鲜水果和蔬菜，富含纤维素的食物。

（2）进食清淡，高钾低钠，忌食辛辣刺激性食品。戒除烟酒，不喝咖啡、浓茶。

（3）华法林治疗期间应忌食富含维生素K食物，如许多绿色蔬菜，包括菠菜、芦笋、花椰菜、包心菜、莒荬菜、芥蓝、奇异果、莴苣、生菜、西柚等。

2. 运动指导

（1）以选择节奏比较舒缓、便于调节运动节拍的锻炼项目为宜，如散步、慢跑、太极拳等。运动量应从小到大，时间从短到长，循序渐进，避免负重、屏气运动。运动量根据锻炼后的最高心率限度来计算，方法：（220-年龄）×（0.7~0.8）。

（2）运动以无身体不适为原则，若出现头晕、头痛、心慌、恶心、呕吐等不适症状时，应立刻停止，必要时需就医。

八、肥厚型心肌病的护理常规

（一）按内科疾病和循环系统疾病一般护理常规

（二）护理关键点

1. 心衰。

2. 血栓。

3. 感染。

（三）护理评估按本节扩张性心肌病的护理常规

1. 评估有否胸痛、头晕、心悸、有无劳力性呼吸困难、心衰等。

2. 观察记录尿量、水肿部位及其程度。

3. 密切观察心率与心律变化，及早发现有无心律失常。

4. 密切观察血管活性药物的疗效及不良反应，监测血压变化，及早发现药物引起的低血压等。

5. 患者对疾病的认识程度，有无情绪低落、焦虑、恐惧等。

6. 监测实验室检查的结果及趋势，如：胸片、心电图、心脏彩超、ABG、血常规、电解质、肾功能、B型钠尿肽等。

（四）护理措施

1. 心理护理　心肌病患者多较年轻，病程长、预后差，故常产生紧张、焦虑心理，在护理中对患者应多关心体贴，助其消除悲观情绪，增强治疗信心。

2. 注意保持休息环境安静、整洁和舒适，避免不良刺激。对失眠者酌情给予镇静药物。

3. 休息　无明显症状的早期患者，可从事轻工作，避免紧张劳累。心力衰竭患者经药物治疗症状缓解后可轻微活动，护士应根据病情协助患者安排有益的活动，但应避免剧烈运动。合并严重心力衰竭、心律失常及阵发性晕厥的患者应绝对卧床休息，以减轻心脏负荷及心肌耗氧量。

4. 饮食　给予低脂、高蛋白和维生素的易消化饮食，避免刺激性食物。每餐不宜过饱，以免增加心脏负担。对心功能不全者应予低盐饮食。应戒除烟酒。

5. 护士应协助做好生活护理，对长期卧床及水肿患者应注意皮肤清洁干燥，注意翻身和防止压疮。

6. 保持大小便通畅，勿用力、勿屏气。

7. 密切观察病情及生命体征，防止猝死。对危重患者应监测血压、心率及心律、血氧饱和度，当出现高度房室传导阻滞时，应立即通知医生，并备好抢救用品和药物。

8. 对症护理

（1）遵医嘱予心电监护，观察并记录精神状态、呼吸、心律、心率、血压和脉搏氧饱和度的变化；遵医嘱行12导联心电图，观察心电图变化（心电图可室内传导阻滞剂心律失常，以室性期前收缩最多见）。

（2）给氧：呼吸困难者取半卧位，予以持续吸氧，氧流量视病情酌情调节。对心力衰竭者可作ABG，了解治疗效果。

（3）限制水钠摄入：对合并水肿和心力衰竭者应准确记录24小时出入量，限制过多摄入液体，每天晨起测量体重。在利尿治疗期间，应观察患者有无乏力、四肢痉挛及脱水表现，定时复查血电解质浓度，警惕低钾血症，必要时补钾。对大量胸、腹水者，应协助医生穿刺抽液，减轻压迫症状。

（4）预防和控制感染：呼吸道感染是心肌病患者心力衰竭加重的一重要诱因。故护理中应注意预防呼吸道感染，尤其是季节更换和气温骤变时。对长期卧床者应定时翻身、拍背、促进排痰。饭后漱口，保持口腔清洁。此外，在心导管等有创检查前后应给予预防性抗生素治疗，预防感染性心内膜炎等。

（5）预防猝死。

9. 常见并发症的护理

（1）心力衰竭：观察神志、呼吸困难、咳嗽咳痰、尿量等情况，早期发现心衰表现，处理按心力衰竭护理常规。

（2）心律失常及猝死：严密监护及心电图检查，及时发现心律失常及时处理。

10. 药物治疗及不良反应的观察　治疗以β受体阻断剂及钙通道阻滞剂最常见。

（1）β受体阻断剂：需密切注意心率、心律变化，窦缓或房室传导阻滞者禁用，不可骤然停药，需逐渐减量，做好宣教，教会患者测脉搏。

（2）钙通道阻滞剂：注意血压下降的幅度变化，发现血压过低等异常及时通知医师。

（3）避免使用增强心肌收缩力及减轻心脏负荷的药物，以免加重左室流出道梗阻如：洋地黄。

（五）健康教育

1. 饮食指导　给予低脂、高蛋白和维生素的易消化饮食，避免刺激性食物。每餐不宜过饱，以免增加心脏负担。对心功能不全者应予低盐饮食。应戒除烟酒。

2. 保证充足睡眠，避免重体力劳动及疲劳过度，保持患者的身心安静。不要绝对卧床，可让患者定时变换体位，活动四肢，以防形成静脉血栓和肺部感染。

3. 预防呼吸道感染，防止受凉，饭后漱口，保持口腔清洁；一旦感染，应及时使用抗生素治疗。

4. 心功能不全者，易产生肺部感染，使病情加重，应及时控制并咳出痰液；常出汗及有水肿者易发生压疮，故应保持皮肤的清洁卫生、干燥，可局部按摩促进血液循环。水肿者，避免久站久坐，适当抬高双下肢，学会监测体重评估出入量是否平衡。

5. 保持心情愉快、稳定，避免紧张、兴奋、生气等情绪波动导致加重病情，注意保持大便通畅，避免排大便时因用力而增加心脏负荷产生意外。

6. 学会基本的自我护理技术，如测量脉搏、血压、称体重等；定时服药，不随意增减药物，定期复诊。

7. 女性患者不宜妊娠。

九、心功能不全的护理常规

（一）按内科疾病和循环系统疾病一般护理常规

（二）护理关键点

1. 心排出量急剧减少（急性肺水肿）。
2. 呼吸困难、胸闷气急。
3. 体液过多。
4. 急性心功能不全。
5. 慢性心功能不全。
6. 水电解质变化及酸碱平衡情况。
7. 活动无耐力。

（三）护理评估

1. 急性心功能不全

（1）生命体征的监测：定时测量心率、心律、血压、呼吸、血氧（一般为30～60分钟监测1次，危重患者应予连续监测）。

（2）神志、意识、体位与活动的情况。

（3）听诊肺部有无湿啰音或哮鸣音。

（4）观察并记录咳嗽、咳痰的性质、量、色（发生、时间）。

（5）出入量的观察与记录，尤其饮水量及体重的变化，注意全身有无水肿、水肿及其程度、范围进展等。

（6）观察血氧饱和度及是否有气促、发绀、肢体湿冷等情况。

（7）观察活动与体位的情况是改善或加重。

（8）持续观察药物使用的效果及不良反应。

（9）患者对疾病的认识程度，有无情绪低落、焦虑、恐惧等。

（10）化验检查的趋势变化，如：胸片、心脏超声、血常规、电解质、肾功能、血气分析、B型钠尿肽等。

2. 慢性心功能不全

（1）密切观察心率和心律变化，及早发现有无心律失常。定时测量心率、血压、呼吸，一般为30～60分/次，危重患者应予连续监测持续观察活动与体位的情况是改善或加重呼吸困难、气促、咳嗽、咯血时咳的观察（发生、时间、性质及量）。

（2）输液过程中应根据患者血压、心率、呼吸情况，随时调整药物的浓度和滴速，严格控制补液滴速，20～30滴/分，急性肺水肿者应控制在15～20滴/分，有条件情况下可采用微量输液泵来控制滴速。

（3）密切观察血管活性药物的疗效及不良反应，监测血压变化，及早发现药物引起的低血压、电解质紊乱、洋地黄中毒等不良反应。

（4）患者对疾病的认识程度，有无情绪低落、焦虑、恐惧等。

（5）记录24小时出入量，尤其输液入量、饮食入量、尿量及尿颜色。

（6）注意皮肤黏膜有否发绀、颈静脉怒张、水肿等循环淤血的情况。

（7）饮食与排泄的情况。

（8）化验检查的趋势变化，如：胸片、心脏超声、血常规、电解质、肾功能、B型钠尿肽、ABG等。

（四）护理（抢救）措施

1. 急性心功能不全

（1）急性左心衰按第四章第二节"急性左心衰抢救护理常规"。

（2）进行双管补液并遵医嘱使用微量泵或输液泵控制输液速度。

（3）遵医嘱使用药物：如吗啡、利尿剂、硝酸甘油或硝普钠、毛花苷C、氨茶碱等。

（4）病情监测：血压、心率、心律、呼吸频率与深度、血氧饱和度、心电图、电解质、血气分析、尿量、药物、神志和意识、肺部啰音、有无继续咳粉红色泡沫痰及血流动力学等情况。

（5）可用精密式尿袋计每小时尿量。

（6）做好基础护理和安全护理：给予生活照顾，防跌倒、防坠床、防压疮等。

2. 慢性心功能不全

（1）吸氧：一般3～6L/min（根据病情及血氧饱和度的情况调整氧流量）。

（2）按医嘱给强心、利尿、扩血管等药物，注意药物的疗效及不良反应。

（3）皮肤及口腔重度水肿患者，应定时翻身，保持床单位整洁、干燥，防止褥疮的发生。

（4）呼吸困难者易发生口干和口臭，应加强口腔护理。

（5）统计并记录24小时出入量，尤其尿量及其颜色。

（6）保持病人的大便通畅。

（7）当病情好转后，根据病人心功能分级决定活动量，鼓励病人尽早做适量活动，防止长期卧床致静脉血栓、肺栓塞、便秘、褥疮发生。

（8）做好安全护理　如防跌倒、防坠床、防压疮等。

（9）监测患者活动过程中是否有呼吸困难、胸痛、心悸、头晕、疲劳、大汗、低血压等情况，如有需停止活动，给予监护监测并通知医生。

3. 饮食护理　以高维生素、低热量、低钠、少油、富有钾、镁及适量纤维素、清淡易消化的食物，宜少量多餐，避免刺激性食物。对少尿患者应根据血钾水平决定食物中含钾量。心衰急性期限水1000～1500ml/d或前一天尿量+500ml。

4. 休息与活动　急性期需卧床，减少活动。根据心功能受损程度给予护理指导及协助。

5. 给药护理

（1）洋地黄制剂：按本节房颤护理常规。

（2）利尿剂：常见不良反应有体位性低血压、头晕、疲乏、胃肠道反应、电解质紊乱。嘱患者用药时应缓慢改变体位，每天监测电解质、体重、血压及尿量，及时调整剂量。

（3）血管扩张剂：常见不良反应有搏动性头痛、头晕、疲乏、胃肠道反应、低血压、面部潮红。嘱患者用药时应缓慢改变体位，观察患者有无头痛、面色潮红等不良反应。静脉给药时应监测患者的血压，开始时可每5～10分钟测血压一次，注意硝酸酯类的药物作用在停用后30～60分钟内仍然有效。

（4）静脉给药时，应控制输液总量及滴速，一般<20～30滴/分，避免造成血容量增加过多而加重心衰。

（五）健康教育

1. 休息与活动　根据心功能分级及恢复程度而定（绝对卧床、卧床与活动等）；活动要以不出现心悸、气急为原则。劳逸结合，保证夜间睡眠充足，白天养成午睡的习惯。

2. 饮食　以高维生素、低热量、少盐、少油、富有钾、镁及适量纤维素的食物，宜少量多餐，不宜过饱，避免刺激性食物。

3. 用药及输液指导

（1）服洋地黄类药物时，应学会自测脉搏，若脉率增快，节律改变并出现厌食，应警惕洋地黄毒性反应，及时就医；

（2）不得自行调节输液速度。

4. 重度水肿患者，应定时翻身，保持床单位整洁、干燥，避免手抓皮肤、防止皮肤破损和褥疮的发生。预防跌倒/坠床等意外发生。

5. 保持心情愉快、稳定，避免紧张、兴奋、生气等情绪波动而加重病情。

6. 避免呼吸道感染、过劳、情绪激动、过量运动，戒烟酒，防止疾病复发或加重。保持大便通畅，勿用力排便。

7. 教会病人自我监测脉搏、体重，尤其是服洋地黄类药物及利尿剂药物的患者发现脉搏、体重或症状有变化时应及时就诊。

8. 育龄妇女应在医师指导下决定是否可以妊娠与自然分娩。

9. 指导定时服药，不随意增减药物，定期复诊。

10. 注意体重的变化，观察足踝部有无水肿，有无气急加重、夜尿增多、厌食、上腹饱胀感等心衰复发，如有应及时就医。

十、病毒性心肌炎的护理常规

（一）按内科疾病和循环系统疾病一般护理常规

（二）护理关键点

1. 发热。

2. 疼痛。

3. 心衰。

4. 心律失常。

5. 心源性休克。

（三）护理评估

1. 有无病毒感染史及引起或加重不适的因素，如劳累、紧张等。

2. 定时测量体温、脉搏、血压、血氧、呼吸，注意体温与脉率变化趋势及呼吸频率、节律的变化，及早发现有无心功能不全。

3. 观察记录尿量，以及早判断有无心源性休克的发生。

4. 密切观察心率与心律，及早发现有无心律失常。如室传导阻滞等，严重者可出现急性心力衰竭、心律失常等。

5. 患者对疾病的认识程度，有无焦虑、恐惧等。

6. 监测实验室检查的结果及趋势，如：胸片、心电图、心脏彩超、ABG、血常规、电解质、肾功能、B型钠尿肽等。

7. 患者的用药情况。

（四）护理措施

1. 一般治疗

（1）休息：急性期卧床休息，若出现心包炎、心绞痛及严重心律失常者，休息时间需延长，具体根据病情及医嘱决定。

（2）饮食：进高蛋白、高维生素、富于营养、易消化饮食；宜少量多餐，避免过饱或刺激性饮料及食物。并发心力衰竭者给予低盐饮食。

（3）注意日常活动，保持大便通畅，避免用力屏气、咳嗽等。

（4）患者的居室应保持整洁、安静，空气新鲜；冬季注意保暖，防止感冒加重病情。

（5）心理护理：及时沟通与疏解患者的不良情绪防止情绪激动，避免环境和精神的刺激。

2. 对症护理

（1）定时观察并记录精神状态、面色、呼吸、心律、心率和血压的变化，遵医嘱予心电监护，低流量吸氧。急性发作期一般应卧床休息2~4周，协助做好生活护理。

（2）观察目前的活动耐力，指导患者合理而安全的活动。

（3）密切监测血清心肌肌钙蛋白Ⅰ、肌酸激酶同工酶（CK-MB）及血沉、病毒抗体滴度等变化。

（4）高热的护理：同第三章第九节"发热护理常规"。

（5）观察有无胸闷、胸痛、心悸、气促等症状，需每日做心电图，密切观察并注意ST-T的改变。

（6）切注意观察有无呼吸困难、咳嗽、咳痰、颈静脉怒张等心衰表现，一旦心衰发作，按心力衰竭护理常规。

3. 给药护理　心力衰竭应及时控制，但应用洋地黄类药时须谨慎；从小剂量开始，注意观察有无头晕、呕吐、神志改变、黄绿视等洋地黄中毒表现。

4. 常见并发症的护理

（1）充血性心力衰竭：表现及处理同心力衰竭护理常规。

（2）心律失常：如多源性室早、房速、房颤或房扑、阵发性或非阵发性室速，窦房阻滞、阿-斯发作、Ⅱ~Ⅲ°房室传导阻滞等。

（3）心源性休克或猝死：需密切注意观察神志、血压、脉搏、尿量、末梢循环情况。如患者烦躁、神志淡漠、心率增快、血压进行性下降、尿少等提示病情危急，须立即给予患者平卧，开放两路静脉通道，及时扩充血容量，吸氧，多巴胺升压药物等进行抢救。

（五）健康教育

1. 预防感染　尤其应预防呼吸道感染和肠道感染。

（1）易感冒者平时应注意营养，避免过劳，选择适当的体育活动以增强体质。

（2）避免不必要的外出，必须外出时应做好防寒保暖准备。

（3）注意饮食。

（4）感冒流行期间应戴口罩，避免去人口拥挤的公共场所活动。

2. 劳逸结合　指导避免情绪突然激动或体力活动过度而引起身体疲劳，使机体免疫抗病能力降低。

3. 适当休息

（1）急性发作期，一般应卧床休息2~4周，急性期后仍应休息2~3个月。

（2）严重心肌炎伴心界扩大者应休息，最好至症状消失或心界正常。

（3）心肌炎后遗症者，可尽量与正常人一样的生活、工作，但不宜长时间看书、工作、甚至熬夜。

4. 饮食调节　宜高蛋白、高热量、高维生素饮食。多食葡萄糖、蔬菜、水果；忌暴饮暴食、辛辣、熏烤、煎炸类食物，戒烟忌酒。

5. 体育锻炼　在恢复期时，根据自己的体力参加适当的锻炼，如散步、保健操、太极拳、气功等促进康复。

6. 坚持服药并定期进行心电图、血糖、血脂等检查。

十一、风湿性心脏病护理常规

（一）按内科疾病和循环系统疾病一般护理常规

（二）护理关键点

1. 心功能不全。

2. 心律失常。

3. 抗凝治疗。

4. 感染。

5. 疼痛。

6. 二尖瓣球囊扩张。

（三）护理评估

按本节不稳定型心绞痛护理常规。

（四）护理措施

1. 体位和活动　根据病情决定活动方式，有血栓者绝对卧床休息。

2. 营养　以高蛋白、高维生素、粗纤维饮食为主，多食新鲜蔬菜及水果，保持大便通畅。

3. 心理护理　保持良好的心态，树立正确对待疾病、战胜疾病的信心。

4. 呼吸道护理　劝服戒烟，指导做深呼吸及有效咳嗽。根据医嘱吸氧以改善缺氧情况，完善ABG检查，房颤及有附壁血栓患者术前禁拍背等。注意防止感冒，病房内空气新鲜，控制探视人员或陪人。

5. 心血管系统护理　观察生命体征、心律，关注电解质水平。肺动脉高压者按医嘱使用前列腺素E。

6. 口腔护理　饭后漱口，及时处理口腔疾患。

7. 做好术前常规检查与准备

（1）协助心脏彩超、心电图、冠脉造影等检查。

（2）食道超声：检查前禁食禁饮6～8小时，检查后禁食禁饮2小时后予温凉流质并观察有无疼痛出血等。

（3）二尖瓣球囊扩张：备皮、宣教、排便、禁食禁饮6～8小时、建立静脉通路。

（五）健康教育

1. 戒烟，注意口腔卫生（积极治疗牙周感染和口腔疾患）。

2. 进高蛋白、富含维生素、粗纤维、易消化的食物，多吃新鲜水果、蔬菜，加强营养，保持大便通畅。

3. 注意休息，劳逸结合，防寒保暖，预防感冒。

4. 鼓励患者适当锻炼，每日进行可耐受的活动，以不出现心悸、气促、乏力等症状为宜。

5. 自我监测和记尿量、体重。

6. 出院后嘱患者适当的活动，以散步为主，暂避免剧烈活动。

7. 介绍药物的名称、剂量、作用、用法和不良反应。

8. 口服华法林的宣教要点

（1）心房有血栓患者需坚持抗凝治疗，避免血栓脱落。

（2）定期看牙医，在做牙科或其他外科手术前，需告知医生正在接受华法林治疗。

（3）严格按照医嘱服药，如果遗漏一次剂量立即补服，不要次日双倍服药；告诉医生遗漏服药的次数。

（4）注意避免大量食用含维生素K的食物，如猪肉、牛奶、包心菜、莴笋、芦笋、西兰花、菜花、奶酪、芥菜、菠菜、白萝卜、酸奶、豆制品、豆芽，因为维生素K是华法林的拮抗剂，经常服用这些食物可能造成INR、PT水平不稳定。

（5）避免肌肉注射及做可能会引起受伤的活动；使用软牙刷刷牙，不用牙线，预防牙龈出血；不用电剃刀；告诉患者静脉、肌肉注射后按压穿刺部位时间需延长，以预防出血和血肿的形成；告诉患者若有不正常的出血征象或淤青及时告诉医生。

（6）禁酒，不可自行服用药店里买的药，尤其注意阿司匹林和布洛芬等药物。

（7）强调实验室检查监测抗凝效果的重要性。

（8）如出现意识或语言、肢体活动障碍，任何部位出血，发热，疼痛，肿胀，怀孕或计划怀孕，及时向医生咨询。

（9）定期复查、指导患者及家属若患者感不适及时来院就诊。

十二、亚急性心内膜炎护理常规

（一）按内科疾病和循环系统疾病一般护理常规

（二）护理关键点

1. 发热。

2. 疼痛。

3. 并发症。

（三）护理评估

1. 发热评估　发热持续时间、有无乏力、盗汗、背痛和肌肉关节酸痛、脾大、杵状指等伴随症状。

2. 心脏评估　基础心脏病变，心脏杂音部位、强度及性质有无改变，12导联心电图有无心律失常，有无心功能不全症状。

3. 疼痛评估　疼痛部位、性质、持续时间和程度，有无诱因，缓解方式，判断栓塞征象。

4. 患者日常用药情况。

5. 重要脏器功能　有无高血压、冠心病、糖尿病及慢性支气管炎等。

6. 患者对疾病的认知程度，有无焦虑、恐惧。

7. 关注体温是否降至正常，血培养及血常规结果，血流动力学状态。

（四）护理措施

1. 发热护理　按第一篇第三章第九节"发热护理常规"。

2. 心脏护理

（1）观察患者精神状态、面色、皮温及颜色、指端循环等。

（2）观察生命体征，有无气急、胸闷、心悸、水肿、咳嗽加剧等心衰发作征兆。

（3）记出入量。

（4）大便通畅，嘱咐患者勿用力排便。

3. 疼痛护理　按第三章第八节"疼痛护理常规"。

4. 心理支持　保持环境安静舒适，向患者及家属解释疾病病因、过程和简单治疗方案。

5. 给药护理　一般选用青霉素或联合抗生素治疗，观察过敏、静脉炎、电解质紊乱、肝肾功能损害等不良反应，及时处理；注意观察停药后有无复发症状，患者对抗生素是否敏感。

6. 并发症护理

（1）心衰：①注意观察心衰的先兆症状，及时发现并通知医生；②高枕卧位或半卧位减轻心脏负荷，限制活动，注意休息；③控制患者摄钠量，控制输液速度，记录出入量；④突发心衰时立即端坐位，下肢下垂，湿化氧气吸入，遵医嘱给予扩血管、强心、利尿药物；⑤饮食注意少量多餐，因进食过饱会增加心脏负担，诱发心力衰竭。

（2）栓塞：评估有无栓塞症状，心脏超声可见巨大赘生物的病人，应绝对卧床休息，遵医嘱给予抗凝药物，防止赘生物脱落。观察病人有无栓塞征象：①胸痛、气急、发绀和咯血等症状，要考虑肺栓塞的可能；②腰痛、血尿等考虑肾栓塞的可能；③神志和精神改变、失语、吞咽困难、肢体功能障碍、瞳孔大小不对称，甚至抽搐或昏迷征象时，警惕脑血管栓塞的可能；④肢体突发剧烈疼痛，局部皮肤温度下降，动脉搏动减弱或消失要考虑外周动脉栓塞的可能。

（五）健康教育

1. 注意保暖，预防感染。
2. 饮食　高热量、高蛋白、高维生素，多饮温水。
3. 介绍心脏瓣膜的解剖生理知识，菌血症和败血症的病因和防治及长期用药的必要性和方法。
4. 注意口腔护理。如可能施行口腔手术（如：拔牙、扁桃体摘除术、上呼吸道手术或操作、泌尿、生殖、消化道侵入性诊治）或其他外科手术治疗前，应说明自己患有心瓣膜病、心内膜炎等病史，以预防性使用抗生素。
5. 定时服药，学会自我监测体温变化，有无栓塞表现，定期门诊随访。

十三、先天性心脏病护理常规

（一）按内科疾病和循环系统疾病一般护理常规

（二）护理关键点

1. 疼痛。
2. 出血。
3. 感染。
4. 心律失常。
5. 心衰。
6. 心源性休克。
7. 介入治疗。

（三）护理评估

按本节"不稳定型心绞痛护理常规"。

（四）护理措施

1. 体位与活动　根据病情决定活动方式。
2. 改善营养　以高蛋白、高维生素、高热量饮食为主，多食新鲜蔬菜及水果。
3. 心理护理　保持良好的心态，树立正确对待疾病、战胜疾病的信心。
4. 呼吸道护理　按"风湿性心脏病护理常规"相关内容。
5. 心血管系统护理
（1）观察生命体征、心律。

（2）关注电解质水平。

（3）肺动脉高压者根据医嘱是否使用前列腺素E。

6. 口腔护理　及时处理口腔疾患。

7. 做好术前常规检查　如协助胸片、心电图、B超、心脏彩超、食道超声等。

8. 介入治疗术前准备　备皮、宣教、排便、禁食禁饮6~8小时、建立静脉通路等。

9. 介入治疗术后评估及护理措施按"风湿性心脏病护理常规"。

（五）健康教育

1. 戒烟，注意口腔卫生，积极治疗牙周感染和口腔疾患。

2. 进高蛋白、富含维生素、粗纤维、易消化的食物，多吃新鲜水果、蔬菜，加强营养，保持大便通畅。

3. 出院后适当的活动，以散步为主，暂避免剧烈活动。注意劳逸结合，防寒保暖，预防感冒。

4. 适当锻炼，每日进行可耐受的活动，以不出现心悸、气促、乏力等症状为宜。

5. 植入封堵器患者忌做核磁共振。

6. 定时服药，介绍药物的名称、剂量、作用、用法和不良反应。

十四、主动脉夹层（胸、腹主动脉瘤）护理常规

（一）按内科疾病和循环系统疾病一般护理常规

（二）护理关键点

1. 疼痛。

2. 瘤体破裂。

3. 抗凝治疗。

4. 支架植入。

5. 感染。

（三）护理评估

1. 生命体征和疼痛。

2. 营养状况　有无贫血、低蛋白血症及患者的进食情况。

3. 心理、社会、精神状况。

4. 专科疾病症状、体征

（1）胸主动脉瘤：①疼痛：多为持续性钝痛，也有剧烈性刺痛；②若压迫气管和/或支气管，就会出现咳嗽、气急、呼吸困难，甚至肺不张；③若压迫交感神经，即出现Horner综合征：是以患侧眼球内陷、瞳孔缩小、上睑下垂、血管扩张及面颈部无汗为特征的一组交感神经麻痹症候群；④若压迫食管，造成吞咽困难；⑤若压迫左喉返神经，就能引起声音嘶哑；⑥若分别侵蚀胸椎和肋骨，使疼痛加剧；⑦胸主动脉瘤破裂时可出现急性胸痛、休克、血胸、心包填塞等很快死亡。

（2）腹主动脉瘤：①疼痛：多位于腹部、脐周、两肋部或腰部。性质为钝痛、胀痛、刺痛或刀割样疼痛；②压迫症状：肠道压迫可出现腹部不适、胀满感、恶心呕吐、排气排便停止等，类似肠梗阻症状；泌尿系统受压迫可出现腰部胀痛，甚至向腹股沟放射，也可表现为

剧烈腹痛，并可伴有血尿；③栓塞症状：腹主动脉血栓一旦脱落便成栓子，引起脏器或肢体的急性缺血症状，可出现剧烈腹痛、血便、血压下降、休克、肢体疼痛、苍白、发冷、动脉搏动减弱或消失，肢体瘫痪等；④腹部搏动性包块，可自觉脐周有跳动感，腹部可触及搏动性肿块；⑤典型的腹主动脉瘤破裂征：突然出现的中腹部或弥漫性腹痛；低血压，轻度至重度失血性休克；搏动性的腹部肿块消失。

5. 实验室检查及辅助检查结果　如出凝血时间、纤维蛋白原定量、血浆部分酶原测定、心脏彩超、选择性动脉造影等。

6. 用药情况，药物的作用及不良反应。

（四）护理措施

1. 体位与活动　卧床休息，活动幅度不宜过大。

2. 饮食　提高患者对手术的耐受性，营养不良的患者应补充高蛋白、高热量、高维生素的低脂饮食。

3. 保持大便通畅，术前晚灌肠。

4. 心理支持　保持良好的心态，正确对待疾病，避免情绪激动。

5. 呼吸道护理　按"风湿性心脏病（心脏瓣膜病）护理常规"相关内容。

6. 防止瘤体破裂　卧床休息，避免突然加大腹压的运动，如剧烈咳嗽、用力排便、屏气或剧烈运动。一旦患者感到疼痛加剧、范围扩大、面色苍白、出冷汗、血压下降、脉搏细速等可疑瘤体破裂症状，立即报告医生采取措施。

7. 双下肢血运观察　如附壁血栓脱落，可引起急慢性下肢缺血症状，患者可出现下肢疼痛，皮色苍白，皮温下降，感觉减弱，运动障碍，末梢动脉搏动消失。

8. 监测血压变化，控制血压于稳定状态，不宜过高或波动过大，以免瘤体破裂。

9. 介入治疗术后评估及干预　按本篇第六章第八节"心脏外科、主动脉疾病护理常规"。

（五）健康教育

1. 适当锻炼，每日进行可耐受的活动以不出现心悸、气短、乏力等症状为宜。

2. 高热量，高蛋白，富含维生素易消化的饮食，保持大便通畅。

3. 保持良好精神状态，积极面对疾病。

4. 保持良好的心理素质，避免情绪激动、注意保暖，预防感冒。

5. 介绍肝素药物使用的注意事项，避免出血和碰撞、受伤。

6. 注意控制血压、积极治疗高血压等原发病。

7. 支架置入患者应按医嘱定时服药、定期复查。

十五、心包炎护理常规

（一）按内科疾病和循环系统疾病一般护理常规

（二）护理关键点

1. 发热。

2. 疼痛。

3. 心包填塞。

4. 心包积液、穿刺引流。

（三）护理评估

1. 发热评估　发热起因及持续时间、有无畏寒、多汗、困乏、食欲缺乏等，非感染性心包炎的毒血症状较轻，肿瘤性者可无发热。

2. 心前区疼痛　主要见于纤维蛋白性心包炎阶段。疼痛部位在心前区或胸骨后，亦可向左臂、左肩、左肩胛区或上腹部放散。呈尖锐的剧痛或沉重的闷痛、可随呼吸、咳嗽、吞咽、体位改变而加重。心包膜脏层无痛觉神经，只有在左侧第五、六肋间水平面以下的壁层心包膜有痛觉纤维，所以当心包炎累及该部或合并有膈胸膜炎时方出现疼痛。急性非特异性心包炎常伴胸膜炎，疼痛显著。结核性及尿毒症性心包炎时，疼痛较轻。

3. 心包积液压迫症状　心包填塞时，因腔静脉瘀血可出现上腹胀痛、呕吐、下肢水肿等，肺瘀血时可引起呼吸困难。动脉血压显著下降时可见面色苍白、烦躁不安等休克症状。大量心包积液压迫气管可产生激惹性咳嗽，如压迫肺或支气管可使呼吸困难加重。喉返神经、膈神经受压时可分别出现声音嘶哑、呃逆症状，食管受压则可有吞咽困难。

4. 重要脏器功能　有无高血压、冠心病、糖尿病及慢性支气管炎等。

5. 患者对疾病的认知程度，有无焦虑、恐惧。

6. 关注体温是否降至正常，血培养及血常规结果，血流动力学状态。

（四）护理措施

1. 急性心包炎患者主要表现为心前区尖锐的剧痛或沉重的闷痛。可放射至左肩，疼痛可随呼吸或咳嗽加剧。应十分重视患者的主诉并及时给予处理。

2. 呼吸困难为急性心包炎最突出症状，为慢性缩窄性心包炎最主要症状。护理人员应密切观察患者呼吸频率及节律，按第一篇第三章第五节"呼吸困难护理常规"。

3. 密切观察心包积液的变化，及时汇报病情变化，并遵医嘱及时处理。心包积液量超过300ml或积液发生较迅速时，可出现下列体征：

（1）心包积液本身体征：心浊音界向两侧迅速扩大，并可随体位改变，如坐位时下界增宽，平卧时心底部第二、三肋间增宽，心尖搏动位于心浊音界内减弱或消失。心音遥远，心率增快。有时在胸骨左缘第三、四肋间隙听到舒张早期附加音，亦称心包叩击音，与第一、二心音构成三音心律，此因心室舒张受限，进入心室血流突然受阻，形成旋涡冲击心室壁所产生。

（2）心包填塞征：急性心包填塞时，心搏出量明显下降，心率加快，脉搏细弱，动脉收缩压下降，脉压减少，严重者可出现休克。慢性心包填塞时，静脉淤血征象明显，可有颈静脉怒张而搏动不显，且在吸气期更明显，肝颈静脉回流征阳性，肝脏肿大伴压痛及腹水，下肢水肿；可发现奇脉，即吸气时脉搏减弱或消失，呼气时脉搏增强或重视，听诊血压时，可发现呼气期收缩压较吸气期高出10mmHg以上。

（3）左肺受压征：心包积液多从横膈上的心包腔先开始积聚，而后充满胸骨后的心包腔大量心包积液时，膨胀的心包腔可压迫肺及支气管，体检时可发现左肩胛的内下方有一浊音区，并伴有语颤增强及支气管性呼吸音。当患者出现心脏填塞征象时可出现静脉压升高，动脉压降低，严重者可出现休克。由于渗液积聚还可出现体循环瘀血征，如肝-颈回流征阳性、胸腹水，面部及下肢水肿。患者常伴有奇脉，并注意有无心律失常发生。

4. 心理支持　保持环境安静舒适，向患者及家属解释疾病病因、过程和简单治疗方案。

5. 给药护理　一般选用青霉素或联合抗生素治疗，观察过敏、静脉炎、电解质紊乱、肝肾功能损害等不良反应，及时处理。注意观察停药后有无复发症状，患者对抗生素是否敏感。

（五）健康教育

1. 介绍放置心包引流管的重要性，不要随意移动引流管。
2. 床上活动、翻身或下床时应寻求他人帮助，以防引流管受压、扭曲或堵塞、滑出等。
3. 当发生呼吸急促、胸痛或连接处脱开时要立即报告。

十六、心律失常的护理常规

（一）按内科疾病和循环系统疾病一般护理常规

（二）护理关键点

1. 胸闷、气紧、头晕、乏力。
2. 抗凝治疗。
3. 介入治疗（起搏器植入术或射频消融术）。
4. 心输出量减少、活动无耐力。
5. 阿－斯综合征。
6. 有受伤的危险。
7. 焦虑、恐惧。
8. 猝死、心力衰竭。

（三）护理评估

1. 生命体征、血氧饱和度。
2. 不适的评估。
3. 每天床边12或18导联心电图，以评估心律及节律的变化。
4. 简短而有目的病史采集和体征评估。
5. 血常规、凝血功能、电解质等。
6. 24小时动态心电图。
7. 患者日常用药情况，药物不良反应的观察。
8. 备好抢救用物，包括各种抢救药品和抗心律失常药物及各种抢救器械，如除颤仪、氧气、起搏器等要处于备用状态。

（四）护理措施

1. 生命体征监测　发现异常应报告医师协助采取积极的处理措施。安放电极片前注意清洁皮肤，放置时避开胸骨右缘及心前区，以免影响做心电图及电复律；定期更换电极，观察有无皮肤发红、痒等过敏情况，必要时予抗过敏药物。
2. 必要时吸氧。
3. 测量各种心律失常脉搏时，每次测量时间不少于1分钟，必要时给予心电、血压监护。
4. 体位与休息　适当休息，症状（胸闷、气紧、头晕、乏力、心绞痛等）明显者应卧床，避免跌倒，采取高枕卧位、半卧位或其他舒适卧位，尽量避免左侧卧位，因左侧卧位时病人常能感觉到心脏的搏动而使不适感加重。病情好转后再逐渐起床活动；对于偶发、无器质性心脏病的心律失常，不需卧床休息，注意劳逸结合。

5. 饮食　饱食、刺激性饮食、嗜烟酒等均可诱发心律失常，应选低脂、易消化、清淡、富营养、少量多餐饮食；合并心力衰竭及使用利尿剂时应限制钠盐的摄入，多进含钾的食物，以减轻心脏负荷和防止低血钾症而诱发心律失常。

6. 心理护理　向患者介绍有关疾病知识，做好心理疏导，特殊检查要向病人解释其注意事项，鼓励病人消除顾虑配合检查，平时多与病人交流及沟通，及时排解消极情绪，必要的解释和安慰，消除病人焦虑、恐惧情绪。

7. 给药护理　口服药应按时按量服用。静脉注射药物（如普罗帕酮、维拉帕米）时速度要缓慢，静滴速度严格按医嘱执行，执行时监测心电图。注意用药过程中及用药后的心率、心律、血压、脉搏、呼吸、意识，判断疗效和有无不良反应。

（1）洋地黄类药物（如毛花苷C）：按本节"房颤护理常规"。

（2）β受体阻断剂（美托洛尔等）：按本节"房颤护理常规"。

（3）钙拮抗剂（维拉帕米等）：按本节"房颤护理常规"。

（4）利多卡因：不良反应有嗜睡、眩晕、感觉异常、视物模糊，严重者可有谵妄、昏迷等。

（5）胺碘酮：肺纤维化是其最严重的不良反应，还可以发生转氨酶升高、光过敏、角膜色素沉着，甲状腺功能亢进或减退，胃肠道反应如恶心、呕吐、排便习惯改变，心脏方面反应如心动过缓、房室传导阻滞或因QT间期过度延长而致尖端扭转型室速。静脉使用易发生静脉炎。

（6）腺苷：可有胸部压迫感、呼吸困难、面部潮红、窦性心动过缓、房室传导阻滞等不良反应，但持续时间通常短于1分钟。

（7）低分子肝素及华法林：观察有无出血倾向，如皮下血肿、牙龈出血、消化道出血、泌尿道出血。服用华法林期间需密切监测INR（2.0～3.0）。

8. 必要时建立静脉通道，备好纠正心律失常的药物及其他抢救药物、除颤器临时起搏器等。监测电解质及酸碱平衡情况，密切观察病人的意识状态、生命体征、皮肤黏膜情况等。一旦发生猝死的表现如意识突然丧失、抽搐、大动脉搏动消失、呼吸停止，立即实施抢救，如心脏按压、人工呼吸、电复律或配合临时起搏等。

9. 对症护理

（1）阿-斯综合征抢救配合：①叩击心前区和进行胸外心脏按压、通知医师、备齐各种抢救药物及用品；②静脉推注异丙肾上腺素或阿托品；③心室颤动时积极配合医师作电击除颤，或安装人工心脏起搏器。

（2）心脏骤停抢救配合：①同阿-斯综合征抢救配合；②保证给氧，保持呼吸道通畅，必要时配合医师行气管插管及应用辅助呼吸器，并做好护理；③建立静脉通道，准确、迅速、及时地遵医嘱给药；④脑缺氧时间较长者，头部可置冰袋或冰帽；⑤注意保暖，防止并发症；⑥监测记录24小时出入量，必要时留置导尿；⑦严密观察病情变化，及时填写特别护理记录单。

（3）室上性心动过速发作较频，再次发作时间较短者，可进行：①刺激咽部，诱发恶心；②深吸气后屏气，再用力做呼气动作；③按压一侧颈动脉窦5～10秒钟。

（4）电复律患者应做好复律前、中、后的护理。

（5）人工心脏起搏见人工心脏起搏器安装术护理。

（五）健康教育

1. 积极防治原发疾病，了解心律失常的常见病因、诱因及防治知识；避免各种诱发因素，如：发热、疼痛、饮食不当、睡眠不足等。

2. 适当休息与活动　无器质性心脏病者应积极参加体育锻炼，调整自主神经功能，器质性心脏病病人可根据心功能情况适当活动，注意劳逸结合。

3. 避免情绪波动，戒烟、酒，不宜饮浓茶、咖啡。

4. 加强锻炼，预防感染。

5. 有晕厥史的病人避免从事驾驶、高空作业等有危险的工作，有头晕、黑蒙时立即平卧，以免晕厥发作时摔伤。

6. 学会自数脉搏的方法以利于自我监测病情；对反复发作严重心律失常，危及生命者，其家属学会心肺复苏术以备急用。

7. 安装人工心脏起搏器患者应随身携带保健卡。

8. 理解坚持服药的重要性。坚持服药，不可自行减量或撤换药物，或中断治疗，对应用某些药物（抗心律失常药、排钾利尿剂等）告知如出现胸闷、心悸或原来症状再出现、肢体乏力、胃肠胀气等症状时应及时就医。

9. 定期随访，检测心电图，随时调整治疗方案，如有不适，及时随诊，以便及早发现病情变化。

10. 射频消融术后　注意进食软、易消化的食物。注意穿刺部位，避免右下肢用力，如局部突然出现胀痛，应及时停止活动并制动，告知医护人员。出院后继续服用华法林的需宣教用药注意事项。

十七、心血管神经症护理常规

（一）按内科疾病和循环系统疾病一般护理常规

（二）护理关键点

1. 心悸。
2. 呼吸困难。
3. 焦虑。
4. 并发症。

（三）护理评估

1. 生命体征的变化。
2. 神志及意识状态，有无心悸加剧、胸闷胸痛等情况。
3. 观察药物使用效果。
4. 注意心律及精神状态的观察。

（四）护理措施

1. 休息　早期患者宜适当休息，尤其是工作过度紧张者。对心率较快、症状明显或伴有脏器损害表现者应充分休息。通过治疗心率稳定在一般水平，无明显脏器功能损害者，除保证足够的睡眠外可适当参加力所能及的工作，并提倡适当的体育活动，如散步、做操、打太极拳等，不宜长期静坐或卧床。

2. 饮食 应适当控制钠盐及动物脂肪的摄入，避免高胆固醇食物。多食含维生素、蛋白质的食物，适当控制食量和总热量，以清淡、无刺激的食物为宜。忌烟酒。

3. 心理护理 了解患者的性格特征和有无引起精神紧张的心理社会因素，根据患者不同的性格特征给予指导，训练自我控制的能力，同时指导亲属要尽量避免各种可能导致患者精神紧张的因素，尽可能减轻患者的心理压力和矛盾冲突。

4. 心率的监测 持续观察心率。当心悸加剧时，应及时与医师联系并给予必要的处理。如发现患者心悸严重，同时出现胸闷、胸痛等症状时，立即通知医师并让患者卧床、吸氧，如患者躁动行为，则应注意安全。

5. 心悸的护理

（1）注意心律、心率的变化：对心律失常引起的心悸的病人，应测量心律、心率、血压，必要时做心电图和血压的监护。

（2）严密观察病情：严重心律失常的病人，应卧床休息，进行心电监护。

6. 常见并发症 焦虑症、抑郁症（严重可自杀）、失眠症等。

（五）健康教育

1. 了解心脏神经官能症的知识，合理安排生活，注意劳逸结合。

2. 了解本症的性质以及解除思想顾虑，坚持长期规则治疗和保健护理。

3. 给药护理

（1）忌突然停药。长期服用药物的患者，如果突然减量或停药，可使心悸、胸闷、胸痛症状加重。

（2）忌服药量过大，遵医嘱用药。

（3）避免各种不良刺激的影响。

（4）注意饮食控制与调节，减少钠盐、动物脂肪的摄入，忌烟、酒。

4. 适当体育锻炼，具体的运动方式和持续时间可视患者的年龄、体力和病情轻重而定，一般以轻柔的太极拳、气功、散步等为宜。运动时应以不觉累为原则，切忌盲目地加大运动量，更不可急于求成。

5. 定期随访。

第四节　消化系统疾病护理常规

一、消化系统疾病一般护理常规

1. 按内科疾病一般护理常规。

2. 入院接待 关注患者的需求，满足患者的需要。解释第二天抽血、胃肠镜检查、B超、X线检查前注意事项。告知患者24小时内需留取血、尿、便标本的常规检查。

3. 基础护理 对上消化道大出血、肝性脑病、肝硬化晚期、重症胰腺炎及生活不能自理患者提供生活照顾；注意保暖，避免受凉，防坠床。

4. 休息与活动

（1）根据上消化道出血的程度而决定休息及体位，精神上的安静和减少身体活动有利于减少或停止出血。少量出血者应卧床休息；大出血者绝对卧床休息，协助病人取舒适的体位并定时变换体位，注意保暖，治疗和护理工作应有计划集中进行，以保证病人的休息和睡眠。病情稳定后，逐渐增加活动量。

（2）重症胰腺炎病人应绝对卧床休息，以降低机体代谢率，增加脏器血流量，促进组织修复和体力恢复。协助病人取弯腰、屈膝侧卧位，以减轻疼痛。

（3）危重及进行特殊治疗的患者，如肝硬化晚期、肝性脑病等，应绝对卧床休息。

（4）轻症及重症恢复期患者可适当活动。

5. 饮食护理　根据病情合理安排饮食，保持营养均衡。定时进餐，少食多餐，饮食宜清淡消化，避免过冷、过热、过酸等刺激的食物。肝功能显著损害并有血氨偏高或肝性脑病先兆者，应限制或禁止蛋白质摄入；食管胃底静脉曲张者宜以无渣的软食为宜；消化道急性活动性出血期间禁食。戒烟、戒酒。

6. 排泄护理　指导患者观察大便的量、性状、次数，掌握有无继续出血的征象。一旦出现黑粪次数增多、粪质稀薄或呈暗红，应考虑再出血，立即就医。

7. 给药护理　根据医嘱给予药物治疗，并注意观察药效及不良反应。

（1）抗酸药：如氢氧化铝凝胶等，应在饭后1小时和睡前服用。服用片剂时应嚼服，乳剂给药前应充分摇匀。抗酸药应避免与奶制品同时服用。酸性的食物及饮料不宜与抗酸药同服。长期服用可引起严重便秘、代谢性碱中毒与钠潴留，甚至造成肾损害。若服用镁制剂则易引起腹泻。

（2）H_2受体拮抗剂：药物应在餐中或餐后即刻服用，也可把1天的剂量在睡前服用。若需同时服用抗酸药，则两药应间隔1小时以上。若静脉给药应注意控制速度，速度过快可引起低血压和心律失常。

（3）质子泵抑制剂：奥美拉唑可引起头晕，特别是用药初期，应嘱病人用药期间避免开车或做其他必须高度集中注意力的工作。兰索拉唑的主要不良反应包括荨麻疹、皮疹、瘙痒、头痛、口苦、肝功能异常等，轻度不良反应不影响继续用药，较为严重时应及时停药。泮托拉唑的不良反应较少，偶可引起头痛和腹泻。

（4）生长抑素：临床使用的14肽天然生长抑素，用法为首剂250μg缓慢静注，继以250μg/h持续静滴；生长抑素的人工合成制剂奥曲肽，常用首剂100μg缓慢静注，继以25~50μg/h持续静注。

8. 专科观察要点

（1）严密观察消化道出血病人的神志、面色、生命体征、大小便等，准确判断出血量，及时发现休克征象，纠正循环衰竭。

（2）及时了解有无恶心、呕吐、腹痛、腹泻、便秘、呕血、黑便、便血等。

（3）呕吐、严重腹泻时，应严密观察血压、脉搏、呼吸、体温、神志，并详细记录次数、量、性质、颜色、气味，呕吐有无隔夜宿食，保持水、电解质、酸碱平衡，必要时留取标本送检。

（4）腹痛、腹胀者，注意观察其部位、程度、性质、持续时间、缓解方式及与饮食的关系，如有病情变化及时报告医师处理。

9. 心理护理　进行有效的沟通疏导，使病人正确面对生活压力，保持良好情绪对消化系统疾病的重要性。

10. 健康教育

（1）加强健康指导，指导病人合理饮食，定时、定量规律进餐，少食或忌食生冷、刺激性及油腻食物，节制烟酒。

（2）依据病情及药物性质不同，指导病人正确服用各种药物。

（3）生活起居有规律，劳逸结合，保持乐观情绪，保证身心休息；避免长期精神紧张、过度劳累。

（4）当需要进行内镜检查、内镜治疗、肝脾穿刺活检、经皮肝穿刺介入疗法等时，应做好术前准备、术中配合及术后护理工作。

（5）识别消化道出血的指征并及时就诊。

（6）指导慢性消化系统疾病患者掌握发病的规律性，复发和并发症的常见诱因与症状，定期复诊的时间。

二、慢性胃炎护理常规

（一）按内科及消化系统疾病一般护理常规

（二）护理关键点

1. 上腹痛或不适。

2. 食欲缺乏。

3. 饱胀。

4. 反酸、嗳气。

5. 恶心、呕吐。

6. 消化不良。

7. 上消化道出血。

8. 幽门螺旋杆菌用药。

9. 胃镜护理。

10. 教育需求。

（三）护理评估

1. 基础生命体征。

2. 营养状况　有无贫血、食欲缺乏、消化不良等情况。

3. 患者对疾病的认知程度，有无焦虑、恐惧。

4. 病情及主要症状　有无上腹胀痛或不适；有无食欲缺乏；有无反酸、嗳气；有无恶心、呕吐；有无呕血与黑便，并观察与记录：量、次数、颜色、性状；有无消化不良及食欲减退；有无贫血及出血。

5. 实验室检查　胃镜及胃黏膜活体组织检查，幽门螺旋杆菌检测，血清学检查，胃液分析。

6. 用药情况　药物的作用、副作用。

（四）护理措施

1. 一般护理措施

（1）休息与活动:指导病人急性发作时应卧床休息，病情缓解时，适当的锻炼，以增强机体抵抗力。

（2）饮食指导:向患者说明摄取足够营养素的重要性，鼓励病人定时进餐、少量多餐、细嚼慢咽；以高热量、高蛋白、高维生素、易消化的饮食为原则，避免过咸、过甜、过辣的刺激性食物；并制定饮食计划：增加食物的色、香、味、刺激食欲。

2. 症状护理：疼痛、反酸、嗳气、恶心、呕吐、呕血与黑便详见本节"一、消化系统疾病常见症状护理常规"。

3. 给药护理　遵医嘱给病人根治幽门螺旋杆菌时，注意观察药物的疗效及不良反应。

（1）胶体铋剂：枸橼酸铋钾（缩写CBS）为常用剂，在酸性环境中方起作用，故宜在饭前半小时服用，服CBS过程中可使牙齿为黑，可用吸管直接吸入。

（2）抗菌药物：幽门螺旋杆菌用药（详见消化性溃疡用药）。

4. 心理护理　给予心理支持，保持良好的心态，积极应对疾病。减少患者及家属的担心。

（五）健康教育

1. 疾病知识指导　介绍本病有关病因，指导避免诱发因素，教育病人保持良好的心理状态，生活要规律，合理安排工作和休息时间，注意劳逸结合，积极配合治疗。

2. 饮食指导　加强饮食卫生和饮食营养，养成有规律的饮食习惯，避免过冷、过热、辛辣等刺激性食物及浓茶、咖啡、等饮料；嗜酒者应戒酒。

3. 用药指导　根据病人的病因、具体情况进行指导，避免使用对胃黏膜有刺激的药物，必须时服用制酸类药物或胃黏膜保护剂；介绍药物的不良反应，如有异常及时复诊，定期门诊复查。

三、消化道出血护理常规

（一）按内科及消化系统疾病一般护理常规

（二）护理关键点

1. 呕血。
2. 黑便。
3. 大出血处理。
4. 休克。
5. 深静脉置管护理。
6. 药物使用。
7. 安全护理。
8. 肠镜的护理。
9. 胃镜的护理。
10. 胶囊内镜的护理。

（三）护理评估

1. 基础生命体征观察

（1）体温：大量出血后，多数患者在24小时内出现低热，一般不超过38.5℃，持续3~5天。

（2）血压、脉搏：出血时脉搏先加快，血压再下降；注意测量坐卧位血压和脉搏（如果患者卧位改坐位血压下降大于15~20mmHg，心率上升大于10次/分提示血容量明显不足，是紧急输血的指征）。

2. 饮食　出血期禁食，关注补液量是否恰当，以防血容量不足。恢复期根据医嘱给予适当饮食，如流质等。

3. 心理护理　安慰鼓励患者，出血患者急需心理支持，保持情绪稳定，解除焦虑及恐惧。

4. 症状及体征观察

（1）再出血的观察

1）上消化道出血：①反复呕血，甚至呕吐物由咖啡色转为鲜红色；②黑便次数增多且粪质稀薄，色泽转为暗红色，伴肠鸣音亢进；③周围循环衰竭的表现经补液、输血而未改善，或好转后又恶化，血压波动，中心静脉压不稳定；④红细胞计数、血细胞比容、血红蛋白测定不断下降，网织红细胞计数持续增高；⑤在补液足够、尿量正常的情况下，血尿素氮（blood urea nitrogen，BUN）持续或再次增高；⑥门静脉高压的患者原有脾大，在出血后常暂时缩小，如不见脾恢复肿大亦提示出血未止。

2）下消化道出血：大便次数、颜色（血便、黑便、柏油样、黏液血便）和性状（成形、糊状、稀便、水样）。

（2）出血严重程度的估计：成人每日消化道出血5～10ml粪便隐血试验出现阳性；50～70ml以上可出现黑便；胃内积血量在250～300ml可引起呕血；一次出血量＜400ml时，一般不引起全身症状；出血量超过400～500ml，可出现全身症状，如头昏、心慌、乏力等；短时间内出血量超过1000ml，可出现周围循环衰竭表现，如口干、意识变化、休克等。

（3）精神和意识状态的观察：精神好，神志清楚，提示出血量较小，出血速度慢；精神萎靡、烦躁不安，重者反应迟钝、意识模糊，提示出血量大，出血速度快，严重者出现失血性休克。

（4）皮肤和甲床色泽的观察：出血量小，皮肤、甲床色泽无明显改变；如出现面色苍白，皮肤湿冷，呈灰白色或紫灰花斑，施压后退色经久不能恢复，甲床苍白，提示出血量大，严重者出现失血性休克。

（5）观察伴随的腹部体征，尿量（有无急性肾衰竭及血容量补充是否足够）和出入量。

5. 实验室和特殊检查结果　血红蛋白浓度、血尿素氮、红细胞计数、网织红细胞、大便常规、大便隐血、肝肾功能、电解质水平。

6. 血色素情况　血色素9～11g/dl为轻度贫血，7～9g/dl中度贫血，5～7g/dl重度贫血；血色素＜8g/dl有输血指征。

7. 评估可能引起出血的部位，遵医嘱予辅助检查：胃镜、肠镜、计算机X射线断层造影术（computed tomography，CT），必要时行消化道X线钡剂造影检查、数字减影血管显像技术（digital subtraction angiography，DSA）等。

8. 用药的观察　根据引起上消化道出血的主要原因分为非静脉曲张上消化道出血和静脉曲张上消化道出血，应用的止血药物亦不同。非静脉曲张上消化道出血主要止血药物有H_2受体拮抗剂，质子泵抑制剂。静脉曲张上消化道出血主要止血药物有血管加压素，生长抑素。用药过程中要观察注意药物的不良反应。

（四）护理措施

1. 体位及活动

（1）急性出血期予侧卧位或平卧头偏向一侧以防窒息，休克患者平卧位床栏拉起。

（2）少量出血者应卧床休息；大量出血者绝对卧床休息，协助患者取舒适体位并定时变换体位，治疗和护理工作有计划集中进行。出血停止后逐渐增加活动量。

2. 安全护理　轻症患者可起身稍事活动，可上厕所大小便。但有活动性出血时指导患者用便器床上大小便。指导患者坐起、站起时动作缓慢，出现头晕、心慌、出冷汗时立即卧床休息并告知护士。重症患者床边悬挂防跌倒警惕牌，用床栏加以保护。

3. 饮食　禁食患者做好口腔护理，解释禁食的目的。饮食从流质—无渣（低纤维）半流—低纤维普食，渐进恢复饮食。急性大出血伴恶心、呕吐者应禁食。少量出血无呕血者，可进温凉、清淡流质。出血停止后改为营养丰富、易消化、无刺激性半流质、软食，少量多餐，逐步过渡到正常饮食。

4. 心理护理　经常巡视，大出血时陪伴病人，使其有安全感。抢救工作迅速而不忙乱，以减轻病人的紧张情绪。呕血或解黑便后及时清除血迹、污物，以减少对病人的不良刺激。解释各项检查、治疗措施，听取并解答病人或家属的提问，以减轻他们的疑虑，让病人保持良好的心态，正确对待疾病。

5. 观察出血情况　无呕血黑便（出血后的3天大便一般都还是黑色的）、无肠鸣音亢进、BUN逐渐下降、血色素和红细胞计数无持续下降、网织红细胞无持续上升、血容量补充足够的情况下尿量不少。排便必须先看后冲，正确记出血量、尿量。

6. 评估可能引起出血的原因及部位，如溃疡出血、肠系膜血管畸形出血、术后吻合口出血、门脉高压出血等等。

7. 遵医嘱行特殊检查

（1）内镜止血：见胃镜与镜下止血护理常规。

（2）肠镜术前术后的护理：按"临床常见诊疗技术护理常规"相关内容。

（3）小肠仿真CT、胶囊内镜前做好胃肠道清洁工作。

（4）行小肠DSA的患者做好术前后护理。

（5）大出血的急救

1）患者有呕血、便血等出血病史，出现面色苍白，表情淡漠，出冷汗，脉搏细速，肠鸣音亢进，应首先考虑有出血情况，严密观察血压。

2）患者出现呕血，立即去枕平卧，头偏向一侧，绝对卧床，禁食，及时备吸引器。

3）立即通知值班医生或主管医师。

4）迅速建立静脉通路（留置针或大号针头），同时抽血型、交叉配血，如已有输液患者，则加快输液速度，如已有备血者立即取血。

5）测血压、脉搏、体温，每隔15～30分钟监测一次并做好记录。

6）给予吸氧，保持呼吸道通畅，同时注意保暖。按医嘱给予止血药及扩容药。

7）密切观察病情变化，注意呕吐物、大便的颜色、性质、量，做好记录。

8）食道静脉曲张破裂出血，备好三腔二囊管，配合医生插三腔管进行止血。

9）正确记录24小时出入量，必要时留置导尿，做好重病护理记录，做好心理护理，消除紧张焦虑情绪。

10）如经内科治疗出血不止，应考虑手术治疗，做好术前准备。

8. 三腔二囊管的使用　按本节"肝硬化护理常规"。

9. 给药护理

（1）上消化道出血

1）非静脉曲张上消化道出血主要止血药物

a．H$_2$受体拮抗剂：临床常用法莫替丁、雷尼替丁、西咪替丁。用药后注意药物不良反应的观察：法莫替丁引起的不良反应较少，最常见的有头痛、头晕、便秘和腹泻，偶见皮疹、荨麻疹等。雷尼替丁静脉注射后部分患者出现面热感、头晕、恶心、出汗及胃刺激，持续10分钟可自行消失。有时在静脉注射部位出现瘙痒、发红，1小时后症状消失。对肝有一定毒性，但停药后即可恢复。西咪替丁由于在体内分布广泛，药理作用复杂，故副作用及不良反应较多。较常见的有头痛、头晕、疲乏、嗜睡、心动过缓、面部潮红、腹泻、腹胀、口苦、口干、白细胞或粒细胞减少、血清氨基转移酶轻度升高等，用药剂量较大（每日在1.6g以上）时可引起男性乳房发育、女性溢乳、性欲减退、阳痿、精子计数减少等，停药后即可消失"。

b．质子泵抑制剂：临床常用奥美拉唑、泮托拉唑、雷贝拉唑等。用药后注意药物不良反应的观察：奥美拉唑引起的不良反应主要为恶心、胀气、腹泻、便秘、上腹痛等。长期使用可引起高胃泌素血症。泮托拉唑引起的不良反应少，偶可引起头痛和腹泻。雷贝拉唑可引起头能、腹泻、恶心、皮疹、鼻炎、腹痛、乏力、胀气、口干等不良反应，停药后可消失。

2）静脉曲张上消化道出血主要止血药物

a．垂体后叶素，为常用降低门静脉压力的药物。垂体后叶素加入5%葡萄糖500ml中以0.2U/min持续静滴，根据治疗反应，可逐渐增加至0.4U/min。引起的主要不良反应有面色苍白、出汗、心悸、胸闷、腹痛、水样腹泻、过敏性休克等。如患者出现过敏性休克，则立即停药，按过敏性休克进行抢救。如患者用药过程中腹痛剧烈，腹泻频繁，可同时加用654-2静滴。如患者用药过程中出现胸闷、心悸等不适，可同时用硝酸甘油静滴或舌下含服。

b．生长抑素：临床常用奥曲肽和生长抑素。奥曲肽和施他宁静推时需注意药物的连续性、速度、副反应。静推生长抑素前需先缓慢静推250μg，停止用药如超过5分钟应重新静推250μg。奥曲肽引起的主要不良反应有注射部位疼痛或针刺感，一般可于15分钟后缓解。消化道不良反应有厌食、恶心、呕吐、腹泻、腹部痉挛疼痛等，偶见高血糖、胆石形成等。生长抑素静脉注射时偶有暂时性脸红、眩晕、呕吐，慢速推注或调整静脉滴注速度，可减少这些反应的发生。对于胰岛素依赖型糖尿病人可引起短暂的低血糖或2～3小时后出现高血糖，故使用时应每3～4小时检测血糖。

（2）下消化道出血：①凝血酶保留灌肠有时对左半结肠出血有效；②血管活性药物应用：垂体后叶素、生长抑素静脉滴注可能有一定作用。如作动脉造影，可在造影完成后动脉输注血管加压素0.1～0.4U/min，对右半结肠及小肠出血止血效果优于静脉给药；③遵医嘱其他药物治疗。

10．手术前准备　按本篇第六章第一节"外科疾病一般护理常规"。

11．并发症的观察与护理

（1）失血性休克：早期体征有脉搏细速，脉压变小，血压可因机体代偿作用而正常甚至一进偏高，此时应特别注意血压波动，并予以及时抢救，否则血压将迅速下降。呈现休克状态时，患者表现为面色苍白、口唇发绀、呼吸急促，皮肤湿冷，呈灰白色或紫灰花斑，施压后退色经久不能恢复，体表静脉塌陷；精神萎靡、烦躁不安，重者反应迟钝、意识模糊；收缩压下降至80mmHg以下，脉压差小于25～30mmHg，心率加快至120次/分以上。休克时尿量减少，若补足血容量后仍少尿或无尿，应考虑并发急性肾衰竭。

（2）窒息：主要表现为烦躁不安、出汗、面色苍白、口唇发绀、鼻翼翕动、喉鸣音、脉搏弱而快、"三凹"症状，严重者可有血压下降，瞳孔散大。当患者呕血与使用三（四）腔二囊管时，要严密观察有无窒息的发生。

（五）健康教育

1. 头晕乏力者以卧床为主，体能允许者可适量活动，避免重体力劳动。避免长期精神紧张，过度劳累。

2. 掌握正确饮食的重要性。近期避免进食粗糙、多纤维、坚硬、油炸、过酸过辣过烫、过冷等刺激性食物，少量多餐避免过饱。不要饮用浓茶和咖啡。

3. 戒烟戒酒。

4. 养成便后观察大便的习惯。

5. 介绍各项检查的目的及注意事项。

6. 注意其他药物的使用，应尽量少用或不用对胃有刺激性的药物，如必需使用时，应加用保持胃黏膜药物。介绍正确服用药物的目的和方法，药物的作用及副作用。

7. 识别出血的症状，如出现排黑便、头晕、眼花等症状时，及时就诊。

8. 积极治疗原发病，定期门诊随访。

四、消化性溃疡护理常规

（一）按内科及消化系统疾病一般护理常规

（二）护理关键点

1. 疼痛。

2. 出血。

3. 休克。

4. 穿孔。

5. 幽门螺杆菌用药。

6. 胃镜的护理。

7. 肠镜的护理。

8. 知识缺乏。

（三）护理评估

1. 根据入院方式（步行、轮椅或平车），初步判断患者一般情况。

2. 测量生命体征　脉搏、血压、呼吸、体温。

3. 评估面色　观察有无贫血貌及休克征象。

4. 既往疾病史、手术史、用药史、饮食习惯、抽烟喝酒史、营养状况、最近劳累的程度等。

5. 询问呕血、黑便的次数、量及性状。

6. 评估此次发病的原因，心理状况、家庭支持情况及家族史。常见消化性溃疡的病因有：幽门螺杆菌感染（HP感染）、使用非甾体类消炎药、胃酸/胃蛋白酶自身消化、遗传因素、胃十二指肠运动异常、应急紧张、抽烟喝酒等。

7. 鉴别呕血与咯血（见表5-4-1）。

8. 鉴别上消化道或下消化道出血　颜色、量、pH、疾病史等。

9. 结合症状和体征可能的出血部位。

10. 评估腹痛的规律性　胃溃疡的痛痛多在餐后1小时内出现，经1~2小时后逐渐缓解，直至下餐进食后再反复出现上述节律；十二指肠多发生在两餐之间发生，持续不减直至下餐进食或服用抗酸剂后缓解，可发生在夜间或凌晨1点左右。

11. 评估患者有无反酸、嗳气、烧心、上腹饱胀感、恶心、呕吐及食欲减退等消化不良症状。

12. 实验室检查情况，关注血红蛋白的变化。

表5-4-1　呕血与咯血的鉴别要点

项　目	咯　血	呕　血
出血途径	经气管咯出	经食管呕出
颜色及性状	泡沫状，色鲜红	无泡沫，暗红色或咖啡色
pH	呈碱性反应	呈酸性反应
前驱症状	咯血前常喉部瘙痒	呕血前常有上腹部不适及恶心
出血后	血痰	黑便
病史	肺或心脏病史	胃或肝病史

（四）护理措施

1. 伴有出血的患者按"上消化道出血护理常规"。

2. 恢复期应根据医嘱给以适当饮食，比如：流质、无渣半流等。饮食从流质——无渣（低纤维）半流——低纤维普食。

3. 心理护理　宣教患者及家属保持良好的心态，正确对待疾病，避免情绪紧张。

4. 排便后应先看后冲，观察是否有出血；正确记录尿量。

5. 遵医嘱给予胃镜、肠镜、消化道造影、胶囊内镜等检查，如有出血做好内镜止血或外科手术准备；告知检查前后的注意事项。

6. 药物治疗

（1）生长抑素：奥曲肽和生长抑素。静推时注意药物的连续性、速度、副反应（恶心、呕吐等），静脉推注生长抑素前需先缓慢推注250μg，停止用药5分钟应重新静脉推注250μg。

（2）服用根除幽门螺杆菌的三联用药：质子泵抑制剂PPI+阿莫西林（需做青霉素皮试）或克拉霉素+钡剂，治疗一般为7天。

（3）抗酸分泌治疗：临床上常用抑制胃酸分泌药物有H_2受体拮抗剂和质子泵抑制剂，胃溃疡PPI治疗一般为6~8周，十二指肠溃疡PPI的服药疗程约4~6周，PPI的服药时间为餐前30分钟或餐后2.5~3小时服用。

（4）保护胃黏膜治疗：胃黏膜保护剂主要有：硫糖铝、达喜等，达喜一般饭后2小时嚼服。

（五）健康教育

1. 要养成便后观察大便的习惯。

2. 近期避免进食粗糙、多纤维、坚硬、油炸、过酸过辣过烫、过冷等刺激性食物，少量多餐避免过饱。

3. 注意休息，避免重体力劳动。

4. 戒烟戒酒。

5. 介绍胃镜检查及胃镜下治疗的目的和注意事项。

6. 介绍正确服用药物的目的和方法。

7. PPI正规服药停用后1月复查幽门螺杆菌。

8. 服用补铁药物、铋剂、动物肝脏、猪血可导致大便变黑。

9. 需餐前服用的药物　质子泵抑制剂、铋剂、阿莫西林、硫糖铝混悬液。

10. 出院后定期门诊随诊。

五、急性胰腺炎护理常规

（一）按内科及消化系统疾病一般护理常规

（二）护理关键点

1. 疼痛。

2. 糖代谢紊乱。

3. 呼吸困难。

4. 麻痹性肠梗阻。

5. 感染。

6. 水电解质失衡。

7. 休克。

8. 胃肠减压。

9. 腹腔引管的护理。

10. 营养不良（TPN的护理/肠内外营养）。

11. 低钙抽搐。

12. 教育需求。

（三）护理评估

1. 基础生命体征、脉搏氧饱和度、疼痛、血糖。

2. 营养状况　有无贫血、低蛋白血症及患者的进食情况。

3. 患者对疾病的认知程度，有无焦虑、恐惧。

4. 病情及主要症状　腹痛：疼痛部位，性质；恶心、呕吐；有无腹胀，腹部膨隆，有无麻痹性肠梗阻的症状，了解肠鸣音情况；有无腹膜炎体征；寒战、发热；血糖升高；有无四肢抽搐；有无黄疸，有无皮下出血，Grey-Turner征或Cullen征；水、电解质失衡，酸碱平衡紊乱，关注出入量；有无呼吸急促，呼吸困难和发绀；有无感觉迟钝，意识模糊；有无休克症状。

5. 胃管的引流量、色、性质。

6. 实验室检查　血尿淀粉酶、CBC、血清脂肪酶、C-反应蛋白（CRP）、白细胞介素-6、凝血功能、血培养+药敏等。

7. 影像学检查结果　腹平片（KUB）、胸部X光（CXR）、上腹部增强CT、磁共振造影（Magnetic Resonance Imaging，MRI）和腹腔穿刺。

8. 用药情况，药物的作用及副作用。

（四）护理措施

1. 体位与活动

（1）急性发作期卧床休息为主，以半卧位为宜，鼓励床上翻身。

（2）长期卧床患者督促或协助每2小时翻身。

（3）病情好转，身体能耐受范围内下床活动。

2. 饮食与输液

（1）轻症急性胰腺炎患者，需短期禁食，禁食期间，可以使用TPN（total parenteral nutrition，TPN）。

（2）重症急性胰腺炎患者，禁食期间常先使用TPN，待病情趋向缓解，再考虑实施肠内营养。

（3）患者腹痛减轻或消失、腹胀减轻或消失、肠道动力恢复或部分恢复，同时淀粉酶指标接近或恢复正常，可以考虑进食，以低脂流质、半流质为主，少量多餐。

（4）注意补液速度和量，关注24小时进出量是否平衡，必要时留置导尿，记录每小时尿量。防治休克，维持水、电解质平衡。

3. 心理护理　给予心理支持，使其保持良好的心态，积极应对疾病。

4. 呼吸道护理

（1）观察患者呼吸型态，根据病情，监测和氧饱和度，必要时予氧气吸入。

（2）咳嗽咳痰者指导深呼吸和有效咳嗽。协助翻身、拍背，帮助排痰。

（3）痰液黏稠者予雾化吸入，根据医嘱用抗生素。

（4）胸腔积液或肺不张指导呼吸功能锻炼。

（5）若出现严重呼吸困难及缺氧情况，应予气管插管或气管切开，应用呼吸机辅助呼吸。

5. 疼痛护理　禁食，必要时胃肠减压，以减少对胰腺的刺激。按第一篇第三章第八节"疼痛护理常规"。

6. 管道护理

（1）胃管的护理：按本篇第六章第五节"留置胃管胃肠减压护理常规"。

（2）腹腔引管的护理：按本篇第六章第六节"急性胰腺炎外科护理常规"。

（3）留置导尿的护理：按本篇第六章第四节"留置导尿护理常规"。

7. 药物治疗与护理

（1）抑制胰酶分泌药物：生长抑素类药物，如奥曲肽（善宁）、思他宁等。对于持续静脉维持使用的控速的药物，定期检查药物的使用是否畅通。观察用药后有无恶心呕吐等副反应。

（2）中和胰酶活性药物：抑肽酶、乌司他丁等。注意观察有无抑肽酶的过敏反应。

（3）抗感染治疗：根据病情使用抗生素，注意观察用药后的效果和有无药物不良反应。

（4）抑制胃酸药物：奥美拉唑、泮托拉唑、法莫替丁等。减少胃酸分泌从而减轻胰腺的分泌，保证药物定时输入。

（5）护肝治疗。

（6）解痉、止痛治疗。

（7）做好血糖监测，根据患者血糖按医嘱使用胰岛素，注意观察使用后的效果和避免低血糖的发生。

（8）补液支持治疗。

8. 肠内外营养护理

（1）规范监测。

（2）肠内营养：根据肠内营养的护理原则。进行肠内营养时，应注意患者的腹痛、肠麻痹、腹部压痛等胰腺炎症状和体征是否加重，并定期复查电解质、血脂、血糖、总胆红素、血清白蛋白水平、血常规及肾功能等。

9. 发热护理　按第一篇第三章第九节"发热护理常规"。

10. 皮肤护理　对于皮肤黄染伴瘙痒者，修剪指甲，避免搔抓，避免皮肤破损。

11. 特殊治疗

（1）必要时可以做血透及腹腔灌洗以清洗以除胰酶和有害物质。做好血透置管护理，关注血透后的并发症。

腹腔灌洗护理：

1）灌洗过程严格掌握灌洗液量、速度、温度，避免过冷、过热给治疗带来影响；

2）灌洗治疗严格执行无菌操作，正确连接灌洗管，检查管道接口是否严密。每天更换敷料，观察腹腔置管伤口有无红肿、渗血、渗液，发生时及时给予换药，保持局部干燥；引流袋低于床高，防止引流液反流，以避免发生腹腔逆行感染。引流袋每天更换1次，必要时送检引流液作细菌培养。

3）各引流管做好标记，妥善固定引流管，避免引流管脱落，堵塞、扭曲，根据引流情况，可采用平卧位、侧卧位或半坐卧位以利于腹腔引流，变换体位时避免牵拉及误拔引流管，加强巡视病房，保持引流通畅，如引流不畅时可稍加压冲洗或用无菌导丝通管。

4）观察灌洗液的颜色、性质、黏稠度。引流液正常变化规律为血性液—浓茶色—淡黄色—清黄色。发现异常及时通知医生配合处理。

5）准确记录24小时超虑量，保持灌洗量和引流量一致，防止大量液体积存在腹腔内致腹内压增加，加重休克和肺循环障碍，灌洗过程中严密观察灌洗液滴注情况和病情变化，如患者感到心慌、呼吸频率加快，应放慢灌洗速度。

6）灌洗过程严密观察生命体征、血氧饱和度、神志及尿量的变化；观察腹痛的性质、部位、持续时间，缓解情况及腹部体征和排气排便情况。一般灌洗24～48小时后腹痛和腹膜刺激征明显好转。

7）急性重症胰腺炎均有剧烈腹痛，明显腹胀及发热，病程长、留置管道多，症状缓解较慢，患者心理难免出现急躁和不理解，护士应以注重心理护理，增强患者战胜疾病的信心。

8）生命体征平稳；腹部症状、体征消失；排出的引流液清亮，引流液检查淀粉酶及细胞计数正常、细菌培养阴性；夹管观察24～48小时，无异常给予拔管。

（2）病情稳定后按需要和患者身体耐受性，进行腹腔镜或开腹胆囊切除术。按照相应的胆囊切除术后护理。

（3）如果患者有胆道结石梗阻或需要进行Oddis括约肌切开引流减压，则需要进行ERCP或EST治疗，按相应的治疗前后护理。

（4）如果患者有严重的腹腔渗出、粘连、肠梗阻等情况，则需要进行开腹手术清除坏死组织、解除肠梗阻等情况，则按开腹术后护理，并做好相应病情观察各种引流管的护理。

12. 并发症的观察与处理

（1）成人呼吸窘迫综合征/ARDS：监测氧饱和度及呼吸型态、频率，抽ABG化验等，糖皮质激素使用，必要时机械通气，行气管镜下肺泡灌洗术。

（2）急性肾衰竭：记录24小时进出量，合理补液，支持治疗，必要时透析。

（3）休克的观察与处理：密切观察生命体征、神志、末梢循环，做好血流动力学监测；如发生休克按第一篇第三章第十三节"休克护理常规"。

（4）DIC的观察与处理：评估皮肤黏膜出血点，凝血功能；如发生DIC按第一篇第三章第十二节"弥散性血管内凝血（DIC）护理常规"。

（5）心功能衰竭：心脏毒性液体渗出以及心肌抑制因子的释放，可导致心脏功能衰竭。需要密切心电监护和血流动力学监测，严密记录出入液体量。

（6）胰腺假性囊肿：观察，必要时B超引导下行胰腺囊肿穿刺引流或手术，术后按开腹引流术后护理。

（7）胰腺脓肿：行外科手术引流，按第六章第六节"急性胰腺炎外科护理常规"。

（8）出血：易引起应激性溃疡出血，使用H_2受体拮抗剂和抗酸药物预防和治疗胃内出血。应用盐水加肾上腺素作胃内降温灌洗治疗。腹腔内出血，需做好急诊手术准备。

（五）健康教育

1. 多下床活动，每日进行可耐受的活动以不出现心悸、气短、乏力等症状为宜。

2. 禁食期间介绍禁食的重要性，可以进食期间宣教低脂饮食，高热量、高蛋白、富含维生素易消化的饮食，少量多餐；并发糖尿病患者介绍糖尿病饮食和相关注意事项；戒酒。

3. 保持良好精神状态，积极应对疾病。

4. 介绍疼痛评估法，放松疗法及正确对待止痛药物使用。

5. 介绍放置各种导管的目的、注意事项和引起的不适。

6. 介绍药物的名称、剂量、作用、用法和副作用及肠内外营养的作用和注意事项。

7. 对于肺部感染患者，学会有效咳嗽咳痰，深呼吸，鼓励使用呼吸功能锻炼仪。

六、肝硬化护理常规

（一）按内科及消化系统疾病一般护理常规

（二）护理关键点

1. 营养不良（低蛋白血症）。

2. 腹水。

3. 水电解质失衡。

4. 门脉高压。

5. 出血。

6. 肝性脑病。

7. 感染。

8. 三腔二囊管的护理。

9. 教育需求。

（三）护理评估

1. 生命体征

（1）体温：观察有无感染征象。

（2）心率：口服普萘洛尔患者不得<55次/分。

（3）呼吸节律、频率和呼吸音情况。

2. 神志情况　有无肝性脑病。

（1）定向力：人物、时间、地点。

（2）简单计算能力。

3. 心理状况　长期的病程需要激励乐观的态度，学会自我护理。

4. 腹部体征　腹胀、腹隆和腹痛情况。

5. 皮肤完整性

6. 三系降低及凝血功能低下者严密观察全身出血情况：

（1）颅内出血：头痛、呕吐、神志改变。

（2）皮肤瘀斑、牙龈出血、鼻出血。

7. 尿量和全身水肿情况，使用利尿剂的患者评估有无副作用如水电解质失衡等。

8. 大便次数、颜色和性状（肝硬化患者每日以1~2次大便为好）。

9. 抽胸腹水后观察　出血、渗漏。

10. 胸腹引流管护理　观察是否通畅，记录量和颜色；按医嘱定量夹管，间歇开放。

11. 实验室和特殊检查结果　血红蛋白浓度、肝肾功能、凝血功能、白蛋白、电解质水平、CT、血氨。

12. 用药的效果。

13. 评估肝脏的储备功能，用Child-Pugh分级评定。

（四）护理措施

1. 活动　卧床休息，适当活动，避免碰撞和剧烈活动。

（1）大量腹水患者取半卧位或侧卧位。

（2）双下肢水肿患者抬高下肢。

（3）长期卧床患者每2小时翻身。

2. 饮食　以高热量、高蛋白和维生素丰富而易消化的食物为主，禁饮酒，勿暴饮暴食。

（1）肝性脑病先兆时，应限制蛋白质摄入。

（2）有腹水时应少盐或无盐。

（3）禁酒及避免进食粗糙、坚硬食物，禁用损害肝脏的食物，避免进食过酸、过辣、刺激性食物。

（4）大量腹水的患者饮水量控制在1000ml/d左右，如有显著低钠血症的，应限制在500ml/d以内。腹水消退后仍须限制钠的摄入，防止腹水再次出现。

（5）合并有消化道大出血的患者按"上消化道出血护理常规"。

3. 心理护理　及时了解患者的思想动态，加强与患者的交流与沟通，鼓励家属共同关心照顾患者，从而树立战胜疾病的信心和勇气，保持良好的心态，积极配合治疗。

4. 抗感染，根据部位及药敏试验选用敏感抗生素。

5. 输血、输血浆注意事项，输白蛋白时注意冲管生理盐水的量。

6. 保持大便每天1～2次，避免用力排便，肝性脑病患者严禁肥皂水灌肠。

7. 腹穿后卧床休息，注意观察有无腹腔出血和局部渗液情况。腹带包扎。抽腹水后输白蛋白。

8. 利尿剂的使用

（1）首选螺内酯。

（2）呋塞米：观察电解质水平，特别是血钾水平，静推时速度避免过快，使用后注意尿量。

9. 注意观察其他药物的作用及副作用：通便药、止血剂（生长抑素、奥曲肽、垂体后叶素、质子泵抑制剂）、普萘洛尔、降血氨类药物。

10. 做好口腔护理，以消除肝臭味，增进食欲，减少继发感染的机会。刷牙用软毛牙刷或口腔护理棉棒。

11. 出现上消化道出血的患者按"上消化道出血护理常规"观察和护理。

12. 脐疝患者用棉垫保护，避免衣物反复摩擦，防止贯穿伤。

13. 白细胞过低的患者注意保护性隔离。

14. 胸闷气急患者给予吸氧，观察血氧饱和度及ABG情况。

15. 正确记录24小时进出入量。

16. 皮肤护理　皮肤黄疸瘙痒患者可用温热水擦浴或涂炉甘石洗剂。

17. 合并有糖尿病的患者按本章第八节"糖尿病护理常规"。

18. 血小板过低，凝血时间延长患者，注射结束后应按压针眼处15～30分钟。

19. 每日测量腹围（晨起排尿排便后，平卧位皮尺过脐一周）。每日测体重（五定：同一时间、同一秤、空腹、排空大小便、同一衣服和鞋子）。

20. 给药护理　按医嘱应用护肝药，不滥用药物，特别要禁用损害肝脏的药物，用药后注意药物不良反应的观察。

（1）常用护肝药：有多烯磷脂胆碱、甘草酸二铵、还原型谷胱甘肽。药物不良反应的观察：多烯磷脂胆碱在大剂量时偶尔会出现胃肠道紊乱（腹泻）。甘草酸二铵不良反应有食欲缺乏、恶心、呕吐、腹胀，以及皮肤瘙痒、荨麻疹、口干和水肿，严重低钾血症、高钠血症、高血压、心衰、肾衰竭患者禁用。还原型谷胱甘肽偶有食欲缺乏、恶心、呕吐、胃痛等消化道症状，停药后消失。出现脸色苍白、血压下降、脉搏异常等类过敏症状应停药。出现皮疹等过敏症状应停药。

（2）H_2受体拮抗剂：临床常用法莫替丁。法莫替丁引起的不良反应较少，最常见的有头痛、头晕、便秘和腹泻，偶见皮疹、荨麻疹等。

（3）质子泵抑制剂：临床常用奥美拉唑、泮托拉唑。奥美拉唑引起的不良反应主要为恶心、胀气、腹泻、便秘、上腹痛等。长期使用可引起高胃泌素血症。泮托拉唑引起的不良反应少，偶可引起头痛和腹泻。

（4）门冬氨酸鸟氨酸适用于肝脏疾患引起的中枢神经系统症状的解除及肝昏迷的抢救。不良反应：大剂量静注时（＞40g/L）会有轻、中度的消化道反应，可能出现恶心、呕吐或腹胀等，减少用量或减慢滴速（＜10g/L）时，反应会明显减轻。

（5）维生素类：临床常用维生素K_1。不良反应：偶见过敏反应。静注过快，每分钟超过5mg，可引起面部潮红、出汗、支气管痉挛、心动过速、低血压等。肌注可引起局部红肿和疼痛。新生儿应用可能出现高胆红素血症、黄疸和溶血性贫血。

（6）肝内胆汁淤积：临床常用丁二磺酸腺苷蛋氨酸。对本品特别敏感的个体，偶可引起昼夜节律紊乱，睡前服用安眠药可减轻此症状。

21. 其他并发症的观察要点：

（1）自发性细菌性腹膜炎：发热、腹痛、部分伴有腹泻及呕吐。

（2）肝肾综合征：少尿或无尿、氮质血症、低血钠或低尿钠。

（3）肝肺综合征：呼吸困难与发绀。

（4）原发性肝癌：BUS/CT、血性腹水、肝区胀痛、AFP。

（5）门静脉血栓形成：剧烈腹痛、腹胀、便血、呕血、休克等。

（五）健康教育

1. 代偿期患者一般可参加轻体力活动，但应注意劳逸结合。失代偿期患者应卧床休息，适当下床活动，以减轻肝脏负担。

2. 掌握正确饮食的重要性。

3. 学会正确测量脉搏的方法（口服普萘洛尔者）及正确测量腹围、体重和记录尿量的方法。

4. 学会辨别肝性脑病的先兆症状和避免诱发因素及观察各种出血症状：黑便、鼻出血、牙龈出血、淤斑、头痛、血尿等。

5. 戒烟戒酒。

6. 预防感染，避免到人多的公共场所。

7. 掌握正确服用药物的目的和方法。

七、胃、食管反流病护理常规

（一）按内科及消化系统疾病一般护理常规

（二）护理关键点

1. 烧心和反酸。

2. 吞咽困难和吞咽痛。

3. 胸骨后痛。

4. 食管狭窄。

5. Barrett 食管。

6. 教育需求。

（三）护理评估

1. 评估生命体征。

2. 评估既往疾病史、既往手术史、用药史、饮食习惯、抽烟喝酒史、营养状况、最近劳累程度等。

3. 评估此次发病的原因，心理状况、家庭支持情况及家族史。胃食管反流病的病因是由多种因素造成的消化道动力障碍性疾病，存在酸或其他有害物质如单酸、胰酶等食管反流正常情况下食管有防御胃酸及十二指肠内容物侵袭的功能，包括抗反流屏障、食管廓清功能及食管黏膜组织的抵抗力。胃食管反流病的发病是抗反流防御机制下降和反流物对食管黏膜攻击作用的结果。

4．症状及体征观察

（1）烧心和反酸的观察。

（2）吞咽困难和吞咽痛的观察。

（3）胸骨后疼痛的观察。

（4）评估实验室和特殊检查结果：24小时食管pH监测、食管测压。

（5）辅助检查：胃镜、食管吞钡X线检查。

（6）用药的观察。

5．实验室检查

（1）24小时食管pH监测：正常食管内pH为5.5～7.0，当pH<4时被认为是酸反流指标，24小时食管内pH监测的各项参数均以此作基础。常用以下6个参数作用判断指标：①24小时内pH<4的总百分时间；②直立位pH<4的百分时间；③仰卧位pH<4的百分时间；④反流次数；⑤长于5分钟的反流次数；⑥持续最长的反流时间。6个诊断病理反流参数中，以pH<4的总百分时间阳性率最高，亦可综合各参数按Demeester评分法算出总评分。将上述参数与正常值比较，可评价食管是否存在过度酸反流。

（2）食管测压：可测定LES的长度和部位、LES压、LES松弛压、食管体部压力及食管上括约肌压力等。LES静息压为10～30mmHg，如LES压<6mmHg易导致反流。

（四）护理措施

1．饮食宜少量多餐，不宜过饱；忌烟、酒、咖啡、巧克力、酸食和过多脂肪；避免餐后即平卧；卧时床头抬高20～30cm，裤带不宜束得过紧，避免各种引起腹压过高状态。

2．预防胃食管反流是十分重要的。改变生活方式是预防反酸、烧心的最好办法。尽量少吃高脂肪餐、巧克力、咖啡、糖果、红薯、土豆、芋头；严格戒烟和停止饮酒；少吃多餐，餐后不宜马上躺下，睡前2～3小时最好不要进食；如果晚上容易反酸，最好在睡眠时把床头抬高10～20cm，都会有帮助的。

3．心理护理　心理因素对消化系统的影响也十分大，宣教患者及家属保持良好的心态正确对待疾病，避免情绪紧张。

4．遵医嘱予胃镜、消化道造影、24小时pH检测、食管测压等检查。

5．宣教检查前后的注意事项。

6．遵医嘱准确用药，观察用药后效果。

（1）促进食管和胃排空的药物。

（2）降低胃酸的药物：制酸剂、组胺H_2受体拮抗剂、质子泵抑制剂。

（3）联合用药：促进食管、胃排空药和制酸剂联合应用有协同作用，能促进食管炎的愈合。亦可用多巴胺拮抗剂或西沙必利与组胺H_2受体拮抗剂或质子泵抑制剂联合应用。

7．外科治疗　早期诊断和及时采用体位、饮食、药物等治疗方法后无效，及有严重并发症者则需手术治疗。

（五）健康教育

1．体位治疗　在清醒状态下最有效的体位为直立位和坐位，睡眠时保持右侧卧位，将床头抬高20～30cm，以促进胃排空，减少反流频率及反流物吸入。

2．少量多餐，以高蛋白低脂肪饮食为主，睡前2小时不予进食，保持胃处于非充盈状态，避免食用降低LES张力和增加胃酸分泌的食物，如酸性饮料、高脂饮食、巧克力和辛辣食品。

3. 介绍预防胃食管反流的重要性。

4. 严格戒烟和停止饮酒。

5. 介绍胃镜检查及24小时pH值监测、食管测压的目的和注意事项。

6. 介绍正确服用药物的目的和方法。

7. 本病在用药好转而停药后，由于其LES张力未能得到根本改善，故约80%病例在6个月内复发。如在组胺H_2受体拮抗剂、质子泵抑制剂或多巴胺拮抗剂任选一种维持用药，或有症状出现时及时用药，则可取得较好疗效。

8. 出院后门诊随访。

八、肝性脑病护理常规

（一）按内科及消化系统疾病一般护理常规

（二）护理关键点

1. 意识障碍。

2. 营养失调。

3. 水电解质紊乱。

4. 感染。

5. 照顾者角色紧张。

6. 教育需求。

（三）护理评估

1. 严密监测病情　观察并记录病人的生命体征。瞳孔大小，对光反射，意识状态及行为表现等，观察有无上消化道出血、感染等并发症发生。如有异常及时报告医生，以便及时处理。

2. 观察神志情况

（1）定向力：人物、时间、地点、空间。

（2）简单计算能力。

（3）肝性脑病分期：四个期，前驱期、昏迷前期、昏睡期、昏迷期。

3. 心理状况及家庭支持情况，经济情况。

4. 实验室检查及其他检查结果　血氨，脑电图检查，心理智能测验，影像学检查（如CT或MRT）检查等。

5. 用药效果。

（四）护理措施

1. 避免各种诱发因素

（1）禁止给病人安眠药和镇静药，一方面避免药物掩盖病情，同时减少药物对肝脏的损害。

（2）防止感染：如有感染症状出现，应及时报告医师并遵医嘱及时准确地给予抗生素。

（3）防止大量进液，过多液体可引起低血钾，稀释性低血钠，脑水肿等，可加重肝性脑病。

（4）避免快速放尿和大量放腹水，防止水电解质紊乱和酸碱失衡。

（5）保持大便通畅：大便通畅有利于清除肠内含氮物质。发生便秘者可口服或鼻饲50%硫酸镁30~50ml导泻，也可用生理盐水或弱酸溶液灌肠。弱酸溶液灌肠可使肠内的pH值保持于5~6，有利于血中氨逸出进入肠腔随粪便排出。忌用肥皂水灌肠，因其可使肠腔内呈碱性，有利于氨离子弥散入肠黏膜进入血循环至脑组织，使肝性昏迷加重。

2. 饮食护理　昏迷者应忌食蛋白质，可鼻饲或静脉补充葡萄糖供给热量，足量的葡萄糖除提供热量和减少组织蛋白分解产氨外，又有利于促进氨与谷氨酸结合形成谷氨酰胺而降低血氨，清醒后可逐步增加蛋白质饮食，最好给予植物性蛋白如豆制品，植物蛋白质含蛋氨酸，芳香族氨基酸，适用于肝性脑病。显著腹水者钠量应限制在250mg/d，水入量一般为尿量加1000ml/d，应尽量少给予脂肪类物质，脂肪可延缓胃的排空。

3. 意识混乱患者的护理：

（1）躁动不安者需床挡，必要时宜用保护带，以防坠床。

（2）经常剪指甲，以防抓伤皮肤。

（3）以尊重理解的态度对待病人的某些不正常的行为，向其同室病友，家属等做好解释工作，使其了解这是疾病的表现，让他们正确对待病人。

4. 昏迷患者的护理　按"昏迷护理常规"。

5. 药物护理　遵医嘱迅速给降氨药物，并注意观察药物的疗效及不良反应。静脉点滴精氨酸时速度不宜过快，以免出现面色潮红，与呕吐等副作用。使用乳果糖时，注意观察腹胀、恶心、呕吐、腹绞痛等副作用，应从小剂量开始。

6. 心理护理　病人清醒时，评估病人的心理状态并采取有针对性的心理护理指导；病人意识障碍时，评估家属的心理状态并进行疏导，以利家属充分进入照顾者角色。

（五）健康教育

1. 介绍肝性脑病的病因及诱发因素。

2. 合理的饮食，不滥用伤肝药物，保持大便通畅，避免各种感染，戒烟酒等。

3. 学会识别病情变化，特别是思维过程变化，性格行为异常，睡眠障碍等异常现象，早发现、早就诊，早治疗。

九、溃疡性结肠炎护理常规

（一）按内科及消化系统疾病一般护理常规

（二）护理关键点

1. 腹痛/腹泻/便秘。

2. 便血。

3. 感染。

4. 营养不良。

5. 并发症观察。

6. 保留灌肠。

7. 药物使用。

8. TPN的护理。

9. 教育需求。

（三）护理评估

1. 生命体征

（1）观察体温，有无继发感染。

（2）血便的患者注意观察血压、心率的变化。

2. 患者进食情况和营养指标有无改善，必要时遵医嘱给予肠内或TPN。

3. 患者的精神状态、对疾病的态度及心理接受能力，家庭支持系统。

4. 腹部体征　腹痛的部位、程度，有无腹膜刺激征，有无腹部包块。

5. 排便情况，有无便秘，听诊肠鸣音，有无腹泻、便血，尤其次数、量、性质。

6. 评估溃疡性结肠炎患者的严重程度，有无溃疡性结肠炎患者若有腹肌紧张、反跳痛、肠鸣音减弱应注意中毒性巨结肠、肠穿孔，全结肠炎、病史长的患者有无直肠结肠癌变，有无出血等其他并发症。

（1）轻型：腹泻每日4次以下，便血轻或无，无发热、脉速，贫血无或轻，血沉正常。

（2）中型：介于轻型与重型之间。

（3）重型：腹泻每日6次以上，有明显黏液血便，体温＞37.5℃至少持续2天以上，脉搏＞90次/分，血红蛋白浓度＜10g/dl，血沉（ESR）＞30mm/小时。

7. 实验室检查结果　CBC、大便常规及隐血结果、肝肾功能、电解质水平、大便找原虫、ESR、结核杆菌实验（PPD）检查。

8. 特殊检查结果　CT、肠镜、消化道造影、小肠仿真CT等，关注病变累及情况及病理结果。

9. 药物作用及副作用的观察

（1）氨基水杨酸制剂：可能引起轻微胃部不适，偶有恶心、头痛、头晕等。

（2）激素长期使用的副作用，如骨质疏松、电解质紊乱、消化道出血、痤疮等。

（3）免疫抑制剂硫唑嘌呤的副作用，如肝损害、白细胞减少、致畸、致突变等。

10. 评估患者的情绪、心理情况、家庭支持情况及对疾病的认识程度。

（四）护理措施

1. 活动期患者应充分休息，卧床为主，适当床边活动。

2. 给予高蛋白、高热量、高维生素、低脂、低纤维或无渣饮食，少量多餐（三高二低）。

（1）必要时给予肠内营养，可选择TPN或根据病情口服肠道营养液：百普力、能全力、瑞素等。

（2）病情严重者禁食，做好口腔护理，给予肠外营养，应用时间不宜太长。

（3）急性期禁食生冷和刺激性食物。

3. 心理护理　保持积极向上的情绪，树立战胜疾病的信心。

4. 按医嘱使用药物，关注有无副作用出现。

5. 病变在远端时，按医嘱使用药物保留灌肠。

（1）灌肠前排空大小便，多取左侧位。

（2）加温药物，药物溶媒不宜过多，保留时间尽可能的长些。

（3）灌后可抬高臀部，反复翻身，使药物充分与肠道接触。

6. 解释必须长期服用药物的目的，观察水杨酸制剂、激素、免疫抑制剂的作用及副作用，定期复查血常规、血沉、C反应蛋白等指标。

7．并发感染者使用抗生素，常用甲硝唑、喹诺酮类药物，使用时需注意有无胃肠道反应，慢滴。

8．按医嘱行肠镜、小肠仿真CT、钡灌肠、小肠造影。

9．手术适应证　发生完全性肠梗阻、瘘管、脓肿形成、急性穿孔、中毒性巨结肠、不能控制的大量出血。

10．重度贫血患者需输血，低蛋白血症者输白蛋白。

11．并发症的观察　溃疡性结肠炎：中毒性巨结肠，直肠结肠癌变，肠出血、肠穿孔、肠梗阻等。

（五）健康教育

1．急性期腹痛明显，出血患者卧床休息；逐渐增加活动量，不引起疲劳为好。

2．饮食上遵循少渣、易消化、高营养食物。对乳制品过敏患者宜避免进食牛奶。急性期避免进食生冷食物及水果。

3．保持良好的心态对疾病的益处。

4．介绍用药的正确性及药物副作用。

5．定期抽血检查及肠镜复查的重要性。

6．有保留灌肠适应证的患者要学会自行灌肠的方法。

7．定期门诊随访，调整药物剂量。

十、急性胃肠炎护理常规

（一）按内科及消化系统疾病一般护理常规

（二）护理关键点

1．恶心、呕吐。

2．腹痛、腹泻。

3．畏寒、发热。

4．脱水。

5．电解质紊乱。

6．大便常规检查及粪便培养。

7．教育需求。

（三）护理评估

1．评估基础生命体征，询问大便次数、量及性状（每日数至数十次水样便，黄色或黄绿色，伴有黏液）。

2．评估有无脱水表现　皮肤弹性、头昏、心慌、乏力、口渴、肢体湿冷、心率加快、血压偏低、意识障碍等。

3．评估近日饮食　饮食不洁，被污染过的食物，进食有毒的食物、大量饮酒、冷热刺激、暴饮暴食或服入某些药物，如水杨酸制剂等。

4．病情及主要症状观察　恶心、呕吐；腹痛、腹泻；畏寒、发热等。

5．实验室检查　大便常规检查及粪便培养、血白细胞计数可正常或异常。

（四）护理措施

1. 休息　患者应卧床休息，注意保暖。

2. 饮食　急性期患者常有呕吐、腹泻等症状，失水较多，因此需补充液体，可供给鲜果汁、藕粉、米汤、蛋汤等流质食物，酌情多饮开水、淡盐水。腹痛剧烈时，应禁食水，使胃肠充分休息，待腹痛减轻时，再酌情饮食，以清淡易消化为主，少用油脂或其他调料。

（1）初期饮食：正是肠道急性充血、水肿、发炎和渗出的严重阶段，此时肠蠕动活跃或处于痉挛状态，其消化吸收功能都比较弱，在起病后8～12小时内，患者可吃流质食物，如大米粥、鸡蛋面糊、细挂面等。如腹泻严重或出汗较多，还应适当给病人多喝一些汤水，以补充体内水、维生素和电解质的不足。

（2）好转期饮食：可给患者吃些容易消化及营养丰富的流质或半流质食物，如薄馄饨皮、蒸蛋羹等。宜采用少食多餐的方法、每日进食4～5次。需要注意的是，此时不宜喝牛奶和吃大量的蔗糖。

（3）恢复期饮食：要特别注重节制饮食，饮食上宜吃些清素、软烂、温热的食物，避免过早地进食肥肉、油炸食品、生冷坚硬的食品以及多纤维食物，如芹菜、黄豆芽、韭菜、蒜苔等。恢复期后2～3天左右，即可按正常饮食进餐。

3. 心理护理　给予心理支持，使其保持良好的心态，积极应对疾病。减少患者及家属的担心。

4. 用药情况

（1）一般治疗：尽量卧床休息，口服葡萄糖—电解质液以补充体液的丢失。如果持续呕吐或明显脱水，则需静脉补充5%～10%葡萄糖盐水及其他相关电解质。鼓励摄入清淡流质或半流质食品，以防止脱水或治疗轻微的脱水。

（2）对症治疗：呕吐患者遵医嘱肌肉注射氯丙嗪25～100mg/d。腹痛患者给予解痉剂，如口服颠茄8mg或普鲁苯辛15 mg，1日3次。腹泻患者服用止泻药，如思密达口服每次1袋，1日2～3次。

（3）抗生素治疗：抗生素对本病的治疗作用是有争议的。对于感染性腹泻，可适当选用有针对性的抗生素，如黄连素0.3g口服，1日3次或庆大霉素8万U口服，1日3次等。

（五）健康教育

1. 介绍本病有关病因，指导避免诱发因素，保持良好的心理状态，生活要规律，合理安排工作和休息时间，适当锻炼，提高身体抵抗力。

2. 注意个人卫生，饭前便后洗手，不吃不洁、被污染及变质的食物和饮料，生鲜瓜果应彻底洗净，特别是夏季应避免生吃水产品。

3. 注意劳逸结合，积极配合治疗。

4. 患病期间须禁酒、禁止一切辛辣刺激性食物、少食多餐；可用手顺时针按柔腹部；遵医嘱，按时吃药。

十一、贲门失弛缓症护理常规

（一）按内科及消化系统疾病一般护理常规

（二）护理关键点

1. 吞咽困难。

2. 胸骨后疼痛。

3. 食物反流和呕吐。

4. 体重减轻（营养不良）。

5. 贫血。

6. 出血。

7. 吸入性呼吸道感染。

8. 干咳、呛咳。

9. 呃逆。

10. 焦虑。

11. 教育需求。

（三）护理评估

1. 营养状况　有无贫血、出血、低蛋白血症及患者的进食情况。

2. 患者对疾病的认知程度，有无焦虑、恐惧。

3. 病情及主要症状

（1）吞咽困难的进展情况。

（2）疼痛：部位、性质、持续时间，以及与进食的关系。

（3）恶心、呕吐。

（4）食物反流。

（5）有无贫血和出血。

（6）有无水、电解质、酸碱平衡紊乱。

4. 检查结果　X线、内镜和食管测压。

5. 治疗效果评估　保守治疗、内镜下治疗、手术治疗。

（四）护理措施

1. 保守治疗

（1）饮食：少食多餐，细嚼慢咽，避免进食过快、过冷过热和刺激性食物。

（2）对轻度病人应解释病情，安定情绪，对精神神经紧张者可予以心理治疗和外表剂并服用镇静解痉药物，如钙拮抗剂硝苯地平等，部分病人症状可缓解。

（3）局部注射肉毒碱：适用于高龄或不适于做扩张及手术治疗的患者，也可作为扩张后的辅助治疗。

（4）为防止睡眠时食物溢流入呼吸道，可用高枕或垫高床头。

2. 内镜下介入治疗的护理

（1）心理护理：贲门失弛缓症病人的心理状态可表现为焦虑、恐惧；失望、愤怒；自卑；或表现为混合型，对患者应落实有针对性的心理支持和舒缓。建立良好的护患关系；最好采用消化系统的图谱，详细讲解气囊扩张和食管支架置入的不同疗效、作用机理，帮助病人提高对疾病的认识，讲解疾病和心理活动的关系，解除病人影响健康的心理，使之配合治疗，收到较好效果。

（2）治疗前准备：①完善各项检查：化验指标（血常规、尿常规、血型、凝血功能）；X光胸片、心电图；上消化道钡剂造影和/或胃镜，食管测压；②由专科医生或操作者向患者讲解手术的目的、方法、优点、注意事项及可能发生；③术前禁食水6~8小时，病情严重者禁食24小时。

（3）治疗中护理：①高流量吸氧；②准确用药；③术中密切观察生命体征，特别是血氧饱和度和呼吸。严密观察病人意识、面色、有无出冷汗等情况以及对疼痛的反应，扩张时病人的疼痛感可作为有效扩张有效指征。及时清理患者口腔分泌物，保持呼吸道的通畅；④熟练配合医生进行治疗，准确、快速处理不良事件的发生；⑤确保输液畅通。

（4）治疗后护理：①胃管护理按本篇第六章"留置胃管胃肠减压护理常规"，根据引流液的性质一般胃管保留1~2天；②饮食护理：术后禁食24小时，拔除胃管后可进温全流质，逐渐过渡到半流质、固体食物；③疼痛护理：个别患者术后可能出现轻微胸骨后疼痛，按第三章第八节"疼痛护理常规"；④卧床休息：术后卧床休息1~2天，禁食期间给予静脉补充营养；⑤并发症的观察与护理：术后严密观察患者有无严重胸痛，呼吸困难以及发热等症状。若出现上述不适，考虑是否有穿孔，应立即配合医生进行处理。如出现穿孔为严重并发症，应立即配合医生进行抢救，如内镜下放置支架、禁食、放置胃管、营养支持以及抗生素治疗等。严密观察生命体征的变化。如留置胸腔闭式引流管按本篇第六章第七节"胸外科疾病护理常规"相关内容。必要时做好手术前准备。

（五）健康教育

1. 介绍贲门失弛缓症是食管原发性神经肌肉病变，以食管下段括约肌松弛障碍及食管体部缺乏推进性蠕动为特征的食管运动功能障碍性疾病。

2. 介绍目前的治疗方法有药物注射、球囊扩张、放置支架和外科Heller手术治疗方式。

3. 保持良好的心理状态，坚定信心，积极应对疾病。

4. 告知患者术后可能会有吞咽困难反而加重的情况，嘱患者不必紧张，由于扩张的刺激导致狭窄部水肿，2~3天即自行缓解。宜少量多餐，避免暴饮暴食，少进油腻食物及刺激性食物，如浓茶、酒、咖啡等，以免胃酸增多引起反流性症状，避免过多弯腰，引起胸痛，必要时可给镇痛药。

5. 放置食管支架后饮食注意将食物细嚼慢咽，切勿"狼吞虎咽"式进食，以免引起支架阻塞；同时忌粗糙、硬性食物，防止食物卡在支架上，进食后多饮水，以达到冲洗支架的目的；病人还应禁食冰冷食物，以防支架收缩变形脱落。

6. 放置可回收支架一般2周可取出。学会自我评估病情及定期随诊。

十二、肠道易激综合征护理常规

（一）按内科及消化系统疾病一般护理常规

（二）护理关键点

1. 腹痛。

2. 腹泻。

3. 便秘。

4. 腹胀。

5. 心烦、焦虑、抑郁、失眠多梦、头痛等精神症状。

6. 饮食的护理。

7. 肠镜的护理。

8. 教育需求。

（三）护理评估

1. 生命体征

（1）观察体温，有无继发感染。

（2）注意观察血压、心率的变化。

2. 患者进食情况和营养指标有无改善。

3. 患者的精神状态、对疾病的态度及心理接受能力，家庭支持系统。

4. 腹部体征　腹痛的部位、程度，有无腹膜刺激征，有无腹胀。

5. 排便情况　有无便秘，听诊肠鸣音，有无腹泻、黏液便，尤其是注意观察大便的次数、量、性质。

6. 辅助检查的结果　肠镜、实验室检查、X线检查、胃肠动力检查。

7. 患者对疾病的认识程度、心理情况及家庭支持情况。

（四）护理措施

1. 活动期患者应充分休息，卧床为主，适当床边活动。

2. 饮食调节　一般以易消化、低脂、适量蛋白质食物为主，多吃新鲜蔬菜水果，避免过冷、过热、高脂、高蛋白及刺激性食物，限制不耐受的饮食。

3. 心理护理　主要是通过帮助患者找出引起本病的精神因素，对患者存在的心理矛盾和情绪紊乱进行疏导，从而达到治疗的目的。医生应以同情负责的态度向患者解释其疾病的本质和预后，使患者消除不必要的恐惧、疑虑，树立战胜疾病的信心。

4. 药物治疗　本病需谨慎、科学用药，避免患者滥用药物。

（1）对精神紧张、失眠较严重的神经官能症患者可适当给予安定2.5mg（每日3次）或5mg每晚口服，亦可选用早眠宁、苯巴比妥等；抑郁症者，适当用些阿米脱林、盐酸丙咪嗪等；并可用调节自主神经功能的谷维素20～50mg，每日3次。

（2）以腹痛为主患者，常规使用阿托品、颠茄类药物，也可用钙通道阻滞剂如维拉帕米或硝苯吡啶10mg舌下含化或口服，每日3次，以减轻腹痛和排便次数。

（3）以腹泻为主患者，用抗胆碱能拮抗剂溴化赛米托品50mg餐前口服；也可用洛哌丁胺2mg，每日3次，腹泻严重者可适当用小剂量磷酸可待因15mg，每日3次，或选用氯苯哌酰胺。

（4）以便秘为主患者，便干硬时可口服液状石蜡20ml，每日3次，或服用蓖麻油10～20ml，每日3次，或番泻叶5～10g泡水饮服；亦可用开塞露、甘油栓塞入肛内；对于便秘时间长，但大便不干硬者，可用胃肠动力药吗丁啉（多潘立酮）10mg，每日3次，或莫沙必利10mg，每日3次。

（5）患者如为黏液便，可用吲哚美辛25mg，每日服3次，以抑制前列腺素合成，减少黏液分泌。

（6）菌群失调者可用促菌生2.5g，每日服2次，或双歧杆菌剂，每次服2包，每日服3次，或丽珠肠乐，成人口服每次1～2粒，早晚各服1次，儿童酌减，重症加倍。

5. 并发感染者使用抗生素，常用甲硝唑、喹诺酮类药物，使用时需注意有无胃肠道反应。

6. 讲解肠镜检查前后的注意事项，按医嘱行肠道准备及肠镜检查。

（五）健康教育

1. 经常放松心情，多做深呼吸，多外出走走。

2. 介绍正确饮食的重要性　饮食中要增加食物纤维的摄入，无论腹泻还是便秘，补充纤维都有好处，纤维可加速食物的运动，使粪便变软，增加粪容量，因而使排便顺畅。瓜果、蔬菜、谷类、玉米等食物中富含植物纤维。谷类、玉米等粗粮要与精米细粮搭配调剂。避免进食油炸、过酸过辣过烫过冷等刺激性食物，少量多餐，避免过饱。

3. 注意休息，避免重体力劳动，戒烟戒酒。

4. 介绍肠镜检查的目的、注意事项及正确服用药物的目的和方法。

5. 定期门诊随访。

十三、克罗恩病护理常规

（一）按内科及消化系统疾病一般护理常规

（二）护理关键点

1. 腹痛/腹泻/便秘。

2. 便血。

3. 感染。

4. 营养不良。

5. 并发症观察。

6. 保留灌肠。

7. 药物使用。

8. TPN 的护理。

9. 教育需求。

（三）护理评估

1. 评估生命体征

（1）观察体温，有无继发感染。

（2）血便的患者注意观察血压、心率的变化。

2. 患者进食情况和营养指标有无改善。

3. 患者的精神状态、对疾病的态度及心理接受能力，家庭支持系统。

4. 腹部体征　腹痛的部位、程度，有无腹膜刺激征，有无腹部包块。

5. 排便情况　有无便秘，听诊肠鸣音，有无腹泻，排便的次数、量、性质。

6. 有无并发症的出现　克罗恩病患者有无肠梗阻、腹腔内脓肿、急性穿孔。出血等并发症。

7. 有无肠外表现，如外周关节炎、结节性红斑、坏疽性脓皮病、巩膜外层炎、前葡萄膜炎、口腔复发性溃疡、硬化性胆管炎等。

8. 实验室检查结果　CBC、大便常规及隐血结果、肝肾功能、电解质水平、大便找原虫、ESR、PPD检查。

9. 特殊检查结果　CT、肠镜、消化道造影、小肠仿真CT等，关注病变累及情况及病理结果。

10. 药物作用及副作用的观察

（1）氨基水杨酸制剂（美沙拉嗪、艾迪沙、颇得斯安等）：可能引起轻微胃部不适，偶有恶心、头痛、头晕等。

（2）激素长期使用的副作用，如骨质疏松、电解质紊乱、消化道出血、痤疮等。

（3）免疫抑制剂硫唑嘌呤的副作用，如肝损害、白细胞减少、致畸、致突变等。

11. 患者对疾病的认识程度、心理情况及家庭支持情况。

（四）护理措施

1. 活动期患者应充分休息，卧床为主，适当床边活动。

2. 给予高蛋白、高热量、高维生素、低脂、低纤维或无渣饮食，少量多餐（三高二低）。

（1）必要时给予肠内营养，可选择全胃肠外营养或根据病情口服肠道营养液：百普力、能全力、瑞素等。

（2）病情严重者禁食，做好口腔护理，给予肠外营养，应用时间不宜太长。

（3）急性期禁食生冷和刺激性食物。

3. 心理护理　保持积极向上的情绪，树立战胜疾病的信心。

4. 按医嘱使用药物，关注有无副作用出现。

5. 病变在远端时，按医嘱使用药物保留灌肠（锡类散、琥珀氢考、迪先等）

（1）灌肠前排空大小便，多取左侧位。

（2）加温药物，药物溶媒不宜过多，保留时间尽可能的长些。

（3）灌后可抬高臀部，反复翻身，使药物充分与肠道接触。

6. 解释必须长期服用药物的目的，观察水杨酸制剂、激素、免疫抑制剂的作用及副作用，定期复查血常规、血沉、C反应蛋白等指标。

7. 并发感染者使用抗生素，常用甲硝唑、喹诺酮类药物，使用时需注意有无胃肠道反应，慢滴。

8. 按医嘱做好肠镜、小肠仿真CT、钡灌肠、小肠造影前后的护理和宣教。

9. 做好手术前准备　如发生完全性肠梗阻、瘘管、脓肿形成、急性穿孔、中毒性巨结肠、不能控制的大量出血时，需做术前准备。

10. 重度贫血患者按医嘱需输血，低蛋白血症者输白蛋白。

11. 并发症的观察　肠梗阻，腹腔内脓肿，急性穿孔，内瘘、外瘘，如肛瘘，肛旁脓肿，肠瘘，癌变，胆石症（肠内胆盐吸收障碍），尿路结石（肠内草酸盐吸收过多），脂肪肝（营养不良及毒素作用）。

（五）健康教育

1. 急性期腹痛明显、出血患者卧床休息；逐渐增加活动量，不引起疲劳为好。

2. 饮食上遵循少渣、易消化、高营养食物。对乳制品过敏患者宜避免进食牛奶。急性期避免进食生冷食物及水果。

3. 保持良好的心态对疾病的益处。

4. 介绍坚持用药的重要性及药物副作用。

5. 定期抽血检查及肠镜复查。

6. 有保留灌肠适应证的患者学会自行灌肠的方法。

第五节　泌尿系统疾病护理常规

一、泌尿系统疾病一般护理常规

1. 按内科疾病一般护理常规。

2. 入院接待　关注患者第一次用餐及用水，解释第二天抽血及检查前注意事项，告知患者24小时内需留取血、尿、便标本行常规检查。

3. 基础护理　保持皮肤清洁、干燥、避免受压，防止皮肤感染；注意保暖，避免受凉。

4. 休息与活动　根据病情恰当安排患者的活动与休息。急性期应卧床休息；慢性期症状明显时需适当卧床休息；恢复期可适当活动，但避免劳累。对贫血明显者或使用降血压药易出现体位性低血压者，指导患者坐起、站起时动作宜缓慢；对意识障碍等高危患者，用床栏加以保护，避免跌倒、坠床。水肿较重的病人应注意衣着柔软、宽松。长期卧床者，经常变换体位，防止发生压疮；水肿病人皮肤菲薄，易发生破损而感染，护理时动作要轻柔，避免损伤皮肤；双下肢水肿明显者，给以抬高下肢。

5. 饮食护理　遵医嘱给予合理饮食。慢性肾炎患者肾功能减退时给优质低蛋白饮食（0.4～0.8g/kg/d），可根据肾小球滤过率做适当调整，透析开始后应予优质高蛋白饮食（1.0～1.4g/kg/d）；根据尿量及水钠潴留情况给予控制进水量；根据水、电解质、酸碱平衡失调情况调整钾、钠摄入量；控制磷的摄入；供给病人足够的热量；同时要注意供给富含维生素C和B族维生素的食物。

6. 排泄护理　保持二便通畅，指导勿憋气、勿用力排便，养成每日排便习惯，必要时使用缓泻药或灌肠通便。

7. 给药护理　掌握肾内科常用药物的剂量、方法、浓度、作用及副作用，注意用药前后的情况，准确控制输液速度、浓度、剂量。

（1）使用利尿剂患者应记录患者24小时出入量并关注患者电解质情况。

（2）应用激素类药物时严格遵医嘱服药，不得停药漏服，并注意激素的副作用。

（3）应用免疫抑制剂治疗时注意白细胞数下降、胃肠道反应等。

（4）严禁应用对肾脏有毒性的药物，如氨基糖苷类抗生素、多肽类、止痛剂等，以防加重对肾脏的损害。

（5）使用血管扩张药物如硝普钠、硝酸甘油等要注意避光，并严密观察血压，严格控制滴速，有条件者应用输液泵或微量泵控制滴速，并做好记录。

8. 专科观察要点

（1）每日测量血压1～2次，可根据病情变化酌情增加。

（2）观察皮肤黏膜完整性，有无出血、感染，贫血程度，皮肤瘙痒情况，肾性骨病症状体征，有无水肿，如有水肿则需评估水肿特点，包括水肿的出现时间、部位、是否为凹陷性等。

（3）观察有无咽喉肿痛、咳嗽咳痰、胸闷气急、夜间阵发性呼吸困难；恶心呕吐、胃纳、排便、腹痛情况；肢体感觉、运动情况；骨痛、骨折情况；有无酸中毒的表现；出血情况等。

（4）观察动静脉内瘘杂音是否存在，腹膜透析导管出口情况，腹透液引流情况。

9. 心理护理　做好解释及沟通工作，协助克服各种不利于疾病治疗的生活习惯和嗜好。

10. 健康教育

（1）讲解水肿的原因，水肿与水、钠潴留的关系以及腹膜透析、血液透析相关知识等。

（2）根据病情每天进食适量的蛋白质，合理安排每天食物的含盐量和饮水量。

（3）掌握留取尿标本，测量血压、体重及记录尿量、腹透超滤量的方法。

（4）掌握促进动静脉瘘管成熟的锻炼方法和腹膜透析操作技术及腹膜透析导管出口换药方法。

（5）了解药物的名称、用法、作用和不良反应，不可擅自加量、减量和停药，尤其是肾上腺糖皮质激素和环磷酰胺等免疫抑制剂，避免使用对肾有毒性药物。

（6）注意个人卫生，尤其是会阴部及肛周皮肤的清洁，特别是月经期、妊娠期、产褥期。

（7）保持规律生活，避免劳累，适当运动，提高机体免疫力；预防感染，避免到人多的公共场所。

（8）出院后定期复查尿常规、肾功能等。

二、尿路感染护理常规

（一）按内科及泌尿系统疾病一般护理常规

（二）护理关键点

1. 尿路刺激征。

2. 体温过高。

3. 血尿或（和）脓尿。

4. 中段尿培养。

5. 教育需求。

（三）护理评估

1. 生命体征　注意体温变化，一般表现为间歇热，高热期与无热期交替出现，常伴有寒战，反复发作，维持数天，随着感染的控制，体温逐渐下降。

2. 疼痛情况　头痛、全身酸痛、腰痛或肾区不适是否存在。

3. 胃纳和全身营养状况　关注患者水分的摄入和饮食情况。

4. 尿路刺激征和其他感染症状及尿液性状的变化。

5. 情绪变化　安慰鼓励患者，减轻焦虑，保持心情愉快。

6. 实验室及其他检查

（1）尿常规：尿中白细胞显著增加，出现白细胞管型提示肾盂肾炎；红细胞也增加，少数有肉眼血尿；尿蛋白常为阴性或微量。

（2）尿细胞学检查：新鲜清洁中段尿细菌定量培养细胞计数 $\geqslant 10^5$ ml，如能排除假阳性，则为真性菌尿。

（3）影像学检查：对慢性、反复发作或经久不愈合的肾盂肾炎，可行腹部平片、静脉肾盂造影检查，以确定有无结石、梗阻、泌尿系先天性畸形和膀胱—输尿管反流等。

7. 治疗的效果及用药反应　尿路感染的疗效评价标准如下：

（1）见效：治疗后复查菌尿转阴。

（2）治愈：完成抗菌药物疗程后，菌尿转阴，于停用抗菌药物1周和一个月分别复查1次，如无菌尿，则可认为尿路感染已治愈。

（3）治疗失败：治疗后持续菌尿或复发。

（四）护理措施

1. 尿路刺激征的护理　按第一篇第三章第十九节"尿路刺激征护理常规"。

2. 体温过高的护理　按第一篇第三章第九节"发热护理常规"。

3. 给药护理

（1）口服复方磺胺甲硝唑期间要注意多饮水，并同时服用碳酸氢钠，以增强疗效、减少磺胺结晶的形成。

（2）头孢呋辛钠可出现过敏反应，对头孢菌素类抗生素过敏者禁用，本品不应在针筒与氨基苷类抗生素生素混合。

（3）左氧氟沙星在用药期间可出现恶心呕吐、腹部不适、腹泻、食欲缺乏、失眠、头晕、头痛及皮疹、瘙痒等不适，本制剂专供静脉滴注，滴注宜慢，每100ml滴注时间不应少于60分钟，若发生过敏反应，应立即停药，18岁以下患者禁用。

（4）头孢曲松、阿奇霉素，使用时会出现过敏反应，如皮疹、瘙痒、荨麻疹、水肿、多形红斑；消化道反应，如腹泻、恶心呕吐；偶见嗜酸性粒细胞增多等血液学改变及一过性血清转氨酶升高和血肌酐增加等，用药后应注意观察，必要时给予停药。

（5）阿托品不良反应有：口干、心率加快、心悸、皮肤干燥、小便困难，用药时注意观察并给以对症处理。

4. 留取中段尿培养标本的注意事项

（1）在应用抗菌药之前或停用抗菌药5天之后留取尿标本。

（2）留取尿液时要注意无菌操作。

（3）尿标本应在1小时内送检。

（五）健康教育

1. 多饮水、勤排尿，保持规律生活，避免劳累。坚持每天运动，增加机体免疫力。

2. 注意个人卫生，尤其是会阴部及肛周皮肤的清洁，特别是月经期、妊娠期、产褥期。

3. 与性生活有关的反复发作者，应注意性生活后立即排尿，并服用抗菌药物预防。

4. 按时、按量、按疗程服药，勿随意停药，并按医嘱定期随访。掌握识别尿路感染的临床表现，一旦发生尽快诊治。

三、急性肾小球肾炎护理常规

（一）按内科及泌尿系统疾病一般护理常规

（二）护理关键点

1. 血尿。

2. 蛋白尿。

3. 水肿。

4. 高血压。

5．一过性肾损害。

6．心衰。

7．肾衰竭。

8．教育需求。

（三）护理评估

1．生命体征，如血压、心率、呼吸情况，高血压多为一过性轻中度，积极利尿后血压很快恢复正常，严重高血压较少见，重者可发生高血压脑病，以儿童多见。

2．胃纳和全身营养情况。

3．心理活动和情绪变化。

4．病情　有无呼吸困难和肺水肿情况；水肿部位、程度及消长情况；咳嗽、咳痰、咽部疼痛及皮肤感染情况；尿量、血尿、蛋白尿及肾功能改变情况。

5．实验室及辅助检查结果　血常规、尿常规、肝功能、电解质、咽拭子、细菌培养、抗"O"、补体C3.24小时尿蛋白定量、肾穿刺活检病理、胸片、心电图、B超等。

6．治疗的效果和用药反应。

（四）护理措施

1．休息　急性期病人应卧床休息2～3周，症状比较明显者需卧床休息4～6周，直至肉眼血尿消失，水肿消退及血压恢复正常，方可逐步增加活动量；病情稳定后逐渐做一些轻体活动，避免劳累和剧烈运动，坚持1～2年，待完全康复后才能恢复正常的体力活动。

2．保持床单位清洁、平整、干燥，预防皮肤受损。

3．饮食　发病初期，饮食控制甚为重要。原则上予低盐饮食并限制进水量，因为大多数患者有水肿和高血压，若血压很高，水肿明显，应以无盐饮食，每日液体限制在1000ml以内。无尿者按急性肾衰竭处理，控制蛋白质摄入0.6g/kg/d。

4．心理指导　保持安静、精神愉快，正确对待病情，消除紧张、恐惧心理，树立战胜疾病的信心。

5．症状治疗与护理

（1）水肿及少尿：尿量常降至400～700ml/d，1～2周逐渐增加，如尿量减少甚至无尿，肌酐明显升高，提示急性肾衰竭；肉眼血尿多于数日或1～2周后转为镜下血尿，镜下血尿持续时间常为3～6个月或更久。予正确记录24小时尿量，控制水钠摄入，水肿仍明显者，可适当使用利尿剂治疗，观察用药后效果及维持水电解质平衡，保护皮肤黏膜的完整性。

（2）高血压及高血压脑病：按慢性肾衰竭护理常规。

（3）有急性心力衰竭应及时处理。

6．透析治疗　急性肾衰竭患者需采用透析治疗，患者度过危险期后，肾功能一般可恢复，如不能恢复，按慢性肾衰竭尿毒症处理，选择透析方式（如血透或腹透）。

7．给药护理

（1）控制感染：选用无肾毒性的抗生素治疗，如：青霉素，头孢霉素等。观察用药疗效及有无过敏反应，反复发作的慢性扁桃体炎，待病情稳定后行扁桃体摘除术，手术前后2周应使用青霉素类抗生素。

（2）应用利尿剂应观察尿量变化；过度利尿，可出现低血容量、低血钾、低血钠、低氯性碱血症等电解质紊乱的表现，因此需注意观察患者症状、体征变化，包括监测体重、尿量、血压，观察皮肤的弹性和是否干燥，体重下降伴血压降低等为低血容量表现；重视患者主诉，如出现恶心、呕吐、腹胀、软弱无力、肌肉震颤、嗜睡等异常情况，及时报告医师处理。低血钾时嘱其进食香蕉、橙、海带、紫菜、红枣等含钾高的食物等；低血钠嘱其食物多加盐。

（五）健康教育

1. 掌握正确测量体重和记录尿量的方法。
2. 戒烟戒酒。
3. 注意休息，避免劳累。
4. 预防上呼吸道和皮肤感染，患感冒、咽炎、扁桃体炎和皮肤感染后应及时就医。
5. 掌握正确服用药物的目的和方法。
6. 急性肾炎的完全康复需要1~2年，定期随访，定期复查尿常规、血常规、电解质和肾功能。

四、慢性肾小球肾炎护理常规

（一）按内科及泌尿系统疾病一般护理常规

（二）护理关键点

1. 蛋白尿。
2. 血尿。
3. 水肿。
4. 高血压。
5. 肾功能损害。
6. 肾衰竭。
7. 肾穿刺活组织检查。
8. 教育需求。

（三）护理评估

按本节急性肾小球肾炎护理评估。

（四）护理措施

1. 休息与活动
（1）水肿明显、大量蛋白尿、高血压或急性发作期患者应以卧床休息为主。
（2）病情稳定后可适量活动，避免劳累。
（3）鼓励患者深呼吸，有效咳嗽。
（4）保持病室的安静和整洁，避免着凉、潮湿。
2. 饮食与营养护理
（1）肾功能不全进入肾脏替代治疗之前控制蛋白入量，给予优质低蛋白（动物蛋白如瘦肉、蛋和牛奶）饮食（每日0.6~0.8g/kg）；低磷饮食，每天摄入磷量应限制在600~800mg，并辅以必需氨基酸，保证充足热量，控制钠、钾、水，补充足够维生素，避免进食杨桃。
（2）水肿明显、大量蛋白尿而肾功能正常者可予正常蛋白质饮食。
（3）有水肿、高血压和心功能不全者，应进低盐饮食，每天摄盐应少于3克，约一粒蚕豆大小。

（4）水肿、尿量减少时应控制液体入量，具体为：尿量1000ml以上体重无明显增加时不需严格限水，但不可过多饮水；严重水肿或尿量小于500ml者，每天液体入量不应超过500ml加前一天24h尿量。液体入量包括饮食、饮水、服药、输液等各种形式和途径的入水量。

（5）低蛋白饮食（LPD）和必需氨基酸（EAA）治疗：可减轻氮质血症，减轻继发性甲旁亢，改善营养状况，使尿毒症症状得到改善，延缓慢性肾功能不全的进展。应在LPD的基础上给予足够热量，然后再使用EAA。

（6）LPD加a-酮酸（KA）疗法：a-酮酸是氨基酸前体，在体内可转变为相应氨基酸。延缓慢性肾衰竭恶化作用优于EAA疗法。常用复方a-酮酸（开同）片，进餐时服用，部分患者长期使用时应注意高钙血症。

（7）遵医嘱提供治疗饮食，每天补充叶酸、维生素C、维生素B_6等水溶性维生素。

3．心理支持　由于病情易反复、病程迁延，患者心理负担大，容易出现不良情绪。应主动关心、体贴患者，协助家属帮助解决问题，减轻患者烦躁、焦虑情绪。

4．控制高血压　严格控制高血压是干预慢性肾病进展的最重要措施，还可减少心衰和脑血管意外的发生率。高血压控制的靶目标值为130/80～85mmHg（伴24h尿蛋白＞1g/d时，应为25/75mmHg）。

（1）监测血压的变化。

（2）给药护理：①血管紧张素转换酶抑制剂（ACEI）如：卡托普利、依那普利、贝那普利、雷米普利和福辛普利等，可扩张出球小动脉，降低肾小球滤过压，减少尿蛋白，对肾脏有保护作用，可延缓肾功能损害的进展，能降低全身血压。其副作用有干咳及高血钾。血管紧张素Ⅱ受体阻断剂（ARB）如：氯沙坦，缬沙坦等与ACEI有相似作用，副作用较小，应定期监测血肌酐及血钾变化；②钙通道阻滞剂：其特点是舒张血管作用较强，防止左心室肥厚，降低组织代谢、减少钙盐沉积及抗氧化等作用，对保护肾功能、防止肾小球硬化有益，短效钙通道阻滞剂有硝苯地平和尼群地平等药物；长效钙通道阻滞剂有氨氯地平，非洛地平和拉西地平等药物。部分患者可出现下肢轻度水肿或水肿加重、头痛等副作用；③使用哌唑嗪注意预防体位性低血压，服药后继续休息一段时间再下床活动，变换体位时动作宜缓慢。如患者出现乏力、心悸、出汗、恶心、呕吐等体位性低血压的症状，指导患者采取下肢抬高平卧，以促进下肢血液回流。

5．利尿消肿　按本节肾病综合征护理常规。

6．避免诱因

（1）根据症状或药敏试验选用敏感的抗生素，避免服用含非那西丁一类的解热镇痛药及其他对肾功能有损害的药物如卡那霉素、庆大霉素、造影剂等。积极预防感染。

（2）按医嘱正确记录尿量和24小时出入量、体重，保持水电解质和酸碱平衡。

（3）注意休息，避免过度劳累及剧烈运动。注意劳逸结合，指导患者合理安排日常作息。

7．经皮肾穿刺活检术护理

（1）遵医嘱留取血尿标本送检。

（2）肾穿刺前向患者解释肾穿操作方法，消除焦虑紧张情绪。

（3）患者术前不宜吃的过饱，排空大小便，嘱患者练习憋气及床上大小便。

（4）更换衣裤。

（5）穿刺后协助平卧位，腹带包扎6小时。

（6）嘱平卧硬板床并制动6小时，卧床24小时，床上大小便。

（7）密切观察生命体征。

（8）鼓励患者多饮水，避免肾出血后形成血块梗阻尿道。

（9）给予止血药，预防出血。必要时抗生素预防感染，或者给予5%碳酸氢钠静滴，以碱化尿液，防止血尿加重。

（10）宣教：两周内可轻微活动，一个月内不做剧烈运动。

（五）健康教育

1. 慢性肾脏疾病的患者在饮食方面需要严格的控制和专业的指导。

2. 学会正确测量腹围、体重和记录尿量的方法；建立病情观察监测表，记录每日血压、体重、尿量，肾功能检查结果，来院就诊时供医生参考。

3. 卧床休息，平卧可增加肾血流量，提高肾小球滤过率，减少水钠潴留。轻度水肿患者应卧床休息与活动交替进行，活动量要限制；严重水肿者应卧床休息，并抬高水肿肢体以利于血液回流，减轻水肿。

4. 慢性肾脏疾病常因上呼吸道感染或其他部位感染、过度劳累、情绪变化、食水钠过多等使病情加重，从而使水肿加重，应避免上述诱因。保持良好的心情及生活习惯，积极控制饮食，配合治疗护理，促进疾病的恢复。

5. 根据气候变化及时增减衣服，防止感冒，避免去人群拥挤的公共场合。

6. 注意劳逸结合，戒烟戒酒。

7. 树立战胜疾病的信心，保持乐观的心态，保持身心舒畅，建立良好的生活态度。

8. 正确服用药物的目的和方法。

五、急性肾衰竭护理常规

（一）按内科及泌尿系统疾病一般护理常规

（二）护理关键点

1. 水肿。

2. 恐惧。

3. 高血压。

4. 高钾。

5. 呼吸困难。

6. 心衰。

7. 感染。

8. 教育需求。

（三）护理评估

1. 生命体征及神志，全身营养状况。

2. 病情的评估　有无胸闷、气促，咳嗽、咳痰，深大呼吸，呼吸困难、憋气、胸痛等；心率、心律，血压波动情况，心力衰竭，水肿消涨情况；全身水肿情况，尿量、出入量、空腹体重；有无恶心呕吐，胃纳、大便量、颜色、次数、性状及腹部体征，观察有无电解质紊乱；感染的症状体征，有无出血倾向及贫血现象及有无其他脏器功能衰竭。

3．心理活动和情绪波动情况。

4．评估活动情况及安全措施。

5．评估血透各种置管及腹透导管情况。

6．实验室及辅助检查结果：血常规、血清补体C3、尿常规、肌酐清除率、肾功能、白蛋白、血电解质水平、胸片、心电图、B超、肾功能、肾穿刺活检病理等。

7．评估治疗的效果。

（四）护理措施

1．休息和活动

（1）急性期应卧床休息，保持安静，以减轻肾脏的负担。对意识障碍者，床边悬挂防跌倒牌，用床栏加以保护。

（2）尿量增加、病情好转时，可逐渐增加活动量。

（3）保持病室的安静和整洁，避免着凉，潮湿。

2．饮食

（1）少尿期能进食者尽量利用胃肠道补充营养，给予清淡流质或半流质饮食为主。早期应限制蛋白质（优质蛋白质0.6g～0.8/kg/d），重症急性肾小管坏死患者常有明显胃肠道症状，以不出现腹胀、腹泻为原则，然后循序渐进补充部分热量。

（2）对于高分解代谢或营养不良以及接受透析的患者蛋白质摄入量可适当加量。

（3）尽可能地减少钾、钠、磷，氯含量，禁吃杨桃。

（4）不能口服的需静脉营养补充必需氨基酸及葡萄糖，以维持基本热量。

3．心理支持　保持良好的心态，鼓励说出其内心感受，减轻焦虑情绪。

4．特殊治疗

（1）纠正可逆病因。

（2）维持体液平衡：①坚持"量出为入"的原则控制体液入量；②每日大致的进液量，可按前一日尿量加500ml计算，发热者可增加进液量，以体重不增加为原则；③当氮质血症消失后，肾小管对钠和水分的再吸收能力改善，即不需要再供给大量的液体；④多尿期易出现电解质失衡，注意监测电解质，并给予对症处理。

5．观察药物的治疗情况

（1）使用降压药、利尿药、强心药等要定时测血压，观察疗效及副作用。

（2）抗生素宜选择肾毒性小的药物，注意药物剂量。

（3）血透治疗的患者，药物使用以透析后为宜，使用肝素等抗凝药时要观察有无皮下及内脏出血，输血禁用库血。

6．体液过多的护理

（1）心力衰竭：按本章第三节"循环系统疾病护理常规"相关内容，尽早进行透析治疗。

（2）组织间隙水肿：①保持床单位清洁平整干燥；②卧床休息，经常更换体位，双下肢水肿明显时予抬高；③注意个人卫生，保持皮肤黏膜完整；④遵医嘱用药及进行透析治疗。

7．高钾治疗护理

（1）限制应用含钾高的食物和药物。

（2）血钾升高<6.0mmol/L只需密切观察。

（3）口服钠离子交换树脂。

（4）血钾升高＞6.0mmol/L，应密切监测心率和心电图，并立即处理：①10%葡酸钙10～20ml，稀释后缓慢静注（不少于5分钟），可快速拮抗高钾血症对心肌的作用；②11.2%乳酸钠100～200ml静滴，伴代谢性酸中毒者可给予5%碳酸氢钠100～250ml静滴，提高血pH值同时促进钾离子向细胞内流；③50%葡萄糖50ml加普通胰岛素10U缓慢静注，可促进糖原合成，亦可使钾离子向细胞内流；④以上措施都无效或伴高分解代谢的患者，行透析治疗是最有效的办法，如血钾＞6.5mmol/L，应紧急行血液透析治疗；⑤积极控制感染，清除体内坏死组织，不输库存血等。

8. 代谢性酸中毒的护理

（1）观察有无恶心呕吐、疲乏、嗜睡和深大呼吸。

（2）非高分解代谢的少尿期，补充足够能量，减少体内分解代谢。

（3）高分解代谢急性肾衰竭，酸中毒发生早，程度严重。如HCO_3^-低于15mmol/L，可根据情况选用5%碳酸氢钠100～250ml静脉治疗，严重者，应立即开始透析。

9. 经皮肾穿刺活检术护理　按本节慢性肾小球肾炎护理常规。

10. 预防感染

（1）尽量将病人安排在单人房，做好病房的清洁消毒，避免与上呼吸道感染者接触。

（2）卧床的虚弱病人应定时翻身，预防压疮的发生。

（3）应协助做好口腔护理，保持口腔清洁，舒适。

（4）血透病人插管处每日消毒，更换敷料防止导管出口感染。

11. 减少医源性急性肾衰竭的发生率

（1）在接受碘造影剂前患者要适当补充液体。

（2）在某些特定手术前（特别是修补腹腔动脉瘤和肾移植时）要适当补充液体。

（3）在进行顺铂等化疗前后时，也应补充足够的水分。

（4）在血液病肿瘤大剂量化疗前，预先使用别嘌呤醇减少尿酸排泄。

（5）有肾脏疾病的患者，应避免使用非甾体类抗炎药。

（6）避免使用或在严密监测下使用肾毒性的抗生素，特别是老年患者。

（五）健康教育

1. 学会正确测量体重和记录尿量/进出量的方法，强调监测尿量/进出量的重要性。

2. 保持口腔及皮肤的清洁，遵守个人卫生原则，注意保暖，预防感冒，避免与上呼吸道感染者接触。

3. 戒烟戒酒。

4. 掌握正确服用药物的目的和方法，避免使用对肾脏有损害的药物。

5. 了解疾病的演变过程，理解卧床休息、饮食控制的重要性。

6. 定期随访，监测肾功能。

六、慢性肾衰竭护理常规

（一）按内科及泌尿系统疾病一般护理常规

（二）护理关键点

1. 水肿。

2. 感染。

3. 高血压。

4. 肾衰竭。

5. 高钾。

6. 肾性贫血。

7. 肾性骨病。

8. 心衰。

9. 肾脏替代疗法。

10. 教育需求。

11. 安全护理。

（三）护理评估

1. 生命体征及神志，全身营养状况。

2. 病情的评估　有无胸闷、气促，咳嗽、咳痰，深大呼吸，呼吸困难、憋气、胸痛等；心率、心律，血压波动情况，心力衰竭，水肿消涨情况；全身水肿情况，尿量、出入量、空腹体重；有无恶心呕吐，胃纳、大便量、颜色、次数、性状及腹部体征，观察有无电解质紊乱；皮肤黏膜完整性，有无出血感染，有无肾病面容，贫血程度，皮肤瘙痒情况；肾性骨病症状体征；肌无力、肌萎缩等情况。

3. 心理活动和情绪波动情况。

4. 评估活动情况及安全措施。

5. 评估血透各种置管、腹透导管情况及动静脉内瘘情况。

6. 实验室及辅助检查结果　血常规、尿常规、肌酐清除率、肝肾功能、尿蛋白、血电解质水平、动脉血气分析、心脏彩超有无心脏功能改变，腹部B超双肾缩小，胸片有无肺部感染等。

7. 评估治疗的效果。

（四）护理措施

1. 休息和活动

（1）尿毒症期应卧床休息。

（2）病情稳定期可适当活动，防止跌倒。

（3）保持病室的安静和整洁，避免受凉，潮湿。

2. 安全护理　贫血明显者及使用降血压药易出现直立性低血压者，指导患者坐起、站起时动作宜缓慢。

3. 饮食与营养护理

（1）给优质低蛋白饮食（0.4～0.8g/kg/d），根据肾小球滤过率做适当调整。透析开始后应优质高蛋白饮食1.0～1.5g/kg/d。

（2）高热量饮食125.5J/kg/d（30～35kcal/kg），以减少体内蛋白质的消耗，可给予较多的植物油和糖。

（3）低磷饮食<600mg/d。

（4）控制钠、钾、水摄入，补充水溶性维生素，尤其维生素B_6和叶酸，禁吃杨桃。

（5）采取措施改善病人的食欲，如适当增加活动量，提供色、香、味俱全的食物，提供整洁、舒适的进食环境，进食前休息片刻，少量多餐。慢性肾衰竭病人胃肠道症状较明显，口中常有尿味，应加强口腔护理。可给予硬的糖果、口香糖来刺激食欲，减轻恶心、呕吐。

（6）必需氨基酸（EAA）疗法主要用于低蛋白饮食的肾衰竭病人和蛋白质营养不良问题难以解决的病人。以八种必需氨基酸配合低蛋白高热量的饮食治疗尿毒症，可使病人达到正氮平衡，并改善症状。必需氨基酸有口服制剂和静滴剂，成人用量为 $0.1 \sim 0.2g/kg$，能口服者以口服为宜。静脉输入必需氨基酸时应注意输入速度，若有恶心、呕吐应给予止吐剂，同时减慢速度。切勿在氨基酸内加入其他药物，以免引起不良反应。

4．心理支持

（1）保持良好的心态，正确对待疾病。

（2）避免产生悲观、抑郁情绪，条件许可可正常工作，以体现自身价值。

（3）建立良好的家庭支持系统。

5．给药护理

（1）高血压：按本节慢性肾小球肾炎护理常规。

（2）肾性贫血：①重组人红细胞生成素（EPO）：主要副作用是高血压，头痛和偶有癫痫发作。严格控制 HB 或 HCT 上升速度和水平，可减少甚至避免 EPO 的副作用；②铁剂：如硫酸亚铁、多糖铁，必要时可静脉使用铁剂，如蔗糖铁等，静脉用药时应重视可能存在过敏反应性，为避免危及生命的过敏反应的发生，首次使用静脉补铁时应慢滴，严格观察生命体征，及时发现过敏反应的症状和体征；③叶酸：透析患者应补充。

（3）肾性骨病：①控制钙、磷代谢失调：限制饮食中磷的摄入，指导患者正确服用碳酸钙、醋酸钙，因碳酸钙及醋酸钙在不同的服药时间将产生不同的治疗效果，空腹时或饭前及饭后服用只提高血钙，只有在餐中与饭同时服用（碳酸钙必须嚼碎服用）才可减少磷的吸收，作为磷的结合剂使用；②维生素 D：维生素 D 治疗可增加肠道钙吸收，升高血钙，抑制甲旁亢。如活性维生素 D_3（骨化三醇），a-骨化醇。不良反应有嗳气、便秘，过量服用可发生高钙血症；③甲状旁腺次全切除，术后注意低钙反应。

（4）清除肠道有毒物质（或称胃肠道透析）：利用某些药物刺激肠蠕动增加或增加肠道内渗透压等，使排便量、次数增加，促进代谢产物从肠道排除，如甘露醇制剂、大黄制剂；也可利用如包醛氧化淀粉口服后结合肠道内有毒物质，使尿素从粪便中排除。

6．动—静脉内瘘护理

（1）术前护理：①术前心理护理，消除紧张，焦虑情绪；②根据静脉情况，保护一侧或两侧上肢静脉，禁止静脉穿刺、抽血及测量血压；③术前两周开始做握拳运动，以促进血管充盈；④术前备皮，用肥皂水及温水清洗手术侧手臂；⑤术前晚禁食，手术前排空大小便；⑥更换干净宽松的衣服，健侧手臂戴手腕带（患者标识带）。

（2）术后护理：①卧床休息12～24小时，躺下时应将内瘘侧肢体垫高至与水平线成30°角，睡眠时不要压迫内瘘侧肢体，站立或坐姿，手臂应弯曲托（吊）高至胸前，避免下垂，减轻水肿；②每3天换药一次（如有渗血、渗液及时更换），术后约10～14天拆线；③观察伤口有无出血、感染、疼痛、红肿、压痛，发现异常及时处理；④内瘘静脉应能触及震颤或听诊有血管杂音，术后早期每班一次或遵医嘱评估内瘘功能，以便早期发现血栓形成，及时处理；⑤保护内瘘肢体不能受压，尤其不能将内瘘肢体枕在脑后，切忌在内瘘侧肢体抽血、输液、静脉注射、测量血压等；⑥术后24h后开始活动术侧手指，以后逐渐增加手指的运动量，再过渡到活动手腕，促进血液循环，防止血栓形成，术后一周且伤口无感染、渗血、愈合良好的情况下，可做握拳运动或手握健身球运动，每天3～4次，每次10～15分钟。通过握力锻炼，血液的冲击使动脉化的静脉壁内膜尽快增厚；⑦服用降压药时监测血压，以免血压过低导致内瘘闭塞。

（3）出院宣教：①加强患肢握力锻炼。内瘘成熟至少4周，最好等待8～12周后再开始使用；②每日至少3次用手触摸内瘘判断是否通畅，如发现内瘘震颤减弱或消失应立即就诊；③不要穿袖口过紧的衣服，穿衣时先穿内瘘侧，脱衣服时后脱内瘘侧，不要提重物（超过2公斤的物品）、不要戴手表、手镯和过紧的护腕等，冬天注意保暖；④睡觉时不可枕着有内瘘的手臂，注意保暖，内瘘手臂不要伸入冰箱或靠近火源；⑤透析当日穿刺伤口不能沾湿，创口贴24小时后取下；⑥控制喝水，保持合理体重，避免体重增加过多，每次透析期间体重不超过干体重的5%，否则，透析时超滤过多可出现低血压，容易造成内瘘闭塞。

7. 腹膜透析护理

（1）腹透置管的术前准备：①透析前做好患者心理护理，减轻顾虑，保持良好心理状态；做好疾病和腹膜透析相关知识的宣教；②术前检查血常规、凝血酶原时间等；③术前备皮，注意做好腹部皮肤（包括脐部）的清洁卫生；④术前晚禁食。手术前嘱患者排尽大、小便，便秘者须做灌肠，尿潴留者予导尿，以免术中损伤直肠或膀胱；⑤预防性使用抗生素：术前1小时和术后6～12小时使用第一代头孢菌素进行预防性用药。

（2）腹透置管的术后护理：①密切观察病情变化，监测生命体征；②注意观察伤口有无渗血、渗液；③在导管出口完全愈合之前，应使用透气性能良好的无菌敷料覆盖，保持导管出口处干燥，每3～7天换药1次。遇出血、渗液、出汗较多、感染或卫生条件不良时，应加强换药，换药时应严格遵守无菌操作，避免消毒液流入隧道内；④鼓励患者术后早期下床活动，以减少腹膜透析液引流不畅；⑤术后2周内应特别注意导管固定，否则可导致出口处损伤和愈合不良；应使用敷料或胶布固定导管，在进行各项操作时注意不要牵扯导管；⑥导管及外接短管应紧密连接，避免脱落；⑦术后防止腹压过高：嘱病人保持大便通畅，如有呕吐、剧烈咳嗽，应报告医嘱给予处理。术后尽可能推迟开始透析时间（最好于术后10～14天开始），必要时先从小剂量（500ml）开始，以后逐渐增加透析液量；⑧按医嘱给予透析治疗，注意无菌操作，观察引出液颜色、性状、引流速度、腹痛情况，记录腹透超滤量；⑨教会患者（或家属）腹透操作及导管出口护理，并正确填写腹透记录单。

（3）透析液灌入或引流困难处理：①检查是不是所有的夹子和旋钮都打开了；②检查管路是不是有扭曲或压折；③改变身体的位置，轻捏透析液袋，看看引流是不是有改善；④询问病人是否近几日无大便，有时便秘会引起肠管扩张，压迫腹透管导致引流不畅。如果是，给予口服缓泻药或灌肠；检查膀胱是否充盈，必要时给予导尿；⑤检查灌入透析液位置是否不够高，给予适当提高；⑥给予0.9%盐水50～60ml快速、加压推入腹膜透析导管或用力挤压进液袋，注意不能抽吸，以免网膜被吸进导管侧孔；⑦如疑为血块或纤维条索堵塞导管，可使用肝素或尿激酶封管。如肝素20mg加入0.9%盐水5～10ml或尿激酶1万～2万U加入0.9%盐水5～10ml推入腹膜透析导管中，停留4～6h后进行引流；⑧如为腹膜透析导管移位（拍立位腹部平片可确诊），可给予以下处理：a. 手法复位：患者取卧位，放松腹肌，根据腹膜透析导管漂移在腹腔的位置设计复位路径，由轻到重在腹壁上按、压、振、揉等手法使腹膜透析导管回位。该法仅对部分无网膜包裹的导管漂移有效；b. 适当增加活动，如下楼梯等；c. 使用轻泻剂，保持大便通畅及促进肠蠕动；d. 及时排尿；e. 若无效，需手术重新置管。但若未影响引流者，可暂不处理，继续观察。

8. 血透间歇期护理 （1）控制水钠摄入，一般两次透析之间体重增加不超过干体重的5%，以减少透析副作用。（2）观察病情，遵医嘱监测血压、脉搏，测体重、尿量或24h出入量并记录。（3）观察长期血透可能并发中枢神经系统功能障碍和周围神经病变。（4）保持血透留置管的固定，敷料清洁干燥。（5）注意观察局部有无出血和渗液、感染情况。（6）做好卫生宣教，培养良好生活习惯，加强锻炼，增强抵抗力，防止呼吸道、泌尿道、口腔黏膜等感染。

9. 皮肤护理 皮肤瘙痒患者可用温热水擦浴或涂抹止痒剂。

10. 感染护理

（1）根据症状及药敏试验选用敏感的抗生素。

（2）观察用药后患者体温是否下降，感染症状有否减轻和消失。同时关注抗生素的副作用。

（3）避免服用含非那西丁一类的解热镇痛药及其他对肾功能有损害的药物如卡那霉素、庆大霉素等（已进入尿毒症，开始透析治疗患者除外）。

11. 伴随糖尿病患者的相关护理。

12. 体液过多的护理 按本节急性肾衰竭护理常规。

13. 高钾护理 按本节急性肾衰竭护理常规。

（五）健康教育

1. 饮食指导 优质低蛋白、高热量、低磷饮食，透析开始后要进食高蛋白食物，控制钾、钠、水的摄入，保证水溶性维生素的摄入，禁吃杨桃。

2. 学会正确测量腹围、体重和记录尿量的方法。建立病情观察监测表，记录每日血压、体重、尿量，肾功能检查数值，透析次数及反应，来院就诊时供医生参考。

3. 学会正确评估动静脉瘘的杂音及注意事项，避免堵塞，感染。

4. 掌握正确进行腹膜透析治疗操作步骤。

5. 戒烟戒酒，预防感染，避免到人群拥挤的公共场所。

6. 正确服用药物，定期复查。

七、肾病综合征护理常规

（一）按内科及泌尿系统疾病一般护理常规

（二）护理关键点

1. 水肿。
2. 蛋白尿。
3. 少尿。
4. 蛋白质及脂肪代谢紊乱。
5. 感染。
6. 急性肾衰竭。
7. 血栓、栓塞。
8. 教育需求。

（三）护理评估

1. 生命体征。

2．胃纳和全身营养状况。

3．心理活动和情绪波动。

4．病情 血压波动情况，水肿部位、程度及消长情况；有无颈静脉怒张、奔马律、呼吸困难和肺水肿情况；咳嗽咳痰，咽部疼痛，皮肤感染情况；尿量、尿色，肾功能情况。

5．实验室及辅助检查 尿蛋白、血浆清蛋白浓度、血脂浓度、肾功能、血电解质水平、24小时尿蛋白定量，胸片、心电图、B超，肾活组织病理检查等。

6．评估治疗的效果及用药反应。

（四）护理措施

1．休息 急性期卧床休息。避免受寒着凉，保持床单位清洁、平整、干燥，预防皮肤破损。

2．预防、控制感染

（1）加强皮肤护理，防止损伤，做好口腔、尿道口护理，避免感染。

（2）病房定时进行空气消毒，减少探视人数。

（3）做各种操作严格执行无菌操作原则。

（4）监测生命体征，注意体温有无升高；观察有无咳嗽、咳痰、肺部啰音、尿路刺激征、皮肤红肿等感染征象。如有感染，选用无肾毒性的抗生素治疗，如青霉素、头孢霉素等，观察用药疗效及有无过敏反应。

（5）病情好转后或激素用量减少时，适当锻炼以增强抵抗力。

3．饮食护理

（1）钠盐摄入：水肿时应进低盐饮食，以免加重水肿，一般以每日食盐量不超过3g为宜，禁用腌制食品，水肿消退、血浆蛋白接近正常时，可恢复普通饮食。

（2）低蛋白血症导致水肿者，若无氮质潴留，可给予1.0g/（kg·d）的优质蛋白质，优质蛋白是指富含必需氨基酸的动物蛋白，如牛奶、鸡蛋、鱼肉等，但不宜给予高蛋白饮食，因为高蛋白饮食可致尿蛋白增多而加重病情，有氮质血症的水肿病人，则应限制蛋白质的摄入，一般给予0.6～0.8g/（kg·d）的优质蛋白，补充足够的热量以免引起负氮平衡，尤其低蛋白饮食的病人，每天摄入的热量不应低于126kJ/（kg·d）。

（3）脂肪摄入：肾病综合征患者常有高脂血症，这可引起动脉硬化及肾小球损伤、硬化等，因此应限制动物内脏、肥肉、某些海产品等富含胆固醇及脂肪的食物摄入。

（4）微量元素的补充：由于肾病综合征患者肾小球基底膜的通透性增加，尿中除丢失大量蛋白质外，还同时丢失与蛋白结合的某些微量元素及激素，致使人体钙、镁、锌、铁等元素缺乏，应给予适当补充。一般可进食含维生素及微量元素丰富的蔬菜、水果、杂粮、海产品等予以补充。

4．心理指导 病人常有恐惧、烦躁、忧愁、焦虑等心理失调表现，这不利于疾病的治疗和康复。护理者的责任心，热情亲切的服务态度，首先给病人安全和信赖感，进而帮助他克服不良的心理因素，解除其思想顾虑，避免情绪刺激，培养乐观情绪，树立战胜疾病的信心。

5．症状治疗与护理

（1）水肿及少尿：①严重水肿的病人应卧床休息，以增加肾血流量和尿量，缓解水钠潴留。水肿减轻后，病人可起床活动，但应避免劳累；②控制钠的摄入，予以少盐饮食，每天

2～3g为宜；液体入量视水肿程度及尿量而定。若每天尿量达1000ml以上，一般不需严格限水，但不可多饮水。若每天尿量小于500ml或有严重水肿者需限制水的摄入，重者应量出为入，每天液体入量不应超过前一天24小时尿量加上不显性失水量（约500ml）；③记录24小时出入液量，监测尿量变化；定期测量病人体重；观察水肿的消长情况，观察有无胸腔、腹腔和心包积液；监测病人的生命体征，尤其是血压；观察有无急性左心衰竭和高血压脑病的表现；密切监测实验室检查结果，包括尿常规、肾小球滤过率、血尿素氮、血肌酐、血浆蛋白、电解质等；④水肿较重的病人应注意衣着柔软、宽松。长期卧床者，应经常变换体位，防止发生压疮；水肿病人皮肤菲薄，易发生破损而感染，护理时动作要轻柔，避免损伤皮肤。此外，水肿病人肌注时，应先将水肿皮肤推向一侧后进针，拔针后用无菌干棉球按压穿刺部位，以防进针口渗液而发生感染。严重水肿者应避免肌注，可采用静脉途径保证药物准确及时地输入；⑤遵医嘱使用利尿剂。

（2）高血压及高血压脑病：监测血压神志情况，严格控制水盐及利尿，遵医嘱使用降压药，镇静药，观察疗效。

（3）急性心力衰竭：按本章第三节"急性心肌梗死护理常规"。

6. 透析治疗　肾病综合征合并急性肾衰竭患者需采用透析治疗，患者渡过危险期后，肾功能一般可恢复。

7. 预防血栓的护理

（1）急性期卧床休息，给予双下肢按摩，恢复期活动与休息交替进行。

（2）遵医嘱应用低分子肝素及降血脂药物治疗。

（3）观察有无肾静脉血栓，如腰痛，肾脏肿大，肾功能恶化等。

（4）观察有无肺栓塞，如咯血、喘憋及心肌梗死、脑梗死等。

8. 给药护理

（1）长期使用利尿剂应监测血清电解质和酸碱平衡情况，观察有无低钾血症、低钠血症、低氯性碱中毒。低钾血症表现为肌无力，腹胀、恶心、呕吐以及心律失常。低钠血症可出现无力、恶心，肌痛性痉挛，嗜睡和意识淡漠。低氯性碱中毒表现为呼吸浅慢，手足抽搐、肌痉挛，烦躁和谵妄。利尿过快过猛（使用大剂量呋塞米）还可导致有效血容量不足，出现恶心、直立性眩晕、口干、心悸等症状。此外，呋塞米等强效利尿剂具有耳毒性，可引起耳鸣、眩晕以及听力丧失，应关注患者的主诉。

（2）肾上腺糖皮质激素可抑制免疫反应，减轻、修复滤过膜的损害，并有抗炎、抑制醛固酮和抗利尿激素等作用。但长期应用激素，可诱发神经精神症状以及消化系统溃疡、骨质疏松、生长发育受抑制、并发和加重感染，用药期间注意观察精神症状，大便颜色；做好皮肤清洁护理，预防皮肤感染。如出现痤疮，切勿挤压，可予温水清洗、抗菌药膏涂擦；补充钙剂，防止骨质疏松，对已有骨质疏松患者告知其适度运动，注意保护关节，以免发生自发性骨折等。

（3）环磷酰胺为治疗肾病综合征常用的细胞毒药物，用药中应注意胃肠道不良反应，恶心、呕吐，有无腹泻及胃肠道出血，若伴有腹绞痛、恶心、心动过速、肌无力时，应注意检查血钾。用药期间注意加强营养支持，尽量在舒适时进餐，如有厌食，特别是伴有白细胞下降时，应给予富含营养的流质饮食，防止脱水，必要时予静脉补液、营养支持。每天至少一次检查口腔黏膜，及早发现口腔炎及溃疡。如有口腔炎及溃疡应予对症处理；用药后会出现白细胞减少，最低值在用药后1～2周，多在2～3周后恢复。用药期间应定期监测血常规；

当大剂量静滴环磷酰胺而又缺乏有效预防措施时，可致出血性膀胱炎，表现为膀胱刺激症状、少尿、血尿及蛋白尿，应鼓励患者多饮水，大剂量应用时应水化、利尿。静脉用药避免外渗，以免引起局部组织坏死。

（五）健康教育

1. 学会正确测量体重和记录尿量的方法。
2. 注意休息，戒烟戒酒，避免劳累，预防感染，防止感冒，避免到人多的公共场所。
3. 正确服用药物，不可自行停药或自我调整剂量。
4. 定期复查尿常规及血常规、电解质、肾功能。
5. 根据饮食护理的原则对患者进行饮食教育。

八、急进性肾小球肾炎护理常规

（一）按内科及泌尿系统疾病一般护理常规

（二）护理关键点

1. 血尿。
2. 蛋白尿。
3. 水肿。
4. 高血压。
5. 肾功能损害。
6. 心衰。
7. 肾衰竭。
8. 教育需求。

（三）护理评估

1. 生命体征，如血压、心率、呼吸、波动情况。
2. 胃纳和全身营养情况。
3. 心理活动和情绪情况。
4. 病情 有无呼吸困难和肺水肿情况；水肿部位程度及消涨情况；咳嗽，咳痰咽部疼痛，皮肤感染情况；尿液的性质与量，肾功能改变情况等。
5. 实验室期辅助检查结果 血常规、尿常规、肾功能、肝功能、电解质、咽拭子、细菌培养、抗"O"补体C3、24小时尿蛋白定量、肾穿刺活检病理检查、胸片，心电图，B超等。
6. 评估治疗的效果用药反应。

（四）护理措施

1. 休息 急性期病人应绝对卧床休息2~3周，症状明显者4~6周，直至肉眼血尿消失，水肿消退及血压恢复正常。避免受寒着凉。病情稳定后逐渐做一些轻体活动，避免劳累和剧烈活动，坚持1~2年待完全康复后才能恢复正常的体力活动。
2. 保持床单位清洁，平整，干燥，预防皮肤受损。
3. 饮食护理 发病初期，饮食原则予低盐饮食，限制进水量。因大多数患者有水肿和高血压，若血压很高水肿明显，应以无盐饮食，每日尿量限制在1000ml以内。尿毕者按急性肾衰竭处理控制蛋白质摄入0.6/kg/d。急性期应严格控制钠的摄入，减轻水肿和心脏负担，一般每天盐的摄入量应低于3g。病情好转，水肿消退，血压下降后，可由低盐饮食逐渐转为正常饮食。除了限制钠盐外，还应注意控制水和钾的摄入，尤其尿量明显减少者。另外，应根据肾功能调整蛋白质的摄入量，同时注意给予足够的热量和维生素。

4．心理护理　本病病情进展快，病人及家属会出现紧张、恐惧心理，应做好解释和安慰工作，使患者正确对待病情，消除紧张、恐惧心理，树立战胜疾病的信心。在病人卧床期间加强巡视，密切观察病情变化，及时询问病人需要，并给予解决。

5．控制感染　选用无肾毒性的抗生素治疗，如青霉素，头孢霉素等。观察用药疗效及有无过敏反应。反复发作的慢性扁桃体炎可择期手术。

6．症状治疗与护理

（1）水肿及少尿：正确记录24小时尿量，控制水钠摄入，水肿仍明显者，可适当使用利尿剂治疗，观察用药后效果及维持水电解质平衡，保护皮肤黏膜的完整性。

（2）高血压及高血压脑病：见慢性肾衰竭护理常规。

（3）有急性心力衰竭应及时处理。

7．透析治疗　急性肾衰竭患者需采用透析治疗，患者渡过危险期后，肾功能一般可恢复，如不能恢复，按慢性肾衰竭尿毒症处理，选择透析方式（如血透或腹透）。

8．潜在并发症　急性肾衰竭。密切观察病情，及时识别急性肾衰竭的发生。监测内容包括：

（1）尿量：若尿量迅速减少或出现无尿，往往提示发生了急性肾衰竭；

（2）血肌酐、血尿素氮及内生肌酐清除率：急性肾衰竭时可出现血肌酐、尿素氮快速地进行性升高，内生肌酐清除率快速下降；

（3）血清电解质：重点观察有无高钾血症，急性肾衰竭常可出现血钾升高，可诱发各种心律失常，甚至心脏骤停；

（4）其他：有无食欲明显减退、恶心、呕吐；有无气促、端坐呼吸等。

9．给药护理　严格遵医嘱用药，密切观察激素、免疫抑制剂、利尿剂的疗效和不良反应。糖皮质激素可导致水钠潴留、血压升高、血糖升高、精神兴奋、消化道出血、骨质疏松、继发感染、伤口不愈合以及类肾上腺皮质功能亢进症的表现如满月脸、水牛背、多毛、向心性肥胖等。对于肾脏疾病病人，使用肾上腺糖皮质激素后应特别注意有无发生水钠潴留、血压升高和继发感染，这些不良反应可加重肾损害，导致病情恶化。此外，大剂量激素冲击疗法可明显抑制机体的防御能力，必要时需对病人实施保护性隔离，防止继发感染。利尿剂、环磷酰胺的不良反应观察内容按本节肾病综合征的护理常规。

（五）健康教育

按本节肾病综合征的护理常规。

九、IgA肾病护理常规

（一）按内科及泌尿系统疾病一般护理常规

（二）护理关键点

1．肉眼血尿。

2．高血压。

3. 肾功能损害。

4. 蛋白尿。

5. 感染。

6. 肾性贫血。

7. 肾穿刺活检组织检查。

8. 教育需求。

（三）护理评估

1. 生命体征及神志。

2. 全身营养状况。

3. 评估肉眼血尿、腰痛、全身不适情况。

4. 病情　有无咳嗽咳痰，痰液颜色、性状，有无胸闷气急、呼吸困难、深大呼吸、气短等；有无心力衰竭的症状体征及血压波动，水肿消长情况；尿量、尿色，有无尿频、夜尿增多情况；有无恶心呕吐，胃纳、体重情况，大便量、颜色、次数、性状及腹部体征；皮肤黏膜完整性，有无出血感染，有无肾病面容，贫血程度，水肿消长情况；神志、感觉运动情况。

5. 评估活动情况及安全措施。

6. 实验室及辅助检查结果　血常规、尿常规、肌酐清除率、肾功能、尿蛋白、血电解质水平、心脏彩超、胸片、肾穿刺活检组织检查等。

7. 评估治疗的效果及用药反应。

（四）护理措施

IgA肾病是肾免疫病理相同，但临床表现、病理改变和预后变异甚大的原发性肾小球病，应根据不同的临床、病理改变综合给予合理的治疗与护理。

1. 休息和活动　急性发作期患者应以卧床休息为主；病情稳定后可适当活动，避免劳累，尽量少去公共场所；鼓励患者深呼吸，有效咳嗽；保持病室的安静和整洁，避免着凉、潮湿。

2. 饮食

（1）单纯性血尿或轻度蛋白尿者给予优质蛋白饮食，饮食应均衡，避免暴饮暴食。

（2）大量蛋白尿或肾病综合征的患者：按本节肾病综合征护理常规。

（3）慢性肾小球肾炎患者的饮食按本节慢性肾小球肾炎护理常规。

3. 感染护理　观察用药后患者体温是否下降，感染症状有否减轻和消失，同时关注抗生素的副作用；避免服用含非那西丁一类的解热镇痛药及其他对肾功能有损害的药物如卡那霉素、庆大霉素等。

4. 对于扁桃体反复感染者予手术摘除，可减少肉眼血尿发生，降低lgA水平，部分患者可减少尿蛋白。但手术应在感染控制和病情稳定的情况下进行。

5. 经皮肾穿刺活检术护理：按本节慢性肾小球肾炎护理常规。

6. 给药护理

（1）单纯性血尿或轻度蛋白尿（＜1g/d），一般无需特殊治疗，避免劳累，预防感冒和避免使用肾毒性药物（如庆大霉素、阿米卡星等）则可。

（2）大量蛋白尿或肾病综合征，病理改变轻者，糖皮质激素和细胞毒药可获得疗效。激素副作用有：柯兴氏综合征、感染、高血压、高血糖、低钾血症、骨质疏松、应激性溃疡、精神兴奋、无菌性骨坏死、体重增加、水钠潴留等，故长期使用要注意观察以上不良反应；细胞毒性药物一般选用环磷酰胺，其副作用除白细胞减少和诱发感染外，还可导致性腺抑制（尤其是女性的卵巢功能衰竭）、胃肠道反应、脱发、肝功能损害，出血性膀胱炎，使用时应注意观察以上不良反应，并嘱患者多饮水。

（3）肾活检病理检查显示以 IgA 沉积为主的新月体肾小球肾炎，临床上呈肾功能恶化。该类患者应按急进性肾小球肾炎治疗和护理，如病理显示主要为细胞性新月体者，应强化治疗（甲泼尼龙冲击治疗、环磷酰胺冲击治疗等）。大剂量冲击治疗时，应注意给药速度宜缓慢，用药时应密切观察病情变化。

（4）合并高血压者，积极控制高血压对保护肾功能极为重要。血管紧张素转化酶抑制剂（卡托普利、依那普利、贝那普利、雷米普利和福辛普利等）有较好的控制高血压和延缓肾功能恶化的作用，并且有减少尿蛋白的作用。用药时注意监测血压及定期检测血肌酐及血钾。

7. 心理指导　给患者解答各种疑问，恰当解释病情，使患者保持良好的心态，正确对待疾病。

（五）健康教育

1. 学会患者正确留取尿液标本。
2. 预防感染，避免到人群拥挤的公共场所保持，保持口腔及皮肤的清洁，遵守个人卫生原则，注意保暖，预防感冒，避免与上呼吸道感染者接触。
3. 正确服用药物，了解疾病的演变过程，理解控制血压、控制饮食的重要性。
4. 定期随访，定期检查尿常规和肾功能，避免使用对肾脏有损害的药物。

第六节　血液系统疾病护理常规

一、血液系统疾病一般护理常规

1. 按内科疾病一般护理常规。
2. 入院接待　关注患者血象，白细胞低的患者给予保护性隔离；血小板低的患者做好宣教工作，保证患者的绝对卧床，预防活动性出血及脑出血的发生；血色素低的患者协助患者做好输血工作。
3. 基础护理　对有出血倾向的患者做好皮肤护理和口腔护理指导。指导病人用软毛刷刷牙，忌用牙签剔牙。指导患者进餐前后及睡前用生理盐水、氯己定、碳酸氢钠等交替漱口，口腔黏膜有溃疡时应增加漱口次数，局部可应用促进溃疡面愈合的药物涂擦。
4. 休息与活动　当血小板计数低于 $50 \times 10^9/L$ 时应减少活动，增加卧床休息的时间、防止身体外伤，如跌倒、碰撞。血小板计数低于 $20 \times 10^9/L$ 时嘱病人绝对卧床，严禁冲凉洗头，保证充足的睡眠，避免情绪激动。在病人发热、寒战、神志不清时更应注意防护。对白细胞低的患者保证患者的足够休息时间，适当运动，增强免疫力，避免感染的发生。对留置中心静脉导管的患者指导其活动。
5. 饮食护理　禁食过硬，粗糙的食物，避免煎炸、带刺、或含骨头的食物、带壳的坚果类以及质硬的水果（如甘蔗）等；进食时要细嚼慢咽，避免口腔黏膜损伤。鼓励病人进食高蛋白、高热量、高维生素、营养丰富易消化无刺激性的半流质或软食，以补充机体基本需要和因发热所造成的额外消耗。化疗期间予清淡饮食，少食多餐，出血倾向病人宜进温软食。指导病人摄取足够的水分，每天至少3000ml以上，必要时遵嘱静脉补液，维持水和电解质平衡。

6. 排泄护理　保持大便通畅，勿用力排便护理，防肛裂引起肛周感染及腹压骤增而诱发内脏出血、颅内出血，便秘时可使用开塞露或缓泻剂促进排便。骨髓抑制期患者睡前、便后用1：50000高锰酸钾坐浴，每次15～20分钟，预防肛周感染。保持小便通畅，保持足够小便量，记录24小时出入量，注意观察有无血尿或腰痛的发生。对于留置导尿管的患者做好泌尿道护理，预防感染。

7. 给药护理　掌握血液内科常用药物的剂量、浓度、方法、给药时间以及用药前的注意事项和用药后常见不良反应的观察及处理。

（1）抗生素类：两性霉素B用药前常规使用抗过敏药物，静滴时须避光，静滴速度控制在20～30滴/分，滴注过程中应每隔15～30分振摇一次；万古霉素输注速度不可过快，不可肌注。

（2）抗病毒类：控制静滴速度，不能过快（1～2小时），避免药液与皮肤或黏膜接触。

（3）激素类：输注时密切关注不良反应，及时对症处理。交待患者不可擅自减量及停药。

（4）免疫抑制剂：使用者予保护性隔离，防止感染。使用前遵嘱使用抗过敏药物，使用时密切观察生命体征，控制滴注速度。

（5）抗肿瘤药：掌握化疗药物的特异性毒副作用及防治：L-ASP使用前必须做皮试，密切观察有无过敏症状。CTX使用前注意尿液的碱化和水化，根据药物浓度检查结果，遵医嘱及时用美司钠解毒。Ara-c在使用时严格掌握用药配伍禁忌。利妥昔单抗（美罗华）在使用前30～60分钟前按医嘱用解热镇痛药和抗过敏药，输注速度严格按医嘱执行，不能太快，输注时予心电监护，测量生命体征，密切观察不良反应，及时报告医生。

8. 专科观察要点

（1）每日观察患者PICC导管的维护情况和穿刺点的皮肤情况。

（2）密切观察患者全身皮肤情况，谨防化疗药物的外渗而导致的皮肤损伤，观察患者有无出血点和脑出血的发生。

（3）严密观察病情，密切关注者体温变化，及时控制感染。

（4）每周监测体重一次，化疗患者监测24小时尿量。危重患者监测24小时出入量。

（5）严密关注患者血象，对于白细胞低的患者予以保护隔离，血小板低的患者谨防出血，卧床休息。

9. 心理护理　评估病人不同时期的心理反应，及时做好早期心理疏导，提供疗效好的病例作正面宣教，鼓励病人坚持治疗，增强治疗信心。密切观察患者心理反应变化和行为变化，及时纠正患者不良心理反应。了解病人心理与社会支持状况，以提供针对性的护理措施。

10. 健康教育

（1）介绍相关的疾病知识、治疗原则、放化疗的不良反应、治疗新进展及PICC维护相关知识等，鼓励病人配合治疗，增强信心。

（2）保持心情舒畅，营养充足，适当进行身体锻炼，以提高机体免疫力。

（3）注意预防感染。避免去人流密集的场所，注意保暖，防感冒；注意饮食卫生，不吃隔夜食物；注意口腔肛周和皮肤护理，勤换洗、更衣，保持大便通畅。

（4）定期复查，按时服药。若出现皮肤黏膜出血、感染、头晕头痛剧烈、发热、咳嗽、气促、发现肿块等不适，应及时就诊。

（5）维持饮食平衡，饮食宜富含营养，保证足够的水分摄入。

二、缺铁性贫血护理常规

（一）按内科及血液系统疾病一般护理常规

（二）护理关键点

1. 营养失调。

2. 知识缺乏。

（三）护理评估

1. 饮食指导。

2. 铁剂治疗的配合与护理。

3. 自我对疾病的认知程度。

4. 病情及主要症状

（1）面色苍白、乏力。

（2）皮肤干燥、角化。

（3）神经、精神系统异常。

5. 实验室及辅助检查结果　血常规、血生化，骨髓象、铁生化检查、胸片、心电图。

（四）护理措施

1. 贫血症状　按第一篇第三章第二十一节"贫血护理常规"。

2. 饮食护理

（1）纠正不良饮食习惯，如偏食或挑食，是导致铁摄入不足的主要原因。无规律、无节制、刺激性过强的饮食容易造成胃黏膜的损伤，也不利于食物的吸收。

（2）提倡均衡饮食，以保证足够热量、蛋白质、维生素摄入，定时定量、细嚼慢咽，必要时少量多餐。

（3）增加含铁丰富的食物摄取，如：肉类、肝脏、血、蛋黄、海带与黑木耳等。

（4）促进食物铁的吸收：胃内酸性环境有利于铁的吸收，指导病人多食富含维生素C的食物或加服维生素C，避免同时饮用牛奶、咖啡、浓茶，可减少食物铁的吸收。

3. 口服铁剂的应用与指导

（1）铁剂不良反应及其预防：常见恶心、呕吐、胃部不适和排黑便等不良反应，建议病人饭后或餐中服用。

（2）忌与牛奶、茶、咖啡同服，避免同时服用抗酸药及H2受体拮抗剂。

（3）口服铁剂时使用吸管，避免牙染黑。服药期间告知患者，大便会变黑。

（4）强调要按剂量，按疗程服药，定期复查相关实验室检查。

4. 注射铁剂的护理

（1）注射铁剂应采取深部肌肉注射，并经常变换注射位，避免出现局部硬结和肿痛。

（2）为了避免药液溢出引起皮肤染黑，不在暴露皮肤注射外，抽吸药液后，更换注射针头，采用"Z"注射法或留空气注射法。

（3）注射铁剂可引起过敏反应，首次用药须用0.5ml的试验剂量进行深部注射，备用肾上腺素，作好急救准备。1小时后无反应，按医嘱给予常规剂量。

5．自我疾病认知　相关疾病的预防和治疗不仅是缺铁性贫血治疗的关键，也是预防缺铁性贫血的重点。特别是慢性胃炎、消化性溃疡、肠道寄生虫感染、长期腹泻、痔疮出血或月经过多的引起警惕。

6．生活护理

（1）病人皮肤干燥，指甲易脆裂，应经常温水洗澡或擦浴，保持皮肤清洁并涂护肤品滋润皮肤。

（2）指甲不宜留长，以免断裂。

（五）健康教育

（1）介绍贫血纠正后需维持铁剂治疗的时间及原理，了解缺铁性贫血发生原因、治疗及预防。

（2）婴幼儿、儿童、青少年、妊娠期、哺乳期妇女需要增加铁量，饮食中有含铁丰富的食物，动物比植物中的铁易于吸收，注意均衡饮食。

三、巨幼细胞贫血护理常规

（一）按内科及血液系统疾病一般护理常规

（二）护理关键点

1．营养失调。

2．活动无耐力。

3．口腔黏膜。

4．焦虑。

5．受伤。

（三）护理评估

1．饮食情况　有无偏食及胃肠道慢性疾病。

2．用药情况。

3．自我对疾病的认知程度。

4．病情及主要症状　面色苍白、乏力；头晕、活动前后气短心悸情况；焦虑，睡眠状况；神经、精神系统有无异常。

5．实验室及辅助检查结果　脱氧尿嘧啶核苷抑制试验、维生素B_{12}吸收试验、内因子抗体测定、胃液分析、血常规、骨髓象、外周血象，血清叶酸和维生素B_{12}浓度测定等。

6．心理状况　评估有无焦虑、恐惧心理。

（四）护理措施

1．按本节"血液系统疾病一般护理常规"。

2．饮食护理

（1）加强营养知识教育。

（2）摄入不足：①纠正偏食不良饮食习惯；②不酗酒；③增加富含维生素B_{12}与叶酸的食品，如叶酸缺乏者应多食新鲜蔬菜，水果谷类和动物肉类等摄入。维生素B_{12}缺乏者应多食动物肉类、肝、肾、禽蛋以及海产品。

（3）需要增加：①婴儿应提倡母乳喂养，合理喂养及时添加辅食；②孕妇应多食新鲜蔬菜和动物蛋白质，妊娠后期可补充叶酸；③血液透析，胃肠手术患者加强营养，补充叶酸、维生素B_{12}。

（4）药物的影响：如使用甲氨蝶呤，氨苯蝶啶、乙胺嘧啶等能抑制二氢叶酸还原酶的作用影响四氢叶酸的生成。用药同时补充维生素B_{12}与叶酸，行补充治疗，根据缺啥补啥的原则，应补充足量直到补足应有的贮存量。

（5）减少食物性叶酸的破坏：①维生素C有保护叶酸免受破坏的作用，维生素C缺乏易发生本病；②烹调习惯不良容易破坏，建议烹调时间不宜温度过高或时间过长，且蒸煮后不宜久置；③提倡急火快炒、灼菜、凉菜或加工成蔬菜沙律后直接食用。

（6）改善食欲：①对胃肠道症状明显或吸收不良的病人，如出现食欲减退腹胀，以少量多餐、细嚼慢咽，进食温凉软食；②口腔炎或舌炎病人：保持口腔清洁，饭前饭后用复方氯己定溶液或生理盐水漱口，以减少感染的机会并增进食欲，口腔溃疡面可涂溃疡保护膜。

3．用药护理

（1）按医嘱正确使用药物。

（2）叶酸缺乏：口服叶酸，胃肠道不能吸收者可肌内注射四氢叶酸钙，直至血红蛋白恢复正常。

（3）维生素B_{12}缺乏：肌内注射维生素B_{12}，直至血红蛋白恢复正常；恶性贫血或胃全部切除者需终生采用维持治疗；维生素B_{12}缺乏伴有神经症状者，长时间（半年以上）的治疗对于单纯维生素B_{12}缺乏的患者，不宜单用叶酸治疗否则会加重维生素B_{12}的缺乏。

（4）密切观察神经系统症状的发生或加重。

（5）密切观察低血钾症的发生。

（6）注意用药后病人的自觉症状，外周血象的变化。

4．休息与活动

（1）指导病人合理休息与活动，减少机体的耗氧量。

（2）预防受伤。

（3）末梢神经炎、四肢麻木无力者，注意保暖，经常使用物品放在容易拿取地方，锐器品及热水瓶放置安全，防止跌倒受伤。

（4）共济失调者，行走要有人陪伴。

（5）告知及挂防烫伤及坠床跌倒警示牌。

（6）给氧：严重贫血病人应氧气吸入，改善缺氧症状。

（7）输血或成分输血的具体护理见输血护理常规。

5．心理护理　讲解巨幼细胞贫血的相关知识，明确治疗目的，使积极配合治疗，增强信心。

（五）健康教育

1．学会自我观察病情及自我防护。

2．掌握正确服用药物的目的和方法，坚持用药，巩固和维持疗效。

3. 注意劳逸结合，保证休息，充足睡眠。

4. 根据气候变化及时增减衣服，防止感冒。

5. 树立战胜疾病的信心，保持乐观的心态，保持身心舒畅，建立良好的生活态度。

6. 改变不良烹调习惯及不良饮食习惯，戒烟戒酒。

四、再生障碍性贫血护理常规

（一）按内科及血液系统疾病一般护理常规

（二）护理关键点

1. 高热。

2. 贫血。

3. 出血。

4. 感染。

5. 活动无耐力。

6. 自我形象紊乱。

7. 教育。

（三）护理评估

1. 评估神志、瞳孔及生命体征情况。

2. 评估贫血的程度及活动能力　贫血貌，胸闷、气急、心悸等。

3. 评估出血的部位程度及症状体征　皮肤黏膜，鼻、牙龈出血，消化道、泌尿道、颅内出血，女性患者月经量等。

4. 评估感染部位症状体征　呼吸道、肺部感染，扁桃体炎、牙龈炎、咽峡炎，皮肤疖肿，肛周炎、肛旁脓肿，败血症等。

5. 评估饮食及营养状况　皮肤的弹性、体重有无减轻或增加等。

6. 实验室及辅助检查结果　血红蛋白、白细胞、血小板计数、网织红细胞绝对值、骨髓穿刺结果、心脏彩超、心电图、胸片及CT等。

7. 评估心理状况及家庭支持情况。

（四）护理措施

1. 按本节"血液系统疾病一般护理常规"。

2. 病情观察

（1）感染情况：呼吸系统评估呼吸频率节律、深浅度，咳嗽咳痰情况；口腔黏膜是否完整，牙龈、咽峡、肛周、肛旁等局部皮肤黏膜有无红肿热痛等；消化系统评估大便的颜色、量、次数、性状及腹部体征；泌尿系统评估有无尿频、尿急、尿痛等；其他脏器及全身感染的症状体征。

（2）感染性休克：密切注意观察神志、生命体征、末梢循环、尿量等情况。

（3）贫血情况：评估睑结膜、甲床口唇颜色、面色，有无胸闷、心悸、气急情况及活动前后生命体征的改变。

（4）出血情况：评估有无皮肤黏膜，鼻、牙龈出血，大小便颜色，女性患者月经量及其他内脏出血的症状体征。颅内出血：评估神志，瞳孔，肢体感觉运动，有无头痛、恶心呕吐，生命体征情况。

3．心理支持　鼓励病人与亲人、病友多交谈，争取社会支持系统的帮助，增强康复的信心，配合治疗。

4．主要治疗和用药护理

（1）支持和对症治疗：①预防和控制感染：做好个人卫生和环境清洁消毒，减少感染机会。发生感染时，早期用强力抗生素，防止感染扩散；②皮肤、鼻黏膜出血可用糖皮质激素。出血严重或内脏出血可输血小板或新鲜冰冻血浆；③输血是主要的支持疗法，提倡成分输血。

（2）禁用对骨髓抑制的药物。

（3）雄激素是治疗慢性再障的首选药。常用丙酸睾酮为油剂，不易吸收，需深部缓慢分层肌内注射，并注意轮换注射部位，经常检查注射部位局部有无硬结，发现硬结及时理疗，以促进吸收和防止感染；用法每次50～100mg，每日或隔日1次，疗程至少4个月；司坦唑、达那唑对肝脏有损害，治疗过程中应关注肝功能检查结果。

（4）免疫抑制剂：常用抗胸腺细胞球蛋白（ATG）和抗淋巴细胞球蛋白（ALG）是目前治疗重型再障的主要药物，ATG和ALG治疗可出现超敏反应、出血加重和血清病（如猩红热样皮疹、发热、关节痛）等不良反应，用药期间应注意保护性隔离，预防出血和感染，密切观察病人有无药物的不良反应出现；环孢素（CYA）选择性作用于T淋巴细胞，可用于急、慢性再障。

（5）造血细胞因子在免疫抑制剂治疗的同时或以后应用，有促进血象恢复的作用。包括粒细胞集落刺激因子、粒－巨噬细胞集落刺激因子、红细胞生成激素和白介素。

（6）骨髓移植护理：主要用于重型再障。临床多采用HLA（人类白细胞抗原）配型相合的同种异基因骨髓移植。

（7）胎肝细胞输注、脐血输注护理。

（8）其他：脾切除护理按本篇第六章第六节"普通外科疾病护理常规"。

（9）密切监测血红蛋白、白细胞、血小板计数、网织红细胞计数。

5．并发症的预防观察和护理

（1）贫血护理：按第一篇第三章第二十一节"贫血护理常规"。

（2）出血护理：按本节"急性白血病护理常规"。

（3）预防感染：①呼吸道感染的预防：保持病内空气清新、物品清洁，定期消毒。秋冬季注意保暖，防止受凉。限制探视人数及次数。严格执行无菌操作。粒细胞绝对值≤0.5×10^9/L者给予保护性隔离，并向病人及家属解释其必要性，使其自觉配合；②口腔感染的预防：督促病人养成进餐前后、睡前、晨起用生理盐水、氯己定、碳酸氢钠交替漱口的习惯。若口腔已发生溃疡，可增加漱口的次数，并局部应用维生素E或溃疡膜等涂敷；③皮肤感染的预防：保持皮肤的清洁、干燥，勤沐浴、更衣和更换床上用品。勤剪指甲，避免抓伤皮肤。执行各种损伤性穿刺时，局部要严格消毒。女病人尤其要注意会阴清洁卫生，适当局部皮肤清洗；④肛周感染的预防：睡前、便用后1：5000高锰酸钾溶液坐浴，每次15～20分钟。保持大便通畅，避免用力排便而诱发肛裂，从而增加局部感染的几率。

（4）高热护理：按第一篇第三章第九节"发热护理常规"。

（5）成分输血的护理：①遵医嘱给予输血；②取回血液后，应尽快输注，剧烈冲击或振荡，以免泡沫形成而影响注射；③在输血过程中加强巡视，以尽早发现异常情况，一定程度上也可以消除病人对输血的恐惧和顾虑；④输血时应严密观察病人的生命体征及一般情况，经常询问病人，密切观察病人是否出现迟发性的输血反应。

（五）健康教育

1. 避免接触有毒、有害的化学物质及放射性物质，警惕家用染发剂、杀虫剂毒性对人体的损害，避免应用某些抑制骨髓造血功能的药物如氯霉素、保泰松等。

2. 预防感染和出血，坚持治疗，不擅自停药，定期门诊复查血象，不适随诊。

3. 适当锻炼，增强体质，保持心情舒畅，适当参加户外活动，如散步、打太极拳。

4. 学会自我照顾及防治出血的简单方法。避免外伤，注意个人及饮食卫生，禁吃生冷食物，饮食要清淡，营养。

5. 注意劳逸结合，避免受凉，预防感冒。

五、溶血性贫血护理常规

（一）按内科及血液系统疾病一般护理常规

（二）护理关键点

1. 出血。
2. 疼痛。
3. 损伤危险。
4. 贫血。
5. 恐惧。

（三）护理评估

1. 评估生命体征及神志。
2. 评估全身营养状况。
3. 评估自我对疾病的认知程度。
4. 评估心理活动和情绪波动。
5. 评估贫血情况　睑结膜、甲床口唇颜色、面色，有无胸闷、心悸、气急及活动前后生命体征的改变等。
6. 评估排尿情况　尿量有无减少和颜色有无浓茶样或酱油样。
7. 评估脾脏肿大变化情况。
8. 实验室检查结果　血常规、凝血功能、大便常规、隐血试验、尿常规、生化全套、外周血象、骨髓象结果。

（四）护理措施

1. 病情观察

（1）急性溶血：起病急骤，突发寒战。随后出现高热、腰背与四肢酸痛、头痛、呕吐、酱油样尿（血红蛋白尿）和黄疸等。严重者可发生周围循环衰竭、急性肾衰竭。

（2）慢性溶血：起病缓慢，症状较轻，以贫血、黄疸、脾大为特征。由于长期高胆红素血症，可并发胆石症和肝功能损害。

（3）溶血性黄疸患者皮肤多呈柠檬色，有无黄疸及其严重程度取决于溶血速度与严重程度，以及肝脏摄取、转换游离胆红素的能力。

（4）一般实验室指标观察：①血象：红细胞计数和血红蛋白浓度有不同程度下降；网织红细胞比例明显增加；②尿液：急性溶血的尿液颜色加深，可呈浓茶样或酱油样色；③隐血试验：血管内的溶血试验科呈阳性或强阳性，无镜下血尿或肉眼血尿；④骨髓象：骨髓增生活跃或极度活跃，以红系增生为主，可见大量幼稚红细胞，以中幼或晚幼为主。

2．休息与活动　按"血液系统疾病一般护理常规"；急性血管内溶血或慢性溶血合并溶血危象者，应绝对卧床休息，保持环境安静，做好生活护理。

3．饮食与营养

（1）按"血液系统疾病一般护理常规"。

（2）避免进食一切可能加重溶贫的食物药物：葡萄糖-6-磷酸脱氢酶（G-6-PD）缺乏者禁食蚕豆及其制品和氧化性药物如伯氨喹、氯霉素、维生素K、磺胺等。

（3）阵发性睡眠性血红蛋白尿病人忌食用酸性食物和药物，如维生素C、阿司匹林、苯巴比妥等，以减少溶血发生。

（4）鼓励多饮水，每天饮水量2500ml以上，保持尿量每天＞2500ml，以促进溶血后所产生的物质排泄及药物引起的不良反应。

4．用药护理

（1）按医嘱正确用药，要按时按量服药，不擅自减量或停药。

（2）教会药物不良反应的观察与预防。

（3）糖皮质激素：①主要副作用：导致免疫力下降从而可能诱发和加重感染、糖尿病、溃疡；可能出现脂肪重新分布、向心性肥胖、紫纹等；可能出现水钠潴留和低钾血症；可能出现骨质疏松、骨折、股骨头坏死等；可能出现继发性精神改变；可能出现青光眼、视乳头水肿、白内障加重等；可能出现下丘脑—垂体—肾上腺轴机能受抑制，糖皮质激素撤停综合征；②激素增减用量、改变用法以及激素治疗中和治疗后疾病复查必须严格遵守医嘱，否则可能影响疗效或加重某些副作用，甚至有危及生命的可能；③免疫抑制剂，应用环孢素：会引起震颤、厌食、恶心、呕吐、齿龈和毛发增生，护士需密切关注肝、肾功能检测结果。口服药放于阴凉处，予果计、牛奶送服。

（4）输血护理：①取回血液后，应尽快输注；②必须双人床边核对，严格、认真履行"三查八对"程序；③在输血过程中加强巡视，以尽早发现异常情况，一定程度上也可以消除病人对输血的恐惧和顾虑；④输血时应严密观察病人的生命体征及一般情况，经常询问病人，密切观察病人是否出现迟发性的输血反应。

5．心理支持

（1）保持安静，精神愉快。

（2）正确对待疾病，消除紧张、恐惧心理。

（3）正确对待应用激素后形象的改变。

（4）家属及病友给予鼓励支持，树立战胜疾病的信心。

6．并发症的预防观察和护理

（1）急性肾衰竭按本章第五节"急性肾衰竭护理常规"。

（2）腰部疼痛：①予舒适体位，良好、安静环境；②教会病人使用精神转移法，转移对疼痛的关注，如：听音乐，聊天，看电视等；③向病人说明疼痛的原因，鼓励多饮水，促进代谢产物排出；④疼痛难忍，必要时遵医嘱予止痛药。

（3）预防感染按本节"四、再生障碍性贫血护理常规"相关内容。

（五）健康教育

1. 学会自我观察及自我防护，避免接触有毒物质。

2. 学会观察各种贫血症状：睑结膜、甲床口唇颜色、面色，有无胸闷、心悸、气急，尿量有无减少和颜色有无浓茶样或酱油样。

3. 正确用药，坚持正确用药，按时按量服药，不擅自减量或停用药物，定期复诊，病情变化应及时就诊。

4. 掌握溶贫发作诱因，注意避免。

5. 注意保暖，防止感冒，避免去人流密集的公共场所。

6. 注意劳逸结合，戒烟戒酒，饮食卫生教育。

7. 树立战胜疾病的信心，保持乐观的心态，保持身心舒畅，建立良好的生活态度。

8. 婚前、婚后进行遗传学相关咨询，以避免或减少死胎或溶血患儿出生。

六、急性白血病护理常规（未特指）

（一）按内科及血液系统疾病一般护理常规

（二）护理关键点

1. 高热。

2. 贫血。

3. 出血。

4. 感染。

5. 疼痛。

6. 高尿酸血症。

7. DIC。

（三）护理评估

1. 生命体征及神志，疼痛的部位、性质、持续时间、程度及伴随症状，止痛措施。

2. 全身营养状况。

3. 心理活动和情绪波动。

4. 评估感染、贫血及出血情况。

5. 评估器官组织浸润情况：有无淋巴结和肝脾肿大；有无骨骼和关节疼痛；有无眼球突出、复视或失明；牙龈有无增生、肿胀；局部皮肤有无隆起、变硬、呈紫蓝色皮肤结节；有无头痛、恶心呕吐、颈项强直、抽搐、昏迷等中枢神经系统白血病的表现及男性幼儿或青年有无睾丸无痛性肿大，有无心律紊乱、心衰，呼吸困难等情况。

6. 评估24小时尿量、进出量情况。

7. 评估深静脉置管情况。

8. 评估实验室及辅助检查结果：血常规、大便常规、隐血试验、尿常规、生化全套、凝血功能、骨髓穿刺、骨髓活检结果；心脏超声、BUS、胸片、CT等。

9. 对症支持治疗及用药效果。

（四）护理措施

1. 按"血液系统疾病一般护理常规"。

2. 饮食护理 化疗期间给予清淡易消化饮食，少量多餐；按本篇第十二章第二节"肿瘤化疗护理常规"饮食指导内容。

3. 特殊治疗和用药护理

（1）鞘内化疗：①做好解释及准备工作，减轻患者及家属紧张情绪；②协助医生进行腰椎穿刺及鞘内注射化疗；③严密观察生命体征及询问患者主诉；④去枕平卧6小时，避免穿刺后脑脊液外漏导致颅低压引起的头痛；⑤观察穿刺局部皮肤，保持敷贴清洁干燥，24小时后去除；⑥观察鞘内注射引起的急性化学性蛛网膜炎，患者有无发热、头痛及脑膜刺激征，并遵医嘱对症处理；⑦观察鞘内化疗效果。

（2）化学治疗：①抗生素类药物：常用药物包括柔红霉素（DAU）/阿霉素（DOX）/米托蒽醌（Mit），主要副作用为骨髓抑制、心肌损害、消化道反应。使用时注意观察心率、心律变化，使用该药后会发生尿色的变化。该药为腐蚀性化疗药物，需从中心静脉通路进入体内，静脉注射时速度宜慢（>1小时）。②抗代谢类药物：常用阿糖胞苷（Ara-C）、甲氨蝶呤（MTX），作用强度取决于药物浓度和用药时间，严格根据医嘱控制给药时间，大剂量快速静脉滴注时，注意用药时间不超过2小时。Ara-C主要副作用为骨髓抑制和胃肠道黏膜损伤，大剂量用药时，可引起淤积性黄疸、角膜炎。MTX副作用有引起巨幼红细胞贫血、骨髓抑制、口腔溃疡和黏膜炎等。大剂量化疗时可口含冰块，以减少局部血流，减轻其对局部黏膜的副作用，其解毒剂为甲基四氢叶酸钙。③生物碱类药物：常用长春新碱（VCR）、长春地辛（长春酰胺VDS），主要副作用为末梢神经炎，注意观察有无四肢端麻木、感觉异常，避免接触过冷或过热的物品，按医嘱使用营养神经的药物。该药为腐蚀性化疗药物，需从中心静脉通路进入体内。④糖皮质激素类药物：此类药物的副作用包括满月脸、水牛背、多毛、水钠潴留、高血压、高血糖、低钾、低钙、应激性溃疡、精神性兴奋等；预防口腔真菌感染。⑤全反式维A酸（ATAR）药物：是白血病（M3）的诱导分化剂，一般副作用为皮肤干燥、脱屑、口角皲裂、恶心呕吐、肝功能损害，严重副作用为维A酸综合征，表现为用药后出现发热、呼吸困难、体重增加、肢体远端水肿、胸腔或心包积液及发作性低血压，用皮质激素治疗有效。

4. 骨髓穿刺护理

（1）做好解释及准备工作，减轻患者及家属紧张情绪。

（2）协助医生进行骨髓穿刺及活检。

（3）局部压迫20~30分钟，观察穿刺局部皮肤无感染及皮下血肿，保持敷贴清洁干燥，24小时后去除。

（4）送检标本时需及时、准确、安全。

5. 并发症预防、观察和护理

（1）贫血：规范进行输血，按"贫血护理常规"。

（2）出血护理：特别注意观察有无头痛、呕吐、视力模糊、意识障碍等颅内出血症状，警惕M3患者诱导治疗期容易发生DIC；若有重要脏器出血及有出血性休克时应给予急救处理。按医嘱给予止血药物或配合输注血小板；给予适当饮食和安全指导。

（3）预防感染护理：保持个人卫生、环境卫生，预防呼吸道感染；白细胞低下时可采取保护性隔离措施，有条件者入无菌洁净层流室，防止交叉感染；严格无菌技术操作，防止各种医源性感染。

（4）预防高尿酸血症护理：①遵医嘱给予碳酸氢钠片口服或碳酸氢钠溶液静脉滴注；②遵医嘱给予别嘌呤醇口服，抑制尿酸生成；③鼓励多饮水，保持每天尿量>2500ml，正确记录出入量；④定期监测血尿酸，肾功能；⑤出现肾衰竭时，按肾衰竭处理。

（5）疼痛护理：按第一篇第三章第八节"疼痛护理常规"。

（6）高热护理：按第一篇第三章第九节"发热护理常规"。

（五）教育

1. 学会自我观察及自我防护，避免接触有毒物质。
2. 坚持用药，定期强化治疗，巩固和维持疗效，定期复诊，病情变化应及时就诊。
3. 根据气候变化及时增减衣服，防止感冒，避免去人群拥挤的公共场合。
4. 注意劳逸结合，戒烟戒酒，饮食卫生教育。
5. 树立战胜疾病的信心，保持乐观的心态，保持身心舒畅，建立良好的生活态度。

七、慢性粒细胞白血病护理常规

（一）按内科及血液系统疾病一般护理常规

（二）护理关键点

1. 活动无耐力。
2. 营养失调。
3. 疼痛。
4. 潜在尿酸性肾病。

（三）护理评估

1. 评估体温、血压、心率、呼吸情况。
2. 评估贫血的程度及活动能力　贫血貌，胸闷、气急、心悸等。
3. 评估疼痛情况　胸骨压痛，脾胀痛。
4. 评估饮食习惯及全身营养状况。
5. 评估实验室检查结果

（1）慢性期：①外周血象：可见各阶段的中性粒细胞，以中幼、晚幼和杆状核粒细胞为主，常高于20×10^9/L，疾病晚期可达100×10^9/L，血小板逐渐减少，并出现贫血。②骨髓象：骨髓增生明显或极度活跃。以粒细胞为主，红系细胞相对减少。③血液生化：血清及尿中浓度增高，与化疗后大量白细胞破坏有关。

（2）加速期：外周血或骨髓原粒细胞≥10%；外周血嗜碱性粒细胞＞20%；不明原因血小板进行性减少或增加。

（3）急性变：外周血中原粒＋早幼粒细胞＞30%；骨髓中原粒＋早幼粒细胞＞50%；出现髓外原始细胞浸润。

6. 评估心理状况及家庭支持情况。

（四）护理措施

1. 病情观察与护理

（1）每天测量病人脾的大小、质地并做好记录。注意脾区有无压痛。

（2）疼痛时尽量卧床休息，可取左侧卧位，以减轻不适。

2. 用药护理

（1）羟基脲：用药后2～3天白细胞数下降，停药后很快回升，护士需密切关注血常规结果。

（2）伊马替尼（格列卫）：副作用有恶心、呕吐、腹泻、肌肉痉挛、水肿、皮疹，对症护理。

（3）α-干扰素：该药通常与羟基脲或小剂量阿糖胞苷联合应用。不良反应为畏寒、发热、疲劳、恶心、头痛、肌肉及骨骼疼痛、骨髓抑制及肝肾功能异常。关注肝肾功能及血象。

（4）化疗药物：注意抑制尿酸的生成和碱化尿液，减少尿酸结晶的析出。化疗前后给予利尿剂，水化治疗，促进尿酸的稀释与排泄。同时鼓励病人多饮水，每天3000ml以上。观察和记录24小时尿量或24小时出入量。一旦出现少尿或无尿时，及时报告医生，协助做好急性肾衰竭的救治。

3. 休息与活动　慢性期病情稳定后，病人可工作和学习，适当锻炼，但不可过劳。生活规律，保证充足的休息和睡眠。

4. 饮食指导　由于病人体内白血病细胞数量多，基础代谢率增加，每天所需的热量也相应增加，应给病人提供高热量、高蛋白、高维生素、易消化的饮食。

5. 急变后按"急性白血病护理常规"。

（五）健康教育

1. 慢性期必须主动配合治疗，以延长慢性期，减少急性变的发生。

2. 掌握自我监测与坚持随访　出现贫血加重、发热、腹部剧烈疼痛，尤其是腹部受撞击可疑脾破裂时，应立即到医院检查。

3. 感染与出血的预防　按"急性白血病护理常规"。

八、特发性血小板减少性紫癜护理常规

（一）按内科及血液系统疾病一般护理常规

（二）护理关键点

1. 出血或出血倾向。

2. 感染。

3. 高血压。

4. 高血糖。

5. 水钠潴留。

（三）护理评估

1. 评估出血情况　皮肤黏膜出血点瘀斑，鼻、牙龈出血，消化道，泌尿道，颅内出血，月经量。

2. 评估神志，瞳孔，肢体感觉运动，有无头痛、恶心呕吐，警惕颅内出血。

3. 自觉症状、情绪反应。

4. 评估实验室检查结果　血常规，凝血功能，尤其是血小板计数。

5. 评估饮食习惯及全身营养状况。

6. 评估心理状况。

（四）护理措施

1. 病情观察　观察皮肤黏膜出血部位、范围、出血量。注意患者的自觉症状、情绪反

应、生命体征及神志变化、血小板计数等。血小板 $<50 \times 10^9$/L时减少活动，防止身体受外伤，保证充足睡眠，避免情绪激动。血小板计数 $<20 \times 10^9$/L时嘱病人绝对卧床。

2. 饮食护理　给予维生素、高蛋白、高热量、易消化或半流质饮食；禁食过硬粗糙食物。排便时小可过于用力，避免腹内压增高引起出血；多吃新鲜水果和蔬菜，保持大便通畅，防止便秘。

3. 皮肤护理

（1）保持皮肤清洁，用刺激小的肥皂轻擦洗，穿宽松衣裤，保持床单平整，被褥衣襟轻软，避免挠抓皮肤。

（2）高热患者禁用酒精擦浴降温。

（3）尽量减少穿刺次数，穿刺时，避免用力拍打，绑扎止血带不宜过紧和时间过长。各种穿刺后局部必须延长按压时间，并扩大按压面积，减少皮下出血，预防血肿形成。

4. 休息和活动　保持病室的安静和整洁，保证充足睡眠，避免情绪激动；防止身体外伤，如跌倒、碰撞；如外出检查时需专人用轮椅或平车护送。

5. 心理支持　了解病人心理状况，与病人讨论现存的恐惧、潜在的诱发因素和预防措施，消除紧张、恐惧心理；保持环境安静、温暖、舒适；建立良好的家庭支持系统。

6. 主要治疗和用药护理

（1）避免应用降低血小板数量及抑制血小板功能的药物。

（2）肾上腺糖皮质激素：为首选药物。长期使用糖皮质激素会引起身体外形的变化，胃肠道反应或出血，诱发感染等。注意指导患者餐后服药，掌握自我监测粪便颜色，预防各种感染等。

（3）免疫抑制剂：常用的免疫抑制剂有长春新碱、环磷酰胺、硫唑嘌呤等。环孢素主要用于难治性ITP。嘱病人多饮水，注意观察尿量及尿色改变。

（4）大剂量丙种球蛋白：用于顽固性、急性型ITP患者及手术前准备。可抑制血小板抗体的产生，使血小板破坏减少。注意保护局部血管并密切观察，一旦发生静脉炎要及时处理。

（5）脾切除护理：按本篇第六章第六节"普通外科疾病护理常规"。

（6）血小板输注：仅用于危重出血或脾切除患者。

（7）成分血输注护理：①遵医嘱给予输血；②取回血液后，应尽快输注，剧烈冲击或震荡，以免泡沫形成而影响注射；③加强巡视，及时发现异常，及时处理；④严密观察病人的生命体征及一般情况，经常询问病人，警惕迟发性的输血反应。

7. 并发症的预防观察和护理

（1）出血护理按"急性白血病护理常规"；

（2）规范输血，减少输液并发症；

（3）用药期间定期检查血压、尿糖、白细胞分类计数，并观察药物的疗效。

（五）健康教育

1. 正确认识疾病的成因，临床表现和治疗方法，避免情绪紧张，保持乐观态度，积极配合治疗及护理。

2. 学会自我监测病情　一旦发现皮肤黏膜有淤点、淤斑，牙龈出血、鼻出血、呕血、便血、血尿、头痛、视物不清等，应及时就诊。

3. 预防加重出血　避免使用可能引起血小板减少或抑制其功能的药物。

4. 糖皮质激素用药指导　必须遵医嘱，按时、按剂量、按疗程用药，不可自行减药或停药，定期复查血象。服药期间，注意个人卫生，防止感染；低盐饮食，每周测体重，防止水钠潴留，加重肾脏负担。

5. 休息和营养　注意休息，适当活动。血小板在 $50 \times 10^9/L$ 以下时，避免强体力活动，可适当散步、打太极拳、下象棋等，预防各种外伤。

九、过敏性紫癜护理常规

（一）按内科及血液系统疾病一般护理常规

（二）护理关键点

1. 出血。

2. 疼痛。

3. 肠梗阻、肠套叠。

4. 发热。

5. 感染。

6. 肾衰竭。

（三）护理评估

1. 评估生命体征。

2. 评估全身皮肤情况，如：紫癜的部位、大小、颜色、是否伴有水肿、荨麻疹等。

3. 评估疼痛的部位、程度及是否伴有关节肿胀及活动障碍。

4. 评估水肿、尿量情况，是否有出现蛋白尿、血尿、管型尿。

5. 评估实验室检查及辅助检查结果　束臂试验，尿常规、生化、血常规、出凝血时间、肾功能。

6. 评估心理状况及家庭支持情况，家族史。

（四）护理措施

1. 休息和活动　按"血液系统疾病一般护理常规"；可视体力情况鼓励活动，以不产生疲劳感为宜；关节疼痛伴活动障碍时应卧床休息，定时协助翻身；保持病室的安静和整洁，穿纯棉睡衣，修剪指甲，防皮肤刮伤。

2. 饮食护理　按"血液系统疾病一般护理常规"。

3. 心理支持　按"血液系统疾病一般护理常规"。

4. 用药护理

（1）避免再次接触可疑的过敏药物。

（2）正确执行医嘱，并注意药物不良反应的观察和预防。

（3）长期使用糖皮质激素会引起身体外形的变化，胃肠道反应或出血，诱发感染等。指导患者餐后服药，掌握自我监测粪便颜色，预防各种感染等，不可擅自减量及停药。

（4）免疫抑制剂：常用的免疫抑制剂有长春新碱、环磷酰胺、硫唑嘌呤等，嘱病人多饮水，注意观察尿量及尿色改变。使用者予保护性隔离，防止感染。

（5）静注免疫抑制剂，大剂量丙球蛋白时，要注意保护局部血管并密切观察，一旦发生静脉炎要及时处理。

（6）脾切除护理：按本篇第六章第六节"普通外科疾病护理常规"。

（7）血小板输注：仅用于危重出血或脾切除患者。

5. 症状护理

（1）血尿、便血的护理：按第一篇第三章"血尿护理常规"、"便血护理常规"。

（2）腹痛的护理：①观察患者腹痛的部位，持续时间及疼痛性质；②卧床休息，予镇痛及胃肠解痉的药物治疗；③禁食，待症状好转后再进食，并观察正常进食后是否会出现腹部不适。

（3）关节疼痛的护理：①观察关节受累的部位，是否伴有红肿及活动障碍；②卧床休息，协助定时翻身及日常生活护理；③必要时可应用止痛药。肾上腺糖皮激素治疗后关节疼痛症状可逐渐缓解。

（五）健康教育

1. 了解本病的有关知识，常见诱因为感染、食物、花粉及药物过敏等，积极寻找过敏原，发现可疑因素应避免再次接触。

2. 经常参加体育锻炼，增强体质，保持心情轻松愉快，预防上呼吸道感染。

3. 花粉季节，过敏体质者宜减少外出，外出时应戴口罩。

4. 不滥用药物，用药前仔细阅读说时书，对有引起过敏反应的药物应避免使用，遵医嘱用药。

十、多发性骨髓瘤护理常规

（一）按内科及血液系统疾病一般护理常规

（二）护理关键点

1. 高热。

2. 疼痛。

3. 压疮。

4. 营养不良。

5. 感染。

6. 出血。

7. 截瘫。

（三）护理评估

1. 评估生命体征及神志。

2. 评估全身营养状况。

3. 评估心理活动和情绪波动。

4. 评估全身骨骼情况　骨骼疼痛的部位、性质、持续时间、程度及伴随症状，止痛措施情况，有无骨折情况。

5. 评估髓外浸润情况　有无肝脾淋巴结及肾脏肿大；神经压迫症状，肢体感觉、运动情况。

6. 评估感染情况　评估呼吸频率节律、深浅度，咳嗽咳痰情况；有无尿频、尿急、尿痛；有无带状疱疹病毒感染等。

7. 评估高黏滞综合征表现　有无血液黏滞性过高引起血流缓慢、组织淤血和缺氧的症状如头昏、眼花、耳鸣、意识障碍、手指麻木；有无心力衰竭、呼吸困难等情况。

8. 有无出血倾向　有无鼻、牙龈出血，皮肤紫癜，及内脏出血情况。

9. 有无压疮及大小便情况，有无水肿，24小时尿量、进出量。

10. 评估实验室检查及辅助检查结果　血常规、尿常规、生化全套、血清蛋白电泳、免疫球蛋白测定、24小时尿蛋白定量、肌酐清除率、本周氏蛋白、凝血功能、骨髓穿刺、活检、全身骨骼X片、胸片、心电图、BUS、CT、磁共振等。

（四）护理措施

1. 按"血液系统疾病一般护理常规"。

2. 休息和活动

（1）适当运动，避免外伤及活动不当引起病理性骨折及神经损伤。

（2）四肢发生骨折时需抬高患肢，妥善固定。

（3）病灶累及脊柱时，卧硬板床，搬运及翻身时，需保持脊柱成一直线，以防进一步损伤。

3. 饮食护理　肾功能损害时根据肾功能情况给予低盐，优质蛋白饮食。

4. 特殊治疗和用药护理

（1）化学治疗：①美法仑（苯丙氨酸氮芥）：主要副作用为骨髓抑制。大剂量一次用药会引起恶心呕吐，呕吐后及时补足剂量。储存要求2~8℃，保持片剂干燥。②地塞米松：药物副作用（如满月脸、水牛背、多毛、水钠潴留、高血压、高血糖、低钾、低钙、应激性溃疡、精神性兴奋等），同时要预防继发性真菌感染。③反应停（沙利度胺）：不良反应多数轻微，有口干、头昏、倦怠、便秘、手足麻木、面部水肿等。

（2）干扰素（INF-a）：注射后有类似流感样症状，如发热、恶心、厌食、嗜睡、乏力、全身肌肉酸痛等，遵医嘱用药前使用一些非甾体类消炎药减轻其副作用，症状严重者应停药。

（3）骨骼破坏治疗：双磷酸盐可减少患者疼痛，观察用药后效果。

5. 并发症的预防、观察和护理

（1）截瘫患者护理：按本篇第六章第十节"脊柱外科疾病护理常规"。

（2）高钙血症：遵医嘱予等渗盐水水化、利尿。

（3）高尿酸血症：遵医嘱予别嘌呤醇，碳酸氢钠口服，保持每天尿量＞2500ml，正确记录24小时尿量或出入量。

（4）高黏滞血症：血浆置换治疗、水化治疗。

（5）肾衰竭：必要时进行血液透析，做好相关护理。

（6）感染：观察感染的部位、症状体征，遵医嘱应用抗生素、丙种球蛋白，观察疗效及副作用，做好高热护理。预防感染护理按"急性白血病护理常规"。

6. 贫血、出血　按"急性白血病护理常规"。

7. 疼痛护理　按第一篇第三章第八节"疼痛护理常规"。

8. 高热护理　按第一篇第三章第九节"发热护理常规"。

9. 骨折患者护理　按本篇第六章骨关节外科、脊柱外科疾病护理常规相关内容。

（五）健康教育

1. 掌握正确测量体温、脉搏和记录尿量/出入量的方法。

2. 学会观察各种出血症状　黑便、鼻出血、牙龈出血、淤斑、头痛、血尿等及自我防护的知识，避免接触有害物质。

3. 学会疼痛评分方法及使用止痛药物注意事项。

4. 注意合理饮食，戒烟戒酒，预防感染，避免到人多的公共场所。

5. 坚持用药，定期强化治疗，巩固和维持疗效，定期复诊，病情变化应及时就诊。

十一、恶性淋巴瘤护理常规

（一）按内科及血液系统疾病一般护理常规

（二）护理关键点

1. 高热。

2. 疼痛。

3. 肠梗阻。

4. 营养不良。

5. 感染。

6. 出血。

7. 截瘫。

（三）护理评估

1. 评估生命体征及神志，疼痛的部位、性质、持续时间、程度及伴随症状，疼痛措施情况。

2. 评估全身营养状况及症状　有无发热、盗汗、疲乏及全身皮肤瘙痒情况。

3. 评估心理活动和情绪波动。

4. 评估组织器官浸润相应症状体征　呼吸频率节律、深浅度，胸闷、气急、咳嗽咳痰，呼吸困难情况，有无心包填塞症状体征，有无吞咽困难、鼻塞、鼻出血、腹痛、腹泻、便血、腹块、肠梗阻、注意肠穿孔的症状体征，有无骨骼损害，黄疸、皮肤肿块、结节、溃疡等。

5. 评估脑膜及脊髓浸润表现　肢体感觉活动情况，有无呛咳、口齿不清等。

6. 评估实验室检查及辅助检查结果　血常规、尿常规、生化全套、凝血功能、淋巴活检、骨髓穿刺、骨髓活检、胸片、心电图、心超、BUS、CT、磁共振、PET等。

（四）护理措施

1. 按"血液系统疾病一般护理常规"。

2. 饮食护理　肠道浸润宜温凉无渣饮食、肠穿孔者禁食、吞咽困难者予鼻饲；必要时予全胃肠道外营养支持。

3. 特殊治疗和用药护理

（1）化学治疗：①细胞毒素类（烷化剂类）：环磷酰胺（CTX）/异环磷酰胺（IFO），氮芥作用于DNA和RNA、酶、蛋白质使细胞死亡。特殊副作用为出血性膀胱炎，遵医嘱正确使用解毒剂（美安针剂），宣教患者多饮水，勤排尿，注意观察尿色，CTX水溶液不稳定，宜在3~4小时内使用，静脉滴注液现配现用。②足叶乙苷（VP16）：主要副作用为骨髓抑制、消化道反应。③蒽环类：主要副作用为心脏毒性、消化道反应、骨髓抑制及尿色改变。④其他：顺铂（DDP）特殊副作用为肾毒性，遵医嘱给予利尿剂，正确观察记录尿量、进出量。⑤酶类：门冬酰胺酶（L-ASP）通过水解血清中的门冬酰胺，使肿瘤细胞因缺乏门冬酰胺致使蛋白质合成发生障碍而死亡。主要副作用为发热、过敏等反应，严密观察有无过敏反应及遵医嘱处理。⑥干扰素：注射后有类似流感样症状如发热、恶心、厌食、嗜睡、乏力和全身肌肉酸痛等，遵医嘱用药前使用一些非甾体类消炎药减轻其副作用，症状严重者应停药。

（2）放射治疗的护理：按本篇第十二章"肿瘤放疗护理常规"。

4. 并发症的预防观察和护理

（1）高热护理：按第一篇第三章第九节"发热护理常规"。

（2）肠梗阻护理：按本篇第六章"肠梗阻护理常规"。

5. 出血、感染护理　按"急性白血病护理常规"。

6. 截瘫护理　按"脊柱外科疾病护理常规"。

7. 心包积液护理　按本章第三节"心包炎护理常规"相关内容。

（五）健康教育

1. 学会自我观察及自我防护的知识，避免接触有毒物质。

2. 坚持用药，定期强化治疗，巩固和维持疗效。定期复诊，如化疗后血常规、肝功能监测，病情变化应及时就诊。

3. 注意合理饮食，戒烟戒酒，预防感染，避免到人多的公共场所。

4. 保持乐观的心态，保持身心舒畅，建立良好的生活态度。

十二、血友病护理常规

（一）按内科及血液系统疾病一般护理常规

（二）护理关键点

1. 出血。

2. 疼痛。

3. 知识缺乏。

4. 躯体障碍。

5. 窒息。

6. 恐惧。

（三）护理评估

1. 评估生命体征及意识状态。

2. 评估心理状态、情绪波动及家庭支持情况。

3. 评估血肿、出血的部位程度及症状体征　皮肤黏膜，鼻、牙龈出血，消化道，泌尿道，颅内出血，关节，颅脑，内脏，女性患者月经量等及止血措施情况。

4. 评估关节疼痛的部位、性质、持续时间、程度及伴随症状，止痛措施情况。

5. 评估实验室检查结果　血常规、外周血象、出凝血检查、凝血因子活性测定。

（四）护理措施

1. 按"血液系统疾病一般护理常规"。

2. 饮食护理　少食带骨、刺食物；避免暴食；消化道出血时禁食。

3. 心理支持　提供有关血友病的组织及医疗信息，鼓励病人参加非创性活动，提高生活质量。

4. 出血的预防和护理

（1）出血的预防：①避免接触有危害或可以造成损伤的物品；②家庭内做好各种安全防范，尽量避免使用锐器，如针、剪、刀等，需应用时应小心操作，必要时佩戴防护手套；③动作轻柔，剪短指甲、衣着宽松，谨防外伤及避免跌、摔、挫、扭伤等外力引起关节损伤出血；④诚实交代病情，尽可能采用口服给药，避免或减少肌内注射，必要注射时采用细针头，并延长压迫止血时间（5分钟以上，直到出血停止），禁止使用留置针；⑤避免手术：如必需外科手术时，应在术前、术中和术后补充所缺乏的凝血因子；⑥注意口腔卫生，防蛀齿；⑦禁服使血小板聚集受抑制的药物，如阿司匹林、保泰松潘生丁和前列腺素E等。

（2）出血的护理：①皮肤出血时，行加压包扎止血。②口腔、鼻黏膜出血可用1∶1000肾上腺素或明胶海绵压迫止血。③关节出血时，应卧床，用夹板固定肢体，放于功能位置，限制运动，可局部冷敷和用弹力绷带缠扎，并抬高患肢，尽快输注所缺乏的凝血因子。关节出血停止，肿痛消失后，可作适当的关节活动，以防长时间关节固定造成畸形和僵硬。④外伤或小手术后引起的出血可局部加压或冷敷止血，也可用肾上腺素等药物止血。⑤出血量多必须作穿刺时，注意无菌技术操作。⑥出血期应密切观察生命体征变化，及早发现内脏及颅内出血，以便抢救。⑦颈部或喉部软组织出血，保持呼吸道通畅，侧卧或头偏向一侧，必要时用吸引器将血吸出，避免积血压迫呼吸道引起窒息，备好气管插管或气管切开的紧急处理。⑧其他脏器严重出血时应及时补充血容量，补充凝血因子做急救处理。如输入成分血，抗血友病球蛋白浓缩剂或凝血酶原复合物等，并注意观察有无发热、肝炎等并发症。

5. 疼痛护理　按"疼痛护理常规"。

（五）健康教育

1. 掌握预防出血的方法及出血的应急处理。

2. 避免各种外伤，避免手术，避免应用扩张血管以及抑制血小板凝聚的药物。

3. 外出时随身佩戴疾病卡，为应急时使用。

4. 保持乐观的心态，保持身心舒畅，建立良好的生活态度。

5. 婚姻指导　本病是遗传性疾病，注意优生优育，若产前羊膜穿刺确诊为血友病，应终止妊娠，以减少血友病的出生率。

十三、真性红细胞增多症护理常规

（一）按内科及血液系统疾病一般护理常规

（二）护理关键点

1. 眩晕。

2. 头痛。

3. 皮肤瘙痒。

4. 放血。

5. 肢端麻木。

（三）护理评估

1. 评估神志、血压、脉搏、呼吸、脉搏氧饱和度。

2. 评估过去史、家族史、居住史。

3. 评估全身症状　有无头痛、头晕、盗汗、疲乏、消瘦、全身皮肤瘙痒情况，有无肝、脾肿大等，重者复视、视力模糊。

4. 评估皮肤和黏膜情况　尤以面颊、唇、舌、耳、鼻尖、颈部和四肢末端（指趾及大鱼际）等。

5. 评估休息与活动情况。

6. 评估实验室检查结果　血常规、骨髓象，红细胞容量。

（四）护理措施

1. 按"血液系统疾病一般护理常规"。

2. 静脉放血

（1）育龄妇女和<40岁病人选用。

（2）明确治疗的目的，以取得配合，并签好知情同意书。

（3）操作前平卧10~15分钟后，测量血压、脉搏，呼吸、有条件者予心电监护。

（4）选择粗直的血管，如贵要静脉，肘正中静脉等。

（5）选择足够大的盛血容器，500ml液体空瓶。

（6）每隔2~3天放血200~400ml，直至红细胞数在6.0×10^{12}/L以下，红细胞压积在50%以下。放血一次可维持疗效1个月以上。

（7）对老年及有心血管疾患者，放血要谨慎，一次不宜超过200~300ml，间隔期可稍延长。

（8）如果血流不畅，在进针上方大约5cm处扎止血带。

（9）放血速度要慢，放血时应同时静脉补液，以稀释血液。

（10）放血过程中密切观察病人面色、血压、脉搏、呼吸情况。

（11）由于疾病本身缺乏凝血因子，不易止血，故拔针后嘱按压10分钟以上，止血后以碘伏消毒针眼局部皮肤。

（12）避免血液污染，拔针时将输血器滑轮关紧再拔针，输血器末端用胶布固定在瓶口，防止血液溅出。

（13）红细胞比容一旦正常，可每月检查一次。如红细胞比容＞45%，即放血。

3. 饮食护理　肠道浸润宜温凉无渣饮食；肠穿孔者禁食；吞咽困难者予鼻饲；必要时予全胃肠道外营养支持。

4. 特殊治疗和用药护理

（1）羟基脲、烷化剂、干扰素的用药护理同前述内容。

（2）高三尖杉酯碱:有胃肠道反应，厌食、恶心、呕吐；治疗过程中密切监测血象，注意心脏毒性，可引起心肌及心脏传导损害。

（3）放射治疗的护理：按"肿瘤放疗护理常规"。

（五）健康教育

1. 了解疾病知识，保持乐观的心态，建立良好的生活态度。

2. 注意劳逸结合，保持良好睡眠，戒烟戒酒，忌油腻，多饮水。

3. 按时按需按量服药，不擅自减量或停药用药，定期复诊，病情变化应及时就诊。

第七节　风湿免疫疾病护理常规

一、风湿免疫疾病一般护理常规

1. 按内科疾病一般护理常规。

2. 基础护理　关节疼痛、肺功能受损致活动受限者给予生活照顾或指导使用助行器；免疫力低下者注重口腔、皮肤护理，保持清洁，避免感染；口腔感染或溃疡患者给予氯己定、制霉菌素、碳酸氢钠等漱口；凝血功能障碍者指导病人用软毛牙刷刷牙，忌用牙签剔牙。

3. 休息与活动

（1）关节、肌肉疼痛明显时卧床休息，保持关节功能位。

（2）疼痛缓解后逐渐自主活动，以活动后不加重疼痛为度。

（3）疼痛完全缓解后加强功能锻炼，以保持关节、脊柱正常功能。

（4）当血小板计数 $< 50 \times 10^9$/L 时应减少活动，增加卧床休息的时间，防止身体外伤，如跌倒、碰撞。血小板计数 $< 20 \times 10^9$/L 时嘱病人绝对卧床，严禁冲凉洗头，保证充足的睡眠。肺动脉高压危象、呼吸困难者绝对卧床休息。

4. 饮食护理　急性期给予高热量、高维生素饮食；戒烟酒及避免进食辛辣等刺激性食物；红斑狼疮患者避免进食芹菜、无花果等致光敏感食物；痛风患者禁食高嘌呤食物；肾功能不全患者指导优质低蛋白饮食；凝血功能障碍者指导温热软食。

5. 排泄护理　长期服药者观察有无便血情况；凝血功能障碍者保持大便通畅，勿用力排便，避免导致脏器出血。

6. 用药护理　掌握风湿性疾病常用药物的分类、作用、副作用及使用注意事项。

（1）糖皮质激素：副作用包括柯兴综合征、感染、高血压、高血糖、低钾血症、骨质疏松、应激性溃疡、精神兴奋、无菌性骨坏死、体重增加、水钠潴留等。大剂量用药及用作免疫抑制时，最佳用药时间为早上 6~8 点。片剂在餐后服用，以减轻胃损伤。使用过程中应补充钙剂和维生素D以防止骨质疏松。需严格按医嘱用药，不规范用药易导致病情反复。

（2）非甾体抗炎药：消炎止痛作用。不良反应中较多的是胃肠道不适，少数可引起溃疡；其他较少见的有头痛、头晕，肝、肾损伤，血细胞减少，水肿，高血压及过敏反应等。在用药过程中需观察药物不良反应，告知患者在餐后服用，以减轻胃肠道刺激。有胃肠道反应需及时告知医生，以调整药物及给予胃黏膜保护剂。

（3）改善病情药物：也称慢作用抗风湿药。此类药发挥作用慢，不具备明显的止痛和抗炎作用，但可延缓或控制病情的进展。其主要副作用有胃肠道症状、骨髓抑制、肝肾功能损害等。使用过程中注意观察有无恶心、黑便等消化道症状，需告知患者定期监测肝肾功能，使用生物制剂时注意观察过敏反应。

7. 专科观察要点

（1）关节、肌肉疼痛患者持续给予疼痛评估，按医嘱给止痛药，并观察用药效果。

（2）有雷诺现象时观察皮肤情况，注意保暖，避免皮肤受损。

（3）血管炎等皮肤及黏膜溃烂者正确换药，避免感染。

（4）观察是否有相关系统损害的表现，及时发现病情变化。

（5）用药的观察，及时发现严重药物副作用，如激素及免疫抑制剂所致感染，非甾体抗炎药所致消化道出血。

（6）凝血功能障碍患者注意观察是否有皮肤、内脏、颅内出血症状。

（7）高凝状态患者观察有无血栓形成的表现。

8. 心理护理　了解患者心理承受能力及社会支持系统，及时提供帮助及心理支持，避免过激事件的发生。

9. 健康教育

（1）正确认识疾病，避免病急乱投医。

（2）掌握功能锻炼方法，保持关节功能。

（3）正确服药，将药物副作用降到最小，疗效发挥最大。

（4）给予日常生活、作息指导，以避免诱发疾病，使病情反复。

（5）定期复诊，坚持随访。

（6）忌自行停药或改变服药剂量，以避免病情复发或增加药物副作用。

二、类风湿关节炎护理常规

（一）按内科及风湿免疫病一般护理常规

（二）护理关键点

1. 疼痛。

2. 废用综合征。

3. 自理能力下降/缺陷。

4. 躯体移动障碍。

（三）护理评估

1. 评估生命体征，年龄、体重和营养状况。

2. 评估心理状况，对疾病的认知以及家庭支持系统。

3. 评估家族史，包括风湿性疾病史。

4. 评估疼痛的时间、部位及程度。

5. 评估晨僵持续时间、关节受累情况以及伴随症状。

6. 评估关节表现：关节肿痛、活动、自理情况，神经压迫症状及关节外表现　血液学改变、类风湿结节以及其他各脏器病变。

7. 评估实验室检查结果：血尿常规、血沉、血清免疫学、类风湿因子，关节和X线检查。

（四）护理措施

1. 体位与活动：

（1）急性期关节肿痛明显，应卧床休息，卧硬板床，枕头不宜过高，加强翻身，预防褥疮的发生。

（2）可给予短期内（2～3周）使用夹板制动，保持关节功能位。

（3）缓解期鼓励进行功能锻炼，加强活动，主动或被动进行肢体活动。

2．关节僵硬与活动受限的护理：

（1）生活护理：根据患者活动受限的程度，协助患者洗漱、进食、大小便及个人卫生等，将经常使用的物品放在患者健侧手伸手可及之处，鼓励患者使用健侧手臂从事自我照顾的活动，尽可能帮助患者恢复生活自理能力。

（2）休息与锻炼：夜间睡眠时注意对病变关节保暖，预防晨僵。关节肿胀时，限制活动。急性期后，鼓励患者坚持每天定时进行被动和主动的全关节活动锻炼，并逐步从主动的全关节活动锻炼过渡到功能性活动，以恢复关节功能，加强肌肉力量与耐力。活动量以患者能够忍受为度，如活动后出现疼痛或不适持续2小时以上，应减少活动量。必要时提供适当的辅助工具，如拐杖、助行器、轮椅等，并教会患者个人安全的注意事项。指导患者及家属正确使用辅助器材，使患者既能避免长时间不活动而导致关节僵硬，又能在活动时掌握安全措施，避免损伤。指导患者早晨起床后用热水浸泡僵硬的关节，而后活动关节，对僵硬的关节给予按摩。

（3）心理护理：按本节"风湿免疫病一般护理常规"。

（4）病情观察及预防并发症：评估患者的营养状况，注意有无热量摄入不足或负氮平衡；严密观察患病肢体的情况，并做肢体按摩，防止肌肉萎缩；卧床患者应鼓励有效咳嗽和深呼吸，防止肺部感染；加强保护措施，尤其是患者活动初期应有人陪伴，防止受伤；保持肢体功能位，如用枕头、沙袋或夹板保持足背屈曲，以防止足下垂；协助患者定时翻身、适当使用气垫等抗压力器材，以预防压疮；采取预防便秘的措施，如保证足够的液体入量，多食富含纤维素的食物，适当活动，必要时给予缓泻剂。

3．饮食护理　以富含优质蛋白质、高维生素和矿物质的食物，避免食用刺激性强的食物。

4．疼痛护理　按"第一篇第三章第八节疼痛护理常规"。

5．肺部护理：

（1）预防肺部感染，房间定时通风，少去公共场所，避免上呼吸道感染。

（2）适当运动，增加肺活量。

（3）拍背咳痰，防止坠积性肺炎。

6．用药护理：按本节"风湿免疫病一般护理常规"。

（1）对于长时间使用激素要注意补钙。

（2）应用生物制剂时注意观察有无过敏反应，如皮肤瘙痒、皮疹、寒战、发冷甚至呼吸困难等严重表现。

7．康复锻炼：

（1）关节疼痛肿胀明显时以卧床休息为主，但注意保持关节的功能位。症状减轻时活动四肢。

（2）关节功能受损严重的保持关节功能位置，避免受压和负重，进行力所能及的肌肉锻炼和屈伸活动，辅助热敷、按摩和被动活动。

（3）关节功能轻度受损的尽量做到生活自理，每天做全面关节操2～3次：①指关节：用力握拳、合掌、对指运动，手指平伸紧贴桌面；②腕关节：双手合掌，反复交替向一侧屈腕，扶持物体向一侧旋腕；③肘关节：两臂向前或两侧平举，用力握拳屈肘达肩高，然后伸肘伸拳，反复练习；④肩关节：练习梳头、用手摸对侧耳朵，滑轮拉绳练习，两手分别从一侧颈旁及另一侧腋下向后伸，努力在背后相扣；⑤踝关节：取坐位练习屈伸、旋转动作；⑥膝、髋关节：原地踏步、滚圆木、逐级上下楼梯、抬腿、下蹲练习。

（4）关节功能无明显受损的做手指的抓、捏、握等练习，骑自行车、游泳、散步、打太极拳等活动。

(五)健康教育

1. 了解本疾病的治疗方法、服药方法、药物副作用及注意事项，功能锻炼等知识。

2. 坚定信心，坚持治疗，坚持服药，不可擅自停药、改药、加减药，坚持复诊。

3. 避免各种诱因：寒冷、潮湿、过度劳累及精神刺激等。

4. 关节疼痛时除服药外，可行热敷，局部按摩。

5. 掌握保护关节的方法：

（1）在日常生活中，应尽量利用较大和有力的关节，如提重物时，尽量不用手指而用手臂和肘关节，不只用手指作支持，应以手掌来支撑。

（2）避免关节长时间保持一个动作，如长时间站立等。坐下时应经常变换坐姿、转换双脚位置，舒展下肢的筋骨，或起来走动一下。避免手指长时间屈曲，如写字、编织、打字、修理，应不时停下来休息，舒展一下手指。

（3）避免关节处于变形位置，注意保持正确姿势。无论在睡眠、走路或坐下，都要保持良好姿势。拧瓶盖时，不要只用手指拧，应以掌心加压力来拧。坐下时，膝关节不要过分屈曲，双足应平放在地上。

（4）留意关节的疼痛：活动时感到关节疼痛，应立即停止活动，检查活动方法是否不当。

（5）减少工作和日常生活的体力消耗：如家里物品的放置应科学合理，轻便和不常用的物品放在高处，常用物品放在伸手可及的地方，笨重和不常用的物品放在柜子的下面。安排好工作的程序。尽量使用工具，以减少弯腰、爬高、蹲低。多使用手推车，以节省能量。

（6）注意工作与休息的平衡，并根据病情调整。如关节炎加剧时，应增加休息时间。

三、系统性红斑狼疮护理常规

(一)按内科及风湿免疫病一般护理常规

(二)护理关键点

1. 皮肤黏膜完整性受损。

2. 体温过高。

3. 体液过多。

4. 自我形象紊乱。

5. 感染

(三)护理评估

1. 评估家族史、过敏史、生育史、对疾病的认知。

2. 评估基础生命体征、疼痛。

3. 评估心理状况：有无紧张、焦虑、忧郁。

4. 评估病情及主要症状：

（1）全身表现：发热、疲倦、乏力、体重变化，淋巴结肿大。

（2）皮肤黏膜：表现为皮肤损害、面部蝶形红斑，手指末端和甲周的红斑、皮疹、光过敏现象、脱发、网状青斑、口腔溃疡、雷诺现象。

（3）关节与肌肉：关节痛、肌痛。

（4）肾脏损害：蛋白尿、血尿、管型尿、水肿，甚至肾衰竭。

（5）神经系统：头痛、躁动、幻觉、性格改变、记忆力减退、认知障碍、重者抽搐、昏迷。

（6）血液系统：淋巴结肿大、贫血、白细胞减少、血小板减少、出血。

（7）肺部：胸膜炎、肺炎、肺间质纤维化、呼吸困难。

（8）心脏：心包炎、心肌炎、心律失常、胸闷气促、心衰。

（9）消化系统：食欲、腹痛、腹泻、恶心呕吐、皮肤巩膜黄疸、腹水。

（10）眼：眼底出血、视盘水肿、视网膜渗出、视力减退。

5. 评估实验室和特殊检查结果：血常规、尿常规、大便常规+潜血、肝肾功能、电解质、血沉、C反应蛋白，抗核抗体（ANA），抗Sm抗体，抗双链DNA抗体等免疫学检查，X光检查、B超、肺功能、CT等。

(四)护理措施

1. 体位和活动 急性期卧床休息，减少消耗，保护脏器功能，预防并发症，缓解期动静结合。

2. 饮食护理 维持患者的饮食平衡。病情活动期鼓励进食高糖、高蛋白和高维生素饮食，少食多餐，宜软食，以促进组织愈合。忌食芹菜、无花果、蘑菇、烟熏食物及辛辣等刺激性食物。肾功能受损时给予优质低蛋白饮食。

3. 皮肤黏膜护理 注意保持口腔、外阴清洁，每天晨起、睡前和进餐前后漱口；有口腔溃疡者可局部用药；对有皮肤感染病灶者，遵医嘱局部使用抗生素。

4. 心理护理 按本节"风湿免疫病一般护理常规"。

5. 药物治疗的护理 按本节"风湿免疫病一般护理常规"。使用抗疟药物治疗：主要不良反应是眼底病变，用药超过6个月者，应每半年检查眼底。有心动过缓或有传导阻滞者禁用。

6. 发热护理 按"第一篇第三章第九节发热护理常规"。

7. 疼痛护理 按"第一篇第三章第八节疼痛护理常规"。

8. 并发症的观察及护理：

（1）慢性肾衰、肾功能不全：按"第二篇第五章第五节慢性肾衰竭护理常规"。

（2）狼疮危象：严密观察病情，做好抢救准备，对症支持治疗，维持脏器功能，激素冲击治疗时，密切观察药物不良反应。

（3）白细胞减少：按"第二篇第五章第六节急性白血病护理常规"。

（4）血小板减少：按"第二篇第五章第六节特发性血小板减少性紫癜护理常规"。

9. 避免诱因：日光照射、妊娠、分娩，药物及手术。

10. 劳逸结合，避免过度劳累。

(五)健康教育

1. 了解疾病的表现、治疗方案，疾病进展和诱发因素。避免日光照射、妊娠、分娩，药物及手术。

2. 正确认识疾病，树立对抗疾病的信心。

3. 注重个人卫生和口腔卫生，预防皮肤黏膜溃烂和感染。

4. 掌握正确服用药物的方法，了解药物的作用及副作用，不擅自改变剂量或停药。

5. 生育指导　注意避孕，减少妊娠次数，病情稳定、心肾功能正常时在医生指导下适时受孕。

6. 学会自我病情的观察，出现发热、水肿、高血压、血尿、蛋白尿等，应及时就诊复查，坚持定期复查，坚持随诊。

四、炎性肌病护理常规

(一)按内科及风湿免疫病一般护理常规

(二)护理关键点

1. 躯体移动障碍。

2. 皮肤受损。

3. 低效性呼吸形态。

4. 疼痛。

5. 营养失调。

6. 感染。

7. 焦虑/恐惧。

(三)护理评估

1. 评估生命体征及神经系统症状，有无呼吸肌麻痹，肢体的肌力进展。

2. 评估坠床、跌倒风险。

3. 评估进食能力、饮水试验结果。

4. 评估皮肤、口腔黏膜情况。

5. 评估实验室和特殊检查结果　血沉、肌酸磷酸激酶（CK）、肌电图、肌活检、肌炎抗体、肌红蛋白测定、尿肌酸测定。

6. 评估疲劳试验结果　受累肌肉重复活动后症状明显加重，休息后恢复为阳性。

7. 观察用药后肌力变化，药物的作用及副作用。

(四)护理措施

1. 休息与活动　急性期患者有肌痛、肌肉肿胀和关节疼痛，应绝对卧床休息，以减轻肌肉负荷与损伤。出现呼吸困难，适当抬高床头。病情稳定后，有计划地进行锻炼，可适当进行被动肢体运动，以防止肌肉挛缩，帮助恢复肌力。活动量不宜过大，不鼓励做主动活动，以免加重肌炎症状。

2. 饮食护理　宜给予足量的蛋白质，高维生素，营养丰富的饮食，有贫血者增加含铁食物。饮食宜清淡，易消化，忌辛辣，刺激性食物。吞咽困难者抬高床头防止呛咳，给予鼻饲营养液时，做好鼻饲护理、改善营养情况。

3. 心理护理　按本节"风湿免疫病一般护理常规"。

4. 皮肤护理　局部皮疹有水泡时可涂炉甘石洗剂，有渗出时可用3%硼酸溶液湿敷。伴感染者，根据情况对症消炎、清创换药处理。

5. 观察并发症　常见的有恶性肿瘤、间质性肺炎、心肌炎、真菌性脑膜炎、败血症、消化道出血和胃肠道穿孔、骨髓抑制，肝、肾功能损害等。

6. 口腔护理　观察口腔黏膜情况，保持口腔清洁。留置胃管者口腔护理每日2次。为避免口腔感染，可预防性使用抗菌、抑菌漱口液。

7. 病情观察　监测生命体征、脉搏血氧饱和度，重视患者主诉。

8. 呼吸道护理　胸闷、气促患者给予吸氧，监测脉搏血氧饱和度。劝服患者戒烟，指导做深呼吸及有效咳嗽，痰液黏稠者根据医嘱予雾化吸入，必要时使用抗生素。

9. 用药护理　按本节"风湿免疫病一般护理常规"给予护理。

(五)健康教育

1. 如出现以下情况应及时到医院就诊　眼睑下垂伴复视逐渐加重；近期出现声音嘶哑、构音障碍；进食过程中出现咀嚼、吞咽困难，饮水呛咳；近期出现咳嗽无力伴胸闷；不能抬头，全身无力加重。

2. 饮食指导　多食高蛋白高热量饮食，忌食辛辣、海鲜等食品，戒除烟酒。因肌无力活动减少，且服用激素使骨质脱钙而疏松，要多食含钙食物（如大豆、牛奶等），并适量补充钙剂。

3. 避免寒冷，注意预防，积极治疗感冒或感染。有雷诺现象者应避免接触冷水，天凉时戴手套。尽量避免阳光照射，户外活动时，要戴遮阳帽，打遮阳伞等。

4. 严格遵医嘱用药，避免使用可降低肌膜兴奋性或抑制神经肌肉传递的药物。

5. 恢复期可进行适量自主活动，生活尽可能自理，根据肌力恢复情况逐步增加活动量，以不感觉疲劳为度。

6. 门诊定期随访。

五、系统性硬化症护理常规

(一)按内科及风湿免疫病一般护理常规

(二)护理关键点

1. 外周组织灌注量改变。

2. 皮肤受损。

3. 自理缺陷。

4. 预感性悲哀。

(三)护理评估

1. 评估基础生命体征，疼痛情况。

2. 评估营养状况及饮食情况。

3. 评估心理状况：紧张、焦虑、忧郁、悲哀。

4. 评估病情及主要症状：

（1）全身表现：疲倦、乏力、视模糊、不规则发热。

（2）皮肤黏膜的改变。

（3）关节与肌肉。

（4）肾脏损害：蛋白尿，血尿，有些在病程中出现肾危象。

（5）神经系统：性格改变，记忆力减退，认知障碍，重者昏迷。

（6）肺部：胸膜炎，肺炎，肺间质纤维化和肺动脉高压。

（7）心脏：心律失常心力衰竭，肺心病。

（8）消化系统：食欲，消化不良，便秘恶心，呕吐。

5．评估实验室和特殊检查结果：类风湿因子（RF），免疫球蛋白，全血细胞计数，尿酸，大便常规，肝肾功能，电解质，血沉，C反应蛋白，ANA，抗Sm抗体，抗dsDNA抗体等免疫学检查，胸片，心脏B超，肺功能等。

6．自我对疾病的认知程度和接受情况。

（四）护理措施

1．体位和活动　急性期卧床休息，减少消耗，减少并发症的发生，缓解期动静结合。

2．饮食护理：

（1）低热量、优质蛋白和高维生素饮食。

（2）少食多餐，忌辛辣等刺激性食物避免进硬的食物，餐后取立位或半卧位。

（3）戒烟和禁饮咖啡。

3．心理护理　保持良好的心态正确对待疾病保持情绪稳定，避免紧张和激动。

4．用药护理　按本节"风湿免疫病一般护理常规"给予护理。

5．皮肤护理：

（1）保持皮肤清洁。

（2）保暖：手足避冷保暖。

（3）使用气垫床等避免压疮。

（4）各种穿刺应避免在感染部位进行。

（5）使用保暖器具时，防烫伤。

6．口腔黏膜的护理：

（1）观察口腔黏膜的颜色及完整性，了解唾液分泌情况。

（2）唾液分泌不足者，建议使用无糖的冰块或饮料来湿润口腔，刺激唾液分泌，唾液可保护牙齿，促进消化。

（3）张口困难者，指导患者做张口锻炼。

（4）督促患者形成良好的口腔卫生习惯，早、晚、餐后刷牙，使用软毛牙刷，防止损伤牙龈。

（5）口唇干燥者抹润唇油。

7．并发症的观察护理：

（1）肾危象：给予低盐，优质低蛋白饮食，限制水钠摄入；监测血压；观察有无足、踝水肿，有无头痛、头晕现象；监测尿常规及肾功能指标；嘱患者如有突起的头痛、头晕，应立即放松平卧，然后拉红灯呼救；劳逸结合，避免过度劳累。

（2）肺动脉高压：低氧血症患者给予吸氧；药物治疗护理；床边备好急救物品；保持情绪稳定及大便通畅，避免下床活动。

（五）健康教育

1．避免寒冷、药物、感染、精神创伤、过劳等诱发因素。

2．注重个人卫生，会自我皮肤观察和护理，预防感染。

3．严格遵医嘱服药，避免使用对病情不利或对受累脏器有损害的药物。

4．冬天外出时戴口罩、帽子、耳套和手套。着厚棉袄、厚袜子等，避免待在过冷的环境中。避免直接接触刺激性强的化学物品，需在冷藏室或冷冻室取物品时，应先戴好手套。使用保暖器具时，防烫伤。病情允许的情况下做一些力所能及的活动，以防止关节变形和肌肉萎缩。

5．戒烟、忌咖啡，以免导致血管收缩。

6．定期复查、随访。

六、血管炎护理常规

(一)按内科及风湿免疫病一般护理常规

(二)护理关键点

1．皮肤受损。

2．肺出血。

3．视力障碍。

4．疼痛。

5．焦虑/恐惧。

(三)护理评估

1．生命体征。

2．皮肤溃烂换药效果。

3．是否有效监测血压、脉搏。

4．头痛、单神经炎症状有无缓解。

5．有无咳嗽、咯血、气促，有无肺出血相关表现。

6．耳鼻喉症状控制或进展。

7．贫血是否纠正，有无血栓形成的表现。

8．肾功能状况，饮食是否合理。

(四)护理措施

1．一般护理：

（1）大血管血管炎：活动期卧床休息，协助生活护理。持续低流量吸氧，心电监护，监测生命体征。严密观察相应脏器缺血情况。准备好各种急救用物。

（2）中血管血管炎：注意休息，加强营养。持续心电监护，监测生命体征。严密观察相应脏器的病情变化，警惕肠系膜动脉栓塞、心肌梗死等。准备好各种急救物品。

（3）小血管血管炎：观察皮肤颜色、温度，肢体感觉有无异常；皮肤保持清洁、干燥、完整；肢体防寒保暖。

2．疼痛护理　按"第一篇第三章第八节疼痛护理常规"。可适当给予理疗及监测皮肤的温度、弹性和色泽。

3．皮肤护理：

（1）观察皮肤颜色、温度、肢体感觉有无异常；每天用温水清洁皮肤，避免用肥皂等刺激性的洗涤用品，有皮疹时避免用手挤压；避免皮肤受过冷或过热的刺激；避免皮肤抓伤、受压，穿着衣物与鞋袜应柔软宽松；卧床患者定时翻身，避免拖、拉、推等动作。

（2）皮肤溃烂的护理：在专科药物治疗的基础上，给予局部换药治疗。早期多伴有炎症，换药可用抗感染敷料外敷，炎症控制后用促进肉芽及上皮生长的药膏和敷料换药；换药时如疼痛剧烈局部给予利多卡因缓解疼痛。

4. 并发症护理：

（1）心脏受累：卧床休息。严密观察有无心肌梗死、心包炎或心力衰竭。

（2）肺部：氧气吸入，监测血气分析，抗感染、激素治疗。

（3）肾脏受累：根据肾脏病变程度不同，指导患者合理饮食。及时监测肾功能状况：尿液分析、水肿情况、血尿素氮、血肌酐等。

（4）眼、耳鼻喉受累：局部抗感染治疗，协助生活护理，安全护理。

（5）脑部受累：严密监测生命体征，及时记录意识及瞳孔变化。做好生活护理。正确使用血管扩张剂。

（五）健康教育

1. 饮食指导　合理饮食，多食富含蛋白、维生素、钙、铁等食物，预防骨质疏松，忌过冷和过热，忌烟酒。

2. 遵循医嘱坚持正确服药，勿自行减药或停药。

3. 运动指导（Buerger运动）　仰卧抬高患肢45°～60°，维持1min，改坐位下垂患肢2min，然后恢复仰卧位并使患肢呈水平位休息2min。每日5～6组。短距离行走，以患者可忍受的限度为准。

七、干燥综合征护理常规

（一）按内科及风湿免疫病一般护理常规

（二）护理关键点

1. 口干。

2. 眼干。

3. 皮肤受损。

（三）护理评估

1. 基础生命体征。

2. 病情及主要症状：

（1）全身表现：低热、乏力等。

（2）局部表现：口干燥症；干燥性角结膜炎；其他浅表部位：如消化道黏膜、阴道黏膜的外分泌腺体可受累，使其分泌较少而出现相应症状。

（3）各系统表现：过敏性紫癜样皮疹，结节红斑，雷诺现象；关节痛，关节肿胀，肌炎；肾小管酸中毒，低血钾性肌肉麻痹，肾结石，甚至肾功能不全；干咳，气短，弥漫性肺间质纤维化，甚至呼吸功能衰竭；消化不良，黄疸，肝功能损害；肢体麻木，感觉减退，抽搐等；白细胞减少或（和）血小板减少，血小板低下严重者可出现出血现象。

3. 实验室和特殊检查：

（1）眼部：滤纸试验，角膜染色，泪膜破碎时间。

（2）口腔：唾液流率，腮腺造影，唾液腺放射性核素检查，唇腺活检组织学检查。

（3）周围血检测。

（4）血清免疫学检查：抗SSA抗体，抗SSB抗体，高免疫球蛋白血症。

（5）尿pH值检查。

（6）肺影像学检查。

4. 自我对疾病的认知程度和接受情况。

（四）护理措施

1. 体位与活动　根据病情决定活动方式，必要时需绝对卧床休息。

2. 口腔护理：

（1）减轻口干，应停止吸烟、饮酒及避免服用引起口干的药物如阿托品等。减少对口腔的物理刺激。

（2）保持口腔清洁，勤漱口，减少龋齿和口腔继发感染的可能。防止口腔细菌增殖，应早晚刷牙，选用软毛牙刷，饭后漱口戒烟酒，对生活不能自理的患者给予口腔护理。

3. 眼部护理：

（1）保护眼睛，干燥性角结膜炎可给予人工泪液滴眼以减轻眼干症状并预防角膜损伤。

（2）眼膏也可用于保护角膜。睡前涂眼膏保护角膜，避光避风，外出时戴眼防护镜。

4. 肌肉、关节痛者可用非甾体抗炎药以及羟氯喹。

5. 皮肤护理　对于皮肤油性、水分减少的患者应预防皮肤干裂，给予润肤剂外涂；冬季嘱患者减少洗澡次数。

6. 并发症的观察护理：

（1）神经系统：应注意患者的安全防护。

（2）肾小球肾炎：注意观察患者尿量的变化，尿pH值，准确记录出入量及分记日夜尿量。

（3）呼吸系统：补充水分，预防感冒及肺部感染加强拍背咳痰。

（4）消化系统：提供清淡易消化的饮食。

（5）血液系统：注意安全防护，避免磕碰，观察患者出血倾向。

（五）健康教育

1. 了解激素及免疫抑制剂的副作用。遵医嘱服药，不可擅自停药、减量、加量，明白规律用药的意义。

2. 正确认识疾病，消除恐惧心理，保持心情舒畅及乐观情绪，对疾病治疗树立信心。

3. 注重口腔卫生：

（1）保持口腔清洁，勤漱口，饭后漱口并用牙签将食物的碎屑从牙缝中清除。

（2）忌烟酒及刺激性食物，以预防继发口腔感染和减少龋齿，可用朵贝尔漱口液、2%碳酸氢钠漱口液漱口，有龋齿要及时修补。

4. 保护眼睛　睡前可抹眼膏，多风天气外出时可戴防风眼镜。

5. 保护皮肤　减少沐浴次数，使用中性沐浴品。沐浴后可适当用中性护肤液抹全身皮肤，以防止瘙痒。

6. 定期监测血钾，饮食中注意多食含水量多，易消化，高蛋白，高维生素的食物。

7. 观察日夜尿量并记录，观察排尿时有无尿频、尿急、尿痛。每日应清洗会阴部，以防止泌尿系感染。

8. 加强扩胸运动，学会正确咳痰方法，预防肺部感染。

9. 预防感冒，流行期应尽量少到公共场所，避免感冒。室内应定时开窗通风，保证房间的湿度适宜。

10. 定期复查，随时了解自己疾病的情况，学会自我认识疾病活动的征象，配合治疗、遵从医嘱，定期随诊，懂得长期随访的必要性。

八、强直性脊柱炎护理常规

（一）按内科及风湿免疫病一般护理常规

（二）护理关键点

1. 疼痛。

2. 躯体移动障碍。

3. 睡眠形态紊乱。

4. 自理能力下降。

5. 焦虑与恐惧。

（三）护理评估

1. 年龄、性别、体重、身高。

2. 生命体征。

3. 心理状况　有无紧张 焦虑等心理反应。

4. 病情及主要症状：

（1）全身表现：发热、疲倦、消瘦、贫血或其他器官受累。

（2）疼痛和（或）发僵的程度和持续时间。

（3）关节病变。

（4）跖底筋膜炎、跟腱炎和其他部位的肌腱末端病。

（5）眼色素膜炎。

（6）关节外表现：如神经系统、呼吸系统、肾等症状。

5. 用药情况及有无药物的不良反应。

6. 辅助检查：

（1）体格检查：枕壁试验、胸廓扩展、骨盆按压、下肢4字试验（Patrick试验）。

（2）影像学检查：X线、CT、MRI检查。

（3）实验室检查：血沉、C-反应蛋白、HLA-B27。

7. 家庭支持和经济情况。

8. 自我对疾病的认识程度接受情况。

（四）护理措施

1. 体位与活动：

（1）应卧硬板床，多取仰卧位，避免促进屈曲畸形的体位。

（2）枕头要矮，一旦出现上胸或颈椎受累应不用枕头。

（3）站立时应尽量保持挺胸、收腹和双眼平视前方的姿势。坐位也应保持胸部直立。

（4）减少或避免引起持续性疼痛的体力活动。

2. 饮食 以高蛋白、高营养食物为主，如肉类和鱼类，同时补充维生素和钙质，如水果、蔬菜和牛奶；避免不洁饮食，少吃寒凉冷冻食品。

3. 心理护理 按本节"风湿免疫病一般护理常规"。

4. 用药护理：

（1）非甾体抗炎药：这一类药物可迅速改善患者腰背部疼痛和发僵，减轻关节肿胀和疼痛及增加活动范围，无论早期或晚期患者的症状治疗都是首选的，护理见本节"风湿免疫病一般护理常规"。

（2）柳氮磺吡啶：可改善关节疼痛、肿胀和发僵，特别适用于改善患者的外周关节炎，并对本病的前葡萄膜炎有预防复发和减轻病变的作用。不良反应包括消化系症状、皮疹、血细胞减少、头痛、头晕以及男性精子减少及形态异常（停药可恢复）。磺胺过敏者禁用。

（3）甲氨蝶呤：活动性患者经柳氮磺吡啶和非甾体抗炎药治疗无效时，可采用甲氨蝶呤。不良反应包括胃肠不适、肝损伤、肺间质炎症和纤维化、血细胞减少、脱发、头痛及头晕等。故在用药前后应定期复查血常规、肝功能及其他有关项目。

（4）糖皮质激素：少数病例即使用大剂量抗炎药也不能控制症状时，甲泼尼龙可暂时缓解疼痛。

（5）其他药物（沙利度胺）：一些男性难治性患者应用此药后临床症状和血沉及C-反应蛋白均明显改善。不良反应有嗜睡、口渴、血细胞下降、肝酶增高、镜下血尿及指端麻刺感等。选用此药治疗者应遵医嘱严密监测相关指标。

5. 功能锻炼：

（1）准备运动：用力原地高抬踏步1分钟，双臂分别向前、向上、向两边各伸20秒。重复以下每个动作至少5次。

（2）地板锻炼。

（3）椅上锻炼。

（五）健康教育

1. 正确认识疾病，消除恐惧心理，保持乐观态度，配合治疗。

2. 避免长期弯腰活动，减少对脊柱的负重和创伤。

3. 体重过重者要减肥。

4. 遵医嘱按时服药，不可擅自停药、减药、加药、改药。定期监测血常规、肝肾功。

5. 定期门诊复查。

6. 预防肺部感染：

（1）由于胸廓扩展有限，故应每日行深呼吸及扩胸运动。

（2）卧床患者需加强翻身拍背，教会患者正确的咳嗽，咳痰方法。

（3）禁烟，保证室内通风，尽量少到公共场所。

（4）如发生感染积极治疗。

九、骨关节炎护理常规

（一）按内科及风湿免疫病一般护理常规

（二）护理关键点

1. 疼痛。

2. 生活自理能力下降。

3. 躯体移动障碍。

4. 有废用综合征的危险。

（三）护理评估

1. 基础生命体征。

2. 体重和营养状况。

3. 心理状况：紧张、焦虑、忧郁。

4. 病情及主要症状：

（1）全身表现：有无活动受限、疼痛、肿胀、晨僵、关节摩擦音、关节积液及骨性肥大、功能障碍或畸形。

（2）疼痛性质，持续的时间，缓解的方法。

（3）关节疼痛及压痛。

（4）关节肿胀：早期为关节周围的局限性肿胀，但随病情进展可有关节弥漫性肿胀、滑囊增厚或伴关节积液。

（5）晨僵：患者可出现晨起时关节僵硬及黏着感，经活动后可缓解。本病的晨僵时间较短，一般数分钟至十几分钟，很少超过半小时。

（6）关节摩擦音：主要见于膝关节的骨关节炎。由于软骨破坏，关节表面粗糙，关节活动时出现骨摩擦音（感）、捻发感，或伴有关节局部疼痛。

（7）关节无力及活动障碍：活动减少，肌肉萎缩引起。

5. 评估皮肤情况。

6. 评估有无跌倒受伤的危险。

（四）护理措施

1. 体位和活动　急性期卧床休息，减少消耗，减少并发症的发生，病变关节宜适当垫高，放在舒适的位置，注意保暖，避免关节受凉，病情稳定期鼓励患者及早进行功能锻炼，制定自身锻炼计划，强度以能耐受为限。

2. 饮食　低盐、高蛋白、高钙饮食，选用含钙较高的食品，如牛奶。

3. 心理护理　针对病情，介绍相关疾病知识；给予安慰、疏导；教会患者自我放松的方法，以良好的心态配合治疗。

4. 专科护理：

（1）疼痛护理：按第一篇第三章第八节"疼痛护理常规"，下肢关节的疼痛可予垫鞋垫、穿厚底鞋或有减震功能的鞋以减轻症状，也可使用助行器。

（2）晨僵护理：按本节"类风湿关节炎护理常规"。

（3）关节肿胀的护理：按本节"类风湿关节炎护理常规"。

（4）功能锻炼：病情活动期可选择水下运动，如游泳；病情稳定期鼓励患者及早进行功能锻炼，制订自身锻炼计划，活动强度以患者能耐受为限，有益的锻炼包括：游泳、散步、骑脚踏车、仰卧直腿抬高或抗阻力训练及不负重位关节的屈伸活动。对不同受累关节进行不同的锻炼，如手关节可做抓握锻炼，膝关节在非负重情况下做屈伸运动，颈椎和腰椎关节进行轻柔的不同方向活动。

（五）健康教育

1. 掌握保护关节的方法　戴保护关节的弹性套，如护膝等；避免穿高跟鞋，穿有弹性的运动鞋，膝内翻者可使用楔形鞋垫；避免长久站立、跪位和蹲位、爬楼梯、爬山、不良姿势等。

2. 避免诱发疾病的因素　如寒冷、潮湿、关节受累、不良姿态。

3. 外用药物治疗时，注意皮肤过敏情况，抹药时勿用力过度，以免损伤皮肤。

4. 肥胖者减轻体重，超重会增加关节负担。

5. 掌握自我病情的观察，关节疼痛加剧时调整活动方式或就医。

十、痛风护理常规

（一）按内科及风湿免疫病一般护理常规

（二）护理关键点

1. 疼痛。

2. 皮肤受损。

3. 活动无耐力。

（三）护理评估

1. 生命体征。

2. 饮食和睡眠状况，排便习惯。

3. 心理状况　有无紧张、焦虑等心理反应。

4. 家庭支持和经济情况。

5. 病情和主要症状：

（1）急性关节炎：表现为关节红、肿胀、疼痛，功能障碍，可有关节积液伴发热，白细胞增多，最易受累部位是踝关节、膝关节、腕关节、肘关节，局部有脱屑或瘙痒表现。

（2）慢性关节炎：表现为痛风石、关节畸形等。

（3）肾脏病变：表现为蛋白尿、血尿、夜尿增多、等渗尿、进而发生高血压、肾衰竭；尿酸性肾结石：肾绞痛、血尿。

（4）代谢综合征：肥胖、冠心病、高脂血症、糖耐量减低及2型糖尿病为特征的代谢综合征。

6. 评估皮肤情况。

7. 评估有无跌倒受伤的危险。

8. 评估实验室及特殊检查结果：血常规、肝肾功能、电解质、血沉、血尿酸、血糖、C-反应蛋白、X线检查，泌尿系B超、滑囊液检查、CT、MRI检查等。

（四）护理措施

1. 体位活动：

（1）急性关节炎期，患者应绝对卧床休息，抬高患肢，避免关节负重，定时翻身。

（2）关节痛缓解72小时后可恢复活动，可以减轻胰岛素抵抗、防止超重和肥胖。

2. 饮食：

（1）控制蛋白质摄入，避免进高嘌呤高蛋白食物，如动物内脏、海、鱼虾蟹类、肉类、菠菜、蘑菇、豆制品、浓茶、老火汤、饮食以清淡、易消化的食物。肥胖者应避免进食蔗糖、甜菜或糖。

（2）忌辛辣和刺激性食物，严禁饮酒，并指导患者进食碱性食物，如牛奶、鸡蛋、马铃薯、各类蔬菜、柑橘类水果。

（3）多饮水，每日尿量保持在2000ml以上。

3．心理护理　使患者情绪稳定，配合治疗护理，护士应向其宣教痛风的有关知识，讲解饮食与疾病的关系，给予精神上的安慰和鼓励。

4．关节护理：

（1）关节受累时，为减轻疼痛，可用夹板固定制动。

（2）在受累关节予冰敷或外敷双柏膏，可消除关节肿胀和疼痛。

（3）痛风石严重时，要保持患部清洁，防破溃、防感染。

5．发热护理　按"第一篇第三章第九节发热护理常规"。

6．用药护理：

（1）秋水仙碱：观察胃肠道反应，有无骨髓抑制及肝肾功能。静脉使用时切勿外漏，以免造成组织坏死。

（2）促进尿酸排泄药：丙磺舒，磺吡酮，苯溴马隆，可有皮疹、发热、胃肠道反应，使用期间多饮水，口服碳酸氢钠等碱化尿液。

（3）非甾体类消炎药：观察患者有无活动性消化性溃疡，有无消化道出血及肾功能受损。

（4）抑制尿酸合成药别嘌呤醇：观察有无皮疹，发热，胃肠道反应，还要注意有无肝损害和骨髓抑制，肾功能不全者要减量。

7．痛风性肾病的护理：

（1）肾功能良好的情况下，鼓励患者多饮水。

（2）正确留取尿液标本。

（3）监测肾功能。

（4）肾功能不全，按"肾功能不全护理常规"。

8．避免使用利尿剂、水杨酸类药物，以免引起继发性高尿酸血症。

（五）健康教育

1．休息与活动　适度运动，保护好关节，不能长时间进行负重的工作。

2．饮食指导　避免进食高嘌呤食物，忌饮酒，每日饮水2000ml以上，特别是服用排尿酸药时，更应多喝水。

3．保持心情愉快，生活规律，防止受凉、劳累、外伤感染。肥胖者需减轻体重。

4．学会痛风石的自我检查方法　用手触摸耳廓及手足关节处，检查是否产生有无痛风石的产生。

5．定时复查，监测血尿酸，降尿酸治疗使间隙期血尿酸保持在6.0mg/dl以下。门诊随访，病情变化时及时就诊。

第八节　内分泌系统疾病护理常规

一、内分泌系统疾病一般护理常规

1．按内科疾病一般护理常规。

2. 入院接待 关注患者第一次用餐及用水，解释第二天抽血及检查前注意事项，告知患者24小时内需留取血、尿、便标本行常规检查。

3. 基础护理 对生活完全不能自理患者，提供生活照顾，加强患者生活护理，满足基本生活需要；对生活部分自理的患者协助其进行基础护理；注意保暖，避免受凉。

4. 休息与活动 重症患者绝对卧床休息，轻症患者休息与活动，粒细胞减少的患者住单间。

5. 饮食护理 遵医嘱根据疾病种类给予不同饮食护理，如：糖尿病及糖尿病前期患者都需要依据治疗目标接受个体化医学营养治疗，应控制总能量的摄入，合理、均衡分配各种营养物质，根据体重情况适当减少总能量的摄入，尤其是超重和肥胖者；禁烟、酒，避免咖啡、浓茶、辛辣等刺激性食物。

6. 排泄护理 保持二便通畅，必要时使用缓泻药或灌肠通便。

7. 用药护理 掌握内分泌常用药物的剂量、方法、浓度、作用及副作用，注意用药前后的情况。

8. 专科观察要点 评估病情变化，遵医嘱测量生命体征、神志、血糖、血酮、尿糖、尿酮、尿量、身高、体重等；严密观察内分泌系统疾病各种危象的先兆表现；及时做好专科检查前后准备，正确采集各种化验标本，熟悉各项检查的临床意义；保持急救药品、物品的完好。

9. 心理护理 做好解释及沟通工作，协助克服各种不利于疾病治疗的生活习惯和嗜好。

10. 健康教育 针对专科疾病，实施患者健康教育。

二、糖尿病护理常规

（一）按内科及内分泌系统疾病一般护理常规

（二）护理关键点

1. 高血糖/低血糖。

2. 糖尿病酮症酸中毒。

3. 高渗性高血糖状态。

4. 乳酸性酸中毒。

5. 大血管病变。

6. 微血管病变。

7. 糖尿病神经病变。

8. 糖尿病足。

9. 感染。

10. 用药观察。

11. 教育需求。

（三）护理评估

1. 年龄、身高、体重、腰围。

2. 生命体征及糖尿病五项（血糖、血酮、尿糖、尿酮、糖化血红蛋白）。

3. 家族史或遗传倾向。

4. 妊娠糖尿病史或巨大儿生产史。

5. 糖调节受损史。

6. 生活环境及饮食习惯、吸烟、饮酒史。

7. 多饮、多尿、多食、体重减轻、乏力等症状。

8. 有无不明原因的双眼视力减退、视物模糊。

9. 有无大血管并发症，是否过早发生高血压、冠心病或脑卒中。

10. 全身皮肤情况：有无皮肤瘙痒，尤其是女性有无外阴瘙痒或泌尿系感染。是否反复生疖长痈、皮肤损伤或手术后伤口不愈合。

11. 男性有无不明原因性功能减退、勃起功能障碍。

12. 肢端感觉情况　足部情况，有无疼痛、下肢麻木、烧灼感。

13. 尿中是否有蛋白（微量或明显蛋白尿）。

14. 近期用药及血糖监测情况。

15. 对糖尿病的认知水平。

16. 急性并发症　糖尿病酮症酸中毒、高渗性高血糖状态、乳酸性酸中毒、低血糖等。

17. 感染性并发症　常发生疖、痈等皮肤化脓性感染，有时可引起败血症或脓毒血症。皮肤真菌感染如足癣、体癣也常见。

18. 慢性并发症

（1）大血管并发症：冠心病、脑血管病和外周血管病。

（2）微血管病变：糖尿病肾病、视网膜病变和失明。

（3）糖尿病神经病变：周围神经病变最常见。糖尿病神经病变包括局部神经病变、弥漫性多神经病变（近端和远端多神经病变）和自主神经病变（心血管、消化系统、泌尿生殖系统、汗腺等）。

（4）糖尿病足：糖尿病足是糖尿病严重且治疗费用很高的慢性并发症之一，严重者可以导致截肢。

（5）其他：视网膜黄斑病（水肿）白内障、青光眼、屈光改变虹膜睫状体病变等眼部并发症，皮肤病变等。

19. 实验室检查　三大常规、血糖、血脂、血尿酸、糖化血红蛋白、24小时尿微量白蛋白、尿微量白蛋白/尿肌酐，24小时尿总蛋白，肌酐清除率，酮体。

20. 实验室特殊检查　口服葡萄糖（标准餐）耐量试验及胰岛素或C肽释放试验（OGTT+IRT+CRT），具体方法如下：

（1）至少试验前3天饮食不受限制，每天进食碳水化合物不低于150g，并且有正常的体力活动。

（2）试验开始前应禁食10小时以上，可饮水，以减轻口渴。试验前8小时内应禁烟、酒及咖啡。试验期间不允许强体力活动及饮水。

（3）试验应在早晨7~9时进行（因正常人的葡萄糖耐量下午略低于上午），试验前患者稍事休息15~30分钟。取空腹血标本后，饮无水葡萄糖75g（含水葡萄糖粉82.5g）/250~300ml水（此法适用于空腹血糖<7.0mmol/L者），5分钟内喝完，并从喝第一口开始计算时间。亦可进食标准餐：100g面粉制成的馒头（100g面粉中含碳水化合物约75g）或100g方便面（不加辅料），15分钟内吃完（此法适用于空腹血糖≥7.0mmol/L者）。

（4）儿童按1.75g/kg予以葡萄糖负荷，总量不超过无水葡萄糖75g（含水葡萄糖粉82.5g）。

（5）服糖或标准餐后30分钟、60分钟、120分钟及180分钟别抽血测血糖、胰岛素或C肽，仅用于诊断糖调节异常时，可选择空腹及120分两点取血标本检测。

21．辅助检查　胸片、心电图、眼底检查、感觉阈值测量、血管多普勒、腹部B超、颈动脉彩超、下肢血管彩超、骨密度、肌电图、心脏彩超、活动平板训练、24小时动态心电图、24小时动态血压等。

22．用药的效果及不良反应。

23．糖尿病自我管理知识。

（四）护理措施

1．依据治疗目标接受个体化医学营养治疗，由糖尿病营养（医）师指导完成。

2．根据体重情况适当减少总能量的摄入，尤其是超重和肥胖者，尽量达到并维持理想体重。

（1）计算理想体重：理想体重（kg）=身高（cm）-105。在此值±10%以内均属正常范围，低于此值20%为消瘦，超过20%为肥胖。目前国际上多用体重指数（BMI）来评估患者的体重是否合理，以鉴别患者属于肥胖、消瘦或正常。WHO建议BMI以18.5～22.9为正常，<18.5属于消瘦，≥23属于超重。体重指数的计算方法：BMI=体重（kg）÷〔身高（m）〕^{2}，其单位为kg/m^2。

（2）根据理想体重和参与体力劳动的情况，便可计算出每日需要从食物中摄入的总热量。每日所需要的总热量=理想体重×每公斤体重需要的热量。

（3）不同体力劳动的热量需求表：

劳动强度	举　　例	千卡/公斤理想体重/日		
		消瘦	正常	肥胖
卧床休息	—	20～25	15～20	15
轻体力劳动	办公室职员、教师、售货员、简单家务，或与其相当的活动量	35	30	20～25
中体力劳动	学生、司机、外科医生、体育教师、一般农活，或与其相当的活动量	40	35	30
重体力劳动	建筑工、搬运工、冶炼工、重的农活、运动员、舞蹈者，或与其相当的活动量	45	40	35

3．饮食治疗　饮食治疗是糖尿病治疗的重要基础，控制总能量的摄入，合理、均衡分配各种营养物质。

（1）碳水化合物：红薯、土豆、山药、芋头、藕等根茎类蔬菜的淀粉含量很高，不能随意进食，需与粮食交换。严格限制白糖、红糖、蜂蜜、果酱、巧克力、各种糖果、含糖饮料、冰激凌以及各种甜点心的摄入。

（2）蛋白质：对于有肾功能损害者，蛋白质的摄入为每日每公斤理想体重0.6～0.8g，并以优质动物蛋白为主，限制主食、豆类及豆制品中植物蛋白。

（3）脂肪和胆固醇：糖尿病患者少吃煎炸食物，宜多采用清蒸、白灼、烩、炖、煮、凉拌等烹调方法。坚果类食物脂肪含量高，应少食用。每日胆固醇的摄入量应少于300mg。

（4）饮酒：①不推荐糖尿病患者饮酒。饮酒时需把饮酒中所含的热量计算入总能量范围内；②每日不超过1~2份标准量（一份标准量为：啤酒285ml，清淡啤酒375ml，红酒100ml或白酒30ml，各约含酒精10g）；③酒精可能诱发使用磺脲类或胰岛素治疗的患者出现低血糖。

（5）膳食纤维：膳食纤维具有降低餐后血糖、降血脂、改善葡萄糖耐量的作用。豆类、富含纤维的谷物类（每份食物≥5g纤维）、水果、蔬菜和全麦食物均为膳食纤维的良好来源。提高纤维摄入量对健康是有益的，糖尿病患者每日可摄入20~30g。粗粮富含膳食纤维，故每日在饮食定量范围内，可适当进食。

（6）维生素、矿物质：①糖尿病患者可多吃含糖量低的新鲜蔬菜，能生吃的尽量生吃，以保证维生素C等营养素的充分吸收。对于无高胆固醇血症的患者，可适量进食动物肝脏或蛋类，以保证维生素A的供应；②糖尿病患者应尽量从天然食品中补充钙、硒、铜、铁、锌、锰、镁等矿物质，以及维生素B、维生素E、维生素C、β-胡萝卜素等维生素；③食盐的摄入每日应限制在6克以内，高血压患者更应严格限制摄入量，限制摄入含盐量高的食物，例如味精、酱油、加工食品、调味酱等。

（7）制订食谱时以糖尿病治疗原则为基础，各类食物灵活互换，但要切记同类食物之间可选择互换，非同类食物之间不得互换。部分蔬菜、水果可与主食（谷薯类）互换。

（8）科学选择水果：①水果中含碳水化合物约为6%~20%；②水果中主要含葡萄糖、果糖、蔗糖、淀粉、果胶等；③当空腹血糖控制在7.0mmol/L（126mg/dl）以下，餐后2小时血糖小于10mmol/L（180mg/dl），糖化血红蛋白小于7.5%，且血糖没有较大波动时，就可以选择水果，但需代替部分主食。食用最好在两餐之间，病情控制不满意者暂不食用，可吃少量生黄瓜和生西红柿；④进食水果要减少主食的摄入量，少食25g的主食可换苹果、橘子、桃子150g，梨100克g、西瓜500g等。葡萄干、桂圆、枣、板栗等含糖量较高，应少食用。

4. 制订合理的饮食计划，并努力执行。合理安排餐次。

（1）糖尿病患者一日至少三餐，使主食及蛋白质等较均匀地分布在三餐中，并定时定量，一般按1/5、2/5、2/5分配或1/3、1/3、1/3分配。

（2）注射胰岛素或口服降糖药易出现低血糖者，可在正餐中匀出小部分主食作为两正餐之间的加餐。

（3）睡前加餐除主食外，可选用牛奶、鸡蛋、豆腐干等蛋白质食品，因蛋白质转化成葡萄糖的速度较慢，对预防夜间低血糖有利。

5. 营养要素的合理分配

（1）脂肪分配：①膳食中由脂肪提供的能量不超过饮食总能量的30%；②饱和脂肪酸的摄入量不应超过饮食总能量的10%，不宜摄入反式脂肪酸。单不饱和脂肪酸是较好的膳食脂肪来源，在总脂肪摄入中的供能比宜达到10%~20%。可适当提高多不饱和脂肪酸摄入量，但不宜超过总能量摄入的10%；③食物中胆固醇摄入量<300mg/d。

（2）碳水化合物分配：①膳食中碳水化合物所提供的能量应占总能量的50%~60%；②低血糖指数食物有利于血糖控制；③蔗糖引起的血糖升高幅度与同等数量的淀粉类似，不应超过总能量的10%，但是蔗糖分解后生成的果糖易致甘油三酯合成使体脂积聚；④糖尿病患者适量摄入糖醇和非营养性甜味剂是安全的；⑤每日定时进三餐，碳水化合物均匀分配。

（3）蛋白质分配：①肾功能正常的糖尿病个体，推荐蛋白质的摄入量占供能比的10%~15%；②有显性蛋白尿的患者蛋白摄入量宜限制在每日每公斤体重0.8g，从肾小球滤过率（GFR）下降起，即应实施低蛋白饮食，推荐蛋白质入量每日每公斤体重0.6g，并同时

补充复方 α–酮酸制剂；③摄入蛋白质不引起血糖升高，但可增加胰岛素的分泌反应。

（4）膳食纤维分配：每日饮食中纤维素含量不宜少于40g。

（5）盐的分配：①每日食盐摄入量小于6g，高血压患者更应严格限制摄入量；②限制摄入含盐量高的食物，如味精、酱油、加工食品、调味酱等。

（6）三大营养物质每日所提供的热能在总热量中所占的百分比：

名称	提供的能量应占全日总热量比例（%）	来源
碳水化合物	50%～60%	谷类、薯类、豆类等
蛋白质	15%～20%	动物性蛋白（各种瘦肉、鱼、虾等）
		植物性蛋白（黄豆及其制品、谷类）
脂肪	≤30%	饱和脂肪酸、多不饱和脂肪酸、单不饱和脂肪酸

（7）三大营养物质及酒精所提供的热量：

1克碳水化合物—4千卡	1克蛋白质—4千卡
1克脂肪—9千卡	1克酒精—7千卡

6. 运动治疗　运动的总原则是"循序渐进、量力而行、持之以恒"。

（1）运动前准备：①全面体检：彻底地筛查任何潜在的并发症，排除潜在的疾病或损伤，除掉危险因素，以确保运动安全；②制定运动计划：在运动之前，应该在医护人员的帮助下制定适合患者的运动计划。可参考运动强度表。要选择合适的鞋袜，注意鞋的密闭性和透气性。运动场地要平整、安全，空气新鲜。在正式运动前应先做低强度热身运动，将正式运动中要用到的肌肉伸展开，以免拉伤；③运动前的代谢控制：空腹血糖＞13.9mmol/L（250mg/dl），且出现酮体，应避免运动。如果血糖＜5.6mmol/L（100mg/dl），应摄入额外的碳水化合物后，方可运动；④其他：携带糖果及糖尿病卡，以便自救。

（2）运动的方式、强度、时间和频率

1）运动的方式和强度

a. 一般来说，糖尿病患者所选择的运动强度应是最大运动强度的60%～70%。通常用心率来衡量运动强度，运动持续60分钟为基础。糖尿病患者运动强度应保持：心率（次/分）=（220–年龄）×（60%～70%）或简易计算方法：心率（次/分）=170–年龄。

运动强度分类表

	相对强度		
强度	最大耗氧量VO_{2max}（%）	最大心跳速率（%）（220–年龄）	运动自觉量表分数6～20
非常轻	＜20	＜35	＜10
轻度	20～39	35～54	10～11
中度	40～59	55～69	12～13
高强度	60～84	70～89	14～16
非常强	＞85	＞90	17～19
极限	100	100	20

b. 运动强度还可根据自身感觉来掌握，即周身发热、出汗，但不是大汗淋漓或气喘吁吁，能说话但不能唱歌。

c. 糖尿病患者可选择中低强度的有氧运动方式。

有氧运动方式表

轻度运动	中度运动	稍强度运动
购物、散步、做操、太极拳、气功等	快走、慢跑、骑车、爬楼梯、健身操等	跳绳、爬山、游泳、球类、舞蹈等

2）运动时间和频率：a. 运动时间的选择：应从吃第一口饭算起，在饭后1～2小时左右开始运动，因为此时血糖较高，运动时不易发生低血糖；b. 每次运动的持续时间：为30～60分钟。包括运动前作准备活动的时间和运动后做恢复整理运动的时间。注意在达到应有的运动强度后应坚持20～30分钟，这样才能起到降低血糖的作用；c. 运动的频率：糖尿病患者每周至少应坚持3～4次中低强度的运动。

（3）运动治疗的禁忌证：合并各种急性感染、伴有心功能不全、心律失常，且活动后加重、严重糖尿病肾病、严重糖尿病足、严重的眼底病变、新近发生的血栓、有明显酮症或酮症酸中毒、血糖控制不佳、严重的糖尿病神经病变、频繁发生的脑供血不足者、频发低血糖时。

（4）慢性并发症者运动前应注意的问题：①有潜在心血管疾病高风险的患者，应先做分级运动试验；②评估有无外周动脉疾病（PAD）的症状和体征，包括间歇性跛行、足凉、下肢动脉搏动减弱或消失、皮下组织萎缩、汗毛脱落等；③有活动性的增殖性糖尿病视网膜病变（PDR）的患者，若进行大强度运动，可能诱发玻璃体出血，或牵扯性视网膜脱离。这类患者应避免无氧运动及用力、剧烈震动等；④对早期或临床糖尿病肾病的患者，可适当从事低、中等强度的运动；⑤糖尿病周围神经病变的患者出现保护性感觉丧失时应避免负重运动和需要足部反复活动的运动项目，并注意运动时鞋子的舒适性，在运动前后常规检查足部。自主神经病变的糖尿病患者可由于自主神经病变而发生猝死和无症状性心肌缺血。在剧烈运动后更容易发生低血压或高血压。此外，由于这些患者在体温调节方面存在障碍，故应建议他们避免在过冷或过热的环境中运动，并注意多饮水；⑥糖尿病足时的运动选择：糖尿病足患者在不妨碍糖尿病足预防和治疗的同时，采取力所能及的运动方式进行活动，有利于血糖的控制。以健侧肢体活动为主，患侧肢体不要承重吃力，或以坐位或床上运动为主，不宜站立时间过长。

（5）运动中的注意点：①血糖＞14～16mmol/L、明显的低血糖症或者血糖波动较大、有糖尿病急性代谢并发症以及各种心肾等器官严重慢性并发症者暂不适宜运动。冬季注意保暖；②在正式运动前应先做低强度热身运动5～10分钟；③运动过程中注意心率变化及感觉，如轻微喘息、出汗等，以掌握运动强度。若出现乏力、头昏、心慌、胸闷、憋气、出虚汗以及腿痛等不适，应立即停止运动，原地休息。若休息后仍不能缓解，应及时到附近医院就诊；④运动时要注意饮一些白开水，以补充汗液的丢失和氧的消耗；⑤运动即将结束时，再做5～10分钟的恢复整理运动，并逐渐使心率降至运动前水平，而不要突然停止运动；⑥运动的选择应简单、安全。运动的时间、强度相对固定，切忌运动量忽大忽小；⑦注射胰岛素的患者，运动前最好将胰岛素注射在非运动区。因为肢体的活动使胰岛素吸收加快、作用加强，易发生低血糖；⑧活动量大或激烈活动时，应该调整食物及药物，以免发生低血糖；有条件者最好在运动前和运动后各测一次血糖，以掌握运动强度与血糖变化的规律，还应重视运动后的迟发低血糖。同时，应该随身携带糖果，以便出现低血糖时能够及时纠正。年老体弱患者以从事低强度的运动为宜；⑨运动后仔细检查双脚，发现红肿、青紫、水疱、血疱、感染等，应及时请专业人员协助处理；⑩充分了解当日身体状况如睡眠、疲劳、疾病等，如身体不舒服可暂停运动。

7. 用药护理　糖尿病的医学营养治疗和运动治疗是控制 2 型糖尿病高血糖的基本措施。在饮食和运动不能使血糖控制达标时应及时采用包括口服药治疗在内的药物治疗。

（1）口服降糖药治疗：口服降糖药根据作用效果的不同，可以分为促胰岛素分泌剂（磺脲类、格列奈类、DPP-4 抑制剂）和非促胰岛素分泌剂（双胍类、TZDs、α-糖苷酶抑制剂）。①双胍类药物：二甲双胍的主要副作用为胃肠道反应。服药时从小剂量开始，逐渐加量是减少不良反应的有效方法。双胍类药物罕见的严重副作用是诱发乳酸性酸中毒。因此，双胍类药物禁用于肾功能不全、肝功能不全、严重感染、缺氧或接受大手术的患者。在作造影检查使用碘化造影剂时，应暂时停用二甲双胍。单独使用二甲双胍不导致低血糖，但二甲双胍与胰岛素或促胰岛素分泌剂联合使用时可增加低血糖发生的危险性。②磺脲类药物：磺脲类药物如果使用不当可以导致低血糖，特别是在老年患者和肝、肾功能不全者；磺脲类药物还可以导致体重增加。有肾功能轻度不全的患者，宜选择格列喹酮。患者依从性差时，建议服用每天只需服用 1 次的磺脲类药物。消渴丸是含有格列本脲和多种中药成分的固定剂量合剂。③噻唑烷二酮类药物：体重增加和水肿是 TZDs 的常见副作用，这种副作用在与胰岛素联合使用时表现更加明显。TZDs 的使用还与骨折和心力衰竭风险增加相关。TZDs 单独使用时不导致低血糖，但与胰岛素或促胰岛素分泌剂联合使用时可增加低血糖发生的风险。有心力衰竭［纽约心脏学会（NYHA）心功能分级 Ⅱ 级以上］、活动性肝病或转氨酶升高超过正常上限 2.5 倍以及严重骨质疏松和骨折病史的患者应禁用本类药物。④格列奈类药物：格列奈类药物的常见副作用是低血糖和体重增加，但低血糖的风险和程度较磺脲类药物轻。此类药物需在餐前即刻服用，可单独使用或与其他降糖药联合应用（磺脲类除外）。⑤α-糖苷酶抑制剂：α-糖苷酶抑制剂的常见不良反应为胃肠道反应如腹胀、排气等。服药时从小剂量开始，逐渐加量是减少不良反应的有效方法。单独服用本类药物通常不会发生低血糖；合用 α-糖苷酶抑制剂的患者如果出现低血糖，治疗时需使用葡萄糖或蜂蜜，而食用蔗糖或淀粉类食物纠正低血糖的效果差。⑥二肽基肽酶-4 抑制剂：在有肾功能不全的患者中使用时，应注意按照药物说明书来减少药物剂量。单独使用 DPP-4 抑制剂不增加低血糖发生的风险，也不增加体重。⑦胰高糖素样多肽 1：GLP-1 受体激动剂的常见胃肠道不良反应（如恶心、呕吐等）多为轻到中度，主要见于初始治疗时，副作用可随治疗时间延长逐渐减轻。有胰腺炎病史的患者禁用此类药物。单独使用不明显增加低血糖发生的风险。

（2）胰岛素治疗：根据来源和化学结构的不同，胰岛素可分为动物胰岛素、人胰岛素和胰岛素类似物。根据作用特点的差异，胰岛素又可分为超短效胰岛素类似物、常规（短效）胰岛素、中效胰岛素、长效胰岛素（包括长效胰岛素类似物）和预混胰岛素（包括预混胰岛素类似物）。①胰岛素治疗的副作用：低血糖、体重增加、过敏、水肿、视力模糊、注射部位脂肪萎缩、皮下脂肪增生；②使用胰岛素的注意事项：a. 注射胰岛素前应先准备好食物；b. 胰岛素注射部位：腹部、大腿外侧、上臂外侧、臀部外上侧。避免以脐部为中心，半径

2.5cm的圆形区域内注射；避免腰部两侧注射。胰岛素注射部位吸收速度：腹部吸收最快，其次依次为上臂、大腿和臀部；c. 注射部位轮换方案：将注射部位分为四个等分区域（大腿或臀部可等分为两个等分区域），每周使用一个等分区域并始终按顺时针方向进行轮换。每次的注射点都应间隔至少1cm，以避免重复的组织损伤；d. 注射前应检查注射部位，一旦发现注射部位有疼痛、凹陷、硬结的现象出现，应立即停止在该部位注射，直到症状消失；一旦发现注射部位出现皮下脂肪增生、炎症或感染，应更换注射部位；e. 根据患者的营养状况，把握进针深度，避免误入肌肉组织；否则，胰岛素的吸收曲线将不能与血糖吸收峰值相吻合，血糖波动大。捏起皮肤皱褶垂直注射，儿童及较瘦的患者应与皮肤呈45°角注射以代替捏皮。捏皮的正确方法是用拇指、食指和中指捏起皮肤。如用整只手来提捏皮肤，有可能将肌肉及皮下组织一同捏起，导致肌肉注射；f. 当活塞完全推压到底后，针头在皮肤内停留至少10秒钟（药物剂量较大时，有必要超过10秒钟），确保胰岛素剂量准确无误地注入体内，拔出针头后，针尖可能出现胰岛素液滴，这是正常的，不会影响注射剂量；g. 如注射胰岛素剂量大于60U，应将需要注射的全部剂量分为两次注射，先注射60U，然后再注射一次剩余剂量；h. 中效和预混胰岛素为云雾状混悬液，注射前必须充分混匀（笔芯内有玻璃小珠），将胰岛素水平滚动和上下翻动各10次，使瓶内药液充分混匀直至胰岛素转变成均匀的云雾状白色液体；i. 短效或速效胰岛素，最好选择腹部注射；中效或长效胰岛素，最好选择臀部或者大腿注射；j. 妊娠伴有糖尿病的患者，若继续在腹部注射，应捏起皮肤；妊娠期的后三个月应避免在脐周注射。

8. 足部护理指导　每天检查双足，特别是足趾间；有时需要有经验的他人来帮助检查足；定期洗脚，用干布擦干，尤其是擦干足趾间；洗脚时的水温要合适，低于37℃；不宜用热水袋、电热器等物品直接保暖足部；避免赤足行走；避免自行修剪胼胝或用化学制剂来处理胼胝或趾甲；穿鞋前先检查鞋内有否异物或异常；不穿过紧的或毛边的袜子或鞋；足部皮肤干燥可以使用油膏类护肤品；每天换袜子，不穿高过膝盖的袜子；水平地剪趾甲，由专业人员修除胼胝或过度角化的组织；一旦有问题，及时找到专科医师或护士诊治；不合适的鞋袜可以引起足溃疡。让患者学会选择合适的鞋袜。这类鞋子鞋内应该是有足够的空间，透气良好，鞋底较厚硬而鞋内较柔软，能够使足底压力分布更合理。

9. 并发症的观察

（1）糖尿病酮症酸中毒：观察有无血糖异常升高，口渴、多饮、多尿及消瘦症状加重，有无恶心、呕吐、头痛、嗜睡、呼吸深快、全身倦怠、无力，甚至昏迷。

（2）非酮症高渗性糖尿病昏迷：观察有无严重脱水、少尿、无尿、意识障碍、心率加快、血压下降等。

（五）健康教育

1. 运动的方法。

2. 食谱及饮食计划。

3. 戒烟酒。

4. 保持情绪稳定，避免不良刺激。

5. 自我血糖监测的意义和方法。

6. 注射胰岛素的方法、低血糖的症状及处理。

7. 药物的作用、副作用及使用注意事项。

8. 每天检查足部情况，做好足部护理。

9. 定期随访，定期复查代谢指标。

10. 外出时随身携带糖尿病识别卡，注明姓名、住址、所用药物种类、剂量，以便发生紧急情况时及时处理。

三、糖尿病酮症酸中毒（DKA）护理常规

（一）按内科及内分泌系统疾病一般护理常规

（二）护理关键点

1. 糖尿病代谢紊乱。

2. 高血糖和高渗透性。

3. 失水、血容量不足。

4. 高酮血症。

5. 酸中毒。

6. 电解质平衡紊乱。

7. 昏迷。

8. 用药观察。

9. 教育需求。

（三）护理评估

1. 生命体征、身高、体重、腰围、血糖、血酮、尿酮及意识状况。

2. 家族史、过去史、疾病史。

3. 日常饮食习惯、运动方式、自理程度。

4. 近期用药情况。

5. 对糖尿病及并发症认知情况。

6. 病情及主要症状：有无食欲减退、恶心、呕吐、腹痛等症状；有无严重失水，呼吸有烂苹果样丙酮味，中枢神经受抑制而出现的头痛及意识改变等。

7. 实验室检查结果：血糖、血酮、尿糖、尿酮、β-羟丁酸、尿素氮、肌酐、电解质、肝肾功能、血气分析等。

8. 辅助检查：心电图、B超、X线检查、CT等。

（四）护理措施

1. 对单有酮症者，仅需补充液体和胰岛素治疗，持续到酮体消失。

2. 糖尿病酮症酸中毒者，如无心跳呼吸立即给予心肺脑复苏及进一步生命支持。

3. 有心跳呼吸，给予鼻导管或面罩吸氧，保持指氧饱和度在95%以上。

4. 持续心电监护、准确记录神志状态、瞳孔大小和反应、生命体征、血氧饱和度等。

5. 尽快开通静脉通路，双管补液、纠正失水状态，降低血糖，纠正电解质及酸碱平衡失调。

6. 根据医嘱予血常规、电解质、指测血糖等实验室检查。

7. 留置导尿　监测尿量、颜色、性状，每小时尿量维持在30ml以上。

8. 准确记录出入量。

9. 关注各项检查及实验室结果。特别是尿糖、尿酮体、血气分析及电解质的变化。如有异常及时通知医生。

10. 静脉补液 合理安排液体滴注顺序、速度。并根据血压、心率、每小时尿量及周围循环状况决定输液量和输液速度。原则上先快后慢。当血糖 > 16.7 mmol/L（300mg/dl）时，采用生理盐水，以每小时 $500 \sim 1000$ ml 速度静脉滴注；当血糖为 13.9mmol/L（250mg/dl）时，可改为5%葡萄糖液加胰岛素静脉滴注，速度减慢。无尿或尿量过少时注意控制补钾速度及量，补碱时不宜过早、过快、过多，以防诱发脑水肿。补液治疗能纠正失水，恢复肾灌注，有助于降低血糖和清除酮体。补液速度应先快后慢，并根据血压、心率、每小时尿量及周围循环状况决定输液量和输液速度，患者清醒后鼓励饮水。

11. 胰岛素滴注的护理 一般采用小剂量胰岛素持续静脉输注。及时准确执行医嘱，正确调整静滴速度。防止过快引发低血糖或过慢影响降糖消酮疗效，同时做好床边血糖监测，1次/小时，根据血糖情况随时调整胰岛素剂量和滴速。一般采用小剂量胰岛素静脉滴注治疗方案，开始以0.1U/（kg·h），如在第一个小时内血糖下降不明显，且脱水已基本纠正，胰岛素剂量可加倍。每 $1 \sim 2$ h测定血糖，根据血糖下降情况调整胰岛素用量。当血糖降至13.9mmol/L时，胰岛素剂量减至 $0.05 \sim 0.10$ U/（kg·h）。

12. 纠正电解质紊乱和酸中毒 在开始胰岛素及补液治疗后，患者的尿量正常，血钾低于5.5mmol/L即可静脉补钾。治疗前已有低钾血症，尿量 ≥ 40 ml/h时，在胰岛素及补液治疗同时必须补钾。严重低钾血症（<3.3mmol/L）可危及生命，此时应立即补钾，当血钾升至3.5mmol/L时，再开始胰岛素治疗，以免发生心律失常、心脏骤停和呼吸肌麻痹。血pH在7.0以下时，应考虑适当补碱，直到上升至7.0以上。

13. 昏迷患者 按第一篇第三章"昏迷护理常规"，患者清醒后鼓励多饮水。

14. 处理诱发病和防治并发症，如休克、感染、心力衰竭和心律失常、脑水肿和肾衰竭等。

15. 心理护理 糖尿病酮症酸中毒患者常伴有紧张、恐惧、悲观情绪，护士应用真诚、关爱的语言，良好的沟通帮助患者消除紧张、恐惧、悲观情绪，使他们树立信心，积极配合治疗，尽快缓解和控制病情。

16. 安全护理 预防压疮、坠床。

（五）健康教育

1. 增强对DKA的认识，是预防DKA的主要措施，并有利于本病的早期诊断和治疗。
2. 药物的名称、作用及副作用。
3. 各项治疗、检查的目的和步骤。
4. 糖尿病的知识和防治方法。
5. 自我监测和自我护理。
6. 定期门诊随访。

四、低血糖护理常规

（一）按内科及内分泌系统疾病一般护理常规

（二）护理关键点

1. 营养失调。

2. 有受伤的危险。

3. 低血糖。

4. 自主神经过度兴奋表现。

5. 脑功能障碍的表现。

6. 昏迷。

7. 用药观察。

8. 教育需求。

（三）护理评估

1. 生命体征、血糖。

2. 用药的观察。

3. 家庭支持和经济情况。

4. 心理状况　有无紧张、焦虑等心理反应。

5. 病情及主要症状　交感神经兴奋（如心悸、焦虑、出汗、饥饿感等）和中枢神经症状（如神志改变、认知障碍、抽搐、昏迷）。老年患者常表现为行为异常或其他非典型症状。夜间低血糖因难以发现而得不到及时处理，有些患者屡发低血糖后，可表现为无先兆症状的低血糖昏迷。

6. 实验室检查结果　血浆胰岛素测定、胰岛素释放指数、血浆胰岛素原和 c 肽测定、48 ~ 72 小时饥饿试验、延长（5 小时）口服葡萄糖耐量试验。

7. 糖尿病自我管理知识。

（四）护理措施

1. 胰岛素或胰岛素促分泌剂的使用应从小剂量开始，逐渐增加剂量，谨慎地调整剂量。

2. 未按时进食，或进食过少的患者应定时定量进餐，如果进餐量减少应相应减少降糖药物剂量，有可能误餐时应提前做好准备。

3. 运动前应增加额外的碳水化合物摄入。

4. 控制酒精摄入，尤其是空腹饮酒　酒精能直接导致低血糖，应避免酗酒和空腹饮酒。

5. 反复发生低血糖应调整糖尿病的治疗方案或适当调高血糖控制目标。

6. 有条件者可进行动态血糖监测。

7. 低血糖的治疗：糖尿病患者应常规备用碳水化合物类食品，以便及时食用；糖尿病患者血糖≤ 3.9mmol/L，即需要补充葡萄糖或含糖食物；严重的低血糖需要根据患者的意识和血糖情况给予相应的治疗和监护。

8. 低血糖的急救措施

（1）绝对卧床休息。

（2）轻症神志清醒者，可给予约 15 ~ 20g 糖的糖类食品（葡萄糖为佳），15 分钟后测血糖如仍≤ 3.9mmol/L，继续予 15g 葡萄糖口服。

（3）如病情重，意识障碍者，应立即给予静注 50% 葡萄糖 20ml 或胰高血糖素 0.5 ~ 1mg 肌注。15 分钟后测血糖如仍≤ 3.0mmol/L，进行给予 50% 葡萄糖 60ml 静脉注射。

（4）病因治疗：确诊为低血糖症，尤其是空腹低血糖发作者，大多为器质性疾病所致，应积极寻找致病原因进行对因治疗；若因药物引起者应停药或调整用药；疑胰岛素瘤者，则应术前明确定位并进行肿瘤切除术。

（五）健康教育

1. 携带糖尿病急救卡。儿童和老年患者的家属要进行相关培训。

2. 了解糖尿病低血糖反应的诱因，临床表现及应急处理措施。

3. 外出时应随身食物，如糖果、饼干等，以备发生低血糖时急用，及时纠正低血糖。

4. 合理使用胰岛素和口服降糖药。药物使用过多是低血糖发生的主要原因。根据病情及时调整药物剂量，尤其是并发肾病、肝病、心脏病、肾功能不全者。

5. 掌握各种胰岛素的特点及正确的注射技术。定期轮流更换注射部位，防止产生皮下硬结，影响胰岛素吸收。

6. 生活规律，养成良好的生活习惯，戒烟、提倡少饮酒。饮食定时定量，保持每日基本稳定的摄食量。

7. 活动量增加时，要减少胰岛素的用量并及时加餐。容易在夜间及清晨发生低血糖的病人，制定食谱时晚餐分配适当增加主食或含蛋白质较高的食物。

8. 经常进行血糖自我监测。

9. 定期门诊复诊，不适随诊。

五、甲状腺功能亢进症护理常规

（一）按内科及内分泌系统疾病一般护理常规

（二）护理关键点

1. 高代谢综合征。

2. 精神、神经系统症状。

3. 心血管系统症状。

4. 消化系统症状。

5. 突眼。

6. 营养失调。

7. 甲亢危象。

8. 用药观察。

9. 131碘（^{131}I）治疗。

10. 教育需求。

（三）护理评估

1. 意识状态、生命体征、心率、心律、心音、血压、脉压差。

2. 体重和营养状况，大便次数、大便性状。

3. 病情及主要症状。

4. 甲亢危象的表现。

5. 甲状腺肿大程度。

6. 实验室和特殊检查结果　三大常规检查，血生化，血清甲状腺激素测定，促甲状腺激素测定，促甲状腺激素释放激素（TRH）兴奋试验，^{131}I摄取率，TSH受体抗体（TRAb）、TSH受体刺激抗体（TSAb）、甲状腺B超，甲状腺放射性核素扫描，眼部CT、MRI等。

7. 患者遵医嘱服药情况及用药不良反应等。

8. 患者对疾病及 ^{131}I 治疗的相关知识的认知程度。

（四）护理措施

1. 活动　在症状明显和治疗早期，应卧床休息，避免剧烈运动。当临床症状，心率、基础代谢率和甲状腺功能等恢复正常后，可逐步恢复工作。

2. 饮食　高热量、高蛋白、富维生素的饮食，多食用新鲜蔬菜、水果、豆类、奶类、鸭、精肉、蛋等，适当限制脂肪。禁食刺激性食物，禁烟、酒、浓茶、咖啡，戒碘、低碘饮食，禁食含碘丰富的海产品食物及药物。

3. 心理护理　护士接触病人应关心体贴，态度和蔼，避免刺激性语言，仔细耐心做好解释疏导工作，解除病人的焦虑紧张情绪，使病人建立信赖感，配合治疗。

4. 保持环境安静，避免嘈杂，减少不良刺激。

5. 用药护理　常用抗甲状腺药物有两种，硫脲类硫脲类和咪唑类。硫脲类有丙硫氧嘧啶（PTU）及甲硫氧嘧啶（MTU）；咪唑类有甲巯咪唑（MMI）和卡比马唑等，比较常用的是 PTU 和 MMI，MMI 半衰期长，可以每天单次使用；PTU 半衰期短，发挥作用较 MMI 迅速，控制甲亢症状快，但是必须保证 6~8 小时用药一次。妊娠伴发甲亢时优先选用 PTU。药物不良反应主要是粒细胞减少，严重者致粒细胞缺乏、皮疹、中毒性肝病等。

6. 突眼的护理

（1）指导患者保护眼睛：外出戴深色眼镜，减少光线、灰尘和异物的侵害。

（2）睡前涂抗生素眼膏，眼睑不能闭合者用无菌纱布或眼罩覆盖双眼。

（3）指导患者减轻眼部症状的方法：经常以眼药水湿润眼睛，避免过度干燥；高枕卧位和限制钠盐摄入可减轻球后水肿，每日做眼球运动以锻炼眼肌，改善眼肌功能。

（4）定期眼科角膜检查以防角膜溃疡造成失明。

7. 定期监测体重、心率，血尿素氮（BUN）值、血常规和肝功能。

8. 甲亢危象的护理

（1）保证病室环境安静，做好抢救准备。

（2）绝对卧床休息，迅速建立静脉通路。

（3）及时准确按医嘱使用 PTU，复方碘溶液，β-肾上腺素能受体阻断剂、氢化可的松等药物。

（4）密切观察生命体征和意识状态并记录。

（5）记录出入量，维持水电解质酸碱平衡。

（6）吸氧，控制高热。

（7）躁动不安者使用床栏保护病人安全。昏迷者加强皮肤、口腔护理，定时翻身、以预防压疮、肺炎的发生。

9. ^{131}I 治疗的护理

（1）治疗前一周停用抗甲状腺药物治疗。

（2）检查血常规、甲状腺功能，血生化等。

（3）甲状腺摄锝 131 碘率和甲状腺重量的测定，决定用药量。

（4）服 ^{131}I 当日禁食（可喝糖水），用药 2 小时后方可进餐，以保证 ^{131}I 完全吸收。

（5）服 ^{131}I 后应休息 1 周，1 个月内不参加体力劳动。

（6）嘱患者切忌挤压甲状腺。

10. 白细胞低者做好保护性隔离，以防感染。

11. 甲亢性心脏病的护理

（1）评估心率、心律、血压等情况，有无胸闷、心悸、气急、心动过速、房颤等心律失常情况。

（2）卧床休息、减少活动，减少体力消耗。

（3）低盐饮食，控制钠盐的摄入。

（4）按医嘱予 β-受体阻断剂，并观察疗效。

（5）避免加重心脏负荷的因素。

（6）如出现心力衰竭的症状和体征，按心力衰竭护理常规。

12. 手术护理　按本篇第九章第六节"甲状腺功能亢进外科护理常规"。

（五）健康教育

1. 避免剧烈活动，勿劳累。

2. 忌碘饮食、戒烟和酒。

3. 保持心情愉快。

4. 自我监测心率、心律和血压。

5. 正确服药。

6. 定时复查监测甲状腺功能和血常规，肝功能。

7. ^{131}I 治疗后的教育：

（1）适当休息，避免过多活动和情绪波动。

（2）出院后1个月内，避免高碘食物（如海带、紫菜、海鱼等海类食品），少吃辛辣食物，忌烟酒，多吃高蛋白食物和含维生素丰富的水果。

（3）治疗后1周内不与小孩密切接触，应保持1米以上距离。女性患者6个月内不宜妊娠。

（4）出院2个月后门诊定期复查，不适随诊。

六、甲状腺危象的先兆和甲状腺危象的护理常规

（一）按内科及内分泌系统疾病一般护理常规

（二）护理关键点

1. 体温升高。

2. 中枢神经系统症状。

3. 循环系统症状。

4. 消化系统症状。

5. 电解质紊乱。

6. 营养失调。

7. 用药观察。

8. 教育需求。

（三）护理评估

1. 意识状态、生命体征、心率、心律、心音、血压、脉压差。

2. 病情及主要症状

（1）甲状腺危象先兆：高热：T＜39℃；脉率：P＜160次/分；多汗，烦躁，嗜睡，食欲减退，恶心，以及大便次数增多等。

（2）甲状腺危象：高热：T＞39℃；脉率：P＞160次/分；大汗淋漓或躁动，谵妄，昏睡和昏迷，呕吐及腹泻显著增多等。

3. 特殊体征　突眼、甲状腺肿大或其上伴血管杂音以及胫前黏液性水肿等。

4. 实验室和特殊检查结果。

5. 药物的相关知识。

6. 对疾病的认知程度。

（四）护理措施

1. 休息　原则上应进入内分泌监护病房进行抢救。病室要安静，光线要暗淡，室温要偏低（18～20℃），病人绝对卧床休息，避免一切不良刺激。

2. 饮食　给予高热量、高蛋白质、高维生素饮食，戒碘、低碘饮食。鼓励病人多饮水，饮水量每日不少于2000～3000ml。昏迷者给予鼻饲，严密关注出入量，以维持水、电解质平衡。水肿心衰者给低盐高蛋白饮食；肾功能受损者限制蛋白的摄入；肝功能受损者限制脂肪的摄入；血糖升高者给糖尿病饮食、注意少食多餐。

3. 心理护理　因任何不良刺激均可使患者症状加重，故护理人员应耐心、温和、体贴患者，建立良好的护患关系；另外，应指导患者家属避免紧张情绪，多给予患者情绪上的支持。

4. 备好各种抢救药品及器材。

5. 严密观察病情变化，定时监测生命体征，注意血压、脉搏、呼吸、心率的改变，观察神志、精神状态、腹泻、呕吐、脱水的改善情况和心、肾功能变化。

6. 降温　迅速进行物理降温，如头戴冰帽、酒精浴、大血管处放置冰袋、冰水灌肠等，如降温效果不佳，应尽快进行人工冬眠。

7. 吸氧　呼吸困难、发绀者取半卧位，给予吸氧（2～4L/分）。

8. 迅速建立静脉通路　可酌情补液及遵医嘱用药，如缓慢静滴氢化可的松等。

9. 对谵妄、躁动者注意安全护理，使用床挡，防止坠床。

10. 昏迷者保持患者呼吸道通畅，平躺时头稍前倾、偏向一侧，即防止舌后坠，又可使口腔内分泌物流出，防止吸入性肺炎和各种并发症的发生。

11. 感染护理　防治感染，由于甲亢病人长期服用抗甲状腺药物，如甲、丙硫氧嘧啶，甲巯咪唑、甲亢平等，极易出现白细胞下降，致使患者机体抵抗力低下，应尽量切断各种可能的感染途径，首先应保持皮肤的清洁、床单的整洁、卧床患者勤翻身，骨突出部位用红花酒精按摩以增加血液循环，防止压疮发生。

12. 药物护理　指导患者要按时按量在医生、护士的指导下服药，不能随意减药或停药或自行增加药量，而且服药的时间要长达1～2年，对自己所患的疾病要有决心和耐心。

（五）健康教育

1. 避免剧烈活动，勿劳累。合理安排日常生活、不熬夜，保证充足的休息和睡眠。

2. 对突眼患者，嘱其保护好角膜、结膜，睡前涂眼膏或眼药水，防止感染，外出时戴墨镜，避免阳光和风、沙、灰尘的污染刺激，指导患者每天做眼球运动，以改善眼肌功能。

3. 戒碘饮食、戒烟和酒。

4. 保持心情愉快。

5. 自我监测心率、心律和血压。

6. 坚持服药。

7. 定期到内分泌科随访，每隔30～40天复查血常规、甲功一次、半年查肝、肾功一次。

七、甲状腺功能减退症护理常规

（一）按内科及内分泌系统疾病一般护理常规

（二）护理关键点

1. 甲状腺激素减少症群。

2. 黏液性水肿昏迷。

3. 用药观察。

4. 教育需求。

（三）护理评估

1. 生命体征、血糖的动态变化。

2. 体重和营养状况，进食情况。

3. 病情及主要症状

（1）低代谢症状：畏寒、少汗、乏力、少言懒动、动作缓慢、面色苍白、眼睑水肿、毛发脱落。

（2）精神神经系统：记忆力减退、反应迟钝、嗜睡、精神抑郁、后期痴呆、幻觉等。

（3）心血管系统：心动过缓、心音减弱。

（4）血液系统：贫血。

（5）消化系统：畏食、腹胀、便秘、肠梗阻、贫血。

（6）内分泌系统：表现为性欲减退，女性常有月经过多或闭经，部分患者发生溢乳，男性可出现勃起功能障碍。长期严重的病例可导致垂体增生、蝶鞍增大等。

（7）肌肉与关节：阵发性肌痛、强直、甚至关节腔积液。

（8）黏液性水肿昏迷　嗜睡、低体温、呼吸缓慢、心动过缓、血压下降、肌肉松弛、反射减弱或消失，甚至昏迷、休克。

4. 心理状况　有无抑郁。

5. 对疾病的认知程度。

6. 辅助检查及实验室检查结果。

7. 治疗用药情况及药物服用过量的症状。

（四）护理措施

1. 体位/运动　鼓励患者进行适度的运动，如散步、慢跑；保持身心健康，注意生活规律。

2. 饮食　摄取平衡饮食，予高热量、高蛋白、高维生素、低脂肪、低钠饮食。鼓励进食粗纤维食物，多食蔬菜、水果，多饮水，大约2000～3000ml，防治便秘。

3. 心理护理　多与患者交流，谈患者感兴趣的话题，解除患者抑郁情绪，保持良好的心态。

4. 药物治疗及护理

（1）对症治疗：有贫血者补充铁剂、VB_{12}、叶酸等。

（2）激素替代治疗：各种类型的甲减，均需用甲状腺激素（TH）替代。首选左甲状腺素（L-T4）口服。从小剂量开始，维持血清T4在正常范围。

（3）密切观察生命体征的变化，如脉搏＞100次/分，应立即报告医生。

（4）密切观察药物的过量症状，如多食消瘦、脉搏加快、血压升高、呕吐、腹泻、发热、大量出汗等。

5. 黏液性水肿昏迷的观察及护理

（1）按"昏迷护理常规"。

（2）建立静脉通路，按医嘱给予急救药物。保证激素类药的准确使用，根据需要补液，但是入水量不宜过多。

（3）监测生命体征和动脉血气分析的变化，记录24小时出入量。

（4）密切观察全身黏液性水肿的变化情况。随时评估患者有无体温过低、心动过缓、呼吸浅慢、血压下降、嗜睡等表现，或口唇发绀、呼吸深长、喉头水肿阻塞呼吸道，并通知医生。

（5）避免诱因：避免寒冷、感染、手术、使用麻醉剂、镇静剂等诱发因素。

（五）健康教育

1. 饮食　鼓励进食高热量、高蛋白、高维生素食物，以摄取足够的营养。针对地方性缺碘者采用碘化盐。

2. 休息和活动　注意劳逸结合，避免寒冷、劳累和外伤，尤其老年妇女好发。减少到公共场所，避免与呼吸道感染的人接触，以免发生感染。

3. 保持心情愉快，避免压力过重，教育家属多与患者交流。

4. 避免皮肤破损、感染、创伤，做好皮肤护理。

5. 用药指导

（1）按时服用药物，告知任意停用药物的危险性，并避免任意增减剂量。强调终身服药的必要性。

（2）学会自我观察药物过量的症状，自测脉搏。

（3）同时服用利尿剂时，需记录24h出入量。

（4）自我监测：给病人讲解黏液性水肿昏迷发生的原因及表现，使病人学会自我观察，若出现低血压、心动过缓、体温＜35℃等，应及时就诊。

（5）定期到医院复诊的必要性。

八、垂体前叶功能减退护理常规

（一）按内科及内分泌系统疾病一般护理常规

（二）护理关键点

1. 垂体激素减退症群。

2. 潜在并发症　垂体危象。

3. 活动无耐力。

4. 便秘。

5. 体温过低。

6. 身体意象紊乱。

7. 性功能障碍。

8. 用药观察。

9. 教育需求。

（三）护理评估

1. 生命体征。

2. 体重和营养状况。

3. 症状体征评估

（1）性腺功能减退：女性产后无乳、乳房萎缩、闭经、性毛脱落、性欲减退、不育、性交痛等；检查有阴道分泌物减少、外阴、子宫和阴道萎缩，毛发脱落，尤以阴毛、腋毛为甚。成年男性胡须减少、阳痿、性欲减退、勃起功能障碍，检查睾丸松软缩小，胡须、腋毛和阴毛稀少，无男性气质，皮质分泌减少，骨质疏松。

（2）甲状腺功能减退：促甲状腺激素不足症群：畏寒、嗜睡、思维迟钝、精神淡漠，皮肤干而粗、苍白少汗、甚至黏液性水肿、食欲减退、便秘、抑郁、精神失常。

（3）肾上腺功能减退：极度疲乏、虚弱、畏食、体重减轻、脉搏细弱、血压偏低，因黑色素细胞刺激素减少可有皮肤色素减退、面色苍白，乳晕色素减淡，生长激素缺乏可加重低血糖发作。

（4）生长激素不足：成人一般无特殊症状，儿童可引起侏儒症。

（5）垂体内或其附近肿瘤压迫症群：视野缺损、眼外肌麻痹、视力减退、头痛、嗜睡、多饮多尿、多食，偏盲甚至失明等。

（6）垂体功能减退危象（简称垂体危象）：在全垂体功能减退症基础上，各种应激如感染、败血症、腹泻、呕吐、失水、饥饿、寒冷、急性心肌梗死、脑血管意外、手术、外伤、麻醉及使用镇静药、安眠药、降糖药等均可诱发垂体危象。临床呈现：①高热型（＞40℃）；②低温型（＜30℃）；③低血糖型；④低血压、循环虚脱型；⑤水中毒型；⑥混合型。各种类型可伴有相应的症状，突出表现为消化系统、循环系统和神经精神方面的症状，诸如高热、循环衰竭、休克、恶心、呕吐、头痛、神志不清、谵妄、抽搐、昏迷等严重垂危状态。

4. 心理状况。

5. 对疾病的认知程度。

6. 辅助检查　垂体及靶腺兴奋试验。

7. 治疗用药情况。

（四）护理措施

1. 饮食　注意营养，给予高热量、高蛋白、高维生素饮食；提供钠钾平衡饮食，避免过多饮水。

2. 休息　避免过度劳累与情绪激动，保持身心健康，生活规律。

3. 心理护理　解除患者焦虑情绪，保持良好的心态。病人患此病后，阴毛、腋毛及眉毛脱落，头发稀疏伴性功能低下，故长期心情抑郁，思想负担重，羞于与人交谈，对疾病存在恐惧心理和悲观情绪，同时认为自己给家人及社会造成麻烦和经济负担。护士注意与病人交谈的方式、方法及语音技巧，尽量避免使用简短、生硬、冷漠的语言。治疗之余，经常与病人交谈病情以外的事情，既改善护患关系，又转移了其对疾病的注意力。又由于长期药物治疗，可有明显的体像失调，如满月脸、水牛背、向心性肥胖、痤疮、多毛、男性化等，应指导患者克服心理障碍，逐步适应体像变化，重建体像。并根据病情和提供的可能条件，促进病人的康复。

4. 用药护理　多采用靶腺激素替代治疗，需要长期、甚至终身维持治疗。治疗过程中应先补给糖皮质激素，然后补充甲状腺激素，以防肾上腺危象的发生。激素替代治疗，从小剂量开始，剂量应个体化，并观察药物的不良反应，以免发生危象。

（1）肾上腺皮质激素：用药期间要注意观测体重指数、腰围、血压、血糖、血脂等。

（2）甲状腺激素：对于老年人、冠心病、骨密度低的病人，宜从最小剂量开始，并缓慢递增剂量，以免增加代谢率而加重肾上腺皮质负担，诱发危象。

（3）性激素：病情较轻的育龄女性需采用人工月经周期，可维持第二性征和性功能，促进排卵和生育。男性病人用丙酸睾酮治疗，可促进蛋白质合成、增强体质、改善性功能和性生活，但不能生育。

5. 病因治疗　垂体瘤可手术治疗或放疗。

6. 垂体危象的抢救

（1）首先给予50%葡萄糖液40~60ml静脉推注，以抢救低血糖，然后用10%葡萄糖盐水，每500~1000ml中加入氢化可的松50~100mg静脉滴注，以解除急性肾上腺功能减退危象。

（2）循环衰竭者按休克原则治疗，感染性败血症者应积极抗感染治疗，有水中毒者应加强利尿，可给予氢化可的松或泼尼松。

（3）低温与甲状腺功能减退有关，可给予小剂量甲状腺激素，并用保暖毯逐渐加温。

（4）禁用或慎用麻醉剂、镇静剂、催眠药或降糖药等，以防止诱发昏迷。

7. 垂体危象观察及护理

（1）严密观察生命体征，随时评估患者的意识状态。注意有无低血糖、低血压、低体温等情况。

（2）评估病人神经系统体征以及瞳孔大小、对光反射的变化。

（3）避免诱发因素：如感染、失水、饥饿、寒冷、外伤、手术、不恰当用药等。

（4）保持呼吸道通畅，给予氧气吸入。

（5）建立静脉通道，补充适当的水分，保证激素类药的及时准确使用。

（6）高热者予降温，低温者注意保暖。

（7）低温者予以保温，病房应保持温度。

（8）做好口腔护理及皮肤护理，保持排尿通畅，防止尿路感染。

（9）准备好抢救药物，配合医生做好抢救工作。

（五）健康教育

1. 饮食　进食高热量、高蛋白、高维生素，易消化的饮食，少量多餐，以增强机体抵抗力。

2. 避免诱因　保持情绪稳定，注意生活规律，保证充分的休息，避免过度劳累。保持心情愉快，避免压力过大或情绪激动。冬天注意保暖，更换体位时动作应缓慢，以免发生晕厥。平时注意皮肤的清洁，预防外伤，少到公共场所或人多之处，以防发生感染。

3. 用药指导 认识所服药物的名称、剂量、用法及不良反应，如肾上腺糖皮质激素过量易致欣快感、失眠；服甲状腺激素应注意心率、心律、体温、体重变化等。指导病人认识到随意停药的危险性，必须严格遵医嘱按时按量服用药物，不得随意增减药物剂量。

4. 观察与随访 识别垂体危象的征兆，若有感染、发热、外伤、腹泻、呕吐、头痛等情况发生时，应立即就医。教育患者预防发生意外，避免长途旅行，外出时携带识别卡，以备发生意外时紧急处理。

5. 加强产妇围生期的监护，及时纠正产科病理状态。积极预防产后大出血及产褥热。

九、库欣综合征护理常规

（一）按内科及内分泌系统疾病一般护理常规

（二）护理关键点

1. 脂肪代谢障碍。

2. 蛋白质代谢障碍。

3. 糖代谢紊乱。

4. 电解质紊乱。

5. 心血管病变 高血压。

6. 感染。

7. 造血系统及血液改变。

8. 性功能异常。

9. 神经、精神症状。

10. 皮肤色素沉着。

11. 教育需求。

（三）护理评估

1. 生命体征。

2. 营养状况。

3. 患者对疾病的认知程度，有无焦虑。

4. 病情及主要症状

（1）向心性肥胖、水牛背、满月脸等。

（2）皮肤表现：皮肤菲薄，腹部和股部皮肤紫纹。

（3）全身及神经系统：肢无力及肌萎缩。常有不同程度的情绪变化，如精神失常，失眠、易激动。

（4）心血管表现：高血压常见。

（5）性功能障碍：女性大多出现月经减少、不规则或停经；痤疮常见、多毛、明显男性化者少见。男性患者性欲可减退性功能减退、阴茎缩小、睾丸变软。

（6）代谢障碍：糖尿病或糖耐量降低，低血钾、腰背痛等骨质疏松表现，病理性骨折等。

（7）免疫力低下，易发生感染及消化性溃疡。

5. 实验室检查 血皮质醇节律、尿皮质醇及其代谢产物（24小时尿、17-羟皮质类固醇和尿 17-酮类固醇）和血浆 ACTH 测定，ACTH 兴奋试验，小、大剂量地塞米松抑制试验。

6. 特殊检查　蝶鞍 X 片、蝶鞍区断层摄片、CT 扫描、MRI、肾上腺超声检查、放射性碘化胆固醇肾上腺扫描等。

7. 治疗用药情况。

8. 特殊试验具体方法

（1）血皮质醇节律检查：抽取第一天 8 时、16 时及第二天 0 时的血皮质醇，期间保持安静，非应激状态。

（2）ACTH 兴奋试验：将 $ACTH_{1-39}$ 25U 加入 5%GS 500ml 中静脉点滴，均匀维持 8 小时，共 3 天。测定对照日及刺激日 24 小时尿皮质醇（UFC）和 17 羟类固醇（后者可不做），即共测定四次 24 小时尿皮质醇（用药前及用药刺激三天）。

（3）小剂量地塞米松抑制试验：第一天早晨 8 时测血皮质醇（对照），于第二天 0 时口服地塞米松 1mg，晨 8:00 再次取血测血皮质醇（服药后）。其注意事项：①试验期间保持安静，非应激状态；②试验期间可作正常活动，早晨不一定要空腹；③试验前一周禁用 ACTH、地塞米松、避孕药、抗癫痫药等；④精神抑郁、酗酒可致假阳性结果。

（4）大剂量地塞米松抑制试验：①标准法（即 16mg/2 天经典法）：第一天（对照日）留尿查 24 小时尿皮质醇，抽取第一天 8 时、16 时及第二天 0 时的血皮质醇；第二天 8 时、20 时各口服地塞米松 3 片（即 2.25mg）；第二天 14 时及第三天 2 时各口服地塞米松 2.5 片（即 1.875mg），同时留尿查 24 小时尿皮质醇，第三天 8 时抽血测皮质醇，重复第二天的操作步骤；②午夜法：同小剂量地塞米松抑制试验，唯不同的是将地塞米松用量加大为 8mg。

（四）护理措施

1. 体位与活动　肌肉酸痛和骨质疏松可引起疲倦、软弱和腰背酸痛甚至病理性骨折，应限制患者活动范围，防止跌倒，加强保护措施。

2. 休息与体位　合理的休息可避免加重水肿。平卧时可适当抬高双下肢，有利于静脉回流。

3. 饮食　给予低钠、高钾、高蛋白、低碳水化合物、低热量的食物，预防及控制水肿。鼓励病人食用柑橘类、枇杷、香蕉、南瓜等含钾高的食物。鼓励病人摄取富含钙及维生素 D 的食物，以预防骨质疏松。

4. 应用利尿剂的护理　水肿严重时，根据医嘱给予利尿剂，观察疗效及不良反应。如出现心律失常、恶心、呕吐、腹胀等低钾症状和体征时，及时处理。

5. 病情观察与监测　每天测量体重、记录 24 小时液体出入量，监测电解质浓度和心电图变化。密切观察体温变化，定期检查血常规，注意有无感染征象。观察病人有无关节痛或腰背痛等情况，及时报告医生，必要时请骨科评估是否需要助行器辅助行动。

6. 环境　保持室内及床铺清洁，注意患者皮肤卫生，预防感染。保持室内适宜的温度、湿度。

7. 严格执行无菌操作技术，避免交叉感染。尽量减少侵入性治疗措施。指导病人和家属预防感染的知识，如注意保暖，减少或避免到公共场所，以防止上呼吸道感染。

8. 皮肤和口腔护理　协助病人做好个人卫生，避免皮肤擦伤及感染。长期卧床者宜定时翻身，注意保护骨突处，预防压疮发生。病重者做好口腔护理。

9. 心理护理　解除患者焦虑情绪，保持良好的心态。向患者耐心解释可能的病因及检查的目的，以消除其焦虑心情，避免因过度激动和悲伤而诱发或加重病情。

10．治疗用药情况　根据不同病因作相应治疗。在病因治疗前，对病情严重的病人，宜先对症治疗以防止并发症。查找病因，明确病灶，手术或药物治疗。

（1）Cushing病：有手术、放射、药物三种方法。经蝶窦切除垂体微腺瘤为治疗本病的首选。腺瘤摘除后可治愈，仅少数病人复发。

（2）肾上腺肿瘤：明确腺瘤部位，手术切除可根治。

（3）肾上腺癌：尽可能早期手术治疗。

（4）不依赖ACTH小结节或大结节双侧肾上腺增生：做双侧肾上腺切除术，术后激素替代治疗。

（5）异位ACTH综合征：应治疗原发癌肿，根据病情做手术、放疗和化疗。如不能根治，则需用肾上腺皮质激素合成阻滞药，如美替拉酮、酮康唑、依托咪酯、米托坦、氨鲁米特等。

11．正确无误做好血、尿的各项内分泌检查、试验，及时送检。

（五）健康教育

1．心理指导　稳定情绪，长期配合治疗，才能逐渐恢复正常。

2．自我护理　减少或避免到公共场所，以防止上呼吸道感染。皮肤与口腔保持清洁。防止外伤，骨折。

3．饮食指导　正确摄取营养平衡的饮食，给予高蛋白、高维生素、低脂、低钠、高钾的食物。鼓励病人食用柑橘类、枇杷、香蕉、南瓜等含钾高的食物。

4．用药指导　坚持服药，在肾上腺功能恢复的基础上，逐渐减量，切勿自行加、减药量。

5．定期复查　术后定期复查血、尿皮质醇及其代谢产物，观察其变化。

十、尿崩症护理常规

（一）按内科及内分泌系统疾病一般护理常规

（二）护理关键点

1．多尿、烦渴及多饮。

2．水电解质失衡。

3．禁水加压试验。

4．脱水。

5．教育需求。

（三）护理评估

1．生命体征、皮肤弹性。

2．液体出入量是否平衡，以及体重变化。

3．病情及主要症状：多饮、多尿、烦渴；水电解质失衡；脱水。

4．心理状况　有无紧张、精神焦虑等心理反应。

5．实验室检查及辅助检查。

6．特殊检查　禁水加压试验。

7．治疗用药情况及药物的不良反应。

（四）护理措施

1. 定时测血压、体温、脉搏、呼吸及体重。

2. 患者由于多尿、多饮要嘱患者在身边备足温开水。

3. 监测尿量、饮水量、体重，监测液体出入量，正确记录，并观察尿色、尿比重等及电解质、血渗透压情况。

4. 患者夜间多尿而失眠、疲劳以及精神焦虑等，应给予护理照料，保持安静舒适的环境，有利于患者休息。

5. 按医嘱用药，维持水电解质平衡。

6. 有便秘倾向者及早预防。

7. 替代疗法时，应注意观察疗效及副作用，嘱患者准确用药。

8. 保持皮肤、黏膜的清洁。

9. 禁水加压试验

（1）禁水前测体重、血压、尿量、尿比重、血、尿渗透压。

（2）禁水时间一般为8~12小时。

（3）禁水期间每小时测体重、血压、尿量、尿比重、尿渗透压。

（4）当尿渗透压达到高峰平顶，即连续二次尿量变化不大，尿比重不再增加、尿渗透压增加<30mOsm/L时，抽血测血渗透压，然后皮下注射水剂加压素5U。注射后继续每小时留尿测尿量、尿比重、尿渗透压共二次。

（5）当体重下降超过2%或血压下降超过30mmHg时，即停止。

（6）禁水期间密切观察病情，防止发生脱水。

（7）注意事项：①夜尿次数（晚22:00~次日6:00）≥3次，则早上8:00开始禁饮；夜尿次数（晚22:00~次日6:00）<3次，则晚22:00开始禁饮；②试验前可自由饮食，禁用烟、浓茶、咖啡等刺激性食物，试验日早餐宜清淡。常规检查血皮质醇、血糖、血电解质、肾功能，因其异常可影响试验结果；③试验中密切观察血压、体重，儿童在禁水3~5小时内体重下降大于3~5%时，应停止试验，以过度脱水发生危险；④注射垂体后叶素后有可能使血压升高，诱发心绞痛、腹痛、子宫收缩等。故有高血压，冠心病者慎行此试验。

10. 注意患者出现的脱水症状，一旦发现要及早补液。

11. 药物治疗及检查时，应注意观察疗效及副作用，嘱患者准确用药。

12. 用药护理

（1）精氨酸加压素制剂：忌每日单次大剂量服用，部分病人可致水中毒，故建议应分2~3次给予。婴幼儿或有中枢神经损害的病人在用药期间，需每日计量液体出入量，以保持适当的出入平衡，调整用量，保持每天有约2小时的稀释尿。

（2）氢氯噻嗪（双氢克尿噻）：服药过程中应限制钠盐摄入，同时应补充钾盐。长期服用可损害肾小管浓缩功能，需长期补钾，易引起胃肠道不适和血糖血尿酸升高。

（3）用药注意事项：按医嘱用药，维持水电解质平衡。患者应适当限制钠盐的摄入，因高钠可使尿量增加，而摄钠减少及排钠增多时，尿量则可减少，因此在服用双氢克尿噻（HCT）治疗时，应限制钠盐，并注意补钾预防电解质紊乱。此外应禁饮咖啡、茶等。让病人按时服药，不要随便停药，以免引起病情反复。

（五）健康教育

1. 尽量休息，适当活动。

2. 身边备足温开水。

3. 正确记录尿量及测量体重。

4. 准确遵医用药，垂体腺瘤术后尿崩症护理不得自行停药。

5. 识别电解质紊乱的症状及体征：如出现四肢乏力、抽搐、多饮多尿加重、恶心呕吐、腹痛等症状时要及时就诊。

6. 定期门诊复查，不适随诊。

十一、生长激素（GH）缺乏性侏儒症的护理常规

（一）按内科及内分泌系统疾病一般护理常规

（二）护理关键点

1. 身材矮小。

2. 性器官不发育或第二性征缺乏。

3. 骨骼发育不全。

4. 心理护理。

5. 教育需求。

6. 用药观察。

（三）护理评估

1. 生命体征。

2. 体重和营养状况。

3. 饮食和睡眠状况。

4. 心理状况　有无焦虑、自卑、抑郁等心理变化。

5. 对疾病的了解程度及家庭的支持和经济情况。

6. 病情和主要症状

（1）躯体生长迟缓：出生时身长、体重往往正常，数月后躯体生长迟缓。身材矮小，生长速度降低，身高年均增长<4cm。成年后身高<130cm，体态尚匀称，面容稍苍老。

（2）性器官不发育或第二性征缺乏：至青春期，第二性征缺如，无阴毛，腋毛，男性无胡须，多伴有隐睾症；女性无月经来潮，乳房不发育。单一生长激素缺乏者可出现性器官发育与第二性征，但明显延迟。

（3）智力与同龄人相等。

（4）骨骼发育不全：骨龄延迟2年以上，骨骺闭合晚，牙齿成熟迟。

（5）laron型侏儒症：有生长激素（GH）缺乏的临床表现，如身材矮小、肥胖，头相对较大，鞍鼻，前额突出，外生殖器和睾丸细小，性发育延迟。

（6）垂体肿瘤所导致的继发性垂体性侏儒者可有局部受压及颅内压增高的表现，如视力减退，视野缺损，头痛等。

7. 治疗用药情况及药物的不良反应。

8. 实验室检查　一般常规检查、糖代谢试验、基础生长激素测定、自主性血清分泌、血胰岛素样生长因子–1、胰岛素样生长因子结合蛋白–3、生长激素（GH）激发试验和生长

激素释放激素（GHRH）兴奋试验等。

9. 辅助检查 X线骨龄测定、视野检查、蝶鞍X线摄片等，必要时行头颅CT或MRI检查。

（四）护理措施

1. 饮食与休息 优质蛋白饮食，加强营养，多食含钙丰富易消化食物。保证充足的睡眠时间。

2. 定期测量身高、体重。

3. 提供良好的心理护理，解除其自卑心理。

4. 运动和体力锻炼 坚持每天＞30分钟的体育锻炼。

5. 用药护理

（1）生长激素可引起一过性高血糖现象，通常随用药时间延长或停药后恢复正常。

（2）常见注射部位局部一过性反应（疼痛，发麻，红肿等）和体液潴留的症状（外周水肿、关节痛或肌痛），这些副作用发生较早，但发生率随用药时间而降低，罕见影响日常活动。

（3）长期注射重组人生长激素在少数病人体内引起抗体产生，抗体结合力低，无确切临床意义。但如果预期的生长效果未能达到，则可能有抗体产生，抗体结合力超过2mg/L，则可能会影响疗效。

（4）少数病人在生长激素治疗过程中可能发生甲状腺功能低下，应及时纠正，以避免影响生长激素的疗效，应此病人应定期进行甲状腺功能的检查，必要时给予甲状腺素的补充。

（5）有时生长激素可导致过度胰岛素状态，因此必须注意病人是否出现葡萄糖耐量减低的现象。

（6）切忌过量用药，一次注射过量的生长激素可导致低血糖，继之出现高血糖，长期过量注射可能导致肢端肥大症状与体征以及其他与生长激素过量有关的反应。

（7）注射部位应常变动，以防脂肪萎缩。

（8）生长激素的禁忌证：骨骼闭合的儿童禁用；有肿瘤进展症状的患者禁用；严重全身感染等危重病人在机体急性休克期内禁用。

6. 相关试验

（1）精氨酸兴奋GH试验：①具体方法：a. 20时后禁食，次日早餐在卧床情况下进行，抽血查基础生长激素；b. 盐酸精氨酸0.5g/kg，总量不超过30g，用注射用水稀释配制成10%的溶液，30分钟内滴完（或精氨酸20ml静脉推注，然后予盐水100ml静滴维持通路）；c. 用药前及用药后30分钟、60分钟、90分钟、120分钟，从另一侧上肢抽血测生长激素；②注意事项：a. 严重肝、肾疾病或糖尿病伴酮症酸中毒时应慎用精氨酸；b. 注射时如溶液漏于皮下，可引起局部组织红肿疼痛反应，应予避免。

（2）胰岛素低血糖兴奋GH试验：①具体方法：受试者于晨起卧位静滴生理盐水保持通道，先采血作对照值，然后静脉注射短效胰岛素0.1U/kg（肥胖者可用到0.3U/kg），注射胰岛素后30分钟、60分钟、90分钟各采静脉血一次，连同注射胰岛素前一共4次，分别测血糖和GH（以血糖＜2.78mmol/L或比对照的血糖值＜50%以上为有效刺激）；②注意事项：此试验有一定危险性，尤其小儿应慎重，试验过程密切观察，反应严重者应予一定量葡萄糖终止试验，有癫痫史者慎用。

（3）左旋多巴兴奋GH试验：①具体方法：受试者于空腹口服左旋多巴500mg，于服药前及服药后30分钟、60分钟、90分钟、120分钟分别采血测GH值；②注意事项：冠心病者慎用；半数受试者因服左旋多巴后有轻度的胃肠反应、眩晕和头痛，可通过休息缓解。

（五）健康教育

1. 加强营养，多食含钙丰富易消化的食物，如：牛奶、豆制品等。
2. 保证充足的睡眠。
3. 定期测量身高、体重，生长激素注射方法，部位及药物保存。
4. 严格按医嘱用药，不能自行停药。
5. 保持良好的心态，健康发展。
6. 定期到医院复诊。

十二、亚急性甲状腺炎护理常规

（一）按内科及内分泌系统疾病一般护理常规

（二）护理关键点

1. 发热。
2. 咽痛。
3. 乏力。
4. 甲状腺部位疼痛。
5. 甲状腺肿大。
6. 短暂甲亢表现。
7. 用药观察。
8. 教育需求。

（三）护理评估

1. 生命体征、氧饱和度。
2. 进食和睡眠状况。
3. 心理状况　有无紧张、焦虑等心理反应。
4. 家庭支持和经济情况。
5. 自我对疾病的认知程度。
6. 病情及主要症状

（1）急性炎症的全身症状：咽痛、发热、乏力、全身不适、食欲减退、肌肉疼痛等。

（2）甲状腺区明显疼痛，可发射至同侧耳部、枕部、下颌及咽后部，转颈、吞咽时疼痛加重，少数声音嘶哑、吞咽困难。

（3）短暂甲亢表现：心动过速，多汗，烦躁等。

（4）甲状腺轻、中度肿大，中等硬度，触痛显著；可有结节，质地偏硬，无震颤及血管杂音。

（5）甲状腺肿痛常先累及一叶，后扩展到另一叶。

（6）颈淋巴结可伴有肿大。

7. 辅助检查及实验室检查结果。

8. 治疗用药情况及药物的不良反应。

（四）护理措施

1. 活动与休息　症状明显和治疗早期，应卧床休息，避免剧烈运动及挤压甲状腺。

2. 饮食　高热量、高蛋白、富维生素的饮食，多食用新鲜蔬菜、水果、豆类、奶类、鸭、精肉、蛋等，适当限制脂肪。禁食刺激性食物，禁烟、酒、浓茶、咖啡，禁食含碘丰富的海产品食物及药物。

3. 心理护理　关心、体贴患者，态度和蔼，耐心对待患者。

4. 环境　保持环境安静，避免嘈杂。减少不良刺激。

5. 用药护理

（1）非甾体抗炎药：用药期间注意定期检查肝、肾功能；若胃肠道反应剧烈可以和食物、牛奶同时服用。

（2）糖皮质激素：遵医嘱按时服药，剂量要正确；饭后服用，以免刺激胃肠道；长期服用时定期监测血糖、血电解质和大便有无潜血，有无骨质疏松。服用过程中注意缓慢减少剂量，总疗程不少于6～8周，过快减量、过早停药，易使病情反复。

（3）β受体阻断剂：应注意监测心率，心律，防止出现窦性心动过缓、房室传导阻滞。长期服用时告知患者可影响脂质代谢，并可导致低血压，注意监测血压、血脂的变化。

（4）左甲状腺素：从小剂量开始，维持血清T4在正常范围。

6. 做好对症护理

（1）发热的护理：遵医嘱给予抗菌药物抗感染，鼓励患者多饮水。监测体温变化，做好记录。出汗时，应注意保暖，防止受风、受凉，同时可用毛巾擦拭汗液，及时更换衣裤，保持清洁卫生。保障口腔的清洁，饭后要漱口，防止食物残渣发酵腐败引起口臭和牙龈病变。

（2）颈前区疼痛的护理：提供安静、舒适、通风的环境，减少不良刺激。

（3）经常巡视病房，听取患者主诉，告知患者颈前区疼痛为此疾病常见表现，并表示理解，提高患者对疼痛的耐受性；采取分散注力的方法，如听轻音乐、看电视、聊天等方式减轻疼痛，或深呼吸、握拳、打哈欠、努力放松以减轻疼痛。勿用力按压疼痛部位，必要时告知医生给予镇痛剂。

7. 特殊检查护理　甲状腺^{131}I摄取率测定的护理。

（1）告知患者此检查的必要性和重要性，告知检查的过程，消除紧张情绪。

（2）检查前禁碘2周。包括各种含碘的药物和食物。3周内不能服用可的松、甲状腺片、抗甲状腺药、性激素等。

（3）检查日晨嘱患者禁食、水。试验日晨嘱患者空腹到同位素服药，服药后1小时进早餐，2小时、6小时、24小时分别检测^{131}I摄取率。

8. 有效休息　让患者了解休息与本病复发的关系，保证充足的睡眠，避免过劳，才能有效调整神经内分泌系统，促进甲状腺激素分泌正常。因此要提供一个安静、舒适、通风的休息环境，室温稍低、灯光柔和，减少不良刺激。急性期要卧床休息，减少能量消耗。

9. 心理护理　患者存在精神紧张、焦虑不安心理，是由于患者对疾病认识不够，缺乏相关方面的知识。因此，护理时应重视患者潜在的心理问题，消除其紧张、敌对情绪，增强战胜疾病信心。用通俗易懂的语言向患者讲解疾病的发生、发展及预后。注意表情自然、语气柔和、态度和蔼，让患者感到亲切。可以将亚急性甲状腺炎患者收住同一病房，建立相互交流的环境。

（五）健康教育

1. 了解该病的病因，分期及临床表现，更好的配合治疗。

2. 了解亚急性甲状腺炎反复和恢复的关系，保证休息，保持心情愉快。

3. 坚持用药，及时复查，同时注意药物的不良反应。

十三、原发性醛固酮增多症护理常规

（一）按内科及内分泌系统疾病一般护理常规

（二）护理关键点

1. 高血压。

2. 低钾血症。

3. 立卧位试验。

4. 用药观察。

5. 教育需求。

（三）护理评估

1. 基础生命体征、特别是血压波动情况。

2. 营养状况　有无贫血、低蛋白血症。

3. 对疾病的认知程度。

4. 心理、社会、精神状况。

5. 病情及主要症状　神经、肌肉功能障碍，如肌无力，周期性麻痹，感觉异常；高血压；肾功能改变的表现，如多尿，夜尿增多，口渴，多饮；低钾性心电图表现等。

6. 实验室检查　血、尿生化检查、电解质，肾素－血管紧张素－醛固酮系统（RAS），24小时尿醛固酮、血气分析及同步尿电解质。

7. 辅助检查　肾上腺B超，CT或MRI显像、心电图、肾上腺静脉血激素测定等。

8. 治疗和用药情况。

（四）护理措施

1. 活动与休息　注意劳逸结合，保证充分睡眠。肌无力发作时，限制患者活动范围，防止跌倒，加强保护措施。

2. 饮食　低钠、高维生素、高热量、含钾丰富的饮食。禁食一切腌制品，每日食盐量不超过2g。

3. 心理支持　向患者讲解疾病相关知识，正确对待疾病，保持良好的心态，消除焦虑情绪。

4. 准确记录24小时出入量。

5. 配合医生做好各项诊断性试验。

（1）立卧位试验

1）具体方法：a. 从当日凌晨3时平卧至早7时，空腹抽取血醛固酮、肾素、血管紧张素，然后站立4小时，并分别于立位2小时、立位4小时再抽取血醛固酮、肾素血管紧张素。b. 速尿法：从当日凌晨3时平卧至早7时，空腹抽取血醛固酮、肾素、血管紧张素，肌注40mg呋塞米后站立2小时，再抽取血醛固酮、肾素、血管紧素。

2）注意事项：试验前采用平衡盐饮食7～14天，并停用ACEI、ARB、β受体阻断剂、利尿2周，螺内酯和雌激素要停6周。试验日血钾尽量维持在3.0mmol/L以上。避免过度兴奋及多次静脉穿刺。

（2）钠负荷试验（生理盐水抑制试验）：是原醛症的确诊试验。①具体方法：a. 静滴法：生理盐水2L于4小时输注完。静滴前后分别抽取血醛固酮、肾素、血管紧张素。输液过程中予心电监护，注意监测BP、HR。b. 口服法：高钠饮食3天；②注意事项：心肾功能不全者禁用；试验前尽量纠正低钾，因为盐负荷后可诱发高醛固酮分泌症病人明显的尿钾排泄。

（3）卡托普利实验：①具体方法：坐位或立位1小时以上，口服卡托普利50mg。于服药前及服药后1小时、2小时抽血测醛固酮、肾素活性、血管紧张素Ⅱ、皮质醇。试验期间患者始终保持坐位，服药前后需监测血压；②注意事项：此试验有一定假阴性，部分特发性醛固酮增多症患者血浆醛固酮可能被抑制。敏感性和特异性较低，建议在心功能不全、严重低钾血症、难以控制的高血压患者中进行此项试验，以降低试验的风险。

6. 需手术者，转泌尿外科手术治疗。

7. 不能手术者及特发性增生型患者，均可用药物治疗。

8. 用药护理

（1）醛固酮拮抗药：可产生胃肠道不适、阳痿、性欲减退、男性乳房发育或女性月经紊乱等不良反应。

（2）钙通道阻滞药：有面红、头痛、嗜睡、踝部水肿、心悸等反应。与螺内酯联合应用可使血钾过度升高，故合用时需慎重。

（3）血管紧张素转换酶抑制剂：常见的不良反应有咳嗽、皮疹、头痛、胃肠道不适等。本药与保钾利尿药合用时可引起高血钾，应慎重。

（4）糖皮质激素：用药后可使血压、血钾、肾素和醛固酮恢复正常，使患者长期维持正常状态。用药期间需定期测血电解质、注意血钾变化及药物不良反应。

（五）健康教育

1. 低钠高维生素、含钾丰富的饮食。
2. 定时测量血压。
3. 保持良好的心情。
4. 认识药物的名称、剂量、作用、用法和副作用。
5. 定期医院随访。
6. 不适随诊。

十四、原发性慢性肾上腺皮质功能减退症（Addison）护理常规

（一）按内科及内分泌系统疾病一般护理常规

（二）护理关键点

1. 体液不足。
2. 营养失调。
3. 知识缺乏。
4. 活动无耐力。
5. 自我形象紊乱。

6. 肾上腺危象。

7. 水、电解质紊乱。

（三）护理评估

1. 血压、心音、心率、意识状态。

2. 血糖、血钠、24小时出入量。

3. 饮食情况　皮质醇缺乏致食欲缺乏、恶心、呕吐、消化不良、腹泻。

4. 病情及主要症状

（1）全身乏力、虚弱消瘦、直立性低血压，严重时发生昏厥、休克，高血钾、轻度代谢性酸中毒。

（2）胃肠系统：厌食、恶心、呕吐、便秘、腹泻、腹痛、体重下降。

（3）神经精神系统：记忆力减退、混乱、健忘、木僵、抑郁、精神错乱。

（4）心血管系统：体位性眩晕或晕厥、低血压或体位性低血压。

（5）水、电解质平衡紊乱：低血钠等。

（6）色素沉着：皮肤、黏膜色素沉着，特别是暴露、摩擦和新瘢痕部位。颊部、齿龈和舌部黏膜色素沉着。掌纹、乳晕、腋下、脐和会阴部色素沉着尤为显著。原有的雀斑色素加深，数目增加。

（7）生殖系统：女性阴毛、腋毛减少或脱落、月经失调或闭经，男性有性功能减退。

（8）肾上腺危象表现：高热、胃肠功能紊乱，循环虚脱，神志淡漠、萎靡或躁动不安，谵妄甚至昏迷等。

（9）其他：低热、盗汗、体质虚弱、消瘦等结核病毒性症状。

5. 心理状况　有无焦虑、自卑、抑郁。

6. 对疾病的认知程度。

7. 辅助检查及实验室检查结果。

8. 治疗用药情况及不良反应。

（四）护理措施

1. 休息与活动　给予安全的环境，保证病人充分休息。指导病人在下床活动、改变体位时动作宜缓慢，防止发生直立性低血压。

2. 饮食护理　高碳水化合物、高蛋白质、高钠饮食。如病情许可，每日摄取水分3000ml以上，避免进食高钾食物。摄取足够的食盐（8～10g/d），如大量出汗、腹泻时要酌情增加食盐摄入量。

3. 皮肤护理　外出时避免阳光直晒，打伞或戴遮阳帽，以遮挡太阳对皮肤的辐射。

4. 病情观察　记录每天液体出入量，观察病人皮肤的颜色、湿度和弹性，注意有无脱水表现；监测有无低血钠、高血钾、低血钙、低血糖及血清氯化物降低；心电监护，观察心电图变化，注意有无心律失常；观察病人恶心、呕吐、腹泻情况并记录。

5. 心理护理　与病人建立平等、合作的护患关系。由于长期药物治疗，可有明显的体像失调，应指导患者克服心理障碍，逐步适应体像变化，重建体像。

6. 用药护理　Addison病需终身使用肾上腺皮质激素替代治疗。

（1）糖皮质激素通常采用氢化可的松口服。一般模仿激素分泌周期，剂量为清晨睡醒时服全日量的2/3，下午4时服余下的1/3。剂量因人而异，可适当调整。

（2）钠盐和盐皮质激素：钠盐摄入要充足，有腹泻、大量出汗时应酌情增加，必要时加服盐皮质激素，并根据疗效调节剂量。

（3）使用盐皮质激素的病人要密切观察血压、肢体水肿、血清电解质等的变化，为调整药量和电解质的摄入量提供依据。

（4）口服激素替代治疗，要严格遵医嘱服用，不能自行停药。

（5）长期服用时定期监测血糖、血电解质和大便有无潜血，有无骨质疏松。

7．自立性低血压的预防　告知病人由卧位改为坐位或立位时，要缓慢起身，以免发生直立性低血压。直立时有头昏、眼前发黑等晕厥行兆时，应立即坐下或平卧。

8．促肾上腺皮质激素（ACTH）兴奋试验　利用外源性 ACTH 对肾上腺皮质的兴奋作用，测定肾上腺皮质的最大反应能力。

（1）具体方法：ACTH25U 加入 5% 葡萄糖 500ml 中静脉点滴，均匀维持 8 小时，共 3 天。测定对照日及刺激日皮质醇。

（2）注意事项：试验前禁用糖皮质激素；滴注 ACTH 过程中，少数病人可出现过敏反应。

9．肾上腺危象的护理

（1）避免诱因：积极控制感染、避免创伤、过度劳累和突然中断治疗。手术、分娩时应做好充分的准备。出现恶心、呕吐、腹泻、大量出汗时应及时处理。

（2）病情监测：注意病人意识、体温、脉搏、呼吸、血压变化，定时监测血电解质及酸碱平衡情况。

（3）抢救配合：迅速建立两条静脉通道并保持静脉输液通畅，按医嘱补充生理盐水、葡萄糖液和糖皮质激素。注意观察用药疗效。

10．肾上腺危象的抢救　Addison 病危象为内科急症，应积极抢救。主要措施为静滴糖皮质激素，补充盐水、葡萄糖及治疗存在的应激情况。

（1）补充盐水：初始的第一、第二天内应迅速静脉补充生理盐水 2000～3000ml。对于以糖皮质激素缺乏为主，脱水不甚严重者，补盐水量适当减少。补充葡萄糖液以避免低血糖。

（2）糖皮质激素：立即给予静脉注射氢化可的松 100mg，使皮质醇浓度达到正常人在发生严重应激时的水平。以后每 6 小时 100mg 加入补液中静滴，最初 24 小时总量可给 400mg，第二、第三天可减至 300mg 分次静滴。如病情好转，可减至每天 100～200mg。

（3）其他：防治诱因、积极治疗感染等。

（五）健康教育

1．了解有关疾病的知识，终身使用肾上腺皮质激素替代治疗，积极配合治疗。

2．指按时定量服用，切勿自行增减药量或停药，以免发生危险。

3．了解药物的不良反应，将药物与食物或制酸剂一起服用，避免单独或饭前服用，以免损伤胃黏膜。

4．定期到医院复查，调整药物剂量。

5．如有情绪变化、消化不良、感染、失眠和糖尿病、高血压等症状出现时，应及时复诊。

6．避免加重病情的因素：避免感染、创伤、过度劳累等病情加重的因素。鼓励家属给予心理上的安慰与支持，使病人保持情绪稳定。

7．加强自我保护：外出时避免阳光直晒，以免加速皮肤黏膜色素沉着。

8. 随身携带识别卡，写明姓名、地址、诊断，以便发生紧急情况时能得到及时处理。

十五、嗜铬细胞瘤的护理常规

（一）按内科及内分泌系统疾病一般护理常规

（二）护理关键点

1. 高血压。
2. 低血压、休克。
3. 疼痛。
4. 便秘。
5. 代谢紊乱。
6. 高血压危象。
7. 焦虑。
8. 用药观察。
9. 教育需求。

（三）护理评估

1. 基础的生命体征、特别是血压波动情况。
2. 患者对疾病的认知程度，有无焦虑。
3. 病情及主要症状

（1）高血压：阵发性高血压为本病特征性表现，阵发性高血压可由体位或情绪改变、劳累等因素诱发，血压极度升高，也可表现为持续性高血压。

（2）低血压、休克：可与高血压交替出现。

（3）心脏表现：儿茶酚胺性心肌病，主表现为心律失常及心肌病变。

（4）代谢紊乱：基础代谢率增高，糖、脂、电解质代谢紊乱。

（5）疼痛：表现为剧烈头痛、面色苍白或潮红、四肢发冷、恶心呕吐、大量出汗、心悸、视力模糊等。

（6）其他：便秘、腹胀、腹痛等消化系统不适，腹壁包块，泌尿系统可出现膀胱扩张、无痛性肉眼血尿等，病程长及重者可发生肾功能减退。血液系统中外周血中白细胞增多等，并可并发多发性神经纤维瘤、多发性神经血管网织细胞瘤、甲状腺髓样癌、Cushing 综合征等疾病。

4. 实验室检查　血儿茶酚胺，24 小时儿茶酚胺及其代谢产物测定，胰升糖素激发试验，可乐定试验等。

5. 特殊检查　B 超、CT 扫描、MRI、放射性核素标记定位、肾上腺静脉导管术等。

6. 药物的治疗及副作用。

（四）护理措施

1. 休息　急性发作时要绝对卧床休息，专人陪护，限制患者活动范围，防止跌倒，加强保护措施；保持环境安静，避免刺激。室内光线宜偏暗，减少探视；护理操作应集中进行以免过多打扰病人。

2. 饮食　高热量、高蛋白质、高维生素和易消化的食物，避免饮咖啡因的饮料。

3. 心理护理　因本病发作突然，症状严重，病人常有恐惧感，渴望早治。护士要主动关心病人，向其介绍有关疾病知识、治疗方法及注意事项。以消除其焦虑心情，避免因过度激动和悲伤而诱发或加重病情。

4. 病情观察　密切观察血压变化，定时测量血压并做记录。测量时应固定使用同一血压计、嘱病人同一体位，并尽可能做到同一人进行测量；观察有无头痛及头痛的程度、持续时间，是否有其他伴随症状；观察病人发病是否与诱发因素有关；必要时记录24小时出入量，监测病人水、电解质变化。

5. 治疗要点

（1）药物治疗：一般术前采用α受体阻断剂，β受体阻断剂不必常规应用，在α受体阻断剂应用后有心律失常和心动过速时采用。常用的α受体阻断剂有酚苄明、酚妥拉明、哌唑嗪等。常用的β受体阻断剂有：普萘洛尔、美托洛尔等。

（2）手术治疗：确诊并定位后手术是首选。大多数嗜铬细胞瘤是良性，手术切除可根治，但要避免诱发高血压危象、心律失常和休克。

（3）并发症治疗：发生高血压危象时，应立即抢救。

（4）恶性嗜铬细胞瘤的治疗：多对放疗、化疗不敏感、如无广泛转移者手术切除，若无法切除或切除不尽，可用适量α受体阻断剂或β受体阻断剂控制症状。

6. 用药护理　使用α受体阻断剂者要严密观察血压变化及药物不良反应。如酚苄明的不良反应为直立性低血压、鼻黏膜充血、心动过速等；哌唑嗪有直立性低血压、低钠倾向等。做到及时发现、及时处理。头痛剧烈者按医嘱给予镇静剂。

7. 术前准备　需手术者做好术前准备。

8. 高血压危象的抢救与护理

（1）病情监测：评估病人有无剧烈头痛、面色苍白、大汗淋漓、恶心、呕吐、视力模糊、复视等高血压危象表现，是否出现心力衰竭、肾衰竭和高血压脑病的症状和体征。

（2）抢救措施

1）吸氧。

2）立即用酚妥拉明1～5mg以5%葡萄糖稀释后静脉推注，同时严密观察血压变化。当血压降至160/100mmHg左右即停止静脉推注，继以酚妥拉明10～15mg溶于5%葡萄糖生理盐水中缓慢静滴，也可舌下含服拮抗药硝苯地平10mg，以降低血压，并继续监测血压变化。

3）心律失常、心力衰竭者应作相应处理。

4）抢救配合与护理：①卧床休息、吸氧、抬高床头以减轻脑水肿，加用床栏以防止病人因躁动而坠床；②按医嘱给予快速降压药物如酚妥拉明等；③持续心电监护、血压监测，每15分钟记录一次测量结果；④应专人护理，及时安抚病人，告知头痛及其他不适症状可随药物的起效而得到控制，使病人安静，以免因情绪激动、焦虑不安可加剧血压升高；⑤若有心律失常、心力衰竭、高血压脑病、脑卒中和肺部感染者，协助医生做好相应处理。

9. 正确无误做好血、尿各项内分泌检查、试验，及时送检。

（五）健康教育

1. 充分休息，生活有规律，避免劳累，保持情绪稳定、心情舒畅。

2. 防止外伤，注意卫生，预防感染。避免诱发因素，如突然的体位变化、取重物、咳嗽、情绪激动、挤压腹部等，学会自身护理。

3. 摄入高热量、高蛋白质、高维生素和易消化的食物，避免饮咖啡因的饮料。

4. 坚持服药，在肾上腺功能恢复的基础上，逐渐减量，切勿自行加、减药量。注意监测血压变化，并给予扩张血管药物调整血压。

5. 术后定期复查血、尿皮质醇及其代谢产物，观察其变化。

6. 随身携带疾病识别卡，写明姓名、地址、诊断，以便发生紧急情况时能得到及时处理。

十六、原发性甲状旁腺功能亢进症护理常规

（一）按内科及内分泌系统疾病一般护理常规

（二）护理关键点

1. 高钙血症。

2. 骨痛、病理性骨折。

3. 精神改变。

4. 反复发作的肾结石。

5. 消化性溃疡。

6. 高钙危象的护理。

7. 身体意象紊乱。

（三）护理评估

1. 生命体征、意识状态。

2. 病情及主要症状

（1）中枢神经系统：记忆力减退、情绪不稳定，轻度个性改变，抑郁、嗜睡等。

（2）神经肌肉系统：倦怠，四肢无力，肌萎缩，常伴有肌电图异常等。

（3）消化系统：食欲减退、腹胀、消化不良、便秘、恶心、呕吐；5%患者有急性或慢性胰腺炎发作；也可引起顽固性消化性溃疡等。

（4）软组织钙化引起非特异性关节痛。

（5）皮肤钙盐沉积可引起皮肤瘙痒。

（6）骨骼系统早期可出现骨痛，主要位于腰背部、髋部、肋骨与四肢，局部有压痛；后期主要表现为纤维囊性骨炎，可出现骨骼畸形与病理性骨折，身材变矮，行走困难，甚至卧床不起。

（7）泌尿系统：多尿、夜尿、口渴，肾结石与肾实质钙化，反复发作的肾绞痛与血尿。尿路结石可诱发尿路感染或引起尿路梗阻，甚至影响肾功能，可引起肾功能不全。

3. 高血钙危象　血清钙＞3.75mmol/L为高钙危象。

4. 实验室和一般检查　血尿钙、磷，血清甲状旁腺激素（PTH）测定，X线检查、骨密度测定和骨超声速率检查等。

5. 特殊检查　颈部超声检查、放射性核素检查、颈部和纵隔CT扫描等定位诊断，对手术治疗十分重要。

6. 对疾病分型的认知　肾型、骨型和肾骨型。

（四）护理措施

1. 手术治疗　有症状或有并发症的原发性甲旁亢患者，手术治疗是唯一有确切效果的

措施。

2. 药物治疗　高钙血症较轻微，或年老、体弱不能进行手术，可试用药物治疗。

3. 药物相关知识　西咪替丁200mg口服，每6小时一次，可阻滞PTH的合成和（或）分泌，血钙可降至正常，可试用于有手术禁忌的患者、手术前准备及急性原发性甲状旁腺危象。

4. 饮食　高热量、高蛋白、富维生素的饮食，多食用新鲜蔬菜、水果、豆类、鸭、精肉、蛋等，适当限制脂肪。避免高钙饮食，饮用生理盐水。

5. 活动　在症状明显和治疗早期，应卧床休息，避免剧烈运动。

6. 心理护理　关心、体贴患者，态度和蔼，耐心对待患者。

7. 保持环境安静，避免嘈杂，减少不良刺激。

8. 定期监测体重、心率，血磷测定、血常规和肝功能。

9. 手术探查及治疗　手术探查时，如仅一个甲状旁腺肿大，提示为单个腺瘤，应切除肿瘤；如四个腺体均增大，提示为增生，则应切除三个腺体，第四个切除50%，必要时可作冷冻切片。

10. 术后护理　术后低钙血症者，只需给予高钙饮食或口服钙剂；纤维囊性骨炎患者，由于"骨饥饿"可继发严重的低钙血症，或剩留的甲状旁腺血液供应发生障碍，术后出现严重低钙血症，可静脉注射5%葡萄糖酸钙10~20ml。必要时，一日可重复2~3次，或置于5%葡萄糖溶液中静脉滴注。滴注速度取决于低钙症状的程度与对治疗的反应。2~3天内不能控制症状，可加用维生素D制剂。可用骨化三醇0.25~1.0μg/d。如同时伴有低镁血症，应加以纠正。

11. 高钙危象的护理

（1）保证病室环境安静，吸氧。

（2）大量滴注生理盐水，根据失水情况每天给4~6L。

（3）按医嘱用药：二膦酸盐，如帕米磷酸钠60mg，静脉滴注，用一次或30mg每天滴注一次，连用2天。应用时以10ml注射用水稀释，加入1000ml液体（生理盐水或5%葡萄糖溶液）中静脉滴注。不可用含钙液体，如林格氏液。降钙素、呋塞米、中性磷酸盐、糖皮质激素等。

（4）血液透析或腹膜透析降低血钙。

（5）密切观察生命体征和意识状态并记录。

（6）记录出入量，维持水电解质酸碱平衡。

（7）昏迷者加强皮肤、口腔护理，定时翻身、以预防压疮、肺炎的发生。

（五）健康教育

1. 认识疾病发生，发展过程的表现，积极配合检查和治疗，明确治疗效果及病情转归，消除紧张情绪，树立自信心。

2. 定时复查监测甲状旁腺激素和血常规，血钙、磷测定；血清钙水平是判断手术是否成功的标准：手术成功者，高钙血症和高PTH血症被纠正，不再形成新的泌尿系统结石，术后1~2周骨痛开始减轻，6~12个月症状明显改善，骨结构修复需1~2年或更久。

3. 不适随诊。

十七、肥胖症的护理

（一）按内科及内分泌系统疾病一般护理常规

（二）护理关键点

1. 营养失调（高于机体需要量）。
2. 身体意象紊乱。
3. 活动无耐力。
4. 应对无效。
5. 自尊低下。
6. 社交障碍。
7. 知识缺乏。
8. 用药观察。
9. 教育需求。

（三）护理评估

1. 生命体征及体重指数、腰臀比。
2. 饮食、活动、睡眠状况。
3. 患者的心理状况　有无焦虑、自卑、抑郁，不愿与人交往等。
4. 病情及主要症状、体征，相关并发症及伴随疾病。
（1）体型变化：脂肪堆积是肥胖的基本表现。
（2）心血管疾病：高血压等。
（3）分泌与代谢紊乱：高胰岛素血症、糖尿病、高血脂、高胆固醇等。
（4）消化系统疾病：胆石症、胆囊炎发病率高，慢性消化不良、脂肪肝、轻致中度肝功能异常较常见。
（5）呼吸系统疾病：呼吸困难、严重者可引起睡眠呼吸暂停综合征及睡眠窒息。
（6）其他：恶性肿瘤发生率高，易发生腰背及关节疼痛，皮肤皱褶易发生皮炎、擦烂、并发化脓性或真菌感染。
5. 家庭支持和经济情况。
6. 实验室检查情况及特殊检查　血生化、血脂、体重、腰围、臀围、B超、CT和MRI等。
7. 用药的效果及不良反应。

（四）护理措施

1. 运动治疗　根据年龄、性别、体力、病情及有无并发症等情况确定合理的运动方式。帮助病人制定每天活动计划，指导病人固定每天运动的时间，并长期坚持。
2. 饮食治疗　评估病人肥胖症的发病原因，帮助病人制定饮食计划和减轻体重的具体目标，教导病人改变不良饮食习惯，鼓励病人采用低糖、低脂、高蛋白饮食，适当补充维生素和微量元素。
3. 用药治疗及护理　当饮食及运动疗法未能奏效时，可采用药物辅助治疗。护士应指导病人正确服用，并观察和处理药物不良反应。目前常用的减肥药主要有两大类：
（1）中枢性减肥药：目前临床上主要有西布曲明。西布曲明的主要不良反应有头痛、口干、畏食、失眠、便秘、心率加快，一些受试者服药后血压轻度升高，故禁用于冠心病、充血性心力衰竭、心律失常和脑卒中的病人。

（2）非中枢性减肥药：目前临床上主要有奥利司他。奥利司他的主要不良反应为胃肠胀气、大便次数增多和脂肪便。应指导病人及时更换内裤，并注意肛周皮肤的护理。

4．手术治疗　仅用于重度肥胖（BMI＞40或BMI＞35并伴有严重并发症）。手术方式有吸脂、切脂和减少食物吸收的手术。手术的不良后果有吸收不良、贫血、管道狭窄等。

5．心理护理　护理人员应评估病人有无因肥胖而出现的自卑感、焦虑、抑郁等相关心理问题。鼓励病人表达自己的感受，与病人讨论疾病的治疗和愈后，增加病人战胜疾病的信心。鼓励病人进行自身修饰，加强自身修养，提高自身内在气质等，使病人正确对待问题，积极配合检查和治疗。

（五）健康教育

1．认识肥胖的危害，积极预防，阻止肥胖症的流行，特别是有肥胖家族史的儿童，妇女产后及绝经期，男性中年以上或病后恢复期尤应注意。

2．避免不良的饮食习惯。

3．坚持运动，鼓励病人家属共同参与运动计划。

十八、高尿酸血症与痛风护理常规

（一）按内科及内分泌系统疾病一般护理常规

（二）护理关键点

1．关节症状。

2．痛风石。

3．痛风性肾病。

4．急性肾衰竭。

5．用药观察。

6．教育需求。

（三）护理评估

1．生命体征。

2．饮食和睡眠状况。

3．心理状况　有无紧张、焦虑等心理反应。

4．家庭支持和经济情况。

5．病情和主要症状

（1）急性关节炎：表现为突然发作的单个，偶尔双侧或多关节红肿热痛、功能障碍，可有关节腔积液，伴发热、白细胞增多等全身反应。

（2）慢性关节炎：常为多关节受累，表现为痛风石、关节畸形等。

（3）肾脏病变：表现为痛风性肾病，急性肾衰竭，尿酸性肾结石。

（4）高尿酸血症与代谢综合征：高尿酸血症常伴有肥胖、原发性高血压、高脂血症、2型糖尿病、高凝血症、高胰岛素血症为特征的代谢综合征。

6．实验室检查　血尿尿酸测定，肝肾功能。

7．辅助检查　X线检查，泌尿系B超等。

8. 用药疗效及不良反应。

（四）护理措施

1. **休息与活动** 急性关节炎期，患者应绝对卧床休息，抬高患肢，避免关节负重。关节痛缓解72小时后可恢复活动。

2. **饮食** 控制蛋白质摄入，限制脂肪及动物蛋白，以食用植物蛋白为主。避免进食高嘌呤食物，如动物内脏、海鲜、鱼虾类、蟹、肉类、菠菜、蘑菇、豆制品等。在急性发作时选用无嘌呤食物，如脱脂奶、鸡蛋、植物油等，或选用低嘌呤食物如富强粉面包、饼干、稻米饭、蔬菜、水果等。忌辛辣和刺激性食物，严禁饮酒，多饮水，每日尿量保持在2000ml以上。

3. 控制体重，避免过胖。

4. **心理护理** 向患者宣教痛风的有关知识，讲解饮食与疾病的关系，并给予精神上的安慰和鼓励。

5. **关节护理**

（1）卧床休息，抬高患肢，避免负重。关节受累时，为减轻疼痛，可用夹板固定制动。

（2）在受累关节予冰敷或25%硫酸镁湿敷。

（3）痛风石严重时，要保持患部清洁，防感染。

（4）双柏膏贴敷疗法。

6. **发热护理** 高热时做好降温处理，观察降温效果，保持口腔清洁，出汗多时及时更换衣裤。

7. **用药护理**

（1）秋水仙碱：观察胃肠道反应，有无骨髓抑制及肝肾功能。应注意白细胞降低及秃发等反应。

（2）促进尿酸排泄药：可有皮疹、发热、胃肠道反应，使用期间多饮水，口服碳酸氢钠等碱化尿液。

（3）非甾体类消炎药：注意观察患者有无活动性消化性溃疡，有无消化道出血及肝肾功能受损。

（4）抑制尿酸合成药：注意观察有无皮疹、发热、胃肠道反应，还要注意有无肝损害和骨髓抑制，肾功能不全者要减量。

（5）皮质激素：不良反应有满月脸、水牛背、多毛、水钠潴留、高血压、高血糖、低钾、低钙、应激性溃疡、精神性兴奋等，注意预防口腔真菌感染。

8. **痛风性肾病** 肾功能良好的情况下，鼓励患者多饮水；正确留取尿液标本；监测肾功能；做好肾功能不全的护理。

（五）健康教育

1. **休息与活动** 适度运动，保护好关节，不能长时间进行负重的工作。

2. 严格控制饮食，避免进食高蛋白和高嘌呤食物，忌饮酒，每日饮水2000ml，特别是服用排尿酸药时，更应多饮水，有助于尿酸随尿液排出。

3. 保持心情愉快，生活要有规律。肥胖者要减肥。防止受凉、劳累、外伤、感染等。

4. 注意药物副作用的观察。

5. 学会自我病情观察，检查有无痛风石的产生。

6. 定时复查，监测血尿酸，降尿酸治疗使间隙期血尿酸保持在6.0mg/dl以下。男性患者208 ~ 428 μmol/L（3.5 ~ 7.2mg/dl）；女性患者155 ~ 357 μmol/L（2.6 ~ 6.0mg/dl）。

十九、非酮症高渗性糖尿病昏迷（NHHDC）护理常规

（一）按内科及内分泌系统疾病一般护理常规

（二）护理关键点

1. 高血糖。

2. 脱水。

3. 意识障碍。

4. 昏迷。

5. 电解质紊乱和酸碱平衡失调。

6. 感染。

7. 补液及胰岛素治疗。

8. 胃管护理。

9. 尿管护理。

10. 皮肤护理。

11. 教育需求。

（三）护理评估

1. 气道通畅情况。

2. 生命体征、血糖。

3. 意识、瞳孔。

4. 有无癫痫发作及发作时的表现。

5. 用药的观察。

6. 记24小时尿量。

7. 实验室和特殊检查结果。

8. 皮肤弹性和受压状况。

9. 心理状况：有无紧张、焦虑等心理反应。

10. 家庭支持和经济情况。

（四）护理措施

1. 体位 平卧，头偏向一侧，清除口、鼻咽分泌物，保持气道通畅，抽搐发作时不要搬动，预防窒息，必要时放置口咽通气管或气管插管。

2. 给氧，持续心电监护及血氧饱和度监测。

3. 积极补液，纠正脱水 开放2路静脉通道，必要时放置深静脉。按医嘱予以大量快速补液。注意输液速度、量、及质的合理安排。静脉输入等渗盐水，以便较快或长微循环而补充血容量，迅速纠正血压，待循环血量稳定后酌情以低渗盐水缓慢静脉滴注。防止因输液过多、过速而发生脑水肿、肺水肿等并发症，视病情可考虑同时给予胃肠道补液。

4. 遵医嘱予监测血糖、血常规、凝血功能、电解质、动脉血气分析等实验室检查。

5. 胰岛素滴注的护理 小剂量胰岛素持续静脉输注。同时做好床边血糖q1h监测，根

据血糖情况随时调整胰岛素剂量和滴速。防止因血糖下降太快、太低而发生脑水肿。

6. 留置胃管的护理　每1~2小时胃管内注入温开水100~200ml，直至意识完全清醒能主动饮水为止。每次注水前常规抽胃内容物，以排除胃扩张，并确认补水已被吸收。注意留置胃管过程中胃管有无移位、松脱。做好口腔护理。

7. 留置导尿　关注24小时尿量、颜色、性状及记录24小时出入量。做好尿道口护理。

8. 遵医嘱用药，纠正脱水，纠正电解质紊乱和酸碱失衡，控制感染，防止心力衰竭、肾衰竭、脑水肿的发生。密切观察病情变化，发现问题及时处理。

9. 关注各项检查及实验室结果，发现异常及时通知医生。

10. 去除诱因，治疗并发症。

11. 做好心理护理。

12. 皮肤护理　保持皮肤清洁干燥，定时翻身，防压疮发生。

13. 安全护理　床栏拉起，防止坠床。抽搐时，齿之间放置牙垫，防止咬伤。注意保暖。

（五）健康教育

1. 保持情绪稳定，避免不良刺激。

2. 外出携带糖尿病急救卡。

3. 进行血糖自我监测。

4. 注意预防感染，戒烟酒。

5. 制定食谱及饮食计划，并遵照执行。

6. 适当锻炼，劳逸结合。

7. 按医嘱用药。掌握注射胰岛素的方法、低血糖的症状及处理和药物的作用、副作用及使用注意事项。

8. 每天检查足部情况，做好足部护理。

9. 定期随访，定期复查代谢指标。不适随诊。

二十、低钾性周围性瘫痪护理常规

（一）按内科及内分泌系统疾病一般护理常规

（二）护理关键点

1. 电解质紊乱。

2. 肢体无力。

3. 心律失常。

4. 呼吸肌麻痹。

5. 外伤/坠床。

6. 教育需求。

（三）护理评估

1. 生命体征及血氧饱和度、血钾水平、动脉血气分析、血糖、心电图。

2. 有无诱因　饱餐、酗酒、过度疲劳、剧烈运动、寒冷、感染、创伤、情绪激动、焦虑、月经，以及注射胰岛素、肾上腺素、皮质类固醇或大量输入葡萄糖等。

3．发病起始时间、持续时间，频率及发病的特点　该病一般在饱餐后或剧烈活动后休息中发病，为突发性对称性肌肉瘫痪（肌无力由下肢开始，逐渐向上发展，近端重于远端）。可伴有肢体酸胀、针刺感。发作一般经数小时至数日逐渐恢复，最先受累的肌肉最先恢复，发作频率不等。

4．发病的前驱症状　发病前可有肢体疼痛、感觉异常、烦渴、多汗、少尿、面色潮红、嗜睡、恶心等。

5．神经系统　肌力、感觉变化（不能持物、起床、翻身等）。

6．呼吸系统　有无呼吸困难（严重病例偶可累及呼吸肌）。

7．循环系统　有无心律失常、心电图低钾性改变。

8．泌尿系统　尿量情况等。

9．有无甲状腺功能亢进、醛固酮增多症、肾衰竭、代谢性疾病等。

10．活动能力，坠床/跌倒风险评估。

11．心理、社会、精神状况。

（四）护理措施

1．心理护理　部分患者发作频繁，常影响工作及生活，易产生焦虑心理，应详细告知患者本病的病因、前驱症状、诱因、以及自我的防护措施，该病随年龄增长而发作次数减少，使其保持良好的心态，正确对待疾病。

2．饮食指导　少食多餐，勿过饱。给予低钠高钾饮食，如带茎蔬菜、香蕉、桔子、红枣等；勿暴食高糖食物或大量碳水化合物，戒烟酒。

3．活动与休息指导　发作期卧床休息，发作间期鼓励患者在耐受范围内适当活动，如有心脏损害症状时应限制活动。日常活动和锻炼时注意安全，防止受伤。

4．用药护理

（1）发作时以口服补钾为主，口服补钾以氯化钾为首选；或鼻饲补钾，也可静脉滴注氯化钾，注意静脉补钾的速度和浓度。10%氯化钾注射液尽量不要加入葡萄糖注射液内静脉滴注，以免葡萄糖刺激机体释放胰岛素，激发钾从细胞外转移至细胞内，从而发生血清钾水平正常化延迟。

（2）发作频繁者，发作间期可按医嘱服用钾盐和螺内酯预防发作。

5．病情观察　生命体征、肌力、血钾、血钠水平，注意有无呼吸困难、心律失常及胃肠道症状。动态观察尿量，注意有无少尿甚至无尿的现象，避免高血钾发生。

6．避免各种发病诱因　剧烈运动、过度疲劳、受冻、精神刺激、低钾饮食、摄入过多高碳水化合物等。

7．积极治疗原发病。

（五）健康教育

1．戒烟酒，少量多餐，进食高钾低钠食物，忌高糖高碳水化合物饮食。

2．认识静脉或口服补钾的注意事项。

3．发作频繁者，发作间期可按医嘱补钾或口服乙酰唑胺、螺内酯等预防发作。甲亢性周期性瘫痪者积极治疗甲亢可预防复发。

4．生活规律，适当活动，避免各种诱发因素，如疲劳、饱餐、寒冷、酗酒和精神刺激等。

5. 认识病因、前驱症状及掌握自我防护措施。

6. 门诊定期复查。

第九节　神经内科疾病护理常规

一、神经内科疾病一般护理常规

1. 按内科疾病一般护理常规。

2. 入院接待　接诊护士带病人到病床，进行入院介绍、入院评估等。

3. 基础护理　保持皮肤的清洁，床单位的平整，按摩皮肤促进血液循环。定时口腔护理、尿道口护理。

4. 休息与活动

（1）良姿位：是指躯体、四肢的良好体位，具有防畸形，减轻症状，维持良好血液循环，使躯干和肢体保持在功能状态的作用。其特点是具有良好的人体功能性，动静结合。保持良姿位是康复护理工作中的重要部分，不同的疾病的残疾有不同的良姿位。偏瘫良姿位目的：防关节挛缩畸形、肩关节半脱位和垂足，减轻痉挛。

（2）平卧位：头正中位，患肩以小枕头承托，手肘放松伸直垫于薄枕上，髋、膝关节下垫小枕。健侧卧位：患上肢往前伸，保持上肢抬高60°～90°，手肘放松伸直。患侧卧位：患肩往前伸，患肢向上提60°～90°，髋关节垂直，膝关节微屈，踝关节放松。辅助工具：三角枕。

（3）坐位：薄枕放于患侧上肢下面，患侧肩往前伸，手肘放松伸直。双足平放，躯干挺直，不可倾侧，确保病人紧靠椅背。

5. 饮食护理

（1）清淡可口、易于消化、少量多餐，保证每日足够的热量，给优质蛋白、高维生素、高纤维素和适量的含钙、铁、锌的食物，可选奶类、蛋类、精白米、白面、蔬菜、水果等。高纤维饮食：芹菜、韭菜、豆芽、水果、粗粮、果胶、魔芋等，注意饮食卫生。

（2）进餐时尽量采取坐位或半卧位，意识障碍或活动不便应加用床栏，物品应放在易于拿取及安全的位置。

6. 排泄护理

（1）小便失禁患者，使用成人纸尿裤、康复垫或假尿套。

（2）便秘患者，予腹部按摩，用双手顺结肠蠕动的方向揉动腹部，每天起床前和入睡前进行，根据情况配合使用缓泻剂、开塞露或灌肠。

7. 用药护理　宜晨间服的口服药：激素类、降压类；宜睡前服的口服药：降脂类、镇静类药；宜饭前服的口服药：助消化药、作用于胃肠道药；宜饭中服的口服药：对胃肠刺激性大的药物、部分降糖药；宜饭后服的口服药：各类抗生素类及大部分用药；止咳药水：口服后半小时不宜饮水。

8. 专科观察要点

（1）防坠床：通过使用床栏、固定床刹，协助生活照顾、健康教育、陪护等措施防止坠床发生。

（2）防跌倒：保持地面清洁干燥、无障碍；行动不便、视力欠佳者应有陪护。

（3）防走失：有走失风险高的病人要求有陪护。

（4）防假牙误吸：手术、气管插管、睡眠、病情危重等情况下，应取下活动性假牙。

（5）转运过程的安全：转运偏瘫患者时，尽量使用轮椅和平车，并有专人陪护。

（6）体位改变应缓慢：因心血管系统调节能力差，体位变化过快易引起血流动力学变化。

（7）专科辅助检查护理：①腰穿：术后平卧4～6小时（以防颅压下降引起头痛、眩晕或呕吐等，如有头痛予补液处理）。伤口覆盖无菌纱布，24小时内勿湿水。②脑电图：检查前一天病人需停用安眠药和抗癫痫药物，检查前后须洗头。③肌电图：检查过程中需用针刺局部皮肤，可能会引起疼痛。④经颅多普勒超声检查（TCD）：检查前应避免空腹进行，并需停用当日扩血管药，以免低血糖或血管扩张而影响结果准确性。⑤数字减影血管造影（DSA）：检查前完善碘过敏试验、备皮；检查后后加压包扎伤口12小时，注意远端动脉搏动和皮肤颜色、温度，多饮水，帮助造影剂排泄。⑥B超：肝胆脾胰、胃肠道等部位先禁食8～10小时；双肾、输尿管、膀胱及妇科检查需胀尿。

9．心理护理　注意心理特点和交流技巧：提供诚恳、热情、周到的护理服务。

10．健康教育

（1）保持情绪稳定。

（2）生活规律，劳逸结合。根据自身情况制定合理的休息运动计划并认真执行，鼓励积极锻炼身体，增强体质，根据自己的健康状况和爱好，适当进行户外活动，呼吸新鲜空气，如深呼吸、气功、太极拳、慢跑、饭后散步，这样可使呼吸加深加快，有利于肺部的气体交换，增加氧气的摄入和代谢废物的排出，以改善肺功能、增强机体免疫力和主动排痰的能力。

（3）注意全面营养，清淡易消化饮食不宜吃油腻、煎炸、干硬以及刺激性大的食物，老年人的早餐安排在8:30～9:00比较合适，起床前应先在床上平躺15～30分钟，再起来喝杯温水清理肠胃中的垃圾，早餐不要过量，以免超过胃肠消化功能，导致消化功能下降。

（4）口服药应定时定量遵医嘱服药，出现任何不适症状应及时就医，慎重食用各种保健药物；根据天气变化，注意保暖，尽量少去空气污染的公共场所。

（5）针对专科疾病，实施患者健康教育。

二、脑梗死护理常规

（一）按内科疾病及神经系统疾病一般护理常规

（二）护理关键点

1．躯体移动障碍。

2．吞咽困难。

3．交流障碍。

4．颅内压增高。

5．脑疝。

6．抑郁。

7．肺部感染。

8．消化道出血。

9．尿路感染。

10．压疮。

11．下肢深静脉血栓形成。

12. 外伤/坠床。

13. 气切护理。

14. 经鼻胃管/胃肠造瘘管饲护理。

（三）护理评估

1. GCS、生命体征、瞳孔大小及对光反应、肌力及肌张力变化、言语功能。

2. 注意有无意识障碍加深、头痛、呕吐等颅内压升高的表现。

3. 氧饱和度，面色、呼吸频率、节律及呼吸音变化，及早发现肺部感染及呼吸衰竭。

4. 有无心律失常，特别是致命性心律失常。

5. 血糖水平。

6. 注意有无面舌瘫及视物障碍。

7. 检查咽反射，评估吞咽功能，了解饮水试验结果。

8. 有无精神、情感障碍。

9. 大小便情况　有无大小便失禁、尿潴留、便秘。

10. 了解辅助检查结果及实验室检查　如头颅CT、MRI、DSA、TCD、颈动脉、下肢静脉彩超、凝血功能等。

11. 评估有无卒中高危因素　如高血压、糖尿病、高血脂、短暂性脑缺血（TIA）反复发作、吸烟、饮酒史、心脏疾病、肥胖、久坐生活方式、已有的脑梗死病史、高同型半胱氨酸血症及代谢综合征等。

12. 注意有无肺部感染、压疮、尿路感染、深静脉血栓、肺栓塞、颅内压增高、癫痫、上消化道出血、抑郁等并发症。

13. 关注患者及家属的心理状况，对疾病的认识和学习的需要。

14. 日常生活自理能力评估

15. 早期康复的介入及效果

（四）护理措施

1. 置气垫床、头偏向一侧，吸氧、心电监护，备吸痰装置。

2. 床头抬高30°。

3. 根据医嘱抽血急查血常规、凝血四项、肝肾功能、血糖等。

4. 重组组织型纤溶酶原激活剂（rtPA）静脉溶栓治疗护理　24小时内不用抗凝、抗血小板药，避免放置鼻胃管、导尿管或动脉内测压导管。患者出现严重的头痛、急性血压增高、恶心或呕吐，应立即停用溶栓药物，报告医生，紧急进行头颅CT检查，排除脑出血。

5. 动脉溶栓治疗护理　术前会阴部备皮及留置导尿等。术后观察生命体征、神志、瞳孔、言语、运动及穿刺局部情况。患者出现头痛、恶心、呕吐、出汗、视物模糊、言语障碍、肢体肌力下降、穿刺局部出血、血肿等临床表现，须报告医生，以及时发现脑水肿、脑出血、脑梗死、脑血管痉挛、穿刺点出血等常见并发症。

6. 心理护理　对有抑郁的患者按医嘱予抗抑郁药物。

7. 饮食

（1）吞咽功能正常患者给予低盐低脂饮食，糖尿病患者予糖尿病饮食，戒烟酒。

（2）轻度吞咽困难患者，给予半流质糊状饮食。

（3）中重度吞咽困难患者，予留置胃管，按医嘱鼻饲。

（4）月后仍有吞咽困难，建议胃造瘘，管饲营养液。

8．体位与活动

（1）急性期一周内卧床休息为主，每2小时翻身。

（2）偏瘫侧肢体处于良肢位，抬高患肢，促进血液回流，防止肿胀（不建议在患肢输液）。

（3）双下肢尽量避免输液，以免增加下肢深静脉血栓形成的风险。

（4）指导患者及家属进行有计划的肢体功能锻炼。

9．基础护理

（1）保持口腔、会阴清洁，必要时口腔、会阴护理每日2次。

（2）保持皮肤清洁。

（3）留置导尿管护理。

10．呼吸道护理

（1）不推荐常规吸氧，但有下列情况：如氧饱和度低于95%、意识障碍、呼吸困难、胸闷等，给予鼻导管吸氧，必要时改面罩吸氧。

（2）协助翻身、拍背、机械排痰（无禁忌时），鼓励做有效的咳嗽咳痰。

（3）对年老体弱无力咳嗽咳痰、昏迷、舌根后坠者，床边备口咽通气管及负压吸引装置，及时吸痰。必要时行气管插管或气管切开术。

11．保持大便通畅。

12．安全护理　床栏拉起，床刹固定，必要时24小时留陪护，预防跌倒/坠床、拔管、烫伤等意外事件。

13．根据医嘱监测血压、血糖，按临床路径要求，及时汇报处理。

14．用药护理

（1）关注抗凝药与抗血小板聚集药的不良反应：如消化道出血，皮下及皮肤出血，牙龈及鼻出血等。

（2）抗凝药皮下注射在腹部脐周5cm以外，注射时不排气、不回抽回血。

（3）降纤药物如巴曲酶注射液，用药后可能有出血或止血延缓现象。用药时间需＞1小时。治疗前及治疗期间，根据医嘱监测纤维蛋白原（FG），并注意临床症状。

（4）阿司匹林在饭后半小时服用，减少胃肠道反应。

（5）甘露醇快速滴注，防止渗出，按医嘱记尿量或出入量，监测血电解质等。

（6）脑保护治疗药物：按照药品说明书执行，如银杏达莫配置后6小时内用完；马来酸桂哌齐特注射液须缓慢滴注，100ml/小时等。

（7）胰岛素：注射后关注患者进餐情况，密切注意低血糖反应。

（8）降脂药：如阿伐他汀钙片，同时有稳定动脉粥样斑块作用。使用时需监测肝功能，注意胃肠道反应。

（五）健康教育

1．戒烟酒，有规律生活，合理饮食　如低盐、低脂、糖尿病饮食。

2．防误吸，见预防吸入性肺炎的护理常规。

3．正确摆放良肢位，被动关节运动，主动运动，康复训练要循序渐进、持之以恒。

4．安全防范指导：如防坠床/跌倒、各类管道管理、约束具的使用。

5. 常用药物作用及不良反应：如抗凝药、降纤药、抗血小板聚集药、降压药、降糖药、降脂药等。按医嘱用药，不要擅自停药或改药。

6. 定期门诊复查血压、血糖、血脂、心脏功能及神经功能恢复情况，积极控制卒中危险因素，防止卒中再发。

7. 出现头昏、头痛、视物模糊、言语障碍、肢体麻木、无力等症状，及时就诊。

8. 需要配备的仪器及使用方法：如血压计、血糖仪、胰岛素笔等。

三、短暂性脑缺血（TIA）护理常规

（一）按内科疾病及神经系统疾病一般护理常规

（二）护理关键点

1. 躯体移动障碍。

2. 吞咽困难。

3. 交流障碍。

4. 抑郁。

5. 外伤/坠床。

（三）护理评估

按本节"脑梗死护理常规"。

（四）护理措施

按本节"脑梗死护理常规"。

（五）健康教育

1. 保持心情愉快，情绪稳定，避免精神紧张。

2. 规律生活，坚持适当体育锻炼　经常发作的病人避免重体力劳动，尽量避免单独外出。扭头或仰头动作不宜过急，幅度不要太大，防止诱发TIA或跌伤。

3. 合理饮食　如低盐、低脂、糖尿病饮食；戒烟酒。

4. 安全防范指导　如防跌倒。

5. 按医嘱用药，积极治疗高血压、动脉硬化、糖尿病、高脂血症和肥胖症。

6. 发现头昏、头痛、视物模糊、言语障碍、肢体麻木、无力等症状，及时就诊。

7. 需要配备的仪器及使用方法　如血压计、血糖仪、胰岛素笔等。

四、脑出血护理常规

（一）按内科疾病及神经系统疾病一般护理常规

（二）护理关键点

1. 颅内压增高。

2. 肢体瘫痪。

3. 语言障碍。

4. 脑神经损伤。

5. 再出血。

6. 呼吸道管理。

7. 气管切开护理。

8. 康复锻炼。

（三）护理评估

1. 生命体征。

2. 神经系统症状及体征　意识、瞳孔、肌力、肌张力、言语、感觉等。

3. 营养状况　有无贫血、低蛋白血症及患者的进食情况。

4. 患者及家属对疾病的认识程度，有无焦虑、恐惧。

5. 家庭支持情况。

6. 病情及主要症状　主要取决于出血的部位和出血量。

（1）壳核是高血压脑出血最常见的出血部位。壳核出血可出现偏瘫、偏身感觉障碍、偏盲，病灶在主侧半球时有失语、偏侧复视。大量出血可有意识改变、脑疝等表现。

（2）丘脑出血时对侧轻偏瘫，深浅感觉同时障碍。可出现精神障碍，表现为情感淡漠、视幻觉及情绪低落，还会有言语、智能方面的改变。

（3）脑桥出血：临床表现为突发头痛、呕吐、眩晕、复视、吞咽障碍、一侧面部发麻、交叉性瘫痪或偏瘫、四肢瘫等症状。出血量大时，患者很快进入昏迷，出现双侧瞳孔呈针尖样、呼吸困难、有去大脑强直发作、中枢性高热、呕吐咖啡色胃内容物等临床表现，提示病情危急。

（4）小脑出血：发病突然，眩晕和共济失调明显，可伴有频繁呕吐及枕部疼痛。出血量不大时出现小脑症状，如病变侧共济失调，眼球震颤，构音障碍和吟诗样语言，无偏瘫。出血量增加时意识逐渐模糊或昏迷，呼吸不规则，最后枕骨大孔疝死亡。

（5）脑叶出血：表现为头痛、呕吐等，癫痫发作较其他部位出血常见，而昏迷较少见；根据累及的脑叶不同，出现局灶性定位症状。如额叶出血可有偏瘫、Broca失语（即运动性失语或表达性失语：症状特点为患者能理解他人语言，构音器官的活动并无障碍，有的虽能发音但不能构成语言）等；颞叶出血可有Wernicke失语（即感觉性失语：特点为患者听觉正常，但不能听懂他人评议的意义，虽有说话能力，但词汇、语法错误紊乱，常答非所问，讲话内容无法使人真正了解，但常能正确模仿他人语言）、精神症状；枕叶出血则有视野缺损等。

（6）脑室出血：出血量少时，表现为突发头痛、呕吐、脑膜刺激征，一般无意识障碍及局灶性神经缺失症状，血性脑脊液。出血量大者，很快进入昏迷或昏迷逐渐加深，病理反射阳性，常出现下丘脑受损症状及体征，如上消化道出血、中枢性高热、大汗、呼吸不规则等，预后差，大多迅速死亡。

（7）实验室检查：血常规、肝肾功能、电解质、凝血功能、脑脊液（CSF）等。

（8）特殊检查结果：头颅CT或CT血管造影（CTA）、MRI、MRA、DSA等。

（9）用药情况，药物的作用及不良反应。

（10）康复的介入及效果。

（四）护理措施

1. 早期安静卧床休息，尽量减少搬动。

2. 保持病房安静，减少探视，避免一切不良刺激，以免造成患者情绪激动。

3. 病情允许时抬高床头15°～30°，有利于颅内静脉回流，减轻脑水肿。

4. 加强安全护理　意识障碍、肌力下降、年老体弱等患者，嘱家人24小时陪护并做好交接班工作；对烦躁不安或有精神症状者，根据医嘱给予镇静或减轻精神症状的药物，必要时使用约束具；防止坠床、跌倒、烫伤及拔管等意外发生。

5. 饮食　清醒患者给予高热量、高蛋白和富含维生素、纤维素，易消化的食物；昏迷或吞咽障碍患者留置胃管，给予肠内营养。

6. 保持大便通畅，3天无大便患者可用轻泻剂，忌高压大剂量灌肠。

7. 心理护理。

8. 康复护理　合理安排病房，为患者创造合适的治疗、康复环境（尽量避免偏瘫侧肢体靠墙）。

9. 用药护理

（1）正确使用脱水药物：脱水剂需快速静脉滴入，防止药液外渗，关注患者的尿量及水、电解质情况，定时监测电解质，肝肾功能等。

（2）正确使用降压药物，监测血压：血压过高时，容易增加再出血的危险；血压过低时，易造成脑灌注压不足，预后差。

（3）监测生命体征：注意血压、脉搏、呼吸、体温、头痛的变化。

（4）遵医嘱监测神经系统体征：意识、瞳孔、肌力、语言、反射。

10. 呼吸道的护理

（1）不推荐常规吸氧，但有下列情况：如氧饱和度低于95%、意识障碍、呼吸困难、胸闷等，给予鼻导管吸氧，必要时改面罩吸氧。

（2）协助翻身、拍背（无禁忌时），鼓励有效的咳嗽咳痰。

（3）对年老体弱无力咳嗽咳痰、昏迷、舌根后坠者，床边备口咽通气管及负压吸引装置，及时吸痰，必要时行气管切开术。

11. 气管切开护理　按"气管切开护理常规"。

12. 对癫痫、高热、烦躁、剧烈头痛、喷射性呕吐等症状明显的患者要及时给予对症处理。禁止使用吗啡、哌替啶。

13. 指导患者避免做使颅内压增高的动作　如用力咳嗽、打喷嚏、屏气、用力排便等。

14. 加强基础护理

（1）眼睛护理：眼睑闭合不全的患者，可引起角膜损伤，可使用眼药水滴眼或眼膏涂于眼部，再用无菌纱布覆盖。

（2）口腔护理：对于张口呼吸者，可用生理盐水纱布覆盖口鼻以湿润吸入空气，并及时清除口腔内分泌物。面瘫患者在做好口腔护理的同时，关注患者心理感受。嘱患者进食要缓慢，避免用力咀嚼，面部受凉。

（3）导尿管护理：按本篇第六章"留置尿管护理常规"。

（4）皮肤护理：有压疮风险患者使用气垫床；卧床患者每2小时协助翻身一次，检查受压部位皮肤。保持床单位平整和干燥。

15. 加强康复功能锻炼，对于肌力下降、失语、吞咽困难等患者，在病情许可的情况下，尽早请康复科会诊，进行康复功能锻炼（神经损伤在最初3个月内进行康复效果最明显）。

16. 并发症的观察及处理

（1）脑水肿：脑出血后48小时脑水肿达高峰，维持3～5天或更长。脑水肿可使颅内压增高和导致脑疝，是脑出血主要死因。其观察和处理同第三章第十节颅内高压护理常规。

（2）中枢性高热：主要由于丘脑下部散热中枢受损所致，表现体温迅速上升，出现39～40℃高热。解热镇痛剂无效，物理降温有效。

（3）水、电解质紊乱：由于神经内分泌功能的紊乱、意识障碍、进食减少、呕吐、中枢性高热等原因，尤其应用脱水剂治疗时，可出现低钾血症、低钠血症和高钠血症等，应及时处理。关注进出量、电解质化验结果，注意正确补钾、补钠，低钠血症患者补钠速度不能过快。

（4）吞咽困难：其观察和处理同第三章第二十二节"吞咽困难护理常规"。

（5）应激性溃疡：患者出现呕吐咖啡色胃内容物，呃逆，腹胀，黑便等情况，应立即报告医生。根据医嘱予禁食、胃肠减压、补液、使用抑制胃酸分泌、保护胃黏膜等药物。

（6）感染：加强基础护理，预防肺部感染及泌尿系统感染。

（7）预防其他并发症：下肢深静脉血栓形成、肺栓塞、肺水肿、心肌梗死、癫痫等。

（五）健康教育

1. 树立战胜疾病的信心。有规律生活，保持情绪稳定、睡眠良好。

2. 注意天气变化，及时增减衣服，防止受凉及病情变化。

3. 戒烟限酒，低盐低脂饮食，多进食富含维生素、纤维素的食物，如新鲜蔬菜、水果。保持大便通畅。

4. 预防误吸、窒息，肺部感染。具体见吸入性肺炎的预防宣教。

5. 存在偏瘫、面瘫，吞咽困难等情况，坚持康复功能锻炼。

6. 病情允许后，鼓励患者适当运动。每日进行可耐受的活动，以不出现心悸、气促、乏力等症状为宜。加强安全意识，防止坠床、跌倒及烫伤等意外发生。

7. 了解正确服用药物的知识（名称、剂量、作用、用法和不良反应）。根据医嘱调整药物，不要自行停药、增减药量。

8. 定期监测血压。最好家庭备有血压计，学会正确测量血压、记录血压。将血压控制在较理想范围内。

9. 重视其他相关疾病的控制和治疗，如糖尿病、高血脂、肾病、心脏病、肥胖等。

10. 定期门诊复查 CT或MRI、血压、血糖、血脂、心脏功能及神经功能恢复情况，积极控制卒中危险因素，防止卒中再发。

11. 指导患者及家属，如出现病情变化，及时来医院就诊。

五、蛛网膜下腔出血（SAH）护理常规

（一）按内科疾病及神经系统疾病一般护理常规

（二）护理关键点

1. 头痛。

2. 发热。

3. 意识障碍。

4. 颅内压增高。

5. 脑疝。

6. 癫痫。

7. 再出血。

8. 脑血管痉挛。

9. 便秘。

10. 睡眠障碍。

11. 精神症状。

（三）护理评估

1. 生命体征、神志、瞳孔、肌力，有无头痛、呕吐等。

2. 头痛的观察　头痛的部位、性质、持续时间、缓解方式，有无诱因及其他伴随症状如大汗、恶心、喷射性呕吐等。

3. 神经功能受损症状及体征　有无脑膜刺激征、偏瘫、失语、感觉障碍、复视、精神症状及癫痫发作等。

4. 了解既往病史、用药和手术史　如有无颅内动脉瘤、脑血管畸形、高血压动脉硬化、冠心病、糖尿病、血液病、颅内肿瘤等，是否有抗凝治疗史。

5. 血液化验结果PT、免疫全套等，注意有无低血钠、低血钾。

6. 脑脊液检查结果：均匀血性CSF。

7. 头颅CT平扫　怀疑SAH时，首选CT检查。

8. DSA　明确病因的金标准，检查时机为出血3天内和2~3周后。

9. 其他检查　MRA、TCD。

10. 患者的心理状态　有无恐惧、紧张、焦虑等。

11. 经济情况、家庭、社会支持。

（四）护理措施

1. 头痛的护理

（1）绝对卧床4~6周，尽量减少搬动，需要移动患者时，应轻轻抬起头部，呈水平位，防止震动头部。

（2）布桂嗪、散烈痛等止痛药止痛。

（3）按医嘱予降压、脱水、抗纤溶、防治血管痉挛等治疗。

（4）患者疼痛缓解后，与其一起讨论疼痛的原因和诱因，总结防治的方法，避免情绪激动，保持心态平和。

2. 心理支持

（1）保持环境安静、舒适，减少声光刺激，尽量减少打扰，必要时用镇静药。

（2）关心患者，及时、耐心地告知病情，消除恐惧、不安等不良心理。

（3）积极采取止痛措施，有效缓解头痛。

3. 发热者，及时采取降温措施，观察降温效果。

4. 常用药物使用注意事项

（1）尽可能留置中心静脉。

（2）使用甘露醇脱水治疗时，需快速静脉滴入，防治药液外渗，关注尿量及电解质。

（3）尼莫地平微量泵维持（尼莫同在日光灯下使用超过10小时须闭光），经外周静脉通路时，与生理盐水一路同进，防止静脉炎发生。注意监测血压。

5．并发症的观察及护理

（1）观察神志、瞳孔、生命体征、头痛情况、肢体活动、电解质等。

（2）常见并发症包括再出血、脑血管痉挛、脑积水、癫痫、低钠血症。①再出血是SAH主要的急性并发症。发病后24小时内再出血风险最大，以后4周内再出血的风险均较高。病情稳定后突发剧烈头痛、呕吐、抽搐、意识障碍加深、昏迷、原有症状体征加重或重新出现。复查CT显示原有出血量增加，腰穿脑脊液含血量增多。②脑血管痉挛可引起昏睡、局灶性神经系统体征，通常在出血2～3天后出现，5～14天左右达高峰。经颅多普勒或脑血管造影可确诊。③脑积水：多发生于出血后1周内。轻者嗜睡、精神运动迟缓，重者出现头痛、呕吐、意识障碍等。

（五）健康教育

1．饮食指导　饮食清淡、易消化、富含维生素和蛋白质，多吃新鲜水果和蔬菜，忌辛辣食物，不喝咖啡、浓茶，戒烟酒。

2．保持大便通畅，养成定时排便的习惯。必要时可使用缓泻剂、开塞露。

3．保证充足的睡眠时间和较高的睡眠质量。

4．保持良好心态，避免情绪激动、剧烈运动及重体力劳动。

5．如确诊为动脉瘤或脑血管畸形，指导患者尽早手术。

6．女性患者一到两年内避免妊娠和分娩。

六、癫痫（EP）护理常规

（一）按内科疾病及神经系统疾病一般护理常规

（二）护理关键点

1．痫性发作。

2．窒息的危险。

3．受伤的危险。

4．抗癫痫药物不良反应。

5．癫痫持续状态。

6．脑水肿。

7．水电解质酸碱平衡失调。

8．感染。

9．高热。

（三）护理评估

1．评估生命体征及疼痛。

2．神经系统症状和体征　意识、瞳孔、语言、运动、感觉等。

3．了解癫痫发作的过程和形式　发病时间、发作频率、发作形式及持续时间。有无头晕、上腹部异常感觉等前驱症状。有无意识改变、尖叫、口吐白沫、尿失禁等。发病前后有无不适及受伤：如头痛、倦怠、恐惧、舌咬伤等。

4．了解癫痫发作的类型、发病年龄、病程、用药情况，有无引起癫痫发作的诱因，如未按医嘱用药（自行停药、减药、换药）、疲劳、发热、饥饿、饮酒、便秘、睡眠不足、突发精神刺激、经期、妊娠等。

5. 既往史　有无脑部疾病和全身性疾病，如脑血管疾病、脑外伤、脑炎、心肝肾疾病、缺氧、中毒、儿童期发热惊厥等。

6. 家族史　亲属中是否有癫痫发作或与之相关的疾病（如偏头痛）。

7. 精神心理方面　有无人格、智能、情感、行为等方面的改变。

8. 工作学习情况和家庭社会支持。

9. 饮食及大小便情况。

10. 辅助检查　血液及脑电图检查结果。

11. 评估抗癫痫药物疗效及不良反应。

（四）护理措施

1. 一般护理　保持病房安静，室内光线柔和，避免声光等刺激。间歇期可以下床活动，出现发作前驱症状即刻卧床休息。

2. 安全护理

（1）注意环境安全：热水瓶、锐器等危险物品应远离患者。卧床时床栏拉起。

（2）嘱家属24小时陪护。

（3）床头备吸氧、吸引装置、压舌板（用纱布包裹）或牙垫。

（4）必要时留置外周静脉置管。

3. 饮食护理　选择高热量、高蛋白和富含维生素、纤维素的食物，以清淡、易消化为主。少食辛辣食物，避免过饱，戒烟酒。频繁发作不能进食或昏迷者，可鼻饲营养液。

4. 心理护理　鼓励患者保持情绪稳定，以良好的心态正确对待疾病。

5. 治疗

（1）发作时治疗：预防外伤及其他并发症。防止再次发作，选用地西泮、苯妥英钠和苯巴比妥等药。

（2）发作间歇期的治疗：应定时服用抗癫痫药物。

（3）癫痫持续状态的治疗：吸氧、防护，尽快制止发作。地西泮10～20mg静注，注射速度不超过2mg/min；保持呼吸道通畅，必要时气管切开。

（4）病因治疗：脑寄生虫者予按医嘱驱虫；纠正低血糖低血钙；颅内占位者手术治疗。

6. 用药护理

（1）从单一药物开始，从小剂量开始。

（2）一种药物达到最大有效血药浓度而仍不能控制发作者再加用第二种药物。

（3）偶尔发病，脑电图异常而临床无癫痫症状及5岁以下，每次发作都有发热的儿童，一般不用癫痫药物。

（4）经药物治疗，控制发作2～3年，脑电图痫性活动消失者可逐渐减药，停药过程一般不少于3个月。禁止病人自行停药，间断不规则用药不利于癫痫控制，且易发生癫痫持续状态。

（5）指导患者及家属按医嘱正确服用抗癫痫药物，不要自行增减药物、停药及换药。如因忘记而漏服，应尽快补服，不可一次服双倍量，可一天内分次补足。

（6）缓释片不可碾碎服用，如德巴金。

（7）饮食与服药时间：多数抗癫痫药物为碱性，饭后服用可以减轻胃肠道反应。卡马西平和食物同服可增加其吸收，宜和食物同服。

（8）大多数抗癫痫药物都有不同程度的不良反应，应用抗癫痫药物前需查肝肾功能、血尿常规，服药后需每月复查血尿常规，每季度复查肝肾功能，至少持续半年。监测血药浓度，特别是在增减药量、更改药物时。

（9）密切观察药物不良反应：有无厌食、恶心、呕吐等胃肠道反应；有无头晕、视物模糊、嗜睡、注意力下降、共济失调、眼震等中枢神经系统症状和体征；部分抗癫痫药物使用过程中，可出现皮疹、严重者可引起中毒性表皮溶解症等不良反应。

（10）关注常用药物一些特殊的不良反应：如苯妥英钠加速维生素D的代谢，而引起骨质疏松，可在医生的指导下补充维生素D预防。苯妥英钠长期服用还可引起齿龈增生、面部粗糙、巨幼红细胞性贫血；卡马西平可引起低钠血症、再生障碍性贫血；丙戊酸钠可引起血小板减少，脱发、月经失调等。

（11）注意药物之间的相互作用：化学结构相同的药物不宜合用，如氯硝西泮和地西泮；应避开不良反应相同的药物合用，如苯妥英钠和丙戊酸钠均可引起肝功能损害。

（12）控制癫痫持续状态的药物都应静脉给药，应建立可靠的静脉通路，静脉推注时注意控制速度，防止呼吸抑制。难以静脉给药的患者如儿童可直肠内给药。

（13）减药、换药及停药过程中均有可能导致癫痫发作，或诱发癫痫持续状态，应加强观察，及时处理。

7. 癫痫持续状态紧急处理

（1）尽快控制发作：迅速开通静脉通路，遵医嘱静脉推注地西泮针10～20mg，每分钟不超过2mg。同时观察呼吸、予监测氧饱和度，防止呼吸抑制。5分钟不能终止发作可重复用药。必要时根据医嘱以地西泮或德巴金针稀释后微泵维持。

（2）保持呼吸道通畅：取平卧头侧位，及时清除口鼻分泌物，吸痰。做好气管插管和人工辅助呼吸准备。

（3）采取维持生命功能的措施：如心电监护，监测血压。持续高流量给氧。根据医嘱监测：血电解质、血药浓度等，并关注检查结果。

（4）防治感染，预防及控制并发症：安全防护，防止舌咬伤、坠床。高热者及时降温，并做好皮肤护理。不能进食者，插胃管鼻饲营养液，保持口腔清洁。密切观察神志、瞳孔、生命体征变化，注意有无代谢紊乱及水电解质酸碱平衡失调，按医嘱予抗生素治疗。

（五）健康教育

1. 正视现实，把癫痫与智力低下分开，配合治疗。理解癫痫疾病的相关知识，发作的诱因，前驱症状及临床表现。

2. 掌握发作时的紧急处理，就医时刻。

3. 养成观察并记录发作的时间和发作时的表现的习惯。

4. 用药指导　规律服药。开始小剂量，逐渐调整剂量至足量；当加大剂量时，需等足够的时间让该药物发挥作用；停药问题：必须在专业医生指导下进行，经过半年或一年逐渐减量后方可停药，不可随意减量或停药；停药后复发继续用原方案治疗；发作控制3～5年，脑电图连续两次检测正常，可考虑停药；处于青春发育期患者，停药最好推迟在青春期以后。

5. 用药后需每月监测血尿常规，每季度监测肝肾功能、血药浓度，至少持续半年。同时注意胃肠道、中枢神经系统、血液系统、皮疹等药物不良反应。

6. 饮食指导　饮食应规律、多样化，避免饥饿、暴饮暴食，避免服用有兴奋作用的补脑药（如脑活素等），避免烟、浓茶、咖啡、巧克力等容易诱发癫痫的食物，绝对忌酒。

7. 养成规律的生活习惯，减少精神刺激。禁止游泳及去危险悬崖边等。避免剧烈的体育运动，如足球、奔跑等。控制好的患者在家属陪同下可以外出旅游、登山等。外出时应有人陪同或携带有姓名、住址、联系电话及病史的个人资料。

8. 就业及入学　绝大多数患者可以正常工作及生活。发作频繁未控制者不宜上学或入托，智力障碍者送特殊学校；就业的工作环境要安全，禁止从事驾车，高空作业等工作；游泳活动须慎重。

9. 婚育指导　可以结婚并生育，但将来孩子发生癫痫的可能性高于普通人群，应事先作好咨询，最好在癫痫控制一年以后生育；孕产妇继续抗癫痫药物治疗，尽量使用单一药物和最低有效剂量。哺乳期最好不服用不良反应强的药物。

七、急性脊髓炎护理常规

（一）按内科疾病及神经系统疾病一般护理常规

（二）护理关键点

1. 截瘫（脊髓休克）。
2. 感觉障碍。
3. 尿失禁、排尿困难（自主神经功能障碍）。
4. 吞咽困难。
5. 构音不清。
6. 束带感。
7. 肺部感染。
8. 皮肤干燥、脱屑及水肿。
9. 抑郁。
10. 尿路感染。
11. 压疮。
12. 外伤/坠床。
13. 气切护理。
14. 经鼻胃管/胃肠造瘘管饲护理。
15. 留置尿管护理。

（三）护理评估

1. 运动障碍检查　让患者移动双下肢，观察有无肢体麻木，无力或行走困难；检查截瘫肢体肌张力是否降低、腱反射是否消失；检查病理征是否阳性，腹壁反射是否存在。

2. 感觉障碍检查　检查是否存在束带感；是否出现局部或节段性痛温觉、触觉障碍。

3. 言语功能检查　让患者说话或重复一句话，注意有无口齿不清，言语困难或不能理解。

4．皮肤指甲检查　是否出现节段性皮肤干燥、脱屑及水肿；指甲是否出现松脆、角化过度。

5．起病时间及首发症状　询问症状、体征最早出现的时间及缓急；询问发病前有无发热、疲劳或上呼吸道感染症状；发病时有无双下肢麻木无力，有无背部疼痛及束带感。

6．了解实验室检查及辅助检查结果　如血常规、血糖、凝血功能等及脊椎X-ray、MRI、心脏彩超等。

7．心理状况及对疾病的认识程度。

（四）护理措施

1．根据上述临床表现，考虑患者为急性脊髓炎初期。

2．安排安静、空气清新的病床。

3．测量生命体征，体温、脉搏、氧饱和度。

4．开通静脉。

5．根据医嘱完善相关检查项目　如血常规、血糖、PT、APTT，联系做脊髓MRI检查等。

6．床头抬高30°。

7．如脊髓X线提示正常，MRI检查提示为典脊髓病变即可考虑为急性脊髓炎，遵医嘱予及时治疗。

（1）18岁以上患者，遵医嘱即刻采用皮质类固醇激素甲泼尼龙500mg/天静脉注射短程冲击疗法治疗，需连用3~5次，能控制病情发展；短期激素冲击疗法过程中，需观察病人是否出现胃肠道症状，如发现胃肠道症状，应向医生汇报，加用保护胃黏膜药物。使用激素冲击疗程后，应改用泼尼松60mg/天口服治疗，注意要随病情好转减量。同时遵医嘱用免疫球蛋白20g/天静脉滴注，以增强病人免疫力。

（2）遵医嘱使用抗生素预防和治疗泌尿道或呼吸道感染。

8．尿潴留的护理　按第三章第二十节"尿潴留护理常规"。

9．心理护理　本病起病突然，病程长，有些病人认识不足，内心压抑，终日不语，更多的病人却担心预后情况。针对病人的种种思虑，诚恳、耐心地解释病人提出的疑问，并主动向病人解释发病原因、病情变化的预后转归。

10．饮食

（1）吞咽功能正常患者给予低盐低脂饮食，糖尿病患者予糖尿病饮食，戒烟酒。

（2）轻度吞咽困难患者，给予半流质糊状饮食。

（3）中重度吞咽困难患者，予留置胃管，按医嘱鼻饲。

（4）一月后仍有吞咽困难，建议胃造瘘，管饲营养液。

11．体位与活动

（1）急性期以卧床休息为主，需每2小时翻身、拍背一次，改善肺泡通气量，防止坠积性肺炎。

（2）双下肢尽量避免输液，以免增加下肢深静脉血栓形成的风险。

（3）早期及时指导患者及家属进行有计划的肢体功能锻炼（肢体被动活动、按摩，改善肢体血液循环，部分肌力恢复时应鼓励病人主动活动。）。

12. 基础护理

（1）保持口腔、会阴清洁，必要时口腔、会阴护理每日2~3次。

（2）保持皮肤清洁、干燥、完整；在骶尾部、足跟及骨隆起处放置减压垫；经常活动瘫痪肢体；已发生压疮者应按压疮处理并加强全身营养，促进愈合。

（3）留置导尿管护理。

13. 呼吸道护理　按本节"脑梗死护理常规"护理措施。

14. 保持大便通畅。

15. 安全护理　床栏拉起，必要时24小时留陪护，预防跌倒/坠床、拔管、烫伤等意外事件。

16. 用药护理

（1）皮质类固醇激素的不良反应：①观察口腔黏膜情况，保持口腔清洁。留置胃管者口腔护理每天2次，以免口腔霉菌感染。可预防性使用抗菌、抑菌漱口液。②注意大便颜色，应用此类药物可能会出现应激性溃疡。③医源性库欣综合征：面容和体态改变、体重增加。④低钾，注意钾的补充。⑤可能会出现药物性糖尿病。⑥长期应用，会出现骨质疏松。⑦水钠潴留、高血压。⑧精神症状：欣快感、激动、谵妄、不安、定向力障碍，也可表现为抑制。⑨长期服药后，停药前应逐渐减量。

（2）使用免疫球蛋白静注时，注意开瓶后应一次注射完毕，不得分次使用；出现混浊、有摇不散的沉淀、异物或玻瓶有裂纹、过期失效、均不可使用；病人出现发烧时禁用或慎用。如在输注初期病人出现发热、寒战、皮疹、恶心、头疼、胸闷等症状时，应立刻报告值班医生做进一步处理。

（3）促进功能恢复、营养神经用药：维生素B族药品、胞磷胆碱、三磷腺苷等。三磷腺苷静注宜缓慢，以免引起头晕、头胀、胸闷、低血压等；治疗剂量宜小剂量开始，无效时逐渐加量；三磷腺苷对窦房结有明显抑制，故对病窦综合征、窦房结功能不全、老年人慎用或不用。

（五）健康教育

1. 戒烟酒，有规律生活，合理饮食，如低盐、低脂、糖尿病饮食。

2. 正确摆放良肢位，被动关节运动，主动运动，康复训练要循序渐进、持之以恒。

3. 安全防范指导　如防坠床/跌倒、防误吸、各类管道管理、约束具的使用。

4. 按医嘱用药，不要擅自停药或减量。

5. 出现头昏、头痛、视物模糊、言语障碍、肢体麻木、无力等症状，及时就诊。

八、多发性硬化（MS）护理常规

（一）按内科疾病及神经系统疾病一般护理常规

（二）护理关键点

1. 感觉障碍。

2. 运动障碍。

3. 视力障碍。

4. 排尿障碍。

5. 精神症状。

6. 外伤/坠床。

7. 药物不良反应。

（三）护理评估

1．生命体征、神志、瞳孔及神经功能损害情况，如视力障碍、视物重影、感觉异常、肢体无力等。

2．精神症状　抑郁、易怒或淡漠、反应迟钝等。

3．发作性症状　如构音障碍、共济失调、感觉异常、痛性痉挛、癫痫发作等。

4．大小便情况，有无尿潴留、尿失禁、便秘等。

5．皮肤情况，有无压疮。

6．是否伴有其他免疫系统疾病。

7．相关实验室检查及辅助检查结果，如CSF细胞数、MRI、CT、电生理诱发电位等。

8．生活自理能力。

9．患者及家属的心理状况，对疾病的认识和学习的需要。

10．家属对患者的关心程度、家庭经济情况。

11．药物如激素、免疫球蛋白、免疫抑制剂等的作用及不良反应。

（四）护理措施

1．活动

（1）肢体运动障碍卧床患者，保持良肢位，勤翻身，指导患者进行正确的锻炼。

（2）病情允许，鼓励患者尽量下床活动，注意安全，防止坠床/跌倒。

（3）保持良好的生活习惯，避免过度劳累及受凉。

2．心理护理

（1）注意观察患者的心理、情绪变化，消除不利于康复的不良心态。

（2）多与患者交谈，告知疾病发生的规律、诱因，树立信心，坚持按医嘱治疗，尽量减少复发次数。

3．用药护理

（1）皮质类固醇激素：按本节"急性脊髓炎护理常规"护理措施。

（2）甲氨蝶呤（MTX）、硫唑嘌呤、环磷酰胺等免疫抑制剂的不良反应：如白细胞减少、出血性膀胱炎。

（3）干扰素的不良反应，如流感样症状、发热、肝功能异常。

4．做好留置导尿护理，指导患者进行膀胱功能锻炼。

5．保持大便通畅　多饮水、增加食物中粗纤维含量，经常按摩下腹部。避免用力排便，必要时应用缓泻剂及开塞露。

6．腰穿后的注意事项　按"腰椎穿刺护理常规"。

7．正确留取标本，及时送检。待腰穿取得CSF后，再抽血一起送检。

（五）健康教育

1．了解常见的诱发因素，避免情绪激动、感染、怀孕、劳累等。

2．养成良好的个人卫生习惯，洗澡时避免水温过高。

3．注意保暖，避免受凉，注意饮食卫生，预防呼吸道、消化道感染，保持大便通畅。

4．肢体运动障碍、平衡能力下降、视物障碍时在允许的范围内保持最佳的活动状态，并注意安全。

5. 遵医嘱用药，避免擅自停药和减量。

6. 掌握发生尿潴留及尿路感染时应采取的措施，必要时导尿。掌握膀胱功能锻炼方法。

7. 精神异常者，家属多关心照顾，避免言语刺激患者。

8. 定期门诊随访，病情变化随时就诊。

九、重症肌无力（MG）护理常规

（一）按内科疾病及神经系统疾病一般护理常规

（二）护理关键点

1. 吞咽困难。

2. 呼吸肌麻痹。

3. 自理能力缺陷。

4. 误吸。

5. 感染。

6. 胃管鼻饲护理。

7. 跌倒/坠床。

8. 药物不良反应。

9. 焦虑/恐惧。

（三）护理评估

1. 生命体征及神经系统症状。

2. 观察呼吸频率、节律、深浅度、呼吸音、咳嗽能力、脉搏氧饱和度等。

3. 评估有无呼吸肌麻痹，注意鉴别三种重症肌无力危象。

4. 询问患者有无胸闷不适，注意心率变化，了解心肌是否受累。

5. 进食能力、饮水试验结果。

6. 皮肤、口腔黏膜的完整性。

7. 实验室和特殊检查结果　大小便常规、肝肾功能、电解质、胸腺CT、乙酰胆碱受体抗体。

8. 疲劳试验　受累肌肉重复活动后症状明显加重，休息后恢复为阳性。

9. 新斯的明试验　新斯的明针1~2mg肌肉注射，可同时肌肉注射阿托品0.5mg对抗不良反应，20分钟后观察肌无力症状明显减轻为阳性，可持续2小时。

10. 患者的心理变化和配合情况。

11. 药物的作用及不良反应。

（四）护理措施

1. 病情加重时，需卧床休息。出现呼吸困难，适当抬高床头。

2. 心理支持　保持环境安静、舒适，尽量减少打扰，保持情绪稳定。

3. 改善营养情况　吞咽困难者给予鼻饲营养液，并做好鼻饲护理。

4. 病情观察　监测生命体征、脉搏氧饱和度，重视患者主诉。

5. 呼吸道护理　按本节"脑梗死护理常规"。

6. 用药护理

（1）抗胆碱酯酶药：注意有无毒蕈碱样不良反应，如腹痛、腹泻、恶心、呕吐、流涎、支气管分泌物增多、流泪、瞳孔缩小、出汗，可以用阿托品对抗不良反应。一般饭前半小时服用。

（2）皮质类固醇激素：按本节"急性脊髓炎护理常规"护理措施。

（3）免疫抑制剂：有骨髓抑制，肝、肾功能损害，胃肠道反应等不良反应。应定期检查肝肾功能及血象，预防感染。

（4）免疫球蛋白治疗：开始滴注速度为60ml/h（约20滴/分），持续15分钟后无头痛、心慌、恶心等不良反应，可逐渐加快速度，最快滴注速度不超过180ml/h（约60滴/分）。

（5）血浆置换者：做好血透置管的护理。

（6）胸腺切除：做好手术前后护理，手术晨遵医嘱服用抗胆碱酯酶药，手术后慎用镇静、镇痛药。

7. 避免使用会降低肌膜兴奋性或抑制神经肌肉传递的药物　如多黏菌素、奎宁、奎尼丁、氨基糖苷类抗生素、普鲁卡因酰氨、普萘洛尔、利多卡因、吗啡、巴比妥类、氯丙嗪等。

8. 三种MG危象的处理

（1）肌无力危象：最常见，约1%的MG患者会出现，常因抗胆碱酯酶药量不足引起。可遵医嘱加大抗胆碱酯酶药物剂量。

（2）胆碱能危象：抗胆碱酯酶药过量所致。患者肌无力加重，出现肌束震颤及毒蕈碱样反应。应停用抗胆碱酯酶药。

（3）反拗危象：机体对抗胆碱酯酶药不敏感所致。可按医嘱停用抗胆碱酯酶药，而用输液维持。

（4）一旦发生危象，出现呼吸肌麻痹，应立即打开气道，保持呼吸道通畅，呼吸皮囊加压给氧，尽快气管插管，用人工呼吸机辅助呼吸，必要时行气管切开。

9. 床边常规备氧气及负压吸引装置、简易呼吸皮囊、新斯的明针剂等。

（五）健康教育

1. 如出现以下情况应及时到医院就诊　眼睑下垂伴复视逐渐加重；近期内出现声音嘶哑、构音障碍；进食过程中出现咀嚼、吞咽困难，饮水呛咳；近期出现咳嗽无力伴胸闷；不能抬头，全身无力加重。

2. 感染、妊娠、分娩、手术、精神创伤、过度疲劳等，可为诱因，甚至导致危象发生。患者应避免过劳、外伤、烈日暴晒、预防感染、保持情绪稳定。育龄妇女应作好避孕工作，避免妊娠、人流。

3. 激素类和溴吡斯的明须遵医嘱服用。不要擅自停药、改量，注意药物不良反应。

4. 避免使用可降低肌膜兴奋性或抑制神经肌肉传递的药物

5. 门诊定期随访，并调整用药。

6. 出院后随身携带治疗卡片，方便抢救时对症用药。

十、椎基底动脉供血不足护理常规

（一）按内科疾病及神经系统疾病一般护理常规

（二）护理关键点

1. 眩晕。

2．头痛。

3．共济失调。

4．短暂性遗忘。

5．双眼视力障碍、复视。

6．恶心呕吐。

7．吞咽障碍。

8．构音不清。

9．意识障碍。

10．面、口周麻木。

11．跌倒发作。

12．交叉性瘫痪。

13．交叉性感觉障碍。

14．抑郁。

15．外伤/坠床。

（三）护理评估

1．指鼻试验、冷热水试验　是否表现为动作轻重、快慢不一，是否出现误指或经过调整后才能指准目标等，必要时进行冷热水试验。

2．眼部检查　有无视力模糊、复视，瞳孔大小是否异常，对光反射灵敏度。

3．痛温觉、深感觉、触觉检查　是否出现面、口周感觉障碍，是否出现痛温觉、触觉障碍。

4．面部检查　观察鼻唇沟是否变浅、消失或加深；口角是否对称、下垂、上提或抽搐，有无流涎；面颊部是否对称、平坦；让患者笑或者露出牙齿，观察有无面部肌肉减弱，出现一侧面瘫，或者笑脸不对称。

5．肢体检查　让患者将双手抬起，观察有无一侧肢体麻木，无力，行走困难。

6．言语功能检查　让患者说话或重复一句话，注意有无口齿不清，言语困难或不能理解。

7．评估起病时间及当时症状　询问有无家族史，有无意识模糊或意识障碍，以及突发无法解释的头痛等。了解症状、体征最早出现的时间、持续的时间以及症状缓解或消失的时间。

（四）护理措施

1．监测生命体征及氧饱和度。

2．根据医嘱完善相关实验室检查及辅助检查。

3．如头颅CT提示正常，根据患者发病情况、年龄，可确诊为椎-基底动脉供血不足导致的TIA，应及早使用抗血小板聚集治疗，以防患者病情发展为脑卒中。抗血小板治疗可选用阿司匹林100mg，每天一次；对有消化道疾病的患者应选用噻氯匹啶125mg，每天两次。

4．心理护理　对有抑郁的患者按医嘱予抗抑郁药物。

5．体位与活动　坐起、站立、行走等转换体位动作宜慢。

6．安全护理　床栏拉起，家属陪护，预防跌倒/坠床、拔管、烫伤等意外事件。

7．根据医嘱监测血压、血糖。

（五）健康教育

按本节"短暂性脑缺血护理常规"。

十一、运动神经元病（MND）护理常规

（一）按内科疾病及神经系统疾病一般护理常规

（二）护理关键点

1. 吞咽困难。

2. 误吸。

3. 肌肉萎缩。

4. 交流受限。

5. 营养失调。

6. 肺部感染。

7. 呼吸肌麻痹。

8. 气管切开护理。

9. 经鼻胃管/胃肠造瘘管管饲护理。

10. 生活自理缺陷。

（三）护理评估

1. 神志、生命体征、氧饱和度水平、双肺呼吸音情况、有无咳嗽、咳痰。

2. 肌力、肌张力、肌肉萎缩情况。

3. 有无延髓麻痹表现　构音障碍、声嘶、吞咽困难和咀嚼无力、饮水呛咳、舌肌萎缩、咽反射消失等情况，后期可伴有强哭强笑。

4. 营养状况。

5. 皮肤完整性。

6. 功能状况　有无跌倒/坠床的风险。

7. 发病过程及家族史。

8. 心理、社会状态，家庭支持、经济状况、宗教信仰。

（四）护理措施

1. 心理护理。

2. 饮食护理　高营养、易消化饮食，多食瘦肉、鱼虾、豆制品和新鲜蔬菜、水果。轻度吞咽困难的患者，给予半流质、糊状饮食；中重度吞咽困难者插胃管或进行胃造瘘管饲营养液。

3. 基础护理　保持口腔清洁，皮肤清洁、干燥、完整，必要时卧气垫床。

4. 使用床栏，家属陪护，预防跌倒/坠床。

5. 胸部叩击、协助排痰。

6. 保持大便通畅。

7. 肌肉按摩，主动及被动肢体功能训练。

8. 呼吸困难者，予吸氧，抬高床头，并做好气管插管准备。有条件者，可根据病情采用BiPAP（无创双水平气道正压）呼吸机进行呼吸支持，如使用机械通气者，做好相关的护理。

（五）健康教育

1. 保持乐观心态，参加力所能及的社会活动。

2. 合理饮食，保证足够的营养和水分摄入。

3. 留置胃管或胃造瘘注意事项，吸入性肺炎的预防宣教。

4. 防坠床、跌倒。

5. 按嘱用药，定期复查，注意药物不良反应。

6. 坚持康复锻炼：指导深呼吸、有效咳嗽；肢体无力、肌肉萎缩者，在能耐受的情况下，鼓励增加床上、床旁活动，并辅以局部按摩、推拿、针灸。

十二、帕金森病（PD）护理常规

（一）按内科疾病及神经系统疾病一般护理常规

（二）护理关键点

1. 姿势步态异常。

2. 吞咽困难。

3. 便秘。

4. 体位性低血压。

5. 认知功能障碍。

6. 抑郁。

7. 肺部感染。

8. 压疮。

9. 外伤/坠床。

10. 药物不良反应。

11. DBS手术前后护理。

（三）护理评估

1. 生命体征，注意有无直立性低血压。

2. 注意PD四项主征（静止性震颤、肌强直、运动迟缓、姿势步态障碍）及自主神经症状有无改善或加重。

3. 有无神经功能受损，检查肌力、肌张力变化及姿势反射。

4. 有无自主神经功能紊乱症状，如便秘、出汗异常、排尿障碍、性功能减退等。

5. 监测生命体征，必要时根据医嘱监测立卧位血压。

6. 营养状况，有无吞咽困难。

7. 检查皮肤情况，注意有无压疮发生。

8. 关注患者心理、情绪变化。

9. 活动能力，跌倒/坠床风险评估。

10. 生活方式和饮食习惯。

11. 既往病史和用药情况。

12. 家庭支持及经济状况。

（四）护理措施

1. 一般护理 鼓励患者进行适当的活动，注意安全，防止发生坠床/跌倒等意外，尽量避免使用约束带。晚期卧床者，适当抬高床头，勤翻身、拍背；指导家属协助患者进行肢体被动活动与按摩。

2. 饮食护理 给予清谈、易消化软食，多食蔬菜、水果和粗纤维食物，避免刺激性食物，戒烟、酒。

3. 耐心、详细地解答患者的问题，鼓励患者以良好的心态对待疾病。

4. 症状护理

（1）对于语言障碍的患者，耐心倾听，了解患者的需要。

（2）吞咽困难的护理：同第三章第二十二节"吞咽困难护理常规"。

（3）鼓励患者进行面肌锻炼，如鼓腮、噘嘴、伸舌、露齿、吹吸等训练，以改善面部表情和吞咽困难现象，协调发音，保持呼吸平稳、顺畅。

（4）对顽固性便秘者，多食用水果蔬菜及粗纤维食物，晨起多饮水，顺时针方向按摩腹部，也可以适当使用缓泻药或通便药。

（5）有体位性低血压患者，增加水盐摄入，可穿弹力袜，睡眠时抬高头位，起床要缓慢，防止晕厥。

（6）精神症状明显者，防止患者自伤或伤人。必要时根据医嘱给予抗精神病药。

5. 用药护理

（1）PD药物治疗均存在长期服药后疗效减退、出现运动并发症的特点，故应指导患者及家属认真记录用药情况（药名、剂量、用药时间），以便医生合理地调整用药方案，做好患者的个体化用药指导，避免患者及家属盲目用药。

（2）抗胆碱能药物苯海索：注意口干、视物模糊、便秘和排尿困难等不良反应。

（3）金刚烷胺：注意不宁、失眠、头痛、头晕等不良反应。

（4）左旋多巴及复方左旋多巴息宁或美多巴：注意有无恶心、呕吐、低血压、症状波动、运动障碍和精神症状。

（5）多巴胺（DA）受体激动剂：如吡贝地尔、普拉克索等，注意有无恶心、呕吐、便秘、体位性低血压、嗜睡、运动障碍及精神症状等不良反应。

6. 行深度脑刺激手术 简称DBS手术，主要是将电极植入到患者脑内，运用脉冲发生器刺激其大脑深部的某些神经核，纠正异常的大脑电环路，从而减轻这些神经方面的症状。患者做好手术前后的护理及宣教。

（五）健康教育

1. 保持良好的心态和有规律的生活习惯，注意关注情绪变化，部分PD患者合并有抑郁症，可在医生的建议下服用抗抑郁药物。

2. 合理饮食，预防误吸，防治便秘。

3. 掌握康复锻炼的方法，并坚持锻炼。

4. 注意安全，日常活动中防止坠床、跌倒等意外情况。

5. 晚期卧床者，加强翻身、拍背及肢体活动，防止压疮、肺部感染、便秘等并发症。

6. 定期门诊复查。

十三、脊髓亚急性联合变性护理常规

（一）按内科疾病及神经系统疾病一般护理常规

（二）护理关键点

1. 肢端麻木。

2. 运动障碍。

3. 贫血。

4. 坠床/跌倒。

5. 精神症状。

（三）护理评估

1. 生命体征、精神、面色、步态。

2. 有无精神症状如易激惹、抑郁、幻觉、精神混乱、类偏执狂倾向、认知功能减退，甚至痴呆。

3. 四肢肌力及肌张力情况。

4. 有无深感觉缺失、感觉性共济失调、四肢远端感觉异常、感觉减退，足趾和手指末端出现针刺、麻木和烧灼感，走路不稳，步态蹒跚等。

5. 有无贫血症状如疲乏无力、倦怠、腹泻和舌炎等。

6. 足部皮肤有无溃疡。

7. 引起该疾病的病因。

8. 活动能力、坠床/跌倒风险。

9. 心理状态、家庭支持及经济情况。

（四）护理措施

1. 心理护理　保持良好的心态，正确对待疾病。

2. 活动时注意安全，防止坠床/跌倒。

3. 瘫痪患者加强护理，防止压疮、坠积性肺炎等并发症，瘫痪肢体早期进行功能锻炼。

4. 饮食　加强营养，特别是富含B族维生素的食物，戒酒。

5. 完善维生素B_{12}及叶酸水平的实验室检查，通常在使用维生素B_{12}等药物之前抽血。

6. 一旦确诊或拟诊本病立即给予大剂量维生素B_{12}治疗，否则造成不可逆神经损伤。维生素B_{12}吸收障碍者需终生用药，合用维生素B_1和维生素B_6效果更佳。

7. 贫血患者用铁剂治疗　有恶性贫血者，合用叶酸和维生素B_{12}治疗，不宜单独使用叶酸，否则导致神经精神症状加重。

8. 病因治疗　如萎缩性胃炎的治疗，纠正营养不良。

（五）健康教育

1. 饮食指导　少量多餐，进食少渣，易消化食物。加强营养，多吃富含B族维生素的食物，如新鲜深色蔬菜和水果，牛乳、羊乳、牛腿、鸡肉、鸡蛋等。

2. 掌握正确的肢体功能锻炼。

3. 注意安全，预防坠床、跌倒。

4. 注意足部皮肤保养，防止皮肤溃烂。

5. 坚持按医嘱用药，肌注时避免同一部位反复注射。

6. 定期门诊随访。

十四、病毒性脑炎护理常规

（一）按内科疾病及神经系统疾病一般护理常规

（二）护理关键点

1. 头痛。

2. 发热。

3. 精神症状。

4. 意识障碍。

5. 癫痫发作。

6. 言语交流障碍。

7. 颅内高压。

8. 脑疝。

9. 坠床/跌倒。

10. 营养失调。

（三）护理评估

1. 有无呼吸道、消化道或皮肤等前驱感染征象。

2. 神志、瞳孔、生命体征、肢体活动、言语交流能力。

3. 呼吸系统评估　咳嗽、咳痰、呼吸音等。

4. 局部皮肤、黏膜情况，有无出现疱疹。

5. 有无人格改变、反应迟钝、记忆力及计算力下降或丧失等精神症状。

6. 头痛性质、部位、程度，有无呕吐、颈项强直。

7. 有无癫痫发作。

8. 营养状况。

9. 活动能力，坠床/跌倒风险评估。

10. 家庭支持和经济情况。

（四）护理措施

1. 心理护理　保持良好的心态，正确对待疾病。向患者及家属讲述疾病的相关知识。

2. 卧床休息，适当抬高床头，瘫痪肢体保持良肢位。勤翻身，预防压疮发生。

3. 注意患者安全，躁动不安或癫痫发作时防止坠床/跌倒、舌咬伤等意外发生。

4. 保证足够的热量摄入，给予高热量、清淡、易消化的流质或半流质饮食。少量多餐，以减轻胃胀，防止呕吐。频繁呕吐不能进食者，根据医嘱予静脉补液，维持水电解质平衡，注意防止窒息和误吸，必要时插胃管，鼻饲营养液。

5. 高热护理　按第三章第九节"发热护理常规"。

6. 对于精神异常者，教育家属及陪护人员，这是一种病理状态，以获得更多的配合和支持。关注患者有无伤人或自伤行为，注意自我保护，加强对患者的看护，必要时予约束、镇静或请精神科医生会诊。

7. 密切观察生命体征及神经系统的症状和体征，若患者出现意识障碍、瞳孔改变、躁动不安、频繁呕吐、四肢肌张力增高等症状及体征，提示有脑水肿、颅内压升高。若呼吸节律不规则、瞳孔忽大忽小或两侧不等大、对光反应迟钝、血压升高，须警惕脑疝的发生。应密切观察、详细记录病情，以便及早发现，及时处理。

8. 用药护理　了解各种药物的使用要求及不良反应，抗病毒药物常用的是阿昔洛韦和更昔洛韦。

（1）抗癫痫药物：注意有无骨髓抑制、肝功能损害、皮疹等不良反应。

（2）阿昔洛韦：常见不良反应有头痛、皮疹、血尿、低血压、静脉炎等。

（3）更昔洛韦：主要不良反应是肾功能损害和骨髓抑制。

（4）对症支持治疗：抗惊厥、脱水降颅压、营养支持、维持水电解质平衡、防治感染等。

9. 对恢复期患者，应进行功能锻炼，指导家属根据不同情况给予相应护理，以减轻后遗症。

（五）健康教育

1. 保持情绪稳定，安心配合治疗与护理。

2. 急性期卧床休息，家人陪护，防止坠床/跌倒等意外发生。

3. 保持病室安静，减少探视，避免声光刺激，以免诱发癫痫发作。

4. 注意保暖，防止受凉。保持口腔、皮肤清洁。高热时及时擦干汗液，补充水分。

5. 加强营养，给予高热量、易消化、富含纤维素、维生素的食物。

6. 识别癫痫发作的先兆表现如肢体麻刺感、上腹部不适、恐惧、幻觉等，发作时家属的正确应对。

7. 坚持肢体及言语功能的康复锻炼。

8. 有精神症状者，外出家人陪同，并佩带身份牌，防止走失。

9. 药物的作用和不良反应。

10. 定期门诊复查。

十五、新型隐球菌脑膜炎护理常规

（一）按内科疾病及神经系统疾病一般护理常规

（二）护理关键点

1. 头痛。

2. 发热。

3. 视物模糊。

4. 意识障碍。

5. 脑神经受损。

6. 癫痫发作。

7. 颅内高压。

8. 脑疝。

9. 药物不良反应。

10. 药物配置。

11. 中心静脉置管护理。

12. 放置Ommaya（植入帽状腱膜下方的一种装置）管手术前后护理。

13. 鞘内注射。

（三）护理评估

1. 神经系统症状和体征 GCS、瞳孔、运动、语言、脑神经、感觉、反射。

2. 头痛性质、部位、程度，有无呕吐、颈项强直、抽搐。

3. 注意患者的精神症状，有无烦躁不安、人格改变、记忆衰退等表现。

4. 活动能力，坠床/跌倒的风险评估。

5. 了解起病时间、症状及就诊情况。

6. 询问患者有无皮肤及呼吸道等前驱感染征象。

7. 了解患者居住环境，有无接触鸽子及其他鸟类粪便史。

8. 疾病史 有无全身性免疫缺陷疾病、慢性消耗性疾病。

9. 心理、社会状态，家庭支持、经济状况、宗教信仰。

（四）护理措施

1. 心理护理 保持与患者及家属良好的沟通，及时提供各种诊疗、护理信息，鼓励他们正确对待疾病，树立战胜疾病的信心。

2. 一般护理 急性期卧床休息，颅内压增高时适当抬高床头。视力障碍者，家属陪护，注意环境安全，防止坠床/跌倒。运动和感觉障碍患者，加强皮肤护理，防止发生压疮、烫伤等意外情况。

3. 饮食护理 给予易消化、高蛋白、富含维生素的饮食。意识障碍患者，予鼻饲营养液或流质。

4. 高热护理 按第三章第九节"发热护理常规"。

5. 抗真菌治疗 强调合并用药和多途径给药，通常当临床症状消失和脑脊液检查正常后，还需3次脑脊液隐球菌培养阴性方可考虑停药。

（1）两性霉素B：不良反应大，可引起高热、寒战、恶心、呕吐、头痛、血栓性静脉炎、血压降低、低钾血症、氮质血症等，偶可出现心律失常、癫痫发作、白细胞或血小板减少、贫血。脑室内给药可致室管膜炎、脑病、惊厥发作和死亡。用药过程中注意观察药物不良反应，根据医嘱定期检查血尿常规、肝肾功能、电解质、心电图等。

（2）5-氟胞嘧啶：与两性霉素B合用可增强疗效，该药不良反应有胃肠道反应、肝毒性和血液系统不良反应。每周根据医嘱监测肝功能及血常规，肾功能不全者，每次给药剂量不变，但应增加给药间隔时间。

（3）伊曲康唑：第一、第二天，每天2次，每次1小时静脉滴注200mg。第三天起，每天1次，每次1小时静脉滴注200mg。伊曲康唑200mg须加入专用溶酶中，使用专用的延长管，专用的静脉通路滴注，用后管路弃去，勿冲洗注意用药剂量的准确性。该药常见不良反应有胃肠道不适、头痛、头晕、可逆性的转氨酶升高、过敏反应等。

6. 对症及支持治疗

（1）脱水降颅压、止痛、保护视神经和防止发生脑疝是隐球菌性脑膜炎最重要的对症治疗。

（2）当使用大剂量的甘露醇、甘油果糖等降颅压治疗时要注意保持水、电解质平衡。

（3）使用激素治疗可减轻脑水肿，减少抗真菌药物的不良反应，但应严密观察其不良反应，及早采取针对措施。

7. 输液通路的维护　为减少药物对静脉的刺激作用，通常需要通过中心静脉置管输液。

（五）健康教育

1. 保持情绪稳定，配合治疗与护理。

2. 急性期卧床休息，家人陪护，防止坠床/跌倒等意外发生。

3. 保持病室安静，减少探视，避免增高颅内压的行为，如情绪激动、用力咳嗽、用力排便等。

4. 注意保暖，防止受凉。保持口腔、皮肤清洁。高热时及时擦干汗液，补充水分。

5. 加强营养，给予高热量、易消化、富含纤维素、维生素的食物。

6. 正确记录24小时出入量。

7. 遵医嘱继续服用抗真菌药，注意药物的作用和不良反应。

8. PICC管留置的注意事项。

9. 定期门诊复查脑脊液和行神经系统体检。一般建议在出院后1周、1个月、3个月、6个月。

十六、吉兰-巴雷综合征（GBS）护理常规

（一）按内科疾病及神经系统疾病一般护理常规

（二）护理关键点

1. 躯体移动障碍。

2. 吞咽困难。

3. 呼吸肌麻痹。

4. 感觉异常。

5. 自主神经症状。

6. 肺部感染。

7. 压疮。

8. 气管切开护理。

（三）护理评估

1. 了解起病形式和进展　病前有无感染、疫苗接种史，来院前就诊情况。

2. 生命体征、神志、瞳孔、氧饱和度。

3. 神经功能受损情况

（1）肢体肌力、肌张力。

（2）肢体有无感觉障碍及疼痛。

（3）有无烦躁、呼吸频率加快、呼吸费力、发绀等呼吸肌麻痹的症状和体征。

（4）有无脑神经麻痹：面瘫、吞咽困难、声音嘶哑等。

（5）有无自主神经症状：心动过速、直立性低血压、面部潮红、出汗、手足肿胀、营养障碍等。

4. 注意有无咳嗽、咳痰、肺部啰音、发热等肺部感染征象。

5. 有无压疮、深静脉血栓等并发症。

6. 脑脊液检查结果　有无蛋白 – 细胞分离（蛋白增高而细胞数正常，出现于病后 2～3 周）。

7. 电生理检查报告　神经传导速度和肌电图。

8. 患者及家属的心理状况，对疾病的认识和学习的需要。

9. 康复的介入及效果。

（四）护理措施

1. 急性期护理

（1）保持情绪稳定。

（2）卧床休息，瘫痪肢体保持良肢位。

（3）中重度吞咽困难者予鼻饲，防止误吸。

（4）保持呼吸道通畅，鼓励患者进行深呼吸，有效咳嗽，必要时吸痰。

（5）气管切开患者做好气管切开护理，及时更换切口周围纱布，预防感染。

（6）勤翻身，出汗多者及时擦洗，预防压疮发生。

（7）密切观察生命体征、神志、瞳孔、肌力、肌张力、感觉的变化，监测氧饱和度。

（8）与患者及家属共同制定肢体功能锻炼计划，协助和督促患者进行康复锻炼。

2. 心理支持

（1）保持环境安静、整洁，保证患者充足的睡眠和休息。

（2）向患者及家属耐心解释疾病过程、治疗计划和预后，减轻恐惧心理，树立战胜疾病的信心。

3. 用药护理

（1）皮质类固醇激素：按本节"急性脊髓炎护理常规"护理措施。

（2）免疫球蛋白：开始滴注速度为 60ml/h（约 20 滴 / 分），持续 15 分钟后无头痛、心慌、恶心等不良反应，可逐渐加快速度，最快滴注速度不超过 180ml/h（约 60 滴 / 分）。

4. 血浆置换者，做好血透置管的护理。

5. 并发症的护理

（1）监测患者血电解质的情况。

（2）注意观察各种并发症的早期表现，及时发现并通知医生。常见并发症包括：呼吸衰竭、肺部感染、压疮、深静脉血栓等。

（3）抢救设备及抢救药物处于备用状态。

（五）健康教育

1. 饮食指导　饮食应清淡、易消化，富高蛋白、高维生素、含钾的饮食，如新鲜蔬菜水果。忌食过咸、辛辣刺激性食品。戒烟酒，不喝浓茶、咖啡。吞咽困难、进食呛咳者不可强行进食，可予鼻饲。

2. 康复指导　鼓励患者进行日常生活自理能力训练，必要给予协助。早期进行肢体被动或主动运动，同时结合针灸、理疗、按摩和步态训练，运动要循序渐进，不能急于求成。

3. 日常生活指导

（1）按时用药，并注意药物不良反应。

（2）掌握正确深呼吸及有效咳嗽的方法，保持呼吸道通畅。

（3）保持床单位干燥、整洁，定时翻身，预防发生压疮。

（4）感觉障碍者禁用热水袋，防止烫伤。

（5）患者外出时需有人陪伴，以防意外，并防受凉感冒。

4. 心理指导　及早识别和处理焦虑症和抑郁症，鼓励患者参与力所能及的社交活动。

十七、周期性瘫痪护理常规

（一）按内科疾病及神经系统疾病一般护理常规

（二）护理关键点

1. 电解质紊乱。

2. 肢体无力。

3. 心律失常。

4. 呼吸肌麻痹。

5. 外伤/坠床。

（三）护理评估

1. 生命体征及氧饱和度、血钾水平、ABG、血糖、心电图。

2. 有无诱因　饱餐、酗酒、过劳、剧烈运动、寒冷、感染、创伤、情绪激动、焦虑、月经，以及注射胰岛素、肾上腺素、皮质类固醇或大量输入葡萄糖等。

3. 发病起始时间、持续时间，频率及发病的特点　该病一般在晨醒或夜晚发病，肢体肌肉对称性无力或完全瘫痪，下肢重于上肢、近端重于远端。也可从下肢开始累及上肢。可伴有肢体酸胀、针刺感。发作一般经数小时至数日逐渐恢复，最先受累的肌肉最先恢复。发作频率不等。

4. 发病的前驱症状　发病前可有肢体疼痛、感觉异常、烦渴、多汗、少尿、面色潮红、嗜睡、恶心等。

5. 神经系统　肌力、感觉变化。

6. 呼吸系统　有无呼吸困难（严重病例偶可累及呼吸肌）。

7. 循环系统　有无心律失常、心电图低钾性改变。

8. 泌尿系统　尿量。

9. 有无甲状腺功能亢进、醛固酮增多症、肾衰竭、代谢性疾病等。

10. 活动能力，坠床/跌倒风险评估。

11. 心理、社会、精神状况

（四）护理措施

1. 心理护理　部分患者发作频繁常影响工作及生活，易产生焦虑心理，应详细告知患者本病的病因、前驱症状、诱因以及自我的防护措施，让患者了解随着年龄的增加，发作频率会逐渐减少，使其保持良好的心态，正确对待疾病。

2. 饮食指导　少食多餐，勿过饱。忌食浓缩高碳水化合物饮食，少吃甜食和糖，限制钠盐，多选择含钾丰富的食物，戒烟酒。

3. 活动与休息指导　发作期卧床休息，发作间期鼓励患者在耐受范围内适当活动，如有心脏损害症状时应限制活动。日常活动和锻炼时注意安全，防止受伤。

4．用药护理

（1）发作时以口服补钾为主，也可静脉滴注氯化钾，注意静脉补钾的速度和浓度。10%氯化钾注射液尽量不要加入葡萄糖注射液内静脉滴注，以免葡萄糖刺激机体释放胰岛素，激发钾从细胞外转移至细胞内，而发生血清钾水平正常化延迟。动态观察尿量，注意有无少尿甚至无尿的现象，避免高血钾发生。

（2）发作频繁者，发作间期可按医嘱服用钾盐和螺内酯预防发作。

5．病情观察　生命体征、肌力、尿量、血钾、血钠水平，注意有无呼吸困难、心律失常及胃肠道症状。

6．避免各种发病诱因　过度疲劳、受凉、精神刺激、低钠饮食、摄入过多高碳水化合物等。

（五）健康教育

1．戒烟酒，少量多餐，进食高钾低钠食物，忌高糖高碳水化合物饮食。

2．掌握静脉或口服补钾的注意事项。

3．发作频繁者，发作间期可按医嘱补钾或口服乙酰唑胺、螺内酯等预防发作。甲亢性周期性瘫痪者积极治疗甲亢可预防复发。

4．生活规律，适当活动，避免各种诱发因素，如疲劳、饱餐、寒冷、酗酒和精神刺激等。

5．了解病因、前驱症状及学会自我防护措施。

6．门诊定期复查。

十八、眩晕护理常规

（一）按内科疾病及神经系统疾病一般护理常规

（二）护理关键点

1．眩晕。

2．恶心、呕吐。

3．听觉损害。

4．其他神经系统症状和体征。

5．坠床/跌倒。

（三）护理评估

1．眩晕的性质　区别真性眩晕与假性眩晕。真性眩晕存在自身或对外界环境空间位置的错觉。

2．眩晕的特点　鉴别中枢性眩晕与外周性眩晕。

3．眩晕加重或缓解的因素　是否与体位、用药、焦虑等有关。

4．眩晕相伴的其他症状和体征。

5．生命体征。

6．患者胃纳情况，有无水电解质酸碱平衡失调。

7．神经系统、耳、前庭功能检查结果，如听力检查、位置性眼球震颤诱发试验、变位性眼震（Dix-Hallpike）试验等。

8. 辅助检查 血常规、血生化、胸片、心电图、脑电图、脑血流图、头颅CT及MRI、电测听、听觉诱发电位、甘油试验等的检查结果。

9. 药物的作用及不良反应。

（四）护理措施

1. 卧床休息，选择合适体位，减轻眩晕症状。避免声光刺激及精神紧张。

2. 家属陪护，床栏使用，防止跌倒/坠床。

3. 清淡、易消化、低盐饮食。适量控制水和盐的摄入，以减轻内耳迷路水肿。

4. 呕吐时，及时清除呕吐物，防止误吸。频繁呕吐者，注意水电解质酸碱平衡。

5. 必要时低流量吸氧。

6. 根据医嘱对症治疗，注意观察药物不良反应。

（1）扩血管药：如凯时、倍他司丁、山莨菪碱等。

（2）镇静剂：早期适量应用，如苯巴比妥、地西泮等。

（3）止吐：甲氧氯普胺、多潘立酮。

（4）脱水：早期限制进水量，可临时静滴甘露醇。

（5）激素治疗：减轻水肿，缓解症状。

（6）治疗头晕药物：如敏使朗等。

（7）有焦虑、抑郁等症状的患者，应行心理治疗。

（8）进食少、呕吐重者，予静脉补液。

（9）如因药物中毒引起的眩晕，鼓励患者多饮水。

（10）后循环缺血患者，按缺血性卒中处理。

7. 良性发作性位置性眩晕（BPPV） 目前对BPPV首选手法复位，目的是将悬浮在半规管中的耳石倒回到椭圆囊中，疗效明显，约80%的患者在第一次复位后眩晕和眼震完全消失。

8. 手术治疗 内耳病变听力已丧失而久治不愈者，可行迷路破坏手术或前庭神经切断术。

（五）健康教育

1. 调节情绪，保持良好心态。

2. 注意安全，防止发生坠床/跌倒等意外。

3. 清淡、易消化、低盐饮食，忌烟酒。

4. 加强锻炼，增强体质。

5. 注意药物作用及不良反应。

6. 积极进行病因的治疗。

十九、自发性低颅压（SIH）护理常规

（一）按内科疾病及神经系统疾病一般护理常规

（二）护理关键点

1. 头痛。

2. 颅内低压。

3. 视物障碍。

4. 听力障碍。

5. 恶心、呕吐。

6. 腰穿护理。

7. CT脊碘造影护理。

8. 脊髓硬膜外血贴治疗护理。

9. 焦虑。

（三）护理评估

1. 生命体征。

2. 神经系统症状和体征　意识、瞳孔、语言、运动、视觉、听觉等。

3. 评估头痛部位、性质、程度、规律、起始与持续时间。了解头痛与体位的关系，是否为坐位或立位时头痛加重，卧位后症状缓解或消失。有无恶心、呕吐、颈项牵引感、头晕、畏光、耳鸣、听力障碍等伴随的症状与体征。

4. 有无结缔组织病，如蜘蛛状指（趾）综合征（即Marfan综合征，是一种以特殊性蜘蛛样四肢表现、多器官受累的遗传疾病，较罕见）。

5. CSF、CT或MRI等检查结果。

6. 腰穿测压情况，CT脊碘造影及颅脑MRI增强等检查的结果。

7. 近期治疗、用药情况。

8. 患者对疾病及各项检查、治疗的认知程度，有无焦虑、恐惧以及家庭支持情况。

（四）护理措施

1. 卧床休息，根据头痛程度，先去枕平卧、平卧，再逐渐抬高床头。

2. 鼓励患者多饮水、喝汤，据医嘱予静脉补液。

3. 保持环境安静、整洁，保证患者充足的睡眠和休息。必要时根据医嘱给予镇静药。注意观察患者的心理、情绪变化，及时向患者及家属解释疾病及检查、治疗的相关知识，减轻焦虑、恐惧心理，树立战胜疾病的信心。

4. CT脊碘造影的护理配合

（1）协助物品准备：腰穿常规用物、进口碘海醇针100ml、0.9%NS 100ml、20ml注射器1副。

（2）协助患者准备：嘱患者排空大小便，协助取腰穿体位，介绍检查过程，给予心理支持。

（3）在医生操作过程中，协助扶持患者，保持良好体位，注意观察患者面色、脉搏、呼吸、意识，询问患者有无头痛、头胀、肢体麻木、酸痛等情况，如有异常及时报告操作者。

（4）术后协助患者改变体位：去枕平卧5~10分钟，右侧卧5分钟，俯卧5分钟，左侧卧5分钟，再平卧。头痛明显者，可垫低枕头。

（5）保留造影剂≥30分钟，送患者行颈椎、胸椎、腰椎薄层CT扫描。

（6）及时送检CSF标本。

（7）检查回来后，嘱患者继续去枕平卧6小时。观察有无头痛，肢体麻木，以及局部敷料渗血、渗液情况。

（8）指导患者全身放松，床上大小便，排尿困难者可予临时导尿。

（9）鼓励患者多饮水，防止腰穿后头痛加剧，并可促进造影剂排泄。

（10）关注CT脊碘造影结果，了解患者是否存在脑脊液漏及漏点情况。

5. 脊髓硬膜外血贴治疗　在手术室进行，术后注意观察局部敷料情况。

（五）健康教育

1. 了解疾病相关知识。

2. 掌握缓解头痛的方法，如卧床休息、多饮水、必要时补液、使用止痛药等。

3. 防范坠床、跌倒。

4. 坚持随访，定期复查。

二十、痴呆护理常规

（一）按内科疾病及神经系统疾病一般护理常规

（二）护理关键点

1. 生活自理缺陷。

2. 情感障碍。

3. 语言沟通障碍。

4. 记忆力下降。

5. 认知障碍。

6. 肺部感染。

7. 走失。

8. 其他安全护理（自杀、伤人、坠床、跌倒等）。

（三）护理评估

1. 生理状态

（1）生命体征、心律、呼吸形态、氧饱和度、呼吸音、咳嗽、咳痰情况。

（2）GCS、瞳孔、视觉、言语、运动，有无神经功能受损情况如偏瘫、失语等。

（3）大小便情况。

（4）皮肤情况。

2. 智能损害情况

（1）有无遗忘和记忆力减退。

（2）认知障碍：定向、理解、计算、语言、抽象思维等能力下降。

（3）情感障碍：情绪不稳、焦虑、抑郁、欣快、淡漠、幻觉、妄想、失眠、夜间谵妄等。

3. 营养状况　有无营养不良，能否自行进食、胃纳情况、饮食习惯。

4. 日常生活自理能力　穿衣、洗漱、上厕所等。

5. 跌倒/坠床的风险评估。

6. 实验室检查，CT或MRI结果。

7. 心理、社会状态，家庭支持，经济状况，宗教信仰，文化程度。

8. 疾病史与家族史　有无脑外伤、脑血管意外、高血压、糖尿病、心脏病，用药情况。

9. 药物的作用、不良反应。

（四）护理措施

1. 一般护理　关心患者，鼓励和引导患者多与家属或陪护人员、同病室病友、医护人员进行交流，尽可能地进行日常生活活动，适当进行散步等运动。

2. 安全护理　家属或陪护人员陪伴，防止坠床、跌倒、烫伤、走失、自杀等意外发生。

3. 饮食护理

（1）加强营养：给予易消化、营养丰富且患者喜欢的食物，糖尿病患者根据疾病而定。

（2）进食时保持环境安静，以免患者分心。

（3）不能自行进食的患者，喂饭速度不宜过快，以免造成呛咳、窒息。若患者拒绝进食，可设法转移其注意力，平静后再缓慢进食。

（4）必要时管饲营养液或流质。

4. 症状护理

（1）有记忆障碍的患者，日常生活自理下降，应耐心倾听和解释患者的疑问，细心协助生活护理。

（2）有语言障碍的患者，注意交谈技巧要直接简单，语速缓慢，一次只说一件事。必要时借用手势、文字、图片等进行沟通。

（3）有精神障碍的患者，应注意安全，去除病室内刀、绳等危险品，防止自杀和伤人。

（4）有情感障碍的患者，须安慰同情患者，建立良好护患关系，可以指导开展一些适宜、有趣的游艺活动，如读报、下棋、玩牌等。

5. 晚期长期卧床患者护理，常可导致营养不良、肺部感染、泌尿系感染、压疮等并发症，应加强护理。

（1）口腔护理、会阴护理。

（2）每2小时翻身，保持皮肤清洁、干燥、完整。

（3）加强营养，必要管饲营养液或流质。

（4）保持大便通畅。

（5）活动肢体，防止肌肉萎缩，关节僵硬，及下肢深静脉血栓形成。

6. 用药注意事项

（1）告知患者及家属药物作用、用法与用药注意事项，注意药物不良反应。

（2）协助患者服药，并确认患者已服下药物。

（3）盐酸多奈哌齐等药物起效较慢，且有胃肠道反应等不良反应，督促患者坚持每日服药。

（4）他克林肝脏毒性较明显，根据医嘱定期监测肝功能。

（五）健康教育

1. 加强营养，多进食高蛋白、富含维生素的食物，多吃新鲜蔬菜、水果和补脑益智的食物。

2. 保持室内空气清新，保持生活自理，注意个人卫生，卧床患者加强基础护理。

3. 加强安全意识，防止烫伤、坠床、跌倒等意外情况。

4. 防自杀或伤人，家中药品、电源以及刀绳等危险品必须管理好。

5. 随身携带写有患者姓名、住址、联系电话等的卡片或布条，外出时有人陪护，防止走失。晚期精神智能障碍明显时，需专人看护。

6. 利用社会服务机构、老人福利院等社会支持系统更好地照顾患者，提高患者的生活质量，鼓励参加适宜的社交活动和体育锻炼，如散步、打太极拳等。

7. 定期门诊复查血压、血糖、血脂、肝肾功能等。

二十一、肝豆状核变性护理常规

（一）按内科疾病及神经系统疾病一般护理常规

（二）护理关键点

1. 肌张力障碍。

2. 不自主运动。

3. 吞咽困难。

4. 构音障碍。

5. 静止性震颤。

6. 意向性震颤。

7. 姿势性震颤。

8. 角膜色素环。

9. 进行性智力减退。

10. 情感、行为、性格异常。

11. 肝区疼痛。

12. 肝脾肿大。

13. 黄疸。

14. 外伤/坠床。

15. 抑郁。

16. 经鼻胃管/胃肠造瘘管饲护理。

（三）护理评估

1. 眼部检查　检查角膜与巩膜的交界处，在角膜的内表面上，有无呈绿褐色或金褐色。

2. 肢体检查　检查肌力及肌张力有无障碍，观察有无不自主运动及震颤。

3. 智力检查　询问简单数学题，以观察患者有无智力减退，思维迟钝。

4. 吞咽功能检查　检查咽反射及进行饮水试验以判断患者有无饮水呛咳，吞咽功能有无障碍。

5. 起病时间　询问有无倦怠，无力，肝区疼痛，行为、情感、性格异常，进行性智力减退等症状，以了解症状、体征最早出现的时间。

6. 进食、营养状况　是否需要营养科会诊，患者能否自行进食，吞咽功能、胃纳及饮食情况。

7. 活动能力　是否需要康复科会诊，有无跌倒/坠床的风险。

（四）护理措施

1. 给予吸氧及测生命体征，脉搏、氧饱和度。

2. 开通静脉通道。

3. 根据医嘱完善相关实验室及辅助检查　如铜氧化酶活性测定，人体微量铜测定，肝肾功能，骨关节X线检查，头颅CT及MRI等。

4．驱铜治疗的护理　首选 D–青霉胺，成人 0.5g/次，每天 3 次，儿童 20mg/kg/天，分三次口服，需终生用药。病人首次使用应作青霉素皮试，阴性才能使用。在驱铜治疗时，密切注意观察患者的各种反应，如在连续大剂量驱铜时，患者极易出现低钙引起的抽搐症状，轻度低钾出现的疲倦、神情淡漠、恶心、呕吐、腹胀、腹痛、心律失常、心功能下降等症状，严重者可出现四肢对称性肌无力，甚至呼吸困难、昏迷、心脏收缩期停搏而死亡。发现异常，及时报告给医生，并积极配合医生给予患者补钙、补钾处理，同时严密观察病情，记录 24 小时出入量，观察心电图情况，积极配合检测血钾浓度，防止发生高血钾。

5．心理护理　本病需终生维持性服药治疗，病人对此病认识不足，内心压抑，终日不语，更多的病人却担心预后情况。针对病人的种种思虑，耐心地解释病人提出的疑问，并主动向病人解释发病原因、病情变化的预后转归。对有抑郁的患者按医嘱予抗抑郁药物，对智力减退者用促智药。向家属讲解疾病相关知识，告之早期、正规的治疗可获得与正常人接近的生活质量和寿命，使其增强信心，积极配合治疗。

6．饮食护理

（1）吞咽功能正常患者给予低铜饮食，尽量避免食用含铜多的食物，如坚果、巧克力、豌豆、蚕豆、玉米、香菇、贝壳类和蜜糖、各种动物肝和血；嘱患者多进食高氨基酸、高蛋白食物。

（2）轻度吞咽困难患者，给予半流质糊状饮食。

（3）中重度吞咽困难患者，予留置胃管，按医嘱鼻饲。

（4）一月后仍有吞咽困难，建议胃造瘘，管饲营养液。

7．体位与活动　锥体外系症状明显、肝功能损害严重者以卧床休息为主，鼓励患者进行适量的户外活动。

8．基础护理　保持口腔、会阴清洁，保持皮肤清洁、干燥、完整。

9．呼吸道护理　按本节"脑梗死护理常规"。

10．保持大便通畅。

11．安全护理　使用床栏，家属陪护，预防跌倒/坠床、拔管、烫伤等意外事件。

12．根据医嘱监测血压、脉搏、血糖，及时汇报处理。

（五）健康教育

1．戒烟酒，有规律生活，低铜、高蛋白饮食。

2．安全防范　防坠床/跌倒、防误吸、各类管道管理、约束具的使用。

3．多参加户外活动，保持心情开朗。

4．按医嘱用药，不要擅自停药或改药。

5．定期门诊复查。

6．出现严重的震颤、肌无力、视物模糊、言语障碍等症状，及时就诊。

二十二、偏头痛护理常规

（一）按内科疾病及神经系统疾病一般护理常规

（二）护理关键点

1．持续搏动性头痛。

2. 嗜睡。

3. 烦躁。

4. 恶心呕吐。

5. 短暂肌力减退、遗忘、言语不清。

6. 短暂眩晕、耳鸣。

7. 短暂双侧手足或口周麻木。

8. 疲乏。

（三）护理评估

按本节"肝豆状核变性护理常规"。

（四）护理措施

1. 安排相对安静、舒适的病房，室内空气应当保持新鲜，光线要柔和，最好有空调装置，保持室温恒定。

2. 根据医嘱监测血压、完善相关实验室及辅助检查。

3. 饮食　嘱咐病人少进食富含奶酪、巧克力、红酒、柑橘等富含酪胺或苯乙胺食物以及腌制品。发作期间有轻度吞咽困难患者，给予半流质糊状饮食。

4. 偏头痛发作期治疗护理　遵医嘱给予地西泮、麦角碱类药品口服，如患者伴有中度或重度的恶心或呕吐，应报告医生，加用异丙嗪或甲氧氯普胺镇吐。

5. 严重偏头痛治疗护理　遵医嘱给予麦角碱类药物口服，如使用麦角胺咖啡因（含酒石酸麦角胺1mg、咖啡因100mg），头痛不能缓解的患者可皮下注射酒石酸二氢麦角胺0.5mg。患者伴恶心、呕吐，须报告医生，加用异丙嗪或甲氧氯普胺镇吐。

6. 心理护理　患者必须要善于调节自己的情绪，尽量保持稳定、乐观的心理状态，遇事要沉着冷静，学会客观、理智地对待事情，不要过喜、过悲、过怒、过忧，学会控制情绪，进行自我调节。转移一下注意力，放松紧绷的神经，以减轻或消除不良的情绪对大脑神经的刺激，防止诱发偏头痛。对有抑郁、紧张、焦虑的患者按医嘱予抗抑郁、抗焦虑药物。

7. 体位与活动　发作期以卧床休息为主，注意睡眠质量。创造一个安静、避光的休息环境，以降低大脑皮层兴奋性，使之尽快进入睡眠状态。缓解期鼓励患者到空气清新的室外场所活动。

8. 用药护理

（1）使用麦角胺咖啡因（含酒石酸麦角胺1mg、咖啡因100mg）：先兆或头痛发生时口服2片，半小时后如无效可再服1片，注意每天用量不超过4片，每周总量不超过12片。

（2）皮下注射酒石酸二氢麦角胺者：注意本药不能长期使用或过量使用，孕妇以及有严重心血管、肝、肾疾病者禁止使用。

（3）阿司匹林、对乙酰氨基酚应在饭后半小时服用，减少胃肠道反应。

（五）健康教育

1. 戒烟酒，有规律生活，合理饮食，避免劳累，保持充足的睡眠。

2. 消除除抑郁、焦虑、紧张的心境，避免各种理化因素刺激。

3. 饮食指导　少进食富含奶酪、巧克力、红酒、柑橘等富含酪胺或苯乙胺食物以及腌制品。

4. 预防用药指导　对中度或严重偏头痛每月发作3次以上者，指导患者可在头痛发作先兆期或早期口服5-HT受体拮抗剂或肾上腺受体阻断剂等药物预防发作。注意按医嘱用药，不要擅自停药或改药。如出现严重头痛，经自行服药不能缓解等情形，应及时就诊。

5. 偏头痛患者要避免直视汽车玻璃的反光。强烈的光线会直接诱发偏头痛，闭眼时会感觉到残存多个圆形光斑。避免从较暗的室内向光线明亮的室外眺望，不可对视光线强烈的霓虹灯。

6. 安全防范　防坠床/跌倒等。

二十三、面神经炎护理常规

（一）按内科疾病及神经系统疾病一般护理常规

（二）护理关键点

1. 单侧面部表情肌完全性瘫痪。

2. 流涎。

3. 泪液外溢。

4. 食物滞留。

5. Bell现象。

6. 味觉障碍。

7. 听觉过敏。

8. 亨特综合征。

9. 耳后疼痛。

10. 抑郁。

11. 口腔护理。

12. 外伤/坠床。

（三）护理评估

1. 询问患者起病时间及症状、体征最早出现的时间；起病前是否受凉或有上呼吸道感染症状。

2. 检查咽反射，评估吞咽功能，了解饮水试验结果。

3. 评估面舌瘫的情况。

4. 关注患者的心理状况，对疾病的认识和学习的需要。

（四）护理措施

1. 测生命体征。

2. 根据医嘱完善相关实验室及辅助检查。

3. 营养面神经护理　使用B族维生素，维生素B_1 100mg及维生素B_{12} 500μg肌肉注射，每天一次。

4. 物理治疗　急性期可在茎乳口附近行超短波透热疗法、红外线照射或局部热敷等，有利于改善局部血液循环，减轻神经水肿。指导患者对镜按摩瘫痪面肌，每日数次，每次5～10分钟。

5. 心理护理　本病起病突然，有些病人认识不足，内心压抑，担忧面容的改变，终日不语，更多的病人却担心预后情况。针对病人的种种思虑，诚恳、耐心地解释病人提出的疑问，并主动向病人解释发病原因、病情变化的预后转归。对患者口眼歪斜的面容，应尽力体贴关怀，加强生活上的帮助，语言上的沟通。

6. 饮食　因本病使味觉与咀嚼功能减退影响食欲，所以要尽量鼓励病人进食，给予适合病人的口味，并富有营养、可口清淡、易消化半流质或软质饮食，忌辛辣生冷刺激食物。由于本病影响咀嚼，进食咀嚼时食物易滞留在患侧齿颊之间，故应做好口腔护理，饭后用3%碳酸氢钠或温开水漱口，睡前刷牙。

7. 体位与活动　急性期卧床休息为主，避免风寒，外出应戴口罩。面神经功能恢复后，指导患者对镜练习瘫痪的各单个面肌的随意运动。

8. 基础护理

（1）保持口腔清洁，必要时予口腔护理。

（2）保持皮肤清洁、干燥、完整。面部减少光源刺激，如电脑、电视、紫外线等。可用毛巾热敷脸，每天3~4次，勿用冷水洗脸。遇到寒冷天气时，需要注意头部保暖。

（3）患者眼睑不能闭合，睡前涂敷眼药膏，并用生理盐水湿纱布盖眼保护角膜。

（五）健康教育

1. 戒烟酒，有规律生活，合理饮食　鼓励病人进食，给予适合病人的口味，并富有营养、可口清淡、易消化半流质或软质饮食，忌辛辣生冷刺激食物。

2. 在空调房避免冷风口正对头面部。

3. 主动运动，面神经功能恢复后，指导患者对镜练习瘫痪的各单个面肌的随意运动。

4. 按医嘱用药，不要擅自停药或减量。

5. 定期门诊复查，及时评估面神经功能恢复情况。

6. 出现面部肌肉瘫痪、无力，味觉障碍等症状，及时就诊。

第十节　感染性疾病护理常规

一、感染性疾病一般护理常规

1. 按内科疾病一般护理常规。

2. 入院接待　详细介绍感染病区制度，做好卫生常识宣教及患者思想工作，使其安心休养与配合治疗。

3. 基础护理　严格执行消毒隔离制度，履行疫情报告职责。根据疾病传播途径做好消毒隔离工作，避免交叉感染，防止感染性疾病的播散。

4. 休息与活动　急性期患者应卧床休息，防止并发症。恢复期及病情轻者可予适当活动。

5. 饮食护理　根据病情或医嘱给予饮食。高热者须给足水分。呕吐、腹泻严重者，应及时补充水分与电解质。肾衰竭、心衰、肺水肿或脑水肿者，应严格限制进水量与控制输液速度，准确记录出入量。

6. 排泄护理　准确、及时留取尿、便标本，以协助诊断。注意做好皮肤护理。

7. 用药护理 掌握感染性疾病常用药物的剂量、方法、浓度、作用及副作用，注意在用药过程中有无不良反应，及时观察用药后的效果。

8. 专科观察要点

（1）患者生命体征情况。

（2）注意判断患者有无意识障碍、惊厥、剧烈头痛、严重呕吐或腹泻，大出血、苍白、发绀、淋巴结肿大等情况，及时报告医生。

（3）全身皮肤出疹情况。

（4）患者大便的性状、量及小便的性状、量。

9. 心理护理 做好感染性疾病知识宣教，解释指导个人防护，鼓励安慰患者及家属，树立战胜疾病的信心。

10. 健康教育

（1）了解感染性疾病的预防、传播途径等知识，保护易感者，做好一级预防。

（2）了解手卫生的必要性及正确方法。

（3）了解疾病的相关知识、治疗方案及药物的作用、副作用。

（4）注意休息，均衡饮食，劳逸结合，每日开窗通风两次。

二、病毒性肝炎护理常规

（一）按内科及感染性疾病一般护理常规

（二）护理关键点

1. 营养失调。

2. 活动无耐力。

3. 焦虑。

4. 知识缺乏。

5. 有皮肤完整性受损的危险。

6. 潜在并发症 肝性脑病、腹水、出血、肾功能不全。

（三）护理评估

1. 入院方式（步行、轮椅或平车） 以判断活动无耐力程度。

2. 评估患者一般情况、生活习惯、对疾病的认知程度、家族史、既往史、过敏史和预防接种史、输血史。

3. 评估心理状况，有无焦虑、恐惧心理。

4. 评估神志和精神状况，是否有精神神经系统损害征（肝性脑病），是否出现定时、定向障碍，计算能力下降，精神异常，烦躁不安，嗜睡等。

5. 评估患者生命体征。

6. 评估饮食、营养状况。

7. 评估患者症状与体征，是否有乏力、食欲缺乏、厌油、恶心、呕吐、尿黄等，皮肤巩膜有无黄染；是否有肝病面容、肝掌、蜘蛛痣或肝脾大等。

8. 实验室和特殊检查结果 ALT、ALP、动脉血气（ABG）、血常规、血生化，尿常规检查等。

9. 评估用药后的效果。

10. 评估患者对疾病的认知程度及家庭支持、经济情况。

（四）护理措施

1. 消毒与隔离

（1）甲肝、戊肝患者按消化道隔离，甲肝、戊肝隔离期为自发病日起3周。

（2）乙肝、丙肝、丁肝按血液—体液隔离，隔离期由急性期起至病毒消失。慢性乙型肝炎患者应调离接触食品、自来水或幼托工作，乙肝表面抗原（HBsAg）阳性者不能献血，且应严格遵守个人卫生，避免感染他人。

（3）病室物体表面定期消毒，避免使用刺激性气味强的消毒液。

（4）将不同病因的肝炎患者分别安置在洁净、充足、通风良好的病房。

2. 休息

（1）急性肝炎早期绝对卧床休息至黄疸减轻，休息是急性肝炎治疗的主要措施。安静休息卧床休息可增加肝脏血流量，降低机体代谢率，有利于炎症的恢复，当症状好转、黄疸减轻、肝功能改善后，可逐渐增加活动量，以不感觉疲劳为度。

（2）慢性肝炎活动以不疲劳为度。

（3）重症肝炎绝对卧床休息。

3. 饮食

（1）饮食以易消化、低脂、清淡饮食为主，减少胆固醇的摄入，富含多种维生素饮食，但应保证足够的热量。

（2）肝炎患者应禁酒，因乙醇能严重损伤肝脏，使肝炎加重或使病变迁延而演变成慢性肝炎。

4. 皮肤护理

（1）由于胆盐沉积皮肤可引起瘙痒，应向患者讲解自我护理方法，减轻瘙痒。

（2）应穿棉质、柔软、宽松的内衣裤，勤换洗。

（3）保持床单位清洁干燥，可使皮肤舒适，减轻瘙痒。

（4）每日可用温水擦拭1次，不用有刺激性的肥皂及化妆品。

（5）瘙痒重者可给予局部涂擦止痒药，也可口服抗组胺药。

（6）及时修剪指甲，防止皮肤抓伤。

5. 病情观察

（1）观察临床症状，如食欲缺乏、恶心、呕吐、乏力、腹胀、肝区痛等的变化。

（2）观察尿液的颜色及皮肤黄疸的消退情况。

（3）有无皮肤瘙痒等症状。

（4）注意肝功能的变化。

6. 用药护理　按医嘱应用护肝药，不滥用药物，特别要禁用损害肝脏的药物。

（1）常用护肝药：多烯磷脂胆碱、甘草酸二铵、还原型谷胱甘肽。

（2）药物不良反应的观察：①多烯磷脂胆碱在大剂量时偶尔会出现胃肠道紊乱（腹泻）；②甘草酸二铵不良反应有食欲缺乏、恶心、呕吐、腹胀，以及皮肤瘙痒、荨麻疹、口干和水肿，严重低钾血症、高钠血症、高血压、心衰、肾衰竭患者禁用；③还原型谷胱甘肽偶有食欲缺乏、恶心、呕吐、胃痛等消化道症状，停药后消失。出现脸色苍白、血压下降、脉搏异常等类过敏症状应停药。出现皮疹等过敏症状应停药。

7．心理护理

（1）急性肝炎患者由于起病急、症状重，易产生紧张、焦虑等不良情绪，护士要主动与患者多沟通，予心理安慰，减少焦虑恐惧心理。

（2）告诉患者肝炎的有关知识，指导患者正确对待疾病，保持稳定、乐观的情绪。

（五）健康教育

1．了解病毒性肝炎的传染源、传播途径、易感人群和预防措施。

2．饮食指导　禁酒，饮食以易消化、低脂、清淡饮食为主，减少胆固醇的摄入，富含多种维生素饮食，但应保证足够的热量。

3．全休1～3个月。病情稳定可恢复工作，但在半年之内不宜参加重体力劳动或剧烈运动，以免复发。恢复工作后，仍应定期复查。

4．出院后，按医生要求继续服药，注意药物的不良反应，有任何不适及时与医生联系，以便调整药物。坚持随访。

三、非酒精性脂肪性肝炎护理常规

（一）按内科及感染性疾病一般护理常规

（二）护理关键点

1．肥胖。

2．糖尿病。

3．饮食指导。

4．教育需求。

（三）护理评估

1．入院方式（步行、轮椅或平车）以判断活动无耐力程度。

2．评估患者一般情况，生活习惯、对疾病的认知程度、家族史、既往史、过敏史和预防接种史、输血史。

3．评估心理状况，有无焦虑恐惧心理。

4．评估神志和精神状况，生命体征情况。

5．评估是否有易患因素如肥胖、2型糖尿病、高脂血症和女性等。

6．评估有无饮酒史或饮酒折合酒精量（每周<40g）。

7．评估有无乏力、肝区隐痛、肝脾肿大等。

8．评估实验室和特殊检查结果：ALT、ALP、ABG、血常规、血生化，尿常规检查等。

9．评估患者对疾病的认知程度。

（四）护理措施

1．减肥、合理控制血糖和血脂、纠正营养失衡等。

2．控制饮食和适量运动是治疗关键。坚持低盐、低脂饮食，多食新鲜蔬菜水果。每日摄入能量初为30～35cal/kg标准体重，逐步降至25cal/kg标准体重，其中20%蛋白质、30%脂类和50%碳水化合物。同时辅以运动，每天步行10000步，加上两次20分钟慢跑。

3．用药护理　按医嘱应用护肝药，不滥用药物，特别要禁用损害肝脏的药物。最常用护肝药有多烯磷脂胆碱。用药后注意药物不良反应的观察，多烯磷脂胆碱在大剂量时偶尔会出现胃肠道紊乱（腹泻）。

4. 饮食　予以易消化、清淡、低糖、低脂、适合患者口味的饮食。应禁酒。

5. 心理护理　安慰鼓励患者，保持情绪稳定，解除焦虑及恐惧。

（五）健康教育

1. 活动与休息指导　运动锻炼要足量、要坚持。

2. 饮食指导　戒酒、低糖、低脂、清淡饮食。限制热卡及脂肪摄入，但注意过快体重下降可能会加重肝损害，应在减肥过程中监测体重及肝功能。降脂药的使用应慎重，用药过程中应密切监测肝功能情况。对糖尿病患者应积极控制血糖。定期复查：复查B超、肝功能、以检测病情变化和调整治疗方案。

四、药物性肝炎护理常规

（一）按内科及感染性疾病一般护理常规

（二）护理关键点

1. 发热。

2. 皮肤。

3. 消化道反应。

4. 黄疸。

5. 教育需求。

（三）护理评估

按本节"病毒性肝炎护理常规"护理评估。

（四）护理措施

1. 立即停用有关或可疑肝损害的药物。

2. 卧床休息。

3. 饮食调节，患者应该多吃高蛋白质，限制高糖、高脂肪类食物的摄入，多食用一些新鲜蔬菜水果。

4. 深度黄疸应静滴葡萄糖、维生素C，维持电解质平衡。

5. 根据药物情况给予相应的解毒剂。

6. 明显淤胆者可予泼尼松治疗。

7. 并发暴发性肝衰竭，应按暴发性肝炎的原则处理，可采用人工肝或人工肾清除药物，并应用特殊解毒剂；对乙酰氨基酚引起肝坏死，可用N–乙酸半胱氨酸解毒。

8. 用药护理　按本节"病毒性肝炎护理常规"用药护理。

（五）健康教育

1. 如服用对肝有损伤作用的药物时，服药期间务必注意两点：

（1）用药剂量不宜过大，必须严格遵守医嘱，不要道听途说自行买药服用。

（2）注意观察不良反应，如需长期使用，还应用定期随访肝功能试验，以便及早发现肝损。早期发现肝损害，及时停用有关药物。定期复查。

2. 饮食指导　饮食以易消化、清淡、富含多种维生素的饮食，但应保证足够的热量。

不能多吃油炸、油腻、辛辣、有刺激性的食物。

3. 避免过度劳累、情绪激动，平时适当锻炼，避免剧烈运动。

4. 出院后，按医生要求继续服药，注意药物的不良反应，有任何不适及时与医生取得联系，以便调整药物。

五、手足口病护理常规

（一）按内科及感染性疾病一般护理常规

（二）护理关键点

1. 体温过高。

2. 皮肤黏膜完整性受损。

3. 心力衰竭。

4. 肺水肿。

5. 脑炎。

（三）护理评估

1. 基础生命体征观察　了解体温变化情况，评估是否出现潜在的感染。

2. 了解患儿的年龄、性别、身高、体重、饮食及睡眠习惯、既往身体状况，周围儿童或在读的幼儿园有无类似病例，当地是否有手足口病的流行，有无药物过敏史、预防接种的情况。

3. 评估患儿发热的起始时间、了解热度的高低、发热持续时间、是否伴有咳嗽、头痛、呕吐等，咳嗽的性质及痰液的性质、颜色及量，呕吐物的性质、颜色及量。多数病人突然起病，部分患者初期有轻度上感症状，如咳嗽、流涕、恶心、呕吐等，约半数病人于发病前1~2日或发病的同时有发热，多在38℃左右。

4. 查看患儿有无皮疹，了解出疹的时间、顺序、皮疹的大小、颜色及数量，有无水疱及脓点，口腔黏膜有无疱疹及溃疡。皮疹主要侵犯手、足、口、臀四个部位，临床上更有不痛、不痒、不结痂、不结疤的"四不"特征。手、足等远端部位出现或平或凸的斑丘疹或疱疹，皮疹不痒，斑丘疹在5日左右由红变暗，然后消退；疱疹呈圆形或椭圆形扁平凸起，内有混浊液体，长径与皮纹走向一致，如黄豆大小不等，一般无疼痛及痒感，愈合后不留痕迹。水疱和皮疹通常在1周内消退。

5. 了解患病后患儿的睡眠、两便及进食情况，有无易烦躁、睡眠不安稳、便秘、食欲下降或由于口腔溃疡疼痛，出现流涎拒食现象。

6. 观察患儿有无神志改变，如昏睡、谵妄、昏迷，有无抽搐、颈部僵硬、脑膜刺激征及病理征等中枢神经系统并发症的表现。

7. 评估实验室检查的结果

（1）血常规：白细胞总数轻度升高。

（2）病原学检查：是确诊肠道病毒71型（EV71）、柯萨奇病毒A组16型（CoxA16）或其他肠道病毒感染的依据。

（3）血清学检查：急性期与恢复期血清EV71、CoxA16或其他肠道病毒中和抗体有4倍或4倍以上的升高。

8. 心理社会评估　了解患儿及家属对疾病知识的了解程度，患儿对治疗护理是否合作，家庭经济情况、家属对患儿的关爱程度、患病后对小孩及家庭成员学习、工作、生活的影响。

（四）护理措施

1. 消毒与隔离　一旦发现感染手足口病，应将患儿隔离，以免引起流行蔓延。直到体温正常、皮疹消退及水疱结痂才能解除隔离，一般需隔离2周。保持空气流通，加强床边隔离，护理不同患儿前，要消毒双手。

2. 一般护理　患儿应卧床休息1周，多饮温开水。小儿患本病易出现因口腔疼痛而拒食、流涎、哭闹不眠等，注意保持患儿口腔清洁，饭前、饭后用0.9%氯化钠溶液漱口，以免感染。给予双料喉风散局部涂抹，以消炎止痛和促进溃疡面愈合。

3. 饮食护理　宜进食营养丰富、刺激性小、易消化的流质或半流质饮食，如牛奶、鸡蛋汤、菜粥等。要保持营养均衡，食物宜温凉、清淡、可口，忌食油腻、冰冷、辛辣等刺激性食物。因口腔疼痛，咀嚼吞咽困难，唾液经常流出，引起消化液流失，要嘱患儿咽下唾液。对于因拒食、厌食而造成脱水、酸中毒的患儿，要及时补液，纠正酸碱平衡。

4. 病情观察　密切观察体温、脉搏、呼吸、血压、心率及心律，若发现患儿有高热、剧烈头痛、呕吐、面色苍白、哭闹不安或嗜睡、与体温增高不成比例的心动过速，应警惕病毒侵害脑和心脏的可能，应增加卧床时间，同时做好急救准备工作。

5. 症状护理

（1）皮疹的护理：患儿衣服、被褥要清洁，衣着应舒适、柔软，经常更换。剪短患儿指甲，必要时包裹患儿双手，防止抓破皮疹。臀部有皮疹的婴儿，应随时清理患儿的大小便，保持臀部清洁干燥。手足部皮疹初期可涂炉甘石洗剂，待有疹形成或疱疹破溃时可涂0.5%聚维酮碘，注意保持皮肤清洁，防止感染，如有感染遵医嘱使用抗生素。

（2）发热：小儿手足口病一般为低热或中度发热，无需特殊处理，可让病儿多饮水；体温在37.5~38.5℃之间的患儿，给予散热、多喝温水、洗温水浴等物理降温。如体温超过38.5℃，可行物理降温或服用小儿退热药。有高热惊厥史的患儿，做好预防措施。

6. 心理护理　由于手、足、口疱疹的疼痛刺激，使患儿产生紧张恐惧心理，常表现为哭闹不安，不能安静地接受治疗。因此医护人员态度要亲切、热情、和蔼，以自己的言行取得患儿的信任，减轻紧张心理。做治疗时采取鼓励表扬法，使患儿保持情绪稳定，避免哭闹，保证患儿充足的休息与睡眠。

7. 用药护理

（1）临床常用抗病毒口服液，不良反应尚不明确。

（2）丙种球蛋白：一般不会产生不良反应，偶可出现寒战、发热、皮疹等过敏反应。

（五）健康教育

1. 了解本病的有关知识，如本病的传染源、传播途径、易感人群、流行季节等。了解隔离的重要性和暂时性。

2. 了解疾病的发生、病情进展、治疗及预后等知识及各项检查、治疗措施的重要性。

3. 饭前便后、外出后要用肥皂或洗手液等给儿童洗手，不要让儿童喝生水、吃生冷食物，避免接触患病儿童。

4. 本病流行期间不宜带儿童到人群聚集、空气流通差的公共场所，注意保持家庭环境卫生，居室要经常通风，勤晒衣被。儿童出现相关症状要及时到医疗机构就诊。

5．本病流行季节，托幼机构及小学应每日进行晨检，发现可疑病儿时，要对病儿采取及时就诊、居家休息的措施；病儿所用的物品要立即进行消毒处理；病儿增多时，需及时向卫生和教育部门报告。

六、流行性腮腺炎护理常规

（一）按内科及感染性疾病一般护理常规

（二）护理关键点

1．体温过高。

2．腮腺肿大、疼痛。

3．潜在并发症　脑膜脑炎、睾丸炎。

（三）护理评估

1．评估患者是否接触过类似病例，既往有无反复腮腺肿大或腮腺炎史，有无腮腺炎疫苗接种史。

2．评估患者有无前驱症状，如发热、肌肉酸痛、周身不适、食欲缺乏等。

3．检查患者腮腺肿大的情况，是双侧肿大还是单侧，边界是否清晰，有无颧骨弓或耳部的疼痛或触痛，局部皮肤是否发红，皮温是否增高，腮腺管口有无红肿，咀嚼或进食时疼痛是否加剧，是否伴有颌下腺和舌下腺肿大，有无舌下腺肿大所致的吞咽困难。本病腮腺肿大是以耳垂为中心，向前、中、下发展，使下颌骨边缘不清，通常一侧肿大后2～4日又累及对侧，双侧肿大者占75%。

4．了解患者发热的情况，如热型、热程、热度，有无头痛、乏力、食欲缺乏等伴随症状。

5．评估患者有无头痛，男性患者有无睾丸肿胀，女患者有无下腹疼痛等。

6．了解实验室检查结果

（1）血常规检查：白细胞计数大多正常或减少，淋巴细胞相对增多。

（2）血清和尿淀粉酶测定：约90%的患者发病早期有血清和尿淀粉酶增高。

（3）血清学检查：特异性IgM（免疫球蛋白M）抗体检测的敏感性高、特异性强，可作为早期诊断依据。

（4）病毒分离：从早期患者的唾液、血液、尿液及脑脊液中可分离腮腺炎病毒。

7．心理社会评估　评估患者有无焦虑，评估其工作和生活情况、经济情况、家属对患者的关心支持程度。

（四）护理措施

1．消毒隔离　实行呼吸道隔离，隔离至腮腺肿胀消退和其他症状消失为止，一般不少于10天。对儿童接触者应医学观察3周。对患者的呼吸道分泌物及其污染物进行消毒处理。病毒经紫外线照射可迅速灭活，加热至55～60℃，10～12分钟可灭活。

2．一般护理　急性期应卧床休息。嘱患者勤刷牙、经常用温盐水漱口，以保持口腔的清洁卫生，防止继发细菌感染。

3．饮食护理　给予清淡、易消化的流质或半流质饮食，保证营养和液体的摄入，勿进食酸、辣食物，以避免食物促使唾液腺分泌时加剧疼痛。

4. 病情观察 主要观察体温、脉搏、呼吸、腮腺肿痛的表现及程度、腮腺导管开口有无红肿及脓性分泌物并做好记录；观察有无其他器官和腺体受累的表现，特别是体温恢复正常过程中又升高时更应注意，及早发现和处理并发症。及时了解各种化验检查的结果。

5. 症状护理

（1）局部疼痛时可用中药制剂局部外敷或冷敷，以减轻受累组织的胀痛。

（2）有睾丸炎者嘱患者卧床休息，用棉花垫和丁字带托起肿大的睾丸，注意避免过紧影响血液循环；疼痛难忍者，给予局部冷敷，严重者遵医嘱局部封闭；遵医嘱给予解热止痛药，静脉滴注地塞米松，并注意观察药物的疗效及不良反应。

（3）高热的护理：按第一篇第三章第九节"发热护理常规"。

6. 用药护理

（1）糖皮质激素：临床常用地塞米松。不良反应多发生在应用药物剂量时，而且与疗程、剂量、药物种类、用法及给药途径等有密切关系。常见不良反应有以下几类：①长期使用可引起以下副作用：医源性库欣综合征和体态、体重增加、下肢水肿、紫纹、易出血倾向、创口愈合不良、痤疮、月经紊乱、肱或股骨头缺血性坏死、骨质疏松及骨折（包括脊椎压缩性骨折、长骨病理性骨折）、肌无力、肌萎缩、低血钾综合征、胃肠道刺激（恶心、呕吐）、胰腺炎、消化性溃疡或穿孔，儿童生长受到抑制、青光眼、白内障、良性颅内压升高综合征、糖耐量减退和糖尿病加重。②患者可出现精神症状：欣快感、激动、谵妄、不安、定向力障碍，也可表现为抑制。精神症状易发生与患慢性消耗性疾病的人及以往有过精神不正常者。③并发感染为肾上腺皮质激素的不良反应。以真菌、结核菌、葡萄球菌、变形杆菌、绿脓杆菌和各种疱疹病毒为主。

（2）H_2受体拮抗剂：临床常用法莫替丁。用药后注意药物不良反应的观察：法莫替丁引起的不良反应较少，最常见的有头痛、头晕、便秘和腹泻，偶见皮疹、荨麻疹等。

（五）健康教育

1. 单纯性腮腺炎患者，不需住院治疗。
2. 做好隔离、用药、饮食等护理工作。
3. 流行期间不串门，外出可戴口罩。
4. 对易感儿可接种腮腺炎减毒活疫苗。

七、流行性乙型脑炎护理常规

（一）按内科及感染性疾病一般护理常规

（二）护理关键点

1. 体温过高。
2. 急性意识障碍（嗜睡、昏迷）。
3. 营养失调、有受伤的危险（与惊厥有关）。
4. 有皮肤受损的危险。
5. 潜在并发症 惊厥、呼吸衰竭。

（三）护理评估

1. 评估患者一般情况，了解患者的营养状况、居住地、生活习惯等。评估当地有无类似病例，近期有无蚊虫叮咬史，发病是否高峰季节。既往感染病史，是否接种过乙脑疫苗。起病的时间、发病的特点、有无伴随症状。

2. 观察发热情况，是否出现持续高热，乙脑患者体温常高达40℃以上，呈稽留热型，一般持续7~10日，重者长达3周。一般热度越高、病程越长则病情越重。

3. 评估患者意识障碍程度：主要表现为嗜睡、昏睡、昏迷。昏迷愈早、愈深、愈长，则病情愈重。

4. 了解患者有无惊厥或抽搐等表现。惊厥或抽搐是乙脑严重症状之一，抽搐部位和持续时间长短不一。惊厥或抽搐发生的频度、程度、持续时间与病情严重程度有关。

5. 观察患者是否有呼吸衰竭　呼吸衰竭为乙脑最严重的表现，也是本病主要死亡原因，以中枢性呼吸衰竭为主，或中枢性与外周性呼吸衰竭同时存在。

6. 评估实验室检查结果　乙脑-IgM抗体检测、血常规、脑脊液等。

7. 心理社会评估　评估患者及家属对乙脑一般知识的了解情况及对疾病所出现的各种症状的应对方式；评估流行地区群众的心理反应及对疾病的认识和参与防治疾病的态度。

（四）护理措施

1. 消毒隔离　采用虫媒隔离，隔离至体温正常为止。病室彻底灭蚊，须有防蚊设备。

2. 按一般护理常规护理。急性期严格卧床休息，昏迷者做好口腔与皮肤护理，预防并发症发生。

3. 饮食护理　乙脑患者按不同病期给予不同饮食，以补充营养。初期及极期应给予清淡流质饮食，如菜汤、牛奶等。昏迷及有吞咽困难者给予鼻饲或静脉输液，保证每日入水量1500~2000ml，并注意电解质平衡。恢复期应逐渐增加有营养、高热量的饮食。

4. 病情观察

（1）注意观察意识、体温、呼吸、脉搏、血压及瞳孔的改变，有无呼吸节律、频率、深度的改变。

（2）观察意识状态，注意意识障碍是否继续加重。

（3）观察惊厥发作先兆，发作次数、每次发作持续时间、每次抽搐部位和方式。

（4）观察颅内压增高及脑疝先兆。

（5）准确记录出入水量。

（6）观察有无并发症，如肺部感染及压疮等。

5. 症状护理

（1）高热的护理：乙脑患者体温不易下降，常采取物理降温为主的综合措施控制体温。

（2）惊厥的护理：①密切观察惊厥的先兆，如两眼呆视、口角抽动、肌张力增高等。准备好吸痰器、气管切开包、气管插管用物及急救药品。惊厥时，呼吸道常有大量分泌物积聚，应注意吸痰、给氧；②注意保持病房安静，治疗和护理操作要集中进行，动作要轻柔；③加强安全护理，病床加床栏，必要时使用约束带，用缠有纱布的压舌板或开口器置于患者上下齿之间，以防抽搐时咬伤舌头，必要时用舌钳拉出舌头，以防舌根后坠堵塞呼吸道。

（3）呼吸衰竭的护理：按第二篇第五章第二节"呼吸衰竭护理常规"。

（4）意识障碍的护理：①正确选择食物，进行鼻饲，保证足够的热量；②做好口腔、眼、鼻的清洁护理；③及时清理大小便，有尿潴留及便秘者给予对症处理；④保持肢体功能位，协助患者更换体位，做好肢体和皮肤按摩，注意擦洗身体、更换衣被，以防压疮的形成；⑤多与患者交流，呼唤其名字等，促进意识恢复。

（5）后遗症的护理：对于恢复期仍留有神经系统症状和体征的患者应给予积极、耐心的护理，保证患者的营养需要。并给予针灸、理疗、按摩、功能锻炼、语言训练等，配合药物治疗帮助患者尽快康复，避免遗留不可逆性后遗症。

6. 腰椎穿刺的护理

（1）穿刺前护理：①告知患者腰椎穿刺的目的、方法与注意事项，征得患者和家属的签字同意。用普鲁卡因局部麻醉时先做好过敏试验。②严格掌握禁忌证：颅内压明显升高（必要时先行脱水疗法，降低颅内压，再做腰椎穿刺，以免引起脑疝），患者处于休克、衰竭或濒危状态。穿刺局部皮肤有炎症、颅后窝有占位病变或伴有脑干症状者。③指导患者排空大小便，放松情绪，配合检查。④备齐用物：治疗盘、穿刺包、压力表、无菌手套、无菌试管、20ml注射器、2%利多卡因5ml、皮肤消毒剂。

（2）穿刺后护理：①患者去枕平卧4~6小时，告知卧床期间不可抬高头部，可适当转动身体，以免引起术后头痛。②观察患者有无头痛、腰背痛，有无脑疝及感染等穿刺后并发症。穿刺后头痛最常见，多发生在穿刺后1~7日，可能为脑脊液量放出较多或持续脑脊液外漏所致颅内压较低。应给予静脉滴注0.9%氯化钠注射液，多饮水，并延长卧床休息时间。③保持穿刺部位的纱布干燥，观察有无渗液、渗血，24小时不宜淋浴。

7. 用药护理　乙脑患者常用脱水药、退热药、镇静止痉药，并发感染时还可能应用抗菌药物，护士应注意用药方法、药物作用，观察药物不良反应。如使用东莨菪碱时，患者可有口干、腹胀、尿潴留和心动过速等；使用大量呼吸兴奋剂可诱发惊厥等。

8. 心理护理　刚清醒的患者其思维能力及接受外界刺激的能力较差，感情脆弱，易哭、易激动，应使患者保持安静，避免不良刺激，帮助患者适应环境，直至恢复正常。对躯体活动受限或有语言障碍患者，护士应以高度责任心、同情心给予关心和照顾、并鼓励患者积极治疗，持之以恒。

（五）健康教育

1. 做好防蚊、灭蚊工作，加强对家畜管理。对10岁以下儿童和从非流行区进入流行区的人员进行乙脑疫苗接种。

2. 了解乙脑的疾病知识教育。

3. 对于乙脑恢复期、后遗症期遗留有精神、神经症状者，进行康复训练，如针灸、按摩、语言训练等。

八、艾滋病护理常规

（一）按内科及感染性疾病一般护理常规

（二）护理关键点

1. 营养失调　低于机体需要量。

2. 感染。

3. 皮肤黏膜受损。

4. 气体交换受损。

5. 腹泻。

6. 知识缺乏。

7. 绝望。

（三）护理评估

1. 评估患者生命体征，发热情况。

2. 评估患者一般情况，是否同性恋，是否患血友病，有无输血史。

3. 评估皮肤黏膜完整性，有无病毒、霉菌感染。

4. 评估患者的症状与体征　有无口腔炎、食管炎或溃疡；有无腹泻和体重减轻；有无肛周疱疹病毒感染和疱疹性直肠炎。咳嗽、渐进性呼吸困难。

5. 评估实验室检查结果　抗HIV抗体、血小板和粒细胞等。

6. 用药后的效果与观察。

（四）护理措施

1. 高热护理　按第一篇第三章第九节"发热护理常规"。

2. 腹泻护理　按第一篇第三章第二节"腹泻护理常规"。

3. 皮肤护理

（1）艾滋病患者因长期发热、消瘦、皮肤营养差、抵抗力下降，受压部位的皮肤常用热水按摩，以促进血液循环，不能翻身者应定期协助更换体位经常翻身防止褥疮。

（2）保持皮肤清洁，每日用温水擦浴、勤换衣服。皮肤干燥者可涂油滋润，防止皮肤损伤引起感染。

（3）口腔护理：口角炎在HIV（人类免疫缺陷病毒）感染者中十分常见，常伴有口腔念珠菌病及EB病毒引起口腔毛状白斑，故应注意保持口腔的清洁卫生，饭前饭后、晨起睡前给予过氧化氢漱口。

4. 抗病毒治疗，积极配合治疗，患者高度的依从性是长期抗病毒治疗的关键，高效抗逆转录病毒治疗（HAART）复杂，价格昂贵，副作用较大，需长期服药；监督患者服药。如齐多夫定可引起骨髓抑制，出现贫血、中性粒细胞和血小板减少，也可出现恶心、呕吐、头痛等症状，应注意定期检查血常规。

5. 注意追踪实验室检查结果，及时了解患者贫血程度、白细胞计数、尿蛋白情况等。

6. 注意做好病情观察，及时发现并发症。

7. 心理护理　艾滋病预后不良，加之疾病的折磨、被他人歧视，患者易有焦虑、抑郁、孤独无助或绝望等心理障碍，部分患者可出现报复、自杀等行为。护士应动员亲友和团体给患者提供生活上、精神上最大限度的帮助，与患者进行有效沟通，了解患者的需要、困难，满足合理要求，给予关怀、温暖和同情，及时解除身、心痛苦，增强患者战胜疾病的信心，对有轻生念头的患者，要派专人守护。

8. 注意HIV的消毒隔离外，还应针对患者的并发症的不同病原，作好呼吸道、体液及接触隔离。严格无菌操作，严格消毒隔离。

（五）健康教育

1. 掌握艾滋病的预防知识，了解其传播途径，洁身自好，严禁卖淫、嫖娼、吸毒。

2. 加强营养，保证休息，提高抗病能力。在病情稳定的前提下，劳逸结合，做一些力所能及的工作，以不疲劳为度。

3. 停止高危性行为。对已婚的HIV带毒者或艾滋病患者，必须使用避孕套以预防配偶感染。对于 HIV 感染者已娩出的婴儿应进行随访监测。

4. 排泄物、呕吐物、分泌物等需以含氯的消毒剂初步处理后，才能倒入下水，病人接触过的可能污染的物品和环境，患者使用过的床单、被褥、衣服等，需以含氯的消毒剂进行消毒。

5. 定期复查，坚持治疗，防止发展，避免继发感染、重复感染。

九、传染性非典型肺炎护理常规

（一）按内科及感染性疾病一般护理常规

（二）护理关键点

1. 体温过高。

2. 气体交换受损。

3. 恐惧。

（三）护理评估

1. 评估患者一般情况，了解患者是否为高危人群，是否与传染源有密切接触。

2. 评估起病的时间，主要症状及特点，有无伴随症状及并发症。患者体温一般 >38℃，呈持续高温，并可伴畏寒，肌肉酸痛，关节酸痛，头痛，乏力。

3. 评估患者的神志状态，呼吸频率、节律。有无咳嗽、咽痛，严重的患者可出现呼吸加速、气促，甚至呼吸窘迫。

4. 评估病情及主要症状　如咳嗽咳痰、呼吸困难、胸痛、发热等。

5. 评估实验室检查结果。注意检测血清中 SARS 病毒特异性抗体，可作为确诊依据，但阴性结果不能排除诊断。

6. 心理社会评估　SARS 预后较差，死亡率高，且具有高传染性，患者被严密隔离，易产生焦虑、恐惧、孤独、抑郁、绝望等心理障碍，应评估患者的心理状态，患者及家属对疾病的认知程度，评估社会群众的心理反应及对疾病的认识和参与防治疾病的态度。

（四）护理措施

1. 消毒与隔离　按呼吸道感染病隔离，患者必须集中隔离至体温正常 7 日以上，呼吸道症状明显改善，胸部 X 线片显示阴影明显吸收后方可解除隔离。SARS 病毒对外界抵抗力和稳定性较强，在患者尿液中至少可存活 10 日，在腹泻患者粪便中存活 4 日以上。常用消毒剂可使其灭活。由于 SARS 的传染性较强，因此应严格执行以下消毒、隔离措施：

（1）疑似患者与确诊患者应分开病房收治。

（2）病区应设无交叉的清洁区、半污染区、污染区。

（3）收治本病的房间应安装负压排气扇，室内每日进行空气消毒 2 次，地面、床单位及用品应用 1000mg/L 有效氯擦拭消毒 2 次/天。

（4）诊疗用品、患者用过的物品及分泌物、排泄物均需分类收集在生物危害袋内，严格进行充分、有效的消毒，患者转院、出院、死亡应做好终末消毒。

（5）住院患者不得随意离开病房，不设陪护，不得探视。

（6）切实做好个人防护，医护人员或其他工作人员进入病区时，须穿 3 层隔离衣、戴 3 层帽子、戴 12 层棉纱口罩或 N95 口罩、戴防护镜、面部防护罩及乳胶手套、穿隔离鞋等，使无体表暴露于空气中。护理完一名患者后要更换手套。

2. 一般护理　严格卧床休息，减少不必要的活动，以减轻体力消耗。病情较重者每日口腔护理2次；呕吐的患者在其呕吐后协助进行口腔清洁。同时加强皮肤护理，预防并发症。

3. 饮食护理　给予高热量、高蛋白、高维生素的易消化饮食，注意维持水、电解质平衡。当患者进食困难时应协助其进食或给予鼻饲，必要时给予胃肠外营养。

4. 病情观察

（1）密切监测生命体征。

（2）观察咳嗽、气促、呼吸困难等症状变。

（3）准确记录出入量。

（4）观察血气分析变化、X线胸片变化以及心、肝、肾功能等。

（5）观察患者头痛和全身肌肉、关节酸痛等，了解疼痛部位、性质、程度。

（6）重症患者收入重症监护病房进行监护。

5. 症状护理

（1）高热患者每4小时测量体温1次，按医嘱给予药物或物理降温，或使用解热镇痛药，并给予发热患者的常规护理。

（2）头痛和全身肌肉、关节酸痛的患者，要向其介绍缓解疼痛的方法，在不影响治疗的前提下，分散其注意力，指导患者做力所能及的局部按摩，以缓解局部酸痛。

（3）呼吸困难的患者，根据不同的缺氧情况及病情采取不同的氧疗措施，一般吸氧浓度3～5L/min。

（4）使用呼吸机的患者要保持呼吸道畅通并做好机械通气的护理。

6. 用药护理

（1）使用大剂量糖皮质激素的患者，应注意观察有无继发感染、血糖升高、高血压、消化道出血等不良反应，注意观察体温、白细胞变化。

（2）加强呼吸机管道消毒，避免发生继发感染。

（3）监测血压、血糖、尿糖，及时发现高血压及血糖变化。

（4）左氧氟沙星：对喹诺酮药物过敏者、妊娠及哺乳期妇女、18岁以下患者禁用。偶有恶心呕吐、食欲缺乏、荨麻疹、皮疹、瘙痒、贫血等。

7. 心理护理　了解患者的心理状况，细心观察是否有心理障碍的表现，讲解SARS的有关知识，以增强患者战胜疾病的信心和勇气。

（五）健康教育

1. 了解本病的传播、临床表现及预防的知识教育。介绍本病的发展过程、治疗消毒隔离等知识，使其能配合治疗，消除悲观、紧张、恐惧心理，增强战胜疾病的信心。

2. 按规定隔离休息，避免与其他人员密切接触。

3. 注意劳逸结合、避免受凉。

4. 室内经常通风换气，保持良好的卫生习惯和健康方式。

5. 定期复查。出院1个月内，每1～2周复查胸片、血常规、肝功能等，每日监测体温2次以上，如有异常立即就诊。

十、人禽流感护理常规

（一）按内科及感染性疾病一般护理常规

（二）护理关键点

1. 体温过高。

2. 疼痛。

3. 恐惧。

（三）护理评估

1. 评估患者一般情况，如了解患者的生活习惯，评估患者近期是否到过疫区，或与家禽及禽流感患者有过密切接触史（指与禽流感患者共同生活，照顾禽流感患者，或曾经接触禽流感患者的排泄物，特别是呼吸道分泌物）。了解患者既往感染病史及预防接种史。

2. 评估患者起病情况、热程、热型、病后神志情况，有无鼻塞、流涕、咽痛、头痛、全身不适等症状，有无咳嗽、咳痰，评估痰液的量和性状，经过何种处理及其效果。

3. 评估患者呼吸道症状：有无咳嗽、咽喉痛、头痛、肌肉痛和全身不适。有无气急、发绀、剧烈胸痛及咯血等。

4. 评估患者的消化道症状　有无腹痛、腹泻、恶心呕吐等。

5. 评估患者的神经系统症状　有无恶心、呕吐继而出现瞌睡、惊厥、神志不清等。

6. 实验室检查结果及相应的辅助结果。

7. 患者及家属的心理状况。

8. 评估用药后的效果。

（四）护理措施

1. 消毒与隔离　予以接触隔离，隔离至热退后2日。禽流感病毒在体外抵抗力较强，在低温、干燥环境下可保持活力达数月以上，但对热较敏感，56℃需要30分钟、70℃需要3分钟可将其灭活。常用消毒剂，如安尔碘、甲醛溶液可将其灭活。

2. 一般护理　急性期卧床休息，减少不必要的活动，以减少体力消耗。保持室内环境安静，治疗和护理尽量集中进行，确保患者能充分休息。注意做好口腔护理、皮肤护理。腹泻患者做好肛周皮肤的护理。

3. 饮食护理　给予营养丰富、清淡，易消化的饮食，保证足够的水分。成人每日3000ml，出汗多和入量不足者应给予静脉补液，记录出入量，维持水、电解质平衡。

4. 病情观察及症状护理

（1）密切观察体温变化，每4小时测量体温一次。同时注意脉搏、呼吸、血压、神志等生命体征的变化。发现呼吸困难，及时向医生报告，并采取对症处理措施。

（2）观察患者头痛和咽痛情况，了解疼痛的部位、性质、程度。向患者介绍缓解疼痛的方法。在不影响治疗的前提下，以分散其注意力，指导患者做力所能及的局部按摩以缓解局部酸痛等。

（3）痰多者及时吸痰，行气管插管及呼吸机通气，注意呼吸道的护理。

5. 心理护理　本病起病急骤、发展迅猛，死亡率高，尚无特效治疗方法，初诊患者会产生不同程度的紧张、焦虑、无助、绝望和恐惧心理，护士要主动关心患者，使其树立和增强战胜疾病的信心。告知保持乐观、稳定的情绪和心态将有助于疾病的痊愈。

6. 用药的护理

（1）在使用激素过程中，观察患者的神志，如有无欣快感，谵妄等表现、血糖增高、低血钾及消化道出血等。

（2）预防用药：奥司他韦。主要的不良反应是恶心、呕吐、失眠、头痛和腹痛。

（五）健康教育

1. 了解本病的有关知识，如本病的传染源、传播途径、易感人群、流行季节及隔离的重要性和暂时性，掌握个人防护技巧。

2. 介绍疾病的发生、病情进展、治疗及预后，了解各项检查、治疗措施的重要性。

3. 保证充足的休息，避免过劳，加强锻炼身体，注意均衡饮食。

4. 尽可能减少与禽、鸟类的不必要的接触，尤其是与病、死禽类的接触。

5. 保持室内空气流通，尽量少去空气不流通的地方。

6. 注意饮食卫生，不喝生水，不吃未熟的肉类及蛋类等；勤洗手，养成良好的个人卫生习惯。

十一、水痘护理常规

（一）按内科及感染性疾病一般护理常规

（二）护理关键点

1. 体温过高。

2. 皮疹。

3. 感染。

4. 隔离。

5. 并发症。

（三）护理评估

1. 了解患者的年龄、性别、身高、体重、饮食及睡眠习惯、既往身体状况，周围儿童或在读的幼儿园有无类似病例，当地是否有水痘的流行，有无药物过敏史、预防接种的情况。

2. 评估患者发热的起始时间、了解热度的高低、发热持续时间、是否伴有咳嗽、头痛、呕吐等，咳嗽的性质及痰液的性质、颜色及量，呕吐物的性质、颜色及量。

3. 评估患者皮疹的形态、分布及发展过程。在发病24小时内出现皮疹，迅即变为米粒至豌豆大的圆形紧张水疱，周围明显红晕，有水疱的中央呈脐窝状。约经2~3天水疱干涸结痂，痂脱而愈，不留疤痕。皮疹呈向心性分布，先自前颜部始，后见于躯干、四肢。数目多少不定，以躯干为多，次为颜面、头部，四肢较少，掌跖更少。黏膜亦常受侵，见于口腔、咽部、眼结膜、外阴、肛门等处。皮损常分批发生，因而丘疹、水疱和结痂往往同时存在，病程经过2~3周。

4. 评估患者生命体征和神志变化。

5. 评估患者有无喷射性呕吐、头痛、抽搐、谵妄、昏迷等脑炎的症状。

6. 评估患者是否使用过激素类药物。

（四）护理措施

1. 隔离　执行呼吸道隔离，隔离期为出诊后7日，或至全部疱疹干燥结痂为止。病室定时通风换气，每日4次，或用紫外线消毒。轻型水痘可在家中护理治疗。

2. 饮食　给予富有营养、易消化吸收的流质、半流质饮食。鼓励患者进食，重型水痘患者因口腔疼痛、进食困难，应选择患者喜爱、无辛酸辣味、易咀嚼消化，富有营养的蛋羹、牛奶、粥等半流质饮食，温热为宜。

3. 皮疹的护理

（1）防止疱疹感染的措施：忌搔抓。保持手的清洁、常为儿童修剪指甲，婴幼儿可包裹双手或戴布手套，避免抓破皮疹，直接接触的床单、被单、内衣、尿布应平整、干净、柔软、勤晒洗。发疹重及疱疹感染者，上述用物每日煮沸消毒15分钟或0.2%过氧乙酸浸泡消毒15～30分钟后清洗备用。

（2）观察皮疹发展情况，若发现有继发感染症状要及时通知医师给予处理。

（3）口腔疱疹每天用淡盐水或2%～3%碳酸氢钠液含漱1分钟，有鹅口疮时用2%～3%碳酸氢钠液漱口后，涂抹制真菌素粉剂。

4. 并发症的观察　密切观察病情变化，防止并发症的发生，患者伴有咳嗽、胸痛、咯血、呼吸困难等肺炎的表现，或有头痛、抽搐、谵妄、昏迷等脑炎症状时，应积极救治。患者绝对卧床休息，住单人间，由专人照顾，减少与他人接触，以防感染其他疾病。

（五）健康教育

1. 正确掌握水痘的消毒隔离和防护知识，及时进行预防接种。

2. 隔离时间不得少于发病后14天，至水痘疱疹完全结痂为止。接触者医学观察3周，免疫力低者可应用丙种球蛋白。

十二、麻疹护理常规

（一）按内科及感染性疾病一般护理常规

（二）护理关键点

1. 体温过高。

2. 皮疹。

3. 隔离。

4. 并发症。

5. 教育需求。

（三）护理评估

1. 了解患者的年龄、性别、身高、体重、饮食及睡眠习惯、既往身体状况，周围儿童或在读的幼儿园有无类似病例，当地是否有麻疹的流行，有无药物过敏史、预防接种史的情况。

2. 评估患者口、鼻、眼有无感染及分泌物。

3. 评估体温、脉搏　麻疹的发热与出疹有一定关系。出疹高峰时体温骤降，或发热不出疹等。若脉搏超过160次/分，提示可能有并发症的发生。

4. 评估患者皮疹的形态、分布及发展过程。皮疹是否顺利；皮疹分布及色泽。发热3～5天或以后，仍不出疹；或出疹先后无序，分布不均；颜色紫暗等提示病情危重。

5. 评估患者咳嗽、呼吸情况　若咳嗽频繁、呼吸急促，或伴有鼻翼翕动、口唇发绀等提示缺氧。

（四）护理措施

1．隔离　呼吸道隔离至出诊后5日，并发肺炎者延长至出诊后10日。工作人员严格执行消毒隔离及探视制度。

2．环境　良好的休息环境：患者卧床休息至皮疹消退、体温正常。病室环境安静，光线不宜过强，空气新鲜湿润，每日通风3～4次，每次不少于15分钟。注意保暖，避免凉风直吹患者。常用温热水擦浴，及时更衣，保持皮肤清洁。

3．饮食和饮水　提供清淡，富有营养的饮食，要多饮水，以利于体内毒素排出，增加和改善血液循环，促进降温和出疹。

4．发热的护理　出疹前期和出诊期体温升高，一般不予以降温，否则可因体温下降，而使出疹困难，对烦躁不安或有高热抽搐史的婴幼儿，可给予异丙秦等镇静药。体温超过40℃，酌情应用小剂量退热药使高热稍降，以防止抽搐。

5．口、鼻、眼的护理　口腔用淡盐水漱口、清洗，口腔黏膜表面有真菌感染的以碳酸氢钠溶液清洁口腔，局部可涂抹制真菌粉剂。麻疹患者鼻分泌物多，应及时清除，以免分泌物积存，形成鼻痂堵塞鼻腔，切忌用指甲强行抠除鼻痂，以免损伤黏膜造成出血或感染，眼睛清洁可用生理盐水、温开水清洗。角膜炎、角膜溃疡及结膜炎较重者，于清洁后交替涂抗生素药液、药膏，每日4～6次。

6．并发症的观察　密切观察体温、脉搏、呼吸及皮疹的变化。并发喉炎、肺炎或心力衰竭的患者应严格卧床休息，尽量少搬动，保持安静。

（五）健康教育

1．正确掌握麻疹的消毒隔离和防护知识，及时进行预防接种。

2．隔离期自发病之日起至退疹时或出疹后5天。密切接触而未进行疫苗接种的儿童医学观察21天，并应用丙种球蛋白。曾接受被动免疫者医学观察28天。

十三、急性细菌性痢疾护理常规

（一）按内科及感染性疾病一般护理常规

（二）护理关键点

1．腹泻。

2．体温过高。

3．舒适的改变　腹痛。

4．组织灌注量改变。

5．营养失调　低于机体需要量。

（三）护理评估

1．评估患者卫生习惯，患病经过，有无疾病流行地域特点、是否接触类似病例等流行病学史。

2．评估起病情况、发热程度及热型。普通型菌痢起病急，高热伴有畏寒、寒战，体温可高达39℃，伴有头痛、乏力、食欲缺乏等全身不适。中毒性菌痢起病急骤，突然发热，体温可高达40℃以上，病势凶猛，有严重的毒血症状，精神萎靡，频繁惊厥，可迅速发生循环和呼吸衰竭。

3. 评估患者大便的次数、颜色、量、性状及大便常规及培养结果。有无里急后重，是否伴有呕吐，检查腹部有无压痛，肠鸣音是否亢进。菌痢患者大便性状开始为稀便，可迅速转变为黏液脓血便，体格检查有左下腹压痛和肠鸣音亢进。但中毒性菌痢肠道症状轻，可无腹泻和脓血便。

4. 评估患者水、电解质、酸碱平衡情况　大量腹泻可导致脱水、低钾等症状。

（1）生命体征及神志：观察血压、心率，防止血容量不足。

（2）出入量：有无口渴、口唇干燥、皮肤弹性下降、尿量减少、神志淡漠等脱水症状。

（3）有无肌肉无力、腹胀、肠鸣音减弱、心律失常等低钾血症的表现。

5. 了解实验室的检查

（1）血常规：菌痢患者急性期白细胞总数可轻至中度增高，以中性粒细胞为主，慢性期可有贫血。

（2）粪便检查：采集含有脓血、黏液部分的新鲜粪便及时送检。镜检可见大量脓细胞及红细胞，如有巨噬细胞更有助于诊断。粪便培养出志贺菌可确诊。早期、连续多次、抗菌治疗前、采新鲜粪便的脓血部分可提高阳性率。

（3）特异性核酸检查：采用核酸杂交或聚合酶链式反应（PCR）可直接检查粪便中的志贺菌核酸，具有灵敏度高、特异性强、早期快速的优点。

6. 心理社会评估　评估患者对菌痢的了解程度，对住院隔离的认识及适应情况。

（四）护理措施

1. 消毒隔离　消化道隔离至临床症状消失，隔日1次粪便培养，连续2次阴性方能解除隔离。保持空气流通，严格执行消化道隔离，护理不同患者前后要消毒双手。

2. 急性期患者要卧床休息，创造安静、安全、舒适的休息治疗环境；抽搐、躁动患者及小儿加床栏。

3. 饮食护理　进食高热量、高蛋白、高维生素、少纤维、易消化的流质饮食。并注意少量多餐，补充足够水分，多喝水，保持每日摄入2000～3000ml。禁食产气类食物，如豆类，奶类。忌食多渣、多油或有刺激性的食物，瓜果桃梨、雪糕等生冷之物也暂勿食用，以免增加胃肠负担，加重胃肠功能紊乱。恢复期可按具体情况逐渐恢复正常饮食。

4. 病情观察及护理

（1）皮肤护理：由于发热，出汗多，要保持皮肤清洁，经常用温水擦洗，散热和预防褥疮发生。

（2）肛门皮肤护理：由于大便次数增多，尤其是老人和小孩肛门受多次排便的刺激，皮肤容易淹坏溃破，因此每次便后，用软卫生纸轻轻按擦后用温水清洗臀部，肛周涂上凡士林油膏或抗生素类油膏，防止糜烂。为防止腹压增高造成脱肛，患者排便时不要过度用力，坐便盆时间不宜太长。如有脱肛时，可用纱布或软的手纸涂上凡士林，托住脱垂的肛门，边轻轻按摩，边往上推，即可复位。

（3）口腔护理：由于发热代谢快，抵抗力差，细菌易于繁殖，易引起口腔炎，化脓性腮腺炎，故每日进餐后用生理盐水或朵贝尔液漱口。口腔溃疡涂1%甲紫，口唇干燥用液状石蜡涂唇。

（4）有失水现象者，可给予口服补液盐。如有呕吐等而不能由口摄入时，则可给予生理盐水或5%葡萄糖盐水静脉滴注，注射量视失水情况而定，以保持水和电解质平衡。有酸中毒者，酌情给予碱性液体。

（5）注意腹部保暖，禁行冷水浴，对痉挛性腹痛可给予阿托品及腹部热敷。

（6）在病程进入2~3周时。应警惕并发症出现。如出现剧烈腹痛，体温骤降、脉搏增快，血压下降，面色苍白，大便带血应考虑肠出血或肠穿孔，立即报告医生，协助处理。防止休克发生，必要时外科手术。观察脉搏、呼吸及体温的关系，警惕中毒性心肌炎的发生。

（7）中毒性痢疾患者应加强巡视，密切观察体温、脉搏、呼吸、血压变化，注意有无神志、面色、指端末梢循环等改变。如有异常，应及时报告医生配合抢救。必要时专人护理。

（8）高热的护理：高热是急性典型细菌性痢疾常见的临床症状，而且有时高热本身是大脑受损的一个表现，以物理降温为宜。

（9）惊厥的护理：高热是常见的诱因。惊厥发作时，应有专人守护，及时清除呼吸道分泌物，并给予面罩吸氧。为防止舌咬伤可用纱布包裹压舌板垫于上下齿间，不必用金属开口器以免损伤患者的牙齿。

5. 心理护理　向患者及家属讲解本病的发生、发展经过，主要的临床表现、预防措施及预后，休息、饮食及输液对本病治疗的重要性，使其克服焦虑、烦躁、紧张等不良情绪，树立战胜疾病的信心，以良好的心态积极配合治疗。

6. 用药护理

（1）抗菌药物：喹诺酮类可选用环丙沙星、左氧氟沙星等，注意观察胃肠道反应、肾毒性、过敏、粒细胞减少等不良反应。儿童可选用头孢曲松等第三代头孢菌素。早期禁用止泻药，便于毒素排出。

（2）抗休克药物：①低分子右旋糖酐用于扩充血容量，改善血液循环，防止血栓形成。应早期快速输入。首次使用时护士在床旁守候10分钟左右，注意观察是否发生急性喉头水肿、脉搏细速、大汗等过敏性休克症状。②甘露醇可快速脱水减轻脑水肿，降低颅内压。输入时注意保持输液通畅，避免药物外渗；采用正压快速输入时护士不能离开，严防空气输入导致空气栓塞；若药物渗入皮下组织应抬高局部并用50%硫酸镁湿热敷。③山莨菪碱可以对抗乙酰胆碱并具有扩张血管的作用。用药时注意观察患者面色是否变红润、四肢转暖、尿量增多、血压回升。

（五）健康教育

1. 了解菌痢的病原体和传播方式，切断传播途径为预防菌痢的主要措施。

2. 加强饮食卫生管理。做好粪便、水源的管理，消灭苍蝇。养成良好的卫生与饮食习惯，饭前便后洗手，不吃不洁食物，不饮生水等。

3. 饮食服务行业的从业人员带菌，应调离工作，并给予彻底治疗。对密切接触患者的人员应进行检疫。

4. 加强锻炼，早睡早起、尽量生活规律，以增强体质，提高机体免疫力。保持乐观情绪，避免紧张、过度劳累和受凉。

5. 遵医嘱按时、按量、按疗程坚持服药，一定要在急性期彻底治愈，以防转变成慢性菌痢。

6. 避免进食生冷食物、受凉或劳累是菌痢急性发作的诱因，应加以预防。

十四、伤寒及副伤寒护理常规

（一）按内科及感染性疾病一般护理常规

（二）护理关键点

1. 体温过高。

2. 舒适的改变　腹胀、腹痛。

3. 便秘。

4. 营养失调　低于机体需要量。

5. 潜在并发症　肠穿孔、肠出血、中毒性心肌炎。

（三）护理评估

1. 流行病学评估，发病季节，当地是否有伤寒流行或有否到伤寒流行区；患者的饮食、饮水、个人卫生及生活环境；有无与伤寒患者接触史，既往伤寒病史、是否接种过伤寒疫苗等。

2. 发病情况评估，患者的起病经过，如发病前是否进不洁饮食、起病时间、主要症状及其特点、病情的进展情况，有无便秘或腹泻、便血，有无腹胀、腹痛，起病后经过何种处理、服药情况及其效果。

3. 评估高热的程度及热型，体温＞38.5℃，每天测4次；体温＞39℃，每天测6次，体温正常后，仍需每天测3次，连续2周。并告知患者高热的早期表现，如寒战、呼吸增快等，如有发生及进报告医务人员。观察脉搏、呼吸及体温的关系，警惕中毒性心肌炎的发生。

4. 评估大便情况　颜色、性状、量、次数以及大便常规及培养结果。

5. 神经精神状态　注意患者意识状态的改变；有无听力减退或重听、耳鸣；有无脑膜刺激征；上述表现与体温升降的关系。

6. 评估患者有无典型的玫瑰疹、水晶型汗疹等。部分伤寒患者在病程7～13日时胸腹、背部及四肢出现淡红色小斑丘疹，压之褪色，多在10个以下，2～4日内消退。

7. 评估水、电解质、酸碱平衡情况　大量腹泻可导致脱水、低钾等症状。观察血压、心率，防止血容量不足。有无口渴、口唇干燥、皮肤弹性下降、尿量减少、神志淡漠等脱水症状。有无肌肉无力、腹胀、肠鸣音减弱、心律失常等低钾血症的表现。

8. 评估患者有无肠出血及肠穿孔的发生。肠出血及肠穿孔多发生于病程的2～4周。肠出血是伤寒患者常见的并发症，可有粪便隐血或大量便血；大量出血时，体温骤降后很快回升，脉搏增快，伴有头晕、面色苍白、烦躁、出冷汗、血压下降等休克表现。肠穿孔是最严重的并发症，好发于回肠末端，穿孔前常有腹胀、腹泻或肠出血的先兆穿孔时患者突然右下腹剧痛，伴恶心、呕吐、冷汗、脉细速、呼吸急促，体温与血压下降，经1～2小时体温又回升，并出现腹膜刺激征，X线检查有膈下游离气体。

9. 心理社会评估　评估患者对疾病的性质、进展、防治及预后的知识了解程度，评估患者的工作和生活情况、经济状况、家属对患者的关心支持程度，有无焦虑、恐惧等心理障碍。

10. 评估实验室检查结果　血常规、肥达反应等。

（四）护理措施

1. 消毒与隔离　消化道隔离。患者用物，居室环境及排泄物进行彻底消毒。隔离期限为患者体温正常后，粪便培养连续2次阴性。向患者和家属耐心讲解隔离消毒的重要性及具体方法，以取得合作。

2. 伤寒者应忌食多渣，多纤维食物，忌食过硬难消化的食物，忌食过饱，少食用产气多的甜食和乳品。患者宜进食高热量、高营养、易消化的半流质饮食，并应控制每次食量，宜少食多餐。充足的水分可使尿量增加，有利于体内伤寒杆菌内毒素的排出，从而减轻毒血症状，成人每日入量2500~3000ml/d，口服不足可静脉补液。

3. 便秘者禁用泻药及高压灌肠，腹胀不宜用新斯的明，宜用肛管排气，松节油腹部热敷，但应注意不要烫伤。

4. 高热时不宜用退热发汗药，体温持续39.5℃以上，可适当用温水、酒精擦浴或头部冰敷。

5. 严密观察肠出血、肠穿孔 在病程第2~4周，应密切监测生命体征，及早识别肠道并发症的征象，如血压下降、脉搏增快、便血、腹部压痛、腹肌紧张等，及时报告医生并配合处理。

6. 休息 患者随意活动和用力过度，易诱发肠出血、肠穿孔。患者必须卧床休息至病程第5周，才能逐渐下地活动。做好生活护理，保持皮肤清洁，防止压疮发生。意识障碍者应注意安全，防止摔伤及其他意外的发生。

7. 心理护理 伤寒患者因高热，中毒症状重，尤其并发肠出血及肠穿孔时，往往会担心预后，产生焦虑、恐惧情绪，应根据患者不同的心理特征，耐心做好解释和安慰疏导工作。

8. 用药护理 喹诺酮类抗菌药为首选药物，如环丙沙星。用药期间出现的头晕、乏力、失眠、运动障碍以及上腹部不适、恶心等症状，轻症不必停药，但有溃疡病史者慎用。若出现皮疹、瘙痒，应立即停药；应避免制酸剂和含钙、铝、镁等金属离子的药物同用，可减少本类药物的吸收；因本类药物影响软骨发育，18岁以下未成年患者、妊娠期及哺乳期患者避免使用。

（五）健康教育

1. 管理好水源，处理好粪便，消灭苍蝇、蟑螂，养成良好的个人卫生习惯，不饮生水，不吃不洁食物，不食生的贝类食品（如蛤、牡蛎、螃蟹等）。

2. 发现可疑症状及时隔离，尽早报告，彻底治疗。对托儿所、食堂、饮食行业、自来水厂、牛奶等工作人员应进行定期体检，发现带菌者需彻底治疗并调换工作，对密切接触者应医学观察40日。

3. 对伤寒常年发生地区的易感人群，应进行伤寒、副伤寒甲乙三联菌苗的预防接种，有一定保护作用。

4. 出院后要定期检查粪便，以防成为带菌者。若有发热不适，应及时就诊，以了解有无复发。

十五、流行性出血热护理常规

（一）按内科及感染性疾病一般护理常规

（二）护理关键点

1. 体温过高。

2. 组织灌注量不足。

3. 有出血的危险。

4. 潜在并发症　急性肾衰竭、肺水肿。

5. 焦虑。

（三）护理评估

1. 了解患者的年龄、职业、居住地等情况，接触传染源机会的大小、患者是否有野外作业或田间劳作史及周围是否有类似病例出现，患者平时的卫生习惯，是否在高峰季节发病，既往感染病史及预防接种史。

2. 评估患者神志和生命体征。

3. 评估患者发热的情况及伴随的症状，了解患者的热型、热度及热程。患者常表现为感染，多呈稽留热或弛张热，热程多为3～7日。发热同时是否伴有剧烈头痛、腰痛、眼眶痛（即三痛征）及颜面、颈部、前胸皮肤潮红（即三红征）。

4. 评估患者肾功能情况：了解患者尿量的变化。

5. 评估患者有无出血、感染等并发症的发生，观察有无皮肤瘀斑、鼻出血、便血、呕血、血尿、阴道出血及颅内出血等。

6. 评估实验室检查结果

（1）血常规检查：早期出现"四高一低"，即血红蛋白、白细胞计数、中性粒细胞、异型淋巴细胞升高，血小板减少。发热后期和低血压期因血液浓缩使血红蛋白和红细胞明显增高。

（2）尿常规检查：病程第2日开始出现大量蛋白尿，对明确诊断有意义。重症患者尿中可出现膜状物，为大量蛋白和脱落的上皮细胞的凝聚物。尿镜检可发现管型和红细胞。

（3）生化检查：多数患者尿素氮和肌酐在低血压期开始升高，少数在发热期开始升高，血钠、钙、氯在本病各期中多数降低，而血钾在发热期和休克期较低，少尿期升高，多尿期又降低，发热期血气分析以呼吸性碱中毒多见，休克期和少尿期以代谢性酸中毒为主。

（4）免疫学检查：特异性抗体，IgM和IgG测定双份血清呈4倍升高有诊断价值；凝血功能检查，若有DIC，早期高凝阶段凝血时间缩短。转入低凝阶段后，凝血时间和凝血酶原时间延长，继发纤溶亢进则纤维蛋白降解产物（FDP）明显增多。

（5）其他检查：约50%患者出现ALT升高；心电图可出现心肌损害、高钾（T波高尖）、低钾（U波）表现。少数患者胸部X线有肺淤血和肺水肿表现。

7. 心理社会评估　了解患者对疾病的性质、进展、防治及预后的知识了解程度，评估患者的工作和生活情况、经济状况、家属对患者的关心支持程度，有无焦虑、恐惧等心理障碍。

（四）护理措施

1. 给予患者血液—体液隔离，隔离至急性症状消失。对患者的血压、尿液及其污染物应随时消毒。

2. 一般护理　急性期需绝对卧床休息，保持安静，避免随意搬动（病轻者亦应如此），以免加重患者的出血；加强皮肤和口腔护理；注意空气消毒，预防继发感染。恢复期可逐渐增加活动。

3. 饮食护理　给予清淡可口、高热量、丰富维生素、易消化富有营养的流质或半流质饮食，少量多餐。少尿期给予低盐、低蛋白饮食，禁止摄入含钾较高的食物，如橘子、香蕉、花生、牛奶等，并控制患者饮水。多尿期给含钾丰富的高热量饮食，鼓励患者多饮水，指导患者口服补液盐。

4. 病情观察与症状护理

（1）生命体征的观察：应密切监测患者的体温、脉搏、呼吸、血压、神志和瞳孔的变化，尤其对血压的观察更为重要，发热期应每2~4小时测血压1次或按需要随时测量，并详细记录，以及时发现低血压的情况。

（2）高热的护理：绝对卧床休息，禁止搬动。每4小时测体温1次。发热末期注意血压、脉搏、尿量的变化。注意观察发热的程度和热型，伴随症状并详细记录。宜冰敷物理降温，不宜用酒精擦浴以免加重出血，忌用退热药物，以免患者大汗后虚脱。

（3）出血的观察及护理：①观察是否有鼻出血、咯血、便血，是否有烦躁不安、面色苍白、脉搏增快、血压下降等休克表现；如出现头痛、视力模糊、血压增高应考虑有颅内出血的可能，应立即报告医生；②出血的护理包括：常规查血型、交叉配血，并做好输血准备；根据出血部位的不同作相应处理；遵医嘱给予止血药；进行有关凝血功能的检查；根据病情准备抢救用物和药品，如吸痰器、氧气、止血剂等；注射后需延长按压时间，防止出血及皮下血肿。

（4）急性肾衰竭的观察及护理：严密观察尿量，准确记录24小时出入水量。①多尿期可根据尿量和氮质血症情况分为3期。移行期：每日尿量逐渐增至2000ml，此期虽尿量增加但尿素氮和肌酐等反而上升，症状加重，需特别注意病情变化；多尿早期：尿量由每日2000ml增至3000ml，此期氮质血症未见改善，症状仍重；多尿后期：每日尿量>3000ml，一般尿量每日可达4000~8000ml，少数可达15000ml，尿素氮、肌酐逐步下降，精神食欲逐日好转；②少尿期严格控制入水量，每日入量为前1日的出量加500~700ml，限制钠盐和钾盐的摄入，禁食含钾较高的食物，如橘子、香蕉等，并给予低蛋白饮食；遵医嘱使用利尿药，并观察利尿的效果，及时采血检测肾功能和电解质；导泻患者应记录大便次数、量、性质；进行血液透析的患者给予相应处理。

（5）肺水肿的观察和护理：注意观察是否存在呼吸困难、烦躁、心率增快、咳粉红色泡沫痰、肺底湿啰音等，发现有左心功能不全表现应立即停止输液或控制输液速度，报告医生，配合抢救处理。

（6）组织灌注量不足的护理：将患者置于平卧位或上身、下肢各适当抬高20°左右，并给氧。注意保暖，可加盖棉被、毛毯等，忌用热水袋保温，防止机体反应性低而造成烫伤。迅速建立静脉通路，以便快速扩容及静脉用药。补充血容量宜快速、争取4小时内血压稳定；补充血容量要适量，避免补液过多引起肺水肿、心力衰竭。扩容期间严密观察并记录脉搏、血压、意识状态、皮肤温度、24小时出入水量。因低血压期存在血液浓缩，故不宜使用全血。遵医嘱纠正酸中毒，使用血管活性药物并观察药物疗效。血压正常后输液仍需维持24小时。

5. 心理护理　向患者及家属讲解本病的发生发展经过，主要的临床表现及预后，休息、饮食对本病治疗的重要性，使其正确对待疾病，克服焦虑、恐惧的心理，树立战胜疾病的信心，以良好的心态积极配合治疗。

6. 用药护理

（1）抗病毒药：利巴韦林，能抑制病毒核酸的合成。不良反应为可导致白细胞减少，剂量过大抑制血红蛋白和红细胞成熟而导致可逆性贫血，因此用药期间要观察血常规的变化。孕妇忌用。

（2）利尿药：常用为呋塞米，主要通过抑制髓襻升支粗段对氯化钠的再吸收而发挥强大的利尿作用。通常从小剂量开始，逐渐加大剂量至100～300mg/次，直接静脉注射，4～6小时1次。用药期间要观察有无低血容量、低血钾、低血钠等水与电解质紊乱现象，有无眩晕、耳鸣、听力减退等表现，发现异常及时报告医生。

（五）健康教育

1. 注意食品及个人卫生，防止鼠类排泄物污染食品。加强个人防护，皮肤伤口及时包扎，避免被鼠排泄物污染伤口。

2. 休息1～2个月，以后逐步恢复工作。休息期间不要过劳，逐步增加活动量，适当参加体育锻炼，多进营养丰富的饮食。

3. 定期复查尿常规、肾功能、血压、垂体功能等，避免用对肾脏有损害的药。

十六、败血症护理常规

（一）按内科及感染性疾病一般护理常规

（二）护理关键点

1. 体温过高。

2. 皮肤完整性受损。

3. 潜在并发症　感染性休克、DIC、意识障碍。

（三）护理评估

1. 了解患者的既往史　发病前是否发生下呼吸道感染，有无血液系统疾病、恶性肿瘤、烧伤、重症肝炎和肝硬化、慢性肺部疾病等慢性基础疾病。严重的原发疾病也是败血症发生的诱因。

2. 了解患者的用药、诊疗情况，尤其是侵入性诊疗情况，如血液制品的污染、各种侵入性穿刺、外科手术操作等均可能获得感染。由静脉插管引起的感染称静脉导管感染或称导管相关性感染。

3. 评估患者起病情况及主要症状。败血症患者大多毒血症状明显，起病急骤，先有畏寒或寒战，继之高热，体温可达40～41℃，多呈弛张热或间歇热型，出汗后症状缓解不明显，伴有全身不适、肌肉关节酸痛、无力和食欲缺乏、恶心、呕吐、腹痛、腹泻等消化道症状；新生儿败血症体温可不升。

4. 评估患者有无皮疹或黄疸。败血症皮疹以瘀点为多见，数量不多，主要分布在躯干、四肢、眼结膜和口腔黏膜等处。脑膜炎奈瑟菌败血症可见大小不等的瘀点或瘀斑；猩红热样皮疹常见于链球菌、金黄色葡萄球菌败血症。合并中毒性肝炎可出现黄疸。

5. 评估患者的生命体征，有无头痛、烦躁不安、精神萎靡、嗜睡等神经精神症状。败血症病情严重时可出现中毒性脑病、感染性休克。

6. 了解患者是否存在原发感染病灶或迁徙性病灶，如毛囊炎、痈等皮肤性感染，烧伤，呼吸道、泌尿道、胆道消化道和生殖系统感染。发现原发感染病灶对诊断败血症和选择治疗方案有重要意义。病程较长的革兰阳性化脓性球菌和厌氧菌败血症自第2周开始，可不断出现转移性脓肿，如腰背及四肢或深部软组织内的皮下脓肿、肺脓肿、脊髓炎、关节炎、心包炎等。

7. 评估患者有无关节肿痛、活动障碍或关节腔积液，尤其是大关节。

8. 评估患者是否有心悸、气促、心律失常等心肌炎或心功能衰竭症状。

9. 评估实验室检查结果

（1）血常规：白细胞总数大多数增高，年老、体弱或机体免疫反应低下者及部分革兰阴性杆菌败血症患者白细胞总数可正常或偏低，但中性粒细胞多数仍增高，分类中白细胞有明显核左移现象，且可有中毒颗粒出现。血小板计数下降，病程长者出现贫血。

（2）尿常规可出现蛋白尿（＋～＋＋），尿酮体阳性，尿脱落细胞增多，有时出现血尿。

（3）病原学检查：阳性的血培养或骨髓培养为确诊的依据，宜在抗生素使用前采取标本。必要时在畏寒、寒战、高热时反复抽血培养以提高阳性检出率。皮肤瘀点、病灶的脓液、痰液、尿、胸腔积液、腹水等也有检出病原菌的机会。培养获阳性后需做抗生素药敏试验。

10. 心理社会评估　评估患者对疾病防治及预后了解程度，评估患者的工作和生活情况、经济状况、家属对患者的关心支持程度，有无焦虑、恐惧等心理障碍。

（四）护理措施

1. 一般护理　卧床休息，做好口腔护理，注意空气消毒，预防继发感染。

2. 饮食护理　给予高蛋白、高热量、高维生素的流质或半流饮食，少食多餐。有意识障碍、不能自行进食者给予鼻饲，做好相应护理。

3. 病情观察

（1）密切监测患者的生命体征、神志、瞳孔的变化。大多数毒血症状明显，起病急骤，先有畏寒或寒战，继之高热，体温可达40～41℃，多呈弛张热或间歇热。

（2）DIC的观察及护理：严密监测是否有顽固性低血压，观察是否有皮肤、黏膜和（或）内脏的出血征象；进行有关凝血功能的检查；常规查血型、交叉配血，做好输血准备；DIC的诊断一经确立后，采用中等剂量肝素，每4～6小时静脉注射或静脉滴注1mg/kg（一般为50mg，相当于6250U）。保持呼吸道通畅，以防窒息。

（3）感染性休克的观察及护理：密切监测患者的生命体征、神志、瞳孔的变化，观察是否有无面色苍白、脉搏增快、血压下降等休克的表现；保持输液通畅，准备抢救用物和药品，发现异常及早报告医生并积极抢救。

（4）感染性心内膜炎的观察及护理：听诊患者是否有心脏病理性杂音，皮肤淤点指（趾）甲下线状出血、Roth斑、Osler结节等周围体征，脾大，贫血等。了解超声心动图检查结果，是否有心脏病变和赘生物。叮嘱患者切忌情绪激动，不宜过度活动，以免心动过速，心脏收缩过度或因剧烈运动导致赘生物或心脏内栓子脱落发生栓塞。

4. 用药护理　用药期间密切观察口腔黏膜，如出现白斑等继发感染征兆，立即报告医生，并做好口腔护理。

5. 心理护理　患者及家属往往对"败血症"的名称产生恐惧心理，出现精神紧张、焦虑不安等。应向患者及家属讲解本病的发生、发展经过，主要的临床表现及预后，使他们正确地对待疾病，克服焦虑、恐惧的心理，以良好的心态积极配合治疗。

（五）健康教育

1. 了解败血症的相关知识。

2. 出院后休息1～2个月，加强营养。

3. 出现发热、全身不适等症状时及时就诊，在医生指导下使用药物，尤其是各种抗生素因药物。

十七、巨细胞病毒感染护理常规

（一）按内科及感染性疾病一般护理常规

（二）护理关键点

1. 体温过高。
2. 黄疸。
3. 皮疹。
4. 教育需求。

（三）护理评估

1. 生命体征，评估发热情况及伴随症状。
2. 皮肤黏膜完整性，有无皮疹。
3. 有无头痛。
4. 实验室结果。

（四）护理措施

1. 发热　按第一篇第三章第九节"发热护理常规"。
2. 怀孕早期发现有原发感染，应终止妊娠。对已宫内感染的新生儿应注意隔离。对乳汁中排放 HCMA（人巨细胞病毒）的母亲避免喂乳。
3. 护士在使用更昔洛韦时注意现配现用，每次静滴 1 小时左右，不能太快，同时注意白细胞和血小板的计数、肝功能的复查。嘱多饮水，注意药物的副作用。
4. 饮食以易消化、清淡、富含多种维生素的饮食。
5. 及时向患者及家属给予相应的宣传、解释，介绍病情和治疗方案，使患者及家属对治疗有一定的认识和思想准备，使其配合治疗、护理。
6. 护士在护理患儿前后均应洗手，所用的医疗废物及时放入黄色塑料袋中，由医院统一处理，减少交叉污染的机会。
7. 用药护理　常用更昔洛韦。主要不良反应：过敏反应、心脏传导异常、肝衰竭、肠道溃疡等。

（五）健康教育

1. 重视输血时筛选血清抗 HCMV 抗体阴性的血液制品；对器官移植也要进行 HCMV 抗体的检测筛选。
2. 保持乐观情绪。
3. 肝、肾移植术后高度警惕，务必定时复查。

十八、肝血吸虫病的护理常规

（一）按内科及感染性疾病一般护理常规

（二）护理关键点

1. 发热。
2. 腹痛、腹泻、上腹隐痛。
3. 食欲情况。

4. 感染。

5. 全身皮肤黏膜及巩膜黄染。

6. 教育需求。

（三）护理评估

1. 评估生命体征。

2. 评估个人生活史　有无吸烟、饮酒及吃生鱼史。

3. 评估患者的排泄系统　大小便是否正常。

4. 评估患者的体重、营养状况及进食情况。

5. 评估病情及主要症状

（1）发热程度，有无使用退热剂。

（2）有无食欲减退、腹胀、恶心、呕吐或腹泻等消化道症状。

（3）有无全身皮肤黏膜及巩膜黄染。

6. 实验室检查及影像学检查结果　寄生虫检查、肝肾功能、电解质、B超、CT等。

（四）护理措施

1. 体位与活动　根据病情决定活动方式。

2. 改善营养状态　急性期给予高蛋白、高热量、丰富维生素、易消化食物，鼓励病人每天保持足够的饮水量，避免进食煎炸、油腻、产气食物，减少脂肪摄入。慢性患者营养丰富易消化食物，少量多餐，避免进食粗、硬、过热、多纤维刺激性食物。

3. 遵医嘱对发热、头痛者选用解热镇痛药。密切观察体温变化，体温＞37.5℃，应每4小时测体温1次，注意体温过高的早期症状和体征。

4. 注意观察药物的副作用。遵医嘱使用阿苯达唑。指导患者按时、按量服药，并观察可能出现的副作用。它的不良反应为轻度头痛、头晕、恶心、呕吐、腹泻、口干、乏力等。

5. 心理支持　以同情理解的态度对待患者，讲解疾病相关知识，解释护理操作，帮助患者和家属进行心理调节，树立战胜疾病的信心。

（五）健康教育

1. 注意口腔卫生，防止口腔感染。饮食宜少量多餐、多食营养丰富、均衡和富含维生素的食物，以清淡、易消化为宜。忌食鱼生等生食。

2. 保持良好精神状态，积极面对疾病，参加社会支持组织。

3. 急性期应及早就医，争取急性期彻底治愈。慢性期患者应注意安排规律生活，保证充分的睡眠，防止并发感染，增加饮食营养，戒酒，以免加重肝损害。定时复查，一旦发生并发症，应及时就医。

十九、阿米巴肝脓肿的护理

（一）按内科及感染性疾病一般护理常规

（二）护理关键点

1. 体温过高。

2. 营养失调　低于机体需要量。

3. 潜在并发症　肝脓肿穿破。

（三）护理评估

1. 评估患者一般情况，详细了解工作特点，居住及工作环境卫生状况，饮食习惯，既往是否患过肠阿米巴病等。

2. 评估患者体重、皮下脂肪的厚度，了解患者的营养状况及贫血程度。

3. 评估患者的发热情况。发热的热型、热程、热度及伴随症状，有无热退而出汗伴有食欲减退、恶心呕吐、腹胀腹泻等。

4. 评估患者肝区疼痛部位、性质、反射痛　当脓肿向肝脏顶部发展时，刺激右侧膈肌，疼痛向右肩部放射。如压迫右肺下部可有右侧反应性胸膜炎或胸腔积液。脓肿位于右肝下部时可出现右上腹痛或腰痛，此时可出现右上腹痛或腰痛，部分患者右下胸部或上腹部饱满或触及肿块，肝区叩击痛。脓肿位于右肝中叶时症状不明显，待脓肿增大时才出现肝区下垂样疼痛。位于肝后面的脓肿常无疼痛，直至穿破后腹壁向下蔓延至肾周围才出现类似肾周围脓肿症状。左叶肝脓肿，疼痛出现早，类似溃疡病穿孔样表现，易向腹腔或心包腔穿破。浅表部位肝脓肿可向腹腔穿破引起腹膜炎。

5. 肝脓肿向腹腔穿破，表现为发热及腹肌紧张；向心包穿破是阿米巴肝脓肿的严重并发症，可产生心包填塞和休克。

6. 评估实验室检查结果

（1）血常规：急性感染者白细胞总数及中性粒细胞均显著增多，病程较长者白细胞正常，贫血明显。

（2）粪便检查：阿米巴原虫阳性率约30%，以包囊为主。

7. 评估脓肿穿刺检查结果　典型脓液为棕褐色如巧克力糊状，黏稠带腥味，合并感染时可见脓液呈黄绿色，伴恶臭味，镜检见大量脓细胞。

8. 心理社会评估　评估患者对疾病的了解程度；评估患者的工作和生活情况、经济状况；了解家属对患者的关心支持程度；有无焦虑、恐惧等心理障碍。

（四）护理措施

1. 消毒隔离　消化道隔离至症状消失后连续3次粪便检查未找到滋养体或包囊。病人餐具和便具应单独使用，用后煮沸消毒。大便用漂白粉消毒，衣被可在阳光下暴晒2小时。

2. 一般护理　全身中毒症状重者应卧床休息，减少消耗，做好生活护理。

3. 饮食护理　给予高热量、高蛋白质、富含维生素和铁的食物。

4. 病情观察　密切观察患者的生命体征、面色、咳嗽、咳痰的性质、腹部的情况，及时发现有无脓肿穿破，如有异常及时报告医生。

5. 发热护理　发热按第一篇第三章第九节"发热护理常规护理"。

6. 肝穿刺抽脓术后护理　绝对卧床休息，做好生活护理；6小时内注意有无出血情况，如有面色苍白、冷汗、血压下降等，应立即通知医生。

7. 用药护理　告知药物的作用和用法，注意药物疗效与不良反应，发现异常及时报告医生处理。

8. 心理护理　向患者及家属讲解本病知识，使正确对待疾病，克服焦虑、恐惧的心理，树立信心，以良好的心态积极配合治疗与护理。

（五）健康教育

1. 若患有肠阿米巴病必须彻底治疗，可预防肝阿米巴病。

2. 了解本病发生、发展过程、检查及治疗措施，特别肝穿刺抽脓是治疗措施之一，讲解此手术有关事项，使患者配合。

3. 出院后注意休息，加强营养，提高自身免疫力。3个月内每月复查1次肝脏B超和粪便，以追踪有无复发。

第十一节 ICU疾病护理常规

一、ICU疾病一般护理常规

1. 按内、外、妇产科疾病一般护理常规。

2. 入室接待

（1）床单位准备：①检查病人床性能，使其处于良好的备用状态并按麻醉床准备好床位，必要是在头部、臀部各放置一方垫，以免病人呕吐物及分泌物污染床单元，使用呼吸机者，颈部备一条用垫布卷成的颈垫，以抬高颈部有利于呼吸。床上准备好约束带四条，必要时准备腹带。②床头桌上治疗盘：铺治疗方巾内有0.45%NS200ml、10ml注射器2付、吸痰管、无菌头皮针，外置冲洗吸痰管的NS（10ml/支）、别针2个、电极3个、寸带两条。③床旁小篮放置：简易呼吸器、吸氧管、吸氧面罩（必要时备加压面罩和口咽通气道）。④床头桌抽屉内置：负压引流袋、尿袋各2个以及备用的吸痰包、PE薄膜手套。⑤室内温度保持在20～24℃，温度50%～70%。⑥其他：根据病人情况准备相应的物品如压力套装、胸腔闭式引流瓶等。

（2）仪器准备

1）心电监护仪：①先将电源接好，检查电插座性能是否良好；②检查心电各导联线，血氧饱和度监测导线及指夹、无创血压袖带，体温探头等是否备齐，性能是否良好，并连接好，各功能处于备用状态。

2）人工呼吸机：①检查呼吸机各管道连接是否正常，湿化罐内加无菌注射用水；②接上电源，氧源及空气压缩，检查呼吸机性能是否良好；③根据情况选用呼吸模式，按需要调好呼吸机各项参数，如呼吸频率16～18次/分；潮气量6～8ml/kg；吸呼比1：（1.5～2）；氧浓度30%～60%；④湿化瓶温度调至32～35℃。

3）吸引器：连接好负压吸引器各管道，调试压力是否良好。

4）氧气装置：连接氧气源，检查性能，处于良好的备用状态。

（3）急救药物及用物准备：急救车处于备用状态，各种急救药品齐全。

（4）其他用物准备：功能架上准备好输液泵、输液架、输液篮等。

（5）接收病人时护理：①由医生、麻醉师、输送工作人员与本室护士一起协助过床，过床时注意保持各管道通畅；②过床后按需接上呼吸机（或呼氧面罩），注意辅助呼吸气体交换是否满意，听双肺呼吸音；③接上心电监护仪，按正规操作连接好三个电极，观察心电图节律的快慢；④连接好无创血压袖带测量血压，并观察血压情况；⑤夹好血氧饱和度和指夹，观察血氧饱和度；⑥接好体温探头，测量体温；⑦固定好各种引流管并观察其性质、量、颜色，保持各管道通畅，避免管道扭曲及引流瓶过高；⑧接上尿计量器并固定好尿袋，观察尿量；⑨根据病情约束四肢（特别全麻未醒病人），注意约束带松紧要适宜，以防约束太紧阻止血液循环；⑩入室的麻醉医师（或护士）交接班，了解病人情况（手术过程、出血、输血量、术中情况等）及用药情况，并了解病人皮肤情况，所带物品，做好记录，检查输液是否通畅，局部有无红、肿，回抽是否有回血。

3．基础护理

（1）病室环境要求：①温度：20～24℃，湿度：70%～80%。②空气：清新、洁净。定期进行物体表面及空气培养，严格控制细菌菌落数，空气<200cfu/m³。③室内空气净化：自然通风：开窗换气。每日通风2～3次，每次20～30分钟。层流室：可使室内保持比较彻底的无菌环境。④光线：适时控制室内光线的明暗，尽量减少灯光对患者的刺激；病情允许时夜间关闭灯光，让患者有白昼之分，保证夜间有良好睡眠。⑤声音：尽量减少噪音，保证病室安静。根据国际噪音协会的建议，ICU白天的噪音最好不要超过45分贝，傍晚40分贝，夜晚20分贝。

（2）清洁护理：①头发的护理：通过梳头、床上洗头、床旁理发或剃头等方式评估病人头发的长度及卫生情况，使头发整齐、清洁，维护病人的自尊和自信。②眼睛护理：评估眼睛有无分泌物、球结膜有无水肿或感染。对于眼睑不能自行闭合的患者，可用生理盐水清洁眼睛后，涂上眼药膏，之后盖凡士林纱布或透气皮瓣以保护角膜，避免因眨眼少，角膜干燥，引发溃疡、结膜炎。③鼻腔的护理：协助病人及时清除鼻腔分泌物，保持鼻腔清洁卫生，维持鼻的正常功能并提供舒适。长期鼻导管吸氧的病人，应保持鼻腔的湿润，防止因干燥而出血。对于头部外伤、脑部手术的病人不能从鼻腔里吸分泌物。长期留置鼻胃管的病人应经常更换鼻胃管对鼻黏膜压迫的部位。鼻出血病人用止血纱条压迫止血时要记录压迫时间，满72小时应通知医生取出。④口腔护理：保持口腔清洁、湿润，去除口臭，预防口腔感染等并发症，防止发生口腔炎症、口腔溃疡、腮腺炎、中耳炎等。护理过程中注意观察患者口腔的变化，提供病情变化的信息。口腔护理评估表见表5-11-1，口腔护理常用溶液见表5-11-2。口腔护理注意事项：开口器应从臼齿处放入，牙关紧闭者不可使用暴力使其张口，以免造成损伤；长期应用抗生素者应观察其口腔内有无霉菌感染；擦洗过程中，动作应轻柔，特别是对凝血功能差的病人，应防止损伤黏膜及牙龈；注意勿将棉球遗留在口腔内。特殊口腔护理：全口腔黏膜溃烂的护理：配置专门漱口液：利多卡因＋维生素B或C＋生理盐水贝复剂喷口腔；气管插管病人的口腔护理：对于烦躁不配合的患者需双人操作。

表5-11-1　口腔护理评估表

部位/分值	1	2	3
黏膜	湿润、完整	干燥、完整	干燥、黏膜擦破或有溃疡面
牙龈	无出血及萎缩	轻微萎缩，出血	牙龈有萎缩，容易出血、肿胀
唾液	中量、透明	少量或过多量	半透明或黏稠
舌	湿润，少量舌苔	干燥，有中量舌苔	干燥，有大量舌苔，或覆盖黄色舌苔
气味	无味或有味	有难闻气味	有刺鼻气味
唇	滑润、质软、无裂口	干燥有少量痂皮，有裂口，有出血倾向	干燥，有裂口，有大量的痂皮，有分泌物，易出血
损伤	无	唇有损伤	口腔内有损伤

备注：分数1表示较好，3是很差。

表5-11-2　口腔护理常用溶液及其浓度、作用

溶液名称	浓度	作用
生理盐水		清洁口腔，预防感染
过氧化氢溶液	1%～3%	防腐、防臭，适用于口腔感染有溃烂、坏死组织者
碳酸氢钠溶液	1%～4%	适用于真菌感染
洗必泰溶液	0.02%	清洁口腔，广谱抗菌
呋喃西林溶液	0.02%	清洁口腔，广谱抗菌
醋酸溶液	0.1%	适用于绿脓杆菌感染
甲硝唑溶液	0.08%	适用于厌氧菌感染

4. 休息与活动　妥当安置患者，采取适当体位，保证舒适安全。

5. 饮食护理

（1）评估患者的意识状态及吞咽功能。

（2）鼓励患者进食，以补充机体消耗需要，帮助自理缺陷的患者进食。

（3）对不能经口进食者，可给予鼻饲或静脉高营养。

（4）对体液不足的患者（如大量引流液或额外体液丧失），应补充足够的水分，以维持体液平衡。

6. 排便、排尿的护理

（1）协助患者大小便。

（2）如留置导尿者，要保持引流通畅，防止泌尿系统感染。

（3）便秘者可给予缓泻药物或灌肠。

（4）大小便失禁者，做好皮肤护理，防止局部并发症发生。

7. 给药的护理

（1）根据医嘱正确指导给药，特殊情况做好交接班。

（2）给药设备的更换：置换静脉导管管路，包括附加设备的更换频率以不超过72小时一次为原则。24小时内更换用于输血或血液制品或脂肪乳的管路。连接导管的延长管认为是装置的一部分，当装置更换时一并更换。

（3）液体悬挂时间：普通液体悬挂时间没有限制。含脂溶性的肠道外营养输液应于24小时内输毕。若仅单独给予脂肪乳剂，应于使用后12小时输毕。血制品应于4小时输毕。

8. 专科观察要点

（1）神经系统：病人的精神状态，意识及肢体活动，注意观察瞳孔大小及对光反射。

（2）呼吸系统：①使用呼吸机期间，注意保持呼吸道通畅，有痰时随时吸痰。吸痰时注意手法和压力调节，并观察痰液的性质和量。痰液黏稠时，可用0.45%NS 5～10ml/每次滴入气管插管内稀释痰液后吸出；②固定好气管插管，以防脱出或移位，并测量气管插管外露长度并用黑记号笔作记录；③根据血气分析调整呼吸机参数；④观察肺部气体交换是否满意，口唇、肢端有无发绀缺氧现象；⑤清醒病人观察病人呼吸与呼吸机是否同步，如病人烦躁不安，遵医嘱使用镇静剂使病人呼吸与呼吸机同步；⑥病人自主呼吸恢复，血气分析满意，遵医嘱试停呼吸机拔除气管插管，拔除气管插管后，常规口腔护理，鼓励病人深呼吸，并协助拍背咳痰。

（3）循环系统观察

1）血压监测：常规每小时监测血压并记录一次，并密切注意血压变化，血压升高或降低时，及时告诉医生处理。

2）心率、心律观察：持续心电监护，监测心率、心律的异常变化，有异常应及时报告医生处理，并做好抢救准备工作，如除颤机、抗心律失常药等。

3）体温：体温过高、过低者均应持续监测体温，手术后病人常规给肛温探头监测体温，内科病人可给皮肤监测。①体温过低，末梢循环差，四肢冰凉可用热水袋或电热毯保暖；②体温过高者，一般超过38.5℃，给予物理降温，头部冰敷或冰盐水灌肠或按医嘱用退热药等降温；③尿量观察：留置尿管接尿计量器，应每小时观察并记录尿量一次，使成人尿量保持在$1 \sim 2ml/$（h·kg）左右，尿少时及时报告医生处理。

4）各种引流管的观察：保持各种引流管通畅，并密切观察其性质、颜色、量的变化，如有异常及时报告医生处理。

5）持输液通畅，维持水电解质平衡，准确记录出入量。

6）皮肤护理：因入住本室病人均为危重病者，体质瘦弱、循环差，术后各种管道又多，以防病人躁动自行拔管，故入室后都需要用约束带约束四肢，鉴于上述情况做好皮肤护理尤为重要。必须做到床铺平整清洁，定时翻身按摩受压部位，脚跟及踝用水囊垫加以保护，注意约束的松紧度，经常观察受压部位循环情况。

9. 心理护理　注意观察清醒病人的心理变化，及时满足病人的需求，尊重病人的权利，保护病人的自尊。及时鼓励、安慰、疏导病人，解释说明各种抢救措施的目的，关心理解病人，缓解病人的心理压力。这时应以高度的责任感和同情心，对病人精心治疗，减轻病痛，使病人产生安全感；以敏锐的观察力，从病人的言谈举止及情绪的微小变化中去发现他们内心的活动，根据病人不同的生活文化背景，合理运用语言艺术进行情感的交流，使病人产生信任感；以积极负责的工作热情，对病人耐心说教、指导，把相关的医学知识传播给患者，使其正确认识自己的病情，尽快适应病房的环境，树立战胜疾病的信心，以最佳的心理状态接受治疗和护理。

10. 健康教育

（1）疾病知识的健康教育。

（2）预防并发症的健康教育：了解有可能发生的并发症及自我防护的方法，主动的有目的和医护人员合作。

（3）病因预防教育：了解致病因素，改变不良行为，减少或消除致病危险因素，控制疾病的发生发展。

（4）防止疾病发展的教育：了解患病治疗期间的有关知识，如患病后的饮食要求、常规疗法、急性发作时的症状、防止病情发展的自我保护以及一些特殊检查的方法判断等实质性内容，以利于疾病的早期发现、早期诊断、早期治疗。

二、水、电解质、酸碱平衡紊乱护理常规

（一）按内、外、妇产科及ICU疾病一般护理常规

（二）护理关键点

1. 心律不齐。

2. 呼吸困难。

3. 血流动力学。

4. 四肢肌力。

5. 肠鸣音。

6. 恶心呕吐。

7. 饮食。

8. 大、小便。

9. 血电解质。

10. 教育需求。

11. 意识改变。

12. 进出量。

13. 血电解质。

14. 意识。

15. 抽搐。

16. 高/低钙危象。

17. 神志。

18. 心律/血压。

19. 呼吸困难。

20. 吞咽困难。

21. 意识改变。

22. 血流动力学。

23. 呼吸型态。

24. 实验室检查。

（三）护理评估

1. 钾代谢紊乱

（1）评估气道、呼吸、循环、神志、瞳孔情况。

（2）到达时间、生命体征。

（3）询问病史、主诉、接触史。

（4）近期手术史、过敏史、既往用药情况。

（5）EKG。

2. 水和钠代谢紊乱

（1）了解病人的缺水类型，询问失水原因。

1）高渗性缺水：①水摄入不足，如高温环境下饮水不足、长期禁食、上消化道梗阻、昏迷等情况；②水分排出过多，如气管切开或应用渗透性利尿药、高热、呼吸增快、烧伤暴露疗法；③器质性病变，如肾衰竭多尿期、糖尿病及尿崩症等。

2）低渗性缺水：剧烈呕吐、腹泻、肠瘘或大面积烧伤等慢性丢失大量含钠液体，在液体补充过程中只补水和葡萄糖而未给钠盐；应用排钠利尿剂，导致细胞外液钠丢失而致。

3）等渗性缺水快速丢失体液，如急性腹膜炎、急性肠梗阻、大面积烧伤早期和肠瘘等造成大量体液丢失；液体潴留在第三间隙和水钠入不足。

（2）评估患者口渴的情况。

（3）皮肤弹性减退、黏膜干燥、眼窝内陷。

（4）询问病史、主诉、接触史。

（5）近期手术史、过敏史、既往用药情况。

（6）EKG。

（7）皮肤黏膜情况。

3. 钙代谢紊乱　按本节钾代谢紊乱护理评估。

4. 镁代谢紊乱　按本节钾代谢紊乱护理评估。

5. 酸碱平衡紊乱　按本节钾代谢紊乱护理评估。

（四）护理措施

去除病因，治疗并发症。

1. 钾代谢紊乱

（1）临床表现

1）神经肌肉系统

a. 高钾：细胞的兴奋性增高。在严重高钾血症（血清钾 7 ~ 9mmol/L）时临床上可出现肌肉软弱甚至弛缓性麻痹等症状。肌肉症状常先出现于四肢，然后向躯干发展，也可波及呼吸肌出现意识改变，四肢无力，腱反射消失，手足感觉异常，疼痛，肌肉抽搐等表现。

b. 低钾：肌肉的兴奋性降低，肌无力为最早表现，先是四肢软弱无力，以后延及躯干和呼吸肌。呼吸肌（主要是膈肌）麻痹可出现呼吸困难和窒息，是低钾血症患者的主要死亡原因之一。血钾低于2.5mmol/L时可以出现软瘫、腱反射减弱或消失。

2）呼吸系统：严重高钾和低钾的患者注意呼吸频率、节律、幅度，观察氧饱和度。

3）循环系统

a. 心律：高钾可出现室早、室颤、室性自主心律及心脏停搏；低钾可有传导阻滞，房性及室性心律失常，严重者可发生心衰，无脉性电活动和心脏停搏。

b. 循环：高钾患者可出现皮肤苍白、湿冷、血压变化（早期血压可升高，晚期低血压）；低钾患者可有低血压。

4）胃肠道系统：高钾可有腹泻。低钾可有厌食、恶心呕吐、便秘，因肠麻痹而发生腹胀或者肠梗阻。

5）心电图变化：①高钾：T波高尖，P波消失，QRS波增宽，ST段与T波融合，心电图酷似室速；②低钾：ST段降低，T波倒置或低平，QT间期延长，U波出现。

6）低钾患者使用洋地黄制剂者须关注中毒症状。

（2）处理

1）高钾的处理

a. 立即停用一切含钾的药物或溶液，尽量不食含钾量较高的食物，停输库存血等。

b. 使钾离子转入细胞内：静脉注射5%碳酸氢钠；高浓度葡萄糖＋胰岛素治疗，可使钾离子转入细胞内，暂时降低血清钾浓度，必要时可重复给药；严重高钾、心肌受损、肾功能不全时，可用10%葡酸钙或5%氯化钙10 ~ 20ml缓慢推注，以保护心肌。

c. 应用阳离子交换树脂，可从消化道带走钾离子。同时口服甘露醇导泻，效果更好。

d. 血液透析疗法，一般用于上述疗法仍不能降低血清钾浓度时。

2）低钾的处理

a. 口服钾盐最为安全，常用10%氯化钾口服溶液。

b. 不能口服或有心律失常，严重低钾者可采取静脉补钾。静脉补钾原则：补钾前应注意肾功能，尿量。要求尿量在30~40ml/h；补钾注意浓度、速度，高浓度钾从中心静脉进入，微泵控制速度，并及时复查血钾，以免出现高钾血症。

（3）防治心律失常：重度高钾极易出现严重心律不齐及导致心跳骤停，应加强观察，并做好急救准备。

（4）保持呼吸道通畅，必要时采取合适的方式吸氧。

（5）合理进食，恢复正常的胃肠功能。

1）高钾患者

a. 避免进食含钾高的食物；避免高纤维饮食，勿摄食刺激肠胃蠕动加快的食物，鼓励少量多餐的饮食习惯。

b. 观察腹泻的次数，量及大便的性状，观察体重情况，并遵医嘱处理。

2）低钾患者

a. 鼓励进食含钾高的食物，饮食应含高热量，高蛋白成分；如患者过于疲倦或活动无耐力，应协助进食。

b. 为预防便秘，多摄取高纤维饮食，建立正常的排便习惯。

（6）休息和活动

1）低钾患者：避免活动无力导致的并发症。

a. 患者因骨骼肌收缩乏力、活动无耐力而易发生受伤的危险，应与患者及家属讨论并制定活动的项目、时间、方式和幅度，并予协助。根据其肌力的改善程度，逐渐调整活动内容。除下床活动外，亦可协助在床上进行被动运动，充分活动全身关节，肌肉，以免长期卧床使肌肉更加无力。

b. 移去环境中的危险物品，减少意外伤害的可能。

c. 观察肌肉张力的改善情况，调整活动的内容。

2）高钾患者：缓解高钾导致的肌肉疼痛。

a. 遵医嘱适当使用止痛药，密切观察患者疼痛的性质、强度、时间及使用止痛药后的效果，以作为调整剂量的根据。

b. 提供各种不同的信息，如放松技巧，引导想象力，娱乐活动等分散患者对疼痛的注意力。

c. 采用物理治疗法，按摩、热疗等，以促进患者的舒适。

2. 水和钠代谢紊乱

（1）临床表现：①低钠：引起脑水肿，表现为冷漠、躁动、头痛、恶心、呕吐、意识障碍、癫痫发作、昏迷；②高钠：意识改变，易激惹，局灶性神经功能缺失，甚至昏迷或癫痫发作。

（2）根据病情合理安排休息，意识改变的患者注意安全防护。

（3）保持呼吸道通畅，根据情况选择合适的给氧方式。

（4）纠正血容量和血钠水平：血钠纠正应缓慢（48小时以上），快速纠正可以导致中枢损害。

1）等渗性缺水的处理：原发病的治疗很重要，若能消除病因，则缺水很容易纠正。静脉补充平衡盐溶液或等渗盐水。

2）低钠的处理

a. Na^+ ＞ 120mmol/L不需要紧急处理，可口服含钠的液体。

b. 急性严重缺钠者 Na^+ ＜120mmol/L或出现神经系统症状者，需要立即处理，一般主张按每小时提高血钠0.5~1mmol/L，并先将血钠浓度提高到120~125 mmol/L为宜。静脉补充浓钠需要严格掌握滴速，过快纠正低钠血症可能导致中心性桥脑髓鞘破坏，出现截瘫、四肢瘫痪、失语等并发症。

c. 维持适当的体液容积及减轻肺水肿，监测脑水肿的情况。

3）高钠的处理

a. 缺水应立即让患者饮水即可纠正高钠血症。

b. 失水过多性高钠血症：补充水分，制止水分继续丢失。

c. 对钠排泄障碍所致的高钠血症：限制钠盐摄入，可输5%葡萄糖液，同时用排钠利尿药以增加排钠，可用呋塞米（速尿）等。

3. 钙代谢紊乱

（1）临床表现

1）低钙血症

a. 神经系统：神经肌肉兴奋性增高，患者可有烦躁、易怒、多虑、失眠；四肢和面部感觉异常，肌肉痛性痉挛，手足抽搐和癫痫发作，沃斯特克氏征或陶瑟征阳性。

b. 心血管系统：窦性心动过速、心律不齐、房室传导阻滞，引起Q-T间期及ST段延长，T波低平或倒置，低血压等。

c. 骨骼系统：佝偻病样改变，牙釉质发育不全和恒牙不出、牙齿钙化不全、乳齿脱落，成人易早脱牙。

d. 低血钙危象：严重的精神异常、严重的骨骼肌和平滑肌痉挛，发生惊厥、癫痫样发作、严重喘息，甚至引起呼吸、心搏骤停而致死。

2）高钙血症

a. 神经系统：高钙血症可使神经、肌肉兴奋性降低，表现为乏力、表情淡漠、腱反射减弱，严重患者可出现精神障碍、木僵和昏迷。

b. 心血管系统：心律失常，高血压，可加重洋地黄的毒性作用；心电图表现为；Q-T间期缩短，房室传导阻滞。

c. 胃肠道系统：肠道吸收钙增加；食欲减退，吞咽困难，便秘，消化性溃疡和胰腺炎等。

d. 泌尿系统：早期表现为浓缩功能障碍，排尿增多，脱水等；晚期可见肾小管纤维化、肾钙化、肾结石甚至发展为肾衰竭。

e. 高钙危象：严重脱水、高热、心律不齐、意识不清等，患者易死于心搏骤停、坏死性胰腺炎和肾衰竭等。

（2）处理

1）低钙的处理

a. 口服钙和维生素D制剂。

b. 静脉注射钙：钙离子对静脉和软组织的刺激大，应尽量使用中心静脉，防止药液外渗。可采用10%葡萄糖酸钙稀释后静脉注射（大于10分钟），注射过程中应密切监测心率。

2）高钙的处理

a. 预防钙的吸收：减少或停止饮食中钙和维生素D的摄入。

b. 增加尿钙的排出：口服和静脉补充生理盐水，辅以作用于髓襻的利尿药。

c. 补充血容量纠正脱水，抑制肾小管再吸收钙。谨防液体过量和心力衰竭的发生。

d. 减少骨吸收和增加骨形成：泼尼松，普卡霉素静脉注入，有抑制骨吸收，降低血钙的作用。危急状态下，也可作腹膜透析、血液透析等应用无钙透析液以降低血钙水平。

4. 镁代谢紊乱

（1）低镁：可出现神志改变、手足抽搐，肌肉震颤，眩晕，癫痫发作和吞咽困难等。严重低镁血症且有症状特别是各种类型的心律失常时必须及时补镁。稀释后静脉内缓慢注射或滴注镁盐（一般是用硫酸镁），在补镁过程中太快或太多可以引起急性镁中毒，甚至血压下降，心跳骤停。

（2）高镁：镁抑制神经—肌肉接头处的兴奋性，可出现显著的肌无力（四肢、吞咽和呼吸肌都可累及）甚至弛缓性麻痹，意识改变，深腱反射减弱或消失。可用透析疗法。如肾功能尚好，也可以适当使用利尿药。

（3）心血管系统：心律、血压变化。①低镁：可出现心律失常（如尖端扭转性室速）；②高镁：出现传导阻滞和心动过缓，并可致血管扩张引起低血压。

（4）消化系统：高镁对内脏平滑肌抑制引起嗳气、呕吐、便秘、尿潴留等。

（5）保持呼吸道通畅和气体交换正常：对于呼吸肌麻痹患者，采取合适的手段给氧。

（6）心电图改变情况：高镁心电图上可见P-R间期延长和QRS综合波增宽和T波增高。

5. 酸碱平衡紊乱

（1）卧床休息。

（2）对于意识障碍的患者，保护气道，必要时建立人工气道。

（3）纠正酸碱平衡紊乱：①纠正代谢性酸中毒：严重酸中毒危及生命，则要及时给碱纠正。结合症状及血液化验结果，给予合适的补碱量。原则是宁酸勿碱。必要时血液透析。②纠正碱中毒：轻度碱中毒可使用等渗盐水静滴，重症碱中毒患者可给予一定量酸性药物，如精氨酸、氯化铵等。③纠正呼酸：保持呼吸道通畅，改善肺泡通气，排出过多的CO_2：根据情况可行气管切开、人工呼吸、解除支气管痉挛、祛痰、给氧等措施，给氧时氧浓度不能太高，以免抑制呼吸；并注意其反弹性呼吸性碱中毒。④纠正呼碱：降低患者的通气过度，如精神性通气过度可用镇静剂为提高血液PCO_2，可使用面罩，以增加呼吸道死腔，减少CO_2的呼出和丧失。也可吸入含5%CO_2的氧气，达到对症治疗的作用。

（4）防止和纠正电解质紊乱：①在纠正酸中毒时大量K^+转移至细胞内，引起低血钾，要随时注意纠治低钾；②在使用碱性药物纠正酸中毒后，血钙浓度降低，出现手足抽搐，应静脉给予葡萄糖酸钙；③对于代谢性碱中毒患者，积极纠正低血钾症或低氯血症。

（五）健康教育

1. 钾代谢紊乱

（1）了解高钾和低钾的症状，有异常立即告知医生和护士。

（2）对肾功能不全或者长期服用保钾利尿药者，饮食应限制含钾食物或药物。含钾丰富的食物有：肉类、海藻、豆类、牛奶、乳酪、橘子、葡萄干、马铃薯、香蕉、冬瓜等。

（3）保证有足够热量供给，避免体内蛋白质、糖原的大量分解而释放钾离子。

2. 水和钠代谢紊乱

（1）了解水钠对维持健康的重要性，正常成人每日需要摄入的钠量、饮水量及正常的排尿量。

（2）如出现腹泻、呕吐、高热、大量出汗等，应及早诊治与补充水分，以含盐饮料为宜。

（3）禁饮食或不能进食的病人，必须全量提供每日生理需要量和继续损失量，这是维持病人体液平衡的基本措施。

（4）对野外、航海工作者，应主动接受水源断绝环境下的生存知识教育。

（5）能口服补液的尽量不要静脉补液。

3. 钙代谢紊乱

（1）掌握哪些食物富含钙离子，并加强营养摄入；加强锻炼，定期到户外阳光充足的地方活动。

（2）高钙患者避免摄入高钙的食物；鼓励患者多饮水，每日尿量保持在2000ml以上。

（3）定期复查血清钙水平。

4. 酸碱平衡紊乱

（1）避免精神创伤及过度疲劳，掌握有关疾病治疗的知识。

（2）改善不良的膳食习惯，酸、碱性食物的摄入要合理搭配，注意平衡饮食。

（3）对于肠梗阻、呕吐、腹泻等病人应当尽早治疗，避免代谢性酸中毒等并发症的发生，糖尿病者注意控制好血糖，均衡饮食，预防酮症酸中毒。

（4）定期体格检查，监测肺、肾等重要器官的功能，维护酸碱平衡的正常调节。

三、多脏器功能不全（MODS）护理常规

（一）按内科及ICU疾病一般护理常规

（二）护理关键点

1. 意识及生命体征。

2. 血流动力学。

3. 咳嗽咳痰。

4. 呼吸困难。

5. 机械通气。

6. 腹内高压/腹部腔隙综合征。

7. 应激性溃疡。

8. 皮肤黏膜出血点。

9. 引流管。

10. 大小便。

11. 深静脉血栓。

12. 实验室检查。

13. 教育需求。

（三）护理评估

1. 一般情况

（1）体温：体温不升及高热都提示病情严重，如果出现寒战随之高热，需要警惕是否是导管相关性血源感染或者局部有脓肿形成。

（2）疼痛及不适：患者的疼痛和不适可以由于原发疾病或者手术切口导致，也可以是有创操作或者气管插管、气管切开等留置管道引起。无法主诉疼痛的患者应该根据面部表情、烦躁情况、呼吸机同步性等间接判断患者是否有疼痛或不适。

2. 神经系统

（1）观察意识变化，如有镇静，进行镇静评分（Ramsay/RASS评分），必要时进行谵妄评估，警惕患者出现谵妄。

（2）评估GCS评分，评分如有持续下降需要警惕脑水肿和脑功能衰竭。

3. 心血管系统

（1）心率、心律：心率加快的因素可以是疼痛、缺氧、高热、贫血、容量不足等，应注意根据病情给予合理的判断。

（2）血压、中心静脉压（CVP）、末梢循环。必要时监测肺动脉嵌压，心排量等。对于腹腔内压增高的患者，以及机械通气的患者，评估CVP时需要排除这两者的影响。

4. 呼吸系统

（1）观察呼吸频率、节律、幅度、发绀、出汗等，听诊呼吸音。

（2）机械通气参数、氧饱和度、血气结果计算氧合指数（氧分压/氧浓度），氧合指数小于200提示产生了急性肺损伤。

（3）痰液性状、量，判断气道有无出血、感染及胃肠道有无反流。

（4）检查化验结果：血气、痰培养、胸片及肺部CT。

（5）及时发现并发症：胸腔积液、气胸、肺不张、肺水肿等。

5. 消化系统

（1）胃肠减压：管道是否通畅，胃液的性状，如呈咖啡色或者血性，提示该患者可能存在应激性溃疡。

（2）营养：肠内营养的耐受情况，警惕胃内容物反流引起吸入性肺炎，肠外营养的患者评估和观察血糖及相应并发症。

（3）观察有无腹胀、腹痛、反跳痛、肠鸣音、腹腔内压力、大便次数和性状。警惕腹腔内感染和肠麻痹。

（4）观察肝功能：重点了解肝酶、胆红素、白蛋白、PT及APTT，是否出现黄疸。

（5）必要时监测腹腔内压。

6. 泌尿系统

（1）尿量和尿液性状，长期留置导尿者警惕尿路感染的并发症。

（2）化验结果：肌酐、尿素氮、尿常规和尿培养。

7. 凝血功能

（1）观察是否有出血倾向：穿刺处、引流管、皮肤或黏膜破损处是否出血，皮肤是否出现瘀斑。

（2）化验指标：DIC、PT/APTT、血小板。

8. 引流管和皮肤

（1）引流管引流的量、性状、引流管周围的皮肤，长期留置的引流管注意固定情况。

（2）观察动静脉穿刺口皮肤及是否出现相应的并发症：栓塞、感染等。

（3）皮肤、口腔黏膜完整度，及时发现皮肤破损和口腔溃疡。

（4）皮肤水肿程度，注意是否有下肢深静脉血栓形成。

9．其他检查和化验

（1）实验室检查：血常规（特别注意血红蛋白、白细胞计数、血小板计数）要求血红蛋白在70g/L以上，血小板计数5000以下应输注血小板，5000～30000如果伴有出血倾向者亦需输注血小板，如需要外科手术或者有创操作，则需要血小板在50000以上。

（2）电解质：特别注意血钾、血糖，维持血糖在150mg/dl以下。

（3）关注各种培养结果，以明确感染源。

（4）特殊化验结果：乳酸、C反应蛋白、D二聚体。

10．用药效果　镇静药、血管活性药、抗生素、激素等。

（四）护理措施

多脏器功能不全的治疗护理重点在于去除病因和控制感染，有效地维护脏器功能、改善微循环灌注、营养支持，维持机体内环境平衡、增强免疫。

1．休息和体位

（1）卧床休息，减少耗氧量。肢体水肿者抬高患肢超过心脏平面。

（2）人工气道患者常规半卧位，床头抬高30°以上，以利于肺部通气，防止呼吸机相关性肺炎的发生。

（3）进展为急性呼吸窘迫综合征（ARDS）时，可按照医生要求安置俯卧位。

（4）镇静患者按照医生要求调整药物剂量，维持合适的清醒度。

（5）有效约束和床栏保护患者，防止意外拔管和坠床。

（6）根据改良式诺顿评分给予气垫床或者其他预防褥疮的措施。

2．口腔护理　用专用的漱口产品进行口腔护理，保持口腔清洁，减少口腔内的定植菌。口腔有溃疡及霉菌应及时局部用药。

3．维持合适的体温　高热患者应用物理降温和药物降温。使用吲哚美辛栓降温时注意患者出汗和血压情况。低温患者适当保温，可以使用电热毯。

4．呼吸支持

（1）按照氧饱和度及血气结果调整氧疗方式，保证最佳氧合，使氧分压和二氧化碳分压在正常范围内。

（2）妥善固定人工气道，观察有无并发症：气切口感染、皮肤黏膜破损、气道内出血等。

（3）每2小时翻身，帮助患者排痰。

（4）机械通气避免大潮气量及高平台压，以6ml/kg的小潮气量及30cmH$_2$O的平台压维持通气。尽量用最小的PEEP防止肺泡塌陷。积极预防呼吸机相关性肺炎（VAP）的发生。

（5）必要时辅助进行体外膜肺氧合（ECMO）治疗。

5．循环支持

（1）抗休克：适当补充晶体和胶体，在诊断休克的最初6小时内，达到中心静脉压（CVP）在8～12mmHg，平均动脉压（MBP）≥65mmHg，尿量≥0.5ml/（kg/h），上腔静脉血氧饱和度或混合静脉血氧饱和度≥70%；对于腹内压增高和机械通气患者CVP维持在12～15mmHg。

（2）合理使用血管活性药物，常用的药物有去甲肾上腺素和多巴胺。使用时应选用中心静脉给药，并维持血压平稳。

6. 营养支持和消化系统功能维护

（1）根据医嘱早期开始肠内营养。

（2）肠外营养。

（3）按照医嘱使用胰岛素，维持血糖在6.7mmol/L以下。

（4）保持胃肠减压通畅有效。

（5）预防应激性溃疡：按医嘱使用奥美拉唑。奥美拉唑使用时按照要求新鲜配制，变色的药物不能使用。

（6）肝功能支持：维持良好的血液灌注，控制感染，加强营养支持。严重时考虑人工肝治疗。

7. 肾脏功能维护　保证肾脏灌注压力和血流量是肾保护的基础。维持一定的尿量（0.5～1ml（kg·h））。避免使用肾毒性药物。必要时持续肾脏替代治疗（CRRT）或者血液透析治疗。

8. 引流管护理　腹腔冲洗的患者注意进出量平衡，必要时适当加热冲洗液。

9. 配合药物治疗

（1）镇静止痛治疗：联合使用镇痛和镇静剂，保持患者舒适，减少氧耗。①芬太尼：镇痛效价是吗啡的100～180倍，静脉注射后起效快，作用时间短，对循环的抑制较吗啡轻，快速注入可引起胸壁、腹壁肌肉僵硬而影响通气。②丙泊酚：起效快，作用时间短，撤药后可迅速清醒，镇静深度容易控制。因乳化脂肪易被污染，故配制和输注时应注意无菌操作，丙泊酚还可以适当降低颅内压。③米达唑仑：注射过快或剂量过大时可引起呼吸抑制、血压下降。

（2）抗感染：根据培养和药敏结果选择合适抗生素，合理正确使用抗生素，并注意观察不良反应。广谱抗生素长期使用可以导致菌群失调，抗真菌药物对肝肾均有损伤。

（3）激素治疗：用于已经充分容量复苏后仍需要用血管活性药物维持血压的患者，存在绝对和相对肾上腺皮质功能不全者。每日使用量不超过300mg。长期使用激素患者可出现骨质疏松，血糖增高等并发症。

10. 深静脉血栓的预防　遵嘱使用低分子肝素；使用弹力袜或者防血栓泵；鼓励主动或者被动运动。

四、急性呼吸窘迫综合征（ARDS）护理常规

（一）按内科及ICU疾病一般护理常规

（二）护理关键点

1. 氧疗。

2. 机械通气。

3. 维持体液平衡。

4. 激素副作用观察。

5. 营养。

6. 辅助检查（胸片等）。

7. 教育需求。

（三）护理评估

1. 生命体征、意识状态、皮肤颜色、四肢肌张力，缺氧明显，口唇、甲床发绀。患者极度烦躁、不安，心率加快。为了维持正常的血氧分压，必须不断提高吸入氧浓度；甚至吸入纯氧或间歇正压给氧亦难纠正缺氧，可有神志恍惚或淡漠。

2. 呼吸方式、胸腹运动、呼吸节律、有无三凹征、呻吟　呼吸频率常＞20次/分，并可呈进行性加快，最快可达60次/分以上。随着呼吸频率的加快，呼吸困难逐步明显，以致所有的辅助呼吸肌均参与呼吸运动，患者仍表现极度呼吸困难，是为呼吸窘迫。可有不同程度咳嗽。少痰，晚期肺部可闻及支气管呼吸音，干性啰音，捻发音以至水泡音，可咳出典型的血水痰。有的合并胸腔积液，而出现相应的体征。

3. 动脉血气分析　PaO_2 和 $PaCO_2$ 偏低。随着病情进展，患者呼吸窘迫，感胸部紧束，吸气费力、发绀，常伴有烦躁、焦虑不安，两肺广泛间质浸润，可伴奇静脉扩张，胸膜反应或有少量积液。由于明显低氧血症引起过度通气，$PaCO_2$ 降低，出现呼吸性碱中毒。低氧血症：$PaO2/FiO2 \leqslant 200mmHg$（不论PEEP高低）。

4. X线胸片显示两肺浸润阴影。

5. 营养状况、皮肤弹性等。

6. 循环系统症状体征　体温、脉搏、心率、心律、血压及四肢末梢循环情况。脉搏加快，呼吸频率增加往往提示低氧血症的存在。当呼吸机PEEP设定值大于 $10cmH_2O$ 时，可以减少心排量。

7. 消化系统症状体征

（1）胃肠道功能：腹胀、肠鸣音减弱等，有无肠麻痹症状。

（2）肠内营养的耐受情况。

（3）肝功能情况：有无黄疸发生。

（4）营养状况：蛋白水平、消瘦情况、血磷水平。

（5）应激性溃疡：呕血、黑便等消化道出血情况。

8. 泌尿系统症状体征肾功能情况　肾功能、尿液性状和量。

9. 皮肤　色泽、水肿程度。

10. 实验室检查结果　电解质、痰培养、肝功能、凝血功能等。

11. 辅助检查结果　胸片、肺功能、心电图、心超，胸片的评估可以发现PEEP及深静脉穿刺继发的气胸，及发现肺部感染和肺不张。典型的ARDS显示的胸片显示两侧肺泡渗出，即"白肺"。

12. 用药的效果及副作用　抗生素、激素。

13. 患者、家属心理状况及家庭支持情况。

（四）护理措施

本病的处理原则是纠正缺氧、克服肺泡萎陷、改善微循环、消除肺水肿和控制原发病。

1. 原发病治疗　目前认为，感染、创伤后的全身炎症反应是导致ARDS的根本原因。控制原发病，遏制其诱导的全身失控性炎症反应，是预防和治疗急性肺损伤/急性呼吸窘迫综合征（ALI/ARDS）的必要措施。

2. 体位

（1）半卧位：若无禁忌证，行机械通气的ARDS患者应采用30°～45°半卧位，每2小时翻身。

（2）俯卧位通气：俯卧位通气通过降低胸腔内压力梯度、促进分泌物引流和肺内液体移动，明显改善氧合。常规机械通气治疗无效的重度ARDS患者，若无禁忌证，可考虑采用俯卧位通气。严重低血压、室性心律失常、颜面部创伤及未处理的不稳定性骨折为俯卧位通气的相对禁忌证。在体位改变过程中需预防发生如气管插管及中心静脉导管意外脱落等并发症。

（3）镇静、镇痛与肌松：机械通气患者应考虑使用镇静、镇痛剂，以缓解焦虑、躁动、疼痛，减少过度的氧耗。合适的镇静状态、适当的镇痛是保证患者安全、舒适的基本环节。对行机械通气的ARDS患者，应制定镇静方案，并实施每日唤醒。对行机械通气的ARDS患者，不推荐常规使用肌松剂。

（4）营养支持：高热量、高蛋白、高脂肪，以及多种维生素和微量元素的食物，可通过鼻饲或全胃肠外营养予以补充。保证蛋白和磷的水平在正常范围。

3. 呼吸支持治疗

（1）氧疗：尽量用最低的氧浓度，使$PaO_2 \geqslant 60mmHg$或氧饱和度$\geqslant 90\%$，轻症者可使用面罩给氧，但多数患者需使用机械通气。

（2）机械通气：ALI阶段的早期ARDS轻症患者可试用无创正压通气，无效或病情加重时尽快行气管插管或切开行有创机械通气。①肺保护性通气策略：采用小潮气量，即$6 \sim 8ml/kg$，旨在将气道平台压控制在$30 \sim 35cmH_2O$以下，防止肺泡过度通气，可允许一定程度的CO_2潴留和呼吸性酸中毒。②肺复张：可采用肺复张手法促进ARDS患者塌陷的肺泡复张，改善氧合，主要包括控制性肺膨胀、PEEP递增法和压力控制法，可能影响患者的循环状态，实施过程中应密切监测。③PEEP的选择：应使用能防止肺泡塌陷的最低PEEP，有条件的情况下，应依据静态P—V曲线低位转折点压力$+2cmH_2O$来确定PEEP、PEEP使用过程中需严密观察血压。④自主呼吸：自主呼吸过程中膈肌主动收缩可增加ARDS患者肺重力依赖区的通气，改善通气/血流比例失调，改善氧合。故在循环功能稳定、人机协调性较好的情况下，ARDS患者机械通气时应尽量保留自主呼吸。

（3）液体通气：部分液体通气是在常规机械通气的基础上经气管插管向肺内注入相当于功能残气量的全氟碳化合物，以降低肺泡表面张力，促进肺重力依赖区塌陷的肺泡复张，改善ALI/ARDS患者的气体交换，增加肺顺应性，可作为严重ARDS患者常规机械通气无效时的一种选择。

（4）体外膜氧合技术（ECMO）：建立体外循环后可减轻肺负担、有利于肺功能恢复。

（5）预防呼吸机相关性肺炎（VAP）。

（6）维持体液平衡：①在保证足够血容量、血压稳定的前提下，要求出入液量呈轻度负平衡（-500ml）。每日液体入量应限制在$1500 \sim 2000ml$；②适当使用利尿剂，如呋塞米，加速水肿液的排出，注意治疗过程中随时纠正电解质紊乱。

（7）其他治疗：糖皮质激素、表面活性物质替代治疗、吸入一氧化氮等可能有一定治疗作用。

（8）其他脏器功能的支持：血液透析治疗、抗休克、护肝等。

（9）并发症观察：①多脏器功能不全综合征（MODS）；②氧中毒；③呼吸机引起的气道损伤（常见有气胸）；④长期大量使用抗生素引起细菌耐药和霉菌感染。

（五）健康教育

1. 讲解疾病的发病机制、发展和转归。

2. 进行呼吸运动锻炼，掌握有效咳嗽、咳痰技术，如缩唇呼吸、腹式呼吸、体位引流、拍背等方法。

3. 了解药物名称、剂量、作用、用法、副作用，学会合理的家庭氧疗方法及注意事项。

4. 制定合理的活动与休息计划，教会患者减少氧耗量的活动与休息方法。

（罗伟香　陈洁　孔焱　赵文英　冯湘萍　麦爱欢　李慧敏　吴惠平　师瑞月

邱晶　潘楚云　曾洁　郑肖芬　易朝晖　徐穗莲　李威　付方雪）

第六章 外科疾病护理常规

第一节 外科疾病一般护理常规

一、按一般患者入院护理常规或急症患者入院护理常规

二、手术前一般护理

（一）做好患者心理护理，减轻其焦虑和恐惧

1. 向患者介绍麻醉方式、麻醉后反应及注意事项。告诉患者术后会有不同程度的伤口疼痛，但会随着伤口的愈合逐渐好转并消失。

2. 介绍可能留置的引流管、吸氧管及其目的、意义、配合要点。

3. 鼓励患者表达自己的想法及期望了解的信息，尽量满足患者的合理要求。

（二）饮食指导

1. 改善患者营养状况，以高蛋白、高维生素、高热量饮食为主，多吃新鲜蔬菜和水果，禁烟、酒、忌酸辣刺激性食物，提高患者对手术的耐受力。

2. 糖尿病患者控制血糖。

3. 不能进食或摄入不足者给予肠外营养。

4. 术前一般禁食12小时、禁饮4小时。

（三）休息与活动

1. 保持病房安静、舒适，为患者提供良好的休息与睡眠环境，必要时遵医嘱给予镇静剂。

2. 根据病情决定活动方式。术前如无特殊不适症状，鼓励患者如常进行身体锻炼，心肺功能锻炼如登楼、快走等增加心肺功能储备。

（四）呼吸道准备

1. 入院即开始戒烟。

2. 指导患者深呼吸训练　在深而慢的吸气后缩唇缓慢呼气，练习并掌握有效咳嗽和排痰的方法。

（五）排泄护理

1. 术前指导患者练习床上排大小便。

2. 保持大便通畅，指导勿憋气和用力排便，必要时给予开塞露塞肛，失禁患者做好肛周及会阴部皮肤护理，防止皮肤糜烂、破溃。

3. 肠道手术患者按医嘱进行肠道准备，如术前口服泻剂和抗生素、术晨清洁灌肠等，注意观察排便情况。

（六）安全护理

1. 及时评估患者的跌倒风险，将"防跌倒"牌挂在患者床头，提示护理人员及看护的家属，警惕意外发生。

2. 对意识障碍、偏瘫、癫痫发作者加床栏，防止坠床；对烦躁不安或有精神症状者尽量安排靠墙的床，并及时修剪指甲，必要时应给予约束具保护患者，约束具的松紧度要适宜并且有效，并需要每小时观察记录一次。如果患者由安静转为躁动或由躁动转为安静、嗜睡状态时，应该提高警惕，观察是否有病情变化。

3. 对视力障碍、瘫痪、认知障碍、年老者等防止碰伤、烫伤、跌伤和走失，不要远离病房或单独外出，实行24小时床边陪护，并做好安全教育。

4. 观察患者的异常行为，如发现精神症状应及时采取安全保护性措施。

（七）给药护理

按医嘱给予术前用药，对症治疗以提高手术耐受力。

（八）术前清洁及备皮

详见本章第三节"手术野皮肤准备"，如发现皮肤有疖肿或炎症反应，应向医生报告，并按医嘱处理。

（九）完成各项术前检查，过敏性药物皮试和配血。

（十）遵医嘱灌肠、留置胃管和导尿管等。

（十一）及时观察病情变化，术日晨评估体温是否正常，女患者月经是否来潮，发现问题及时与医师联系。

（十二）备好术中所需药品及物品，遵医嘱给予手术前用药。

（十三）患者入手术室前，贵重物品交家属保管，取下活动义齿并保管好。

（十四）送往手术室前，测量体温、脉搏、呼吸、血压，在手腕戴上识别圈，检查手术野，了解有无生理、病理变化，不宜手术者及时报告医生。

（十五）急症患者入院后无饮食医嘱时，暂禁食；急腹症患者不得给予止痛剂、热敷或灌肠；如需急症手术，必须迅速做好术前准备。

（十六）昏迷、休克、高热患者分别按相应的护理常规进行护理。

三、手术后一般护理

（一）病区责任护士与手术室护士进行床头详细交接患者

包括：评估生命体征、意识；查看患者伤口敷料；检查并妥善固定各种引流管，正确标识多根引流管，避免混淆；了解术中情况、明确正在输注的药物；交接好组织标本；了解有无特殊注意事项；调节室温，注意保暖。

（二）生命体征监测

术后常规于回室时、回室15分钟、30分钟、1小时分别测量血压、脉搏、呼吸一次，后根据患者情况决定是否继续监测生命体征。

（三）活动与体位

1. 根据麻醉方式给予合适的体位，保持呼吸道通畅。呕吐时头偏向一侧，并及时清除呕吐物。

2. 除特殊要求外，术后体位以增进舒适、减轻痛苦、促进引流以及有利呼吸为原则。

3. 病情允许时，鼓励和指导患者早期床上运动和下床活动，以促进肠蠕动恢复，防止肠粘连和术后并发症的发生，同时教会患者预防跌倒发生的方法。

4. 大部分患者手术后24～48小时后即可下床活动，但全身衰弱、病情危重、严重感染、血栓性静脉炎或四肢关节手术的患者则推迟下床活动的日期。

（四）饮食指导

一般局麻手术患者术后即可进食；椎管内麻醉后6小时可适当进食；全麻患者待恶心呕吐停止后，宜先给半流质后再进普食。消化道手术后禁食24～72小时，待肠道功能恢复和肛门排气后逐渐进流质、半流质；上消化道术后8～10天或下消化道术后4～5天肠蠕动仍未恢复，报告医师并做出相应处理，如腹部热敷、置肛管肛门排气、灌肠、给予开塞露等。禁食患者，做好口腔护理。

（五）排泄护理

1. 术后及时评估患者排尿情况，鼓励患者自行排尿；术后6～8小时未排尿者，指导患者放松，采用改变排尿姿势、听流水声、热敷下腹部、温水冲洗会阴等方式诱导排尿，无效时给予留置导尿。术后留置导尿患者，保持尿道口清洁，并按本章第四节"留置导尿护理常规"进行护理。根据术后恢复情况拔除尿管，拔管后密切观察患者能否自行排尿。

2. 嘱患者多进食新鲜的蔬菜水果，保持大便通畅，指导勿憋气和用力排便，必要时给予开塞露塞肛或灌肠帮助排便；失禁患者应及时清除粪便，做好肛周及会阴部皮肤、黏膜的清洗和护理，防止皮肤糜烂、破溃；便秘患者可遵医嘱使用开塞露塞肛或肠道功能护理干预。

（六）密切观察伤口情况

查看伤口敷料是否干燥、手术区有无血肿或肿胀。

（七）引流管护理

1. 了解引流管放置的位置、目的并做好标识。

2. 妥善固定引流管，教育患者在翻身、活动时注意保护好引流管，防止引流管脱出。一旦发生非计划性拔管，需立即通知医生并协助处理。

3. 密切观察并准确记录引流液的性质、颜色、量。

4. 保持引流管的通畅，防止引流管受压、折叠、扭曲、漏气等，无特殊要求可定时挤压引流管，防止引流管堵塞。

5. 尽量使用有抗反流装置的引流袋，保持引流袋低于伤口平面，防止引流液倒流，并及时倒空引流袋；遵医嘱保持负压引流球的负压状态。

（八）给药护理

保持静脉输液通畅，注意控制输液速度。使用硝普钠、硝酸甘油等血管扩张药物和肾上腺素、多巴胺等血管收缩药物时要用输液泵或微量泵控制滴速，并严密观察血压，做好记录；前两者注意避光，后两者注意加强巡视，以防药液外渗导致局部皮肤、组织坏死；使用氨基酸、脂肪乳等肠外营养剂时，注意询问患者主诉，一旦发现不适，及时向医生反映。

（九）及时评估伤口疼痛和心理反应

给予术后心理支持，缓解疼痛。询问疼痛的时间、部位、性质及规律并分析原因，必要时遵医嘱给予镇痛药。保持病室安静、舒适，合理安排治疗和护理，尽量减少干扰和刺激。指导患者咳嗽时用手固定伤口，减轻疼痛。

（十）观察病情变化，预防术后并发症

1. 术后出血　发现伤口敷料浸湿、渗血，引流量过多、颜色鲜红呈血性，生命体征变化（血压下降、脉搏增快等），尿量减少时，立即报告医师。遵医嘱快速补液或输血，给予氧气吸入，积极做好急送手术室彻底止血准备。

2. 切口感染　术后3~5天内，若患者伤口疼痛加重，伤口出现红肿压痛、波动感染或渗液，体温升高时，遵医嘱给予理疗、抗生素封闭，协助医师拆除局部缝线、放置引流，定期更换敷料。必要时取分泌物进行细菌培养+药物敏感试验。

3. 切口裂开　术后一周左右，肥胖、营养不良、恶病质等患者易于发生。当患者在1次用力后，突感切口疼痛和松开感，流出大量淡红色液体浸湿敷料，肠管或系膜从切口脱出提示发生切口裂开。一旦发生切口裂开，立即通知医师，迅速做好入手术室重新缝合准备。同时，安抚与协助患者卧床休息，交待患者避免咳嗽、禁止饮食，用无菌生理盐水纱布覆盖切口并用胶带包扎，内脏脱出者不得病床上还纳。

4. 肺部并发症　鼓励患者深呼吸、咳嗽、排痰，协助患者翻身拍背，促进痰液排除，避免支气管阻塞，保持肺泡膨胀。

5. 尿路感染　嘱患者多饮水，使尿量保持在每天1500ml以上；残余尿在500ml以上者应放置导尿管持续引流；放置导尿管时严格无菌操作；遵医嘱给予有效抗生素。

6. 血栓性静脉炎　多发生在术后7~14天，常见于术后长期卧床、活动减少的老人或肥胖者，以下肢深静脉多见。如患肢出现凹陷性水肿，评估深静脉局部皮肤发红、肿胀、局部触痛，可扪及索状变硬静脉，体温升高等提示血栓性静脉炎发生。一旦发生血栓性静脉炎，首先应停止患肢输液；抬高患肢和制动，局部用50%硫酸镁湿敷；遵医嘱全身用药；严禁局部按摩，防止血栓脱落。

第二节　麻醉后护理常规

一、全身麻醉（全麻）后护理常规

1. 按外科手术后一般护理常规。

2. 严密观察病情变化　密切观察患者的生命体征和意识，观察有无躁动。每30~60分钟监测血压、脉搏、呼吸1次，直到患者清醒和血压平稳，并做好记录。

3. 随时检查各种管道固定是否妥当、通畅。妥善固定好各类插管及引流管，防止扭曲、折叠和非正常拔管。

4. 患者回室时与手术室护士共同查看患者皮肤是否完整，并持续观察。

5. 对于麻醉未清醒的患者，取去枕仰卧位，头偏向一侧或侧卧位，使用床栏，必要时应用约束带，以免坠床发生跌伤。

6. 保持呼吸道通畅，检查呼吸道是否通畅、有无分泌物和呕吐迹象；及时清除呼吸道内分泌物，防止舌根下坠或呕吐物堵塞呼吸道。

7. 患者清醒后遵医嘱变更体位，鼓励患者深呼吸、有效咳嗽和排痰，预防并发症。

8. 一般术后禁食6小时，清醒后按医嘱给予饮食。

二、椎管内麻醉后护理常规

（一）蛛网膜下腔阻滞麻醉（腰麻）后护理常规

1. 按外科手术后一般护理常规。

2. 评估患者的生命体征是否平稳、意识是否清醒、有无躁动，严密观察病情变化，每60分钟监测呼吸、血压、脉搏1次至血压平稳，并做好记录。

3. 观察患者有无恶心、呕吐、头痛、尿潴留及神经系统症状，以便对症处理。

4. 保持呼吸道通畅，检查呼吸道是否通畅、有无分泌物，及时清除呼吸道分泌物。术后有呼吸抑制或呼吸困难者，给予吸氧或使用人工呼吸器辅助呼吸。

5. 评估患者下肢活动情况，注意有无局部麻木、刺痛、麻痹、瘫痪等，并及时报告医师处理。

6. 术后去枕平卧或头低位6~8小时，麻醉后头痛者平卧24小时，必要时取头低足高位，避免突然改变体位引起血压下降。

7. 检查各种管道是否通畅。

8. 术后6小时遵医嘱可逐渐给予饮食。

（二）硬脊膜外腔阻滞麻醉后护理常规

1. 按外科手术后一般护理常规及腰麻后护理常规。

2. 评估患者的生命体征、意识状态。监测患者生命体征等病情变化，并做好记录。如成人患者收缩压低于90mmHg，脉搏增快，应考虑血容量不足而加快补液，如血压不升，指甲、口唇苍白，应考虑术后出血，报告医生处理。

3. 术后取平卧位6小时，血压平稳后酌情取适当卧位，避免突然改变体位，引起血压下降。

4. 麻醉后如出现恶心、呕吐、穿刺处疼痛及尿潴留等现象，及时报告医师，查明原因对症处理。

5. 如病人出现胸闷、发绀、说话费力，呼吸交换量不足，应考虑麻药缓慢渗入蛛网膜下腔，使麻醉平面继续上升，尤其高位硬膜外麻和麻醉过程中曾穿破硬脊膜的病人，应加倍注意，若出现上述情况，应给予吸氧，报告医生，酌情使用麻黄碱类血管收缩药物。

6. 检查各种管道是否通畅。

7. 术后禁食4~6小时后，遵医嘱给予饮食。

（三）低温麻醉后护理常规

1. 按全麻后护理常规。

2. 持续评估患者的生命体征、意识状态；严密监测患者体温复温情况，连续监测体温至正常后按外科手术后常规测量，复温后出现反应性高热时，及时报告医师并遵医嘱处理。

3. 观察患者皮肤黏膜的色泽、温度，检查有无冻伤情况，注意做好保暖。

4. 观察有无心律失常、应激性胃溃疡、代谢性酸中毒等早期症状，预防并发症发生。

第三节　手术野皮肤准备

一、洗浴

术前1日下午或晚上清洗皮肤。细菌栖居密度较高的部位（如手、足）或不能接受强刺激消毒剂的部位（如面部、会阴部）术前可用氯己定（洗必泰）清洗干净；腹部及腹腔镜手术的病人应注意脐部清洁；若皮肤上有油脂或胶布粘贴的残迹，用松节油或75%乙醇擦净。

二、备皮

（一）手术区域

若毛发细小，可不必剃毛；若毛发影响手术操作，手术前应予剔除。手术区皮肤准备范围包括切口周围至少15cm的区域。

（二）不同手术部位的皮肤准备范围

1. 头部手术

（1）开颅术：全部头发，包括前额，两鬓及颈后皮肤。

（2）头面部、整形手术　部位由医生决定，面部手术非必要时一般不剃眉毛。

2. 颈部手术　由下唇至乳头水平线，两侧至乳突肩缝及腋窝连线。

3. 胸部手术　上自锁骨上及肩上，下至脐水平，包括患侧上臂和腋下，胸背均超过中线5cm以上。

4. 上腹部手术　上自乳头水平，下至耻骨联合，两侧至腋后线。

5. 下腹部手术　上至剑突，下至大腿上1/3前内侧及会阴部，两侧至腋后线，洗净脐部，剃除阴毛。

6. 背部手术

（1）颈段：上至发际上5cm，下至肩胛下角，两侧至腋中线。

（2）胸段：上至发际，下至髂峰连线，两侧至腋中线。

（3）腰段：肩胛下角至臀横纹，两侧至腋中线。

7. 肾手术　上至乳头，下至耻骨联合，前后过中线。

8. 会阴部及肛门手术　上自髂前上棘，下至大腿上1/3，包括会阴及臀部，剃除阴毛。

9. 四肢手术　以切口为中心包括上、下方20cm以上，一般超过远、近端关节或为整个肢体；掌部，足部应剪去指（趾）甲。

三、特殊手术部位皮肤准备方法

1. 颅脑手术　术前3天剪短头发，每日洗头一次。手术前2小时剃净头发，剃后用肥皂水洗头，并戴干净帽子。

2. 阴囊、阴茎部手术　病人入院后每日用温水清洗，用肥皂水洗净，术前一日备皮，范围同会阴部手术，剃去阴毛。

3. 颜面手术　尽量保留眉毛，不予剃除。

4. 口腔内手术　入院后经常保持口腔清洁卫生，进手术室前用复方硼酸溶液漱口。

5. 骨、关节、肌腱手术　需要手术前3天开始准备皮肤。在第1、2天先用肥皂水洗干净并用70%酒精消毒，再用无菌巾包裹。第3天进行剃毛、刷洗，70%酒精消毒后，用无菌巾或无菌敷料包扎手术野。待手术日晨重新消毒后用无菌巾包裹。

第四节　留置导尿护理常规

一、导尿管的护理

1. 妥善固定　固定尿管及集尿袋，防止牵拉或滑脱。
2. 定时观察　根据病情定时观察尿液的颜色、性状。
3. 保持有效引流　引流管长度适中，勿使导管扭曲、受压或堵塞。
4. 防止逆行感染
（1）无菌集尿袋应低于膀胱水平或选用具有抗反流装置的集尿袋，防止尿液倒流。
（2）每天消毒尿道口及外阴2次，除去分泌物及血痂。
（3）及时放出集尿袋内尿液，定时更换集尿袋；更换尿引流袋或集尿器时，严格无菌操作，注意保持接头的无菌及密封，以避免上行感染。
（4）对于长期留置导尿管者，根据导尿管材质和使用期限定期更换导尿管，一般乳胶类导尿管1周更换一次，硅胶尿管1个月更换一次，并定期留标本作常规检查及细菌培养。

二、拔管前准备

拔管前夹闭导尿管1～2天，定时开放，以训练膀胱功能，告诉患者有尿时开放尿管。腹部手术患者导尿管一般保留5～7天；妇科手术如宫颈癌、剖宫产术患者一般保留1～3天；胸部手术患者导尿管一般保留1～3天；颅脑手术患者一般保留3～5天；膀胱手术患者一般术后2周拔除导尿管。

第五节　留置胃管胃肠减压护理常规

1. 对患者及家属做好解释工作，告知留置胃管的目的、重要性、注意事项等。
2. 妥善固定胃管和负压引流瓶，按要求在胃管标识上记录置管日期和刻度，避免胃管位置上下移动引起患者不适。
3. 保持口腔和鼻腔清洁，做好口腔护理；鼻黏膜干燥时可用液状石蜡润滑，帮助减少因胃管摩擦鼻腔带来的疼痛感。
4. 避免管道受压、扭曲、打折；经常检查负压引流瓶的密闭性，如有漏气及时更换，确保持续、有效地引流。
5. 注意检查胃管是否通畅，观察引流液及腹部情况，如有腹痛、腹胀、引流量突然减少等情况，查看是否有胃管盘曲在口腔或发生堵管，一旦确认，应报告医生，视患者病情遵嘱给予调整胃管位置、拔管后重新置入或用少量生理盐水冲管等处理；胃及十二指肠术后患者，胃管脱出后不可自行插入，应及时通知医生酌情处理。
6. 胃肠减压期间，若医嘱需要经胃管给药，应于给药后夹闭胃管1～2小时。

7. 长期置管患者，根据胃管的材质和使用期限定期更换胃管，一般乳胶胃管1周更换一次，硅胶胃管1个月更换一次，新型硅胶胃管3~6个月更换一次。

8. 拔管前，先将胃管与负压引流瓶分离，夹闭管口，嘱患者吸气后屏气，防止残留胃液流入气管；拔出时动作要迅速，以免引起恶心；拔管后擦除患者脸上胶布痕迹，清洁鼻面部皮肤。

第六节　普通外科疾病护理常规

一、普通外科疾病一般护理常规

1. 按外科疾病一般护理常规及麻醉后护理常规。

2. 术后做好皮肤护理，保持床铺干净、平整，及时更换被血液或汗液浸湿的被服；定时翻身，必要时使用气垫床，预防压疮发生；禁止使用局部加温措施如热水袋等，以防烫伤。

3. 饮食护理　行肠道手术者，术前3天开始进食少渣饮食，术前1天进无渣饮食，术前12小时禁食，术前4~6小时禁饮。

4. 排泄护理　肠造口患者术后注意观察造口和排泄物情况，做好造口及其周围皮肤的护理，防止并发症发生。

5. 心理护理　外科手术都会引起患者和家属的焦虑、恐惧等心理，尤其是年老和年幼的患者。因此，护理上应从关怀和鼓励的角度出发，向患者说明本次手术治疗的意义、术后注意事项及可能出现的不良反应，取得患者的配合；必要时进行心理干预，如需要行乳房切除术和肠造口术的患者，帮助他们树立战胜疾病和重塑自我形象的信心。

6. 健康宣教　根据患者的身体恢复状况，从术后饮食、活动、异常病情的观察、并发症的预防、伤口与造口护理等方面进行宣教。督促长期带管和造口患者定期返院复查，给予具体的、可操作性的指导；做好出院后门诊管道护理及宣教、随访等工作，促进患者康复。

二、肝硬化脾功能亢进外科护理常规

（一）按外科、普通外科疾病一般护理常规及麻醉后护理常规

（二）护理关键点

1. 疼痛。
2. 出血。
3. 感染。
4. 腹水。
5. 胰瘘。
6. 急性门静脉血栓形成。
7. 肝昏迷。
8. 肝肾综合征。
9. 急性胰腺炎。

（三）护理评估

1. 按外科疾病一般护理常规相关内容。

2．肝硬化的病因。

3．消化道症状　有无腹壁静脉曲张，蜘蛛痣，肝掌；肠鸣音，大便情况；有无食欲减退、乏力、消化不良、恶心、呕吐、腹泻、腹胀、黑便等症状；有无侧支循环形成、腹水形成、脾大等肝功能减退和门脉高压症表现。

4．辅助检查结果　血常规、肝肾功能、电解质、凝血功能、大便常规和隐血试验等；B超、CT、胃镜等检查结果。

5．术前、术后营养情况　进食情况及有无贫血、低蛋白血症、血小板减少等。

6．术后评估　手术方式、术中出血、输血、麻醉等；神志、基础生命体征、血氧饱和度、疼痛程度、活动能力、尿量；腹部切口敷料及切口愈合情况；引流管固定及引流情况，如引流量、颜色、性质、速度等。

7．术后并发症。

（四）护理措施

1．按本篇第五章第四节"肝硬化护理常规"。

2．术前术后护理

（1）肠道准备，遵医嘱术前晚灌肠，或服用缓泻药等。

（2）术前血制品的输注及护理。

（3）术后麻醉清醒即可协助并鼓励患者每1～2小时改变一次体位，术后第一天可床上坐起活动；拔除导尿管后协助患者床边活动，可先扶坐椅子、床边移步。

（4）密切观察生命体征，观察切口渗血渗液、引流管引流情况，必要时记录24小时出入量。

（5）用静脉镇痛泵或硬膜外镇痛泵者，指导患者自控泵的使用。

（6）管道护理：①胃肠减压管按本章第五节"留置胃管胃肠减压护理常规"；尿管按本章第四节"留置导尿护理常规"；②脾窝引流管　注意观察引流液的量、性质、颜色。若为血性引流液，有渗血或内出血可能，注意观察引流速度；若怀疑含有胰液，可做引流液淀粉酶测定，考虑有无胰瘘可能；若为混浊或脓性液体，需考虑继发感染的可能，取液体作涂片检查和细菌培养；保持引流通畅。

3．常见并发症的观察与护理

（1）腹腔内出血：绝大部分的腹腔内大出血发生于术后24小时之内，其原因可为胰尾血管、脾蒂血管、胃短血管的出血及膈面、脾床的创面渗血。密切观察引流液的量及其性质、颜色，伤口敷料有无渗血，生命体征，神志，尿量。必要时开通2条以上静脉通路，予以输液、输血，做好剖腹探查止血术准备。出现休克时，按第一篇第三章第十三节"休克护理常规"。

（2）感染：脾切除术后的感染性并发症包括肺部感染、切口感染、切口裂开、膈下脓肿等，护理措施包括肺叩打，协助有效深呼吸咳嗽、各项操作时严格无菌等。

（3）胰漏：若腹腔引流管引流出白色液体，取引流液行淀粉酶化验后提示为胰液，则表示有胰漏。须禁食，应用生长抑素、奥曲肽等药物，保持引流管通畅，密切观察生命体征及腹部症状、体征。

（4）血栓：栓塞性并发症不多见，其发生与脾切术后血小板骤升有关。术后3天每日查血常规，以后隔日查1次，一般术后7天血小板达最高峰。注意观察患者有无头痛、腹痛、肢体肿胀，防止血栓形成，按医嘱使用阿司匹林肠溶片；术后血小板计数＞600×10^9/L时应用抗凝剂预防治疗。

（5）大量腹水：患者术前有腹水史、肝功能差、血清白蛋白低，加之术中出血量多致使肝功能损害加重，可引起术后不易控制的顽固性腹水。每日测量腹围、称体重，饮水量控制在1000ml/d左右，如有显著性低钠血症，应限制饮水量在500ml/d以内，腹水消退后仍须限制钠的摄入。

（五）健康教育

术后近期内宜软食、少量多餐，予以高蛋白、高糖、低脂肪饮食，补充脂溶性维生素；脾脏切除后，患者发热时间超过一般手术后的反应时间，持续达1～2周甚至1月余或更长，常称这种现象为"脾切除术后热"，需要密切观察，定期门诊复诊；确保患者水分的摄入，避免在烈日下逗留时间过长，以免出汗多，血液浓缩，诱发血栓形成，让患者了解血管栓塞的症状以及门诊随访指征；做好心理护理。

三、急性胰腺炎外科护理常规

（一）按外科、普通外科疾病一般护理常规及麻醉后护理常规

（二）护理关键点

1. 疼痛。
2. 糖代谢紊乱。
3. 呼吸困难。
4. 麻痹性肠梗阻。
5. 感染。
6. 水电解质失衡。
7. 引流管的护理。
8. 营养不良。
9. 胰瘘、肠漏。
10. 出血。

（三）护理评估

1. 按外科疾病一般护理常规相关内容。
2. 按本篇第五章第四节"急性胰腺炎护理常规"相关内容。

（四）护理措施

1. 按外科疾病一般护理常规相关内容。
2. 用药护理

（1）生大黄粉灌胃：大黄具有抑酶、抑菌、导泻、改善胰腺微循环、降低内毒素产生、保护胃肠黏膜屏障、降低消化道出血发生率、纠正患者低氧血症的作用。留置胃肠减压管可用于管饲，生理盐水或温水100ml加生大黄粉10～20g，经胃管注入后夹管2小时，一天2次使用，观察腹胀及排便情况有无改善。

（2）芒硝腹部外敷：芒硝能软坚，外用可清热解毒、消除肿块，还可促进炎症吸收、消散。将芒硝300～500g碾成粉末，装入20cm×25cm大小的布袋，平敷在腹部，可准备3～4

个交替使用。

3. 必要时备红悬液、新鲜血浆等。

4. 尿管护理　按本章第四节"留置导尿护理常规"。

5. 胃管护理　按本章第五节"留置胃管胃肠减压护理常规"。

6. 空肠造瘘管的护理　术后初期，造瘘管一般处于夹管状态，注意妥善固定、标识。进行肠内营养时，营养液滴注前后用生理盐水或温开水冲洗，持续滴注时每4~6小时脉冲式冲洗一次，保持滴注通畅；滴注完成后封管、固定，注意观察患者有无腹痛、腹泻等情况。营养性造瘘管阻塞时，及时报告主管医生处理，间中使用5%碳酸氢钠液体冲洗营养管道，减少营养物质附壁造成阻塞。

7. 疼痛护理　按第一篇第三章第八节"疼痛护理常规"。

（五）健康教育

1. 按本篇第五章第四节"急性胰腺炎护理常规"。

2. 指导术后带引流管出院的患者，做好带管出院自我护理，评估患者自理能力以及照护者的相关护理知识知晓度，切实做好宣教指导，同时注意进行管道门诊复诊的指导、随访。

四、胆石病护理常规

（一）按外科、普通外科疾病一般护理常规及麻醉后护理常规

（二）护理关键点

1. 疼痛。

2. 出血。

3. 感染、高热。

4. 黄疸。

5. T管引流。

6. 腹腔引流的护理。

7. 鼻胆管的护理。

8. 胆漏。

9. 内镜下逆行胆胰管造影（ERCP）/十二指肠乳头括约肌切开术（EST）。

10. 胰腺炎。

（三）护理评估

1. 按外科疾病一般护理常规相关内容。

2. 症状、体征评估

（1）有无反酸、嗳气、饭后饱胀、厌油腻食物；有无进食油腻食物或因此而引起腹痛发作史；有无遗传因素；有无既往胆石症发作史或手术史。

（2）有无食欲减退、恶心呕吐、黄疸、发热、寒战等症状。

（3）剑突下或右上腹疼痛的诱因、性质、程度及有无放射痛、局部有无腹膜刺激征等。

（4）有无神志淡漠、烦躁、昏迷等意识障碍。

（5）有无出现夏柯（Charcot）三联征或雷诺（Reynolds）五联征。

（四）护理措施

1. 按外科疾病一般护理常规相关内容。

2. 营养与饮食

（1）急性发作期根据医嘱给予暂禁食，必要时给予静脉营养。

（2）单纯腹腔镜切除胆囊术，术后第一天即可进食低脂流质或半流质饮食。

（3）开腹胆囊切除术后，待肛门排气后开始进食低脂流质或半流质饮食。

（4）指导患者少食多餐，进食清淡、低脂、高热量、富含维生素和容易消化的饮食，大手术后或肝功能异常者适量进食富含优质蛋白质的饮食。

3. 疼痛护理 按医嘱予解痉、镇痛药物治疗，禁用吗啡，因吗啡可引起Oddis括约肌收缩，增加胆道内压力，用药半小时后观察效果并记录，其余按第一篇第三章第八节"疼痛护理常规"。

4. 特殊病情观察 注意观察患者腹部和全身的症状、体征，严防急性重症胆管炎的发生。若出现生命体征改变，如体温明显增高、呼吸急促、脉搏增快、血压下降、意识障碍等，应警惕急性重症胆管炎、感染性休克的发生；若腹痛加重，伴腹膜刺激症，出现黄疸或黄疸加深，提示感染严重。动态监测血常规及有关生化指标，也有助于病情判断。

5. 疑有胆管结石或梗阻性黄疸且原因不明等情况需要进行ERCP/EST治疗时，做好相关的治疗前教育和护理。

6. T管护理

（1）妥善固定管道，做好标识，保持引流通畅，防止引流管扭曲、受压、折叠、滑脱；经常离心方向挤捏管道，防止堵塞；避免因翻身、活动、搬动时牵拉而致管道脱出；躁动不安的患者应有专人守护或适当约束，防止将T管拔出。

（2）严格无菌操作，预防感染：常规每日更换引流袋或根据需要随时更换，并检查有无破损，注意无菌操作，平卧时引流袋应低于腋中线，防止胆汁逆流造成逆行性感染。

（3）观察与记录 观察、记录胆汁引流液的颜色、性质、量、有无鲜血或碎石等沉淀物，同时注意观察体温及腹痛情况、大小便颜色及黄疸消退情况。一般术后24小时内胆汁量约300~500ml，呈金黄色或黄绿色、清亮，随着病情恢复胆汁量逐渐减少。

（4）管口周围皮肤的护理：如有胆汁渗漏，及时更换纱布。

（5）T管放置时间一般为2~8周不等，甚至更长时间。拔管指征为：患者无腹痛与发热；黄疸消退，血象和血清胆红素正常；胆汁引流量逐渐减少，每日少于200ml，颜色呈透明黄色或黄绿色，无脓液、结石、沉渣及絮状物；胆道造影显示胆管通畅，或胆道镜证实胆管无狭窄、结石、异物；CT检查肝内胆管无异常；夹管试验阴性。

7. 尿管护理 按本章第四节"留置导尿护理常规"。

8. 疼痛护理 按第一篇第三章第八节"疼痛护理常规"。

9. 内镜下逆行胆胰管造影（ERCP）/十二指肠乳头括约肌切开术（EST）的术后护理

（1）一般护理：术后禁饮食24~48小时，如腹部无不适、无血尿淀粉酶增高等，可进无脂或低脂流质饮食，避免粗纤维食物摄入，1周后可进普食；卧床休息6~8小时，之后可逐渐下床活动。

（2）观察：严密观察生命体征变化，观察患者腹痛、呕血、黑便及便中结石排出情况，如出现血压下降、脉搏细速、面色苍白等情况，应立即报告医生进行处理。

（3）鼻胆引流管的护理：妥善固定、标识引流袋，定时检查引流管是否通畅，观察引流液的量及颜色并准确记录，必要时给予生理盐水20ml进行冲洗，6～8小时冲洗一次。冲洗时应严格无菌操作，控制压力，并告知患者及家属及时调整引流袋位置，站立时置于腰部以下，卧床时置于床面以下，以利胆汁引流。

（4）并发症的护理：急性胰腺炎是临床常见并发症，如患者出现剧烈腹痛、血尿淀粉酶升高、恶心、呕吐等则考虑急性胰腺炎，表现为血尿淀粉酶轻微升高，给予禁食，抑制胰酶分泌，抗感染治疗5～7天后病情稳定。急性化脓性胆管炎，主要是残余结石嵌顿所致，表现为术后12小时内高热、上腹痛、黄疸加重，术中和术后应严密观察病情变化，如突然出现剧烈腹痛，并出现腹膜刺激症，拍片示膈下游离气体则考虑穿孔，及时进行手术治疗。

（五）健康教育

1. 鼓励患者多下床活动，宣教早期活动的意义，一周后可恢复适当的工作。

2. 进食期间宣教进食低脂、高热量、高蛋白、富含维生素易消化的饮食，少量多餐，流食逐渐过渡到普食，合并糖尿病患者宣教糖尿病饮食和相关注意事项。

3. 指导患者认识引流管放置的目的、注意事项及T管的拔管指征。

4. 出院后如有持续性腹痛，高热，切口红肿有渗液，黄疸等及时回院检查。

五、胆道肿瘤护理常规

（一）按外科、普通外科疾病一般护理常规及麻醉后护理常规

（二）护理关键点

1. 疼痛。

2. 皮肤黄疸、瘙痒、破损、瘀斑。

3. 胆道出血。

4. 感染。

5. 营养失调　低于机体需要量。

6. 呼吸道管理。

7. 专科引流管护理（胆道引流管、T管、U管）。

8. 胆瘘。

（三）护理评估

1. 按外科疾病一般护理常规相关内容。

2. 症状　有无进行性加重的梗阻性黄疸或陶土便；有无食欲减退、乏力、消化不良、恶心、呕吐、腹泻、腹胀等症状；有无上消化道（胆道）出血、癌肿破裂出血及继发性感染等并发症出现。

3. 术后按外科疾病一般护理常规相关内容。

（四）护理措施

1. 按外科疾病一般护理常规相关内容。

2. 尿管护理　按本章第四节"留置导尿护理常规"。

3. 胃管护理　按本章第五节"留置胃管护理常规"。

4. T管护理　按本节"胆石病护理常规"。

5. 疼痛护理　按第一篇第三章第八节"疼痛护理常规"。

6. 并发症的预防与护理

（1）术后凝血功能障碍和出血多与手术原因、凝血功能障碍有关，尤其多见于胆管肿瘤伴严重肝硬化、门静脉高压症患者。严密观察患者面色、意识、生命体征、切口敷料、管周敷料、胃管、腹腔引流量、尿量、血红蛋白等，记录引流液的量、颜色、性质，维持有效静脉通道，一旦怀疑出血，做好手术探查止血的准备；改善凝血功能，术后避免过早、剧烈活动，防止出血。

（2）胆瘘及胆肠吻合口瘘：这是胆管癌术后一种较为常见而严重的并发症，表现为局限性或弥漫性腹膜炎，与手术处理不当或拔除支撑管或T管有关。护理上应注意妥善保护好各种引流管，保持引流通畅，对于年老体弱、营养不良、合并糖尿病以及必须使用激素者，应适当延长拔管时间。发生胆漏后应保持原有引流通畅，取半卧位，应用抑酶制酸药物，密切观察患者腹痛是否加重、范围是否扩大、有无体温升高等，并做好再次手术的准备。

（3）肝性脑病：术前进行肠道准备，术后注意观察和预防肝性脑病。

（4）膈下积液或脓肿：观察和积极处理膈下积液或脓肿，密切观察血白细胞、体温、腹部体征、腹腔引流情况。

（5）肝肾综合征：主要表现是病前无原发性肾脏疾病，肝胆手术后出现进行性加重的氮质血症、少尿或无尿、血压偏低，经扩容治疗肾功能得到改，同时伴有严重的肝病表现，如腹腔积液、低蛋白血症、黄疸、凝血功能障碍等。护理上注意密切观察病情变化，及时报告医生患者的病情动态。

（五）健康教育

1. 告知术后恢复功能锻炼并讲解目的、意义，指导有效深呼吸、咳嗽、咳痰，防止肺部感染。

2. 饮食宜少量多餐、多食营养丰富、均衡和富含维生素的食物，以清淡、易消化为宜；伴有腹水、水肿者，应严格控制出入水量，限制食盐摄入量。

3. 做好心理护理。

4. 定期放疗和化疗以及生物治疗，期间定期复查血常规。

5. 指导疼痛放松疗法及正确对待止痛药物使用。

6. 每3~6月复查一次，若出现进行性消瘦、贫血、黄疸、乏力、发热等症状，及时就医。

六、原发性肝癌外科护理常规

（一）按外科、普通外科疾病一般护理常规及麻醉后护理常规

（二）护理关键点

1. 疼痛。

2. 消瘦、乏力。

3. 上消化道出血/癌肿破裂出血。

4. 水肿。

5. 营养失调　低于机体需要量。

6. 腹胀、恶心、呕吐。

7. 专科引流管护理。

8. 胆瘘。

（三）护理评估

1. 按外科疾病一般护理常规相关内容。

2. 按本篇第十二章第十二节"肝癌护理常规"。

（四）护理措施

1. 按外科疾病一般护理常规相关内容。

2. 按本篇第五章第四节"肝硬化护理常规"、"上消化道出血护理常规"和第十二章第十节"肝癌护理常规"。

3. 为防止术后肝创面出血，一般不鼓励患者早期下床活动。术后24小时卧床休息，避免剧烈咳嗽；接受半肝以上切除者，间歇给氧3~4天；病情允许可协助患者下床活动，可先扶坐椅子、床边移步，上卫生间；体力允许者扶其病区走动，活动中注意保护引流管；若出现心悸、出冷汗等应立即停止；以后每4小时活动一次，逐渐增加活动量。

4. 尿管护理　按本章第四节"留置导尿护理常规"。

5. 胃管护理　按本章第五节"留置胃管护理常规"。

6. 疼痛护理　按第一篇第三章"疼痛护理常规"。

7. 并发症的观察与处理

（1）肝性脑病：术前进行肠道准备，术后注意观察和预防，按本篇第五章第四节"肝性脑病护理常规"。

（2）膈下积液或脓肿：观察和积极处理膈下积液或脓肿，密切观察血白细胞、体温、腹部体征、腹腔引流情况。

（3）胆汁漏：严密观察有无腹部压痛、反跳痛，腹腔引流物内有无胆汁等；注意保持引流通畅，必要时做好手术探查的准备。

（4）胸腔积液：观察患者有无胸闷、气促、呼吸困难和血氧饱和度，完善胸部X线检查或B超胸水定位，必要时进行胸腔穿刺置管引流，观察、记录引流情况，了解患者不适症状有无缓解。

（五）健康教育

1. 指导术后恢复功能锻炼并讲解目的、意义，行有效深呼吸、咳嗽咳痰、吹纸训练，轻度谨慎肺扣打，防止肺部感染。

2. 饮食宜少量多餐、注意营养，多食含蛋白质丰富的食物和新鲜蔬菜、水果，食物以清淡、易消化为宜；伴有腹水、水肿者，应严格控制出入水量，限制食盐摄入量。

3. 做好心理护理，鼓励参加社会支持组织，如抗癌俱乐部等，保持心情舒畅，所谓"怒伤肝"。

4. 放置各种导管的目的、注意事项和预防性保护措施。

5. 定期放疗、化疗以及生物治疗，期间定期复查血常规、腹部超声检查。

6. 半年内坚持每月复诊，之后每3~6个月复查一次，嘱患者或其家属注意有无水肿、体重减轻、出血倾向、黄疸、疲倦乏力、发热等症状，发现异常，及时就医。

七、胰腺癌护理常规

（一）按外科、普通外科疾病一般护理常规及麻醉后护理常规

（二）护理关键点

1. 疼痛。
2. 皮肤完整性受损（黄疸）。
3. 感染。
4. 吻合口瘘。
5. 营养失调。
6. 胰瘘。
7. 胆瘘。
8. 血糖异常。
9. 引流管护理。
10. 出血。
11. 肠内、外营养管理。

（三）护理评估

1. 按外科疾病一般护理常规相关内容。
2. 症状和体征　有无上腹痛和上腹饱胀不适、黄疸、体重减轻、食欲减退、腹泻、黑便、呕吐等消化道症状；有无头晕、出冷汗、面色苍白、乏力、饥饿、震颤等低血糖反应；黄疸出现的时间与程度、有无皮肤瘙痒。

（四）护理措施

1. 按外科疾病一般护理常规相关内容。
2. 控制感染　有胆道梗阻继发感染者，给予有效抗生素。
3. 保护皮肤　告知患者勿抓皮肤，黄疸剧痒者必要时报告医生，使用保护皮肤的药膏。
4. 术后禁食、留置鼻肠管或空肠造瘘管者，根据病情予以肠内营养；拔除胃管后，根据病情逐步给予全流质饮食，慢慢过渡至正常饮食，注意少食多餐；术后胰腺外分泌功能严重减退者，应给予消化酶制剂或止泻剂。
5. 尿管护理　按本章第四节"留置导尿护理常规"。
6. 胃管护理　按本章第五节"留置胃管护理常规"。
7. 其他引流管护理
（1）腹腔引流管：引流液若为血性，有内出血可能；若含有胃肠液，要考虑有无吻合口瘘；若怀疑含有胰液，可做引流液淀粉酶测定，考虑有无胰瘘可能；若含有胆汁样液体，要考虑有无胆漏可能；若为混浊或脓性液体，要考虑继发感染的可能，取液体作涂片检查和细菌培养。
（2）胆肠引流管：引流液若血性，量多，要考虑有无内出血可能；若引出胆汁样液体，应警惕胆汁漏可能。
（3）空肠造瘘管：妥善固定，以备肠内营养使用。
8. 控制血糖　监测血糖、尿糖和酮体水平，遵医嘱给予胰岛素，控制血糖在8.4～11.2mmol/L，若发生低血糖，适量增加葡萄糖补液。

9. 疼痛护理　按第一篇第三章"疼痛护理常规"。

10. 预防感染　合理使用有效抗生素，及时更换伤口敷料，注意无菌操作。

11. 皮肤护理　有黄疸者交待患者勿用肥皂等刺激性物品、勿抓挠，必要时遵医嘱使用药膏。

12. 常见并发症的观察与护理

（1）胰瘘：多发生于术后2～9天，表现为腹痛、腹胀、发热、腹腔引流液内淀粉酶增高。典型者自伤口流出清亮液体，腐蚀周围皮肤，引起糜烂疼痛，故应保持引流通畅，防止引流液外渗，管口周围皮肤涂以氧化锌软膏保护，多数胰瘘可自愈。

（2）胆瘘：多发生于术后5～7天，表现为发热、腹痛及胆汁性腹膜炎症状，胆肠引流管量突然减少，但可见沿腹引管或腹壁伤口溢出胆汁样液体，皮肤护理同胰瘘。

（3）出血：术后24～48小时发生，可因凝血机制障碍、创面广泛渗血或结扎线脱落等引起；术后1～2周发生，可因胰液、胆汁腐蚀以及感染所致。表现为呕血、便血、腹痛，以及出汗、脉速、血压下降等。出血量少者可予止血药、输血等治疗，出血量大者应再次手术止血。

（4）胆道感染：多为逆行感染，若胃肠吻合口离胆道吻合口较近，进食后平卧时则易发生。表现为腹痛、发热，严重者可出现败血症，故进食后宜坐位15～30分钟，以利胃肠内容物引流。遵医嘱使用抗生素和利胆药物，防止便秘。

（5）应激性溃疡：术后1周或2周内发生，表现为呕血、柏油样大便，或从胃管内引出大量血性液，患者表现为面色苍白、脉细速、血压下降，应积极采取抢救措施，输新鲜血、予以止血药物等治疗。

（五）健康教育

1. 指导术后恢复功能锻炼，建立和调节生物钟，控制病情，促进健康。

2. 饮食宜从少到多、从流质慢慢过渡到软食，少量多餐；进食温凉、容易消化的食物，避免辛辣刺激性及较硬粗糙的食物；予以高蛋白、高糖、低脂肪饮食，补充脂溶性维生素；进食后坐位15～30分钟后起床活动，以利消化；禁烟酒。

3. 做好心理支持，鼓励参加抗癌俱乐部等。

4. 说明输液目的、全胃肠外营养输注及肠内营养护理注意事项。

5. 放置各种导管的目的、注意事项和引起的不适。

6. 40岁以上，短期内出现持续性上腹痛、食欲明显减退、消瘦者，应对胰腺作进一步检查。

7. 定期监测血糖、尿糖，发生糖尿病时给予药物和饮食控制。

8. 定期放疗和化疗，期间定期复查血常规。

9. 每3～6个月复查一次，若出现进行性消瘦、贫血、乏力、发热等症状，及时就医。

10. 讲解黄疸出现的原因及其对皮肤的影响，告知不能用力抓挠，经常修剪指甲，以防皮肤破损，推荐自我保护皮肤的方法。

八、肝脾外伤护理常规

（一）按外科、普通外科疾病一般护理常规及麻醉后护理常规

（二）护理关键点

1. 腹痛。

2. 出血。

3. 肾衰竭。

4. 失血性休克。

5. 疼痛。

6. 恐惧。

（三）护理评估

1. 按外科疾病一般护理常规相关内容。

2. 呼吸情况　有无呼吸，呼吸的频率和深度。

3. 循环情况　血压、脉搏、毛细血管再充盈时间、出血量。

4. 意识水平　瞳孔情况，GCS评分、生命体征、疼痛程度。

5. 损伤机制、有无开放性伤口、有无现场昏迷史。

6. 腹部体征、腹腔诊断性穿刺情况。

（四）护理措施

1. 按外科疾病一般护理常规相关内容。

2. 肝脾破裂保守治疗者，予以吸氧、绝对卧床休息1周或以上。

3. 持续心电监护、血氧饱和度监测，密切观察生命体征的变化。

4. 开通2条或以上静脉通路，有条件者留置深静脉导管维持补液，并监测中心静脉压，了解循环状况。

5. 体位　非休克患者取半卧位，有助减轻腹壁张力，减轻疼痛。

6. 留置导尿，观察尿的颜色、量、性状，记24小时出入量、每小时尿量。

7. 禁食、胃肠减压　通过抽吸出胃内残存物，减少胃肠内的积气、积液。

8. 解痉和镇痛　对疼痛剧烈且已经确诊的患者，可遵医嘱予止痛措施，注意评估镇痛效果和观察不良反应，如哌替啶类镇痛药物可致Oddi括约肌痉挛、呼吸抑制、头晕、呕吐、出汗、口干、瞳孔散大、呼吸减慢和血压降低等反应。

9. 在病情观察或非手术治疗期间，如发生以下情况，应及时汇报医生，准备手术治疗：

（1）全身情况不良或发生休克。

（2）腹膜刺激征明显。

（3）有明显内出血的表现。

（4）经非手术治疗短期内（6～8小时）病情未见改善或更趋恶化者。

（五）健康教育

1. 绝对卧床的重要意义。

2. 各项检查治疗的目的和步骤，药物的名称、作用、用法和副作用。

3. 禁食的意义，保持清洁和易消化的均衡膳食的重要性。

4. 疼痛评分法、放松疗法、正确对待止痛药物的使用。

5. 保守治疗期间，活动量减少到最低，避免剧烈咳嗽，保持大便通畅，床上活动动作幅度低、轻，减少引起腹内压增高的各种诱因，根据每次复查血肿吸收情况，遵医嘱考虑逐渐增加活动量。

6. 多数患者因为意外受伤，起病急，对于突如其来的伤痛，患者常表现为紧张、恐惧、焦虑等多种情绪反应，重要脏器受损，担心今后能否继续正常工作和生活，因此可以针对患者的心理状况，有针对性地给予安慰、解释、关心和鼓励，多与患者谈心，沟通、交流，取得患者对医护人员的信任，积极配合检查、治疗，消除不良心理因素，树立战胜疾病的信心。

九、腹部多发伤护理常规

（一）按外科、普通外科疾病一般护理常规及麻醉后护理常规

（二）护理关键点

1. 休克（失血性，心源性，感染性）。
2. 低氧血症。
3. 感染。
4. 肾衰竭。
5. 多器官功能衰竭（MODS）。
6. 疼痛。
7. 恐惧。
8. 教育需求。

（三）护理评估

1. 按外科疾病一般护理常规相关内容。
2. 按本节"肝脾外伤护理常规"。
3. 术后评估
（1）按外科疾病一般护理常规相关内容。
（2）意识水平、瞳孔变化情况，持续GCS评分。
（3）呼吸情况：气道通畅情况、呼吸的频率和节律。
（4）循环情况：监测血压，不稳定时每5~15分钟评估一次血压，平稳后可改30分钟到1小时评估一次，评估有无休克、组织低灌注以及毛细血管再充盈时间。
（5）尿量：尿液的颜色、性状、量，必要时记录每小时尿量和24小时出入量。
（6）腹部体征：有无膨隆，有无腹膜刺激征等表现。

（四）护理措施

1. 按外科疾病一般护理常规相关内容。
2. 给予持续心电监护、鼻导管或面罩吸氧，保持氧饱和度在95%以上。
3. 开通至少两条静脉通路并保持一路接输血器，有条件时留置深静脉导管维持补液，并监测中心静脉压，了解循环状况。
4. 禁食、胃肠减压　通过抽吸出胃内残存物，减少胃肠内的积气、积液，减少消化液和胃内容物自穿孔部位漏入腹膜腔，从而减轻腹胀和腹痛。
5. 床边备好吸引物品和复苏设备。
6. 制动或夹板固定骨折及错位的部位，对有连枷胸、反常呼吸者，可进行棉垫加压包扎外固定，呼吸机正压呼吸行气道内固定或进行肋骨牵引固定术，以减少反常呼吸影响；及早采用气管插管或气管切开，建立人工气道，进行机械通气，纠正低氧血症，保证供氧。

7. 清洗伤口并覆盖敷料，注意尽量保留一些暴力事件受害者身体上的证据，如枪伤或刀刺伤的伤口；有开放性伤口的患者，遵嘱注射破伤风抗毒素（皮试），观察敷料情况，了解有无活动性出血。

8. 腹部、盆腔部位创伤患者完成肛检后予留置导尿管，观察患者的尿量、颜色、性状，做好引流管护理。

9. 保持患者体温正常，必要时使用液体加温器或予以温热棉被覆盖。

10. 密切关注检查结果、患者治疗用药后的疗效，发现异常及时通知医生。

11. 术后护理　依据手术情况和部位采用相应专科术后护理措施，危重症者送重症监护室进行监护治疗。

（五）健康教育

1. 心理护理　多发伤因为意外受伤，起病急，对于突如其来的伤痛，患者常表现为紧张、恐惧、焦虑等多种情绪反应，担心今后能否继续正常工作和生活，因此可以针对不同的心理状况，有针对性地给予安慰、解释、关心和鼓励，多与患者谈心、沟通、交流，取得患者对医护人员的信任，消除不良心理因素，树立战胜疾病的信心。

2. 饮食　急性期指导患者暂禁食禁水，为急诊手术做好准备。

3. 根据损伤部位进行专科护理常规。

4. 随时向患者及家属讲解用药的目的、药物的作用、液体滴入的速度、注意事项等，以达到合理用药并减少不良反应的目的。

5. 宣教和解释各项检查、治疗的目的及步骤。

十、腹股沟疝护理常规

（一）按外科、普通外科疾病一般护理常规及麻醉后护理常规

（二）护理关键点

1. 疼痛。

2. 便秘。

3. 咳嗽。

4. 肠缺血。

（三）护理评估

1. 按外科疾病一般护理常规相关内容。

2. 是否长期从事重体力劳动；有无慢性咳嗽、慢性便秘、排尿困难；有无感冒。

3. 腹股沟区是否出现肿块，平卧后肿块能否回纳；有无明显腹痛，腹部有无腹膜炎；疝块有无突然增大、紧张发硬且触痛明显等症状。

（四）护理措施

1. 按外科疾病一般护理常规相关内容。

2. 疝块较大者多卧床休息，离床活动时使用疝带，避免腹腔内容物脱出造成疝嵌顿。

3. 嵌顿性或绞窄性疝患者，必要时应于术前放置胃肠减压管，以减轻腹胀、减少肠道毒素吸收，防止呕吐引起吸入性肺炎。

4. 体位　取平卧位，双下肢微屈，腘窝垫软枕，小砂袋加压伤口，以降低切口和腹壁

张力。

5. 活动　行单纯疝修补的患者，不宜过早采用半坐卧位和离床活动，以免增加下腹部腹内压，一般术后3～5天可离床活动；行无张力修补术的患者，术后可早期活动；年老体弱、复发性疝、巨大疝者需适当延长卧床时间。

6. 饮食　一般患者术后6小时无恶心、呕吐即可进半流饮食；嵌顿性疝及绞窄性疝患者，行肠切除、肠吻合术后需禁食至肠功能恢复。

7. 预防阴囊血肿　因阴囊比较松弛、位置较低，渗血渗液易积于此处。术后用阴囊托或丁字带将阴囊托住，可预防发生阴囊血肿。

8. 防止腹内压增高引起疝复发　术后注意保暖，以免受凉、咳嗽，嘱病人咳嗽时用手按压、保护伤口；保持大便通畅，便秘者可予开塞露塞肛，指导勿用力排便；观察术后排尿情况，出现尿潴留者可考虑予以导尿。

（五）健康教育

1. 保持良好的生活习惯，避免感冒、便秘等引起腹内压升高的因素。
2. 出院后仍应适当休息，逐渐增加活动量，3个月内避免重体力劳动。
3. 若有疝复发，应及早回院治疗。

十一、阑尾炎护理常规

（一）按外科、普通外科疾病一般护理常规及麻醉后护理常规

（二）护理关键点

1. 疼痛。
2. 发热。
3. 急性腹膜炎。
4. 切口感染。
5. 出血。

（三）护理评估

1. 按外科疾病一般护理常规相关内容。
2. 观察腹部体征和症状
（1）轻度隐痛，多位单纯性阑尾炎。
（2）阵发性胀痛和剧痛，提示阑尾可能已化脓。
（3）持续剧烈腹痛，常为坏疽性阑尾炎。
（4）腹痛短暂缓解后又持续加重，可能为阑尾穿孔引起急性腹膜炎。
3. 术后观察体温的变化，若术后5～7天患者体温下降后又升高，且伴腹痛、腹胀、腹肌紧张等，提示有腹腔感染或脓肿。

（四）护理措施

1. 按外科疾病一般护理常规相关内容。
2. 对诊断明确的剧烈疼痛患者，遵嘱予解痉或止痛药，以缓解疼痛、减轻不适。
3. 观察体温的变化，若术后5～7天患者体温下降后又升高，且伴腹痛、腹胀、腹肌紧张等，提示有腹腔感染或脓肿。

4. 疼痛护理　按第一篇第三章第八节"疼痛护理常规"。

5. 并发症的观察与护理

（1）粘连性肠梗阻：与局部炎症重、手术损伤、术后卧床等多种原因有关。及早手术、术后尽早离床活动可适当预防此并发症，病情重者须手术治疗。

（2）阑尾残株炎：阑尾残端保留过长超过1cm时，术后残株可炎症复发，表现为阑尾炎的症状；症状较重时应再次手术切除阑尾残株。

（3）阑尾穿孔合并腹膜炎者，按急性腹膜炎护理常规。

（五）健康教育

1. 保持良好的饮食习惯，注意饮食卫生，餐后不做剧烈运动；术后避免刺激、不易消化的食物，饮食种类及量要循序渐进，避免暴饮暴食。

2. 及时治疗胃肠道疾病，预防慢性阑尾炎急性发作。

3. 阑尾周围脓肿者，嘱出院后3个月再入院行阑尾切除术。

4. 发生腹痛或不适，及时返院就诊。

十二、消化性溃疡穿孔外科护理常规

（一）按外科、普通外科疾病一般护理常规及麻醉后护理常规

（二）护理关键点

1. 疼痛。

2. 体液不足。

3. 休克。

4. 胃肠减压。

5. 引流管护理。

（三）护理评估

1. 按外科疾病一般护理常规相关内容。

2. 面色　急性穿孔的患者常呈急性面容、表情痛苦、蜷曲位，并伴有面色苍白、出冷汗、脉搏细速、血压下降等休克征象。

3. 腹痛的性质、特点　十二指肠溃疡表现为餐后延迟痛、饥饿痛或夜间痛，进餐后腹痛可缓解；胃溃疡腹痛多于进餐后0.5~1小时开始，持续1~2小时后消失，进餐后疼痛不缓解。

4. 有无体液不足，有无水、电解质失衡。

5. 辅助检查　X线检查可见游离气体，腹腔穿刺可抽出含胆汁或食物残渣。

6. 术后密切观察病情变化，有无出现早期并发症如出血、感染、吻合口瘘、消化道梗阻等。

（四）护理措施

1. 按外科疾病一般护理常规相关内容。

2. 体位　取半卧位，以利于渗液局限；如有休克，应先取中凹卧位，待好转后再取半卧位。

3. 禁食、胃肠减压　目的是为了尽量吸出胃内容物，以利穿孔闭合、缓解腹痛，按本

章第五节"留置胃管护理常规"。

4. 予吸氧、心电监护，密切观察患者生命体征及病情的变化，发现异常，及时报告医生；如病情不见好转甚至加重，应即时调整护理方案，配合手术治疗。

5. 补液、抗感染　给予静脉营养，保持体内水、电解质和酸碱平衡；全身性应用抗菌药，控制感染；给予生长抑素、制酸药物等，减少消化液分泌、减轻腹痛。

6. 密切观察病情变化，及时发现并发症，如患者体温升高、心率加快、腹痛、腹腔引流液变浑浊，提示发生了吻合口瘘，要及时报告医生。

7. 胃管护理　按本章第五节"留置胃管胃肠减压护理常规"。

8. 尿管护理　按本章第四节"留置导尿护理常规"。

9. 疼痛护理　按第一篇第三章第八节"疼痛护理常规"。

10. 做好饮食宣教与指导。

（五）健康教育

1. 生活指导　宜选择营养丰富、易消化的食物，避免生冷、辛辣、煎炸等刺激性食物，养成少量多餐的饮食习惯；戒烟戒酒；劝导病人避免工作过于劳累，注意劳逸结合。

2. 指导病人自我调节情绪，强调保持乐观的重要性。

3. 用药指导　向患者讲解药物的作用、副作用、服用时间等。

4. 讲解术后迟发性并发症的症状、体征，出现异常要及时就诊，术后三个月行胃镜检查以了解愈合情况。

十三、胃癌外科护理常规

（一）按外科、普通外科疾病一般护理常规及麻醉后护理常规

（二）护理关键点

1. 疼痛。

2. 营养不良。

3. 胃肠减压管的护理。

4. 出血。

5. 感染。

6. 吻合口瘘。

7. 消化道梗阻。

8. 倾倒综合征。

（三）护理评估

1. 按外科疾病一般护理常规相关内容。

2. 消化道症状　有无上腹部疼痛不适，有无嗳气、反酸、恶心、呕吐、食欲缺乏、消瘦、乏力等。

3. 腹部情况及淋巴结转移情况　有无腹部包块、腹水征、腹部压痛以及左锁骨淋巴结肿大或黄疸等。

4. 排泄系统　有无呕血和黑便。

5. 病情观察　有无出现早期并发症如出血、感染、吻合口瘘、消化道梗阻、反流性食

管炎、肺部感染等。

6. 胃管　固定通畅、标识清晰，评估引流液的量、颜色、性质，负压引流瓶是否保持负压状态。

7. 血糖　及时发现有无应激性血糖升高。

（四）护理措施

1. 按外科疾病一般护理常规相关内容。

2. 呕血护理　按第一篇第三章第十六节"呕血护理常规"。

3. 血便护理　按第一篇第三章第十七节"便血护理常规"。

4. 幽门梗阻的护理　禁食、胃肠减压，术前3日起每天用温生理盐水洗胃，减轻胃黏膜的水肿。

5. 做好检查前后注意事项　做胃镜前需禁食8~10小时，胃镜下取活检术后需禁食、禁水2小时后方可进食温凉饮食，注意患者有无腹痛、呕血和血便等情况。

6. 按本篇第十二章第六节"胃癌肿瘤科护理常规"。

7. 胃管的观察与护理

（1）按本章第五节"留置胃管护理常规"。

（2）术后胃管引流液可呈暗红色或咖啡色，24小时一般不超过300ml，若短期内不断引出新鲜血液，24小时后未停止或每小时胃管内引出的血性液体＞100ml要应立即通知医生。

8. 尿管的护理　按本章第四节"留置导尿护理常规"。

9. 深静脉置管的护理　定时消毒置管口周围皮肤、更换敷料，发现敷料卷边、管口有渗血时要及时予以消毒、更换敷料。

10. 疼痛护理　按第一篇第三章第八节"疼痛护理常规"。

11. 并发症的观察与护理

（1）吻合口瘘：术后3~7天腹腔引流管引出胆汁样或浑浊液体，患者出现体温升高、腹痛等症状应怀疑发生了瘘。

（2）消化道梗阻：予禁食、胃肠减压、营养支持，使用促进胃动力药物等。

（3）碱性反流性胃炎：表现为上腹部持续性烧灼样疼痛，晨间明显，进食后及卧位时加重。症状轻者可采取少量多餐、餐后平卧、使用H_2受体拮抗剂等治疗，重者考虑手术治疗。

（4）倾倒综合征：早期倾倒综合征表现为上腹饱胀、痉挛性腹痛、恶心、呕吐、腹泻等，并有心悸、心动过速、出汗、全身无力、面色苍白、头晕等症状；晚期倾倒综合征主要表现为低血糖症候群，如眩晕、软弱无力、心悸、多汗、脉搏细弱甚至虚脱等。宣教患者少食多餐，进低糖类、高蛋白、高纤维的干食，餐时限制进水，可在餐间饮用，避免高糖、过咸食物；进食后平卧10~20分钟，可预防或减轻症状。

（5）营养性并发症：主要表现为体重减轻、贫血、骨病等。指导患者食用高蛋白、低脂食物，补充铁剂与足量维生素。

12. 化、放疗护理　按本篇第十二章第二节"肿瘤化疗护理常规"及第三节"肿瘤放疗护理常规"相关内容。

（五）健康教育

1. 生活指导　宣教少量多餐的意义，鼓励进高热量、高蛋白、低脂肪、富含各种维生素、易消化的食物，忌生冷、油炸、辛辣、质硬、浓茶等刺激性食物，戒烟戒酒。

2. 定期复查　术后初期每3个月复查一次，以后每半年复查一次，至少复查5年；放、化疗期间定期复诊。

3. 保持良好的心态，强调保持乐观的重要性，积极面对生活，适当活动。

4. 用药指导　向患者讲解药物的作用、副作用、服用时间等。

十四、急性腹膜炎护理常规

（一）按外科、普通外科疾病一般护理常规及麻醉后护理常规

（二）护理关键点

1. 腹痛。
2. 腹胀。
3. 发热。
4. 恶心、呕吐。
5. 体液不足。
6. 水电解质紊乱。
7. 胃肠减压。
8. 感染性休克。

（三）护理评估

1. 按外科疾病一般护理常规相关内容。

2. 注意观察体温、脉搏的变化　年老体弱者体温可不升；脉搏快而体温下降，常为病情恶化征象。

3. 既往病史　有无胃、十二指肠溃疡病史、慢性阑尾炎发作史、腹部手术史。

4. 腹部症状和体征　了解腹痛发生的时间、部位、性质、程度，有无出现腹膜刺激征、肠鸣音减弱或消失；呕吐物的性质；有无出现感染、中毒等表现。

5. 诊断性腹腔穿刺结果。

6. 腹腔内炎症情况，原发病类型。

7. 密切监测生命体征及尿量，及时发现有无四肢厥冷、血压下降、心率加快等循环血量不足的情况。

（四）护理措施

1. 按外科疾病一般护理常规相关内容。
2. 按本篇第五章第四节"消化系统疾病护理常规"。
3. 按本节"消化性溃疡穿孔外科护理常规"。

（五）健康教育

1. 生活指导　合理摄入均衡饮食，宜进食少渣、易消化、营养丰富的食物，避免食用刺激性、不易消化的食物；注意休息，劳逸结合。

2. 若出现腹痛、腹胀、恶心、呕吐、发热或原有消化系统疾病症状加重者，立即返院就诊。

3. 用药指导　向患者讲解药物的作用、副作用、服用时间等。

十五、结直肠癌外科护理常规

（一）按外科、普通外科疾病一般护理常规及麻醉后护理常规

（二）护理关键点

1. 腹痛。
2. 排尿困难。
3. 肠梗阻。
4. 吻合口瘘。
5. 肠造口的护理。
6. 引流管的护理。
7. 营养支持。
8. 心理护理。

（三）护理评估

1. 按外科疾病一般护理常规相关内容。
2. 既往史、家族史　有无溃疡性结肠炎、克罗恩病、大肠腺瘤病史，家族成员中有无多发性息肉病、大肠癌或其他肿瘤病人。
3. 排便情况　排便习惯有无改变，大便有无变形及表面有无带血、黏液等情况。
4. 症状、体征　有无出现腹痛、腹胀及其性质，腹部能否扪及肿块，有无肠梗阻等表现。
5. 密切观察病情变化，有无发生出血、切口感染、吻合口瘘等并发症；行造口术的患者，有无出现肠造口缺血、坏死、黏膜分离，关注造口周围皮肤是否完整。

（四）护理措施

1. 按外科疾病一般护理常规相关内容。
2. 按本篇第十二章第五节"肠癌肿瘤科护理常规"。
3. 术前饮食及肠道准备　术前三日进食流质，术前晚口服泻药、禁食12小时、禁饮6小时，有梗阻的患者术前晚及术晨清洁灌肠，直至大便呈清水样。
4. 深静脉置管的护理　定时消毒置管口周围皮肤、更换敷料，发现敷料卷边、管口有渗血时要及时予以消毒、更换敷料。
5. 尿管护理　按本章第四节"留置导尿护理常规"。
6. 肠造口的护理　鼓励患者及家属共同参与，讲解与演示更换造口袋的步骤、方法、注意事项，在院期间教会患者及家属如何更换。指导患者定期对造口进行人工扩肛，防止出现造口狭窄；因回肠造口排出物稀薄、量多、刺激性大，常会发生造口周围皮肤糜烂，可用护肤粉、防漏膏等予以保护；出现造口缺血、坏死等情况，及时报告医生。
7. 疼痛护理　按第一篇第三章第八节"疼痛护理常规"。
8. 心理护理　行肠造口的患者，因术后排便方式的改变，影响自我形象，术后应给予更多关心与照顾，态度和蔼、言语体贴，必要时进行心理干预，帮助患者树立信心，积极面对生活，重新回归社会、回归自我。
9. 做好饮食指导。
10. 化、放疗护理　按本篇第十二章第二节"肿瘤化疗护理常规"及第三节"肿瘤放疗

护理常规"相关内容。

（五）健康教育

1. 合理摄入均衡饮食　宜进食少渣、易消化、富营养的食物，坚持少量多餐的饮食习惯；肠造口术后患者少食容易产气、产异味等食物。

2. 规律生活，保持心情舒畅　鼓励多参加社交活动如造口人联谊会等，帮助患者重建信心，早日回归社会、回归自我。

3. 交待患者术后1月、3月、半年、一年定时复诊，出现不适及时返院治疗。

十六、肠梗阻护理常规

（一）按外科、普通外科疾病一般护理常规及麻醉后护理常规

（二）护理关键点

1. 腹痛。

2. 腹胀。

3. 恶心、呕吐。

4. 水、电解质、酸碱失衡。

5. 胃肠减压的护理。

6. 潜在并发症　腹腔感染。

（三）护理评估

1. 按外科疾病一般护理常规相关内容。

2. 饮食　有无暴饮暴食、饱餐后剧烈运动，有无喜好进食糯米类等不易消化食物的习惯，有无注意饮食卫生。

3. 症状和体征

（1）症状：呕吐物、排泄物及胃肠减压引流液的量、颜色及性质；腹痛的性质、特点；腹胀的程度、是否为对称性。

（2）体征：腹部有无出现肠型、腹膜刺激征、肠鸣音亢进等局部体征；有无出现皮肤弹性差、眼窝凹陷、脉细速等脱水体征。

（四）护理措施

1. 按外科疾病一般护理常规相关内容。

2. 体位　取半卧位，以利于渗液局限；如有休克，应先取中凹卧位，待好转后再取半卧位。

3. 禁食、胃肠减压　目的是为了清除肠内积气积液，缓解腹痛腹胀，胃管护理按本章第五节"留置胃管胃肠减压护理常规"。

4. 灌肠　遵嘱予1∶2∶3灌肠液灌肠，注意插管力度轻柔，防止损伤肠管，观察有无排气排便、腹痛腹胀有无缓解。

5. 予吸氧、心电监护，密切观察患者生命体征及病情的变化，脱水严重者按医嘱记录24小时出入量。

6. 遵嘱补液、抗感染　给予静脉营养，保持体内水、电解质和酸碱平衡；全身性应用抗菌药，控制感染；给予生长抑素、制酸药物等，减少消化液分泌、减轻腹痛。

7. 腹痛患者在诊断明确后，可遵医嘱予解痉剂治疗，缓解疼痛。

8. 密切观察病情变化，及时发现并发症，如患者体温升高、心率加快、腹痛、腹腔引流液变浑浊，提示发生了吻合口瘘，要及时报告医生。

9. 尿管护理　按本章第四节"留置导尿护理常规"。

10. 胃管护理　按本章第五节"留置胃管护理常规"。

11. 疼痛护理　按第一篇第三章第八节"疼痛护理常规"。

12. 并发症观察

（1）肠梗阻：手术后胃肠道处于暂时麻痹状态，加上腹腔炎症，可引起粘连性肠梗阻，应注意观察。一旦再次出现腹痛、腹胀、呕吐等肠梗阻症状，应及时报告医生，并采取非手术疗法积极协助处理。

（2）腹腔内感染：密切观察腹腔引流管的引流液性质，若呈混浊、带粪臭味，同时伴有体温升高、腹痛等者提示可能发生了腹腔内感染或肠瘘，应及时通知医生。

13. 做好饮食指导。

（五）健康教育

1. 避免刺激性及不易消化食物的摄入，多吃流食及易消化食物，日常饮食习惯应以少食多餐为原则，注意饮食卫生。

2. 保持大便通畅，养成良好的排便习惯，避免饱餐后做剧烈运动或劳动。

3. 根据自身健康状况适当地进行体育锻炼，每天使用正确方法对腹部进行按揉，以增加胃肠蠕动，避免复发。

4. 若出现腹痛、腹胀、恶心呕吐、停止排气排便等不适，应及早治疗。

十七、消化道出血外科护理常规

（一）按外科、普通外科疾病一般护理常规及麻醉后护理常规

（二）护理关键点

1. 呕血。

2. 黑便。

3. 大出血的处理。

4. 休克。

5. 贫血。

6. 药物治疗。

（三）护理评估

1. 按外科疾病一般护理常规相关内容。

2. 按本篇第五章第四节"上消化道出血护理常规"、"下消化道出血护理常规"。

3. 密切观察引流液情况，判断有无活动性出血及术后止血状况。

4. 静脉通道　观察静脉通道是否通畅，术后是否留有深静脉置管，以确保能及时补充血容量。

（四）护理措施

1. 按外科疾病一般护理常规相关内容。

2．按本篇第五章第四节"上消化道出血护理常规"、"下消化道出血护理常规"。

3．尿管护理　按本章第四节"留置导尿护理常规"。

4．胃管护理　按本章第五节"留置胃管护理常规"。

5．深静脉置管护理　定时消毒置管口周围皮肤、更换敷料，发现敷料卷边、管口有渗血时要及时予以消毒、更换敷料。

6．严密观察病情变化，持续吸氧、心电监护，密切监测生命体征及中心静脉压等指标，观察有无口渴、面色苍白、出汗、肢端厥冷、尿少等循环血量不足的表现，做好记录，正确记录出入量。

7．密切观察引流液的量、颜色、性质，及时发现有无鲜红色血液引出，及时汇报医生。

8．出血期应禁食，待出血停止、肛门恢复排气后可遵嘱进流质或无渣半流质饮食。

（五）健康教育

1．向患者讲解休息的重要性，体能允许者可适量活动，避免重体力劳动。

2．患者出院后应格外注意饮食习惯，做到定时、定量；忌食生冷、煎炸、过硬和过热的食物，避免食用有刺激性的食物如辣椒、生姜、咖啡及过量的食盐、香料等；酒类、浓茶、香烟应忌用。

3．讲解药物的作用、服用方法以及药物的副作用。

4．宣教各项检查的目的及注意事项。

5．嘱患者定期复查。

十八、甲状腺/甲状旁腺功能亢进症外科护理常规

（一）按外科、普通外科疾病一般护理常规及麻醉后护理常规

（二）护理关键点

1．疼痛。

2．呼吸道管理。

3．出血。

4．呼吸困难、窒息。

5．喉上神经损伤。

6．喉返神经损伤。

7．甲状腺危象。

8．低钙抽搐。

9．病理性骨折。

10．皮肤瘙痒。

（三）护理评估

1．按外科疾病一般护理常规相关内容。

2．按本篇第五章第八节"甲状腺功能亢进症护理常规"。

3．继发性甲状旁腺功能亢进症患者，还要评估其有无出现皮肤瘙痒、有无行血液透析或腹膜透析。

4．咳嗽、咳痰及呼吸频率，痰液的性质。

5. 发音、吞咽情况。

6. 低钙症状 有无口周、四肢肢端麻木。

7. 皮温色泽与尿量。

（四）护理措施

1. 按外科疾病一般护理常规相关内容。

2. 按本篇第五章第八节"甲状腺功能亢进症护理常规"。

3. 手术前服用碘剂

（1）手术前用硫脲类药作准备，一般不少于2个月。

（2）手术前加服复方碘化钾溶液（卢戈氏液）1~2周。口服复方碘化钾溶液的方法是：0.6ml开始，每天三次，每两天每次增加0.1ml，至1ml维持。碘剂应在饭后把药液滴在饼干或面包片上吞服。

4. 继发性甲状旁腺功能亢进症行血透的患者，应避免在动静脉造瘘侧肢体进行抽血、静脉输液、测量血压等操作，做好腹膜透析及腹壁隧道口护理。

5. 耳鼻喉科会诊，确定声带功能。

6. 饮食 术后当天禁饮、禁食，术后第一天可先进温凉水，注意有无呛咳、误咽，无特殊后进温凉半流质，两天后可逐渐改普食。

7. 呼吸道管理

（1）床边备氧气、负压吸引装置、气切包。

（2）必要时氧气吸入，根据病情选择吸氧方式及吸氧流量。

（3）胸部体疗，雾化吸入。

（4）鼓励有效咳嗽咳痰，指导深呼吸。

8. 并发症的观察与处理

（1）呼吸困难、窒息：观察呼吸频率、节律、氧饱和度；痰性状、能否咳出；切口敷料及局部肿胀情况；发音吞咽情况；伤口引流管的量、色、性状；低钙抽搐情况等。针对不同原因，报告医生予对症处理。

1）出血、血肿压迫：立即拆开伤口、彻底止血、清除血肿；

2）痰液堵塞 立即吸除喉腔及气管内痰液；

3）喉头水肿 症状轻者使用激素治疗，严重者准备气管切开；

4）气管塌陷、双侧喉返神经损伤或严重低钙抽搐致呼吸肌麻痹应予立即准备气管切开；

5）损伤胸膜顶引起气胸应予闭式胸膜腔引流。

（2）出血：观察生命体征、切口敷料，伤口引流管的量、色、性质，尿量；皮温、血红蛋白等。必要时做好再次手术准备。

（3）喉上及喉返神经损伤：术后立即评估患者发音情况，观察患者有无声音嘶哑、音调低钝及进食呛咳、误咽症状。喉上神经感觉支损伤引起误咽、饮水呛咳，喉上神经运动支损伤引起音调减低；一侧喉返神经损伤引起声音嘶哑，双侧喉返神经损伤引起失声及严重的呼吸困难。

（4）甲状腺危象：危象多发生在手术后12~36小时，表现为高热（T＞39℃）、脉速（P＞120次/分）、大汗、精神不安、躁动甚至谵妄昏迷，常伴有呕吐、腹泻。给予氧气吸入，物理降温（体温控制在38℃以下），普萘洛尔、糖皮质激素等药物治疗，同时避免不良刺激、保持患者安静。

（5）低钙、抽搐：出现焦虑、肢端或口周麻木、严重时腕、足痉挛，呼吸肌麻痹等低钙症状时，按医嘱予静脉补钙，治疗、缓解症状，轻者也可口服钙尔奇D。

（五）健康教育

1. 休息　劳逸结合，适当休息和活动，以促进个器官功能的恢复。

2. 饮食　选用高热量、高蛋白质和富含维生素的饮食，以利切口愈合和维持机体代谢需求。

3. 用药指导　讲解术后继续服药的重要性、方法并督促执行。

4. 合理控制自我情绪，保持心境平和、精神愉悦。

5. 告知患者术后颈部局部硬结一般2~3个月消退，指导患者定去门诊复查甲状腺功能，出现心悸、手足震颤、抽搐等症状及时返院治疗。

十九、甲状腺肿瘤外科护理常规

（一）按外科、普通外科疾病一般护理常规及麻醉后护理常规

（二）护理关键点

1. 疼痛。

2. 呼吸道管理。

3. 出血。

4. 呼吸困难、窒息。

5. 喉上神经损伤。

6. 喉返神经损伤。

7. 低钙抽搐。

（三）护理评估

1. 按外科疾病一般护理常规相关内容。

2. 按本节"甲状腺功能亢进症外科护理常规"。

3. 甲状腺肿块的大小、质地、活动度，是否存在疼痛、淋巴结肿大，有无声音嘶哑、呼吸困难、气管移位等情况。

（四）护理措施

1. 按外科疾病一般护理常规相关内容。

2. 耳鼻喉科会诊，确定声带功能。

3. 按本节"甲状腺功能亢进症外科护理常规"。

4. 注意观察有无乳糜漏，当引流量突然增多，开始为淡黄色或淡红色血清样，继而为乳白色，即怀疑发生了乳糜漏。一般予引流管持续负压吸引、颈根部加压包扎、无脂饮食。

5. 尿管的护理　按本章第四节"留置导尿护理常规"。

（五）健康教育

1. 按本章"甲状腺功能亢进症外科护理常规"。

2．功能锻炼　切口愈合后即可开始进行肩关节和颈部的功能锻炼，直至出院后3个月。注意要随时保持患侧上肢高于健侧的体位，以防肩下垂。

3．放射性同位素碘（I-131）治疗宣教

（1）治疗时间：乳头状癌、滤泡状癌手术完全切除甲状腺后约4~6周。

（2）I-131治疗前准备：禁含碘食物（海带、紫菜等）及含碘药物（胺碘酮、甲状腺素片等）4周；治疗前后按医嘱服用泼尼松。

（3）治疗后注意事项：①治疗后1~2天可能出现头痛、无力、食欲缺乏、腹胀；②治疗后可出现颈前区疼痛、水肿，严重者引起窒息，如出现气急，及时就诊；③治疗后可能出现唾液腺炎、腮腺炎、颌下腺肿痛，1周内口腔经常含酸性食物或咀嚼口香糖，促进唾液分泌；④治疗后4天，按医嘱服用优甲乐或甲状腺素片；⑤多饮水，及时排空大小便，每天至少排大便一次；⑥治疗后2周内，便后及时、反复冲洗坐便器；⑦治疗后4周内禁服含碘食物及海产品，应食用无碘盐；⑧治疗后4周内单独居住，避免接触儿童，女性1年内不可怀孕。

4．出院后定期随访，若发现结节、肿块或异常，应及时返院治疗。

二十、急性乳腺炎护理常规

（一）按外科、普通外科疾病一般护理常规及麻醉后护理常规

（二）护理关键点

1．疼痛。

2．感染。

3．哺乳与断乳。

4．发热。

（三）护理评估

1．按外科疾病一般护理常规相关内容。

2．用药情况　激素、避孕药。

3．婚育史　初潮、绝经、生育年龄。

4．产后喂养方式及哺乳习惯，有无乳头破损或乳汁排出不畅。

5．乳房外形，肿块大小、位置、质地、活动度、波动感，局部皮肤颜色，淋巴结情况等。

6．脓肿形成情况。

（四）护理措施

1．按外科疾病一般护理常规相关内容。

2．合理排空乳汁，防止乳汁淤积

（1）如无脓肿形成，鼓励继续哺乳，当乳房感到疼痛、肿胀甚至局部皮肤发红时，只要乳汁颜色没有变化，应勤哺乳，让婴儿尽量把乳房内的乳汁吸干净，必要的时候，可以采用手法或者吸奶器将多余的乳汁吸干净。

（2）如脓肿形成，患侧乳房停止哺乳，用吸奶器将乳汁排尽，促进乳汁的通畅排出，并做好术前准备；健侧乳房仍可哺乳，只有严重感染和脓肿切开引流后，才完全停止哺乳，并

采取回乳措施。

3. 控制感染　遵医嘱合理使用抗生素。

4. 疼痛护理　采取冷疗、热疗、排空乳汁等方法减轻患者的疼痛，可以适当使用止痛药，可用宽松的胸罩将两侧乳房托起。

5. 观察、记录和报告患者的病情和护理。

（五）健康教育

1. 合理哺乳、断乳　定时哺乳，一般每日6~7次，哺乳时每次先用一侧乳房喂奶，喂完后再换另一侧；乳汁要尽量一次吸尽，不能吸尽时用吸奶器吸出，以防乳汁淤积。断奶时应先逐渐减少哺乳次数，待乳汁分泌减少后再断奶，防止突然断奶造成乳汁积滞而发炎。

2. 坚持佩带乳罩　哺乳期坚持佩带乳罩，改善乳房的血液循环。

3. 防止乳头破损　不要让婴儿含着乳头睡觉，以防咬伤乳头。出现破损时，暂停哺乳，局部用温水清洗后涂抗菌软膏。

4. 矫正乳头内陷　妊娠期每日经常挤捏、提拉乳头。

5. 保持乳头、乳晕清洁　妊娠中后期，每日用温水擦洗乳头，用手指按摩乳头；保持婴儿口腔卫生，及时治疗口腔炎。

二十一、乳房肿瘤外科护理常规

（一）按外科、普通外科疾病一般护理常规及麻醉后护理常规

（二）护理关键点

1. 疼痛。
2. 创面出血。
3. 切口感染。
4. 患肢保护及患肢功能锻炼。
5. 患肢水肿。
6. 并发症观察（手术区域感觉异常、皮下积液、皮瓣坏死）。
7. 自我形象改变。
8. 放化疗。
9. 全身治疗。

（三）护理评估

1. 按外科疾病一般护理常规相关内容。
2. 婚育史、哺乳史　初潮、绝经、生育年龄。
3. 用药情况　激素、避孕药。
4. 乳房外形，肿块大小、位置、质地、活动度，有无乳头溢液、酒窝症、橘皮症，有无破溃，淋巴结情况等。
5. 病理学检查　Core针穿刺组织学检查，细针穿刺细胞学检查。
6. 皮瓣和切口愈合情况，有无皮下积液；皮瓣的色泽、肿胀程度、皮温及毛细血管充盈度；敷料有无渗血渗液。
7. 患肢肿胀情况，肢端血液循环情况。

8. 早期活动能力，患者功能锻炼计划的实施情况及肢体功能恢复情况。

9. 根据临床表现、特殊检查和手术发现评估乳癌的分期，为针对性护理、判断预后提供依据。

（四）护理措施

1. 按外科疾病一般护理常规相关内容。

2. 协助完成肿块穿刺明确诊断；做好术前常规检查，保乳患者术前行 MRI 检查，以明确肿块是否单发。

3. 手术当日健侧肢体行静脉穿刺，双侧乳癌患者行深静脉穿刺置管。

4. 术后待生命体征平稳后取半卧位，抬高患侧上肢，避免患侧卧位。

5. 患侧上肢护理　观察患侧上肢远端血液循环，若皮肤呈青紫色伴皮温降低、脉搏不能扪及，提示腋部血管受压，应及时调整胸带的松紧度；若胸带松脱，应及时加压包扎，以利切口愈合；禁止患肢测血压和注射。

6. 保持皮瓣血供良好

（1）手术部位用弹性绷带加压包扎，使皮瓣紧贴胸壁，防止积气积液。包扎松紧度以能容纳一手指、能维持正常血运、不影响病人呼吸为宜。

（2）观察皮瓣颜色及创面愈合情况，正常皮瓣的温度较健侧略低，颜色红润，与胸壁紧贴；若皮瓣颜色暗红，提示血循环欠佳，有坏死可能，要及时报告医生处理。

（3）观察患侧上肢远端血液循环，若手指发麻、皮肤发绀、皮温下降、动脉搏动不能扪及，提示腋窝血管受压，应及时调整绷带的松紧度。

（4）绷带加压包扎一般维持 7~10 天，告知患者在包扎期间不能自行松解绷带，瘙痒时不能将手指伸入敷料下抓搔。若绷带松脱，应及时重新加压包扎。

7. 患肢功能锻炼

（1）术后 24 小时内：活动手指及腕部，练习患侧伸指、握拳、屈腕运动。

（2）术后 1~3 天：活动手指及腕部，可用健侧手或他人协助扶托患侧上肢进行屈肘、伸臂等活动。

（3）术后 4~7 天：进行肩关节的小范围前屈、后伸运动，注意前屈小于 30 度、后伸小于 15 度，以防腋窝皮瓣滑动影响伤口愈合；可练习患侧手摸对侧肩部、同侧耳朵，用患侧手洗脸、刷牙、进食等。

（4）术后 7~10 天：活动手指、腕部和肩部，可适当增加训练强度，但禁忌外展患侧肩关节，一般待皮瓣基本愈合、拆线后才可以外展肩关节。

（5）术后 10~13 天：活动手指、腕部和肩部，可练习将患侧的肘关节弯曲、手掌置于健侧肩部，直至患侧肘关节达到平肩水平。

（6）术后 14 天及以后：可练习手指爬墙运动，每天标记高度，逐渐递增幅度，直至患侧手指能高举过头；可梳头，先梳患侧头发逐渐过渡到越过头顶梳健侧头发、摸对侧耳朵；可将双手放颈后，由低头位逐渐达到抬头挺胸位；逐渐以肩关节为中心做向前向后的旋转运动和适当的后伸运动。

8. 并发症的观察

（1）出血、感染：观察切口、管周敷料，皮肤红肿情况，引流量，保持引流管通畅。

（2）皮下积液：观察切口敷料包扎情况，保持引流管通畅，避免过早作术侧上肢外展；

若拔管后出现皮下积液，应在严密消毒后抽液，并加压包扎。

（3）皮瓣坏死及乳头坏死（保乳术后）：观察伤口包扎情况，伤口局部血运，保持引流管通畅，及时发现皮下积液。

（4）上肢水肿：术后预防性的抬高患肢，出现水肿者，除继续抬高外，应使用弹力绷带包扎，按摩患肢并进行适当的功能锻炼，但应避免过劳。腋窝淋巴清扫患者，注意保护患侧上肢，禁忌患侧测血压、静脉穿刺。

（5）手术部位及附近区域疼痛或感觉异常。

9. 全身治疗

（1）放、化疗护理：按本篇第十二章"肿瘤科疾病护理常规"相关内容。

（2）内分泌治疗：根据免疫化验结果，需了解雌激素受体（ER）、孕酮受体（PR）的结果。对于ER、PR阳性的乳腺癌患者，向患者和主要亲属解释内分泌治疗的方案和可能出现的副作用，如潮热、恶心、头痛、乏力、疲劳、腹泻、阴道干涩、骨和关节疼痛等，坚持按时服药。

（3）分子靶向治疗：根据免疫化验结果，需了解Her-2的结果。应用赫赛汀时需要注意监测心脏情况，应尽量避免与其他影响心脏的药物同时应用；用药前做心电图、超声心动图检查以了解心脏功能，仔细观察、询问患者有何不适；首次用药应观察患者有无过敏反应。此药较昂贵，一定依照说明妥善保存。

（五）健康教育

1. 嘱咐患者术后包扎的敷料勿自拆；避免淋浴。

2. 一日外科患者嘱术后第二天回院伤口换药，术后第七天伤口拆线。

3. 出院后患侧上肢不宜搬动、提拉超过5kg的重物，避免测血压、静脉穿刺，坚持患侧上肢的康复锻炼。做家务时戴手套，保护患肢避免受伤。

4. 乳房自我检查

（1）检查的最佳时间：月经正常的妇女，月经来潮后第9~11天是乳腺检查的最佳时间，此时雌激素对乳腺的影响最小，乳腺处于相对静止状态，容易发现病变。

（2）自查技巧：站在镜前以各种姿势对比双侧乳房是否对称、一致，注意皮肤颜色，乳头是否内陷，两臂放松垂于身侧，向前弯腰，双手高举压于头后，双手叉腰用力向中线推压，仰卧床上，手指平放乳房上，轻压，从外向乳头逐圈检查乳房有无包块，被检查侧的手臂放于身侧检查一遍，压在头后再检查一遍，同法查对侧，交叉查两侧腋窝，最后用拇指及食指轻轻挤压乳头，观察有无液体流出。

5. 遵医嘱坚持放疗或化疗。

6. 口服内分泌药物期间，对不良反应的预防如下：

（1）定期妇科门诊随访，复查妇科B超，关注子宫内膜情况。

（2）使用芳香化酶抑制剂的患者，每半年检查骨密度，监测是否存在骨量减少。即使不存在骨质疏松，也应适当补钙，可口服钙片和（或）维生素D，并应适当户外活动，保证一定的阳光照射。

（3）定期监测血脂情况，尤其是有高血压、高血脂、冠心病（特别是血管支架置入术后）等既往疾病史的患者，并在医师指导下控制血压、血脂，必要时可行血管多普勒超声检查，以明确是否存在血管栓塞。

（4）对既往长期便秘的患者，如口服依西美坦，可考虑口服乳果糖、麻仁丸等缓泻剂，以保持大便通畅。

（5）定期检查血常规、肝肾功能，如白细胞计数下降或肝肾功能异常者，应及时就诊、治疗。

7. 术后5年内避免妊娠。

8. 随访　前二年每3月一次复诊，后三年每6月一次复诊，五年后每年一次复诊。乳腺纤维瘤有复发可能，每次月经干净后自我检查1次，半年后返院复查。

二十二、乳房皮瓣重建护理常规

（一）按外科、普通外科疾病一般护理常规及麻醉后护理常规

（二）护理关键点

1. 皮瓣观察和护理。

2. 引流管的护理。

3. 卧位护理。

4. 患肢保护及患肢功能锻炼。

5. 其他并发症的观察（手术区域感觉异常、皮下积液、皮瓣坏死）。

6. 创面出血。

7. 切口感染。

8. 放疗。

9. 全身治疗。

（三）护理评估

1. 按外科疾病一般护理常规相关内容。

2. 按本节"乳腺肿瘤外科护理常规"。

（四）护理措施

1. 按外科疾病一般护理常规相关内容。

2. 按本节"乳腺肿瘤外科护理常规"。

3. 心理护理

（1）患者和家属担心肿瘤切除是否彻底，担心再造乳房能否成活，惧怕出现肌皮瓣坏死；术后疼痛以及巨大的手术创面和众多的导管等加重了患者的恐惧心理。为患者安排安静、宽敞、舒适的病房，应用镇痛泵，从各方面减轻患者的痛苦与不适。

（2）向患者说明再造的乳房只是乳房形态上的模仿，没有功能，主要是改善着衣时的形态，恢复体形，必要时还要再次手术进行调整，对患者不切实际的要求，应细致耐心地进行解释。介绍同类患者良好的康复情况，以及早期乳腺癌行局部切除治愈的成功案例协助患者角色的转换。

4. 体位与活动

（1）背阔肌皮瓣重建患者取健侧卧位，避免患侧受较强的拉力。可在肩背部用软枕垫高，使供瓣区悬空以免受压；同时患者应避免大范围的活动，保证有利于切口愈合的体位，并在腰背部用软棉垫覆盖，妥善固定，防止皮瓣移动。

（2）腹直肌皮瓣重建患者，麻醉清醒前应屈膝仰卧位，麻醉清醒后应取屈膝半卧位。腹壁加压包扎，以减轻腹壁张力、减轻疼痛及预防腹壁切口疝的发生；腹壁引流管拔出后即可下床活动，抬高患侧上肢。

（五）健康教育

1. 避免进食高脂、含酒精类食物及饮料。

2. 出院后患侧上肢仍不宜搬动、提拉重物，避免测血压、静脉穿刺，坚持患侧上肢的康复锻炼，保护患肢、避免受伤。

3. 出院3个月内不参加体力活动，尽量避免腹部的碰撞。防止增加腹内压的因素，预防上呼吸道感染及便秘。术后3个月至半年应戴弹力裤（袜），减少腹部张力，预防腹壁疝的发生。

4. 半月后用指部轻轻按摩再造乳房，促进局部血液循环，戴合适的乳罩固定，不宜过紧。

5. 遵医嘱坚持放疗或化疗。

6. 术后5年内避免妊娠。

二十三、乳房假体植入重建护理常规

（一）按外科、普通外科疾病一般护理常规及麻醉后护理常规

（二）护理关键点

1. 引流管的护理。

2. 上肢保护及上肢功能锻炼。

3. 患肢水肿。

4. 并发症观察　包膜挛缩硬化、假体植入后渗漏和破裂、乳房下垂、假体置入失败、乳房假体移位、假体周围组织钙化。

5. 创面出血、血肿。

6. 切口感染。

（三）护理评估

1. 按外科疾病一般护理常规相关内容。

2. 按本节"乳腺癌外科护理常规"。

（四）护理措施

1. 按外科疾病一般护理常规相关内容。

2. 按本节"乳房皮瓣重建护理常规"。

3. 观察伤口局部皮肤血供情况，及时调整胸腹带的松紧度。

（五）健康教育

1. 保持切口干燥清洁，拆线前勿见水、勿私自拆换敷料；注意保护胸部，防止胸外伤和猛烈挤压，局部避免锐器。

2. 术后第6~7天开始，坚持按摩每天1~2次，每次15~20分钟。按摩手法：以手掌紧贴乳房顶部上下、环形挤压、抚揉、轻度抓捏，以无明显痛感为度，但不可将乳房向外、向上过度推挤，以防假体移位。

3. 术后1个月内禁止做剧烈运动，如两臂上举、提重物、扩胸，避免重压，防止腋下瘢痕增生及假体移位。术后3个月复诊，观察切口愈合情况及术后效果。

4. 术后乳房上缘弹力绷带加压包扎3～6个月，防止假体上移。

二十四、痔、肛裂护理常规

（一）按外科、普通外科疾病一般护理常规及麻醉后护理常规

（二）护理关键点

1. 疼痛。

2. 便秘。

3. 伤口处理。

4. 坐浴。

5. 出血。

6. 尿潴留。

（三）护理评估

1. 按外科疾病一般护理常规相关内容。

2. 工作性质、生活饮食习惯　是否持续久站、久坐、排便时久蹲，是否喜好烟酒及辛辣、刺激饮食，是否少食蔬菜水果等粗纤维食物。

3. 症状、体征

（1）排便情况：排便次数、性状，有无疼痛及排便困难，大便是否带鲜血或便后滴血、喷血、有无黏液、便血量等。

（2）肛门有无肿物脱出，能否自行回纳或用手推回，有无肿块嵌顿史。

（3）肛周皮肤有无瘙痒、疼痛、流脓、流液等。

4. 辅助检查　直肠指检，内镜等特殊检查结果。

5. 心理状况　对所患疾病的认知度及心理承受能力，家庭及社会支持状况。

6. 用药情况　药物的作用及副作用。

（四）护理措施

1. 按外科疾病一般护理常规相关内容。

2. 内痔脱垂不能复位并有水肿及感染者，局部冰敷、涂太宁乳膏，用手法将其还纳，嘱其卧床休息。

3. 肠道准备　术前晚予磷酸钠盐灌肠液133ml灌肠，手术当天早上再次予133ml磷酸钠盐灌肠液灌肠，必要时清洁灌肠。注意灌肠时，肛管应缓慢插入，以免引起黏膜破损、痔出血等。

4. 疼痛护理　按第一篇第三章第八节"疼痛护理常规"。

5. 排便　手术后24小时内一般不宜排便，患者自觉坠胀、有便意属正常现象，可指导患者做肛门收缩、放松运动及服用止痛药等以缓解不适。术后第一天起可正常排便，训练每日定时排便。观察病人有无排便异常，大便变细或大便失禁等肛门括约肌松弛现象。鼓励病人有便意时，尽快排便，但避免久蹲。

6. 温水坐浴　有清洁肛门、缓解疼痛、促进创面愈合等作用，术后24小时后即可开始。每次排便后均用温水坐浴，水温40℃，水量以将肛门部完全浸入为宜，先用热蒸气熏

浴，然后再将臀部放入盆内洗涤热浴，每次5～10分钟，一定要使肛门部浸入水中。大便后常规坐浴，保证每日坐浴至少2次。坐浴后给予专科伤口换药、太宁乳膏外涂、太宁栓塞肛、敷料覆盖。女性月经期间禁坐浴，身体虚弱、行动不便、自理能力差等患者需协助完成，以防跌倒等意外的发生。

（五）健康教育

1. 出院后至创面完全愈合期间，坚持便后冲洗肛门部位及温水坐浴，每日温水坐浴2次，保持创面清洁，促进早期愈合。

2. 养成定时排便的习惯，避免排便时久蹲久坐。

3. 养成良好的饮食习惯，多饮水，多吃蔬菜、水果以及富含纤维素的食物，忌饮酒及食辛辣等刺激性食物。

4. 如出现排便异常、伤口创面喷血、便血量多、发热等应及时就诊。

5. 用药指导。

6. 术后适当锻炼，增强体质。

二十五、直肠肛管周围脓肿、肛瘘护理常规

（一）按外科、普通外科疾病一般护理常规及麻醉后护理常规

（二）护理关键点

1. 疼痛。
2. 感染。
3. 发热。
4. 便秘。
5. 坐浴。
6. 伤口护理。
7. 出血。

（三）护理评估

1. 按外科疾病一般护理常规相关内容。

2. 有无肛周疖、脓肿等自行破溃或切开引流的病史；肛周局部有无红肿、发硬、压痛明显，肿胀部位有无波动感，皮肤破溃后有无脓液排出；肛周皮肤有无反复流脓液及皮肤瘙痒感。

3. 是否出现过寒战、发热，乏力、食欲缺乏、恶心等全身症状；有无出现排尿困难或里急后重、会阴和直肠坠胀感，排便不尽感；排便的性状、次数及有无伴随出血情况。

（四）护理措施

1. 按外科疾病一般护理常规相关内容。

2. 按本节"痔、肛裂护理常规"。

（五）健康教育

1. 按本节"痔、肛裂护理常规"。

2. 此类患者伤口愈合时间长，部分病人需分期手术，根据病人具体情况予以告知，让病人有充分心理准备，取得良好配合。

第七节　胸外科疾病护理常规

一、胸外科疾病一般护理常规

（一）按外科疾病一般护理常规

（二）入院接待

按患者住院护理常规。

（三）基础护理

1. 入院即开始戒烟，指导患者主动循环呼吸训练ACBT，包括用力呼气技术，胸部扩张训练，呼吸控制等。

2. 练习并掌握深呼吸训练器应用，有效咳嗽、排痰的方法。

3. 术前清洁及备皮　按本章第三节"手术野皮肤准备"。

（四）休息与活动

1. 呼吸道、消化道大出血者，要绝对卧床休息，头偏向一侧，以防咯血、呕血引起窒息。

2. 指导并督促病人深呼吸，咳嗽排痰，术后清醒即可咳嗽排痰。

3. 术后当天可床上活动，肺叶切除病情较重者禁止全健侧卧位。全肺切除者予半卧位或1/4侧卧位。术后第一日，予45°半卧位或坐位，增加床上活动。可搀扶下床活动，逐渐增加活动强度。建议每日行走3次，每次5～10分钟。同时深呼吸训练，每2小时1次，每次3～5分钟。锻炼前护士要评估病人是否耐受，对于体弱患者或生命体征不稳定者应适当推后活动进度。

（五）饮食护理

食道疾病术后患者要严格按医嘱进食。原则由稀至干，由少至多。少食多餐，易消化食物。观察进食后的反应，避免刺激性食物和碳酸饮料，避免进食过快、过热、过量及硬质食物，避免进食花生及豆类等坚果。手术3周后可按病情给予馒头餐，坚持3～6个月，坐位进食，进餐后坐位休息1小时。睡前2～3小时避免进食。术后睡觉终身斜坡位，抬高床头15°～20°，预防反流性食管炎。

（六）排泄护理

见外科疾病一般护理常规排泄护理

（七）给药护理

按药疗原则正确给药。

（八）专科观察要点

1. 术前专科评估　了解心肺病史情况；咳嗽效力评估；心肺功能运动测试等。

2. 观察咳嗽、咳痰、痰量及性状，咯血（量、次数），发热，胸闷，胸痛，呼吸困难，缺氧症状。肺部听诊，观察有效咳嗽、排痰，肺复张情况。

3．术后密切观察生命体征的变化及切口情况；有无胸腔活动性出血、皮下气肿、肺炎、肺不张、支气管胸膜瘘等肺部并发症。检查各种引流管、通道是否通畅，有无扭曲、打折、牵拉、脱出等情况，准确记录引流液的颜色、量及性状，发现异常及时报告医生。

（九）胸腔闭式引流装置护理

1．水封瓶系统必须保持直立状态，引流瓶放置应低于胸腔引流出口60cm以上，若高于患者胸腔水平的位置，可致倒流并增加感染机会；防止意外跌倒、打破胸引瓶。

2．引流管保持合适的长度，不缠绕于引流装置上方或拖于地下。

3．保持引流系统密封和无菌　更换引流瓶时，用两把血管钳夹闭引流管，防止空气进入胸膜腔，严格无菌操作。

4．协助患者离床活动时从引流管侧下床，不需夹闭胸管；在行各项检查的运送途中均不需夹管。离床活动过程中防止引流管移位脱出或引流瓶倾倒，切勿使引流瓶和连接管高于胸壁引流口水平，以防引流液逆流进入胸腔。

5．若夹管时间过长可能会导致张力性气胸的发生，以下情况需夹管：

（1）更换胸腔引流装置时需夹管。

（2）检查置管处有无漏气时需夹管。

（3）全肺切除术后患者常规夹闭胸管，根据病情决定开放，以了解胸腔内压力，防止纵隔移位。

（4）保守治疗自发性气胸时拔管前需夹管。

（5）胸腔内注射或滴注药物时需夹管。

6．当引流收集瓶充满时应及时更换。

7．紧急情况处理

（1）水封瓶破裂或连接部位脱节：应立即将引流管反折，然后血管钳夹闭引流管，立即更换新的装置。

（2）胸管滑脱：应立即将引流管口周围的皮肤向管口挤压，以封闭管口，消毒后用凡士林纱布及无菌敷料封闭并立即通知医生处理。

8．拔管指征　24小时引流量<50～100ml，无气体排出，X线胸片显示肺膨胀良好，即可拔管。

9．拔胸管后观察　拔管后24小时内，应注意观察患者有无呼吸困难，气胸或皮下气肿等情况，检查引流口密闭情况，局部敷料有无渗液、渗血、漏气等。

10．教育

（1）放置胸管的重要性，教会患者正确携带胸腔引流瓶活动行走。

（2）患者在床上活动、翻身或下床时应寻求他人帮助，以防引流管受压、扭曲或堵塞、脱管、胸腔引流瓶倾倒。

（3）发生呼吸急促、胸痛或连接处脱开时要立即报告。

（十）心理护理

见外科疾病一般护理常规心理护理。

（十一）健康宣教

1．术前　指导饮食、主动循环呼吸训练、呼吸训练器的使用等，指导练习床上使用便器，自行翻身调整卧位、起床等术前适应性训练。放置各种导管的目的、注意事项和引起的不适。交待患者家属准备好术后入住监护室所需的物品及术后监护室的探视规定等。

2．术后　根据患者的健康恢复状况，从术后饮食、活动、伤口护理、疼痛管理、引流管管理、并发症有效预防等采用视频、文字、现场教育等多种方式进行宣教。

3．躯体功能康复训练

（1）第一阶段：术后6～24小时。床上翻身，四肢活动为主。深呼吸，有效咳嗽排痰。

（2）第二阶段：术后24～72小时。深呼吸训练，咳嗽训练，主动循环呼吸训练，逐步恢复洗漱、进食、排便等日常自理能力，有步骤实施下床行走。

（3）第三阶段：术后72小时～出院。逐步增强患侧上肢训练，继续深呼吸训练，行走训练，患侧肩、臂、背肌训练：肩关节旋转，内收运动，上肢抬平肩运动，扩胸运动，梳头，练习自己坐起、躺下、下床。

4．督促长期带管患者定期返院复查，给予具体的、可操作性的指导，做好门诊随访，促进患者康复。

5．出院后继续深呼吸、肩臂活动和呼吸功能锻炼。远离一切呼吸道的刺激物。待切口和拔管处愈合就可沐浴。术后尽可能配合完成化疗、放疗、免疫治疗，以提高疗效。定期门诊复查，如患者出现病情加重，及时来医院就诊。

二、食道癌外科护理常规

（一）按胸外科疾病一般护理常规

（二）护理关键点

1．营养不良。

2．疼痛。

3．出血。

4．胸管引流。

5．肺不张。

6．胃肠减压。

7．切口感染。

8．吻合口瘘。

9．乳糜胸。

（三）护理评估

1．按外科疾病一般护理常规之"手术前一般评估"相关内容。

2．症状　早期进食时哽噎感、胸骨后或剑突下刺痛、烧灼感，咽部不适、异物感；进展期为进行性吞咽困难；晚期有恶病质，侵犯喉返神经、肋间神经和气管时引起声音嘶哑、胸痛和食管气管瘘其他转移症状。

3．过去病史　高血压、冠心病、糖尿病、食管慢性炎症。

4．术后评估

（1）按外科疾病一般护理常规之"手术后一般评估"。

（2）胸管固定通畅、引流量、颜色、性质、置管深度及皮下气肿。

（3）双肺呼吸音、咳嗽咳痰及痰的性质情况。

（4）胃管内置深度，引流液量、颜色、性质；肛门排气情况。

（5）伤口敷料与伤口愈合。

（6）深静脉置管处的固定程度、外露刻度、穿刺点及敷料情况。

（7）遵医嘱监测血糖、TPN输注情况。

（8）皮温色泽与尿量，出入量。

（四）护理措施

1. 按外科疾病一般护理常规之"手术前一般护理"相关内容。

2. 营养　指导合理进食，必要时输血、白蛋白及TPN。保持口腔清洁，及时处理口腔慢性感染和溃疡。

3. 呼吸道护理

（1）戒烟，指导并劝告患者停止吸烟至少2周，呼吸功能训练。

（2）呼吸困难者给予氧气吸入，监测氧饱和度及呼吸型态、频率。

（3）痰液黏稠者予雾化吸入，根据医嘱使用抗生素。

4. 做好各项检查及手术前准备工作

（1）胃镜检查前禁食10小时，检查后禁食1～2小时，观察有无腹痛黑便等情况。

（2）胃肠钡餐检查前禁食10小时，检查后可多饮水加速钡剂排泄。对进食后滞留或反流者，术前遵医嘱分次口服庆大霉素盐水，以减轻局部充血水肿，减少术中污染防止吻合口瘘；行结肠代食道术前要了解大便习惯，排除结肠病变，术前3天开始进流质，术前2天进无渣流质，术前晚清洁灌肠或全肠道灌洗后禁食。

（3）按食管、贲门手术常规做好术前准备。食管癌除按普通胸部手术野皮肤准备外，加颈部切口备皮范围按颈部手术：上起扩大至下唇，两侧至斜方肌前缘。加腹部切口备皮范围按腹部手术：下至扩大到耻骨联合及会阴部，两侧至前后正中线。督促病人术前晚排便。促进良好睡眠，必要时给予药物协助。

5. 输液及饮食

（1）根据输液量及病情合理安排输液速度。维持出入量平衡。遵医嘱予抗炎止血等补液治疗，次日起遵医嘱予TPN输注并监测血糖。

（2）术后禁食，直至肛门排气拔除胃管后。食道癌术后患者要严格按医嘱进食。

（3）十二指肠营养管留置患者需按医嘱在术后第二天起持续输入营养液，开始速度为10ml/h，逐渐增加到50～100ml/h，每6小时用温开水冲洗管道，避免堵塞。

6. 呼吸道管理

（1）氧气吸入，根据病情选择吸氧方式及吸氧流量。

（2）肺叩打PRN，雾化吸入，鼓励有效咳痰。

（3）咳痰困难者，采取指压胸骨切迹上方刺激咳嗽咳痰，必要时吸痰。

7. 疼痛护理　按第一篇第三章第八节"疼痛护理常规"。

8. 胸管护理　按"胸外科疾病一般护理常规"中的"胸腔闭式引流护理"。

9. 胃管护理　按本章第五节"留置胃管护理常规"

（1）如管道不通，不可盲目冲洗胃管，报告医生处理。

（2）24小时内可有少量的暗红色或咖啡色胃液，一般不超过300ml，之后颜色逐渐变淡或变清。

（3）术后引流出大量鲜血或血性液伴生命体征改变考虑出血。遵医嘱使用止血药，必要时用冰盐水或加肾上腺素的冰生理盐水注入。

10. 结肠代食管护理

（1）保持置入结肠袢内减压管道畅，如减压管内吸出大量血性液或呕吐出大量咖啡样液伴全身中毒症状考虑吻合口结肠袢坏死，应配合医生抢救。

（2）观察腹部体征。

（3）因结肠液逆蠕动入口腔，患者常嗅到粪便气味，注意口腔卫生，一般此情况半年后逐步缓解。

11. 并发症的观察与处理

（1）出血：观察生命体征、伤口敷料、管周敷料、胃管及胸管引流液的量、色和性质、尿量、皮肤温度、Hb等。

（2）肺不张、肺炎：鼓励咳痰、必要时纤支镜下吸痰。

（3）吻合口瘘：常发生于术后5～10天，表现为呼吸困难、胸腔积液、全身中毒症状包括高热、休克、白细胞计数升高。食管钡餐检查、口服美蓝、吻合口碘水造影可确诊。应立即禁食，补液，按脓胸处理。

（4）乳糜胸：常发生于术后2～10天，24小时胸引量达500～1000ml，术后早期禁食，乳糜液为淡红色或淡黄色，进食后为乳白色，一旦确诊，限制脂肪摄入，维持水电解质平衡，一般状况良好可非手术治疗，严重者行胸导管结扎术。

（5）膈疝：常为突发性、阵发性腹痛，若有肠梗阻，肠扭转或肠坏死可出现恶心、呕吐、无排气排便症状，一经确诊立即手术。

（6）单纯性脓胸：术后一周左右可形成游离性或包裹性脓胸，可伴有发热，胸穿可确诊，弥漫性脓胸应早期闭式引流。

（7）反流性食管炎：表现反酸，胸骨后疼痛，烧灼感，一般对症治疗。

（五）健康教育

1. 指导术后恢复功能锻炼　患侧上肢抬臂、抬肩、手过对侧肩部、举手过头等锻炼。
2. 解释放置各种导管的目的、注意事项和引起的不适。
3. 说明早期活动的意义。
4. 远离一切呼吸道的刺激物。
5. 待伤口和拔管处愈口就可沐浴。
6. 鼓励患者积极配合，完成化疗、放疗、免疫治疗，以提高疗效。化放疗的健康教育按本篇第十二章"肿瘤科疾病护理常规"。
7. 介绍药物的名称，剂量、作用、用法和副作用。
8. 指导患者家属，如患者出现病情加重，及时来医院就诊。

三、肺癌外科护理常规

（一）按胸外科疾病一般护理常规

（二）护理关键点

1. 疼痛。
2. 发热。

3. 呼吸困难。

4. 营养不良。

5. 出血。

6. 肺不张。

7. 其他并发症。

8. 胸管及引流。

9. 化、放疗护理。

（三）护理评估

1. 按外科一般护理常规之"手术前一般评估"相关内容。

2. 呼吸系统基础疾病史　高血压、冠心病、高血糖。

3. 早期症状　咳嗽、咳痰、痰量及性状；咯血（量、次数）；发热；胸痛、呼吸困难、缺氧症状；水肿。

4. 营养状况有无贫血、低蛋白血症及患者的近况。

5. 患者对疾病的认知程度，有无焦虑、恐惧，是否保密治疗。

6. 病情及主要症状

（1）发热、咳嗽、咳痰、痰量及性状。

（2）咯血：量、次数。

（3）胸痛、呼吸困难、缺氧症状。

（4）有无水肿。

7. 胸腔引流量、色、性质、管周敷料及局部皮肤况。

8. 实验室和病理学检查：痰脱落细胞检查，肺穿刺活检等。

9. 特殊检查结果：肺功能、气管镜或胸部CT、ECT。

10. 用药情况，药物的作用及副作用。

11. 术后评估

（1）按外科疾病一般护理常规的"手术后一般评估"。

（2）两肺呼吸音、咳嗽咳痰及痰的性状、呼吸功能锻炼情况。

（3）胸引流量、色、性质、管周敷料及皮下气肿。

（四）护理措施

1. 按外科疾病一般护理常规的"手术前一般护理"相关内容。

2. 按本篇第十二章"肿瘤科疾病护理常规"。

3. 咯血　按第一篇第三章第三节"咯血护理常规"。

4. 常规检查

（1）协助做好胸穿、肺功能、纤支镜、胸部CT、ECT、肺穿刺活检术、胸水常规检查。

（2）支气管镜时需备齐药物，术前禁食4小时，有假牙取下；术后禁食禁水，2小时后饮水无呛咳方可进食。

（3）肺穿后平卧6~12小时，测生命体征Q2h，2次，观察穿刺处敷料，注意有无胸闷、气促。

5. 胸管护理　按本节"胸外科疾病一般护理常规"中的"胸腔闭式引流护理"。

6. 发热护理　按第一篇第三章第八节"疼痛护理常规"。

7. 输液与饮食

（1）根据输液量及病情合理安排输液速度。全肺切除患者输液速度控制在20～40滴/分，输液总量<2000ml/d。

（2）按病情给予适当饮食。除禁食病人外，普通术后6小时可进半流质，术后第一天进普通饮食，以高蛋白、高维生素、高热量饮食为主，多吃新鲜蔬菜和水果，忌刺激性食物，忌坚硬食物，忌易胀气食物，糖尿病患者控制血糖正常范围，不能进食者给予TPN输注。

8. 呼吸道管理

（1）氧气吸入，根据病情选择吸氧方式及吸氧流量。

（2）鼓励深呼吸，有效咳嗽排痰，术后清醒者即可咳嗽排痰。

（3）有需要者使用叩背机叩背排痰。

（4）雾化吸入　痰液黏稠者给予氧气雾化吸入2～4次/日，遵医嘱使用抗生素。

（5）咳嗽困难者，采取指压胸骨切迹上方刺激咳嗽咳痰；必要时吸痰管吸痰或纤支镜下吸痰。

9. 有效止痛

（1）非药物措施如分散注意力、音乐疗法、放松训练。疼痛>5分时，给予止痛药。30分钟后观察镇痛效果。

（2）术后3天内可持续硬膜外或静脉使用镇痛泵止痛。需要时可肌注曲马多或应用芬太尼贴镇痛。

（3）咳嗽前预先给予止痛。协助咳嗽时，用双手向内护住胸部伤口，减轻疼痛。

10. 伤口观察及护理

（1）观察伤口有无红肿热痛、渗血渗液，按需要及时更换敷料。

（2）皮下气肿。

（3）感染者协助做好实验室培养检验。

11. 胸管护理　按"胸腔闭式引流护理"。全肺切除者胸管呈夹闭状态，观察气管是否居中，若移位立即通知医生。

12. 并发症的观察及处理

（1）出血：观察生命体征、切口敷料、管周敷料、胸液量、尿量、皮温、Hb等，必要时做好再次手术准备。

（2）肺不张、肺炎：鼓励咳嗽、必要时纤支镜吸痰。

（3）肺大泡破裂：行胸腔闭式引流术。

（4）肺水肿：控制输液量。

（5）心律失常：合并有心血管和糖尿病疾病易发生。

（6）支气管胸膜瘘：发生于术后1周，术后3～4日仍持续胸引出大量气泡应怀疑。

（五）健康教育

1. 按本篇第十二章"肿瘤科疾病护理常规"。

2. 指导术后恢复功能锻炼患侧肢体抬臂、抬肩、手过对侧肩部、举手过头等锻炼。

3. 放置各种导管的目的、注意事项和引起的不适。

4. 指导有效咳嗽咳痰，深呼吸，鼓励使用呼吸功能锻炼仪，宣教早期活动意义。

5. 出院后继续深呼吸、肩臂活动及呼吸功能锻炼仪的使用。

6. 指导患者家属，如出现病情加重，及时来医院就诊。

四、漏斗胸护理常规

（一）按胸外科疾病一般护理常规

（二）护理关键点

1. 疼痛。

2. 出血。

3. 切口感染。

4. 肺不张。

5. 活动受限。

6. 营养不良。

7. 自卑。

（三）护理评估

1. 按外科一般护理常规的"手术前一般评估"相关内容。

2. 生活方式　活动时出现心慌、气短和呼吸困难。体征除胸廓畸形外，常有轻度驼背、腹部凸出等特殊体型。

3. 过去史　严重上呼吸道感染，严重胸廓畸形，心脏移位，肺发育不全、哮喘疾病。

4. 症状　轻微的漏斗胸可以没有症状，畸形较重的压迫心脏和肺，影响呼吸和循环功能，并明显抑制生长发育。活动耐量降低，幼儿常反复呼吸道感染。年龄较大的可以出现活动后呼吸困难、脉快、心悸，甚至心前区疼痛。有些患者还可以出现心律失常，以及收缩期杂音。

5. 患者对疾病的认知程度，有无焦虑、恐惧，自卑、抑郁。

6. 特殊检查结果　肺功能、胸部X线检查及CT，心脏彩超检查和心电图等。

7. 术后评估按外科疾病一般护理常规的"手术后一般评估"；两肺呼吸音、咳嗽咳痰及痰的性质。

（四）护理措施

1. 按外科疾病一般护理常规的"手术前一般护理"相关内容。

2. 改善营养，饮食中多补充含钙高的食物，补钙的同时注意适量的运动及维生素D的补充。

3. 心理护理

（1）保持良好的心态，正确对待疾病。解释手术的必要性，手术方式，注意事项。

（2）鼓励患者表达自身感受。教会患者自我放松的方法。

（3）针对个体情况进行针对性心理护理，去除自卑，减轻焦虑。

（4）鼓励患者家属和朋友给予患者关心和支持。

4. 呼吸道管理

（1）呼吸功能训练，指导患者练习并掌握深呼吸运动、有效咳嗽、排痰的方法。

（2）呼吸困难者给予氧气吸入，监测氧饱和度及呼吸型态、频率。

（3）痰液黏稠者予雾化吸入，根据医嘱使用抗生素。

5. 体位与活动

（1）睡硬板床，仰卧位，盖被轻薄。

（2）全麻清醒前，头偏向一侧。按需给予约束具保护。

（3）全麻清醒，血流动力学稳定可取抬高床头15°～30°。

（4）术后第一日，予45°半卧位或坐位，增加床上活动。扶病人起床或更换体位时应以两手托颈部、背部、及臀部保持背部挺直，避免单独采取牵拉上肢的方法。卧床时，不屈曲和转动胸腰，不滚翻。不可侧卧、俯卧，防范胸廓受压变形，影响矫治效果。活动能力同肺癌术后。

6. 伤口观察及护理　保持钢板固定良好不移位，观察胸廓畸形矫正效果。

7. 并发症的观察与处理

（1）出血：观察生命体征、切口敷料、尿量、皮肤温度等，必要时再次手术。

（2）肺不张、肺炎：鼓励咳痰，必要时纤支镜下吸痰。

（五）健康教育

1. 正确锻炼对病人术后长期保持良好胸廓形状有重要意义。术后1周起即可练习背部贴墙站立，每天3次，每次10～30分钟。去除不良习惯，站立、行走时背部保持直立姿势，挺胸收腹。必要时矫形带，可纠正不当形体姿态如：胸驼背、罐状腹等。过早剧烈运动可导致内固定支架压力过大，可使钢板移位。术后第1个月内限制活动，宜选择散步等轻松活动为主，不得弯腰、扭腰或翻滚，必须做到背部挺直。保护胸部免遭撞击。4～6周后允许正常活动。术后2月内不要搬、提重物，3月内不要进行对抗性运动（如篮球、足球运动）。手术3个月后坚持做扩胸运动，以锻炼胸腹部肌肉。

2. 生活指导　保持胸部清洁，洗澡时使用淋浴，伤口予防水敷料覆盖，不要用力揉搓伤口。继续睡硬板床3个月，睡时保持仰卧位，勿侧卧。盖被轻薄，衣服不宜过紧，尽量避免胸部负重受压，以巩固远期疗效。年龄小、好动的患儿家长要加强看护，防止外伤、摔跤，术后短期可穿防护背心。

3. 指导有效咳嗽咳痰，深呼吸，鼓励使用呼吸功能锻炼仪，宣教早期活动意义。

4. 指导放置各种导管的目的、注意事项和引起的不适。

5. 出院随访　定期复查，术后1、2、3个月应行X线检查，了解内固定钢板的位置，如有移位及时处理。术后2～3年回院行钢板去除术。在内固定钢板未取出前，禁止行胸部及上腹部MRI检查。如需心脏除颤，将电极板置于前后位置进行心脏电击。若出现内固定钢板戳出，胸痛应及时就诊。

五、纵隔肿瘤护理常规

（一）按胸外科疾病一般护理常规

（二）护理关键点

1. 疼痛。

2. 出血。

3. 肺不张。

4. 感染。

5. 肌无力危象（重症肌无力）。

6. 胸腔闭式引流护理。

（三）护理评估

1. 早期症状　胸痛、胸闷、咳嗽、呼吸困难、缺氧症状。疼痛、注意有无食管和气管压迫症状，如有气管移位或气管压迫征者，需备好氧气，气管切开用具和吸痰器等。

2．特殊检查结果　肺功能、胸片、胸部CT、MRI、纵隔肿瘤活检结果。

3．如有上腔静脉压迫征者，不宜在上肢作静脉滴注。

4．术后评估

（1）两肺呼吸音，咳嗽咳痰及痰的性状，呼吸功能锻炼仪使用情况。

（2）胸引流量、色、性状、管周敷料、置管深度及皮下气肿。

（3）作正中切口者，应注意引流通畅，以及有无血肿压迫引起的呼吸困难和颈静脉怒张。

（四）护理措施

1．呼吸道护理按漏斗胸呼吸道管理。

2．特殊检查　协助做好肺功能、胸部CT、MRI、纵隔穿刺活检术。纵隔穿刺术后平卧6～12小时，观察穿刺时有无胸闷、气促。

3．按本节"漏斗胸护理常规"。

4．伤口观察及护理

（1）观察伤口有无红肿热痛、渗血渗液，按需要及时更换敷料。

（2）皮下气肿。

（3）感染者协助做好实验室培养检验。

5．并发症观察与处理

（1）出血：观察生命体征、切口敷料、管周敷料、胸引流量、尿量、皮温、Hb等。

（2）肺不张、肺炎：鼓励深呼吸，咳嗽咳痰。

（3）肌无力危象：胸腺瘤合并重症肌无力患者在术48～72小时内易发生。常因抗胆碱酯酶药量不足引起。一旦发生，可出现呼吸肌麻痹，危及生命。

1）重症肌无力患者一旦发生危象，出现呼吸肌麻痹，立即打开气道，保持呼吸道通畅，呼吸皮囊加压给氧，尽快气管插管人工辅助呼吸，必要时气管切开。

2）术后常规床边备呼吸球囊，负压吸引装置，吸痰管。备抢救用药新斯的明。

3）抗胆碱酯酶药治疗：术晨服用抗胆碱酯酶药，手术后慎用镇静、镇痛药。服用时注意腹痛、腹泻、恶心、呕吐、流涎、支气管分泌物增多、流泪、瞳孔缩小、出汗等毒蕈样副作用。可用阿托品对抗。在饭前半小时服用。

（五）健康教育

1．指导术后恢复功能锻炼，双侧上肢抬臂，抬肩，手过对侧肩部，举手过头等。

2．指导放置各种导管的目的，注意事项和引起的不适。

3．早期活动的意义。待切口和拔管处愈合就可沐浴。

4．出院后继续深呼吸，肩臂活动及呼吸功能锻炼仪的使用。

5．若为恶性肿瘤应尽早配合完成化疗、放疗、免疫治疗等，以提高疗效。

6．指导患者及家属，如患者出现不适，及时来医院就诊。

六、脓胸护理常规

（一）按胸外科疾病一般护理常规

（二）护理关键点

1．发热。

2. 肺不张。

3. 咳嗽咳痰。

4. 切口感染。

5. 疼痛。

6. 胸腔冲洗。

7. 胸管引流。

8. 营养不良。

9. 呼吸困难。

（三）护理评估

1. 体重、营养状况　大量脓液形成及持续发热的消耗使病人呈现消耗状况，重者表现恶病质。

2. 早期病状　咳嗽、咳痰、痰量及性状、是否有咳痰无力，有无发热、胸痛、呼吸困难、缺氧症状、水肿、血糖水平。

3. 病情及主要症状

（1）发热。

（2）咳嗽、咳痰、痰量及性状：每班仔细听双肺呼吸音，并记录24小时脓痰量。

（3）胸痛及胸部情况：气管和纵隔向患侧移位，患侧胸壁塌陷，呼吸运动减弱，叩诊浊音，呼吸音减弱或消失，可有杵状指（趾）。

（4）呼吸困难、缺氧症状。

（5）肢体水肿。

4. 胸腔冲洗情况及胸管的妥善固定、引流量、色、性状、管周敷料及局部皮肤情况。

5. 特殊检查结果　肺功能、胸部CT等。

6. 术后评估

（1）胸腔引流液的量、颜色、性状、管周敷料、置管深度及皮下气肿。

（2）胸腔冲洗量及冲洗引流液的量、色、性状、管周敷料。

（3）两肺呼吸音、咳嗽咳痰的能力及呼吸功能锻炼仪的使用情况。

（四）护理措施

1. 体位与活动　根据病情决定活动方式及体位排痰。每天2次，体位引流的方法：上肺部病变取半坐卧位，下肺病变取头低足高位，中肺病变取仰卧与平卧交替位，使脓痰及时排出。有支气管胸膜瘘者取患侧卧位，以免脓液流向健侧或发生窒息。胸腔冲洗时经常变换体位和下床活动。

2. 心理护理　胸廓畸形、脓腔穿破胸壁产生臭味，污染衣物均令病人产生自卑感，应帮助病人保持良好的心，正确对待疾病。

3. 呼吸道护理

（1）戒烟，指导患者呼吸功能锻炼。练习并掌握深呼吸运动、有效咳嗽、排痰的方法。

（2）呼吸困难者予氧气吸入，监测脉搏氧饱和度及呼吸型态、频率。

（3）痰液黏稠者予雾化吸入，根据医嘱用抗生素。

4. 咳脓痰时加强口腔卫生，每天用温水漱口，减轻口臭。使用痰盂，防止飞沫传染。

5. 胸管护理　按"胸腔闭式引流护理"。

6. 发热护理　按第一篇第三章第九节"发热护理常规"。

7. 术前准备　术前常规准备，并指导咳嗽的方法及重要性。

8. 胸管护理　按"胸腔闭式引流护理"。全肺切除者胸管呈夹闭状态，观察气管是否居中，若移位立即通知医生。

9. 并发症的观察及处理

（1）出血：观察生命体征、切口敷料、管周敷料、胸液量、尿量、皮温、Hb等，必要时做好再次手术准备。

（2）肺不张、肺炎：鼓励咳嗽、必要时纤支镜吸痰。

（3）感染扩散：持续高热，剧烈咳嗽，白细胞计数升高或中毒症状。

（4）肺水肿：控制输液量。

（5）心律失常：合并有心血管和糖尿病疾病易发生。

（6）支气管胸膜瘘：发生于术后1周，术后3~4日仍持续胸引出大量气泡应怀疑。

（五）健康教育

1. 劝导戒烟，注意口腔卫生。咳脓痰时使用痰盂，防止飞沫传染。

2. 指导术后恢复功能锻炼患侧肢体抬臂、抬肩、手过对侧肩部、举手过头等锻炼。鼓励患者适当锻炼，每日进行可耐受的活动以不出现心悸、气短、乏力等症状为宜。

3. 指导放置各种导管的目的、注意事项和引起的不适。

4. 如原发病为结核等传染性疾病，指导患者及家属做好家居交叉感染的预防。遵医嘱按时复诊，继续到地段疾控预防中心抗结核治疗。若有病情变化及时来院就诊。

七、胸部损伤护理常规

（一）按胸外科疾病一般护理常规

（二）护理关键点

1. 疼痛。

2. 胸闷憋气。

3. 呼吸困难低氧血症。

4. 发绀。

5. 咳嗽咳痰。

6. 反常呼吸。

7. 颈静脉怒张。

8. 咯血。

9. 休克。

10. 胸廓畸形。

11. 皮下气肿。

12. 皮下血肿。

13. 气胸。

14. 血胸。

15. 心包腔积血。

16. 纵隔气肿。

17. 乳糜胸。

18. 活动性出血。

19. 肺不张、肺部感染。

20. 呼吸心跳骤停。

（三）护理评估

1. 气道情况　是否通畅，有无分泌物，颜面发绀等。

2. 循环情况　血压、脉搏、毛细血管再充盈时间、出血量。

3. 意识水平、瞳孔情况，GCS评分。

4. 到达时间，基础生命体征，疼痛评分。

5. 受伤时间和经过、损伤机制，有无现场昏迷史；接受过何种急救处置。

6. 充分暴露，检查全身情况。

7. 根据病情，紧急做好胸腔穿刺、心包穿刺、胸腔闭式引流术、支纤镜吸痰、气管插管或气管切开的物品和药物准备，及时配合医生进行有关处理。

8. 胸片检查肺压缩程度。

9. 呼吸情况　呼吸的频率和节律型态，是否有反常呼吸，气管是否偏移，有无皮下气肿。有无极度呼吸困难、胸廓紧束窒息感，伴血氧饱和度、动脉血氧分压进一步降低等急性呼吸窘迫综合征（ARDS）表现。

10. 尿量　尿液的颜色、性质、量。

11. 肢体活动情况　有无活动障碍。

12. 有无合并其他器官的损伤。是否有开放性伤口，伤口是否有活动性出血或漏气：

（1）肋骨骨折（分单根或多根多处骨折）：疼痛是否于深呼吸、咳嗽或体位改变时加重，伴气促、呼吸困难、发绀、休克、反常呼吸（连枷胸）或咯血等。

（2）血气胸（与血管、心脏、气管、支气管或肺等损伤有关）：伤口是否活动性出血或漏气、气管是否明显偏向健侧，是否有皮下气肿（包括气肿范围），患侧胸廓是否饱满、肋间隙增宽，呼吸幅度下降，叩诊是否为鼓音或浊音，听诊呼吸音是否减弱至消失、心脏是否向健侧移位。

（3）心脏挫伤：轻者症状不明显，中重度挫伤可能出现心前区疼痛，伴随心悸、气促、呼吸困难等，可闻及心包摩擦音。

（4）心脏破裂伤：有无低血容量征；有无颈静脉怒张和心脏压塞征（beck三联征）：①静脉压增高，$>1.47kPa$（$15cmH_2O$）；②心音遥远、脉搏微弱；③脉压小，动脉压降低甚至很难测出；心包穿刺抽得血液即可确诊。

13. 术后评估

（1）胸腔引流液的量、颜色、性状、管周敷料、置管深度及皮下气肿。

（2）胸腔冲洗量及冲洗引流液的量、色、性状、管周敷料。

（3）两肺呼吸音、咳嗽咳痰的能力及呼吸功能锻炼仪的使用情况。

（四）护理措施

1. 无心跳呼吸患者立即给予心肺脑复苏及一切生命支持。

2. 有呼吸的患者，给予鼻导管或面罩吸氧，保持血氧饱和度在95%以上。

3. 持续心电、血压、血氧饱和度监测。

4. 有休克表现患者至少开通两路大静脉通路，接输血器备输血。

5. 怀疑合并颈椎、腰椎、骨关节等损伤，予制动保护。

6. 对肋骨骨折合并连枷胸，反常呼吸患者可进行棉垫、胸带加压外固定，必要时呼吸机正压通气，气道内固定或肋骨牵引固定，以减轻反常呼吸。

7. 体位与活动　根据病情决定病人卧位及活动方式。严重胸外伤病人早期应绝对卧床休息，避免用力、屏气、剧烈咳嗽等增加胸腔内压的活动；如有多发肋骨骨折或连枷胸患者在翻身或过床时需妥善固定胸壁后多人协助完成，翻身或过床时需按轴线翻身。病情稳定者给予半坐卧或坐位，以有利呼吸、咳嗽排痰及胸腔引流。病情允许者可做适量离床活动并逐渐增加活动量，同时必须妥善固定及保护好各种管道。胸腔冲洗时经常变换体位和下床活动。

8. 改善营养

（1）疑有大血管、心脏、食管、膈肌、气管、支气管或肺裂伤的损伤者需要紧急手术治疗，应禁食、禁饮，宜静脉快速补充液体或血液。

（2）单纯胸部损伤可给以高蛋白、高维生素、高热量、高钙易消化饮食为主，多吃新鲜蔬菜和水果。糖尿病患者控制血糖正常范围，不能进食者给予肠内外营养。

9. 有效止痛

（1）非药物措施如分散注意力、音乐疗法、放松训练。疼痛＞5分时，给予止痛药。30分钟后观察镇痛效果。病情允许者以适当镇静疗法以减少体能的消耗。

（2）咳嗽前预先给予止痛。协助咳嗽时，用双手向内护住胸部伤口，减轻疼痛。

10. 胸管护理　按"胸外科疾病一般护理常规"中的"胸腔闭式引流护理"。

11. 保持大便畅通，保持口腔卫生清洁，促进食欲，预防口腔、呼吸道感染。

12. 胸管护理　按"胸腔闭式引流护理"。全肺切除者胸管呈夹闭状态，观察气管是否居中，若移位立即通知医生。

13. 并发症的观察及处理

（1）出血：观察生命体征、切口敷料、管周敷料、胸液量、尿量、皮温、Hb等，必要时做好再次手术准备。

（2）肺不张、肺炎：鼓励咳嗽、必要时纤支镜吸痰。

（3）感染扩散：持续高热，剧烈咳嗽，白细胞计数升高或中毒症状。

（4）肺水肿：控制输液量。

（五）健康教育

1. 心理护理　减轻患者和家属心理焦虑的情况，正确对待疾病。树立信心，积极配合治疗。

2. 饮食宣教　急性期暂禁食水。为急诊手术做准备。病情稳定的患者鼓励进食高蛋白、高维生素、高热量、高钙食物，多吃新鲜蔬菜和水果，忌辛辣、煎炸、油腻等刺激性大食物；高血压及冠心病者宜低盐、低脂、低胆固醇饮食，宜少吃多餐。糖尿病者控制饮食及低糖、低脂饮食。保持大便畅通。

3. 指导有效咳嗽咳痰、深呼吸、正确使用呼吸功能锻炼仪。

4. 介绍药物的名称、剂量、作用、用法和副作用。

5. 放置各种导管的目的、注意事项和引起的不适。

6. 指导患者相关疼痛放松疗法及正确对待止痛药使用。

7. 戒烟、戒酒　注意口腔卫生，积极治疗牙周感染和口腔疾患。

8. 指导患者和家属，如出现胸闷、气促、心悸等病情变化时及时来医院就诊。

八、食管贲门失弛缓症外科护理常规

（一）按胸外科疾病一般护理常规

（二）护理关键点

1. 疼痛。

2. 黏膜穿孔。

3. 出血。

4. 胃肠减压。

5. 切口感染。

6. 胸管引流。

7. 营养不良。

（三）护理评估

1. 早期症状　吞咽困难，反流呕吐，胸部不适或疼痛，体重下降及贫血。

2. 特殊检查结果　消化道钡餐、肺功能、胃镜、胸部CT等。

3. 术后评估

（1）两肺呼吸音、咳嗽咳痰及痰的性质、呼吸功能锻炼仪使用情况。

（2）胸管引流量、色、性质、管周敷料、置管深度及皮下气肿。

（3）胃管内置深度，引流液量、色、性质；肛门排气情况。

（四）护理措施

1. 术前饮食　Ⅰ型、Ⅱ型早期非完全性梗阻患者术前进无渣软食或流质，每次进食后使用生理盐水口服冲洗食道，术前两天禁食。Ⅱ型晚期和Ⅲ型梗阻严重、食道积食者禁食，少量饮水。术后禁食直至肛门排气拔除胃管后，严格按医嘱进食。原则由稀至干，由少至多。建议少食多餐，易消化食物。观察进食后反应，避免刺激性食物和碳酸饮料，避免进食过快过量过热及硬质食物，避免进食花生及豆类等坚果。坐位进食，进餐后坐位休息1小时，睡前2～3小时避免进食。预防反流性食管炎。

2. 胸管护理　按"胸腔团式引流护理"。

3. 胃管护理

（1）按本章第五节"留置胃管胃肠减压护理常规"。

（2）如管道不通，不可盲目冲洗胃管，报告医生处理。

（3）24小时内可有少量的暗红色或咖啡色胃液，一般不超过300ml，之后颜色逐渐变淡或变清；术后引流出大量鲜血或血性液伴生命体征改变考虑出血。遵医嘱使用止血药，必要时用冰盐水或加肾上腺素的冰生理盐水注入。

4. 并发症的观察及处理

（1）出血：观察生命体征、切口敷料、管周敷料、胸液量、尿量、皮温、Hb等，必要时做好再次手术准备。

（2）肺不张、肺炎：鼓励咳嗽、必要时纤支镜吸痰。

（3）食管黏膜穿孔：是食管肌层切开术后最重要的并发症。术后12小时以内早期确诊者，可以再次手术修补，否则用胸腔闭式引流。小的漏口，经禁口进食、肠外营养支持治愈。较大的瘘口持续1个月以上者，常需手术修补或食管重建。

（4）食管反流及反流性食管炎：发生反流性食管炎后可出现轻重不同的胸骨后疼痛及上腹部烧灼感，对症治疗可以得到缓解。已发生狭窄者可行扩张术，严重者须再次手术治疗。

（5）食管裂孔疝：食管裂孔疝疝型可以是滑动型、食管旁型或混合型。滑动疝常伴有胃食管反流，食管旁疝可以造成绞窄。

（五）健康教育

1. 说明放置各种导管的目的，注意事项及引起的不适。
2. 说明早期活动的意义。
3. 术后遵医嘱禁食禁水，拔除胃管后可口服少量水进行观察，肠蠕动恢复后进食流质，少量多餐，细嚼慢咽，勿食过冷过热及刺激性食物，忌进食过饱过多。
4. 指导患者和家属病情变化时及时来医院就诊。

第八节　心脏外科、主动脉疾病护理常规

一、心脏外科疾病一般护理常规

（一）按外科疾病一般护理常规和麻醉后护理常规

（二）入院接待

按患者住院护理常规。

（三）护理措施

1. 按外科疾病一般护理常规进行术前准备、送手术室。
2. 准备好监护仪、呼吸机、除颤仪等设备。
3. 检查并备好急救设备及各种溶液、药物等，如镇静剂、升压药、血管扩张剂、利尿剂、止血药等。
4. 新生儿术后的护理
（1）口腔护理：每4小时用生理盐水棉签清洁口腔，防止发生鹅口疮。
（2）皮肤护理
a. 脐带的护理：每日用过氧化氢液消毒后，0.1%安多福涂抹脐带一次，保持脐带干燥，并避免大小便污染。
b. 穿刺点、切口及皮肤护理：穿刺点每日更换敷料，并用碘伏消毒。所有穿刺部位都用脱敏的透明膜覆盖。患儿颈部、腋下、身后、手心、腹股沟等皮肤皱褶处注意要保持干燥，可在清洁后涂抹爽身粉。每次便后臀部及肛门皮肤要洗净擦干。经常检查电极片处以及测血氧饱和度处皮肤，防止皮肤损伤。
5. 每4小时监测血糖一次，防止低血糖反应的发生。

（四）休息与活动

1. 围手术期

（1）预防上呼吸道感染。

（2）术后患者清醒且循环功能稳定后，将床头抬高30°~40°，保持半卧体位。

2. 围手术期功能锻炼指导

（1）深呼吸训练：在深而慢的吸气后缩唇呼气，患者术后胸部伤口疼痛不敢用力呼吸，可以使用腹式呼吸提高呼吸效率。吸气时腹部鼓起，呼气时腹部收缩，指导患者在拔除气管插管后用以上方法进行深呼吸锻炼，5~10次/小时。

（2）咳嗽训练：患者取坐位或半坐位，双手交叉按在胸壁切口部位，咳嗽时用手支托伤口，令患者做一个深吸气，在呼气时用力咳嗽1~2次，有效的咳嗽可促进手术后肺扩张，预防肺不张和肺部感染。如此重复至少10次为一组。膝关节弯曲至足掌平踏在床面上，再将腿部伸直。

（3）腿部运动：收缩小腿和大腿肌肉持续几秒钟至少重复5次为一组，肢体运动不仅可维持关节的正常活动范围，还可促进血液循环，预防关节挛缩、血栓性静脉炎和肌肉无力。

（4）练习床上翻身和起床：手术后身体上有各种管道，身体活动受限，但是翻身可促进呼吸道分泌物引流，促进胸腔引流，促进肠蠕动及预防皮肤压疮。指导患者利用床挡翻身和坐起。

（5）指导患者床上使用便器。经过练习可使患者适应在床上大小便，消除心理压力和思想顾虑。指导患者气管插管期间的沟通方法：可用点头、摇头、手势及书写等方式表达需求。

（五）饮食护理

1. 术前

（1）患者饮食应以清淡饮食为主，避免辛辣刺激。

（2）禁食：成人术前禁食6~8小时，小儿术前禁食4~6小时新生儿按医嘱可行静脉补液。

2. 术后

（1）术后当天拔除气管插管的患者，拔管6小时后可试少量饮水，观察有无不适症状。拔管后第1天早晨可开始进流质，肠鸣音恢复正常后可改半流饮食。新生儿、小婴儿拔除气管插管后6小时开始给少量的糖水，无不良反应者2小时后开始喂奶。已开始进食的患者静脉输液量要减少一半以下，并注意保持输液管通畅。

（2）新生儿拔除气管插管后4小时可以少量喂水，无肠鸣音者不能喂奶，以免腹胀影响呼吸或导致呕吐窒息。如出现腹胀，要及时用开塞露排便或肛管排气，肠鸣音恢复后可给予适量喂奶。喂奶、喂水的容器要严格消毒，以免引起感染。注意喂食时的体位及奶水温度。喂食后及时抱起或托起患儿拍背，将胃内气体排出。卧位或半卧位头偏向一侧，防止患儿呕吐、溢奶、误吸甚至窒息。

（3）吸痰或胸部体疗都应在进食前半小时进行，一般情况下，饭后1小时内不宜体疗和鼻导管吸痰，以防引起呕吐而导致误吸。

（六）排泄护理

1. 按医嘱术前一天晚上8时灌肠，检查患者排便情况，了解灌肠效果。同时注意观察有无不适。

2. 术后保证大便通畅，鼓励患者多吃蔬菜和水果，早期下床活动，如连续3天未排便，需报告医生，遵医嘱予口服通便药物或灌肠。

（七）给药护理

1. 严格遵守护理查对规范。

2. 给药时间　按医嘱准时服用药物。

3. 特殊的用药方式

（1）舌下含硝酸甘油者，不可吞服。

（2）控稀片、缓稀片以及肠溶片不宜掰碎后服。

（3）复方炉甘石洗剂属于混悬剂，用时必须摇匀。

（4）地高辛为洋地黄类药物，服用前需测量脉搏，当脉搏≤60次，应停药。

（5）多巴胺、硝普钠等高危药物避免从外周静脉给药，同时观察药物有无外渗，静脉炎等。一旦发现立即停药给予处理。

4. 给药后观察　严格遵循医嘱用药，给药后观察疗效、全身变化、有无皮肤瘙痒、红斑、发冷、颤动、恶心、呕吐、血红蛋白尿、少尿、无尿等，一旦出现严重反应，应立即停药，报告医生处理。

（八）专科护理、观察要点

1. 术后监护

（1）观察呼吸机辅助呼吸患者双侧胸廓起伏运动是否对称，双侧呼吸音有无异常，确定潮气量与预设的一致以及气管插管深度适当，妥善固定气管插管，测量气管插管外露长度。根据患者自主呼吸恢复情况、清醒程度及医嘱按时拔除气管插管。

（2）连接床边多参数监护仪，观察显示的波形和数据，并调试出最佳的心电图图像。调整动脉压、中心静脉压换能器零点，观察血压波形是否异常，进行上肢有创血压和下肢有创血压的对比。检查双下肢血液循环情况，包括双下肢温度、色泽、双足动脉搏动等情况。

（3）检查患者与各种监护仪连接的线路、输液管道、导尿管，确保通畅、无扭曲、打折或脱落。

（4）确认微量泵中的药物名称、剂量、浓度输入速度，有无中断现象。

（5）将患者情况及时、准确、全面地记录在特护单上。

（6）观察双侧瞳孔大小、对称性及光反射有无异常。

（7）检查皮肤完整性。

（8）其他监测项目：生命体征（术后12～24小时内每15～30分钟测量并记录）、神志、瞳孔、血气分析（每4小时测一次）、血流动力学指标（采用桡动脉或股动脉、中心静脉导管内测压）、血糖、电解质、肾功能、尿量（术后持续尿量监测）全套心电图。

2. 接收术后患者的ICU护士在病床旁需进行以下交接工作

（1）向麻醉科医生了解：手术中麻醉是否平稳，血压、呼吸有无异常波动，胸膜腔或肺脏是否完整；手术终了时，手术回室前的血容量的盈亏或是否平衡。

（2）向外科医生了解：术前及术后诊断是否符合；实施的手术方法和名称，手术矫正是否满意，术中有无意外以及特殊处理及对术后护理的特殊要求。

（3）向手术室护士了解：手术全过程各阶段的排尿量，失血量，核实手术护理记录单上的输液、输血实入量、静注药物及药量以及与患者相连接的监测线路、输液管道等。

3．低温体外循环术后观察护理

（1）循环系统

1）血压：每15～30分钟测1次。病情稳定，患者已清醒及血压正常后改为30～60分钟/次，使用血管活性药物维持循环的患者，及时调节药物用量，维持血压在正常范围；

2）心率、心律及脉搏：注意观察强弱、节律与频率。有无心律失常；

3）外周及末梢循环：注意皮肤颜色（苍白或发绀）、温度以及桡动脉、足背动脉搏动情况；

4）低心排征象：包括低血压、心率快、脉细弱、面色苍白、口唇发绀、皮肤花斑、四肢湿冷、尿少等。

（2）呼吸系统：①保持呼吸道通畅，固定好气管插管，保持合适深度，防扭曲、打折或脱出。根据痰液多少，按需吸痰。②注意呼吸频率、胸廓起伏、呼吸音以及血气变化并随时调整呼吸机参数。气管插管的套囊要定时测量压力，防止长时间压迫气管黏膜引起充血或水肿。③定时实施胸部理疗。依照病情，指导并鼓励患者进行有效咳嗽科痰及做深呼吸，做深呼吸各10次。咳嗽时患者及家属可双手轻轻挤压胸廓，以减轻病人疼痛。

（3）神经系统：观察意识、精神状态，观察瞳孔的变化及肌张力的情况，观察使用镇静药物后的反应。

（4）泌尿系统：按留置尿管护理常规护理；尿量及性质。正常为1～2ml/（kg·h），每小时记录尿量并注意观察尿液的性质及量。

（5）消化系统：按留置胃管护理常规护理；患者清醒并拔除气管插管后，4～6小时后，开始进流质及逐渐改为半流或普食；保持大便通畅。

（6）引流管护理：观察引流液颜色和量。观察伤口有无渗血、引流液的量及性质，是否在单位时间内突然增多。如连续3小时多于4ml/kg时要及时报告医生，考虑二次开胸；注意观察纵隔、胸腔内积血、积气情况。警惕出现心包填塞。

4．新生儿术后观察护理

（1）体温护理：①使用新生儿红外线辐射台，并把温度设置在36.5℃，并根据新生儿的体温做出相应的调节。术后应连续肛温监测。②保温：室内环境要保持恒温，一般为24～28℃，相对湿度55%～65%。操作时注意患儿的保暖。③降温：新生儿降温应优先选择温水擦浴禁用酒精擦浴。

（2）呼吸机选择以及参数设定：选择新生儿专用型呼吸机及管道；呼吸机参数的设定应根据患儿情况调节。并根据血气后结果动态调整参数。

（3）新生儿术后至少要有两条静脉通路，并应了解每条通道输入的药物名称、剂量、用法，并在通道上做标记，输液注射器上贴标签，注明配药剂量等详细内容，以便于校对。

（4）严格控制液体的入量。准确的记录输液总量以及控制液体量，根据心功能进行调节，输液量为2ml/（kg·h）。

（5）化验检查：返回恢复室即15分钟内查血气，血常规、血糖以及电解质等，并应常规每4小时复查一次，若病情出现变化，可随时复查。

（6）新生儿术后常规留置胃管，并间断吸引减压，以免因胃内胀气引起的膈肌抬高而影响呼吸。

（7）新生儿呼吸道护理：吸痰动作要轻柔，吸引的负压不可过大，使用细吸痰管，吸痰间隔时间用皮球加压给氧，防止缺氧；定时给予翻身体疗，体疗时动作要轻柔。

（九）心理护理

1. 耐心的疏导　在对心外科患者深表关怀的基础上，舒缓其紧张的情绪，解除他们的焦虑，进行恰到好处的解释疏导，使之冷静下来，认清自身是患什么病，实际的处境，要做的手术和治疗，以及将有怎样的积极的效果。运用语言艺术，采用坚定的指导方式，消除有害的错误观念及认识。

2. 心理护理的同时，为巩固和坚定患者的自我价值，自我能力和自信心，护士还要向患者介绍医院所具有的诊断疾病的能力和可运用的各种先进技术以及现代化设备，当患者冷静地认识到自己所拥有的医护条件及自身的真实条件后，则会提高对医护人员及治疗的信任度。术前有良好心态的患者，对手术和术后各种痛苦的承受能力较强，反应也较轻，并能较容易地接受解释工作和主动配合治疗。

（十）健康宣教

1. 术前

（1）术前解释工作：介绍手术前后注意事项，指导患者练习深呼吸、咳嗽、床上排尿、排便。要求患者戒烟。解除患者对手术的忧虑和恐惧；告知家属和患者术后转入恢复室，介绍恢复室的位置及恢复室管理制度，为患者简单讲解手术的方法、手术过程；介绍恢复室的环境，告诉患者术后身上会有许多管道系统会限制其活动，房间内可能比较明亮、嘈杂，但会在尽可能的情况下保持安静，留置气管插管期间不能饮水，不能说话，必要时会给一些镇静镇痛药物减轻痛苦。术后将限制液体入量，因此会有口渴的感觉但不能多喝水。

（2）详细了解病情，注意发现皮肤、口腔有无感染灶，并询问女患者的妇科病史及月经来潮日期。如发现异常应及时向医生报告。

（3）通知并安排直系或授权的家属与主管医生见面，以便向家属了解病情或介绍手术情况并填写手术知情同意书及签名。

2. 术后

（1）戒烟，注意口腔卫生（积极治疗牙周感染和口腔疾患）。

（2）进高蛋白、富含维生素、粗纤维易消化的食物，多吃水果、蔬菜，加强营养，保持大便通畅。

（3）有效咳嗽咳痰，深呼吸，防止感冒。

（4）鼓励患者适当锻炼，每日进行可耐受的活动，以不出现心悸、气促、乏力等症状为宜。

（5）放置各种导管的目的、注意事项和引起的不适。

（6）早期活动的意义。

（7）记尿量的重要性。

（8）出院后嘱患者适当的活动，暂避免剧烈活动。

（9）待切口和拔管处愈合就可沐浴。

（10）介绍药物的名称、剂量、作用、用法和副作用。

（11）定期复查，做封堵者忌做MRI。

（12）指导患者及家属若患者感不适，及时来医院就诊。

（13）术前指导患者进行深呼吸运动，并指导患者有效排痰、床上排便和排尿。

3．口服华法林的宣教

（1）机械瓣置换患者，需终生抗凝，应避免受伤流血，避免接触高磁场，如行核磁共振检查等。

（2）定期看牙医，在做牙科或其他外科手术前，需告知医生正在接受华法林治疗。

（3）严格按照医嘱服药，如果遗漏一次剂量立即补服，不要次日双倍服药；告诉医生遗漏服药的次数。

（4）注意避免大量食用含维生素K的食物，如猪肉、牛奶、包心菜、莴笋、芦笋、西兰花、菜花、奶酪，芥菜、菠菜、白萝卜、酸奶、豆制品、豆芽，因为维生素K是华法林的拮抗剂，经常服用这些食物可能造成凝血酶原时间不稳定。

（5）告诫患者避免肌肉注射及做可能会引起受伤的活动；使用软牙刷刷牙，不用牙线，预防牙龈出血；不用电剃刀；告诉患者静脉、肌肉注射后按压穿刺部位时间需延长，以预防出血和血肿的形成；告诉患者若有不正常的出血征象或淤青及时告诉医生。

（6）告诉患者不要饮酒，不要自行服用药店里买的药，尤其是阿司匹林和布洛芬等药物。

（7）强调实验室检查监测抗凝效果的重要性。

（8）在抗凝治疗期间患者应随身携带抗凝药物使用卡。

（9）出现意识或语言、肢体活动障碍，任何部位出血、发热、疼痛、肿胀，怀孕或计划怀孕，及时向医生咨询。

二、主动脉疾病一般护理常规

（一）按外科疾病、心脏外科疾病一般护理常规和麻醉后护理常规

（二）饮食护理

1．饮食一般以低盐、低脂为主。"低盐"指每天盐的摄入量不超过 5～10g，"低脂饮食"即为饮食中应控制胆固醇、饱和脂肪酸的含量，主要是控制动物性脂肪的摄入。

2．注意口腔、皮肤等清洁卫生，预防感冒。有吸烟、喝酒史者要劝其戒烟戒酒。

（三）专科护理观察要点

专科疾病症状/体征

（1）胸主动脉瘤：①疼痛，多为持续性钝痛，也有剧烈性刺痛；②若压迫气管和/或支气管，就会出现咳嗽、气急、呼吸困难，甚至肺不张；③若压迫交感神经，既出现HORNER综合征；④若压迫食管，造成吞咽困难；⑤若压迫左喉返神经，就能引起声音嘶哑；⑥若分别侵蚀胸椎和肋骨，使疼痛加剧；⑦胸主动脉瘤破裂时可出现急性胸痛、休克、血胸、心包填塞等很快死亡。

（2）腹主动脉瘤

1）疼痛：多位于腹部、脐周、两肋部或腰部。性质为钝痛、胀痛、刺痛或刀割样疼痛。

2）压迫症状：肠道压迫可出现腹部不适、胀满感、恶心呕吐、排气排便停止等，类似肠梗阻症状；泌尿系统受压迫可出现腰部胀痛，甚至向腹股沟放射，也可表现为剧烈腹痛，并可伴有血尿。

3）栓塞症状：腹主动脉血栓一旦脱落便成栓子，引起脏器或肢体的急性缺血症状，可出现剧烈腹痛，血便，血压下降，休克，肢体疼痛、苍白、发冷、动脉搏动减弱或消失，肢体瘫痪等。

4）腹部搏动性包块，可自觉脐周有跳动感，腹部可触及搏动性肿块。

5）破裂症状：典型的腹主动脉瘤破裂有以下三联征：突然出现的中腹部或弥漫性腹痛；低血压，轻度至重度失血性休克；搏动性的腹部肿块消失。

（四）护理评估

1. 观察疼痛的部位和性质腹部搏动性肿块及其他脏器压迫症状，肢体栓塞情况（腹主动脉瘤）。

2. 防止瘤体破裂　要卧床休息，避免突然加大腹压的运动，如剧烈咳嗽用力排便、屏气或剧烈运动。一旦患者感到疼痛加剧，范围扩大，面色苍白出冷汗，血压下降，脉搏细速等症状，应疑为瘤体破裂，及时报告医生，采取措施。

3. 双下肢血运观察　附壁血栓脱落，可引起急慢性下肢缺血症状，患者可出现下肢疼痛，皮色苍白，皮温下降，感觉减弱，运动障碍，末梢动脉搏动消失。

4. 监测血压变化并控制在稳定状态，不宜过高或血液波动大，以免瘤体破裂。

5. 术后评估

（1）体位与活动

1）腹主动脉瘤：人工血管置换术后24小时内平卧位，24小时后改半卧位，翻身用轴式法，防止人工血管扭曲、牵拉、受压，术后1~2天绝对卧床，2天床上活动，病情允许，可协助离床活动。支架植入患者制动24小时，24小时后可起床活动；

2）胸主动脉瘤：术后患者予平卧位，减少血流对吻合口的冲击。清醒后改半卧位。术后1~2天绝对卧床在床上活动，后病情允许协助离床活动。

（2）饮食与输液：支架植入术后一天即可进食。人工血管置换待肛门排气后可逐步进食。调节静脉输液速度，记录24小时出入量。

6. 呼吸道的管理

（1）氧气吸入，根据病情选择吸氧方式及吸氧流量。

（2）必要时进行肺部叩击，雾化吸入，或使用呼吸功能锻炼仪。

（3）鼓励有效咳嗽咳痰。

（4）咳痰困难者，采取指压胸骨切迹上方刺激咳嗽咳痰。

7. 切口与疼痛

（1）观察切口敷料情况及切口愈合情况。

（2）切口感染者，协助做好分泌物培养，加强换药。

（3）有效控制疼痛，保证足够的睡眠；疼痛护理按第一篇第三章第八节"疼痛护理常规"。

8. 胸腔引流管护理　按本章第七节"胸外科疾病护理常规"；腹腔引流管护理按本章第六节"普外科疾病护理常规"。

9. 使用抗凝药物的注意事项

（1）必要时用鱼精蛋白对抗肝素。

（2）静脉穿刺部位按压3~5分钟。

（3）监测活化部分凝血活酶时间（APTT），应为正常的1.5~2.5倍。

（4）避免使用阿司匹林。

10. 密切观察患者的生命体征，观察有无全身出血症状。

11. 预防感染

（五）健康宣教

1. 腹主动脉瘤术后出院宣教　出院后3个月内，起卧动作要慢，防止人工血管扭曲，6个月内不做剧烈运动，保持大便通畅。术后第6个月复查一次，随访2年，要积极治疗高血压等原发病。

2. 服用华法林的出院宣教。

三、先天性心脏病外科护理常规

（一）按外科、心脏外科疾病一般护理常规及麻醉后护理常规

（二）护理关键点

1. 疼痛。

2. 出血。

3. 感染　包括手术部位感染、呼吸机相关性肺炎、导管相关性血流感染、尿管相关性泌尿系感染。

4. 肺不张。

5. 心律失常。

6. 高血压及低血压。

7. 肺动脉高压。

8. 心力衰竭。

9. 引流管　心包、纵隔引流/胸腔引流。

10. 灌注肺　法洛氏四联症。

（三）护理评估

1. 早期症状和体征　胸闷、活动后气促、咳嗽咳痰情况；呼吸困难、缺氧症状（口唇发绀、杵状指）、水肿、血糖水平等。

2. 心功能分级。

3. 患者对疾病的认知程度，有无焦虑、恐惧。

4. 病情及主要症状、体征

（1）咳嗽、咳痰、痰量及性状。

（2）活动后胸闷、气急情况。

（3）呼吸困难、缺氧症状。

（4）有无水肿、口唇发绀、杵状指。

（5）心功能分级，心脏杂音。

（6）尿量。

5. 特殊检查结果　胸片（CXR）、超声心动图等。

6. 术后评估

（1）手术过程及术后恢复情况：手术方式、术中出血、输血、麻醉及ICU病情进展等。

（2）两肺呼吸音、咳嗽咳痰及痰液性质。

（3）心率、心律及心功能分级。

（4）心包、纵隔和或胸管引流管引流液的量、颜色、性状、管周敷料及有无皮下气肿等。

（四）护理措施

1. 呼吸道护理　预防感冒。根据医嘱查动脉血气。

2. 心血管系统护理　观察生命体征、心律等情况。关注电解质水平。

3. 口腔护理　及时处理口腔疾患。

4. 体位与活动

（1）血流动力学稳定者取半卧位。

（2）ICU转入病房后若患者生命体征平稳、无心律失常，应鼓励早期下床活动。

（3）床边活动后应逐渐过渡到病区内活动。

5. 输液及饮食

（1）输液速度不宜快，根据血容量、液体出入量及心功能调节速度，一般为2ml/（kg·h）。

（2）进半流饮食，逐渐过渡到普食，多吃水果、蔬菜、粗纤维、高蛋白饮食，保持大便通畅。

6. 呼吸道管理

（1）鼓励有效咳嗽咳痰。咳痰困难者，采取指压胸骨切迹上方刺激咳嗽咳痰，婴幼儿可经鼻导管吸痰。

（2）肺动脉高压者按医嘱使用扩张肺动脉药物，并保持镇静。

7. 切口与疼痛护理疼痛护理　按第一篇第三章第八节"疼痛护理常规"。

8. 胸腔引流管护理　按本章第七节"胸外科疾病护理常规"。

9. 尿量　记24小时尿量，观察四肢水肿情况；根据医嘱使用利尿剂并关注电解质结果。

10. 药物观察　血管活性药的适应证及不良反应；生命体征稳定时可按医嘱尽早减量或停药。

11. 并发症的观察

（1）观察出血、高血压、导管再通、假性动脉瘤、候返神经损伤等并发症。

（2）观察心率、心律、氧饱和度等变化。

（3）若需使用降压药，注意观察血压变化并记录。

（4）心率、心律恢复不理想时安装临时起搏器。

（五）健康教育

按"心脏外科疾病一般护理常规"的相关内容。

四、心脏黏液瘤外科护理常规

（一）按外科、心脏外科疾病一般护理常规及麻醉后护理常规

（二）护理关键点

1. 疼痛。

2. 出血。

3. 感染。

4. 肺不张。

5. 心律失常。

6. 意识障碍。

7. 腔静脉回流障碍。

8. 心衰。

9. 心包、纵隔引流。

（三）护理评估

1. 早期症状和体征 胸闷、活动后气促、咳嗽咳痰情况；呼吸困难、缺氧症状（口唇发绀、杵状指）、水肿、血糖水平。

2. 心功能分级情况。

3. 病情及主要症状、体征同先天性心脏病外科护理常规。

4. 血流动力学 有无心悸、气短、端坐呼吸、晕厥、咯血等。如果这种梗阻为间歇性发作，患者可出现短暂的昏厥，且常与体位的变化有关，部分患者可能会发生猝死。少数患者由于肿瘤梗阻或瓣叶损伤，而出现二尖瓣或三尖瓣口关闭不全。肿瘤也可阻塞肺静脉和腔静脉开口，导致肺静脉和腔静脉引流障碍。

5. 动脉栓塞 50%的体循环栓塞发生在脑血管，引起昏迷、偏瘫、失语等症状；体循环栓塞还可引起急腹症，肢体疼痛、坏死等。

6. 全身反应 大约30%的心脏黏液瘤患者可出现全身反应，表现为发热，消瘦，食欲缺乏，乏力，关节或肌肉疼痛，杵状指（趾），贫血，血沉增快，C反应蛋白阳性，G球蛋白升高，肌酐激酶及转氨酶升高等。

7. 术后评估

（1）手术过程及术后恢复情况 手术方式、术中出血、输血、麻醉及监护室病情等。

（2）两肺呼吸音、咳嗽咳痰及痰的性质。

（3）心率、心律、心功能分级。

（4）心包、纵隔和或胸管引流管量、色、性状、管周敷料及皮下气肿。

（四）护理措施

按外科疾病一般护理常规相关内容和"心脏外科疾病一般护理常规"相关内容。

（五）健康教育

按心脏外科疾病一般护理常规的术后教育。

五、风湿性心脏瓣膜病外科护理常规

（一）按外科、心脏外科疾病一般护理常规及麻醉后护理常规

（二）护理关键点

1. 心功能不全。

2. 心律失常。

3. 感染。

4. 术后出血。

5. 纵隔、心包引流。

6. 抗凝治疗。

7. 术后肺不张。

8．疼痛。

（三）护理评估

1．早期症状和体征　胸闷、咳嗽、咳痰、痰量及发热、胸痛、呼吸困难、缺氧症状、水肿、血糖水平、腹部体征、尿量。

2．心功能分级情况。

3．病情及主要症状、体征同先天性心脏病外科护理常规。

4．口腔疾患，龋齿。

5．特殊检查结果　心电图、心脏三位片、心动超声图、心导管检查，心脏MRI等。

6．术后评估

（1）心包、纵隔和或胸管引流量、色、性状、管周敷料及皮下气肿。

（2）起搏导线固定情况或起搏器的状态，电池备用。

（四）护理措施

1．体位和活动　根据病情决定活动方式，有血栓者绝对卧床休息。手术后必要时胸部胸带包扎，防止胸骨裂开。

2．呼吸道护理　防止感冒，房颤及有附壁血栓患者术前禁做CPT。病房内空气新鲜，控制陪客。

3．心血管系统护理　观察生命体征、心律，关注电解质水平，肺动脉高压者按医嘱使用前列腺素E。

4．口腔护理　饭后漱口，及时处理口腔疾患。

5．起搏导线的护理

（1）妥善固定，检查起搏导线正负极标明情况。

（2）使起搏器处于备用状态，备用电池。

（3）拔起搏导线后，15分钟×2次、30分钟×3次，共2小时监测并记录患者的脉搏、呼吸及病情观察，并嘱患者卧床休息2小时。

6．术后抗凝护理

（1）术后抗凝，维持国际标准化比率（INR）1.5～2.5，查询PT值，有异常及时报告医师。

（2）观察患者有无大量皮肤瘀斑、牙龈和小便出血及黑便情况。

7．并发症的观察与处理

（1）心律失常：观察心律及电解质的变化，有无胸闷，气促等不适。低血钾是术后引起心律失常的主要原因之一，按医嘱使用洋地黄类药物或抗心律失常药物，及时补钾，维持钾离子在4.5～5.0mmol/l，观察药物副作用。

（2）低心排综合征：观察血压、脉搏、呼吸、尿量、四肢温度、必要时按医嘱给予多巴胺或多巴酚丁胺静脉维持。

（3）感染性心内膜炎：观察体温，注意血常规的变化，必要时抽血培养。及时、准确使用抗生素。

（4）瓣周漏：如有不明原因的心衰症状及特有的心脏杂音，应考虑人工瓣膜瓣周漏，必要时手术。

（5）脑动脉栓塞：注意患者意识、瞳孔、四肢活动等。

（6）人造瓣膜血栓及抗凝出血，与抗凝不当有关，监测 PT 值。

（五）健康教育

1. 按心脏外科疾病一般护理常规的健康宣教部分。

2. 出院后口服华法林的宣教。

六、冠状动脉粥样硬化性心脏病外科护理常规

（一）按外科、心脏外科疾病一般护理常规及麻醉后护理常规

（二）护理关键点

1. 疼痛。

2. 心力衰竭。

3. 呼吸困难。

4. 活动无耐力。

5. 心律失常。

6. 心源性休克。

7. 出血。

（三）护理评估

1. 心血管基础疾病史及过去史　高血压、慢性支气管炎、糖尿病。

2. 心血管系统　心功能分级、心率、心律。

3. 早期症状　呼吸困难、胸痛、缺氧症状；水肿。

4. 血糖水平。

5. 病情及主要症状同先天性心脏病外科护理常规。

6. 特殊检查结果　冠状动脉造影、心脏 B 超、CXR、EKG、心脏三位片等。

7. 术后评估

（1）心包、纵隔胸管引流量、色、性状及管周敷料。

（2）皮下气肿，皮温色泽。

（3）尿量情况。

（4）起搏导线固定情况或起搏器的状态，电池备用。

（四）护理措施

1. 疼痛护理

（1）疼痛发作时，立即协助患者卧床休息。

（2）舌下含服硝酸甘油并吸氧，同时予床边 12 导联心电图，注意心电图的变化。

（3）疼痛缓解后，讨论疼痛的诱因，总结预防的方法，如避免过度体力劳动和屏气用力动作，避免情绪过分激动、饱餐、坚持规律服药，保持心境平和。

（4）教给患者在心绞痛发作时应采取的应对技巧。

2. 潜在并发症护理　并发症包括乳头肌功能失调、乳头肌断裂、心脏破裂、栓塞、心室壁瘤等；详细询问患者病史，了解心功能分级，肺功能情况，有无肺水肿、心律失常、附壁血栓、肺动脉栓塞、脑栓塞、凝血功能障碍、下肢栓塞等，确定活动范围。近期有脑栓塞病史或心超提示有附壁血栓要绝对卧床休息，并请家属陪护。

3．用药护理

（1）根据医嘱给予强心、利尿、扩血管、抗凝溶栓及抗血小板药、抗生素等治疗。

（2）观察药物副作用。

（3）输液速度＜40滴/分。

（4）必要时根据医嘱给氧。

4．静脉选择　大隐静脉将用做旁路，要避免损伤和炎性反应；选用上肢静脉，禁忌下肢静脉注射或滴注。

5．做好介入治疗术前准备和术前指导。

6．控制心率、血压　术前最佳心率在60次/分左右，血压130/85mmHg以下。

7．体位与活动

（1）血流动力学稳定者取半卧位。

（2）避免侧卧位，协助患者起床时胸部挺直，扶其肩背，不能仅拉其上臂。

（3）鼓励早期活动，术后第一天半卧位，坐椅子或床边下床活动一次，术后第二天开始逐渐增加活动量。

（4）观察弹力绷带松紧度，抬高患肢，有利于静脉回流，避免负重。

8．循环系统的监测

（1）体温：呼吸机辅助呼吸时每小时测量肛温一次。肛温＞38℃即用冰袋控制体温。

（2）血压：术后30~60分钟测一次，平均动脉压应保持在70~80mmHg。如果血压过低影响脑、肾血流量和移植血管的通畅；血压过高可引起出血、吻合口破裂。

（3）中心静脉压：保持在8~12cmH$_2$O。防止低容量性低心排，密切观察外周循环及术侧下肢血液供应情况。

（4）密切观察心率、心律的变化。持续心电监测，发现影响血压的严重心律失常迅速通知医师处理。

（5）为确保冠状动脉灌注，防止冠状动脉痉挛，术后早期使用硝酸甘油，血压平稳后逐渐减量至停用。

9．呼吸系统护理

（1）注意观察患者有无烦躁或表情淡漠等脑缺氧征象，保持血氧饱和度97%以上。根据血气分析结果动态调整呼吸机参数。

（2）吸痰时要注意观察痰液的色、质、量，每次吸痰时间不宜超过15秒，注意无菌操作。每次吸痰前后膨肺，向气管插管内打入生理盐水2~3ml。防止黏膜干燥、充血、分泌物黏稠结痂。

（3）制定肺部锻炼计划，每2小时翻身、拍背一次，并指导患者有效咳嗽咳痰。咳嗽时患者及家属可双手轻轻挤压胸廓，以减轻患者疼痛。

10．引流管的护理　胸管长度适宜，确保引流通畅，防止血块堵塞；并观察引流液的性质、量，如引流液每小时大于100ml，持续达3小时，色鲜红，可能有活动性出血，应及时报告医生。

11．泌尿系统护理　观察尿量及尿色，每小时应大于30ml。当尿量减少至每小时20ml持续2小时以上，且应用利尿剂无效时，应警惕急性肾衰竭的发生；若尿色为血红蛋白尿者，应用碱性药物碱化尿液并利尿，防止酸性血红蛋白阻塞肾小管。每日2次用碘伏擦洗会阴或用洁悠神喷洒表面。

12．抗凝治疗　术后口服肠溶阿司匹林或华法林防止血栓形成，维持旁路血管通畅。术后第2天开始，坚持终生治疗。注意观察各器官有无出血，并指导患者掌握观察的方法。

13. 切口与疼痛管理

（1）下肢切口每日用碘伏消毒2次。

（2）观察切口情况，遵医嘱用胸带包扎，防止胸骨裂开。

（3）疼痛护理：按第一篇第三章"疼痛护理常规"。

14. 并发症的观察与处理

（1）电解质紊乱：监测血清电解质的情况。

（2）保持血清钾在4.0~4.5mmol/l，注意补充镁、钙。

（3）心律失常：及时发现并处理有潜在危险的异常心律。

（4）肾功能不全：遵医嘱查尿素氮（BUN）、血肌酐（CR），记录尿量，应＞30ml/h。

（5）注意观察其他并发症的先兆症状，及时通知医生（心力衰竭、心律失常、低心排、心源性休克、猝死等）。

（五）健康教育

1. 戒烟，保持口腔卫生。

2. 饮食指导

（1）戒酒。

（2）少食动物脂肪和含胆固醇较高的食物，如动物内脏等；以进食植物油为主，每天半两左右，多吃新鲜水果和蔬菜。

（3）进食清淡，不食过咸的食物，如咸菜、咸酱瓜、咸鱼等。忌食辛辣刺激性食品，不喝咖啡、浓茶。

3. 鼓励患者适当锻炼，每日进行可耐受的活动以不出现心悸、气短、乏力等症状为宜。

4. 放置各种导管的目的、注意事项和引起的不适。

5. 早期活动的意义。

6. 介绍药物的名称、剂量、作用、用法和副作用。

7. 日常生活指导

（1）绝对不搬抬过重的物品。搬抬重物时必然要弯腰屏气。

（2）放松精神，愉快生活保持心境平和，不宜激动。适当活动，以不感到劳累为宜。

（3）不要在饱餐或饥饿的情况下洗澡，水温最好与体温相当。

（4）要注意气候变化。

（5）待切口和拔管处愈合就可沐浴。

（6）取下肢静脉搭桥的患肢应穿弹力袜，有利于侧支循环形成，减少肿胀。

（7）懂得和识别心肌梗死的先兆症状并给予及时处理。

（8）患者应定期进行心电图、血糖、血脂的检查，坚持服药，保持大便通畅。

8. 指导患者家属，如出现病情加重，及时来医院就诊。

七、缩窄性心包炎外科护理常规

（一）按外科、心脏外科疾病一般护理常规及麻醉后护理常规

（二）护理关键点

1. 低蛋白。

2. 心悸乏力。

3. 发热。

4. 水、电解质失衡。

（三）护理评估

1. 入院方式（步行、轮椅或平车）：以判断呼吸困难的程度。

2. 面部水肿，肝肿大，腹水和胸水情况。

3. 病程及此次发病的诱因。

4. 有无心包积液。

5. 血培养，血常规检查。

6. 听诊有无心包摩擦音，心音遥远，心率增快等。

7. 低蛋白。

8. 心悸、乏力情况。

9. 体温。

10. 术后评估按心外科疾病一般护理常规相关内容。

（四）护理措施

1. 积极治疗原发病，如抗结核、抗感染、抗风湿治疗。

2. 观察病情变化，如体温、血压、心率、心律、心音，有无胸痛、干咳、声音嘶哑、吞咽困难、食欲减退等症状，如有变化，应及时报告医生。术前遵医嘱可适量应用洋地黄制剂以保护与改善心功能。重症病变术中与术后易发生急性左心衰竭，引起肺水肿，术前可半量洋地黄化，便于术中或术后快速洋地黄化。

3. 饮食护理　高热量、高蛋白、高维生素和易消化饮食，以增强机体抵抗力，补充分解代谢的消耗。若已经出现心脏压塞或心功能不全，则应注意控制总量的摄入，对于因结核引起的心包炎要注意营养的摄入。

4. 心包积液体征　如有发现心浊音界向两侧迅速扩大，并可随体位改变，如坐位时下界增宽，平卧时心底部第二、三肋间增宽，心尖搏动位于心浊音界内减弱或消失。心音遥远，心率增快。则应警惕心包积液的发生，立即告知医生。

5. 心包填塞征　心包炎的重要并发症之一，急性心包填塞时，心搏出量明显下降，心率加快，脉搏细弱，动脉收缩压下降，脉压减少，严重者可出现休克。需及时观察并判断，告知医生及时处理。

6. 肺受压征　患者大量心包积液出现心脏填塞征象时可出现静脉压升高，动脉压降低，严重者可出现休克。体循环瘀血征，如肝－颈回流征阳性、胸腹水，面部及下肢水肿，动态观察病情变化，及早处理。

7. 调整水与电解质平衡　肝肿大，腹水和周围水肿明显者，给予利尿剂，排出过多的水分。如有低钾、低钠，应由静脉适量补充。胸水、腹水多时，应在术前行穿刺引流，腹部加压包扎，有利于呼吸，并可减少因心包剥脱后回心液体多而造成急性心力衰竭的可能性。准确记录出入量，定时测量腹围、体重并记录。

8. 低蛋白血症　全身支持疗法，加强营养，对血浆蛋白低、腹水明显者可给予高蛋白、低盐、富含各种维生素的饮食，必要时静脉滴注水解蛋白，少量多次输血、血浆或白蛋白等。

9. 心理护理　缩窄性心包炎患者有心悸、气促、乏力等症状带来精神负担，加之面临手术的恐惧心理，患者高度紧张，应主动关心患者，向患者及家属解释疾病病因，讲解术前、术后注意事项，缓解患者的顾虑，使其积极配合治疗。

（五）健康教育

按心外科疾病一般护理常规相关内容。

八、主动脉夹层护理常规

（一）按心脏外科、主动脉外科疾病一般护理常规及麻醉后护理常规

（二）护理关键点

1. 疼痛。
2. 肺不张。
3. 支架植入。
4. 感染。

（三）护理评估

1. 按外科疾病一般护理常规相关内容。
2. 术后评估
（1）两肺呼吸音、咳嗽咳痰及痰的性质、呼吸功能锻炼仪使用情况。
（2）腹部症状、体征、肠鸣音。
（3）双下肢血供情况。
（4）全身出血症状。
（5）胸引管腹引管引出液的颜色、性质、量，管周敷料及皮下气肿。

（四）护理措施

1. 可能的并发症，消除疑虑，做好术前健康宣教。手术后按本节"心脏外科疾病一般护理常规"及"主动脉疾病护理常规"。
2. 患者准备
（1）遵医嘱术前晚给予口服泻药或使用甘油灌肠剂，清洁肠道。
（2）术前功能锻炼和活动指导　深呼吸训练；咳嗽训练；腿部运动；练习床上翻身和起床；指导患者床上使用便器；指导患者气管插管期间的沟通方法，如点头、摇头、手势或书写的方式表达需求。
3. 股动脉切开伤口及肢体血液循环情况的观察护理
（1）术侧下肢制动6~8小时，股动脉切开处使用弹力绷带加压包扎止血，沙袋压迫6小时。严密观察穿刺点渗血、出血等情况，观察有无血肿或者瘀斑，定时检测凝血酶原时间，必要时监测激活全血凝固时间（ACT），如延长，可使用鱼精蛋白对抗。
（2）每小时检查双下肢血液循环情况，包括双下肢皮肤温度、色泽、双足动脉搏动等情况，同时注意肢体的感觉、运动等情况，观察肢体有无肿胀、麻木、疼痛等改变。
4. 循环系统监测
（1）血压：持续监测有创血压和中心静脉压，动态判断患者的心功能以及循环负荷情况。如有上、下肢同时进行血压监测时，需进行对比，正常情况时，下肢血压比上肢血压高

20～30mmHg前基础血压情况，使用硝酸甘油或者硝普钠或者佩尔地平降压治疗。根据患者的意识、尿量、血压、中心静脉压等指标情况，及时调节升压药浓度及速度，维持血压在正常范围。

（2）心率和脉搏：监测心率、心律、脉率，观察有无出现术后心律失常。

（3）外周及末梢循环：注意皮肤颜色（苍白或发绀）、温度、干湿度。

5. 呼吸系统监测

（1）保持呼吸道通畅。

（2）预防肺部并发症的发生。每2小时翻身、拍背，可使用胸部物理治疗仪协助有效排痰。

6. 泌尿系统监测　按"留置尿管护理常规"；维持尿量1～2ml/（kg·h）预防低血压低灌注导致肾功能不全的可能。注意尿液的性质，如浓缩、混浊、血红蛋白尿、血尿等。

7. 并发症的预防与监测　并发症包括升主动夹层、夹层破裂、心包填塞、急性肾衰竭、脑梗死、脑出血、股动脉假性动脉瘤等。术后监护必须要严密观察，监测是否出现上述并发症。

8. 其他

（1）预防感染遵医嘱使用抗生素，定期监测感染有关指标，如WBC、CRP等。

（2）留置胃管引流胃液，观察胃液的量和性质，是否有消化道出血、腹胀等异常情况。

（3）注意观察神志、精神状态，观察瞳孔的情况。

（4）严格掌握静脉输入液体的量，并准确记录出入量，密切观察水、电解质、酸碱代谢情况。根据患者循环负荷情况，适当补液，加速造影剂排出，预防肾脏损伤。

9. 心理护理由于主动脉夹层发病突然、凶险，患者缺乏疾病知识的了解，并加上介入治疗费用昂贵，患者及家属常常心理负担大，甚至怀疑对治疗的效果。为了使患者术后能够建立信心，主动积极配合治疗，护士除了在手术前就要将有关的健康教育知识向患者和家属介绍以外，术后患者回到监护室神智恢复后，护士要鼓励患者正常呼吸，以便尽早拔除气管插管、尽快恢复。

（五）健康教育

1. 鼓励患者适当锻炼，每日进行可耐受的活动以不出现心悸、气短、乏力等症状为宜。

2. 鼓励进高热量、高蛋白、富含维生素易消化的饮食，保持大便通畅。

3. 鼓励患者保持良好精神状态，积极面对疾病。

4. 注意保暖，预防感冒。

九、胸（腹）主动脉人工血管置换术护理常规

（一）按外科、主动脉外科疾病一般护理常规及麻醉后护理常规

（二）护理关键点

1. 疼痛。

2. 瘤体破裂。

3. 肺不张。

4. 引流管。

5. 抗凝治疗。

6. 支架植入。

7. 感染。

（三）护理评估

1. 呼吸系统基础疾病史及过去史　高血压、冠心病、糖尿病。

2. 有无咳嗽、咳痰、胸痛、吞咽困难、呼吸困难、心律异常、颈动脉怒张、水肿等。

3. 疼痛的部位和性质腹部搏动性肿块及其他脏器压迫症状，肢体栓塞情况。

4. 专科疾病症状/体征

（1）胸主动脉瘤：疼痛多为持续性钝痛，也有剧烈性刺痛；若压迫气管和/或支气管，就会出现咳嗽、气急、呼吸困难，甚至肺不张；若压迫交感神经，既出现HORNER综合征；若压迫食管，造成吞咽困难；若压迫左喉返神经，就能引起声音嘶哑；若分别侵蚀胸椎和肋骨，使疼痛加剧；胸主动脉瘤破裂时可出现急性胸痛、休克、血胸、心包填塞、死亡等。

（2）腹主动脉瘤：疼痛多位于腹部、脐周、两肋部或腰部；性质为钝痛、胀痛、刺痛或刀割样疼痛；压迫症状表现为肠道压迫时可出现腹部不适、胀满感、恶心呕吐、排气排便停止等，类似肠梗阻症状；泌尿系统受压迫可出现腰部胀痛，甚至向腹股沟放射，也可表现为剧烈腹痛，并可伴有血尿；栓塞症状表现为腹主动脉血栓一旦脱落便成栓子，引起脏器或肢体的急性缺血症状，可出现剧烈腹痛，血便，血压下降，休克，肢体疼痛、苍白、发冷、动脉搏动减弱或消失，肢体瘫痪等腹部搏动性包块，可自觉脐周有跳动感，腹部可触及搏动性；典型的腹主动脉瘤破裂有以下三联征：突然出现的中腹部或弥漫性腹痛、低血压、轻度至重度失血性休克、搏动性的腹部肿块消失。

5. 实验室检查　纤维蛋白原（FDP）定量、血浆部分酶原测定（PT）。

6. 辅助检查　X线检查、心脏B超、选择性动脉造影、腹部BUS、MRA或CTA。

7. 术后评估

（1）两肺呼吸音、咳嗽咳痰及痰的性质、呼吸功能锻炼仪使用情况。

（2）腹部症状、体征、肠鸣音。

（3）双下肢血供情况。

（4）全身出血症状。

（5）胸腔引流管、腹腔引流管引出液的颜色、性质、量，以及管周有无皮下气肿、敷料是否固定、干燥。

（四）护理措施

1. 防止瘤体破裂　卧床休息，避免突然加大腹压的运动，如剧烈咳嗽、用力排便、屏气或剧烈运动。一旦患者感到疼痛加剧，范围扩大，面色苍白出冷汗，血压下降，脉搏细速等症状，应疑为瘤体破裂，及时报告医生，采取抢救措施。术后按本节"主动脉疾病一般常规"。

2. 双下肢血运观察　附壁血栓脱落，可引起急慢性下肢缺血症状，患者可出现下肢疼痛，皮色苍白，皮温下降，感觉减弱，运动障碍，末梢动脉搏动消失。

3. 监测血压变化，遵医嘱控制血压于稳定状态，以免瘤体破裂。

（五）健康教育

1. 鼓励患者适当锻炼，每日进行可耐受的活动以不出现心悸、气短、乏力等症状为宜。

2．鼓励进高热量，高蛋白，富含维生素易消化的饮食，保持大便通畅。

3．鼓励患者保持良好精神状态，积极面对疾病。

4．注意保暖，预防感冒。

5．指导肝素使用注意事项，避免出血。

6．腹主动脉瘤术后出院宣教　出院后3个月内，起卧动作要慢，防止人工血管扭曲；6个月内不做剧烈运动，保持大便通畅；术后第6个月复查一次，随访2年，要积极治疗高血压等原发病。

7．华法林的出院宣教。

第九节　骨关节外科疾病护理常规

一、骨关节外科疾病一般护理常规

1．按外科疾病一般护理常规。

2．入院接待　热情主动接待新入院患者或转入患者，告知第二天抽血及相关检查前的注意事项，指导患者正确留取大小便标本行常规检查。做好入院的健康宣教。行急诊手术者还应整理床单位，包括麻醉床、输液架、吸引器、氧疗装置以及各种监护设备等。

3．基础护理

（1）术前2周开始戒烟，术前清洁及备皮按本章第三节"手术野皮肤准备"。检查肢体的标识，术前用消毒液清洁手术肢体。

（2）术前指导有效咳嗽、咳痰、深呼吸等技巧。

（3）术后做好皮肤护理，保持床铺干净、平整，及时更换被污染的病号服；定时翻身，必要时使用气垫床，预防压疮发生；禁止使用局部加温措施如热水袋等，以防烫伤。

（4）跌倒及坠床高风险患者做好预防措施，必要时使用约束带加以保护，避免跌倒及坠床的发生。

4．休息与活动

（1）保持病房安静、舒适，为患者提供良好的休息、睡眠环境。

（2）全麻患者，要绝对卧床休息，可抬高床头30°，以防呕吐引起窒息。

（3）除特殊要求外，术后体位以增进舒适、减轻痛苦、促进引流以及有利呼吸为原则；病情允许时，鼓励和指导患者早期床上运动和下床活动，以促进肠蠕动恢复，防止肠粘连和术后并发症的发生，同时教会患者预防跌倒发生的方法。

（4）尽早鼓励和指导患者行康复功能训练，如：踝泵运动、股四头肌的收缩练习、直腿提高、屈伸膝关节等；上肢手术患者的手指活动、腕关节、肘关节、肩关节的锻炼等。

（5）按医嘱可下床活动，但病情危重、严重感染、体质衰弱、下肢骨折内固定的患者则应适当推迟下床活动的日期。

5．饮食护理

（1）术前禁食8～12小时、禁饮4～6小时；禁食活血类药材。

（2）一般局麻手术患者术后即可进食；椎管内麻醉后6小时适当进食；全麻患者待恶心、呕吐停止后，按照流质—半流质—普食逐渐进食。

（3）禁食患者做好口腔护理。

6. 排泄护理

（1）术前指导患者练习床上排大小便。

（2）术后及时评估患者排尿情况，鼓励其自行排尿；术后6~8小时未排尿者，指导患者采用改变排尿姿势、听流水声、热敷下腹部、温水冲洗会阴等方式诱导排尿，无效时给予留置导尿，并按本章第四节"留置导尿护理常规"进行护理。

（3）保持大便通畅，指导勿憋气和用力排便，必要时给予开塞露塞肛或灌肠帮助排便；失禁患者做好肛周及会阴部皮肤护理。

7. 给药护理　维持静脉输液通畅，注意控制输液速度。使用血管扩张药物和血管收缩药物时要用输液泵或微量泵控制滴速，严密观察血压，做好记录；前两者注意避光，后两者注意加强巡视；使用七叶皂苷、骨瓜提取物、丹参川芎嗪等中药制剂时，询问患者主诉，发现不适，应及时向医生反映。

8. 专科观察要点

（1）患者术前注意观察体位、血运、感觉、肢体活动、肿胀疼痛、生命体征等情况并做好记录，及时报告医生。

（2）术后密切观察血压、心率、血氧饱和度、呼吸的变化、肢体肿胀、疼痛、切口出血、体位、血运、感觉、肢体活动；检查各种引流管是否通畅，有无扭曲、打折、牵拉、脱出等情况，准确记录引流液的颜色、量及性状，发现异常，及时报告医生。注意有无感染、深静脉血栓、骨筋膜室综合征、脂肪栓塞、神经损伤、关节僵硬、肌肉萎缩等并发症。

9. 心理护理　骨关节科手术都会引起患者和家属的焦虑、恐惧等不良心理，尤其是年老的患者。因此，护理上应从关怀和鼓励的角度出发，向患者说明本次手术治疗的意义及麻醉方式、手术方式、术后可能出现的常见情况以及注意事项，康复功能锻炼，取得患者的配合；必要时还要进行心理干预。

10. 健康宣教

（1）根据患者的健康恢复状况，从术后饮食、活动、伤口护理、疼痛、康复功能指导、病情异常观察、并发症有效预防措施等方面进行宣教。

（2）督促患者定期返院复查，给予具体的康复功能锻炼指导，做好门诊随访，促进患者康复。

二、四肢骨折护理常规

（一）按外科、骨关节外科疾病一般护理常规及麻醉后护理常规

（二）护理关键点

1. 疼痛。

2. 出血。

3. 神经损伤。

4. 外固定支架护理。

5. 感染。

6. 脂肪栓塞。

7. 骨筋膜室综合征。

8. 深静脉血栓形成。

9. 活动障碍　肌肉萎缩、关节僵硬、压疮、便秘。

10. 切口及引流管引流。

11. 内固定物失效。

12. 石膏或支具护理。

（三）护理评估

1. 按外科手术术前评估相应内容。

2. 专科情况

（1）疼痛情况：了解疼痛的部位、程度、伴随症状、诱发因素、进展情况等。

（2）皮肤组织损伤情况：观察皮肤组织有无开放性伤口；局部伤口有无红肿热痛、有无渗液及渗液的量、色、性状、气味；患肢有无张力性水泡。

（3）患肢肿胀情况：观察肿胀的程度，触诊患肢骨筋膜室的张力。

（4）感觉情况：有无麻木异样感。

（5）血供情况：足背或桡动脉搏动情况、肢端皮温、颜色、毛细血管充盈情况。

（6）活动情况：上肢骨折时观察手腕、手指的活动情况，下肢骨折时观察踝关节及足趾的活动情况，有助于早期判断有无神经损伤。

（7）石膏支具或牵引情况：石膏有无松脱或包扎过紧、牵引是否有效。

（8）排尿情况：有无排尿困难、尿道口有无鲜血流出。

（9）腹部体检：有无腹膜刺激征、移动性浊音、肠鸣音减弱。

（10）其他：阴道及肛门有无流血、会阴部有无瘀斑、有无尿道及膀胱受损表现、有无后腹膜后血肿及脏器损伤的表现等。

3. 术后评估

（1）手术情况：手术方式、术中出血、输血、麻醉等。

（2）神志、生命体征、疼痛、血氧饱和度，患肢肢端的血供、活动及感觉情况。

（3）营养状况：患者的进食情况及有无贫血、低蛋白血症、低钾血症。

（4）心理状态：有无焦虑、失眠。

（5）患者的活动能力。

（6）切口敷料及切口愈合情况。

（7）切口引流管引流量、色、性质、管周敷料。

（8）留置导尿，尿液的量、色、性状。

（9）外固定支架或石膏支具固定情况。

（10）辅助检查：X线片、栓溶二聚体、肝肾功、电解质。

（11）用药情况：药物的作用、副作用及不良反应。

（四）护理措施

1. 按外科手术术前护理措施相应内容。

2. 体位与活动　患肢抬高、功能位放置，根据骨折部位及程度决定活动方式。患肢禁负荷，骨折部制动，进行肌肉收缩锻炼，长期卧床患者每2小时翻身。

3. 饮食　以高蛋白、高维生素、高热量饮食为主，多吃新鲜蔬菜和水果，糖尿病者控制饮食及水果，不能进食者予肠内外营养。

4. 心理支持　保持良好的心态，正确对待疾病。

5. 石膏或支具护理

（1）石膏未干固搬运病人时要用手掌平托石膏固定的肢体，不可用手指抓捏。

（2）抬高患肢促进静脉回流，减轻疼痛，必要时可应用止痛药。

（3）石膏固定后3～5天应列入交班内容，注意观察指或趾端毛细血管的充盈度、足背（桡）动脉搏动、皮肤颜色、温度、感觉及运动状况，若肤色、血运等尚可，说明固定得当；若出现持续性胀痛，患处麻木发凉、发绀，及时报告医生。

（4）石膏内有伤口渗血时，应注意观察血压、脉搏情况，并在血渍边作标记，前后对比，看是否有扩大。

（5）主诉石膏内某处疼痛时，先检查疼痛原因，切忌一痛就给止痛药，如因局部包扎过紧引起，通知医生处理；主诉石膏内皮肤发痒，可用酒精沾棉花予涂擦。

（6）下肢石膏固定的患者，不可将石膏当靴来走路，以免石膏断裂；上肢石膏固定的患者，在站立时可将上肢悬吊，卧位时用吊带垂直悬吊患肢。

（7）蛙形石膏固定患者，大小便不要污染到石膏边缘，如污染及时用清水洗净。

6. 牵引护理　分为皮牵引和骨牵引，病房常采用下肢牵引。

（1）定时检查足跟、内外踝、背部皮肤，在靠近足跟牵引带边缘使用软毛巾加厚包扎，避免卡压、伤及足跟与内外踝，可适当悬空足跟。

（2）牵引时，患肢放置的位置应符合要求，如股骨颈骨折、粗隆间骨折时患肢需保持外展中立位，床尾抬高20～25cm。

（3）保持牵引锤悬空，检查牵引绳与滑车是否在一条直线上，有无在滑车内脱出，牵引绳是否与患肢长轴平行。

（4）翻身或检查时不应放松牵引重量，并保持牵引绳与腿部方向一致，两腿间夹一枕头。

（5）牵引期间定时检查患肢长度及旋转角度，及时调整体位和重量，避免过度牵引。

（6）骨牵引时，定时检查牵引针处有无感染，予0.5%的安多福消毒针孔每日2次，必要时无菌纱块包裹针孔处，外固定支架每周需用75%酒精擦拭1～2次，按医嘱必要时予抗炎治疗。注意牵引针有无左右偏移。

（7）皮牵引者若牵引布套或胶布及绷带有松散、脱落，应及时处理。

7. 疼痛护理　可参照第一篇第三章第八节"疼痛护理常规"。

8. 冰敷　按医嘱正确给予患肢、伤口持续冰敷，注意观察患者全身体温变化，保持伤口局部的温度在4～10℃。严密观察，防止冰袋漏水打湿伤口。

9. 并发症

（1）出血：观察生命体征、神志、尿量、创面出血情况、血常规结果。

（2）神经损伤：观察患肢的感觉，手、手指或足、足趾的活动情况，避免石膏支具卡压神经。

（3）感染：观察创面、骨牵引或外固定支架针孔处有无红肿热痛、渗液、体温、血象变化。

（4）骨筋膜室综合征：观察有无进行性疼痛、活动障碍、肿胀、压痛及肌肉被动牵拉痛；观察肢端血供、活动、感觉及全身情况；观察石膏支具绷带绑扎的松紧度。

（5）脂肪栓塞：典型表现为发热、体温突然升高、脉快、呼吸困难、低氧血症、意识改变、皮肤出现血斑、肺部X线可见全肺暴风雪状阴影，有些患者缺乏典型症状或无症状易被忽略，要注意观察神志、生命体征、血氧饱和度、胸闷、胸痛、皮肤情况。治疗以症状治疗为主，可予以呼吸支持疗法、头部降温、脱水疗法、镇静剂、溶栓等。

（6）深静脉血栓形成：多发于小腿三头肌部及大腿。观察下肢有无疼痛、肿胀、静脉扩张、腓肠肌压痛；加强小腿肌肉静态收缩和踝泵运动、理疗、预防性抗凝治疗；血栓形成后，避免患肢活动，忌做按摩、理疗等，按医嘱予抗凝溶栓治疗。

（7）肌肉萎缩、关节僵硬：根据患者的活动能力，在不影响骨折断端移位的前提下，尽早进行肌肉收缩放松运动及未固定关节的各项运动。

（8）压疮：按第一篇第三章第七节"压疮护理常规"。

（9）便秘护理：按第一篇第三章第三节"便秘护理常规"。

10. 做好术前准备和术前指导。

11. 术后并发症的观察与处理

（1）内固定物失效：注意术后合理的功能锻炼，应循序渐进；下肢骨折伴骨质疏松的患者应适当增加卧床时间，必要时制动。

（2）其他：并发症同术前干预措施。

（五）健康教育

1. 体位与活动　患肢抬高功能位放置，主动活动石膏未固定部位，按医嘱循序渐进功能锻炼。不同部位的骨折，愈合时间不同，外固定时间不同，须严格按医嘱，不能自行过早拆除外固定或负重。

2. 饮食　鼓励进高热量，高蛋白，富含维生素易消化的饮食。

3. 心理支持　鼓励患者保持良好精神状态。

4. 劝导戒烟。

5. 用药指导，药物的作用及副作用。

6. 出院后继续功能锻炼。

7. 指导患者定时到门诊复查，并说明复查的重要性，如出现病情变化，及时来医院就诊。

三、髋、膝关节置换护理常规

（一）按外科、骨关节外科疾病一般护理常规及麻醉后护理常规

（二）护理关键点

1. 疼痛。

2. 呼吸道管理。

3. 出血。

4. 神经损伤。

5. 感染。

6. 肺栓塞。

7. 深静脉血栓形成。

8. 肌肉萎缩、关节僵硬。

9. 躯体活动障碍。

10. 切口引流管。

11. 用药指导（抗凝剂）。

（三）护理评估

1. 按外科手术术前评估相应内容。

2. 专科情况　患肢肢端的血供、活动、感觉情况、范围、步行距离、上下楼梯能力、关节活动范围（主动、被动）。

3. 病情及主要症状的观察　按本节"四肢骨折护理常规"。

4. 术后评估　按本节"四肢骨折护理常规"。

（四）护理措施

1. 按外科手术术前干预相应内容。

2. 感染的治疗　及时治疗和处理脚癣、下肢溃疡及体内慢性感染病灶（慢性鼻窦炎、牙齿的慢性炎症）等情况；保护好膝部皮肤，勿在其上使用外用治疗法，并保持清洁。

3. 术后严密监测生命体征。

4. 体位与活动

（1）全麻术后去枕平卧6小时后，如无恶心、呕吐等不适可垫枕头，床头适当抬高30°有利于进食。

（2）膝关节患肢外展中立伸直位抬高放置，可抬高床尾，在小腿中下段垫薄枕，协助尽量保持患膝伸直。髋关节患肢严禁内收、外旋，患髋屈曲小于90°；患肢外展中立位放置，两腿间放置梯形海绵。小心搬运，防止脱位；尽量健侧卧位与平卧，避免患侧腓总神经受压。髋、膝关节置换患者均应每2小时翻一次。

（3）术后即可进行肌肉收缩锻炼，伸曲膝关节、外移下肢、踝背伸等功能锻炼。术后第1天，按医嘱予患肢持续被动锻炼，间歇进行主动伸屈膝锻炼，两周内膝关节屈曲尽量达到或接近90°~120°。

（4）按医嘱尽早使用助步器下床活动，根据医嘱康复师会诊，由康复师协助患者床上锻炼及使用助步器下床。

5. 切口引流管护理　妥善固定，保持通畅，保持引流呈负压状态，手术当天引流量>100ml/h时通知医生，按医嘱可酌情不用负压或予间歇夹管；引流量少于50ml/天，常规予术后二至三天拔除引流管。

6. 冰敷护理　按本节"四肢骨折护理常规"。

7. 并发症的观察与处理

（1）脱位：宣教术侧髋关节保持外展中立位，使用梯形海绵，禁止患肢内收、外旋，禁止髋关节屈曲小于90°，小心搬运。如髋部活动时突发剧烈疼痛、髋部畸形、下肢短缩、髋关节弹性固定，及时通知医生，予患肢制动，协助患者拍片。确诊脱位，医生予复位后，常规需下肢皮牵引，做好皮牵引护理，加强预防脱位的宣教。护士亲自指导并教会患者坐起、起身、站立、上下床、坐姿、站姿、如厕、沐浴、上下车、穿裤、穿袜、穿鞋的姿势等。

（2）肌肉萎缩、关节僵硬：加强宣教膝关节功能锻炼的重要性，加强伸曲膝锻炼，运用关节松动训练治疗仪协助锻炼；出院后康复科协助锻炼、理疗。

（3）假体周围骨折：注意术后合理正确的功能锻炼，活动时注意安全，防跌倒造成假体周围骨折。

（4）坠床跌倒的危险：卧床时加强床上功能锻炼，请康复科医生协助患者功能锻炼、正确下床、助步器的使用。初次下床护士协助；活动时有家人陪护。地面防滑，选择防滑鞋，避免裤腿过大过长。

（5）肺栓塞护理：按本篇第五章第二节"肺栓塞护理常规"。

（6）其他并发症，如出血、神经损伤、深静脉血栓形成、压疮、便秘等按本节"四肢骨折护理常规"。

（五）健康教育

1. 康复锻炼　让患者理解术后患肢康复锻炼在整个治疗恢复过程中的重要性，并能在医护人员的指导下循序渐进地进行功能锻炼，疼痛明显时遵医嘱口服止痛药。

2. 体位与活动　使用助步器或拄拐活动，逐步脱拐独立行走。梯形海绵的使用，平卧清醒时，梯形海绵放于两腿间，可松开两侧带子，不合作患者须扣好两侧带子；睡眠时或翻身前须扣好带子，松紧合适，腓骨头处应有厚棉垫保护，避免受压；一般使用3个月。

3. 饮食　鼓励进高热量，高蛋白，富含维生素易消化的饮食，避免高脂、辛辣煎炸饮食。

4. 心理支持　鼓励患者保持良好精神状态。

5. 控制体重、多坐电梯、少走楼梯、少爬山；少提重物、少做重体力活动、不做过多扭动膝关节的活动；禁忌穿高跟鞋、盘腿坐、下跪、下蹲；避免过度负荷，必要时拄拐。

6. 预防感染　提醒患者注意保暖、预防感冒，只要身体有感染立即控制。凡去医院就诊都提醒医生您做过关节置换手术。

7. 注意防跌倒，洗手间加扶手、地面铺防滑垫，家人加强看护。

8. 指导患者定时复查，并说明复查的重要性。如出现病情变化，带全资料、X线片等，及时来医院就诊。

四、骨盆骨折护理常规

（一）按外科、骨关节外科疾病一般护理常规及麻醉后护理常规

（二）护理关键点

1. 呼吸道管理。
2. 疼痛。
3. 出血。
4. 出血性休克。
5. 牵引护理。
6. 外固定支架护理。
7. 肺栓塞。
8. 下肢深静脉血栓形成。
9. 感染。
10. 并发症　直肠/后尿道/阴道损伤、骶神经根/坐骨神经损伤、股动脉损伤、腹膜后血肿形成、内脏损伤。
11. 切口及引流管。
12. 躯体移动障碍　肌肉萎缩、关节僵硬、压疮、便秘。

（三）护理评估

1. 按外科手术术前评估相应内容。

2. 专科情况　阴囊、腹股沟、臀部有无淤肿，骨盆骨折的部位、程度、类型，了解是稳定性骨折还是不稳定性骨折。

3. 病情及主要症状的评估按本节"四肢骨折护理常规"。

4. 术后评估按"四肢骨折护理常规"。

（四）护理措施

1. 按外科手术术前干预相应内容。

2. 体位与活动　根据骨折部位、程度决定活动方式，严格按医嘱执行。平卧硬板床，尽量使用气垫床，卧床患者一般可每2小时小幅度健侧翻身；翻身时最好使用翻身床单；尽量少搬动，必须搬动时要由多人平托，以免引起疼痛、增加出血。术后绝对卧床，根据医嘱决定是否可以抬高床头或下床，适当翻身。

3. 牵引护理　分皮牵引和骨牵引，目前病房最常用的为下肢皮牵引，骨牵引适用于骶髂关节脱位、骶孔直线骨折、髂骨翼后部直线骨折。

（1）压缩型骨盆骨折：下肢牵引时取髋关节伸直位。

（2）分离型骨盆骨折：必须加以骨盆悬吊，这样可克服髂骨翼外翻；下肢牵引时髋关节屈曲20°，腘部垫枕。

（3）髋臼骨折：牵引时保持下肢外展中立位。

（4）定时检查足跟皮肤，抬空足跟，避免压疮发生。

（5）翻身或检查时不应放松牵引重量，并保持牵引绳与腿部方向一致，最好向健侧卧位，两腿间夹一枕头。

（6）牵引期间及时调整体位和重量，保证有效牵引，避免过度牵引。

（7）固定支架护理按本节"四肢骨折护理常规牵引及外固定支架护理"。

4. 疼痛护理　按第一篇第三章第八节"疼痛护理常规"。

5. 并发症的观察及处理

（1）出血性休克：观察生命体征、意识、尿量、血红蛋白、红细胞压积、肢体末梢血供等，对有休克表现者，立即开通两路静脉通路，快速补充血容量。骨折发生后尽量少搬动，避免暴力继续或人为继续移位。

（2）直肠、肛管损伤及女性生殖道损伤：阴道检查及肛门指诊有血，观察生命体征、腹部体征、肛门阴道出血情况。

（3）尿道膀胱损伤：观察会阴及尿道有无血液流出、能否排尿、有无尿外渗。留置导尿护理按本篇第六章第四节"留置导尿护理常规"。

（4）神经损伤：了解有无神经损伤，并观察各神经支配的感觉运动的进展情况。

（5）大血管损伤：检查股动脉与足背动脉搏动，发现异常及时报告。远端足背动脉搏动减弱或消失是重要体征。

（6）腹腔脏器损伤：主要是腹膜刺激症状及肠鸣音消失或肝浊音界消失，腹腔穿刺检查有助于诊断。

（7）感染：观察生命体征、血象，观察创面、骨牵引或外固定支架针孔有无红肿热痛、渗液，有局部引流时，观察引流的量、色、性状、保持局部引流通畅。

（8）肺栓塞护理：按本篇第五章第二节"肺栓塞护理常规"。

（9）下肢深静脉血栓形成护理：按"四肢骨折护理常规"。

（10）肌肉萎缩、关节僵硬：早期进行肌肉收缩锻炼。根据患者的活动能力，尽早进行股四头肌收缩和踝关节伸屈、膝关节屈伸等活动。

（11）压疮护理：按第一篇第三章第七节"压疮护理常规"。

（12）便秘护理：按第一篇第三章第三节"便秘护理常规"。

6. 冰敷护理　按"四肢骨折护理常规"。

7. 内/外固定物失效　术后进行合理的功能锻炼，应循序渐进，遵医嘱执行床头抬高或坐起下床。

8. 冰敷　按"四肢骨折护理常规"。

9. 并发症　感染、脂肪栓塞、肺栓塞、DVT、肌肉萎缩、关节僵硬、压疮、便秘等并发症的观察与处理，同术前干预措施。

（五）健康教育

按本节"四肢骨折护理常规"相关内容。

五、膝关节镜手术护理常规

（一）按外科、骨关节外科疾病一般护理常规及麻醉后护理常规

（二）护理关键点

1. 疼痛。

2. 出血。

3. 肿胀。

4. 活动受限。

5. 肌肉萎缩。

6. 关节僵硬。

（三）护理评估

1. 按外科手术术前评估相应内容。

2. 专科情况　膝关节疼痛、肿胀、膝关节活动受限、关节交锁、弹响，其余按"膝关节置换护理常规"。

3. 术后评估按"髋、膝关节置换护理常规"相关内容。

（四）护理措施

1. 按外科手术术前干预相应内容。

2. 体位与活动　急性期，患肢抬高伸膝位放置，患肢禁负荷，患膝制动，积极进行静态股四头肌肌肉收缩锻炼。慢性期减少膝关节的屈伸运动。术后患肢用软枕抬高20cm，尽早进行股四头肌等长收缩练习，直腿抬高练习，可做伸曲膝练习。术后可早期下床行走，但不可过早负重，具体时间遵医嘱；合并韧带损伤者，术后可用膝关节支具保护，在膝关节支具保护下进行关节活动训练及部分负重训练。

3. 其余按"髋、膝关节置换护理常规"相关内容。

4. 膝关节肿胀　抬高患肢，使用弹力绷带，早期冰敷，主动活动足趾、踝关节。

5. 切口护理

（1）下肢弹力绷带包扎，观察有无渗血，患者有无感觉绑扎不适。

（2）观察患膝有无红、肿、热、痛。

（五）健康教育

1. 体位与活动　夜间抬高下肢，按医嘱进行下肢的功能锻炼。

2. 按本节"四肢骨折护理常规"相关内容。

六、气性坏疽护理常规

（一）按外科、骨关节外科疾病一般护理常规及麻醉后护理常规

（二）护理关键点

1. 疼痛。

2. 肿胀。

3. 高热。

4. 感染性休克。

5. 切口及引流管引流。

6. 接触传染。

（三）护理评估

1. 按外科手术术前评估相应内容。

2. 专科情况　伤口有无气泡逸出；伤口分泌物的形状、颜色和气味；伤口周围皮肤的颜色、肿胀程度及有无捻发音、腐肉气味等。

3. 术后评估　按"四肢骨折护理常规"。

（四）护理措施

1. 按外科手术术前干预相应内容。

2. 隔离病房

（1）住单人房，房间外有醒目的隔离及谢绝探访的标识；门外挂放隔离衣，备手套、鞋套、贴有"特殊处理"标识的防渗漏医疗废物袋。

（2）病房内不使用中央空调，采取开窗通风换气。

（3）病房内配置简单，除常用的护理用物外，另设一个器械浸泡桶、三个黄色防渗漏的双层污物袋（分别装生活垃圾、医疗废物、污衣）、一个锐器盒。

（4）病房内物体表面和地面每天用1000mg/L的三氯消毒液擦拭、拖地，室内每天用紫外线消毒1~2次；拖把专用，用完后1000mg/L三氯消毒液浸泡20分钟，冲洗干净，晾干备用。

3. 护理要求　设专人护理，护理工作集中进行，所有参与的医护人员不得有伤口，要求戴双层手套、穿隔离衣，戴口罩、帽子、鞋套，每次接触病人或病人污染物后彻底洗刷、消毒双手。

4. 饮食　以高蛋白、高维生素、高热量易消化饮食为主，多吃新鲜蔬菜和水果。

5. 做好术前准备和术前指导。术后严密监测各项生命体征。

6. 高热护理

（1）绝对卧床休息，加强口腔护理和皮肤护理，每2小时翻身一次，保持床单整洁

干燥。

（2）根据医嘱给予药物或物理降温，鼓励多饮水，每日液体摄入量不少于2500～3000ml。

（3）其余护理　按第一篇第三章第九节"发热护理常规"。

7. 疼痛护理　按第一篇第三章第八节"疼痛护理常规"。

8. 感染性休克　对伴有高热、烦躁、昏迷的病人，应注意观察神志、体温、脉搏、呼吸、血压及尿量等变化，详见第一篇第三章第十三节"休克护理常规"。

9. 心理支持　主动关心病人，做好宣教，使病人保持良好的心态，正确对待疾病。

（五）健康教育

1. 严格隔离管理制度，限制医护人员的出入及病人家属的探访，做好病人的宣教，家属中如有伤口者，不可进入病房内探房。

2. 按本节"四肢骨折护理常规"相关内容。

第十节　脊柱外科疾病护理常规

一、脊柱外科疾病一般护理常规

1. 按外科疾病一般护理常规。

2. 入院接待　热情主动接待新入院患者或转入患者，告知第二天抽血及相关检查前的注意事项，指导患者正确留取大小便标本行常规检查。行急诊手术者还应整理床单位，包括麻醉床、输液架、吸引器、氧疗装置以及各种监护设备等。

3. 基础护理

（1）术前2周开始戒烟，术前清洁及备皮详见本章第三节"手术野皮肤准备"。

（2）术前指导有效咳嗽、咳痰等技巧。

（3）指导患者练习床上大小便。

（4）术后做好皮肤护理，保持床铺干净、平整，及时更换被血液或汗液浸湿的病号服；定时翻身，必要时使用气垫床，预防压疮发生；禁止使用局部加温措施如热水袋等，以防烫伤。

（5）跌倒及坠床高风险患者做好预防措施，必要时使用约束带加以保护，避免跌倒及坠床的发生。

（6）协助卧床患者翻身、洗漱、擦浴、洗头、剪指甲等生活护理。

4. 休息与活动

（1）保持病房安静、舒适，为患者提供良好的休息、睡眠环境。

（2）脊柱骨折患者搬运、翻身时保持头颈与躯干成一直线，切忌背、抱等动作。

（3）术后患者取平卧位，协助并指导其定时轴线翻身。

（4）术后第一天，指导患者行直腿抬高锻炼，以防止术后神经根与创口周围瘢痕组织粘连而造成术后遗留痛。

（5）离床活动早期，指导患者佩戴颈托、腰围下床，同时教会患者预防跌倒发生的方法；指导患者3个月内避免弯腰动作，用髋、膝关节弯曲下蹲取物品；指导患者正确的颈背肌或腰背肌功能锻炼；半年内避免重体力劳动。

5. 饮食护理

（1）术前禁食8～12小时、禁饮4～6小时。

（2）一般局麻手术患者术后即可进食；椎管内麻醉后6小时可适当进食；全麻患者待恶心、呕吐停止后，按照流质—半流质—普食逐渐进食。

（3）禁食患者，做好口腔护理。

（4）指导患者进食易吸收、易消化、高蛋白、高维生素、含钙质丰富的食物，鼓励患者多饮水。

6. 排泄护理

（1）卧床患者鼓励多饮水，保证每日尿量；排尿异常患者可遵医嘱留置导尿。

（2）术前指导患者练习床上排大小便。术后及时评估患者排尿情况，鼓励自行排尿；术后6～8小时未排尿者，指导放松，采用改变排尿姿势、听流水声、热敷下腹部、温水冲洗会阴等方式诱导排尿，无效时给予留置导尿。留置导尿者，定时训练膀胱功能，根据术后恢复情况拔除尿管，并密切观察患者能否自行排尿。

（3）保持大便通畅，指导勿憋气和用力排便，必要时给予开塞露塞肛，失禁患者做好肛周及会阴部皮肤护理，防止皮肤糜烂、破溃。

7. 给药护理　使用大剂量甲强龙冲击治疗可引起心律失常、消化道出血，高血压、诱发糖尿病，甚至猝死。因此必须严格控制甲强龙溶液的输注速度，调节好输液泵的各项参数，加强巡视，确保按时、按量治疗，监测血糖。注意询问患者主诉，发现不适，应及时向医生反映。

8. 专科护理观察要点

（1）根据脊柱的病变和手术部位，始终评估四肢的活动、感觉、血运情况。

（2）观察呼吸情况及说话语调有无改变，有无声音嘶哑、呛咳；按常规进行颈托护理。颈椎术后监测血氧饱和度，观察有无喉鸣音；床边常规备气管切开包至少48小时，常规备吸痰装置；遵医嘱及时、准确吸氧。

（3）对活动受限、卧床时间长的患者，注意预防便秘、压疮、坠积性肺炎和泌尿系感染、下肢静脉血栓及肌肉萎缩、关节僵硬、足下垂等并发症。

（4）保持各引流管通畅、固定，防止受压、打折、脱出，观察引流液的量、颜色、性状，并准确记录，发现异常，及时报告医生。

（5）根据患者手术及恢复情况科学进行术后康复及功能锻炼。

（6）其他并发症的观察护理：术后常见并发症包括喉头水肿、血肿、肺不张、窒息、肺栓塞以及内固定物松动、移植骨块滑脱、脑脊液漏、脊髓损伤等，密切观察病情变化，指导患者的活动、体位和饮食，预防并及早发现并发症的发生。

9. 心理护理　向患者说明本次手术前后可能出现的常见情况以及注意事项，取得患者的配合，必要时进行心理干预。

10. 健康宣教

（1）指导患者建立良好的睡眠和生活习惯，不能久坐或长时间保持某一姿势；避免头颈部负重，避免弯腰提举重物；适当锻炼，避免重体力劳动，避免急性损伤。注意颈、肩、腰部保暖。

（2）指导患者进行功能锻炼，正确使用颈托、腰围等外固定、制动用具，加强颈背肌或腰背肌功能锻炼。

（3）根据患者的健康恢复状况，从术后饮食、活动、伤口护理、病情异常观察并发症有效预防措施等方面进行宣教。

（4）指导患者出院用药。

（5）指导患者定期返院复查，做好门诊随访。

二、颈斜、颈椎病外科护理常规

（一）按外科、脊柱外科疾病一般护理常规和麻醉后护理常规

（二）护理关键点

1. 疼痛。

2. 眩晕、视力模糊。

3. 颈胸外固定矫形器的使用。

4. 四肢运动、感觉异常。

5. 血压异常。

6. 恶心、呕吐。

7. 跌倒。

8. 排尿、排便异常。

（三）护理评估

1. 按外科手术术前评估相应内容。

2. 专科情况　疼痛、感觉异常、肌力下降、行走不稳、眩晕、颈部活动受限、严重时截瘫。头部倾向患侧，面部不对称，患侧胸锁乳突肌如一索条，颈胸外固定矫形器的使用。

3. 术后评估

（1）手术情况：手术方式，术中出血、输血、麻醉等。

（2）神志、生命体征、疼痛、心电监护、血氧饱和度。

（3）观察切口敷料、疼痛等，了解有无皮下血肿形成，查看颈托固定情况。

（4）观察引流管的量、颜色、性质。

（5）两肺呼吸音、咳嗽、咳痰能力及痰的性状、量、颜色。

（6）留置导尿，尿液的量、颜色、性状；拔尿管后的排尿情况。

（7）患者的活动能力和感觉，对活动的注意事项了解程度及配合情况。

（8）了解患者心理及营养状况：有无焦虑、失眠和贫血、低蛋白血症。

（9）观察说话语调有无改变，有无声音嘶哑、喝水有无呛咳。

（10）放射和实验室检查的结果及用药情况。

（四）护理措施

1. 按本节"脊柱外科疾病一般护理常规"。

2. 专科护理

（1）体位与活动：避免颈部剧烈活动，注意安全，防坠床、防跌倒。颈椎不稳者，以颈托外固定。手术后平卧位，颈部制动，颈托固定，每2小时轴线翻身。术后第一天可坐起，开始进行四肢的主动或被动功能锻炼。术后第二天可下地活动。颈托护理同术前干预措施。颈斜患者术后3天戴颈胸外固定矫形器，固定6~8周。

（2）饮食：以高蛋白、高维生素、高热量饮食为主，多吃新鲜蔬菜和水果，糖尿病者控制饮食及水果，多饮水。术后6小时可进流质，视咽部疼痛情况逐步过渡到普食，多饮水、多吃水果、蔬菜。进食高蛋白饮食，避免高脂、辛辣食物。

（3）呼吸道护理：指导患者做深呼吸及有效咳嗽，预防感冒。

（4）疼痛护理：按第一篇第三章"疼痛护理常规"。

（5）安全护理：防坠床、防跌倒；避免热敷，防烫伤。

（6）排泄护理：按本节"脊柱外科疾病一般护理常规"。

（7）颈托护理：①检查颈托大小是否合适，对软组织有无卡压，对皮肤有无摩擦，固定带是否牢固；②检查位置是否正确，松紧是否合适；③保持颈部皮肤清洁干燥。颈托内垫棉垫（或棉布），每天更换；④侧卧时，垫高头部，高度与肩膀同宽，使头、颈和躯干保持一直线；平卧时，垫高头部2~3cm，使头、颈、躯干保持一直线。意识清醒配合的患者可打开颈托，颈部两侧用沙袋固定。

3. 做好术前准备和术前指导、术前常规检查

（1）准备合适的颈托，手术当日带入手术室；

（2）颈前路手术者遵医嘱术前行气管推移训练：指导患者用右手拇指将颈前方的气管从手术侧（一般为右侧入路）向对侧缓慢柔和推移，每次15~20分钟，注意勿损伤皮肤；

（3）颈后路手术者术前理全发；

（4）指导患者轴线翻身动作及功能锻炼方法，并确保患者掌握；

（5）练习床上大小便；

（6）按医嘱术前15分钟使用抗生素，将药品带入手术室，与手术室护士交班。

4. 切口和疼痛护理 观察切口和敷料情况，如肿胀、疼痛加剧、出血等及时报告医生。预防术后并发症护理。

（五）健康教育

1. 体位活动轴线翻身，颈部制动，颈托固定一般3个月。

2. 饮食鼓励高热量、高蛋白、富含维生素易消化的饮食，避免高脂、辛辣。

3. 心理支持鼓励患者保持良好精神状态。

4. 保持大小便通畅。

5. 说明颈托固定的作用及注意事项

（1）颈胸外固定矫形器的作用：防止和限制颈部的运动和变形。

（2）使用颈胸外固定矫形器的注意事项 佩带矫形器时进食不宜过饱，以免导致急性胃扩张，应少量多次进食；注意避免矫形器直接与病人皮肤接触，应穿棉质内衣或垫棉质衬垫，以利于汗液吸收，增加舒适感和保持皮肤清洁；佩带矫形器期间，定期检查胸背部皮肤。

6. 介绍药物的名称，剂量，用法，作用和副作用。

7. 指导患者定期门诊复查，并说明复查的重要性。如出现病情变化，及时来医院就诊。

三、腰椎间盘突出症外科护理常规

（一）按外科、脊柱外科疾病一般护理常规和麻醉后护理常规

（二）护理关键点

1. 疼痛。

2. 腰围护理。

3. 出血。

4. 切口及引流管引流。

5. 并发症的观察与处理。

6. 躯体活动障碍。

（三）护理评估

1. 按外科手术术前评估相应内容。

2. 专科情况　疼痛、感觉异常、肌力下降、反射异常、间歇性跛行、大小便障碍。

3. 术后评估

（1）腰围固定情况。

（2）按本节"颈斜、颈椎病外科护理常规"术后评估。

（四）护理措施

1. 按外科手术术前干预相应内容。

2. 体位与活动　卧硬板床休息，轴线翻身，确保肩部到臀部成一直线。术后6小时内取去枕平卧位，每2小时轴线翻身，避免身体扭曲；与医师沟通后再决定指导患者直腿抬高锻炼（术后第一天），腰背肌功能锻炼（术后两周）以及床头抬高或下床的时间；正确使用腰围；卧床时加强床上功能锻炼；初次下床需预防体位性低血压；活动时需有家人陪护。

3. 安全护理　患者有感觉异常，肌力下降，行走不稳等须注意安全，防坠床、防跌倒、防烫伤，避免热敷。

4. 排泄护理　马尾综合征患者排尿障碍给予留置导尿。

5. 腰围护理　检查腰围是否合体，对软组织有无卡压，对皮肤有无摩擦，固定带是否牢固；检查腰围佩带位置是否正确，松紧是否合适。

6. 做好术前准备和术前指导，做好术前常规检查。

7. 切口和引流管护理。

8. 胶原酶溶核术后的护理　患者术后俯卧6小时，间中可坐起休息5分钟；避免腰部受累与扭伤，加强腰背肌功能锻炼，活动时需戴腰围1个月。

9. 椎间孔镜治疗腰椎间盘突出症术后护理　术后最早4~6小时在腰围保护下可以下地活动；术后第一天，指导患者行直腿抬高锻炼，术后第三天，指导患者行腰背肌功能锻炼。

10. 用药护理　观察激素的副作用，如水、钠潴留、高血压、高血糖、低钾、低钙、应激性溃疡及精神性兴奋等，同时以碳酸氢钠盐水含漱预防口腔真菌感染。

（1）物质代谢和水盐代谢紊乱：长期大量应用糖皮质激素，病人会出现如水肿、低血钾、高血压、糖尿、皮肤变薄、满月脸、水牛背、向心性肥胖、多毛、痤疮、肌无力和肌萎缩等症状，一般不需特殊治疗，停药后可自行消退。

（2）消化系统并发症：可诱发或加重消化性溃疡，以致出现突发消化道出血或穿孔，应观察病人大便颜色。

（3）神经精神异常：糖皮质激素可引起多种形式的行为异常。

11. 并发症的观察与处理

（1）下肢疼痛未消失：可能的原因包括患病时间久，功能难以恢复；患者术后活动不当；神经根管狭窄压迫未解除。护士应耐心解释，给予适当的安慰，并正确指导。

（2）腰痛未消失：尤其老年患者，腰肌劳损需要坚持不懈的锻炼才会见效。

（3）出血：观察生命体征、切口敷料、切口引流、尿量、面色、末梢循环及补充血容量。

（4）脊髓、神经损伤或硬膜外血肿：观察双下肢感觉、活动情况。与术前比较，如发现异常，及时汇报医生。

（5）脑脊液漏：观察伤口引流的量、颜色、性状。观察切口渗液的量、颜色及性状。观察有无头晕情况。如引流液量多、色淡，或拔除引流管后，切口渗液多、色淡，及时通知医生，患者取去枕平卧位。

（6）感染：积极预防，遵医嘱使用抗生素。

（7）深静脉血栓形成：按本章第十一节"下肢深静脉血栓护理常规"。

（8）压疮与便秘：按第一篇第三章"压疮护理常规""便秘护理常规"。

（五）健康教育

1. 体位活动　坚持卧硬板床，轴线翻身，加强腰背肌功能锻炼。离床早期佩戴腰围1~3个月，维持腰椎稳定，不能长期佩戴腰围。指导腰围固定的作用、时间及注意事项。

2. 高举重物时，应先屈髋下蹲，持物后直腰起立。且应避免参加重体力劳动，避免急性损伤。注意腰部保暖。

3. 指导患者定期门诊复查，如出现病情变化，及时来医院就诊。

四、脊柱骨折并脊髓损伤护理常规

（一）按外科、脊柱外科疾病一般护理常规和麻醉后护理常规

（二）护理关键点

1. 呼吸困难。

2. 窒息。

3. 躯体移动障碍。

4. 自理能力下降。

5. 疼痛。

6. 牵引的护理。

7. 颈托及腰围护理。

8. 切口及引流管。

9. 用药护理　甲强龙冲击疗法。

10. 潜在并发症。

11. 体温失调。

12. 排便、排尿异常。

（三）护理评估

1. 按"脊柱外科疾病一般护理常规"。

2. 专科情况　疼痛、感觉异常、肌力下降、颈部或腰部活动受限、截瘫。

3. 术后评估

（1）观察受压部位皮肤情况。

（2）其余按本节"颈斜、颈椎病外科护理常规"术后评估。

（四）护理措施

1. 按外科手术术前干预相应内容。

2. 体位与活动　脊柱骨折患者必须绝对卧床休息，定时呈轴线翻身，搬运时应采取平板搬运或三人平托法，颈椎骨折病人，颈部以颈托固定制动或枕颌吊带牵引、颅骨牵引，翻身时确保头、颈、肩成一直线。胸腰椎骨折病人，翻身时保持肩部到臀部成一直线不扭曲。术后6小时内取去枕平卧位，每2小时轴线翻身，颈椎手术者颈部制动，颈托固定，术后第一天开始逐渐抬高床头、与医生沟通后指导并协助患者下床活动。颈托护理同术前干预措施。胸腰椎手术者一般绝对卧床1~2周后，逐渐抬高床头坐起，术后早期进行四肢的主动或被动的功能锻炼。

3. 疼痛护理　按第一篇第三章第八节"疼痛护理常规"。

4. 甲强龙冲击疗法护理　伤后8小时内给药效果最佳，按"脊柱外科疾病一般护理常规"。

5. 颈托护理　按本节"颈斜、颈椎病外科护理常规"；腰围护理按本节"腰椎间盘突出症外科护理常规"。

6. 牵引护理　可分为枕颌吊带牵引和颅骨牵引。

（1）遵医嘱抬高床头，观察牵引是否确定有效。

（2）牵引重量根据医嘱调整：一般3~5kg，必要时可增加到6~10kg。

（3）颅骨牵引针孔以酒精滴针孔，每日2次，预防针孔感染。

（4）枕颌吊带牵引，内衬小毛巾，注意下颌及两侧耳郭卡压处皮肤有无发红等。

（5）如发现过度牵引危象（表现为肌肉痉挛、不正常运动或不对称的眼球活动）或牵引松弛无效时，及时通知医生，减轻重量。

（6）如要帮助患者改变体位，应保持牵引方向正确，不得扭曲头颅，头、颈部与身体保持一致。

7. 其余按本节"颈斜、颈椎病外科护理常规"术前干预措施。

8. 做好术前准备和术前指导。

9. 肠道训练（针对脊髓损伤，大便失禁患者）

（1）训练前晚口服泻药清除患者肠内大便，次日早餐20~30分钟后，嘱患者排空膀胱，取左侧卧位，帮助患者按摩腹部。

（2）按摩腹部顺序由右至左、由上至下，护士戴上手套，用食指或中指涂上润滑油，手指插入肛门一节至一节半，用指腹沿着肛管轻轻旋转15~20秒使肛门括约肌放松，再按摩腹部，如无大便排出再重复一次，指腹刺激共不超过1分钟。

（3）操作时注意观察有无痔疮、出血、大便嵌顿塞，自主神经反射异常发生。每天固定在此时间训练排便。

（4）如仍不能自行排便，采取人工挖便。

10. 反射性排尿训练（针对脊髓损伤，小便失禁患者）

（1）每次排尿时应进行排尿意识训练，如抓大腿内侧或下腹部，每当排尿时就刺激大腿内侧，经过一段时间训练，就会形成条件反射。即膀胱充盈时、刺激大腿内侧就能排出尿来。

（2）有一部分人会出现膀胱充盈的先兆，如出汗、心跳加快等，每当先兆出现时，即可刺激大腿内侧或下腹部，引起排尿。

（3）间歇性无菌导尿，同时建立排尿触发点。

（4）手法排尿：先用一手由外向内按摩患者的下腹部，由轻而重，待膀胱缩小后，再用两手由上往下压排尿，待尿液不再流时，松手，再次重复，尽量排尽。

11. 功能锻炼

（1）脊柱骨折未愈合期的功能锻炼的目的是锻炼未瘫痪的肢体肌肉和肌群，且要在病情稳定和不影响脊柱稳定性的情况下进行主动活动。

1）主动活动：下肢瘫痪患者锻炼重点为上肢及腰背部，可利用哑铃、拉力器、握力计等。四肢瘫痪的患者，重点是不完全瘫痪的手，主要锻炼捏与握的功能。

2）被动活动：对丧失运动功能的部位和肢体进行轻柔的被动运动，且要在关节的全部安全范围内进行，以防止肌肉萎缩、关节挛缩和保持运动功能。

（2）脊柱骨折已愈合期的功能锻炼：①起坐：卧位→靠坐→扶坐→自坐→床边垂足坐；②起坐自如后，即可训练上下轮椅，学会一些自理生活的方法；③有可能恢复步行的患者，可开始进行站立和步行训练，但需依靠辅助工具；④练站的程序是趴床边站→扶双杠站→扶双拐站→扶人站→自站；⑤练行走的程序是扶双杠走→扶拐护膝走→扶双拐走→扶双棍走→自己行走。

12. 安全　防坠床、防跌倒，防烫伤，避免热敷。

13. 常见并发症的预防和护理

（1）压疮的预防与护理：按第一篇第三章"压疮护理常规"。

（2）肺部感染：指导患者有效的咳嗽、咳痰、深呼吸，协助患者拍背，痰液黏稠不易咳出可雾化吸入，及时吸痰。

（3）泌尿系统并发症：预防感染，鼓励患者多饮水，每日不少于2000ml；每日会阴部擦洗1~2次；观察尿液的量、色、性质，必要时予以0.02%呋喃西林500ml膀胱冲洗1~2次；膀胱功能训练，夹闭尿管，2~4小时开放一次。

（4）胃肠功能紊乱：饮食可少食多餐，减少产气食物；教会患者及家属按摩腹部（以脐为中心顺时针方向环形按摩）；多食粗纤维食物；必要时按医嘱予开塞露塞肛或肠道功能护理干预。

（5）肌肉萎缩、关节僵硬及足下垂：患者卧位时，保持髋、膝关节轻度屈曲位，并用软枕或支具防止发生足下垂畸形，指导主动、被动关节和四肢功能锻炼。

（6）下肢深静脉血栓的预防和护理：按本章第十一节"手、显微、血管外科疾病护理常规"。

14. 支具护理

（1）包括矫形器（上肢支具、下肢支具、脊柱支具）和助行具（包括手杖、拐杖、练步器、轮椅）的训练。助行具的护理：①使用轮椅的注意事项：病人必须熟悉轮椅的性能，使用前全面检查轮椅各部件；到达目的地后，应先制动轮椅的闸，然后帮助病人站立或转移；②使用拐杖的注意事项：使用腋拐时，应用上肢的臂力及腋窝同时支撑身体；使用单拐时，一般置于健侧；③使用练步器的注意事项：练步器的承重支托高度要合适，手柄相当于股骨大转子的高度，训练时应有专人保护。

（2）检查矫形器是否合体，有无卡压、摩擦，是否牢固。

（3）检查矫形器位置是否正确，松紧合适。保持矫形器遮盖皮肤清洁干燥。

（五）健康教育

1. 体位与活动　轴线翻身，颈部或腰部制动，颈托固定一般3个月，腰围固定3个月。
2. 按本节"颈椎病外科护理常规"的教育内容。

五、脊柱侧弯护理常规

（一）按外科、脊柱外科疾病一般护理常规和麻醉后护理常规

（二）护理关键点

1. 出血。
2. 疼痛。
3. 切口及引流管护理。
4. 并发症的观察与处理。

（三）护理评估

1. 按外科手术术前评估相应内容。
2. 专科情况　疼痛、脊柱活动受限、乏力、易疲劳、运动后气短、心悸、脊柱侧弯、胸廓变形、严重影响呼吸功能、肺活量减少、脊髓压迫、瘫痪。
3. 术后评估
（1）观察患者的活动能力，观察四肢活动感觉并与术前比较。
（2）按本节"颈斜、颈椎病外科护理常规"的术后评估。

（四）护理措施

1. 按外科手术术前干预相应内容。术后按"脊柱外科疾病一般护理常规"。
2. 支具治疗配戴脊柱矫形器，纠正或控制脊柱弯曲，改善平衡及外观，防止弯曲增加，并使脊柱稳定。
3. 关注患者安全　防坠床、防跌倒，使用护栏床。
4. 做好术前准备和术前指导，做好术前常规检查。
5. 术后体位与活动　平卧位，每2小时轴线翻身，避免脊柱旋转及过度屈曲，术后卧床8~12周，于床上行四肢功能锻炼，按医嘱决定床头抬高或下床的时间。
6. 患者离床时需佩戴外固定支架。

（五）健康教育

1. 活动　一年内避免脊柱剧烈运动，禁止做重体力活。避免弯腰动作。术后予支具外固定4~6个月。
2. 按本节"颈斜、颈椎病外科护理常规"相关内容。

六、脊柱结核外科护理常规

（一）按外科、脊柱外科疾病一般护理常规和麻醉后护理常规

（二）护理关键点

1. 呼吸道管理。

2. 脊髓损伤（截瘫）。

3. 疼痛。

4. 病理性骨折。

5. 切口及引流管护理。

6. 胸腔引流管护理。

7. 并发症的观察与处理。

8. 焦虑。

9. 体温失调。

（三）护理评估

1. 按外科手术术前评估相应内容。

2. 专科情况　疼痛、感觉异常、肌力下降、颈腰椎活动受限、严重者截瘫。

3. 术后评估

（1）患者的活动能力，观察四肢血运、感觉运动情况，并与术前作比较。

（2）按本节"颈斜、颈椎病及护理常规术后评估"。

（四）护理措施

1. 按外科手术术前干预相应内容。术后按本节"脊柱外科疾病一般护理常规"。

2. 体位与活动　卧硬板床休息，病变严重的患者绝对卧硬板床，定时轴线翻身，搬运时应采取平板搬运或三人平托法。术后平卧位，每2小时轴线翻身。颈椎手术戴好颈托，注意颈部制动。确保头颈肩成一直线。术后早期进行四肢的主动或被动功能锻炼。胸腰椎术后第一天开始行双下肢直腿抬高锻炼，下床活动须戴腰围。下床时间需与主管医生沟通（一般术后需卧床2~3个月），视患者情况决定。

3. 关注患者安全　患者有感觉异常，肌力下降，行走不稳等须注意安全，加床栏，防坠床、防跌倒、防烫伤，避免使用热敷。

4. 对于颈椎结核前路手术的患者，术前应进行气管、食管推移的训练。

5. 指导患者遵医嘱服用抗结核药，加强营养，做好术前常规检查。

6. 胸腔引流管护理按本章第七节"胸外科疾病护理常规"相关内容。

（五）健康教育

1. 指导患者的体位与活动　轴线翻身；颈椎手术患者颈部制动，颈托一般固定3个月；胸腰椎术后患者下床佩戴腰围3个月，具体佩戴腰围时间视复查情况而定，术后继续功能锻炼。最大限度提高患者的生活自理能力。

2. 说明颈托及腰围固定的作用及注意事项。

3. 指导患者遵医嘱继续服用抗结核药。

4. 指导患者定期门诊复查，如出现病情变化，及时就医。

七、脊柱肿瘤外科护理常规

（一）按外科、脊柱外科疾病一般护理常规和麻醉后护理常规

（二）护理关键点

1. 疼痛。

2. 病理性骨折。

3. 脊髓损伤（截瘫）。

4. 呼吸道管理。

5. 胸腔引流管护理。

6. 切口引流管护理。

7. 并发症的观察与处理。

（三）护理评估

1. 按外科手术术前评估相应内容。

2. 专科情况　疼痛、脊髓压迫（感觉异常、四肢肌张力、肌力、活动感觉情况、会阴部感觉、二便自控能力，严重时截瘫）。

3. 术后评估

（1）患者的活动能力　观察四肢活动、感觉情况，并与术前作比较。

（2）按本节"颈斜、颈椎病及护理常规术后评估"。

（四）护理措施

1. 按外科手术术前干预相应内容。术后按"脊柱外科疾病一般护理常规"。

2. 体位与活动　尽量卧床或绝对卧床，颈椎肿瘤戴颈围，减少颈部活动。轴线翻身，搬运时采取平板搬运或三人平托法，保持患者身体轴线平直，不扭曲。术后平卧位，每2小时轴线翻身。颈椎手术戴颈托，注意颈部制动。确保头、颈、肩一直线。搬运时采取平板或三人托法，保持脊柱处于水平位。术后早期进行四肢的主动或被动功能锻炼。按医嘱决定床头抬高或下床的时间。颈椎肿瘤术后须戴颈托下床活动；胸、腰椎术后下床活动戴腰围，或遵医嘱。

3. 心理护理　保持良好的心态，正确对待疾病。鼓励患者面对现实，增强治疗康复的信心。

4. 局部肿瘤不能用力按摩、挤压、热敷、理疗或自行外敷药。

5. 排泄护理　截瘫患者排尿障碍予留置导尿，注意预防尿路感染。详见"脊柱骨折并脊髓损伤护理常规"。大便失禁，保护肛周皮肤。

6. 做好术前准备和术前指导，做好术前常规检查。

7. 胸腔引流管护理　按本章第七节"胸外科疾病护理常规"相关内容。

8. 用药护理　观察激素的副作用（如水、钠潴留、高血压、高血糖、低钾、低钙、应激性溃疡、精神性兴奋等），同时要预防口腔真菌感染。

9. 椎体成形术的观察与护理

（1）观察双下肢的感觉与运动，发现异常，及时报告医生。

（2）监测生命体征，如患者出现呼吸困难、低血压、血氧分压降低等症状，报告医生，立即抢救。

（3）体温升高：因骨水泥在体内产热，易引起体温升高，需监测体温；遵医嘱予抗生素1～3天治疗。

（4）体位与活动：一般术后第一天可戴腰围下床活动，具体根据病情决定。

（五）健康教育

1. 指导患者遵医嘱合理使用镇痛药物。

2. 其余按本节"脊柱结核外科护理常规"。

第十一节　手、显微、血管外科疾病护理常规

一、手、显微、血管外科疾病一般护理常规

（一）按外科疾病一般护理常规和麻醉后护理常规

（二）入院接待

按住院患者护理常规。接待急诊手术者或直接进入手术室的患者，还应整理床单位，准备术后物品及设备，包括麻醉床、输液架、吸引器、氧疗装置以及各种监护设备等。

（三）基础护理

1. 术前2周始戒烟，讲明吸烟可使小血管痉挛影响血运。术前清洁及备皮详见本章第三节"手术野皮肤准备"，注意保持手术区域皮肤的完整性。

2. 术后做好皮肤护理，保持床铺干净、平整，及时更换被血液或汗液浸湿的病号服。

3. 跌倒及坠床高风险患者做好预防措施，必要时使用约束带加以保护，避免跌倒及坠床的发生。

（四）休息与活动

1. 保持病房安静、舒适，为患者提供良好的休息、睡眠环境。

2. 除特殊要求外，术后体位以增进舒适、减轻痛苦、促进引流以及有利呼吸为原则；病情允许时，鼓励和指导患者早期患肢活动和下床活动，以促进患肢血循环和功能康复，同时教会患者预防跌倒发生的方法。鼓励绝对卧床患者做肌肉收缩和舒张的交替运动，促进静脉回流，防止下肢深静脉血栓形成。

3. 显微外科疾病患者术后均卧床休息5～7天；术侧肢体不能受压，术后禁止术侧卧位。

（五）饮食护理

1. 术前禁食8～12小时、禁饮4～6小时。

2. 饮食　视手术种类、麻醉方式及肠功能恢复情况而定，一般局麻手术患者术后即可进食；椎管内麻醉后6小时可适当进食；全麻患者待恶心、呕吐停止后，可进食。禁烟、酒、忌酸辣刺激性食物。

（六）排泄护理

1. 术前3～5天开始训练患者床上大小便，有助于减少术后并发症。

2. 术后及时评估患者排尿情况，鼓励患者自行排尿；术后6～8小时排尿者，指导患者放松，采用改变排尿姿势、听流水声、热敷下腹部、温水冲洗会阴等方式诱导排尿，无效时给予留置导尿。

3. 保持大便通畅，指导勿憋气和用力排便，必要时给予开塞露塞肛或灌肠帮助排便。失禁患者做好肛周及会阴部皮肤护理。

（七）给药护理

维持静脉输液通畅，注意控制输液速度。观察药物作用与副作用的发生，防止并发症发

生。使用抗凝剂时，观察有无出血倾向，定期测凝血功能。

（八）专科观察要点

1. 手外科疾病观察要点

（1）术前注意评估手部组织情况、有无畸形：观察皮肤组织局部有无红、肿、热、痛，静脉扩张、肿块的大小、质地、边界及手部畸形情况。患肢血运情况：桡动脉有无搏动，肢端皮温、颜色、毛细血管充盈情况。疼痛的情况：部位、程度、伴随症状，疼痛的诱发因素，疼痛的进展及有无麻木异常感。活动情况：观察手指手腕有无活动障碍。

（2）伤口的护理：观察伤口敷料及愈合情况，有无活动性出血；伤口有无红肿热痛及肿胀程度。伤口引流管量、色、性质及固定情况。

（3）观察患肢血运情况，记录颜色、毛细血管充盈度及皮温的变化。

（4）评估伤口疼痛及患肢感觉情况，肢端有无麻木、刺痛等异常感。①有效控制疼痛，保证足够的睡眠；②宣教疼痛的评分方法，疼痛引起的必然性及减轻疼痛的方法，如放松疗法、转移注意力、药物控制，减轻患者的心理负担；③疼痛＞5分（视觉模拟评分法/VAS），针对疼痛引起的原因，给予相应的处理。疼痛原因明确尽早给予用药及处理，30分钟后观察处理效果。

（5）并发症的观察与处理：手指手腕关节僵硬及肌肉萎缩：患肢功能位放置，早期进行有效的康复训练，手指、手腕的被动（如持续运动被动/CPM仪器协助）训练及主动功能训练等，神经损伤的行神经肌肉电刺激治疗。

2. 显微外科疾病观察要点

（1）术前注意评估皮肤组织情况：观察患处皮肤组织局部有无红肿热痛，静脉扩张、肿块的大小、质地、边界；血循环情况：患处皮肤颜色、毛细血管充盈度、皮温、动脉搏动情况；患处肿胀的情况：观察肿胀的程度；感觉及疼痛的情况：部位、程度、伴随症状，疼痛的诱发因素，疼痛的进展，有无麻木、刺痛等；活动情况：观察患侧肢体活动情况，有无关节活动障碍及畸形。

（2）术后局部观察：①抬高患肢：患肢维持在功能位或保持在固定位置，略高于心脏水平10°～15°，患处可用鹅颈灯保温，灯泡40～60W，光源距患处30～50cm，持续5～7天，加强巡视，以防引起烫伤。伤口引流管量、色、性质及固定情况。②观察移植组织和手术部位的血循环：定时观察移植组织颜色、毛细血管充盈度、皮温等情况并记录，如有异常，及时报告医生。③观察患处感觉及疼痛情况，疼痛护理按"疼痛护理常规"。

（3）并发症的观察与处理：严密观察移植组织颜色、毛细血管充盈度、皮温，如有异常，及时报告医生处理，同时做好手术探查的准备。

3. 周围血管外科疾病观察要点

（1）术前注意评估患肢末梢血循环：颜色、动脉搏动、皮肤温度、有无患肢（趾、指）坏疽、溃疡、感染及患肢形态改变、色素沉着等。

（2）术后血管通畅度观察：重视患者主诉，密切观察有无血栓形成的临床表现，如肢体麻木、疼痛、肤色苍白、皮温降低、动脉搏动减弱或消失，此为动脉血栓或动脉栓塞的表现。如有肢体肿胀、发绀、疼痛和浅静脉怒张，应警惕深静脉血栓形成，必要时行急诊手术探查。

（3）手术切口观察：观察伤口有无出血、渗血、渗液、敷料脱落及感染等征象，对症及相关处理。

（4）尿量观察：每小时尿量应＞30ml，警惕急性肾衰竭。

（5）疼痛护理：按第一篇第三章第八节"疼痛护理常规"。

（6）引流管护理：观察引流液的颜色、量、性质变化，妥善固定，保持有效引流。发现引流异常，及时报告医生，及时处理。

（7）并发症的观察及护理：①血栓形成和栓塞：密切观察患肢皮肤颜色、温度、足背动脉搏动情况，给予正确体位，及时应用抗凝药物，鼓励患者术后及早进行床上肌肉伸缩活动；②出血：严密观察生命体征变化，术后若患者出现烦躁不安，面色苍白，四肢冰冷，心率增快，尿量减少等情况，应加以警惕，及时报告医生给予相应处理，做好急诊手术探查的准备；③预防感染，遵医嘱使用抗生素；④吻合口假性动脉瘤：观察伤口周围有无搏动性肿块，内出血表现。

4. 感染的预防与观察　遵医嘱使用抗生素，做好皮肤准备，术后严格无菌操作，做好各种插管及引流管的护理，防止交叉感染。观察伤口有无渗液，渗液的量、颜色、性状，切口感染者，协助做好分泌物培养。

（九）心理护理

手显微血管外科的术前患者或急诊患者容易产生紧张、焦虑甚至恐惧心理；如病情恶化、出现长期不愈的溃疡、组织坏疽甚至需要截肢时患者可能产生抑郁、沮丧、悲观甚至愤怒心理；因淋巴水肿所致的畸形外观或吸毒所致股动脉假性动脉脉瘤破裂的患者可能产生自卑甚至自杀的负性心理等。因此护士要严密观察患者的心理状况，并通过自己语言、行为、态度、表情等良性刺激做好细致入微的心理护理，提高患者的适应和应对能力，促进其心身的康复。

（十）健康宣教

1. 体位与活动　患肢抬高功能位放置，站、立行走时手要置于腰以上位置，按医嘱循序渐进进行功能锻炼。

2. 介绍药物名称、剂量、用法、作用和副作用，指导患者按医嘱服药。

3. 功能锻炼　指导患者逐步进行肢体各关节及其他力所能及的功能锻炼，指导患者定时回医院利用仪器辅助患肢进行有针对性的功能锻炼，最大限度提高患者生活自理能力。

4. 做好伤口宣教，伤口换药根据具体情况而定，保持伤口敷料干燥，伤口拆线根据切口部位、切口愈合情况而定，头面颈切口术后5天左右拆线，腹部会阴部需6～7天，胸背臀部需7～9天，四肢10～12天，年老、营养不良者需推迟拆线时间，拆线后1～2天可洗伤口。伤口处勿用碱性肥皂、溶液等刺激性强的清洁剂。显微外科患者术后10～14天拆线。

5. 指导患者定期到手、显微、周围血管外科专科门诊复查，说明复查的重要性，如出现不适或异常，及时返回医院就诊。

二、手部肌腱损伤护理常规

（一）按手、显微、血管外科疾病一般护理常规

（二）护理关键点

1. 出血。

2．疼痛。

3．畸形。

4．肿胀。

5．活动障碍。

6．感染。

（三）护理评估

1．按外科手术术前评估相关内容。

2．专科情况　损伤部位，有无创口，有无肌腱外露断及肌腱损伤程度，手的活动能力，有无腕及手部各关节活动障碍，患肢肢端的血运及感觉情况。

3．专科情况　患肢伤口、内固定或石膏外固定情况，疼痛的部位、程度、性质，患肢肢端血循环及活动感觉情况。放射科和实验室检查的结果：复查手部拍片情况。

（四）护理措施

1．按外科手术术前干预相关内容

2．体位与活动

（1）卧床时患肢置于舒适体位，用软胶枕抬高患指连同该侧手臂，略高于心脏水平，促进静脉血液和淋巴液的回流，以减轻肢体水肿及疼痛，避免指（肢）体长时间受压而加重肿胀。

（2）患肢抬高功能位放置，适当行走，注意安全，防坠床跌倒。

（3）患者坐位或立位时将患肢悬吊于胸前，不能下垂或随步行而甩动。注意观察手指末梢循环，防止敷料包扎过紧或因骨折石膏固定不佳而造成静脉回流不畅。

3．备皮　手术部位20cm范围的皮肤上的毛发均应剃除，并清洗干净。如需移植肌腱，供区20cm范围的皮肤均应清洗干净，并剃除毛发。

4．提高机体对手术耐受力的准备，积极改善全身营养状况。

5．并发症的观察与处理

（1）水肿：术后嘱患肢置于舒适体位，抬高患指连同该侧手臂，略高于心脏水平促进静脉血液和淋巴液的回流，以减轻肢体消肿及疼痛。根据患肢情况，术后24小时可给予向心性按摩患指指腹，术后3天配合红外线理疗，有利于水肿吸收减轻肿胀。

（2）肌腱粘连：早期活动可以在很大程度上减少粘连的形成，术后康复锻炼的目的是防止粘连和避免关节僵硬。一般肌腱修复术后用短臂石膏托固定制动24小时后至3周即应在医护人员的严格指导下进行被动屈、伸活动。被动活动时避免有意识的主动屈指，掌握好活动的力度，要求动作轻柔、缓慢，以不引起不能耐受的疼痛为宜，主要达到防治肌腱粘连和关节僵硬的目的。

（3）肌腱断裂：术后早期功能锻炼，一定要在医生的正确指导下护士的督促下循序渐进地进行康复锻炼。

（4）手指手腕关节僵硬：预防关节挛缩，指导患者练习固定范围以外肢体近端和远端各关节的大幅度活动。早期进行手指、手腕的被、主动功能训练，神经损伤的行神经肌肉电刺激治疗。术后2～5周保护性固定去除后，进行物理治疗及康复。开始进行患指的灵活度和力量训练，如对指训练，健身球和握力器训练用筷子夹小珠子，用手指尖拾物，同时加强日常生活方面的练习，如扣纽扣、使用筷子进食等。

（五）健康教育

1. 体位与活动　患肢抬高功能位放置，站、立行走时手要置于腰以上位置，按医嘱循序渐进进行功能锻炼。

2. 劝导戒烟。

3. 功能锻炼　指导患者进行各种力所能及的功能锻炼，必要时回到医院利用机器协助，辅助患肢有针对性地进行功能锻炼，最大限度提高患者生活自理能力。

（1）屈肌腱修复术后的康复训练：手术2天后开始早期活动，手部屈肌腱损伤多时伴腱鞘损，术后易发生粘连，我们利用橡皮筋牵引被动屈曲指间关节。在石膏夹板固定范围内，主动伸指间关节。此期禁止主动屈曲指间关节及被动伸指间关节。为了防止指间关节屈曲挛缩，应该维持该关节充分伸直位。在练习间隙及夜间用橡胶条固定指间关节，在夹板内保持伸直位。从手术后开始至4周，在夹板内进行单个手指的被动屈曲和伸直练习。第4周，允许伤指主动屈曲。

（2）伸肌腱修复术后的康复训练：手背伸肌腱表浅，损伤率高，并且易与骨发生粘连。开始主动活动时，容易过分牵拉。因此，在活动第1周必须注意保护。伸肌腱修复术后使用掌侧夹板，固定腕关节30°～40°。伸直位，同时用橡皮筋牵拉伸直所有指间关节。另外用掌侧夹板防止掌指关节屈曲。嘱咐患者，术后1～3周，依靠弹力牵引被动伸指。在夹板控制范围内练习主动屈指，被动伸指。禁止被动屈指和主动伸指。3周以后，去除掌侧夹板，嘱咐患者继续主动屈指练习，继续依靠弹力牵引被动伸指练习。6周后，去除夹板，开始主动伸指练习，包括各条肌腱滑动操练，术后7周，开始抗阻力练习。

（3）肌腱损伤合并掌指骨骨折的康复训练：早期（1～4周）康复重点是控制水肿。后期（一般是石膏固定4～6周后）重点是消除残存的肿胀，软化松解纤维瘢痕组织，增加关节活动度。

4. 指导患者定期到手外科专科门诊复查，说明复查的重要性，如出现不适或异常，及时返回医院就诊。

三、手部骨折与脱位护理常规

（一）按手、显微、血管外科疾病一般护理常规

（二）护理关键点

1. 疼痛。

2. 畸形。

3. 出血。

4. 神经损伤。

5. 石膏或夹板护理。

6. 感染。

7. 骨筋膜室综合征。

8. 活动障碍。

9. 肌肉萎缩。

10. 关节僵硬。

（三）护理评估

1. 按外科手术术前评估相关内容。

2. 专科情况　外伤史（外伤时手的位置）、外伤性质，伤后处理经过，手部有无开放性伤口，有无肿胀、肿胀的部位及程度，患肢有无畸形、反常活动、骨擦音及活动、感觉异常，石膏支具或夹板固定情况，手部X光片。

3. 术后评估

（1）按外科手术术后评估相关内容。

（2）专科情况：患肢内固定或石膏外固定情况，伤口、患肢肢端血循环及手部活动感觉，放射检查：手部X光片。

（四）护理措施

1. 体位与活动　患肢抬高位功能位放置。根据骨折部位及程度决定活动方式。患肢禁负荷，骨折部制动，休息时可用软胶枕垫高患肢，利于静脉回流。下床活动时可用三角巾托起患肢，避免下垂，减轻肿胀。同时可进行肌肉收缩锻炼，如骨折部已做外固定可活动骨折的远端未固定的关节。

2. 饮食　以高蛋白、高维生素、高热量饮食为主，多吃新鲜蔬菜和水果。

3. 心理支持　保持良好的心态，正确对待疾病。

4. 石膏外固定的护理

（1）保持患肢功能位置，石膏未干前搬运时需用手掌托住石膏，忌用手指捏压，不可用被物覆盖或移动，保持石膏干燥，要维持石膏固定的位置直至石膏完全凝固。

（2）注意患肢血循环、感觉及松紧等，固定处局部皮肤有肿胀、疼痛加剧，麻木，肢端苍白或者发绀，局部有渗液、异味，应通知医生及时打开石膏或支具，检查局部情况。根据病情需要，石膏外固定需要3周以上。石膏干后即开始未固定关节的功能锻炼。

（3）搬运时，避免折断石膏。如石膏有变形断裂，或过紧、过松，应通知医生重新打石膏。

（4）天气寒冷时，要注意肢端的保暖。

5. 疼痛护理　按第一篇第三章第八节"疼痛护理常规"。

6. 并发症的观察与处理

（1）出血：观察生命体征、神志、开放性骨折观察创面出血情况。

（2）神经损伤：观察患肢的感觉，手、手指的活动情况。避免石膏支具卡压神经，如发现异常，及时报告处理。

（3）感染：观察创面、或外固定支架针孔有无红肿热痛，渗液，体温，血象变化。及时换药，每天两次予75%酒精消毒针孔，抗炎治疗。

（4）骨筋膜室综合征：观察有无进行性疼痛、活动障碍、肿胀、压痛及肌肉被动牵拉痛，观察肢端血供、活动、感觉及全身情况，观察石膏支具绷带绑扎的松紧度。及时调整石膏支具的松紧度，避免过紧，抬高患肢。如怀疑发生骨筋膜室综合征，应立即报告处理，解开石膏或支具，平放患肢，患肢避免按摩热敷，配合医生做好切开减压的准备。

（5）肌肉萎缩、关节僵硬：早期进行肌肉收缩锻炼，根据患者的活动能力，在不影响骨折断端移位的前提下，尽早进行肌肉收缩放松运动及未固定关节的各项运动。

（6）骨折不愈合：局部有伤口的，注意观察伤口有无渗血、出血及感染征象；局部无伤口，观察是否伴有肿胀、麻木等不适以及肢体远端的感觉、运动及血循环情况。

（7）畸形愈合：早期满意的整复和有效固定是防止发生畸形愈合的关键。轻度畸形愈合如不影响功能时不需治疗，通过骨折塑形能得到一定程度的改善和纠正；畸形严重、功能影响严重须及时治疗。

（8）创伤性关节炎：早期受累关节疼痛和僵硬，活动时较明显，活动后减轻，活动多时又加重，休息后症状缓解，疼痛与活动有明显关系。晚期关节反复肿胀，疼痛持续并逐渐加重，可出现活动受限，关节积液、畸形和关节内游离体，关节活动时出现粗糙摩擦音。尽早采取有效措施缓解症状，减轻疼痛，延缓关节功能退化的发生与发展。

7. 做好术前准备和术前指导，做好术前常规检查。

8. 伤口感染者，协助做好分泌物培养，加强换药。

9. 克氏针内固定的护理

（1）掌骨骨折克氏针定固定术后：根据X光复查情况，术后6～8周拔除克氏针，石膏固定3～4周，术后在医生或护士指导下活动指间关系。钢针拔除后，可对掌指关节进行功能锻炼。

（2）指骨开放性骨折：术后石膏托固定2～3周，术后4～6周拔针。即可进行手部的功能锻炼。

（3）关节内骨折克氏针固定术：术后3～4周后拔除钢针，钢针拔除后加强关节功能锻炼。

（4）腕骨骨折术后：腕关节固定于功能位4～6周，术后即开始手指主动活动，3～6周后可逐渐增加腕关节的主动活动。

10. 脱位的护理

（1）腕关节脱位：固定期间应不断练习伸指握拳动作，4～6周后解除固定，立即开始做腕关节的屈伸活动，活动范围由小到大，循序渐进。

（2）舟、月骨及腕掌关节脱位：在固定期间应经常练习握拳屈腕动作，固定3～4周后，解除固定，仍先练习屈腕功能和旋腕功能，1～2周后再练习伸腕功能。

（3）掌指关节脱位：固定3～4周后解除固定，逐渐锻炼掌指关节伸屈功能，若无并发骨折，功能较易恢复。对伤势较重、功能恢复较慢者，应结合药物、理疗等治疗。

（4）指间关节脱位：固定后即可练习患指的屈伸功能，尽管其活动受到固定的限制，但其伸屈肌腱不会因固定而与周围组织粘连。3～4周后解除固定，即可练习患指关节的活动如活动进度较慢、肿胀不消时，可配合药物、理疗等治疗。

（五）健康教育

1. 指导患者将患肢抬高功能位放置；主动活动石膏未固定部位；按医嘱循序渐进功能锻炼。不同部位的骨折，愈合时间不同，外固定固定时间不同，须严格按医嘱，不能自行过早拆除外固定或负重。

2. 指导克氏针拔除时间　根据X光复查骨折愈合情况为准。

（1）指骨闭合性骨折：3～4周拔除。

（2）指骨开放性骨折：4～6周拔除。

（3）掌骨闭合性骨折：6～8周拔除。

（4）掌骨开放性骨折：12周拔除。

3. 指导石膏折除时间　根据X光复查骨折愈合情况为准。

（1）掌骨固定4～6周。

（2）指骨固定4～6周。

（3）关节脱位固定3～4周。

4. 指导患者出院后继续功能锻炼。

5. 指导患者定时门诊复查，并说明复查的重要性。如出现不适或异常，及时返回医院就诊。

四、手部先天畸形护理常规

（一）按手、显微、血管外科疾病一般护理常规

（二）护理关键点

1. 功能障碍。

2. 形象紊乱。

3. 自理缺陷。

4. 焦虑、恐惧。

5. 知识缺乏。

（三）护理评估

1. 按外科手术术前评估相关内容。

2. 专科情况　手部畸形的类型，手部皮肤组织情况，手功能活动情况，手部X光片。

3. 手术后评估　患肢活动情况、放置位置。伤口渗血情况、患肢末梢颜色、毛细血管充盈、皮温、患肢肿胀情况。

（四）护理措施

1. 活动体位　根据病情决定活动方式及麻醉和手术方式给予相应的卧位。

2. 心理支持　做好宣教工作，让患者保持良好的心态，正确对待疾病。

3. 常规检查　完善各项术前常规化验和拍片等影像学检查。

4. 备皮　根据手术方法和范围做好与之相关的皮肤准备。

5. 改善全身营养状况，以适应手术耐受力。

6. 术前胃肠道准备　术前禁食12小时，禁饮6～8小时。

7. 饮食　视手术种类、麻醉方式及肠功能恢复情况而定，禁烟、酒及酸辣刺激性食物。

8. 病情观察

（1）生命体征监测、神志观察。

（2）患肢末梢血运情况。

（3）观察伤口有无渗血、渗液、局部有无肿胀。

（4）观察患肢术后放置位置、肢体活动情况。

9. 疼痛护理　观察伤口疼痛情况，术后给予止痛药镇痛，用药后30分钟观察止痛效果。

（五）健康教育

1. 行为指导　戒烟、酒、忌辛辣食物。

2. 用药指导　介绍所用的药物的名称、剂量、作用及副作用。

3. 心理支持　增强患者信心，促进患肢愈合。

4. 注意安全　保护好患肢，防止摔伤、撞伤、烫伤。

5. 切口宣教　切口未拆线前保持伤口干燥，伤口换药根据伤口干燥情况，决定换药时间和次数，一般每2～3天换药一次，根据伤口部位和伤口愈合时间而定，一般为10～14天。

6. 功能康复训练　指导患者进行患肢的功能锻炼，如有神经、肌腱损伤者，可根据患者情况由专业康复人员指导利用电疗机和伸屈肌腱运动仪协助进行训练，促进患者手功能的康复。

7. 复诊宣教　嘱患者出院后定期到手外科门诊复查，如出现不适或异常，及时返回医院就诊。

五、神经卡压综合征、周围神经损伤护理常规

（一）按手、显微、血管外科疾病一般护理常规

（二）护理关键点

1. 感觉障碍。

2. 肌肉萎缩。

3. 疼痛。

4. 生活自理缺陷。

（三）护理评估

1. 按外科手术术前评估相关内容。

2. 专科情况　患肢皮肤感觉情况，患肢肌力、肌张力、肌肉萎缩情况。

3. 患肢神经卡压症程分期

腕管综合征临床分型

分型	麻木	感觉	肌萎缩	对掌受限	2-PD（mm）	潜伏期
轻度	+	−	−	−	＜4	＜4.5
中度	++	减退	−	−	＞4	＞4.5
重度	+++	消失	+	+	＞10	＞10

肘管综合征临床分型

分型	感觉	运动	爪形手	肌电图（m/s）
轻度	间歇性振动感异常	自觉无力，灵活性差	无	＞40
中度	间歇性刺痛感减退	握力差，手指内收及外展受限	无	30～40
重度	持续性感觉异常，2-PD异常	肌萎缩，手指不能内收，外展	有	＜30

4. 肌电图检查结果。

5. 用药效果和不良反应。

（四）护理措施

1. 完善相关术前检查及准备。

2. 按本章第一节"外科疾病一般护理常规"。

3. 神经康复的功能训练　术后24小时，根据神经卡压方式给予相应的神经肌肉电刺激治疗，坚持每天2次，由康复专业人员跟踪、及时评估治疗康复效果。

（五）健康教育

1. 用药指导　介绍所用神经营养药物的名称、剂量、作用及副作用。

2. 加强患肢康复训练，出院后根据情况返院利用超级神经治疗仪器辅助训练，促进神经功能的康复。

3. 加强安全教育　患肢神经卡压后皮肤感觉障碍，要注意保护患肢，防止烫伤、冻伤。

4. 指导患者定期到专科门诊复查，如出现不适或异常，及时返回医院就诊。

六、截肢与截指术护理常规

（一）按手、显微、血管外科疾病一般护理常规

（二）护理关键点

1. 疼痛。
2. 出血。
3. 肿胀。
4. 感染。
5. 关节挛缩。
6. 悲观失望。
7. 受伤的危险。

（三）护理评估

1. 按外科手术术前评估相关内容。

2. 截肢的原因　严重毁损伤、严重感染或特殊感染、恶性肿瘤、肢体严重缺血造成肢体坏死、严重骨筋膜室综合征并发生肾衰竭等。

3. 疼痛的部位、性质、程度。

4. 辅助检查结果　恶性肿瘤者局部穿刺病理活检结果、胸片、患肢X线及CT、核磁共振结果等。

5. 术后评估　患者的活动能力。患肢肢端的血循环、疼痛及感觉情况；观察残端肿胀情况；切口敷料及切口愈合情况；伤口引流管引流量、色、性质。

6. 截肢卧床患者评估呼吸道情况。

7. 留置导尿情况，尿液的量、色、性状。

8. 仪器检查和实验室检查结果。

（四）护理措施

1. 按本章第一节"外科疾病一般护理常规"术前、术后护理相关内容。

2. 心理护理　积极配合医生，将截肢的重要性向患者及家属说明，告知这是抢救生命

的必要措施，截肢是最佳治疗方案，使患者积极配合医护工作，争取最好的治疗效果。介绍安装假肢的情况，需要时协助联系假肢专业人员，尽量帮助患者消除顾虑。

3. 根据手术方法和范围做好与之相关的皮肤准备。

4. 改善全身营养状况，以适应手术耐受力。

5. 术后体位与活动　抬高患肢，术后即开始肌肉的等长收缩活动；大腿截肢者要防止髋关节屈曲外展挛缩，小腿截肢者要避免膝关节屈曲挛缩，练习残肢伸屈活动，尽可能达到术前范围。

6. 疼痛护理　按第一篇第三章第八节"疼痛护理常规"。

7. 导尿管的护理　按本章第四节"留置导尿护理常规"。

8. 并发症的观察与处理

（1）出血：观察意识、生命体征、伤口敷料、引流量、色、性状、尿量、皮温等，床尾备止血带、棉垫、敷料等，出血严重时首先用止血带结扎（将结扎时间记录于止血带上，每次结扎时间不能超过60分钟），并立即报告，紧急处理。

（2）感染：观察生命体征、血象、残端愈合情况，有无渗液，渗液的量色性状，保持引流通畅，残端用弹力绷带加压包扎，避免残端积液，及时换药。

（3）关节挛缩：患肢功能位放置，早期主、被动功能锻炼。必要时石膏托固定。

（五）健康教育

1. 指导术后体位与活动的重要性和方法　大腿截肢者要防止髋关节屈曲外展挛缩，小腿截肢者要避免膝关节屈曲挛缩。残肢要积极锻炼，保持关节正常活动范围，早期可扶拐杖行走。

2. 注意安全　下床活动时因很多患者尚未适应截肢，身体易失去平衡，要预防跌倒。

3. 安装假肢的准备　伤口愈合后开始进行患肢的肌肉锻炼、按摩、拍打以增强皮肤耐受性，关节主动性运动，使患肢残端能够负重、关节灵活，为安装假肢做准备。

4. 指导患者定时门诊复查，并说明复查的重要性。如出现病情变化，及时来医院就诊。

七、手部功能重建术护理常规

（一）按手、显微、血管外科疾病一般护理常规

（二）护理关键点

1. 功能活动障碍。

2. 畸形。

3. 感觉障碍。

4. 组织灌注异常。

5. 疼痛。

6. 出血。

7. 肿胀。

8. 感染。

9. 悲观失望。

10. 受伤的危险。

11. 自理缺陷。

（三）护理评估

1．按外科手术术前评估相关内容。

2．术前评估患肢的皮肤完整性及功能障碍情况。有无外伤史、外伤的位置、性质、有无合并其他伤。

3．仪器及化验室检查结果　手部拍X线、胸片、心电图、肌电图检查前臂神经功能、彩超或多普勒检查前臂及供区血管情况；血常规及出凝血时间。

4．手术后评估

（1）按外科手术术后评估相关内容。

（2）术区观察。

（3）观察伤口出血情况，伤口引流管引流量、色、性状。

（4）患肢肢端的血循环：皮肤颜色、毛细血管充盈度、皮温。

（5）患肢肿胀情况：观察肿胀的程度。

（6）感觉情况：有无麻木异常感。

（7）疼痛情况：部位、程度、伴随症状，疼痛的诱发因素，疼痛的进展情况等。

（8）留置导尿情况，尿液的量、色、性状。

5．手术、治疗效果。

6．患者心理状态。

（四）护理措施

1．按本章第一节"外科疾病一般护理常规"术前、术后护理相关内容。

2．术后有支架和石膏固定的患者护理　按本节"手部骨折与脱位护理常规"。

3．疼痛护理　按第一篇第三章第八节"疼痛护理常规"。

4．留置导尿护理　按本章第四节"留置导尿护理常规"。

5．并发症的观察与处理

（1）出血、感染、皮瓣臃肿、疤痕挛缩、神经损伤、肌肉萎缩等并发症按相应观察与处理。

（2）坏死：应做好再次手术的准备。

6．血管扩张及抗凝药物用药护理

（1）注意血压和脉搏变化。如血压<100/60mmHg，则停用654–2。

（2）观察有无牙龈出血、血尿、血便、呕血现象，女患者观察有无异常阴道出血。

（3）按医嘱每日或隔日抽查凝血酶原时间。

（4）给药时间严格而准确。滴注肝素应严格检查滴速。

（五）健康教育

1．活动及锻炼　肢体的功能锻炼，防止关节僵直，松解粘连肌腱，改善关节活动度，预防肌肉萎缩。可采用红外线治疗，改善循环，促进消肿，防止肌肉萎缩，促进伤口愈合。

（1）术后24小时轻微被动活动掌指和指间关节，每天3次，每次5~10分钟。

（2）2周后做被动功能锻炼，在双手及前臂进行由远端向近端的按摩和揉捏，每次5~10分钟，每天数次，被动伸屈桡间关节，逐渐增加活动幅度，每天数次。

（3）3周后做主动功能锻炼，主动活动掌指和指尖关节。

（4）4～6周后拆除外固定石膏托，开始主动活动腕关节。

（5）6～8周拆除钢针后可由康复人员协助进行电刺激治疗、CPM、蜡疗、红外线、等物理疗法活动，加强病员手功能及感觉的恢复。

（6）指导训练：两手协同操作的能力，如打结、解结、打字和弹琴等，加强职业康复训练。

2. 注意安全预防意外，保护好患肢，避免烫伤，冻伤、碰伤。

3. 指导专科门诊定期复查，如出现不适或异常，及时返回医院就诊。

八、拇指与手指再造术护理常规

（一）按手、显微、血管外科疾病一般护理常规

（二）护理关键点

1. 功能活动障碍。

2. 畸形。

3. 组织灌注异常。

4. 疼痛。

5. 出血。

6. 肿胀。

7. 感染。

8. 教育需求。

（三）护理评估

1. 按外科手术术前评估相关内容。

2. 评估缺失的原因，有无外伤史、外伤的位置、性质、有无合并其他伤，外伤的治疗及恢复过程。患肢的皮肤缺损及功能障碍程度。

3. 术后评估

（1）按外科手术术后评估相关内容。

（2）再造手指及供区伤口出血情况。

（3）血循环情况：再造手指的颜色、皮温、毛细血管充盈度情况。

（4）疼痛情况：部位、程度、伴随症状，疼痛的诱发因素，疼痛的进展情况。

（5）再造肢体的肿胀情况：观察肿胀的程度。

（6）感觉情况：有无麻木异常感。

（7）患者的活动能力。

（8）留置导尿情况。

4. 仪器和实验室检查结果　手部X线、胸片、心电图、肌电图、彩色多普勒检查；血常规及出凝血时间。

（四）护理措施

1. 按外科手术术前干预相关内容。

2. 心理支持　鼓励患者正确认识伤病，讲解手术成功的实例，如展示出院患者的手术照片，请住院患者现身说教，以打消患者的疑惑、紧张、恐惧心理，增强其治疗、手术的信

心，积极配合手术。

3．术前留置导尿管，便于手术顺利进行及术后了解肾功能情况。

4．做好术前准备。

5．环境　患者尽量安排在单间，每天空气消毒2次，保持室内空气新鲜、安静、清洁、舒适，温度尽量控制在25～28℃，相对湿度50%～60%，尽量控制探访人员，防止交叉感染，禁烟，以防引起血管痉挛。

6．体位活动　术后嘱患者绝对卧床休息1～2周，予软胶枕垫高患侧肢体，置于心脏水平或略高于心脏水平位10～15度为宜，以减轻肿胀、利于静脉回流，避免压迫患肢。按医嘱局部鹅颈灯照射。

7．全身情况的观察和护理　定时测量生命体征和小便量，注意补充容量，并密切观察患者面色和神志变化，做好记录。

8．患肢血循环观察及血管痉挛的处理，术后3天每小时观察一次，3天后可改为每4小时观察一次，持续观察1～2周。

（1）皮肤颜色的观察：①皮肤红润，指腹饱满——正常；②皮肤苍白，指腹瘪陷——动脉供血不足，及时报告处理；③皮肤青紫，皱纹减少或消失或有水泡——静脉回流障碍，及时报告处理。

（2）毛细血管充盈时间观察：用棉签或手指压破皮肤至发白然后立即移开，①若2～3秒钟内皮肤颜色转为红润→正常；②充盈时间缩短或消失→动脉供血不足，立即报告处理；③充盈时间延长到3秒钟以上→静脉回流障碍，立即报告处理。

（3）定时测量皮温并记录：测量时要先测患肢再测健肢；测量要做到"三定"（定时间、定部位、定压力）；皮温相差3℃或3℃以上，要及时报告医生处理。

（4）指腹张力：再造指血循环正常，指腹张力与健指相同或略高于健指，称指腹饱满。

9．并发症的观察与护理

（1）动脉痉挛：①找出引起血管痉挛的原因如室温较低、疼痛或因患儿哭闹引起；②除采取针对性措施外，应立即使用血管解痉药，如以上处理后30分钟无缓解，应考虑动脉栓塞，须准备手术探查。

（2）动脉栓塞（动脉危象）：再造指体由红润变为苍白，出现花斑、指腹干瘪、塌陷、皮温降低快，考虑出现动脉危象，报告医生，予解痉观察一段时间后患指仍无血循环改变时，应进行手术探查的准备。

（3）静脉栓塞（静脉危象）：再造指由红润变成暗紫色，有水泡，且指腹张力高，指体肿胀，皮温逐渐降低，立即报告医生，予抬高患肢或用50%硫酸镁湿敷或高压氧舱治疗等处理，必要时做好再次手术探查的准备。

（4）坏死：观察再造指体血循环变化，如再造指体变黑、坏死，应做好再次手术的准备。

（5）及时发现出血、感染、伤口不愈合、肌腱粘连、畸形等并发症。

10．血管扩张及抗凝药物用药护理　按本节"手部功能重建术护理常规"。

（五）健康教育

1．活动及锻炼

（1）术后第一周起，指导患者主动运动患侧手腕关节、健指的指间关节与掌指关节，每小时一次，每次5～10分钟，可协助肘关节、腕关节等轻微被动运动。可采用红外线治疗，改善循环，促进消肿，防止肌肉萎缩，促进伤口愈合。

（2）术后4～8周开始功能锻炼：

1）被动屈伸各关节：主要由自己健手帮助新建拇指屈伸各关节。手法要轻柔，每次5～10分钟，每小时1次。

2）主动屈伸掌指关节和指关节：用健手固定一个关节，主动屈伸另一关节，每次屈伸，需其达到最大幅度；自由屈伸各关节；做对指对掌运动；做拇指外展和内收动作。

3）抗阻力练习：可用捏皮球的锻炼增强拇指的屈伸、内收及对掌肌力。用橡皮网的锻炼增强拇指伸屈及外展肌力。这些练习用力要大，每一个动作历时3～4秒，重复10～20次。即引起局部疲劳感觉即可，每天练习1～2次。

4）虎口开大训练：可用在自己大腿上撑压的方法来逐步撑大虎口，每天数次，每次10～20分钟。

（3）术后4周，增加关节活动度训练，在医护人员指导下，鼓励患者做主动伸、屈再造手指，并逐渐行抗重力锻炼，防止肌肉萎缩。

（4）术后6～8周，拔除克氏针，48小时后在康复治疗师指导下利用CPM仪器进行患指指间关节和掌指关节的主、被动运动，被动运动速度以慢为宜，逐渐加大力量，当达到极限角度时，保持10～20秒，然后缓慢减少外力，如此反复伸屈。被动运动幅度由小到大，每日或每周递增。患指主动运动内容为掌指、指间关节各方向的活动以及以掌、对指、抓拳、松拳等。辅助使用皮筋网板、螺丝与螺帽等工具训练指力。

（5）术后2～3个月，着重训练患指动作的灵活性、协调性和精确性，如拍球、投球、接球、投环、用匙、用筷、写字及梳头等，并且训练两手协同操作的能力，如打结、解结、打字和弹琴等，加强职业康复训练。

2. 注意安全预防意外，保护好患肢，避免烫伤，冻伤、碰伤。

3. 劝导戒烟，禁酒。

4. 指导患者定时门诊复查，并说明复查的重要性。如出现不适或异常，及时返回医院就诊。

九、断肢（指）再植术的护理常规

（一）按手、显微、血管外科疾病一般护理常规

（二）护理关键点

1. 组织灌注异常。

2. 疼痛。

3. 出血。

4. 肿胀。

5. 感染。

6. 焦虑恐惧。

7. 教育需求。

（三）护理评估

1. 按外科手术术前评估相关内容。

2. 专科情况　损伤的性质、部位、离断平面及时间。患肢（指）肢端的血供、及感觉情况、活动能力。现场和转运人员对离断肢体的处理。

3. 放射及相关检查　胸片、心电图、患肢X光片等。

4. 手术后评估

（1）按外科手术术后干预相关内容。

（2）专科情况：患者的活动能力，手术情况：伤口出血、肢体肿胀情况。再植肢体的血循环观察。

（3）留置尿管固定通畅情况，尿液的量、色、性状。

（四）护理措施

1. 按外科手术术前干预相关内容。

2. 离断肢（指）体处理　接诊到断指患者时，若是完全离断的肢（指）体，应迅速以无菌敷料包好置于冰箱4℃的冷藏室，减缓组织细胞水肿、变性。

3. 心理支持　迅速安置好患者，用语言和动作减少患者的紧张、恐慌情绪，取得患者信任，增强患者信心，积极配合手术。

4. 包扎止血　未完全离断的肢体，应立即用夹板固定患肢，制动；完全离断的断肢（指）及创面用无菌敷料包扎止血。小量出血敷料压迫止血即可，大血管出血则用气压止血带止血，成人上肢300～400mmHg/h，下肢400～500mmHg/h，并记录时间，每小时放松1次，每次5～10分钟。认真观察患者全身情况，建立静脉通道，补充血容量，抗休克处理。

5. 皮肤准备　局部清洗，备皮，剪指（趾）甲。

6. 术前留置导尿管，便于手术顺利进行及了解肾功能情况。

7. 做好术前抽血化验，患肢（指）X光拍片检查。

8. 根据需要配血。

9. 患者床单位准备　有条件最好住单间，室温尽量控制在25～28℃之间，房间每天消毒2次，每次30分钟，床单位准备好软胶枕、鹅颈灯。

10. 术后干预措施　按本节"拇指与手指再造术护理常规"。

（五）健康教育

1. 活动及锻炼

（1）术后1～2周，改善微循环，促进消肿，防止肌肉萎缩，可协助肘关节、腕关节等轻微被动运动，可采用红外线治疗，促进伤口愈合。

（2）手术3周后，开始增加关节活动度，在康复人员指导下，逐渐行抗重力锻炼。

（3）手术后6～8周，拔除克氏针后给予电刺激治疗，防止肌肉萎缩。

（4）术后3个月，加强职业康复训练。

2. 指导患者定时门诊复查，并说明复查的重要性。如出现不适和异常，及时来医院就诊。

十、常规皮瓣、游离皮瓣移植手术护理常规

（一）按外科疾病一般护理常规和麻醉后护理常规

（二）护理关键点

1. 组织灌注异常。

2. 出血。

3. 疼痛。

4. 感染。

5. 肿胀。

6. 焦虑恐惧。

7. 自理缺陷。

8. 教育需求。

（三）护理评估

1. 按外科手术术前评估相关内容。

2. 专科情况　患处部位皮肤软组织缺损程度，有无溃疡等感染伤口存在。

3. 辅助检查结果　胸片、心电图、血管彩色多普勒。

4. 术后评估

（1）按外科手术术后评估相关内容。

（2）专科情况：患者的活动能力。创口引流管量、色、性质及固定情况。伤口敷料有无渗血、渗液、疼痛，局部有无肿胀情况。皮瓣的色泽、温度、毛细血管充盈度等情况。

（3）药物的作用及副作用。

（四）护理措施

1. 按外科手术术前干预相关内容。

2. 术前床单位准备　有条件最好住单间，房间每天消毒2次，每次30分钟，床单位准备好软胶枕、鹅颈灯。术后病房环境　术后患者尽量安排在单间，室温最好控制在25～28℃之间，病房每天空气消毒2次，每次30分钟，保持室内空气流通、安静、清洁、舒适，尽量控制探访人员，防止交叉感染，禁烟，以防引起血管痉挛。

3. 术后体位与活动　术后患者绝对卧床休息1～2周，移植皮瓣区和供区均用软胶枕垫高置于心脏水平或略高于心脏水平10°～15°为宜，局部用40～60W的鹅颈灯照射保温，光源距离患处30～50cm，防止灼伤皮肤。禁止靠患侧卧位，以免影响移植皮瓣血运。

4. 全身情况的观察和护理　定时测量血压、脉搏、呼吸和小便量，注意补充血容量，并密切观察患者面色和神志变化，做好记录。

5. 皮瓣血循环观察及血管痉挛的处理　镇痛、止血、若血容量不足时应及时补充。应用血管扩张药，必要时进行手术探查。

（1）皮瓣颜色的观察：术后3天每小时观察一次，3天后可改为每4小时观察一次，持续观察1周。①皮肤红润，指腹饱满——正常；②皮肤苍白，指腹瘪陷——动脉供血不足，及时报告处理；③皮肤青紫，皱纹减少或消失或有水泡——静脉回流障碍，及时报告处理。

（2）毛细血管充盈时间观察：用棉签或手指压破皮肤至发白然后立即移开。①若2～3秒钟内皮肤颜色转为红润→正常；②充盈时间缩短或消失→动脉供血不足，立即报告处理；③充盈时间延长到3秒钟以上→静脉回流障碍，立即报告处理。

（3）定时测量皮温并记录：①一般术后3天每小时测量一次，3天后可改为每当小时测量一次，持续一周；②一般术后12小时患侧皮瓣的皮温比健侧稍低，以后逐渐升高，如果皮温相差3℃或3℃以上，要及时报告处理；③测量时要先测患侧皮瓣，再测健侧，测量要做到"三定"分别是定时间、定部位、定压力。

6. 血管危象的处理方法

（1）静脉栓塞（静脉危象）：皮瓣由红润变成暗紫色，有水泡，皮肤张力高，皮肤肿胀，皮温逐渐降低，则说明静脉回流发生障碍，立即报告医生，予抬高患肢或用50%硫酸镁湿敷或高压氧舱治疗等处理，必要时做好再次手术探查的准备。

（2）动脉栓塞（动脉危象）：皮瓣由红润变为苍白，出现花斑、皮肤干瘪、塌陷、皮温降低快，考虑出现动脉危象，报告医生，予解痉观察一段时间后仍无血循环改变时，应进行手术探查的准备。

7. 疼痛护理　按第一篇第三章第八节"疼痛护理常规"。

8. 并发症的观察与护理

（1）出血：观察伤口出血情况，生命体征、伤口引流管引流液的量、色、性质，如有异常，及时报告医生处理。

（2）感染：观察生命体征、血象，伤口愈合情况，协助医生做好分泌物培养。

（3）皮瓣坏死：观察移植皮瓣血循环变化，如有异常，及时报告医生处理。

（4）畸形。

9. 饮食　以高蛋白、高维生素、高热量、粗纤维等易消化饮食为主，多吃新鲜蔬菜和水果，鼓励多饮水、多吃鸡、鱼、肉、蛋及豆制品等高蛋白食物，禁食过酸过辣及冰冷刺激性食物，预防便秘。

10. 尿管的护理　按本章第四节"留置导尿护理常规"

11. 药物使用的观察

（1）注意血压和脉搏变化。用654-2若血压＜100/60mmHg则停用。

（2）观察有无鼻腔、口腔、血尿、血便、呕血等现象，女患者观察有无阴道异常出血。

（3）按医嘱每日或隔日抽查凝血酶原时间。

（4）严格控制给药时间和滴速。

12. 心理支持　保持良好的心态，正确对待疾病。

（五）健康教育

1. 活动及锻炼

（1）术后1～2周，改善微循环，促进消肿，防止肌肉萎缩，可协助肘关节、腕关节等轻微被动运动，可采用红外线治疗，促进伤口愈合。

（2）手术3周后，开始增加关节活动度，在康复人员指导下，逐渐行抗重力锻炼。

（3）术后3个月，加强职业康复训练。

2. 饮食　给予高蛋白，高热量、富含维生素易消化的饮食。

3. 心理支持　鼓励患者保持良好精神状态，减轻患者的心理负担。

4. 注意安全，预防意外，保护好患肢，避免烫伤、冻伤、碰伤。

5. 劝导戒烟，禁酒。

6. 指导患者定时门诊复查，并说明复查的重要性。如出现病情变化，及时来医院就诊。

十一、下肢静脉曲张护理常规

（一）按手、显微、血管外科疾病一般护理常规

（二）护理关键点

1. 肢体溃疡。

2. 疼痛。

3. 出血。

4. 感染。

5. 教育需求。

（三）护理评估

1. 按手术前评估相关内容。

2. 专科情况　患肢下肢皮肤情况，小腿有无色素沉着、皮疹、溃疡等改变。小腿静脉曲张程度。下肢有无经常酸胀、疼痛、乏力等不适。

3. 实验室检查　关注血小板、出凝血时间、凝血酶原时间，了解患者有无出血倾向、血液病史。

4. 特殊检查　彩色超声、深静脉造影，了解患者深静脉是否通畅。

5. 术后评估

（1）按外科手术术后评估相关内容。

（2）专科情况：患者的活动能力。各引流管是否妥善固定、引流通畅，密切观察引流液的量、性质、颜色。伤口敷料渗血渗液情况。患肢血循环情况。评估疼痛的程度。

（四）护理措施

1. 按外科手术术前干预相关内容。

2. 体位/活动　避免长时间站立或坐位。卧床休息时，抬高患肢。

（1）抬高下肢30°，且局部垫枕，以利下肢静脉血回流。

（2）鼓励早期下床活动，对于单纯性大隐静脉激光治疗＋高位结扎者，术后24～48小时后应下地行走。对于有静脉功能障碍行下肢静脉瓣膜手术及血管重建术者，术后应卧床1周可使用气压泵并在床上做足关节伸屈活动，防止血栓形成，促进侧支循环建立。

3. 心理支持　保持良好的心态，正确对待疾病。

4. 并发症的观察和处理

（1）血栓性静脉炎：抬高患肢，局部热敷，穿弹力袜或使用弹力绷带。

（2）小腿慢性溃疡：局部勤换药，保持创面清洁和全身应用抗生素控制感染。

（3）出血：抬高患肢和加压包扎止血，必要时缝扎止血。

（4）溃疡恶变：如凝有溃疡恶变，应做活体组织病理切片检查，经确诊癌变，需作溃疡广泛切除，严重者需截肢。

5. 注意观察患肢血循环，绷带包扎松紧度有无妨碍关节活动或肢端血液供应，以判断是否包扎过紧或有无其他并发症。

6. 疼痛护理　按第一篇第三章第八节"疼痛护理常规"。

7. 注意伤口周围有无皮下渗血，应用抗凝药者，应密切观察伤口、穿刺点、牙龈有无异常出血及有无血尿黑便等。

8. 导尿管的护理　按本章第四节"留置导尿护理常规"。

（五）健康教育

1. 出院后仍需穿弹力袜或用弹力绷带1～3个月，晚上睡觉时患肢抬高20°～30°，为维持下肢血运，平时应注意体位，勿长时间站立或坐位。三个月内避免重体力劳动。

2. 患者术后半年到一年内可能有下肢酸痛或麻木感。

3. 禁烟，坚持适量运动。

4. 康复指导　出院后定期到血管外科专科门诊复查、随访，如出现不适或异常，及时返回医院就诊。

十二、下肢深静脉血栓形成护理常规

（一）按手、显微、血管外科疾病一般护理常规

（二）护理关键点

1. 肢体肿胀。

2. 疼痛。

3. 肺动脉栓塞。

4. 溶栓治疗。

5. 抗凝治疗。

6. 静脉切开取栓术。

7. 教育需求。

（三）护理评估

1. 按外科手术术前评估相关内容。

2. 患者有无外伤史、手术及感染史，有无静脉注射刺激性药物史。

3. 询问患者有无下肢突然剧烈胀痛伴有发热史。

4. 专科情况　患者下肢检查，特别是小腿及大腿、股部、下腹壁有无静脉曲张、有无皮肤色泽改变及发亮，足背胫后动脉搏动情况等。

5. 实验室检查　了解患者肝肾功能和溶栓二聚体、凝血功能、血常规、电解质等。

6. 辅助检查　多普勒超声波检查：判断患肢有无静脉血栓形成及血栓部位。

7. 术后评估

（1）按外科手术术后估相关内容。

（2）专科情况：患者活动能力。各引流管是否妥善固定、引流通畅，密切观察引流液的量、性质、颜色。切口敷料渗血渗液情况。肢体的肿胀程度、肤色、温度和动脉搏动情况。两肺呼吸音、咳嗽、咳痰及其痰的性质、颜色、量。

（3）实验室/辅助检查：关注出凝血时间结果，密切观察全身有无出血倾向。

（四）护理措施

1. 按外科手术术前干预相关内容

2. 体位/活动

（1）急性期卧床休息7～10天，抬高患肢（下肢抬高于心脏15°～20°），膝关节略弯曲。

（2）卧床时可进行足的背曲锻炼，症状缓解可进行轻便活动，活动时穿弹力袜或用弹力绷带；不可按摩或热敷。

（3）指导患者尽早作主动或被动运动，鼓励患者恢复期逐渐增加活动量，如增加行走距离和锻炼下肢肌肉的活动量，以促进下肢深静脉再通和促进侧支循环，溶栓期间禁止下床活动。

3. 饮食　告诫患者禁烟，以防止烟中尼古丁刺激引起静脉收缩；进低脂、含丰富纤维

素的饮食，以保持大便通畅，减少因大便困难引起腹内压增高，影响下肢静脉回流。

4．预防肺动脉栓塞的护理　注意观察患者有无咳嗽、咳血痰、胸痛、呼吸困难及恐惧等症状，如有以上症状应警惕肺栓塞的发生。肺栓塞的护理和急救按本篇第五章第二节"肺栓塞护理常规"。

5．下肢血循环及肢体肿胀程度的观察　需观察患肢远端的皮肤温度、色泽、感觉和动脉搏动强度及肢体周径的大小变化与健侧对比情况。

6．溶栓及抗凝治疗期间，除定时监测凝血时间及凝血酶原时间外，应密切观察切口、穿刺点、牙龈部有无异常出血及有无血尿黑便等。

（1）溶栓疗法：常用药物为尿激酶，主要作用是水解血栓内的纤维蛋白而达到溶栓目的，维持10～14天。

（2）抗凝疗法：适用于范围较小的血栓，通过肝素和香豆素类抗凝剂预防血栓的繁衍和再生，促进血栓的消融。一般用低分子肝素钠，低分肝素钙，最后使用香豆素衍生物，如华法林，至病人恢复正常生活，3～6个月。

7．导尿管的护理　按本章第四节"留置导尿护理常规"。

8．并发症观察

（1）出血：定时监测凝血时间及凝血酶原时间外，应密切观察切口、穿刺点、牙龈部有无异常出血及有无血尿黑便等。

（2）深静脉血栓形成：单侧小腿部水肿，与对侧小腿相比周径不对称，小腿皮肤出现红斑，局部皮温升高，伴或不伴有下肢不适和模糊的疼痛感，腓肠肌和大腿肌肉出现压痛，全身反应主要为低热或不规则热，脉搏增快。

（五）健康教育

1．告诫患者绝对禁烟。

2．进低脂多纤维素的饮食，保持大便通畅，避免因大便困难，造成腹内压增高，影响下肢静脉血液回流。

3．鼓励患者加强日常锻炼，适当运动，预防静脉血栓形成。

4．指导防血栓弹力袜的使用　穿弹力袜，可迫使下肢浅静脉血流入深静脉，使下肢深静脉血流增多、增快。教会患者使用方法，使用时间3个月以上。

十三、急性肢体动脉栓塞护理常规

（一）按手、显微、血管外科疾病一般护理常规

（二）护理关键点

1．组织灌注异常。

2．疼痛。

3．活动障碍。

4．血栓形成。

5．焦虑和恐惧。

6．知识缺乏。

7．自理缺陷。

8．睡眠紊乱。

9．感染。

10．潜在的组织完整性受损。

11．教育需求。

（三）护理评估

1．按外科手术术前评估相关内容。

2．专科情况　患肢症状：患肢皮肤的颜色、有无动脉搏动、温度、感觉、疼痛程度及部位、运动障碍及皮肤组织情况。疼痛程度及部位。

3．实验室检查　血常规、血型、血小板计数、细胞比积测定、血红蛋白测定、毛细血管脆性试验，血清肌酸磷酸激酶（CPK）、乳酸脱氢酶（LDH）出凝血时间、溶栓二聚体、肝肾电解质及乙肝两对半化验等。

4．多普勒（Doppler）血流仪检查结果。

5．影像学检查　胸片、心电图、下肢彩超、DSA、超声心动图、CT、三维螺旋CT血管成像/CTA、磁共振血管造影/MRA等。

6．患者对疾病的认知程度，心理状况及患者经济承受能力和家人对患者的支持程度。

7．术后评估

（1）按外科手术术后评估相关内容。

（2）专科情况：患肢末梢的颜色、动脉搏动、皮肤温度及感觉情况。伤口有无渗血渗液、局部有无肿胀情况。伤口引流管及留置尿管的尿量、色、性质及固定情况。评估疼痛的程度。患者的活动能力，全身皮肤情况。

（四）护理措施

1．按外科手术术前干预相关内容。

2．早发现，积极治疗，栓塞后8～12小时为手术的最佳时机。

3．体位与活动　均应绝对卧位休息，减少活动。

（1）上肢栓塞和腹主动脉栓塞患者采取半卧位。

（2）下肢动脉栓塞患者将床头抬高15°，患肢水平放置或低于心脏平面约15°。

（3）患肢注意保暖，禁用热水袋及热敷。

（4）注意监测心率及心律。尤其患者出现剧烈腹痛，不能平卧，应考虑有肠系膜动脉栓塞的可能，及时汇报医师。

4．饮食　进食易消化食物；根据麻醉方式指导术前饮食。

5．心理支持　关心、体贴患者、做好患者的思想工作，使其情绪稳定，能配合治疗和护理。

6．疼痛　诊断明确者，可使用哌替啶类镇痛剂，以减轻患者痛苦。

7．了解重要脏器的功能状态，对伴有心功能不全者给予高浓度、大流量氧气吸入，并准备急救物品及药物。

8．常规术前准备　完善各项常规检查和相关特殊检查。

9．备皮　下肢动脉栓塞时剃干净下腹、会阴部及患侧下肢毛发，上肢动脉栓塞时剃干净患侧肢体及腋窝处毛发，并剪齐趾（指）甲。

10．术前停留尿管，以便手术顺利进行及了解肾功能情况。

11．配血、备血　根据手术种类及手术规模，准备充分的手术用血。

12. 病情观察

（1）血管通畅度观察：重视患者主诉，注意患肢的保暖，密切观察并记录皮肤颜色、皮肤温度、动脉搏动、肢体疼痛及肢体感觉、活动变化情况，如有异常，即时报告医生。

（2）密切观察手术切口、引流管、引流液。

（3）尿量观察：每小时尿量应＞30ml，警惕急性肾衰竭。

13. 并发症的观察及护理

（1）血管再通综合征：栓塞时间过长，组织变性坏死，坏死代谢产物进入血液循环，临床出现：酸中毒、高钾血症、低血压、休克、肾衰竭，术后密切观察患者病情变化，如患者出现烦躁、呼吸深大、尿量减少，及时报告处理。

（2）术后血栓形成和再栓塞：动脉取栓成功后，肢端静脉充盈，肤色和温度最先恢复。疼痛明显减轻，但由于动脉痉挛存在，动脉搏动往往较弱，1～2日后才能恢复正常，术后应用抗凝药物并鼓励患者及早进行床上肌肉伸缩活动。如出现疼痛加剧、皮肤颜色苍白、温度不恢复、末梢动脉搏动触不清、肢体肿胀则提示有继发血栓形成或心脏栓子再脱造成肢体动脉再栓塞，应及时报告处理。

（3）出血：注意手术切口局部有无肿胀，敷料渗血，同时注意监测血压脉搏。术后若患者出现烦躁不安，面色苍白，四肢冰冷，心率增快，尿量减少等情况，应加以警惕，及时报告医生给予相应处理，做好急诊手术探查的准备。

（4）感染：预防性使用抗生素，做好皮肤准备，术后严格无菌操作，做好各种插管及引流管的护理，防止交叉感染。

（5）吻合口假性动脉瘤：观察伤口周围有无搏动性肿块、内出血表现。

（6）骨筋膜室综合征的护理：按本节"手部骨折与脱位护理常规"相关内容。

（7）截肢护理：按本节"截肢与截指术护理常规"。

（五）健康教育

1. 原发病的继续治疗　嘱患者积极治疗动脉硬化，控制血糖至相对正常范围，治疗风湿性心脏病，遵医嘱按时按量用药，控制原发病。

2. 锻炼　协助患者进行肢体的主动活动和被动活动，防止肌肉萎缩。对能行走的患者，可靠拐杖行走。每日1～2次，每次不少于15分钟，以后可逐渐离拐行走、避免长时间同一体位，避免久坐。

3. 饮食　嘱咐患者进食低盐高蛋白饮食，平时少喝或不喝咖啡、浓茶、酒等促使血管收缩不利于血液循环的刺激性饮料，嘱患者及家属戒烟，以预防再次栓塞。

4. 康复指导　出院后定期到血管外科专科门诊复查、随访，如出现病情变化，及时来医院就诊。

十四、动静脉造瘘手术护理常规

（一）按手、显微、血管外科疾病一般护理常规

（二）护理关键点

1. 组织灌注异常。

2. 栓塞。

3. 出血。

4. 感染。

5. 疼痛。

（三）护理评估

1. 按外科手术术前评估相关内容。

2. 专科情况 全身营养及皮肤情况。术侧肢体评估。长期血透置管或临时血透置管情况。

3. 实验室检查结果 血、尿、便常规、肌酐清除率、肾功能、蛋白、血电解质水平等。

4. 用药情况。

5. 专科检查 彩色超声多普勒检查，动脉搏动描记。

6. 影像学等辅助检查 胸片、心电图、彩超。

7. 患者对疾病的认知程度，心理状况及患者经济承受能力和家人对患者的支持程度。

8. 术后评估

（1）按外科手术术后评估相关内容。

（2）观察伤口出血情况。

（3）患肢肢端的血循环：皮肤颜色、毛细血管充盈度、皮温。

（4）患肢肿胀情况：观察肿胀的程度。

（5）感觉情况：有无麻木异常感。

（6）疼痛情况：部位、程度、伴随症状，疼痛的诱发因素，疼痛的进展情况等。

（7）瘘管的观察：判断瘘管是否通畅。

（8）患者心理状态：有无焦虑、失眠、悲观、失望等。

（四）护理措施

1. 按外科手术术前干预相关内容。

2. 体位与活动 卧床休息，拟行造瘘侧的手臂勿行静脉输液、穿刺采血、测量血压等治疗及护理，保持皮肤清洁完好。

（1）术后根据手术及麻醉方式卧位，术后用软胶枕垫高患肢，禁止向手术侧卧位，以免压迫手术肢体血管。

（2）患者站立或行走时，可用绷带将手术侧前壁悬吊于颈部，保持前臂水平放置，以利静脉回流，减少内瘘侧肢体的肿胀。

（3）术后即可做轻微的握拳动作，以促进静脉回流，减轻患肢水肿。

（4）人工血管进行移植内瘘的患者，避免关节活动时扭曲人工血管。

（5）术侧肢体禁止穿刺及测量血压。

3. 饮食 优质蛋白，低盐、低脂饮食，如伴有糖尿病给予糖尿病治疗饮食。

4. 心理支持 寻求持续、良好的家庭支持系统，向患者讲解手术方式及配合要求，消除患者的恐惧的心理，帮助患者保持良好的心态，正确对待疾病。

5. 提高机体对手术耐受力的准备，了解重要脏器的功能状态，积极改善全身营养状况，请相关科室会诊，控制血压、血糖，保持在稳定状态。在手术前一日，根据病情联系透析室安排血液透析，使患者能顺利承受手术。

6. 密切观察生命体征、神志、血氧饱和度，血糖、尿量及全身情况。

7. 护理观察

（1）伤口情况：密切观察伤口敷料及患肢血运情况，伤口敷料有无渗血渗液、疼痛、局部有无出血和血肿情况。

（2）患侧手指末梢血循环：患肢的颜色、温度、手指有无麻木疼痛等情况。

（3）瘘管的观察：每天扣及或用听诊器听瘘管有无震颤或血管杂音，若血管搏动无法触及或听诊血管杂音消失应立即报告，及时处理。

8. 疼痛　按第一篇第三章第八节"疼痛护理常规"。

9. 并发症的观察及护理

（1）出血：术后观察伤口有无渗液、渗血，防止增加伤口张力，避免血管吻合口破裂。

（2）血栓形成：观察伤口敷料及患肢末梢血运情况，定时扣及或用听诊器听静脉侧有无震颤及血管杂音，如消失应疑有血栓形成，需及时报告处理。

（3）感染：观察分泌物的颜色、性状、气味、敷料脱落及局部红、肿、热、痛等征象，注意患者体温及血象变化。

（4）肿胀：观察瘘管远端肢体有无肿胀、淤血、疼痛。

（5）缺血综合征：观察患肢末梢有无苍白、麻木、肌肉萎缩、发凉、疼痛或干性溃疡，如有上述症状立即报告医生处理。

（6）假性动脉瘤：观察伤口周围有无血肿，或搏动性肿块，一旦明确，立即报告医生行手术切除，避免进一步扩大和破裂。

（7）充血性心力衰竭：注意观察有无胸闷、气促、端坐呼吸、咳粉红色痰。

（五）健康教育

1. 瘘管保护

（1）告知患者保持内瘘侧手臂的清洁。

（2）透析后应避免穿刺部位接触水及手臂过度负重，以免感染与出血。

（3）防止造瘘侧手臂受压，造瘘侧手臂的衣袖要宽松，睡眠时避免卧于造瘘手臂侧。

（4）带护套、避免外伤、寒冷等刺激。

2. 自我检查　教会患者自行判定内瘘是否通畅，每日2次触摸内瘘静脉处有无震颤，如扣及震颤则表示内瘘通畅，反之则应马上返医院进行处理。

3. 锻炼　术后1周可指导患者进行早期功能锻炼，用内瘘侧手臂捏橡皮健身球。每日3~4次，每次持续10~15分钟，以促进内瘘早日成熟。一般当静脉呈动脉化，内瘘直径增粗，能保证成功的穿刺，提供足够的血流量时才算成熟，成熟时间一般至少需要1个月，最好在成形术后2~3个月后再使用。

4. 出院指导　出院后定期到血管外科专科门诊复查、随访，如出现不适或异常，及时返回医院就诊。

十五、周围动脉瘤护理常规

（一）按手、显微、血管外科疾病一般护理常规

（二）护理关键点

1. 焦虑。

2. 知识缺乏。

3. 有受伤的危险。

4. 吻合口破裂。

5．假性动脉瘤。

6．神经损伤。

7．四肢血栓形成。

8．教育需求。

（三）护理评估

1．按外科手术术前评估内容。

2．专科情况　动脉瘤的部位、大小、范围、生长速度、侧支循环情况，了解有无动脉瘤破裂、出血。

3．影像学检查　胸片、血管造影、彩超、彩色多普勒、CT、MRI。

4．患者对疾病的认知程度，有无焦虑、恐惧。

5．术后评估

（1）按外科手术术后评估内容。

（2）专科情况：患者活动能力。患肢末梢的颜色、动脉搏动、皮肤温度及感觉情况。伤口有无渗血渗液、局部有无肿胀情况。各种管道：输液管道、伤口引流管及留置尿管等。疼痛的程度。

（3）药物的作用及副作用。

（4）心理状态。

（四）护理措施

1．按外科手术术前干预内容。

2．体位与活动　患者周围动脉瘤出血时，绝对卧床休息，减少探视，保持环境安静、避光。

3．饮食　高热量、高蛋白、高维生素易消化的食物为主，保持大便通畅。

4．观察　了解患者发现肿块的时间、部位、开始时的大小及生长速度，局部有无疼痛、有无吞咽困难。

5．完善各项术前准备。

6．心理护理　予以精神安慰，消除恐惧心理，稳定患者情绪，防止加重出血。

7．床头备无菌纱布、手套、止血带，如大出血可立即用无菌纱布加压出血。

8．护理观察

（1）生命体征监测、神志观察。

（2）患肢血运、肢端感觉及运动情况的观察。

1）动脉瘤破裂：突然出现剧烈疼痛、头晕、冷汗、面色苍白等立即报告处理；

2）出血倾向及血栓形成：出现肢体肿胀、疼痛、头晕、皮温升高等立即报告处理；

3）动脉栓塞：出现栓塞累及部位呈缺血性剧痛、皮肤颜色苍白、感觉迟钝、皮温下降、动脉搏动消失等立即报告处理。

（3）尿量观察：每小时尿量应＞30ml，警惕急性肾衰竭。

9．疼痛护理　按第一篇第三章第八节"疼痛护理常规"。

10．严格进行引流管护理。

（五）健康教育

1．伤口护理宣教　伤口换药根据伤口渗血渗液情况一般2～3天换药一次，伤口折线根据伤口部位、伤口愈合情况而定，一般10～14天，伤口未拆线前一定要保持清洁干燥。

2. 加强患肢康复训练　针对动脉瘤发生部位，对肢体的损伤程度、有针对性地对患肢进行功能训练。

3. 复诊宣教　指导患者定期到血管外科专科门诊复查，如出现病情变化，及时返医院就诊。

十六、下肢动脉硬化闭塞症及人工血管旁路重建术护理常规

（一）按手、显微、血管外科疾病一般护理常规

（二）护理关键点

1. 疼痛。

2. 肢体溃疡。

3. 肢端缺血。

4. 人工血管植入。

5. 抗凝治疗。

6. 教育需求。

（三）护理评估

1. 按外科手术术前评估。

2. 专科情况　患肢有无肌肉萎缩、趾甲增厚变形、溃疡经久不愈、足背动脉搏动情况等缺血、营养障碍表现。患肢皮肤色泽和温度。患者疼痛发作程度、发作频率，休息后能否缓解。

3. 做血管腔内治疗及旁路手术的患者应关注患者血小板计数、出凝血时间、凝血酶原时间。

4. 辅助检查　皮肤温度测定、多普勒超声血管测定、动脉造影。

5. 用药情况，药物的作用及副作用。

6. 肢端坏疽者，应加强换药，避免感染。

7. 术后评估

（1）按外科手术术后评估相关内容。

（2）专科情况：患者的活动能力。两肺呼吸音、咳嗽咳痰及痰的性质、颜色和量。各引流管是否妥善固定、引流畅，密切观察引流液的量、性质、颜色，以及切口敷料渗血渗液情况，防止切口感染。在血管重建术后的吻合处、动脉血栓内膜剥脱术和支架植入术后，需观察患肢远端的皮肤温度、色泽、感觉和脉搏强度来判断血管通畅性。

（3）下肢缺血再灌注损伤的评估。

（四）护理措施

1. 按外科手术术前干预相关内容。

2. 禁烟，注意休息，保暖防湿，肢体病变部位不宜热敷，以免增加组织耗氧量。

3. 避免局部按摩、挤压引起肢端溃疡或坏疽，鞋袜不宜过紧。

4. 鼓励患者在床上做肢体功能锻炼，避免长时间维持同一姿势影响血液循环。

5. 解除患者紧张不安、悲观心理，关心患者使其了解治疗的必要性，树立战胜疾病的

信心。

6. 疼痛剧烈者应防止坠床，适当给予镇痛镇静药。

7. 体位与活动　术后患肢平卧，对动脉血管重建术后应卧床制动1周，对卧床休息者，并不是禁止活动，应鼓励患者作足背伸屈活动，以利小腿深静脉血液回流。

8. 观察生命体征及伤口渗血出血情况，熟悉抗凝药物的作用和使用方法。注意有无全身性出血。

9. 血管重建术后如出现患肢肢端疼痛、皮肤苍白或淤紫、皮温降低、动脉搏动减弱或消失，有可能血管重建部位发生痉挛或继发性血栓形成，应及时抗痉挛、抗血栓等对症处理。

10. 并发症的观察和预防　观察下肢是否有肿胀、发绀，足背动脉搏动情况，防止血栓形成。

（五）健康教育

1. 嘱患者绝对戒烟，有条件者避免长期在潮湿、阴冷环境中，保持患肢皮肤清洁干燥。

2. 避免患者滥用易成瘾的止痛药。

3. 保护患肢，注意适当保暖，尽量避免外伤、冻伤。

4. 做好使用抗凝药物的出院宣教。

5. 康复指导　出院后定期到血管外科专科门诊复查、随访，如出现不适或异常，及时返回医院就诊。

十七、糖尿病足外科护理常规

（一）按手、显微、血管外科疾病一般护理常规

（二）护理关键点

1. 组织灌注异常。

2. 疼痛。

3. 潜在的组织完整性受损。

4. 高血糖／低血糖。

5. 感染。

6. 教育需求。

（三）护理评估

1. 按外科手术术前评估相关内容。

2. 专科情况　糖尿病史，药物，饮食控制情况。患肢症状：患肢的血循环，有无缺血、畸形、疼痛、肿胀、活动障碍、感觉异常、有无溃疡、坏疽等情况。

3. 目前用药情况。

4. 体重、营养状况。

5. 实验室检查

（1）空腹血糖、餐后2小时血糖及糖化血红蛋白。

（2）尿常规、尿微量四项监测、尿淀粉酶测定。

（3）血常规、血液流变血检查。

（4）血型、出凝血时间、血脂、血浆蛋白、尿素氮、二氧化碳结合力、肝肾电解质及乙肝两对半化验等。

6. 坏疽分泌物细菌学培养及药物敏感试验。

7. 踝肱指数　ABI（0.91～1.30）。

8. 彩色多普勒检查和动脉血管造影　检查肢端血管病变部位和通畅情况。

9. 肌电图检查　了解患肢皮肤失神经支配的病变程度，为手术提供依据。

10. 影像学检查　胸片、患肢拍片。

11. 彩色多普勒检查和动脉血管造影。

12. 患者对疾病的认知程度，心理状况及患者经济承受能力和家人对患者的支持程度。

13. 术后评估

（1）按外科手术术后评估相关内容。

（2）专科情况：患者的活动能力。患肢及局部皮瓣的情况：颜色、动脉搏动、皮肤温度及感觉情况。伤口有无渗血渗液、局部有无肿胀情况。伤口引流管及留置尿管的尿量，色、性质及固定情况。评估疼痛的程度。

（3）血糖监测情况。

（四）护理措施

1. 按外科手术前干预相关内容。

2. 体位与活动　卧床休息，抬高患肢与心脏成15°，根据患者病情放置肢体位置。

（1）根据各种麻醉和手术方式给予相应的卧位。

（2）患肢用软胶枕垫高与心脏成15°，可减轻皮瓣组织肿胀。过高会影响移植组织的血液供应，过低会影响静脉回流。

（3）术后3天尽量减少搬动，如位置不当会使血管蒂扭曲或受压，影响血循环。

（4）术中修复神经应用石膏托外固定，要注意观察石膏松紧度，避免引起压疮。

（5）患肢局部用鹅颈灯照射保温，光源与皮瓣距离约30～50cm。

3. 控制血糖　糖尿病饮食，每天5次定时血糖监测，根据患肢血糖的监测情况，配合口服降糖药物或使用胰岛素等。

4. 对器官功能不全者进行必要的纠正，各类神经营养药物治疗以纠正患者低蛋白血症及营养情况。确保手术顺利进行。

5. 特殊检查配合　造影前做好穿刺部位的皮肤准备及碘过敏实验，严重心律失常、近期有心肌梗死发作、碘过敏史等应禁忌造影。

6. 足部溃疡的处理　有脓肿的彻底引流，脓液需做细菌培养及药物敏感试验，溃疡面及时扩创及VSD负压引流。根据药敏及伤口情况，早期、高效和联合使用抗生素。部分感染创面可配合鹅颈灯照射，每天2～3次，每次30～40分钟，可减少渗液渗出及促进炎症吸收。

7. 术前皮肤准备　皮肤供区术前剃净毛发，清洗、包扎，禁用有色消毒剂消毒，以免影响术后移植皮瓣血运的观察。

8. 疼痛的护理　按第一篇第三章第八节"疼痛护理常规"。

9. 护理观察

（1）生命体征监测、神志观察。

（2）患肢血管通畅度及皮瓣的观察

1）视患者主诉，密切观察有无血栓形成的临床表现，如肢体麻木、疼痛、皮色苍白、皮温降低、动脉搏动减弱或消失，此为动脉血栓或动脉栓塞的表现。

2）如有肢体肿胀、发绀、疼痛和浅静脉怒张，应警惕深静脉血栓形成，必要时行急诊手术探查。

3）观察时应排除外在条件影响，如光线、皮肤色泽，并注意个体差异，注意鉴别有色消毒剂对皮瓣颜色的影响。

4）皮肤温度监测，皮肤温度是毛细血管内血液循环好坏的重要指标，分别测量患肢及皮瓣温度。术后3天容易引起血管危象，应每小时测量。测量时做好定时间、定部位、定压力。关闭烤灯1～2分钟后测量，同时先测患侧，在测健侧，避免不必要的误差。

5）毛细血管充盈度观察正常毛细血管充盈时间为2～3秒。

（3）手术切口观察：观察伤口有无出血、渗血、渗液、敷料脱落和感染等征象，对症及时处理。

（4）尿量观察：每小时尿量应＞30ml，警惕急性肾衰竭。

10．用药护理

（1）患者常因手术的刺激而引起血糖波动，每日定时监测血糖，严格准时使用胰岛素，并观察患者有无低血糖症状出现。使用抗凝剂时，观察有无出血倾向，定期测凝血功能。

（2）术后常规抗感染抗痉挛及抗凝治疗，手术后3天遵医嘱适当给予镇痛治疗，可减少因疼痛而诱发痉挛的发生。

（3）观察用药后全身器官有无出血情况，如便血、血尿、鼻出血等。

11．并发症的观察及护理

（1）血栓形成和栓塞：密切观察患肢皮肤颜色、温度、足背动脉搏动性，给予正确体位，及时应用抗凝药物，鼓励患者术后及早进行床上肌肉伸缩活动。

（2）出血：严密观察生命体征变化，术后若患者出现烦躁不安，面色苍白，四肢冰冷，心率增快，尿量减少等情况，应加以警惕，及时报告医生给予相应处理，做好急诊手术探查的准备。

（3）感染：遵医嘱预防性使用抗生素，做好皮肤准备，术后严格无菌操作，做好各种插管及引流管的护理，防止交叉感染。

（4）吻合口假性动脉瘤：观察伤口周围有无搏动性肿块，内出血表现。

（5）坏死：观察皮瓣血循环变化，如皮瓣变黑、坏死，应做好再次手术的准备。

（五）健康教育

1．行为指导　戒烟戒酒，预防感染和受凉。

2．糖尿病饮食指导。

3．指导正确服药降糖药。

4．指导胰岛素的治疗配合，以及低血糖的预防及处理；指导自我监测血糖的方法。

5．保持足部卫生，防止脚部受伤；发生溃疡、坏疽及时就诊。

6．出院后定期到血管外科及内分泌专科门诊复查、随访，如出现不适或异常及时返医院就诊。

第十二节　神经外科疾病护理常规

一、神经外科疾病一般护理常规

（一）按外科疾病一般护理常规及麻醉后护理常规

（二）入院接待按患者住院护理常规

（三）基础护理

1. 常规护理

（1）术前做好各项检查如专科检查　脑CT、脑MRI等。

（2）整理床单位，包括麻醉床、输液架、吸引器、氧疗装置以及各种监护设备。

（3）跌倒及坠床高风险患者做好预防措施，必要时使用约束带保护，避免跌倒及坠床的发生。

2. 口腔护理

（1）对禁食、鼻饲、高热、昏迷及口腔疾病等患者做好口腔护理，防止发生口腔炎症、溃疡及腮腺炎等。

（2）及时清除口腔分泌物，常规用生理盐水清洗口腔，每日2次；有出血者先用3%过氧化氢液擦洗后再用生理盐水清洗；防止口唇干裂，可涂唇膏或液状石蜡。

（3）检查口腔黏膜有无溃疡，如有，可将冰硼散、西瓜霜等涂于溃疡处。

（4）对张口呼吸的患者，应用生理盐水纱布覆盖口鼻以湿润吸入空气，有利于保护呼吸道黏膜。

3. 眼睛护理

（1）眼睑闭合不全，角膜外露的患者易发生角膜感染或溃疡，应做好眼睛护理。

（2）用凡士林纱布覆盖眼睛或戴眼罩，或用无菌纱布、胶布牵拉上、下眼睑使之闭合。

（3）定时点滴抗生素眼液，睡前外涂抗生素眼膏，对分泌物较多者应先用0.9%无菌氯化钠溶液清洗后再涂药。

（4）有角膜光泽消失或浅层混浊时，应通知医生请眼科医生协助处理。

4. 皮肤护理

（1）意识不清，肢体活动障碍，大小便失禁和术后特殊体位的患者应加强皮肤护理。

（2）根据患者皮肤情况给予使用气垫床。

（3）每2小时翻身1次，可使用赛肤润涂抹骨突处，防止压疮发生。

（4）翻身时避免拖、拉、推患者，保持床单位平整、无渣。

（5）严格执行每班床旁皮肤交接，仔细检查并记录，发现问题及时处理。

5. 安全护理

（1）及时评估患者的跌倒风险，将"防跌倒"牌挂在患者床头，提示护理人员及看护的家属，警惕意外发生。

（2）对意识障碍、偏瘫、癫痫发作者加床栏，防止坠床。对烦躁不安或有精神症状者尽量安排靠墙的床，并及时修剪指甲，必要时应给予约束具保护患者，约束具的松紧度要适宜并且有效，并需要每小时观察记录一次。如果患者由安静转为躁动或由躁动转为安静、嗜睡状态时，应该提高警惕，观察是否有病情变化。

（3）对视力障碍、瘫痪、认知障碍、年老者等防止碰伤、烫伤、跌伤和走失，不要远离病房或单独外出，实行24小时床边陪护，并做好安全教育。

（4）对实施手术、昏迷、神志不清、无自主能力的患者及重症病室患者在诊疗活动中，必须使用"腕带"，作为操作前、用药前、输血前等诊疗活动时辨识患者的一种必备的手段。

（5）观察患者的异常行为，如发现精神症状应及时采取安全保护性措施。

（四）休息与活动

1. 保持病房安静、舒适，为患者提供良好的休息、睡眠环境。

2. 脑出血患者，要绝对卧床休息，减少活动量，以免再次出血。

3. 除特殊要求外，术后体位以增进舒适、减轻痛苦、促进引流以及有利呼吸为原则；病情允许时，鼓励和指导患者早期床上运动和下床活动，同时教会患者预防跌倒发生的方法。

（五）饮食护理

1. 术前12小时禁食，4小时禁饮。

2. 颅脑外伤术后患者苏醒时间较长，多以鼻饲饮食为主，以后视情况逐步过渡到半流质饮食和普食。

3. 保证患者足够的摄入量，根据病情给予高热量、高蛋白、高维生素、易吸收的流质饮食，暂时不能进食者或摄入量不足者，按医嘱予输液。

4. 做好胃管及鼻饲的护理。

5. 禁食患者，做好口腔护理。

6. 管饲期间应关注有无反流、误吸、恶心、呕吐、腹泻或便秘、尿潴留，水电解质紊乱等情况，及时给予对症处理。

7. 如果胃肠道功能障碍者，给予肠外营养。

（六）排泄护理

1. 术前指导患者练习床上排大小便。

2. 术后留置导尿期间应采取各种措施避免泌尿系感染的发生。并按本章第四节"留置导尿护理常规"进行护理。

3. 保持大便通畅，指导勿憋气和用力排便，必要时给予开塞露塞肛，失禁患者做好肛周及会阴部皮肤护理，防止皮肤糜烂、破溃。严重颅内压增高者禁用肥皂水灌肠。

（七）给药护理

1. 按医嘱给予术前用药，对症治疗以提高手术耐受力：因颅内高压而频繁呕吐者，除因注意补充营养外，还需纠正水、电解质紊乱；脑脓肿患者应给予抗感染以及降颅压处理。

2. 液体管理　术后严密监测输液量及输液速度，在补足血容量的同时，要考虑到大量扩容之后会加重脑水肿、肺水肿。用中心静脉导管输液时，要严格控制好滴速，防止太快，确保衔接牢固可靠，输液完毕时及时更换液体，防止脱管或空气栓塞。

3. 使用硝普钠、硝酸甘油等血管扩张药物和肾上腺素、多巴胺等血管收缩药物时要使用输液泵或微量泵控制滴速，并严密观察血压，做好记录，前两者注意避光；输注甘露醇、果糖等高渗性液体应注意加强巡视，以防药液外渗后导致局部组织坏死；使用氨基酸、脂肪乳等肠外营养剂时，注意询问患者主诉，一旦发现不适，应及时向医生反映。

（八）专科护理与观察

1. 意识　认真观察和正确判断患者有无意识障碍及障碍的程度，如清醒、嗜睡、朦胧、浅昏迷、深昏迷等，观察患者的表情、姿态和反应，肢体活动情况、角膜反射、吞咽反射、二便有无失禁及其他神经系统改变等。

2. 瞳孔　瞳孔变化是神经外科患者的重要体征，观察瞳孔对光反射是否灵敏，有无反射迟钝及反射消失；瞳孔形态是否正常，有无瞳孔散大、缩小、大小多变、形态不规则等。

3. 肢体运动和感觉功能　肢体肌力、肌张力，结合病理反射和有无感觉障碍进行综合分析。

4. 引流管护理

（1）脑室引流管

1）脑室引流高度：引流袋高于侧脑室前角水平（即眼外眦与耳郭顶端连线中点）10～15cm。

2）保持引流装置通畅和密闭无菌，切不可将其折曲或压于患者头下。

3）注意引流液颜色，正常引流颜色为淡红色，如术后脑脊液中有大量鲜血，或术后脑脊液的颜色逐渐加深，常提示有脑内出血，应立即汇报医生。

4）控制脑脊液引流量，每日引流量以不超过500ml为宜。

5）严密观察伤口敷料是否干燥、有无渗血、渗液。如有渗出，应及时通知医生更换。

6）在给患者翻身、治疗及护理操作时，动作要轻柔缓慢，夹闭并妥善固定好引流管，避免牵拉，防止引流管脱落及气体进入，完毕后再放开引流管。

7）一旦引流管脱出切不可将其插回脑室内，应立即用无菌敷料覆盖创口并协助医生处理。若为连接管接头处脱开，应及时关闭引流管上端，并告知医生在无菌操作下迅速更换一套脑室引流装置。

8）脑室引流时间不可过久，过久有可能发生颅内感染，故脑室引流一般不宜超过5～7天。

（2）硬膜外引流管

1）妥善固定：注意观察切口敷料情况，防扭转及反折。

2）保证引流球内的有效负压。当引流液性质为血性脑脊液时，不可外接负压引流器，应接引流袋。否则会导致脑脊液引流过度，速度过快，患者会产生低颅压，严重者会产生脑疝。

3）观察引流量、色、性质，正确记录。

4）若引流液颜色鲜艳，黏稠要考虑活动性出血；若引流量颜色呈淡血性水样液，应考虑为脑脊液，注意有无低颅压性头痛。

5）一般手术后72小时内可拔除引流，拔管后需注意患者有无头痛，呕吐及意识改变等情况，有无脑脊液漏，如果有需及时报告医生。

（3）腰大池引流管

1）引流管的固定：因引流管位于腰背部，患者翻身时容易引起引流管牵拉、受压、扭曲等。因此要经常观察置管情况和引流是否通畅，并注意随患者的体位变化随时调整引流管，同时对患者及家属加强对引流管护理的宣教。

2）控制引流量及速度：一般为2~5滴/分，每日引流量在200~300ml左右。注意保持匀速引流，防止引流速度大幅度变化引起颅内压较大波动而导致脑疝等严重并发症。

3）脑脊液量和性质的观察：随时观察引流脑脊液的量、颜色、性状，并做好记录。若引流液中有絮状物或由清变浊，则提示颅内感染的发生，应及早予处理。

4）预防感染：严格遵守无菌操作规程，按时更换引流袋，注意保持置管部位的敷料清洁干燥。

5）及时拔管：随着脑脊液色泽的清亮、蛋白含量的下降、细胞计数的减少、脑脊液漏停止、脑脊液<50ml/d，应及时拔管。拔管后除观察意识、瞳孔、生命体征外，还应注意置管处有无脑脊液漏。

（4）硬膜下引流管：取头低足高位2~3天，卧向患侧，引流袋的位置应低于头部10~40cm。但注意引流速度不宜过快，一般2~3天拔管；其他同脑室引流管护理。

5. 呼吸道护理

（1）有气管导（套）管的患者

1）气管导管或气管切开套管要固定牢固，避免呼吸运动使导管上下滑动而损伤气管黏膜。

2）保持呼吸道通畅，及时清除口腔及上呼吸道的分泌物，加强吸痰，动作轻柔、迅速、有效，严格执行无菌操作原则，机械通道内的吸痰管与鼻腔及口腔用的吸痰管要分开，以免交叉感染。一次吸痰时间不能超过15秒，深度以引起患者咳嗽反射为宜。

3）在气管导管上做好深度标记，记录插管外露长度，严格交班，清醒患者做好心理护理，防止自行拔管，躁动患者及时用镇静剂或约束带。

4）气道湿化是预防呼吸道并发症的关键之一，有利于痰液的稀释及排除，防止痰痂形成，预防肺部感染，保持呼吸机湿化器内有适量的蒸馏水，也可以用雾化吸入的方法进行气道湿化。

5）注意观察呼吸的频率、幅度，有无呼吸困难、发绀、痰鸣音等，发现异常及时通知医生，根据医嘱给予持续氧气吸入。

6）行气管切开患者，按气管切开护理常规护理。

（2）无气管导（套）管的患者：①监测氧饱和度，ABG。根据病情氧气吸入，选择合适的吸氧方式及吸氧流量。②协助翻身、拍背、雾化，鼓励有效的咳嗽咳痰。③年老体弱无力咳嗽咳痰、昏迷、舌根后坠者，取侧卧位或半卧位，将头偏向一侧，床边备口咽通气管及负压吸引装置，及时吸痰，必要时行气管切开。

6. 脑脊液漏护理

（1）鼻漏

1）颅前窝底骨缺损及经蝶手术者，易出现脑脊液鼻漏，应预防感染。保持病房环境清洁，减少人员进出，尽量与气管切开及化脓感染者分开放置，减少交叉感染。

2）促进漏口尽早闭合，头下垫消毒敷料，抬高床头15°，取患侧卧位，防止液体逆流致颅内感染。

3）保持鼻腔清洁、通畅，及时清除鼻前庭污垢，定时用生理盐水擦洗，可在鼻前庭放置棉球以吸附液体，浸湿后更换，并计算24小时漏量。

4）禁止擤鼻、抠鼻、插胃管或经鼻吸痰。

5）预防感冒，要尽量避免打喷嚏或咳嗽。

6）脑脊液鼻漏者经保守治疗大部分都能治愈，但漏孔经久不愈合或愈合后多次出现复发，时间超过一个月，需行脑脊液漏修补术。

（2）耳漏：定时用生理盐水擦洗外耳道，可在外耳道放置棉球以吸附液体，浸湿后更换，并计算24小时漏量；其余与一般护理常规脑脊液漏护理相同。

（九）心理护理

1. 合理安排病房，为患者创造适宜、安静的住院环境，避免不良刺激。

2. 主动、详细地介绍病区环境及主管医护人员，让患者尽快熟悉环境。

3. 根据患者及家属的具体情况提供正确通俗易懂的指导，讲解疾病的发生、发展、转归及治疗计划和配合方法等，消除顾虑。

4. 帮助患者得到更多的社会和家庭的支持。

5. 帮助家属学会对患者特殊照料的方法和技巧。

6. 教会清醒患者自我放松的方法，如听音乐，分散注意力。

（十）健康宣教

1. 树立战胜疾病的信心。有规律生活，保持情绪稳定，睡眠良好。

2. 注意天气变化，及时增减衣服，防止受凉及病情变化。

3. 饮食指导　戒烟限酒，低盐低脂饮食，多进食富含维生素、纤维素的食物，如新鲜蔬菜、水果。保持大便通畅。

4. 活动指导　病情允许后，鼓励患者适当运动。每日进行可耐受的活动以不出现心悸、气促、乏力等症状为宜。加强安全意识，防止坠床、跌倒及烫伤等意外发生。

5. 用药指导　正确服用药物（名称、剂量、作用、用法、和副作用）。根据医嘱调整药物，不要自行停药、增减药量。

6. 根据不同疾病及手术方式进行健康教育，得到患者及家属的配合。

二、颅脑损伤护理常规

（一）按神经外科疾病一般护理常规

（二）护理关键点

1. 颅内压高。

2. 呼吸道管理。

3. 营养摄入不足。

4. 肢体功能障碍。

5. 躁动。

6. 感染。

7. 脑脊液漏。

8. 安全护理。

9. 并发症。

（三）护理评估

1. 神经系统　GCS评分（格拉斯哥昏迷评分），瞳孔，运动、反射。

2. 颅CT或MRI结果。

3. 引起颅脑损伤的病因。

4. 进食情况　评估有无恶心呕吐。

5. 排泄系统　大小便有无失禁。

6. 皮肤黏膜情况　特别是外伤患者，关注皮肤损伤情况，有无脑脊液漏等。

7. 生命体征、高热、颅内压增高三主症等。

8. 胃肠道功能　了解进食情况，排便形态及性状。

9. 主要症状/体征　取决于颅脑损伤的部位和程度

（1）意识：是颅脑损伤中最敏感的指标，意识障碍的程度及变化趋向，对疾病的轻重、变化有提示作用；通常采用GCS评分表来进行评估。

（2）瞳孔：观察瞳孔的大小、形状、对光反射的灵敏度、两侧瞳孔是否对称。

（3）肢体功能：大脑皮质受刺激时，可引起肢体抽搐；一侧大脑额颞叶挫裂伤可造成对侧肢体偏瘫，广泛性脑挫裂伤时可造成四肢瘫痪；内囊受损时可引起"三偏"症状：对侧偏瘫、偏盲和偏身感觉障碍。

（4）颅内压增高症状：警惕脑疝的发生。

（5）躁动：是颅脑损伤早期常见的临床表现，常见于额叶挫裂伤、脑内血肿和脑肿胀所致的颅内压增高状态。

（6）并发症的评估：气道阻塞、肺部感染、尿道感染。

（7）营养摄入不足：颅脑损伤可导致吞咽、消化及吸收功能障碍，还可由于创伤修复、高热及感染等使机体消耗增加，造成营养不良。

（8）皮肤完整性评估：观察伤口及皮损处愈合情况，有无红肿热痛、渗出、压疮发生。

（9）水电解质紊乱：损伤脑垂体或下丘脑可引起水电解质紊乱，另外摄入不足、腹泻、大量出汗、过度脱水等均可引起水电解质紊乱。

（10）评估其他脏器损伤的症状和体征：如骨折、内脏损伤出血等。

（四）护理措施

1. 体位与活动

（1）保持病室安静，避免一切不良刺激，以免造成患者情绪激动。

（2）卧床休息为主，适当活动，避免碰撞和剧烈活动；卧位时注意头颈不要过伸或过屈，以免影响颈静脉回流。

（3）有脑脊液漏者应绝对卧床休息。

（4）病情允许时需抬高床头15°～30°，有利于颅内静脉回流，减轻脑水肿。

2. 饮食　详见神经外科疾病一般护理常规饮食护理部分。

3. 呼吸道管理　详见神经外科疾病一般护理常规专科护理呼吸道部分。

4. 心理支持　让患者及家属了解疾病的发生、发展及转归等，树立战胜疾病的信心。

5. 颅内压增高的护理　按第一篇第三章第十节"颅内高压护理常规"。

6. 脑脊液漏的护理　按"神经外科一般护理常规"。

7. 并发症的观察

（1）出血：检查患者有无其他部位的出血，如腹腔出血、血肿、头皮伤口大量出血，耳内是否有液体流出。观察患者情况，评估是否有面色苍白、血压低、脉搏快等休克的典型表现。

（2）脑疝：详见颅内压增高护理常规。

（3）肺部感染：肺部炎症表现咳嗽，咳痰；痰多、色呈黄绿色，质黏，呼吸困难，氧饱和度下降，双肺听诊呼吸音粗、可闻及痰鸣音、干湿啰音，胸部X片或CT示：纹理增多，胸腔积液等。

（4）应激性溃疡：出现咖啡色胃内容物，伴呃逆、腹胀、黑便等情况。

（5）水、电解质紊乱：尿量增多、口渴、皮肤干燥等脱水症状，疲乏、四肢无力、腹胀等低钾低钠症状。

（6）脑积水：嗜睡、精神运动障碍迟缓和记忆力下降或头痛、呕吐、意识障碍等症状。

（7）癫痫/抽搐：癫痫小发作：突然短暂意识丧失，发作不超过30秒，自行恢复。癫痫大发作：①突然尖叫，似羊叫，神志丧失，立即可摔倒地上。②全身抽动，面色青紫，瞳孔散大，口吐白沫。③舌唇常被咬破，有小便失禁等表现。抽搐护理常规按第一篇第三章第二十四节"抽搐护理常规"。

（8）颅内感染：在观察时应注意患者的体温，有无呕吐，脑膜刺激征等，对于术后的患者，应同时注意观察引流液的颜色、性状，伤口或切口的愈合情况等。

（五）健康教育

1. 注意伤口愈合情况　伤口拆线后，如愈合良好，1~2周后可洗头，但应注意动作轻柔，避免抓破切口。

2. 对于去骨瓣患者　术后要注意局部保护，外出要戴帽子，尽量少去公共场所，以防意外事件的发生；如伤口愈合良好，出院后3个月左右可到医院行颅骨修补术。

3. 加强康复功能锻炼　对于眼睑闭合不全，吞咽困难，行走不稳定的患者应继续进行治疗及功能锻炼。

4. 如有剧烈头痛、频繁呕吐、视物模糊、高热或智能进行性下降，大小便失禁，意识不清等情况时应及时就诊，及时处理。

三、鞍区肿瘤（垂体腺瘤，颅咽管瘤）护理常规

（一）按神经外科疾病一般护理常规

（二）护理关键点

1. 视力视野改变。

2. 内分泌系统紊乱。

3. 呼吸道管理。

4. 硬膜外引流管的管理及护理。

5. 开颅或经眉锁孔入路手术后护理。

6. 经鼻蝶入路手术后护理。

7. 尿崩症。

8. 水—电解质紊乱。

9. 脑脊液鼻漏。

10. 中枢性高热。

11. 垂体功能低下，垂体危象。

12. 颅内出血。

（三）护理评估

1. 按外科疾病一般护理常规之"手术前一般评估"相关内容。

2. 神经系统体征　意识GCS评分，视力视野。

3. 内分泌系统。

4. CT或MRI（核磁共振）结果。

5. 营养状况　注意患者血糖情况。

6. 病情及主要症状

（1）颅内压增高症状：较少见。

（2）视力视野障碍：肿瘤向上发展压迫视交叉可引起视力减退和视野缺损。视力减退由一侧眼睛开始，进行性加重，最后可导致双眼失明；视野缺损的典型表现为双眼颞侧偏盲。

（3）内分泌表现：①催乳素异常：女性患者表现为月经紊乱，闭经－溢乳－不孕三联征，此外还有性欲减退等。男性患者表现为性欲减退，阳痿或不能生育及体重增加，体毛减少、乳腺增生、溢乳、胡须稀少等。②生长激素异常：儿童期表现为巨人症或侏儒症，青春期后表现为肢端肥大症。③促肾上腺皮质激素异常：多见于青壮年女性，患者呈向心性肥胖，表现为向心性肥胖、满月脸、水牛背、毛发异常、色素沉着等库欣综合征症状。

7. 内分泌功能检测　PRL（催乳素）、GH（生长激素）、ACTH（促肾上腺皮质激素）、TSH（促甲状腺激素）、FSH（垂体分泌卵泡刺激素）、LH（黄体生成素）、ADH（抗利尿激素）、MSH（促黑素细胞激素）。

8. 特殊检测结果　头颅CT、MRI、CXR等。

9. 手术后评估　按外科疾病一般护理常规之"手术后一般评估"；神经系统体征。

（四）护理措施

1. 体位与活动　根据病情决定活动方式，但对于视觉障碍，共济失调症状或年老体弱等患者，应加强安全护理，嘱家人24小时陪护并做好交接班工作；防止坠床，跌倒及烫伤等意外发生。

（1）血压稳定者取半卧位，抬高床头15°～30°。

（2）术后第一天鼓励清醒患者床上活动，但需注意有无脑脊液漏，观察鼻腔或口腔内有无清水样脑脊液漏出。

（3）术后病情许可者，协助其下床活动，可先扶坐椅子，床边移步，上卫生间；体力允许者扶其病区走动；若出现头晕、头昏、心悸、出冷汗等应立即停止；以后逐渐增加活动量。

2. 心理护理　由于内分泌紊乱，造成生理，心理很大压力，易出现性情暴躁、自卑、抑郁、焦虑等一系列不良心理障碍。应向患者及家属详细，耐心做好解释工作，改善其心理状态，增强治疗信心，配合治疗。

3. 做好术前特殊检查　术前免疫学指标、内分泌检查、头颅MRI等。

4. 用药护理　术前常规使用德巴金缓释片或丙戊酸钠片预防癫痫，指导患者严格遵医嘱服药，不可擅自停药或减量。

5. 对症护理

（1）对于视觉障碍，共济失调症状或年老体弱等患者，应加强安全护理，嘱家人24小时陪护并做好交接班工作，防止坠床，跌倒及烫伤等意外发生。

（2）内分泌水平低下者，应尽可能的纠正其激素水平，正确使用激素类药物。

（3）高血糖患者要监测血糖，控制饮食，正确使用各种降糖药物。

（4）术前应注意有无垂体卒中表现：因垂体肿瘤突然出血导致患者突然出现剧烈头痛、恶心、呕吐，伴有意识障碍，甚至昏迷、体温升高、眼球活动障碍、失明等，应迅速告知医生，积极治疗。

6. 开颅或经眉锁孔入路患者手术切口及疼痛护理

（1）观察切口敷料情况及切口愈合情况，有无血液和脑脊液漏情况。

（2）切口感染者，协助做好分泌物培养，加强换药。

（3）术后10～14天伤口愈合良好者给予拆线，拆线后仍需注意观察有无脑脊液漏。

（4）有效控制疼痛，保证足够的睡眠。

7. 经鼻蝶入路手术后护理

（1）术后常规鼻腔内纱条填塞，经口呼吸，应注意加强口腔护理。

（2）鼻腔内纱条48～72小时后给予拔除，做好鼻腔护理。

（3）宣教患者不要用力咳嗽、打喷嚏、擤鼻涕等使颅内压增高的动作。

（4）注意观察鼻腔或口腔内有无清水样脑脊液漏出。

8. 硬膜外引流管（切口负压球）的护理　按"神经外科疾病一般护理常规"相关内容。

9. 导尿管的护理　按本章第四节"留置导尿护理常规"。

10. 并发症的观察与处理

（1）尿崩症，水、电解质紊乱的护理：①严密监测尿量和尿比重，并观察尿色。当尿量明显增加，尿比重明显改变及尿色变白时都应提高警惕，通知医生。若每小时大于350ml，除使用脱水药、血浆、高渗液体、大量饮水等情况外，立即通知医生；②正确记录每小时及24小时出入量，是指导观察并及时采取措施的依据；③遵医嘱检查血电解质、血常规、尿常规及尿渗透压；并注意观察水电解质紊乱、脱水（口渴、皮肤干燥）等临床表现；④根据医嘱给予加压素治疗时，应注意剂量及使用方法，药效及其副作；⑤口服补钾：选择含钾、钠的饮料，如橙子、香蕉或鲜榨果汁；并备足温开水，匀速补给，不宜喝咖啡、茶等饮料；⑥夜间多尿而失眠，疲劳以及精神焦虑等应给予心理安慰和护理。

（2）脑脊液鼻漏护理：经蝶肿瘤术后1～7天可发生脑脊液鼻漏，尤其是拔除鼻腔填塞的纱条后，如发现鼻腔有清亮液体流出或自觉又带咸味的液体流入咽部，应考虑有脑脊液鼻漏的可能。详见神外科病一般护理常规专科护理脑脊液漏部分。

（3）中枢性高热的特点：双侧下丘脑前部病变，引起体温整合功能障碍，使躯体的血管扩张和汗腺分泌等散热机制障碍，从而导致中枢性高热。中枢性发热要有下列特点：①突然高热，体温可直线上升，达40～41℃，持续高热数小时至数天直至死亡；或体温突然下降至正常。②躯干温度高，肢体温度次之。③虽然高热，不伴发抖，不伴有随体温升高而出现的脉搏和呼吸增快。④无颜面及躯体皮肤潮红等反应。但表现为全身皮肤干燥，发汗减少，四肢发凉。⑤无感染症状，一般不伴有白细胞增高。⑥因体温整合功能障碍，故体温易随外界温度变化而波动。⑦高热时用抗生素及解热剂（如乙酰水杨酸等）一般无效，这是因为体温调节中枢受损，解热药难以对其产生影响。所以不产生降温的临床效果。单用氯丙嗪及冷敷可有效。

（4）手术后可出现垂体功能低下，当机体应激能力下降时，在感染、呕吐、腹泻、脱水、寒冷、饥饿等情况下及应用安眠药或麻醉药可以诱发垂体危象。垂体危象护理：①术后需严密监测内分泌功能；②遵医嘱检测生命体征及神经体征；③注意患者进食情况，大便情况，注意进出入量；④避免各种诱因：寒冷，饥饿，感染，呕吐，腹泻，脱水，慎用镇静类药物；⑤正确并严格按医嘱使用激素。

（5）颅内出血是经颅手术患者常见并发症，术后意识逐渐加深，一侧瞳孔逐渐散大，对侧肢体瘫痪进行性加重，引流管引流液颜色呈鲜红色量多，头痛呕吐等颅内高压症状进行性加重，生命体征逐渐改变，出现脉搏慢、呼吸慢、血压高等症状，护理需做到：①严密观察意识、瞳孔、生命体征、对侧肢体活动的变化；②严密观察引流液颜色、性质及量，避免引流管阻塞、折叠；③重视患者主诉，结合多种症状做出正确分析，及时通知、提醒医生进行必要的检查，作出正确处理。

（五）健康教育

1. 避免做使腹腔和胸腔压力增加的动作，如咳嗽，屏气；保持大便通畅，以免脑脊液漏。

2. 心理安慰　告知患者鞍区肿瘤多为良性肿瘤，大部分患者手术效果良好，术后可参加工作。

3. 宣教正确服用激素（名称、剂量、作用、用法和副作用）　切忌自动停药，如停药和减量，需根据医嘱执行。

4. 指导患者家属，如出现原有症状加重或头痛呕吐、抽搐等异常症状应及时就诊，按时随访，对家属进行肿瘤预防知识的宣教工作。

四、大脑半球肿瘤（脑膜瘤，胶质瘤）护理常规

（一）按神经外科疾病一般护理常规

（二）护理关键点

1. 颅内压增高。

2. 癫痫。

3. 安全护理。

4. 呼吸道管理。

5. 肌力下降。

6. 出血。

7. 脑水肿。

8. 感染。

9. 应激性溃疡。

10. 硬膜外引流。

11. 顽固性呃逆。

12. 脑水肿育需求。

（三）护理评估

1. 神经系统体征

（1）GCS评分。

（2）语言：失语分为运动性失语和感觉性失语，优势半球额下回受损是表现为运动性失语；优势半球额上回后部受损时可见感觉性失语。

（3）运动：因肿瘤的大小及运动区损害程度的不同而异，表现为肿瘤对侧肢体或单一肢体肌力减弱或瘫痪。

（4）感觉：大多数表现为深感觉障碍。

（5）反射：病理征阳性。

（6）精神状态：主要表现为痴呆，人格改变及记忆力减退。

2. CT或MRI结果。

3. 病情及主要症状

（1）颅内压增高症状：①头痛，性质多为持续性胀痛，跳痛或胀痛，可阵发性加剧；时间为清晨或下半夜疼痛明显；在用力咳嗽，排便或较久屈颈，弯腰时均可使头痛加重；②呕吐：常发生于清晨或头痛剧烈时，多与饮食无关，呈喷射性；③视神经盘水肿是颅高压的重要客观体征。

（2）癫痫发作：包括全身性和局限性发作，抽搐可由一侧肢体开始，甚至局限于单个手指，足趾或一侧口角。癫痫发作以额叶肿瘤最多见；额叶肿瘤癫痫发作时常有先兆症状如幻觉、眩晕、顶叶肿瘤癫痫发作前可有肢体麻木等异常感觉。

（3）局灶症状：①额叶损害的症状主要为随意运动，语言表达及精神活动三方面障碍；②顶叶损害主要引起中枢性感觉障碍；③颞叶损害可产生颞叶癫痫，视幻觉，视野缺损，优势半球可出现感觉失语；④枕叶损害主要表现为视觉障碍；⑤岛叶损害主要表现为内脏方面的神经系统症状；⑥边缘系统损害时可以出现情绪症状、记忆丧失、意识障碍、幻觉、行为异常和智能改变；⑦内囊损害可引起对侧偏瘫、偏身感觉障碍和偏盲，即三偏症状。

（4）神经系统体征，患者活动能力：术后有无肢体肌力下降。

（四）护理措施

1. 体位与活动　根据病情决定活动方式。

（1）清醒，活动无障碍者，可以病房内活动。

（2）颅内压增高患者，以卧床休息为主。血流动力学稳定者取卧位，抬高床头15°～30°，避免头颈过伸或过屈，有利于颅内静脉回流，减轻脑水肿。

（3）术后第一天鼓励清醒患者床上活动。

（4）术后病情许可者，协助其下床活动，可先扶坐椅子，床边移步，上卫生间；体力允许者扶其病区走动；若出现头晕、头昏、心悸、出冷汗等应立即停止，以后逐渐增加活动量。

（5）对于肢体活动障碍者，在病情许可的情况下，应尽早行康复功能锻炼，进行被动运动及主动运动。

2. 饮食　指导糖尿病者控制饮食水果；保持大便通畅；不能进食者予管饲肠内营养。

3. 用药　术前常规用德巴金缓释片或丙戊酸钠片预防癫痫，指导患者遵医嘱服药。

4. 安全护理　对于有癫痫，感觉障碍（视觉障碍，面瘫）和运动障碍等患者，嘱家属24小时陪护并做好交接班工作；防止坠床，跌倒及烫伤等意外发生。

5. 遵医嘱监测神经系统及生命体征。

6. 颅内压增高护理　按"颅内压增高护理常规"。

7. 癫痫护理 按第一篇第三章第二十四节"抽搐护理常规"相关内容。

8. 切口、疼痛护理

（1）术后常规在后枕部垫干净的治疗巾，避免切口长期受压。

（2）观察切口敷料情况及切口愈合情况，有无血液和脑脊液漏情况。

（3）切口感染者，协助做好分泌物培养，加强换药。

（4）术后10～14天伤口愈合良好者给予拆线，拆线后仍需注意观察有无脑脊液漏。

（5）有效控制疼痛，保证足够的睡眠，注意禁忌使用吗啡，哌替啶等抑制呼吸道药物。

9. 硬膜外引流管护理 按"神经外科疾病一般护理常规"。

10. 留置导尿护理 按本章第四节"留置导尿护理常规"。

11. 康复功能锻炼 对于肢体偏瘫或言语障碍等患者应尽早地进行康复功能锻炼，最大限度地恢复患者的生活能力。

12. 并发症的观察与处理

（1）颅内出血：术后24～48小时内易发生颅内出血。嘱患者不要用力咳嗽和用力排便。一旦发现患者意识清楚后逐渐嗜睡、反应迟钝甚至昏迷、头痛呕吐、烦躁不安、血压升高、脉搏、呼吸减慢颅内压增高瞳孔变化等征象，及时与医生联系，做好再次手术的准备。

（2）脑水肿：术后3～5天为脑水肿的高峰期，见颅压增高护理常规。

（3）应激性溃疡：术后患者出现呕吐咖啡色胃内容物，伴呃逆、腹胀、黑便等情况，应立即报告医生，及时处理。禁食，胃肠减压，使用药物抑制胃酸分泌，保护胃黏膜等。

（4）感染：加强口腔护理及皮肤护理，预防肺部感染及泌尿系统感染。

（5）顽固性呃逆：膈肌痉挛导致的呃逆影响患者呼吸、饮食和睡眠严重时可引起胃出血。应先检查腹部，若有胃胀气或胃潴留，应先留置胃管抽空胃内容物，其次可通过压迫眼球或眶上神经、捏鼻、刺激患者咳嗽等强烈刺激遏制呃逆。

（五）健康教育

1. 宣教正确服用药物（名称、剂量、作用、用法和副作用），切忌自动停药；如停药和减量，需根据医嘱执行。

2. 对于去骨瓣患者，术后要主要局部保护，外出戴帽子，尽量少去公共场所，以防意外事件的发生；如伤口与愈合良好者，出院后三个月可来医院行颅骨修补术。

3. 对于胶质瘤患者，一般术后须进行放疗，期间需定时复查血象，注意营养和休息。

五、颅后窝肿瘤（小脑肿瘤）护理常规

（一）按神经外科疾病一般护理常规

（二）护理关键点

1. 共济失调。

2. 耳鸣、耳聋、头晕。

3. 颅内压增高。

4. 疼痛。

5. 呼吸道管理。

6. 出血。

7. 感染。

8. 硬膜外引流管护理。

（三）护理评估

1. 神经系统体征　意识（GCS评分）、瞳孔、运动、感觉、反射。

2. 颅内压增高症状　头痛、恶心、呕吐，视神经盘水肿。

3. CT、MRI及实验室检查结果。

4. 疾病及主要症状

（1）颅内压增高症状：头痛、恶心、呕吐、视神经盘水肿。

（2）小脑半球症状：主要表现为患侧肢体共济失调和肌肉震颤，如指鼻试验和跟膝胫试验做不准，轮替试验幅度增大、缓慢、笨拙，步行时手足运动不协调，常向患侧倾倒。

（3）小脑蚓部症状：主要表现为躯干性和下肢远端共济失调，行走时两足分离过远，步态蹒跚或左右摇晃如醉汉。

（4）脑干症状：临床表现为出现交叉性麻痹，即病变节段同侧的核及核下性脑神经损害及节段下对侧的锥体束征。如中脑病变多表现为病变侧动眼神经麻痹，脑桥可表现为病变侧眼球外展及面肌麻痹、同侧面部感觉障碍以及听觉障碍，延髓病变可出现病变侧舌肌麻痹、舌后1/3味觉消失。

（5）桥小脑角症状：病变同侧中、后组脑神经症状和小脑症状。前者常伴有耳鸣、听力下降、眩晕、颜面麻木、面肌抽搐、声音嘶哑、进食饮水呛咳等，后者表现为病变同侧共济失调及水平震颤。

5. 特殊检查结果　头颅CT、MRI、EEG、CXR等。

（四）护理措施

1. 体位与活动　根据病情决定活动方式

（1）清醒、活动无障碍者，可以病房内活动。

（2）颅内压增高患者，以卧床休息为主。

（3）全麻清醒前使患者取平卧位。头、颈、脊椎保持成一直线，头健侧位用沙袋固定。麻醉清醒后均给予头高15°～30°，健侧卧位，维持24～48小时，禁止患侧卧位。这样既防止了脑干移位危及生命，又避免了因局部受压、血液循环不良而影响伤口愈合。给予轴位翻身，动作必须平稳，保证头部和身体同时移位，避免颈部扭曲或动作过猛致脑干摆动或移位，导致呼吸功能紊乱或呼吸骤停。

（4）术后第一天鼓励清醒患者床上活动。术后病情许可者，协助其下床活动，可先扶起坐椅子、床边移步，上卫生间；体力允许者扶其病区走动；若出现头晕、头昏，心悸、出冷汗等应立即停止；以后逐渐增加活动量。

2. 饮食　指导糖尿病者控制饮食及水果；保持大便通畅。后颅窝肿瘤，特别是桥小脑角肿瘤术后患者，第一次进食需先试饮水，未发生呛咳，才可进食，应准确评估患者吞咽反射状况及早发现吞咽困难，从而减少窒息、肺部感染、营养不良等并发症的发生。吞咽困难护理按第一篇第三章第二十二节"吞咽困难护理常规"。对于重度吞咽有障碍者采用留置胃管鼻饲肠内营养，待吞咽功能恢复后逐渐进食。

3. 用药指导　术前常规使用德巴金缓释片或丙戊酸钠片预防癫痫。

4. 对症护理

（1）加强安全护理：详见神外经科疾病一般护理常规相关内容。

（2）听神经损害患者护理：头晕、眩晕明显患者应卧床休息；耳鸣明显者，应关注睡眠情况，保证充足的休息；加强心理支持。

（3）颅内压增高护理：按第一篇第三章第十节"颅内高压护理常规"。

（4）颈区疼痛者，需选择合适的枕头，保持患者舒适，并有效控制疼痛，保证足够睡眠。

5. 呼吸道管理　手术损及脑干者，应严密观察呼吸情况（频率、节律、幅度等），如出现呼吸异常，应立即告知医生，紧急处理。

6. 切口、疼痛护理

（1）术后常规在后枕部垫干净的治疗巾，避免切口受压。

（2）观察切口敷料及切口愈合情况，有无渗液和脑脊液漏情况。

（3）切口感染者，协助做好分泌物培养，加强换药。

（4）术后10~14天伤口愈合良好者给予拆线，拆线后仍需注意观察有无脑脊漏液。

（5）有效控制疼痛，保证足够的睡眠，注意禁忌使用吗啡、哌替啶等抑制呼吸的药物。

7. 硬膜外引流管（切口负压球）护理　按神外经科疾病一般护理常规相关内容。

8. 留置导尿护理　按本章第四节"留置导尿护理常规"。

9. 加强康复功能锻炼对于肌力下降、失语、吞咽困难等患者，在病情许可的情况下可尽早请康复科进行康复功能锻炼。

10. 并发症的观察与处理

（1）出血：术后24小时内为术后出血高峰期；引流量约200~300ml，色暗红，为正常许可范围；24~48小时转为淡红色或者淡黄色，量也随之减少，2~3天可拔管。若引流液为鲜红色，且24小时超过500ml应首先考虑颅内出血。嘱患者不要用力咳嗽和用力排便。一旦发现患者意识改变，头痛呕吐，烦躁不安，血压升高，脉搏，呼吸减慢征象，及时与医生联系并作好再次手术的准备。

（2）脑水肿：术后3~5天为脑水肿的高峰期，颅内高压护理按第一篇第三章第十节"颅内高压护理常规"。

（3）应激性溃疡：术后出现咖啡色胃内容物，伴呃逆、腹胀、黑便等情况，应立即报告医生，遵医嘱给予禁食，胃肠减压，使用制酸及胃黏膜保护药物等。

（4）感染：加强口腔护理及皮肤护理，预防肺部感染及泌尿系统感染。肺部感染较常见，主要原因是手术牵拉、刺激和脑水肿反应引起后组颅神经损害。导致患者的咳嗽反射、吞咽反射减弱或消失，致使患者饮水、进食发生呛咳而引起吸入性肺炎；或术后头部相对制动，长期卧床，使痰液和呼吸道分泌物不能顺利排出而发生坠积性肺炎。痰液黏稠者行雾化吸入，3~4次/天，每2小时翻身拍背一次。

（5）角膜溃疡：由于肿瘤术后易损伤第Ⅴ、Ⅶ对颅神经。可出现眼睑闭合不全，角膜暴露，易引起角膜炎甚至失明。可用眼膏和眼药水定时交替使用，并用凡士林纱布遮盖保护眼睛。

（6）小脑缄默症：小脑蚓部肿瘤易出现，常发生于术后24~48小时，是最严重的构音障碍状态，以不语为主要特点，吞咽功能障碍，但是意识水平不受影响，语言理解能力正常。应及早发现及早行心理护理和语言功能训练。

（五）健康教育

1. 注意切口愈合情况，拆线后如愈合良好，1~2周后可洗头，但应注意动作轻柔，避免抓破切口。

2. 定期门诊随访，定期做CT或MRI检查等，了解病情变化。

3. 加强康复功能锻炼，对于眼睑闭合不全，吞咽困难，行走不稳定的患者应继续进行治疗及功能锻炼。

六、蛛网膜下腔出血外科护理常规

（一）按神经外科疾病一般护理常规

（二）护理关键点

1. 头痛。

2. 发热。

3. 意识障碍。

4. 颅内压增高。

5. 脑疝。

6. 癫痫。

7. 再出血。

8. 脑血管痉挛。

9. 便秘。

10. 睡眠障碍。

11. 精神症状。

（三）护理评估

1. 神志、瞳孔、肌力，有无头痛、呕吐等。

2. 了解起病形式，有无诱因和伴随症状。

3. 头痛的评估　头痛的部位、性质、持续时间、缓解方式，有无诱因及其他伴随症状如大汗、恶心、喷射性呕吐等。

4. 神经功能受损症状及体征　有无脑膜刺激症、偏瘫、失语、感觉障碍、复视、精神症状及癫痫发作等。

5. 了解既往病史、用药和手术史　如有无颅内动脉瘤、脑血管畸形、高血压动脉硬化、冠心病、糖尿病、血液病、颅内肿瘤等，是否有抗凝治疗史。

6. 脑脊液检查结果　均匀血性CSF（脑脊液）。

7. 头颅CT平扫　怀疑蛛网膜下腔出血时，首选CT检查。

8. 数字减影血管造影（DSA）　明确病因的金标准，检查时机为出血3天内和2～3周后。

9. 是否有手术治疗的指征，呼吸是否顺畅。

10. 引流管是否通畅及引流液的量及性质。

（四）护理措施

1. 对吸烟患者劝其戒烟，以减少对呼吸道的刺激。手术区域给予备皮。留置尿管，备好手腕识别带和安全核对单。

2. 生命体征的监测，同时注意观察意识瞳孔及GCS评分。如出现瞳孔或GCS评分的变化，应及时报告医生。

3. 饮食　术后1～2天给流食，以后逐渐半流食、普食。昏迷及吞咽困难者术后3～5天开始鼻饲饮食，暂不能进食或入量不多者按医嘱给补液。

4. 头痛的护理

（1）绝对卧床。

（2）撒列痛等止痛药止痛。

（3）按医嘱予降压、脱水、抗纤溶、防治血管痉挛等治疗。

（4）避免情绪激动，保持心态平和。

5. 心理支持

（1）保持环境安静、舒适，减少声光刺激，尽量减少打扰，必要时使用镇静药。

（2）积极采取止痛措施，有效缓解头痛。

6. 用药护理

（1）尽可能留置中心静脉。

（2）使用甘露醇脱水治疗时，需快速静脉滴入，防治药液外渗，关注尿量及电解质。

（3）尼莫地平微泵维持，经外周静脉通路时，与生理盐水一路同进，防止静脉炎发生。注意监测血压。

7. 预防感染　加强基础护理，预防肺部感染、泌尿系统感染及颅内感染。

8. 并发症的观察及护理

（1）应激性消化道溃疡：患者有咖啡色胃内容物、柏油样大便，呃逆，腹胀等。应留置胃管，以轻柔的手法抽出胃内容物，减少胃酸对胃黏膜的刺激，防止胃扩张，改善胃黏膜的血循环，达到止血效果。必要时给予药物治疗。

（2）术后再出血：突发剧烈头痛呕吐抽搐、意识障碍加深、昏迷，复查CT显示有新的出血量。预防术后再出血的护理措施有：患者处在安静的病房，减少探视；烦躁不安时给予镇静剂，必要时约束四肢；避免患者情绪激动及剧烈咳嗽；操作及翻身时动作要轻宜，减少过多刺激。

（3）脑血管痉挛：可引起昏睡、局灶性神经系统体征。早期应用尼莫地平微泵维持。

（五）健康教育

1. 饮食宜清淡、易消化、富含维生素和蛋白质，多吃新鲜水果和蔬菜，忌辛辣刺激食物，不喝咖啡、浓茶，戒烟酒。

2. 保持大便通畅，养成定时排便的习惯。必要时可使用缓泻剂、开塞露塞肛。

3. 女性患者一到两年内避免妊娠和分娩。

七、高血压脑出血外科护理常规

（一）按神经外科疾病一般护理常规

（二）护理关键点

1. 颅内压增高。

2. 肢体瘫痪。

3. 语言障碍。

4. 脑神经损伤。

5. 再出血。

6. 呼吸道管理。

7. 气管切开护理。

8. 康复。

9. 其他并发症护理。

（三）护理评估

1. 按"外科疾病一般护理常规"的"手术前一般评估"相关内容。

2. 神经系统体征：意识（GCS）、瞳孔、运动、语言、脑神经、感觉、反射。

3. CT或MRI的结果，CBC、出凝血功能检验报告。

4. 过去史　高血压、高血脂、脑卒中、糖尿病、血液病等。

5. 服药情况　有无服用降压药、抗凝药，所用药物的种类、用法、时间等。

6. 病程及此次发病的诱因　有无精神紧张、劳累、睡眠不足、情绪激动、用力排便等。

7. 病情及主要症状　主要取决于出血的部位和出血量

（1）壳核是高血压脑出血最常见的出血部位。壳核出血可出现偏瘫、偏身感觉障碍、偏盲，病灶在主侧半球时有失语、偏侧忽视。大量出血可有意识改变、脑疝等表现。

（2）丘脑出血时对侧轻偏瘫，深浅感觉同时障碍。可出现精神障碍，表现为情感淡漠、视幻觉及情绪低落，还会有言语、智能方面的改变。

（3）脑桥出血：临床表现为突发头痛、呕吐、眩晕、复视、吞咽障碍、一侧面部发麻、交叉性瘫痪或偏瘫、四肢瘫等症状。出血量大时，患者很快进入昏迷，出现双侧瞳孔呈针尖样、侧视麻痹、呼吸困难、有去大脑强直发作、中枢性高热、呕吐咖啡色胃内容物等临床表现，提示病情危急。

（4）小脑出血：发病突然，眩晕和共济失调明显，可伴有频繁呕吐及枕部疼痛。出血量不大时出现小脑症状，如病变侧共济失调，眼球震颤，构音障碍和吟诗样语言，无偏瘫。出血量增加时意识逐渐模糊或昏迷，呼吸不规则，最后枕骨大孔疝死亡。

（5）脑叶出血：表现为头痛、呕吐等，癫痫发作较其他部位出血常见，而昏迷较少见；根据累及的脑叶不同，出现局灶性定位症状。如额叶出血可有偏瘫、Broca失语（能理解、发音，但言语产生困难或不能）等；颞叶出血可有Wernicke失语（听力正常，但不能理解他人和自己的语言）、精神症状；枕叶出血则有视野缺损等。

（6）脑室出血：出血量少时，表现为突发头痛、呕吐、脑膜刺激征，一般无意识障碍及局灶性神经缺失症状，血性脑脊液。出血量大者，很快进入昏迷或昏迷逐渐加深，病理反射阳性，常出现下丘脑受损症状及体征，如上消化道出血、中枢性高热、大汗、呼吸不规则等，预后差，大多迅速死亡。

8. 康复及效果。

9. 是否有手术治疗的指征。

10. 呼吸道是否通畅。

11. 引流管是否通畅及引流液的量及性质。

12. 肢体运动是否正常，是否有偏瘫。

（四）护理措施

1. 按本章第一节"外科疾病一般护理常规"之"手术前一般护理"相关内容。

2. 积极对症治疗以提高手术耐受力　因颅内高压而频繁呕吐者，除因注意补充营养外，还需纠正水、电解质紊乱。

3. 严重颅内压增高者禁高压大剂量灌肠。

4. 环境　术后安置在单间或特护病室里，保持室内安静、整洁、空气流通，减少探视，避免一切不良刺激，以免造成患者情绪激动，室内备好急救物品。

5. 体位护理　给予正确卧位，尽量减少搬动和刺激，使患者的手脚处于功能位，抬高床头15°～30°，有利于颅内静脉回流，减轻脑水肿降低颅内压，改善预后。对昏迷患者要防坠床。

6. 病情观察

（1）生命体征：术后密切关注患者的体温、脉搏、呼吸、血压。

（2）意识瞳孔：注意观察瞳孔有无改变，两侧瞳孔是否等大等圆，瞳孔有无散大，如出现散大，则提示病情恶化，应及时报告医生。

7. 对癫痫、高热、烦躁、剧烈头痛、喷射性呕吐等症状明显的患者要及时给予对症处理。

8. 指导患者避免做使颅内压增高的动作　如用力咳嗽、打喷嚏、屏气、用力排便等。

9. 加强康复功能锻炼　对肌力下降、失语、吞咽困难等患者，在病情许可的情况下，尽早请康复科会诊，进行康复功能锻炼（神经损伤在最初3个月内进行康复效果最明显）。

10. 并发症的观察及处理

（1）中枢性高热：主要由于丘脑下部散热中枢受损所致，表现体温迅速上升，出现39～40℃高热。解热镇痛剂无效，物理降温有效。

（2）水、电解质紊乱：由于神经内分泌功能的紊乱、意识障碍、进食减少、呕吐、中枢性高热等原因，尤其应用脱水剂治疗时，可出现低钾血症、低钠血症等，应及时处理。关注出入量、电解质化验结果，注意正确补钾、补钠，低钠血症患者补钠速度不能过快。

（3）吞咽困难护理：按第一篇第三章第二十二节"吞咽困难护理常规"。

（4）感染：加强基础护理，预防肺部感染及泌尿系统感染。

（5）消化道出血：消化道出血是高血压脑出血常见的并发症，要密切的观察患者的呕吐物、大便及胃内容物颜色，昏迷及吞咽困难者予留置胃管，给予胃管注流质饮食。如患者消化道出血症状，应立即报告医生，并按本篇第五章第四节"消化系统疾病护理常规"相关疾病护理常规。

（6）术后再出血：再出血是脑出血术后最严重的并发症之一，预防术后再出血的护理措施有：患者处在安静的病房，减少探视；烦躁不安时给予镇静剂，必要时约束四肢；避免患者情绪激动及剧烈咳嗽；积极控制血压，过高者按医嘱予降压药；操作及翻身时动作要轻，减少过多刺激。

（7）其他并发症：下肢深静脉血栓形成、肺栓塞、肺水肿、心肌梗死、癫痫等。

（五）健康教育

1. 注意天气变化，及时增减衣服，防止受凉及病情变化。

2. 防止误吸，以免引起窒息及肺部感染。具体见吸入性肺炎的预防宣教。

3. 存在偏瘫、面瘫、吞咽困难等情况，坚持康复功能锻炼。

4. 病情允许后，鼓励患者适当运动。每日进行可耐受的活动以不出现心悸、气促、乏力等症状为宜。加强安全意识，防止坠床、跌倒及烫伤等意外发生。

5. 定期监测血压。最好备有血压计，学会正确测量血压、记录血压。将血压控制在较理想的范围内。

6. 重视其他相关疾病的控制和治疗，如糖尿病、高血脂、肾病、心脏病、肥胖等。

八、脑动脉瘤外科护理常规

（一）按神经外科疾病一般护理常规

（二）护理关键点

1. 颅内压增高。

2. 再出血。

3. 脑血管痉挛。

4. 脑积水。

5. 脑室穿刺脑脊液外引流。

6. 呼吸道管理。

7. 切口疼痛。

8. 硬膜外引流管。

9. 感染。

10. 数字减影脑血管造影。

（三）护理评估

1. 按"外科疾病一般护理常规"的"手术前一般评估"相关内容。

2. 神经系统体征

（1）意识：GCS评分、瞳孔、运动、肌力等。

（2）反射：脑膜刺激征。

（3）症状：头痛、恶心、呕吐、视神经盘水肿。

（4）其他：癫痫、头晕眩晕、精神症状等。

3. CT、CTA结果。

4. 诱因　情绪激动、剧烈头痛、用力、咳嗽、排便、性生活等。

5. 病情及主要症状

（1）小而未破裂的动脉瘤大多数无症状及体征，少数者可出现头痛、单侧眼眶或球后痛伴动眼神经麻痹、头晕等症状。

（2）动脉瘤破裂出血大多可表现为蛛网膜下腔出血的症状：①颅内压增高症状表现为头痛剧烈，呈胀痛或爆裂样疼痛，难以忍受，呈局限性或全头痛，持续不能缓解或进行性加重，多伴恶心、呕吐；可有意识障碍或烦躁、谵妄、幻觉等精神障碍；②脑膜刺激征主要表现为颈项强直，Kerning征 Brudzinski征阳性。

（3）再出血症状：一般在发病后24小时内再出血的可能性最大，临床表现为在病情平稳或好转的情况下，突然发生剧烈头痛、恶心呕吐、意识障碍加深、抽搐、原有症状和体征加重或重复出现。

（4）脑血管痉挛症状：血管痉挛一般表现于蛛网膜下腔出血后3～5天开始，5～14天为高峰期，2～4周后逐渐减少。临床表现为意识改变、局灶性神经功能损害体征。

6. 特殊检查　CT或CTA、MRI、腰穿、DSA等。

（四）护理措施

1. 按"外科疾病一般护理常规"的"手术前一般评估"相关内容。

2. 体位与活动

（1）安静休息：绝对卧床4～6周，减少探视，最好应保持环境安静和避光。

（2）病情允许时需抬高床头15°～30°，有利于颅内静脉回流，减轻脑水肿。

（3）加强安全护理：意识障碍或年老体弱者，嘱家人24小时陪护并做好交接班工作；防止坠床、跌倒及烫伤等意外发生。

（4）术后第一天鼓励清醒患者床上活动。

（5）术后病情许可者，协助其下床活动，可先扶坐椅子、床边移步，上卫生间；体力允许者扶其病区走动；若出现头晕、头昏，心悸、出冷汗等应立即停止；以后逐渐增加活动量。

（6）对于肢体活动障碍者，在病情许可的情况下，应尽早行康复功能锻炼，进行被动运动及主动运动。

3. 饮食　合理饮食，保持大便通畅，便秘者可用轻泻剂，忌高压大量灌肠。

4. 避免做使颅内压增高的动作　如用力、咳嗽、打喷嚏、屏气、排便等，避免情绪激动。

5. 对症处理

（1）对烦躁者可给予轻度镇静药物。

（2）对有疼痛症状者，可给予相应的镇静药物，如撒烈痛，但禁止使用吗啡、哌替啶。

（3）对癫痫患者，可使用抗癫痫药物如安定、卡马西平或丙戊酸钠。

（4）其他如呕吐、频繁咳嗽、高热等症状明显的患者及时给予镇吐、镇咳、降温等对症处理。

6. 用药护理　动脉瘤破裂出血者为防止脑血管痉挛的发生，常规持续静脉使用钙离子拮抗剂尼莫地平。尼莫地平需要静脉推注泵控制滴速，用量为3～5ml/小时，速度根据病情或血压调整；同时还应注意有无低血压发生，如有应告知医生减少用量或停用。

7. 脑室穿刺脑脊液外引流术护理。

8. 做好术前宣教　根据治疗方法决定，如果选择脑血管栓塞术，则做好DSA术前准备；如选择开颅动脉瘤夹闭术，做好术前准备。

9. 切口、疼痛护理

（1）术后常规在后枕部垫干净的治疗巾，观察切口敷料情况及切口愈合情况，有无血液和脑脊液漏情况。

（2）避免切口长时间受压。

（3）切口感染者，协助做好分泌物培养，加强换药。

（4）术后10～14天伤口愈合良好者医生给予拆线，拆线后仍需注意观察有无脑脊液漏。

（5）有效控制疼痛，保证足够的睡眠，禁忌使用吗啡、哌替啶等抑制呼吸道的药物。

10. 硬膜外引流管（切口负压球）护理　按"神经外科疾病一般护理常规"。

11. 康复功能锻炼　对于肢体偏瘫或言语障碍等患者应尽早进行康复功能锻炼，最大限度地恢复患者的生活能力。

12．并发症的观察与处理

（1）出血：术后24～48小时内易发生颅内出血。嘱患者不要用力咳嗽和用力排便。一旦发现患者意识改变、头痛呕吐、烦躁不安、血压升高、脉搏、呼吸减慢等征象，应及时与医生联系，作好再次手术的准备。

（2）脑水肿：术后3～5天为脑水肿高峰期，主要症状为颅内高压，按第一篇第三章"颅内高压护理常规"。

（3）应激性溃疡：术后患者咖啡色胃内容物，伴呃逆、腹胀、黑便等情况，应立即报告医生，及时处理。禁食，胃肠减压，使用制酸及胃黏膜保护剂。

（4）感染：加强口腔护理及皮肤护理，预防肺部感染及泌尿系感染。

（五）健康教育　按"神经外科疾病一般护理常规"。

九、椎管内占位性疾病护理常规

（一）按神经外科疾病一般护理常规

（二）护理关键点

1．疼痛。

2．感觉障碍。

3．运动障碍。

4．排泄异常。

5．出血。

6．感染。

7．硬脊膜外引流管护理。

8．并发症。

（三）护理评估

1．按"外科疾病一般护理常规"的"手术前一般评估"相关内容。

2．神经系统体征　感觉，运动，反射。自主神经系统功能：大小便排泄情况。

3．MRI或CT结果。

4．病情及主要症状

（1）疼痛：大多数由髓外肿瘤刺激神经根和脊膜引起，常为首发和定位表。疼痛为自发性，常剧烈；疼痛沿神经根分布区扩散，在躯干为横行条带状分布，在四肢表现为由近端向远端放射；初期为阵发性，可有夜间加重或平卧痛；可因咳嗽、喷嚏或用力大便等加重；可伴有脊柱自发性疼痛、叩痛和压痛。

（2）感觉障碍：如麻木感、蚁走感、灼热感等，也可出现感觉过敏，当感觉纤维被破坏后则表现为感觉减退或缺失。临床上将感觉减退或缺失区与感觉正常区的临界面称为感觉平面，是判断脊髓损害水平的重要依据之一。

（3）运动障碍：主要表现为病变水平以下肢体的力量减弱，动作不准确，站立不稳，可伴有或不伴有肌肉萎缩。

（4）反射异常：因脊髓节段受压出现病变节段腱反射减弱或消失，锥体束受损则出现病理征阳性。

（5）自主神经功能症状：①大小便排泄异常：多见于髓内病变，如室管膜瘤、星形细胞瘤，以及马尾肿瘤。依病变水平可表现为排便困难、尿潴留、便秘；或表现为大小便失禁；②泌汗功能障碍：可见无汗、少汗、皮肤干燥及脱屑。

5. 特殊检查结果　脑CT或MRI。

（四）护理措施

1. 按"外科疾病一般护理常规"的"手术前护理措施"相关内容。

2. 体位与活动

（1）高颈位手术患者，术后需去枕平卧，活动时（翻身）需使用腰托。

（2）胸、腰、骶段手术者，需平卧位休息，腰段手术患者活动时（翻身）需使用腰托。

（3）术后每1~2小时进行轴位翻身。手术中因病情需要可能去除椎板减压，术后身体转动时如动作不协调可造成脊髓挤压而损伤，所以翻身时脊柱一定要平直呈一直线（头颅，胸腰，骶、尾、腿三部位同时相向、同速移动）。

（4）术后需使用硬板床。

（5）术后病情许可者，需在医生指导下下床活动，避免脊柱过早负重，以免引起脊髓损伤；活动时，不能做使伤口张力增加的动作，以免影响伤口愈合。

（6）对于肢体活动障碍者，在病情许可的情况下，应尽早行康复功能锻炼，进行被动运动及主动运动，防止压迫关节畸形，足下垂等发生。

3. 疼痛护理　按第一篇第三章第八节"疼痛护理常规"；患者因咳嗽、喷嚏、用力时脑脊液压力一过性增高，神经根被牵拉，可加剧疼痛，因此需指导患者减少突然用力的动作；减少诱发原因，如咳嗽频繁患者应用镇咳剂。疼痛明显加重时通知医生，遵医嘱使用镇痛剂或进行相应的检查。

4. 排泄异常护理

（1）尿失禁：注意根据患者输液或饮水的时间，给予排便用品（尿盆、尿壶、尿不湿）协助排便，并及时撤换，同时在患者小腹部加压，增加膀胱内压，锻炼恢复排尿功能。

（2）尿潴留：给予留置导尿，根据输液及饮食摄入时间，适时、规律地夹闭、开放尿管，以维持膀胱充盈、收缩功能；同时在排尿液时可采用一些方法刺激诱导膀胱收缩，如轻叩患者下腹部和听流水声。

（3）留置导尿者按本章第四节"留置导尿护理常规"进行护理。

（4）便秘按第一篇第三章第三节"便秘护理常规"。

（5）大便失禁：选择易消化、吸收的高营养、易排泄的要素饮食，同时指导患者练习腹肌加压和肛门括约肌收缩，掌握进食后的排便时间规律、协助放置排便用品（便盆、尿垫）；随时清洁肛门周围皮肤，必要时使用局部皮肤保护剂。

5. 做好术前准备　高颈位、腰椎手术患者遵医嘱戴好颈托或腰托。

6. 生命体征监测

（1）密切观察患者生命体征，30分钟测量血压、脉搏、呼吸一次，平稳后改为1~2小时一次，持续监测24~48小时。注意血压变化；肢体活动检查每2小时一次，及早发现椎管内出血。

（2）高颈位手术患者，术后需严密观察呼吸频率、节律，发现异常及时报告医生。

（3）严密观察呼吸情况，需要者给予氧气吸入，根据病情选择吸氧方式及吸氧流量。颈4以上脊髓肿瘤患者慎做腰穿。

7. 切口、疼痛护理

（1）观察切口敷料情况及切口愈合情况，有无感染征象，保持伤口敷料干燥固定，尤其是骶尾部，污染衣裤及时更换。术后常规在手术部位垫干净的治疗巾，以观察有无血液和脑脊液漏情况。

（2）伤口感染常在术后3~7天出现，表现为局部搏动性疼痛，皮肤潮红、肿胀、压痛明显，并伴有体温升高，及时通知医生，检查伤口情况并及时处理。

（3）避免切口长期受压。

（4）术后10~14天伤口愈合良好者给予拆线，拆线后仍需注意观察有无脑脊漏液。

8. 硬膜外引流管管理　按"神经外科疾病一般护理常规"。

9. 并发症的观察与处理

（1）椎管内血肿：观察感觉障碍平面及肢体活动情况，术后注意观察患者浅感觉，尤其是痛觉的改变，并与术前的感觉运动相比较。若感觉障碍平面上升标志脊髓功能能进一步受损。应考虑椎管内血肿形成压迫脊髓，必须立即通知医生，做好术前准备，以备再次手术。

（2）伤口脑脊液漏及伤口愈合不良：常发生在术后3~7天，观察切口周围有无红、肿、热、痛等情况；保持伤口清洁，注意无菌操作。如伤口脑脊液漏应卧床休息，加强营养，促进伤口愈合。

（3）呼吸道感染：保持室内空气清新，定时开窗通风。对高位截瘫患者要按时翻身、拍背帮助患者咳嗽排痰，增强背部血液循环。指导患者做深呼吸及扩胸运动，有利于肺复张。

（4）泌尿系感染：术后3~5天应保留尿管，保持会阴部清洁，每日进行尿道口护理两次。鼓励患者多饮水，增加尿量稀释尿液，借助排尿冲洗膀胱尿道，减少细菌滋生，预防泌尿系感染。定时夹放尿管，膀胱保持节律性充盈和排空，防止膀胱痉挛和缩小，促进功能恢复，待病情好转，尽早拔出尿管。

（5）压疮：卧床患者避免软组织长期受压，按时翻身拍背，使用气垫床。每天用温水擦浴，保持皮肤清洁。保持床单位平整、干燥。保证全身营养摄入。

（6）关节挛缩：注意卧床姿势，不得压迫患肢。下肢瘫患者防止关节畸形，足下垂者应穿丁字鞋，保持双足功能位。

（7）下肢静脉血栓形成的预防及护理：按本章第十一节"下肢深静脉血栓护理常规"。

（8）腹胀：为椎管肿瘤术后常见并发症，应指导患者进食含蛋白质和维生素较多的食物，多食咸或偏酸性的食物，少进或不食甜食。必要时可胃肠减压、肛管排气等。

（9）呼吸功能障碍：为颈段椎管术后严重并发症，主要是颈髓受压引起的肋间肌、膈肌麻痹，导致呼吸幅度减弱，继发缺氧及呼吸道分泌物无力咳出，也可因患者伤口疼痛不敢咳嗽和深呼吸以致排痰不畅或无力咳嗽引起。护理中应加强观察呼吸频率、幅度、血氧饱和度的变化。痰液不易排出者可进行雾化吸入，湿化气道，以促进痰液排出，对严重呼吸困难者，可进行气管切开或予呼吸机辅助呼吸。

（五）健康教育

1. 注意伤口愈合情况　避免做增加伤口张力的动作，如弯腰、侧腰等。

2. 根据手术情况，告知患者颈托或腰托使用的时间，并告知最好睡硬板床。

3. 鼓励患者与家属共同参与康复锻炼，加强肢体功能和日常生活自理能力训练。

（1）对于排尿障碍、尿失禁留置导尿患者，定时夹放尿管，锻炼自主排尿功能；尿潴留者讲解膀胱充盈的表现、感觉，必要时给予留置导尿。讲解尿路感染的表现、感觉，鼓励患者多饮水，保持会阴部清洁。

（2）对于排便障碍、大便干结者应保证适当的高纤维饮食与水分的摄入，指导并协助患者增加腹压来引发排便，必要时使用开塞露和不保留灌肠；指导患者练习腹肌加压与肛门括约肌收缩，保持肛门周围皮肤干洁。

（3）对于瘫痪肢体，加强康复锻炼，如按摩、主动运动、被动运动及理疗等，可改善患者血液循环，促进功能恢复，延缓和防止肌萎缩。

十、脑积水护理常规

（一）按神经外科疾病一般护理常规

（二）护理关键点

1. 颅内压增高。

2. 呼吸道管理。

3. 营养摄入不足。

4. 肢体功能障碍。

5. 感染。

6. 并发症。

（三）护理评估

1. 神经系统　GCS评分，瞳孔，运动，反射。

2. 头颅有无畸形。

3. 头颅CT或MRI。

4. 引起脑积水的病因。

5. 进食情况　有无恶心呕吐。

6. 生命体征，尤其是体温情况。

7. 消化道症状　腹痛、腹胀、恶心、呕吐。

8. 主要症状/体征

（1）意识观察：患者有无昏迷，GCS评分有无下降。

（2）瞳孔观察：观察瞳孔的大小、形状、对光反射的灵敏度、两侧瞳孔是否对称。

（3）颅内压增高"三主征"：以头痛、呕吐、视乳头水肿为主要表现，头痛部位以双颞侧最常见，在用力、卧位后或晨起头痛加重。呕吐是常伴有剧烈头痛而与头部位置无关，呕吐后头痛可缓解。应警惕脑疝的发生。

（4）随着病程的进展，患者可出现：共济失调、视物模糊、复视、记忆力下降。

（5）皮肤：观察昏迷患者骶尾部及全身皮肤，防止压疮发生。

9. 各种特殊检查　头围测量、腰穿测压及放液实验、颅骨平片、头颅CT/MRI。

（四）护理措施

1. 按"外科疾病一般护理常规"之"手术后一般护理"相关内容。

2. 体位与活动

（1）室温保持在18～21℃，湿度55%为宜，定时通风换气，保持病房空气流通，为患者提供一个安静、整洁、舒适、安全的治疗康复环境。

（2）卧床休息为主，适当活动，避免碰撞和剧烈运动。

（3）抬高床头15°～30°，有利于颅内静脉回流，减轻脑水肿。

3. 颅内压增高的护理　按第一篇第三章第十节"颅内高压护理常规"。

4. 并发症观察

（1）分流管堵塞：分流管堵塞后，主要表现为颅内压增高的一般症状。分流管堵塞后婴儿的临床表现主要为前囟扩大，张力增高，头围渐大，皮肤切口脑脊液漏，易激惹，四肢肌张力升高，上视受限（又称：落日征）；儿童及成人主要表现为颅内压增高的一般症状，常有头痛、头晕、恶心、呕吐、复视、视盘水肿等。同时皮下隧道积液常是分流管堵塞的早期表现。因此，在术后应密切观察患者是否有颅内压增高的临床表现，定时按压分流泵，注意观察切口处和分流管经过的隧道有无积液的发生。

（2）消化道症状：脑室-腹腔分流术后患者早期会出现腹胀、腹痛、恶心、呕吐或食欲下降等症状，主要为脑脊液对腹膜的刺激所致，一般1周左右可消失。脑积水患者脑脊液中的白细胞和蛋白增高时，腹腔端管周围可能出现炎性水肿，被大网膜包裹，腹膜炎、腹水等现象。临床上表现为腹膜刺激征、压痛、反跳痛、腹肌紧张等。

（3）分流装置功能障碍：高压力性脑积水术后脑室多在1周内开始缩小，若仍进行性增大，即提示分流管故障。在正常颅压的脑积水患者，应做腰椎穿刺测压，观察其压力与分流阀设定压力是否一致来判断分流管功能状态。由于头部向两侧扭转运动，对分流管产生牵拉作用，可使腹腔端自泵头处脱离或断裂，出现皮下积液，导致手术失败。因此，在术后护理时，应嘱患者避免头部剧烈活动。常与患者交流，以观察有无精神异常变化，观察有无颅内压增高的表现。

（4）硬膜下出血：脑腹分流术后，脑脊液压力改变，脑压可突然下降，大脑皮层塌陷，导致硬膜下出血。应密切观察患者有无头痛、呕吐、抽搐等现象，及时报告医生，急诊CT检查，以确诊病情变化，及时手术。

（5）感染：脑室-腹腔引流术的患者，分流管皮下途径较长，切口较多，增加了局部感染的机会，若皮下隧道过浅，导管长期与表皮摩擦压迫，可使皮肤感染坏死缝线脱落，导管脱出腹腔暴露于皮外。局部感染会导致蜂窝组织炎等颅内感染，危及患者生命。定时给患者更换体位，避免长时间压迫手术部位而出现并发症；发现敷料污染脱落后及时消毒更换；若发现切口红肿、压痛等感染症状时，及时报告医生。

（6）分流过度：注意观察患者有无头痛、头晕、恶心等低颅内压的症状，若有过度分流的症状应嘱患者不要坐起、下床，让患者逐渐抬高头位，慢慢适应后可好转。

（7）癫痫：癫痫的发生是因脑室-腹腔分流术脑室穿刺而造成皮质损伤所致，一般额叶穿刺较枕叶穿刺的发生率高，手术时注意置管区的选择，多次穿刺比单次穿刺的癫痫发生率高，避免多次反复穿刺。

（五）健康教育

1. 如患者出现头痛、恶心、呕吐、视力障碍时，可自己按压分流泵以加快引流。注意按压时应让分流泵充分弹起后再次按压。如果分流泵按下不弹起或按不下，则表明分流管阻塞，应来院复查。

2. 在日常生活中要加强自我保护意识，避免暴力撞击分流管所经皮肤区域及颈部剧烈活动，防止折断分流管。

第十三节 泌尿外科疾病护理常规

一、泌尿外科疾病一般护理常规

1. 按外科一般护理常规护理。

2. 入院接待　热情主动接待新入院患者或转入患者，告知第二天抽血及相关检查前的注意事项，指导患者正确留取大小便标本行常规检查。行急诊手术者还应整理床单位，包括麻醉床、输液架、吸引器、氧疗装置以及各种监护设备等。

3. 基础护理

（1）术前2周开始戒烟，术前清洁及备皮按本节"手术野皮肤准备"。

（2）术前指导有效咳嗽、咳痰等技巧。

（3）术后做好皮肤护理，保持床铺干净、平整，及时更换被血液或尿液浸湿的病号服；定时翻身，必要时使用气垫床，预防压疮发生；禁止使用局部加温措施如热水袋等，以防烫伤。

（4）跌倒及坠床高风险患者做好预防措施，必要时使用约束带加以保护，避免跌倒及坠床的发生。

4. 休息与活动

（1）保持病房安静、舒适，为患者提供良好的休息、睡眠环境。

（2）肾部分切除要绝对卧床一周，以防止出血及肾下垂。

（3）除特殊要求外，术后体位以增进舒适、减轻痛苦、促进引流以及有利呼吸为原则；病情允许时，鼓励和指导患者早期床上运动和下床活动，以促进肠蠕动恢复，防止肠粘连和术后并发症的发生，同时教会患者预防跌倒发生的方法。

（4）鼓励患者床上翻身、抬臀，以促进胃肠道蠕动。根据病情及手术情况一般中大型手术患者，术后第1日床上活动，第2日坐起，第3～4日在护理人员协助下行床边坐或床边活动，第4～5日可扶着上厕所，以后逐渐增加活动量。微创手术一般术后第1天可下床活动，促进气腹残留气体的吸收，减轻术后腹胀、腰背和肩膀的胀痛不适。

5. 饮食护理

（1）术前禁食8～12小时、禁饮4～6小时；涉及肠道手术者，术前3天开始进食少渣饮食，术前1天进无渣饮食，术前12小时禁食，术前4～6小时禁饮。

（2）一般局麻手术患者术后即可进食；椎管内麻醉后6小时可适当进食；全麻患者待恶心、呕吐停止后，按照流质-半流质-普食逐渐进食；消化道手术后待肠道功能恢复和肛门排气后可进少量流质，以后视情况逐步过渡到半流质饮食和普食。

（3）禁食患者，做好口腔护理。

（4）除肾功能不良、尿少、尿闭、水肿外，一般应鼓励病人多饮水，尤其是尿路结石者。

6. 排泄护理

（1）术前指导患者练习床上排大小便；肠道手术患者按医嘱进行肠道准备，如术前口服泻剂和抗生素、术晨清洁灌肠等，注意观察排便情况。

（2）术后及时评估患者排尿情况，鼓励患者自行排尿；术后6~8小时未排尿者，指导患者放松，采用改变排尿姿势、听流水声、热敷下腹部、温水冲洗会阴等方式诱导排尿，无效时给予留置导尿，并按本章第四节"留置导尿护理常规"进行护理。

（3）注意血尿情况，如血尿严重及时报告医生，并密切注意血压。

（4）尿漏、尿失禁患者应注意保护皮肤，尽量保持清洁干燥。女患者应了解妇科情况，术前注意外阴清洁。

（5）泌尿造口患者术后注意观察造口排泄物情况，并做好造口及其周围皮肤的护理，防止并发症发生。

（6）保持大便通畅，指导勿憋气和用力排便，必要时给予开塞露塞肛或灌肠帮助排便，避免术后前列腺窝或肾脏大出血等相关并发症的发生。

7. 用药护理　维持静脉输液通畅，注意控制输液速度。使用硝普钠、硝酸甘油等血管扩张药物和肾上腺素、多巴胺等血管收缩药物时要用输液泵或微量泵控制滴速，并严密观察血压，做好记录；前两者注意避光，后两者注意加强巡视，以防药液外渗后导致局部组织坏死；使用氨基酸、脂肪乳等肠外营养剂时，注意询问患者主诉，一旦发现不适，应及时向医生反映。

8. 专科观察要点

（1）泌尿系统手术后患者注意观察尿液的颜色、量和生命体征等情况并做好记录，及时报告医生。

（2）术后密切观察血压、心率、血氧饱和度、呼吸的变化及切口情况；检查各种引流管是否通畅，有无扭曲、打折、牵拉、脱出等情况，准确记录引流液的颜色、量及性状，发现异常，及时报告医生。

9. 心理护理　外科手术都会引起患者和家属的焦虑、恐惧等不良心理，尤其是年老和年幼的患者。因此，护理上应从关怀和鼓励的角度出发，向患者说明本次手术及麻醉的方式、手术后可能出现的情况以及注意事项，取得患者的配合；肿瘤患者进行必要的心理辅导；如造口患者注意帮助患者进行重塑自我形象的相关心理辅导。

10. 健康教育

（1）根据患者的健康恢复状况，从术后饮食、活动、伤口与造口护理、病情异常观察、并发症有效预防措施等方面进行宣教。

（2）对泌尿系结石的患者根据结石成分分析的结果，从饮食、运动等有效预防措施方面进行宣教。根据结石成分调节饮食。含钙结石者宜食用含纤维丰富之食物，限制含钙、草酸成分多的食物，避免大量摄入动物蛋白、精制糖和动物脂肪。浓茶、菠菜、番茄、土豆、芦笋等含草酸量高。牛奶、奶制品、豆制品、巧克力、坚果含钙量高。尿酸结石者不宜服用含嘌呤高的食物，如动物内脏。

（3）药物预防：根据结石成分，血、尿钙磷、尿酸、胱氨酸和尿pH，采用药物降低有害成分、碱化或酸化尿液，预防结石复发。维生素B_6有助减少尿中草酸含量，氧化镁可增加尿中草酸溶解度。枸橼酸钾、碳酸氢钠等可使尿pH保持在6.5~7以上，对尿酸和胱氨酸结石有预防意义。口服别嘌醇可减少尿酸形成，对含钙结石有抑制作用。口服氯化铵使尿液酸化，有利于防止感染性结石的生长。

（4）预防骨脱钙：伴甲状旁腺功能亢进者，必须摘除腺瘤或增生组织。鼓励长期卧床者功能锻炼，防止骨脱钙，减少尿钙排出。

（5）督促造口患者定期返院复查，给予具体的、可操作性的指导，做好门诊随访，促进患者康复。

二、肾癌护理常规

（一）按泌尿外科疾病一般护理常规

（二）护理关键点

1. 疼痛。
2. 血尿。
3. 发热。
4. 贫血。
5. 出血。
6. 切口感染。
7. 肾功能不全。
8. 营养失调－低于机体需要量。
9. 肾窝（周）引流管护理。
10. 留置导尿的护理。

（三）护理评估

1. 早期症状肿块、血尿、疼痛、肾外表现。
2. 病情及主要症状　疼痛，肿块，发热。血尿色、量，性状的情况。有无消瘦、水肿、贫血。
3. 特殊实验室检验和病理学检查　尿脱落细胞，抗酸染色。
4. 特殊检查结果　腹部平片（KUB），CT、MRI、肾动脉造影。
5. 肾窝引流管、导尿管引流液量、色、性质。
6. 特殊检查及实验室检查的结果（KUB、血常规、电解质）。

（四）护理措施

1. 以免血块引起尿路结石。
2. 保持尿路通畅
（1）鼓励多饮水。
（2）血块堵塞尿路予膀胱冲洗。
（3）按医嘱用止血药。
（4）正确留取尿标本（尿常规、尿培养、尿脱落细胞及尿抗酸染色）。
3. 呼吸道护理　戒烟，指导做深呼吸及有效咳嗽。
4. 导尿管的护理　按本章第四节"留置导尿护理常规"。
5. 切口与疼痛护理
（1）观察切口敷料情况及切口愈合情况。
（2）切口感染者，协助做好分泌物培养，加强换药。
（3）观察疼痛部位、性质、评分，持续时间及伴随症状，睡眠等。
（4）疼痛不能耐受者，联系医生给予止痛药，30分钟后观察镇痛效果。
6. 发热护理　按第一篇第三章第九节"发热护理常规"。

7. 体位与活动

（1）根治性肾切除的患者可早期取患侧卧位，有利于引流及肾窝间隙的闭合，可鼓励患者及早下床活动。

（2）肾部分切除要绝对卧床一周，以防止出血及肾下垂。第二周可轻微床上活动，给患者及家属讲解绝对卧床的重要性，讲解剧烈的不适当活动或过早活动会导致肾残端破裂出血，严重者会再次手术或切除肾的可能，以取得患者及家属的理解和配合。

（3）定时指导患者做四肢的被动运动，并屈曲腿部，预防下肢静脉血栓。翻身动作轻柔。

8. 肾窝引流管的护理

（1）保持引流管通畅，若放置伤口负压球应随时保证负压球内的负压。密切观察肾窝引流的颜色、性质及量，肾窝周引流管24小时内引流液为血性，一般不超过100ml，以后逐渐减少，一般48小时后血性液小于10ml可拔出引流管。如短时间内引流量大于300ml或伴有心率加快，血压持续下降，应考虑有血管损伤再出血的可能，应及时通知医生处理。

（2）妥善固定，保持通畅，避免扭曲、受压、脱落。

（3）若发现引流液颜色呈黄色或褐色应考虑是否有十二指肠损伤。

（4）每班观察患侧腰背部有无血肿、瘀斑及其范围大小。

9. 导尿管的护理　导尿管的护理按本章第四节"留置导尿护理常规"。

10. 并发症的观察与护理

（1）出血：观察生命体征、切口敷料、管周敷料、尿量、皮温、血色素等，必要时做好再次手术准备。

（2）休克：左侧肾癌切除时可合并脾损伤，故需严密观察内出血和休克。如发现患者血压低，脉搏弱，多是由于血容量不足，应立即通知医生，及时处理，予以止血、输血、补液等对症治疗，如大量出血应及时再次手术。

（3）泌尿生殖系感染：观察有无尿路刺激症状，无菌操作，防止细菌逆行感染。

（4）肾功能不全：观察尿量，准确留取标本监测肾功能。

（5）其他并发症：腹胀、上腹部疼痛、皮下气肿等并发症。

（五）健康教育

1. 鼓励患者适当锻炼，每日进行可耐受的活动以不出现心悸、气短、乏力等症状为宜。1个月内避免激烈运动。

2. 鼓励进高热量、高蛋白、富含维生素易消化的饮食。

3. 鼓励患者保持良好精神状态，积极面对疾病，参加社会支持组织，如抗癌俱乐部等。

4. 指导疼痛放松疗法及正确对待止痛药物使用。

5. 注意保护健侧肾脏，避免外伤。

6. 定期复查肾功能，B超、CT等。避免服用对肾脏有损害的食物及药物。

7. 指导患者家属，如果出现疾病加重及时来医院就诊。

三、肾损伤护理常规

（一）按泌尿外科疾病一般护理常规

（二）护理关键点

1. 疼痛及肿块。

2. 体温过高。

3. 排尿困难。

4. 血尿。

5. 休克。

6. 泌尿系感染。

7. 尿外渗。

8. 腹膜刺激征。

9. 焦虑，恐惧。

10. 合并伤。

11. 组织灌注量改变。

（三）护理评估

1. 症状　休克、血尿、腰腹疼痛、腰区肿胀、发热等情况。

2. 特殊检查结果　B超、CT、MRI和排泄性尿路造影、腹主动脉造影等。

3. 术后评估

（1）导尿管，引流管是否通畅，引流液的颜色、性质、量。

（2）化验检查的结果：尿培养结果是否阳性。

（3）切口或切口周围有无红肿或可疑的引流液或分泌物。

（四）护理措施

1. 卧床患者的护理　要求患者绝对卧床休息2～4周，以利于血液凝固和肾组织再生。加强生活护理，注意保护皮肤，保持床铺清洁。

2. 饮食护理　给予高蛋白、高维生素、易消化的饮食，有利于组织修复。保持大便畅通，防止便秘、费力排便可引起继发出血。

3. 心理护理

（1）惊恐期：为受伤早期或苏醒后不久，患者尚未摆脱意外致伤因素带来的恐惧，此时的护理应动作轻柔，忙而不乱，用适当的语言安抚，消除患者紧张情绪。

（2）敏感易怒期：患者暂时脱离危险，但面临着绝对卧床的需要，二便也要依赖他人，此时患者情绪烦躁、易怒，护士应善于疏导，鼓励患者勇于面对现实，安心养病，并嘱咐家属注意语言及情绪。

（3）振奋期：治疗效果满意，患者病痛减轻，兴奋、好动。此时应劝解患者：治疗尚未结束，避免过度活动带来不良后果，并指导患者合理活动。

4. 积极治疗休克　适当的输血补液，在病情允许的情况下经口摄入水分，可维持肾灌注、补充血流量、维持水电解质平衡、预防或纠正休克。

5. 用药护理

（1）应用止血剂，可减少或控制出血，防止休克。如：止血芳酸、酚磺乙胺、维生素K_1。

（2）早期应用抗生素，可预防或治疗感染。

（3）疼痛明显的患者，给予止痛镇静剂，以减轻疼痛，避免躁动导致出血加重。

6. 引流尿液　保持尿液引流及冲洗装置的密闭、无菌，保持尿管的通畅，防止滑脱，准确记录引流液的性质和引流量。

7. 术前准备

（1）术前向患者及家属解释此手术的目的，做好心理护理。

（2）肾损伤需行肾切除术的病人，伤情大多较严重，多伴有休克、大出血或合并伤。应积极抗休克治疗，待伤情稳定后再行手术，但经积极抗休克后血压仍不稳定者，应在抗休克的同时手术探查。

（3）伤情允许者，术前护送患者行静脉尿路造影或B超、CT检查，以了解双侧肾脏形态和功能情况。

（4）经腹腔手术者一般应置胃肠减压。

（5）观察患者体温及血尿情况，出血多时严密观察血压、脉搏，及时汇报。

（6）加强损伤局部的护理，严格无菌操作，根据医嘱给予抗生素、止血药。

8. 体位与活动

（1）肾修补和肾部分切除术后严格卧床2周，在血尿消失1周后方可起床活动。

（2）根据病情或咨询医生后方可协助患者逐步离床活动，活动时注意妥善固定引流管。

（3）避免过早活动，防止继发性出血。

9. 监测血压与心率　血压下降心率增快说明有进行性出血，输血输液补充血容量，尿量应不少于50ml/h，严密观察导尿管尿液的颜色，血尿严重时要进行膀胱冲洗，以免尿管堵塞。

10. 观察伤口有无渗血、渗尿，及时更换敷料，保持尿液引流及冲洗装置的密闭、无菌，保持伤口引流管通畅，防止滑脱，准确记录引流液的性质和引流量。

11. 术后并发症的观察与护理

（1）出血：肾损伤手术后近期出血发生在术后1~2日内，与术中止血不彻底、伴有肝、脾等损伤有关。表现为失血性休克、肾周引流量增多或血尿加重，并有血凝块形成。继发性出血一般发生于术后1周左右，多见于肾裂伤修补术和肾部分切除术。

（2）漏尿：见于肾裂伤修补术和肾部分切除术。留置导尿管内尿液减少，而引流管内引流液增多，且颜色变浅为淡红色时应考虑漏尿的可能，可留取引流液做尿素氮或肌酐测定以确诊。并通知医生，加强引流，保持通畅，必要时可在膀胱镜下置入输尿管支架管引流尿液，促进漏尿的恢复。

（3）感染：肾损伤后肾周出血和尿液外渗易继发细菌感染，肾创面感染可引起继发性出血。因此，术后应密切关注观察体温和血常规变化。遵医嘱应用广谱抗生素；同时充分引流肾周围间隙血液，保持引流通畅。每日引流量不足10ml时，方可拔除引流管。为预防切口感染，每次换药，一旦出现红肿和波动，则需拆除缝线、再次引流。

（4）少尿或无尿：肾脏受损伤加上手术刺激以及感染、失血性休克等原因，可能引起肾实质功能损害，导致术后少尿或无尿，可遵医嘱加快输液速度和增加输液量。但心肺功能不全的病人，应禁忌快速输液。术后无尿的病人，若血清钾、肌酐和尿素氮迅速升高，应用利尿剂，脱水剂等药物无效时，应及时进行血液净化治疗。

（5）腹膜炎：肾损伤手术多经腹膜内途径进行，特别是合并胃肠道损伤的病人，术后较易并发腹膜炎。因此，术后必须注意观察有无腹膜刺激征。

（五）健康教育

1. 非手术病人需绝对卧床2周后可逐渐起床活动，活动量和范围不可过大过猛，恢复期2~3个月内避免重体力劳动。

2. 肾切除的病人，嘱其避免暴食高蛋白食物，以免增加对侧肾脏的负担。行肾脏修补术的病人，嘱其3个月内避免体力劳动，6个月内不参加重体力劳动。肾切除的病人3个月后可逐渐恢复正常劳动。

3. 适当锻炼，给予高蛋白，高维生素的食物，多饮水，每天1500ml。

4. 抗生素的应用至少持续3～4周，应避免应用对肾脏功能损害较大的药物，如氨基糖苷类抗生素和磺胺类药物等，尤其是单侧肾切除的病人。

5. 肾损伤后应向病人交待3个月后必须到医院进行B超和静脉尿路造影检查，以观察肾脏的功能和形态，确定有无肾积水。必要时可结合逆行尿路造影和CT检查。一旦存在上述问题，可根据情况行手术治疗。

6. 经常注意尿液颜色、排尿通畅程度及伤侧肾局部有无胀痛感觉，发现异常及时复查。

7. 严重损伤致肾脏切除后，病人应注意保护对侧肾脏。

四、泌尿系结石护理常规

（一）按泌尿外科疾病一般护理常规

（二）护理关键点

1. 疼痛。

2. 绞痛。

3. 血尿。

4. 泌尿系感染。

5. 出血。

6. 切口。

7. 感染。

8. 肾造瘘护理。

9. 输尿管支架管护理。

10. 尿瘘。

（三）护理评估

1. 按"外科疾病一般护理常规"相关内容。

2. 临床表现　疼痛、血尿、恶心、呕吐、其他症状。

3. 泌尿系感染、黏膜溃疡，偶可发生严重的膀胱溃疡，甚至穿破到阴道、直肠，形成尿瘘。结石和炎症长期刺激可诱发膀胱鳞状上皮癌。

4. 血尿　终末血尿或尿初血尿，或排尿终末有少许鲜血滴出。

5. 排尿困难、尿潴留。

6. 输尿管与肾盂扩张、积水、肾功能受损。常有排尿中断现象、排尿困难，大的膀胱结石在直肠指诊有时能摸及。

7. 其他症状发热、畏寒、脓尿、肾区压痛等。

8. 特殊检查结果　KUB、泌尿系B超、静脉肾盂造影（IVP），泌尿系统CT，逆行肾盂造影等。

（四）护理措施

1. 按"外科疾病一般护理常规"相关内容。

2. 有泌尿系感染者，要控制感染，鼓励患者多饮水，每日不少于3000ml，疼痛者可用解痉止痛药。

3. 完善各项专科检查。

（1）泌尿系B超需涨尿，泌尿系CT需禁食，带水2瓶，腹部平片检查前需禁食。

（2）静脉肾盂造影前晚口服导泻药（如番泻叶、聚乙二醇电解质散等），检查当日若大便未解，予开塞露塞肛，必要时予灌肠。检查前晚十时后禁食，十二时后禁水，直到检查完毕后才能进食。检查完后注意观察患者有无恶心、头晕等不适，以防迟发性过敏反应。

4. 并发症的观察及处理

（1）出血：临床表现为尿管引出大量鲜红色血尿或尿管堵塞，膀胱区膨隆伴进行性血压下降。处理：了解出血量，注意患者血流动力学，血红蛋白和血细胞比容变化。应用止血药物、输血、输液、绝对卧床等。取出结石放置造瘘管后，造瘘管内少量出血，可以夹闭造瘘管，使收集系统形成血块，自行止血，不能冲洗或强求造瘘管通畅。血块溶解后，随尿液排出。发现膀胱大出血，要及时尽量将血块吸出，并行持续膀胱冲洗。用冰盐水冲洗膀胱可帮助止血，如无好转应及时手术，重新打开膀胱止血。

（2）感染：泌尿系统感染症状、体温升高，多表现为高热、腰痛、尿内有白细胞、血常规白细胞总数和中性粒细胞升高，有时可表现为体温正常或降低，血常规白细胞总数降低，严密观察有无感染性休克的发生。

（3）上尿路穿孔：上尿路小的穿孔多无明显症状，较大的穿孔常伴有血、尿及造影剂的外渗，冲洗液入量大于出量。患者出现疼痛、腹痛、恶心、呕吐、腰腹酸胀等，输尿管断裂可见造影剂不能流入输尿管内。处理：须立即行手术治疗。

（4）尿外渗和尿瘘：造瘘管放置不当，部分位于肾外、上尿路穿孔、尿路梗阻。临床表现为管周溢液、腰部胀痛不适，CT或超声检查发现肾周低密度或无回声区。

（5）膀胱切口漏尿：临床表现为大量清亮、淡黄色的液体自膀胱切口渗出，处理：及时通知医生，并协助放置引流管引流。

（6）膀胱痉挛：临床表现为膀胱区不适或疼痛，尿液从尿道口不自主的流出。处理：调整造瘘管或尿管的位置，冲洗膀胱，排出血块，必要时使用解痉药物。

（7）胸腔积液或积气：建立肾通道时损伤胸膜所致。临床表现表现为干咳，伴胸部刺痛，咳嗽或深呼吸时胸痛加剧。严重时可有呼吸困难。少量的胸腔积液或积气可自行吸收，症状严重者需要及时行胸腔穿刺引流术或胸腔闭式引流术。

5. 肾造瘘术护理　观察引流液的颜色和量的变化，血尿明显时须及时通知医生。肾积水梗阻解除后的突然多尿，应按病情补充水、电解质，并分别记录肾造瘘管尿量及自行排尿量。长期留置造瘘管者，更换引流管的时间为4周。拔除造瘘管前，需夹管观察腰酸、胀痛情况及管周有无漏尿，肾盂造影后决定拔管。

6. 输尿管支架管护理　术中留置输尿管支架管起到输尿管支架、内引流作用，有效减少尿漏、输尿管管腔狭窄。但也会出现膀胱刺激症状、血尿、膀胱输尿管反流、感染、继发结石可能。应嘱患者多饮水，勿夹导尿管，保持导尿管通畅，勿憋尿，避免剧烈运动，根据医嘱在术后1~3月至门诊拔管。

（五）健康教育

1. 大量饮水，以增加尿量，稀释尿液，可减少尿中晶体沉积。成人保持每日尿量在

2000ml以上，尤其是睡前及半夜饮水，效果更好。

2. 解除局部因素　尽早解除尿路梗阻、感染、异物等因素，可减少结石形成。

3. 饮食指导　根据结石成分调节饮食。

4. 复诊　治疗后定期行尿液化验、X线、B型超声检查，观察有无复发、残余结石情况。若出现腰痛、血尿等症状，及时就诊。

五、肾囊肿护理常规

（一）按泌尿外科疾病一般护理常规

（二）护理关键点

1. 疼痛。

2. 出血。

3. 皮下气肿。

4. 脏器损伤。

（三）护理评估

1. 按"外科疾病一般护理常规"相关内容。

2. 病情及症状　疼痛，一般囊肿小于4cm时无不适症状，通常是体检发现；囊肿大于4cm时压迫肾脏，可引起肾区胀疼。

（四）护理措施

1. 按"外科疾病一般护理常规"相关内容。

2. 并发症的观察与处理

（1）出血：腹腔镜手术有术后出血的可能，少量渗血无需处理，如术后近期或继发出血量较大需要积极处理。

（2）皮下气肿：常出现在胸部或胸部及颈部，以手按压皮下气肿的皮肤，可引起气体在皮下组织内移动，可出现捻发感或握雪感。可自行吸收，不需特殊处理。

（3）脏器损伤：腹腔镜手术有可能发生腹膜，胸膜和膈肌、肠管、肝、胰腺等脏器损伤。临床表现为剧烈腹痛、腹膜刺激征、血压下降甚至休克，需立即报告医生并做好手术探查的准备。

（五）健康教育

1. 定期复诊　定期复查B超。

2. 饮食指导　高蛋白、高纤维易消化食物。

3. 运动指导　一个月内避免重体力活，多休息，适量运动。

六、膀胱癌的护理常规

（一）按泌尿外科疾病一般护理常规

（二）护理关键点

1. 血尿。

2. 尿瘘。

3. 出血。

4. 切口感染。

5. 疼痛。

6. 膀胱镜检查护理。

7. 泌尿造口护理。

8. 营养失调－低于机体需要量。

9. 膀胱冲洗。

10. 膀胱灌注化疗。

（三）护理评估

1. 按"外科疾病一般护理常规"相关内容。

2. 病情及主要症状

（1）无痛性血尿的性状，出血量，颜色。

（2）有无膀胱刺激症状（尿频，尿急）。

3. 留置导尿，尿量、颜色、性质。评估膀胱冲洗管路是否通畅、引流液的颜色、性质，进出是否平衡。

4. 实验室化验和病理学检查　尿液脱落细胞检查，膀胱镜检查，活检报告。

5. 特殊影像学检查　膀胱B超，静脉肾盂造影，盆腔CT，必要时肺功能、心脏超声等检查。

（四）护理措施

1. 按"外科疾病一般护理常规"相关内容。

2. 尿脱落细胞检查　收集尿标本的原则新鲜，先排掉晨尿，最好收集2小时以内的新鲜尿液100～200ml，连续3天每天收一次尿标本。

3. 膀胱镜检查

4. 体位与活动　行经尿道膀胱肿瘤电切术后患者，术后第一天可在床上活动及坐起，之后根据血尿减轻情况逐渐增加活动量。行膀胱部分切除术后患者，需卧床休息2～3天后根据血尿减轻情况逐渐增加活动量。行根治性膀胱全切原位回肠膀胱术或回肠代膀胱术的患者，需卧床休息5～7天，待吻合口逐渐愈合后方可下床活动。

5. 疼痛护理　按第一篇第三章第八节"疼痛护理常规"。

6. 膀胱冲洗

（1）行经尿道膀胱肿瘤电切术后患者，术后常规生理盐水持续膀胱冲洗1～2天，注意在管道上贴上"非静脉用"的标签。

（2）膀胱冲洗的速度根据医嘱或尿色来调节。

（3）记录冲洗液及引流液的量，注意进出是否基本平衡。同时注意患者有无下腹胀痛，导尿管引流不畅。如为血块堵塞，用甘油注射器每次抽取30～40ml生理盐水反复膀胱冲洗。如为膀胱痉挛，作好心理疏导，可根据医嘱予解痉止痛药。

（4）严密观察引流液的颜色和量，颜色鲜红或突然发生变化时要警惕。

7. 行根治性膀胱全切原位回肠膀胱术后的患者常规留置膀胱造瘘管、盆腔引流管、尿管、输尿管支架管

（1）膀胱造瘘管护理：注意观察膀胱造瘘管是否固定通常，引流液的量、色、性状等。

回肠代膀胱术后由于肠黏液较多，常导致堵管，需用50ml注射器抽吸生理盐水或碳酸氢钠低压冲洗（注意：冲洗速度不宜过快、压力不宜过大，否则容易导致吻合口漏）。膀胱造瘘管一般在2~3周拔除。

（2）盆腔引流管护理：同引流管观察注意事项外，注意观察引流量，引流液突然增加或为大量清亮液体，考虑为吻合口漏，需留取引流液行尿素氮或肌酐检测。

（3）尿管护理：尿管需固定，避免因牵拉等原因导致尿管脱出，影响手术效果。尿管一般留置4周后拔除。

（4）输尿管支架管护理：输尿管支架管留置于肾盂，至下腹壁穿出，在护理过程中应用一件式尿路造口袋贴于腹壁，将输尿管支架管放入造口袋中，既可以有效收集引流液，又可以防止逆行感染。输尿管支架管一般留置两周。

8. 行根治性膀胱全切回肠代膀胱术的患者术后常规输尿管支架管、盆腔引流管、代膀胱引流管。

（1）输尿管支架管和代膀胱引流管均由泌尿造口处引出，不需要特殊护理，注意观察避免脱出即可。

（2）泌尿造口护理：①术后常规使用两件式尿路造口袋，以方便定时打开造口袋清洗造口。②观察造口黏膜的颜色、造口周围皮肤情况。正常的造口黏膜应为新鲜红色，有光泽，突出于皮肤表面1cm左右。如造口黏膜颜色变黑，则考虑有缺血坏死，需密切观察，进一步处理。③造口与皮肤缝线在7~10天拆除。

9. 并发症的观察

（1）出血：观察生命体征的变化，观察导尿管的引流量，尿液的性状，出血量多或血块堵塞引起导尿管不畅，说明出血量多，报告医生，可予甘油注射器反复膀胱冲洗，直至抽出不凝血块尿管通畅。必要时予3000ml生理盐水持续膀胱冲洗，根据尿液颜色调节冲洗液速度，并予止血药，嘱病人勿用力大便。

（2）经尿道电切术综合征：观察患者有无因冲洗液大量快速吸收引起的血容量过多和低钠血症，主要表现为循环系统和神经系统的功能异常如烦躁、表情淡漠、恶心、呕吐、呼吸困难、低血压、少尿、惊厥和昏迷等。处理：及时报告医生，并遵医嘱给予利尿剂、碳酸氢钠等药物纠正低钠血症和酸中毒。

（3）膀胱痉挛：冲洗液温度过低、手术后应激性、尿管气囊压迫、心理紧张等原因引起。表现：持续下腹胀痛，有急迫排尿感，冲洗不畅或者逆流，患者大汗，呻吟，持续几秒或几分钟。处理：安慰患者，指导患者深呼吸，放松全身或者转移注意力，适当按摩患者腰骶部或下腹，根据情况调节尿管气囊容量，必要时给予解痉止痛药。

（4）穿孔：穿孔多发生在术中，术后观察有无腹胀、腹痛、发热情况。

10. 经尿道膀胱肿瘤电切术后行膀胱灌注化疗

（1）术后1周开始膀胱灌注化疗，每周一次，8周后改一月一次，疗程为1年。

（2）常用药物：丝裂霉素、吡柔比星、表柔比星、卡介苗及羟喜树碱。

（3）灌注前排空膀胱，尽量少饮水，以减少尿对灌注药物的稀释。

（4）灌注药物后反折拔除导尿管或者导尿管夹紧，药物保留30分钟~1小时排空。尿液排空后嘱病人多饮水以保护膀胱黏膜。

（5）用药后观察：注意观察尿量、颜色，询问患者有无自症状，如出现尿频、尿急、尿痛等膀胱刺激症状，多为化学性膀胱炎，可延长灌注间隔时间或减少剂量，若发现严重血尿、尿道外口红肿或膀胱刺激症状严重者应停止灌注。

（五）健康宣教

1. 保证充分的休息，适宜的体育锻炼、加强营养增强体质。禁止吸烟，避免接触联苯胺类致癌物质。避免高脂肪饮食，特别是进食动物脂肪，多吃水果蔬菜，尤其摄入十字花科蔬菜，如卷心菜、菜花、萝卜、白菜、油菜、芥菜及猕猴桃、无花果、香蕉等。

2. 膀胱癌术后坚持膀胱灌注，可预防和推迟肿瘤复发。

3. 定期复查：告知患者定期随访的重要性，嘱患者定时到医院复诊、治疗，定时复查B超、CT、尿常规、膀胱镜等，若有骨痛需及时就医。

4. 行泌尿造口的患者在日常生活中避免造口受压迫或硬物碰撞，选择合适的造口袋，定期（5~7天）更换造口袋，注意观察造口的颜色、高度及是否有回缩狭窄现象，必要时返院复诊；多吃碱性食品，以碱化尿液，减少尿液分泌。

七、良性前列腺增生护理常规

（一）按泌尿外科疾病一般护理常规

（二）护理关键点

1. 尿频。

2. 排尿困难。

3. 尿潴留。

4. 肾功能不全。

5. 前列腺穿刺护理。

6. 出血。

7. 经尿道前列腺切除术综合征。

8. 泌尿系感染。

9. 膀胱冲洗。

（三）护理评估

1. 按"外科疾病一般护理常规"相关内容。

2. 主要症状

（1）尿频－排尿困难－尿潴留－尿失禁（充溢性）。

（2）有无血尿、尿路感染、疝等相关并发症。

（3）留置导尿，尿量、颜色、性质。评估膀胱冲洗是否通畅、引流液的颜色、性质，进出是否平衡。

3. 特殊实验室化验和病理学检查　常规术前检查，关注肾功能、前列腺特异抗原（PSA）、前列腺穿刺结果等。

4. 特殊影像学检查泌尿系B超，关注前列腺大小、残余尿量、有无膀胱结石等，必要时尿动力学检查、肺功能、心脏超声等检查。

（四）护理措施

1. 按"外科疾病一般护理常规"相关内容。

2. 饮食　为避免急性尿潴留的发生，嘱患者吃粗纤维、易消化食物，以防便秘；忌饮酒及辛辣食物；鼓励患者多饮水，勤排尿。保持大便通畅，大便时不宜过分用力，必要时予润肠剂或缓泻剂。早期禁止灌肠或肛管排气，以免造成前列腺窝出血。

3．用药护理

（1）5a-还原酶特异抑制剂（非那雄胺）：可抑制睾酮代谢成双氢睾酮，从而使增大的前列腺缩小。对于有大量残留尿和/或严重尿流减少的患者，应密切监测其尿路梗阻的情况。

（2）α-受体阻断剂（坦索罗辛）：对下尿路平滑肌具有强力且持续松弛作用。（多沙唑嗪、特拉唑嗪、阿夫唑嗪等）睡前服，服用期间，应注意血压变化，防止体位性低血压的发生。

4．尿液引流护理

（1）残余尿量多或有尿潴留致肾功能不全者，应留置导尿持续引流，改善膀胱逼尿肌和肾功能。

（2）急性尿潴留放置导尿管或膀胱穿刺造瘘引流尿液时，应间歇缓慢地放出尿液，每次放尿不能超过1000ml，避免快速排空膀胱，内压骤降可引起膀胱内大量出血。

5．经直肠前列腺穿刺术前准备及术后护理

（1）术前向患者解释前列腺穿刺的目的，做好心理护理。

（2）根据医嘱术前使用抗生素。

（3）术前清洁灌肠，排空大便、清洁肠道后予0.9%生理盐水30ml+0.1%安尔碘20ml保留灌肠。预防术后感染。

（4）带医疗病历，由主管医生带至B超室行前列腺穿刺术。

（5）术后避免剧烈活动，多饮水。

（6）观察患者体温及大小便出血情况，出血多时严密观察血压、脉搏，及时向医生汇报。

（7）根据医嘱予抗生素、止血药。

6．体位与活动

（1）膀胱冲洗期间卧床休息。

（2）术后第一天根据冲出液的颜色进行床上活动。

（3）停止膀胱冲洗，拔除硬膜外镇痛泵后，根据病情可协助患者逐步离床活动。

7．膀胱痉挛的护理　膀胱痉挛可引起阵发性剧痛、诱发出血，多因逼尿肌不稳定、导管刺激、血块堵塞冲洗等原因引起。为防止管道堵塞，在应用高压膀胱冲洗时，应从少量盐水冲洗开始，把高度膨胀的膀胱放松再大量盐水冲洗，力度要适宜，吸时有阻力应再冲水后再吸；冲洗无效时，在医生同意下可把尿管水囊的水放5~10ml，若仍无改善，术后当天由医生更换尿管。

8．膀胱冲洗的护理

（1）术后用生理盐水持续冲洗膀胱3~7日。妥善固定导尿管，术后当天及第一天导尿管纱布牵引，气囊压迫膀胱颈口，会阴护理时不能松解。

（2）牵引纱布一般放置6~12小时，避免长时间压迫可引起龟头损伤，必要时同时抽出部分导尿管气囊内注水。

（3）术后用生理盐水持续膀胱冲洗，冲洗速度可根据医嘱及尿色而定，色深则快、色浅则慢，注意贴上"非静脉用"的标志。

（4）确保冲洗管道通畅是预防术后出血的关键。

（5）记录冲洗液及引流液的量，评估进出是否基本平衡。准确记录冲洗量和排出量，尿量＝排出量－冲洗量；同时注意患者有无下腹胀痛，导尿管引流不畅。若引流不畅应及时报告医生施行高压冲洗抽吸血块，以免造成膀胱充盈、膀胱痉挛而加重出血。因血块而引起尿潴留是再次手术的重要原因。

（6）前列腺切除术后都有肉眼血尿，随着时间的延长血尿颜色逐渐变浅，若血尿色深红或逐渐加深，说明有活动性出血，应及时通知医生处理。

9．并发症的观察与处理

（1）出血：观察生命体征、膀胱冲洗是否通畅、进出是否平衡、引流液的颜色、患者有无下腹胀痛等。

（2）经尿道前列腺切除术综合征：临床表现为循环系统和神经系统的功能异常，患者可在几小时内出现烦躁、恶心、呕吐、抽搐、昏迷，严重者出现肺水肿、脑水肿、心力衰竭等。此时应减慢输液速度，给利尿剂、脱水剂，对症处理。

（3）尿道狭窄：临床表现为尿线变细甚至排尿困难。拔管后及时了解排尿情况，如患者出现排尿困难应报告医生，给予尿道扩张等对症处理。

（4）泌尿生殖系感染：术后应观察体温及白细胞变化，若有畏寒、发热症状，应观察有无附睾肿大及疼痛。早期应用抗生素，会阴消毒每日两次。

（5）尿失禁：术后尿失禁多为暂时性，可能与膀胱和后尿道炎症有关；用较细导尿管引流数日后可恢复。如尿失禁不能恢复，可能与尿道括约肌的损伤有关，可指导患者进行肛门括约肌收缩练习。

（6）其他并发症：逆行射精，术后排尿症状改善不明显等。

（五）健康教育

1．生活指导

（1）前列腺增生采用药物或其他非手术疗法者，应避免因受凉、劳累、饮酒、便秘而引起急性尿潴留。

（2）前列腺增生术后进易消化、含纤维多的食物，预防便秘；术后1～2个月内避免剧烈活动，如跑步、骑自行车、性生活等，防止继发性出血。

2．康复指导

（1）术后前列腺窝的修复需3～6个月，因此术后可能仍会有排尿异常现象，应多饮水，定期化验尿、复查尿流率及残余尿量。

（2）如有溢尿现象，应指导患者有意识地经常锻炼提肛肌，以尽快恢复尿道括约肌功能。其方法是：吸气时缩肛，呼气时放松肛门括约肌。

（3）心理指导：前列腺切除术后常会出现逆行射精，不影响性交。少数患者出现阳痿，可采取心理治疗，同时查明原因，作针对性治疗。

八、前列腺癌护理常规

（一）按泌尿外科疾病一般护理常规

（二）护理关键点

1．排尿困难。

2．瘘。

3．切口感染。

4. 出血。

5. 尿失禁。

6. 营养失调－低于机体需要量。

7. 慢性疼痛。

8. 前列腺穿刺术护理。

（三）护理评估

1. 按"外科疾病一般护理常规"相关内容。

2. 临床表现

（1）早期：早期无明显症状，有些在直肠指检或前列腺增生手术标本中偶然发现。当肿瘤较大时可出现与前列腺增生相似的症状，如排尿困难、尿潴留、血尿。

（2）晚期：可出现骨痛、病理性骨折或脊髓受压等转移灶的病状。

3. 特殊实验室化验和病理学检查　常规术前检查，关注肾功能、PSA、前列腺穿刺活检的结果等。

4. 特殊影像学检查结果　前列腺直肠指检、超声、X线造影检查、放射性核素扫描检查、CT检查、核磁共振检查，必要时肺功能、心脏超声等检查。

（四）护理措施

1. 按"外科疾病一般护理常规"相关内容。

2. 体位与活动

（1）防跌倒，病程长、体质差、晚期肿瘤出现明显血尿者，应卧床休息，每日观察和记录排尿情况和血尿程度。

（2）麻醉清醒，血压平稳后，取低半坐卧位，以利于引流。

（3）前列腺癌根治术后卧床5～7日，避免过早下床活动引起出血和尿漏。

（4）1周后根据病情或咨询医生后方可协助患者逐步离床活动，活动时注意妥善固定引流管。

3. 饮食　为避免急性尿潴留的发生，嘱患者吃粗纤维、易消化食物，以防便秘；忌饮酒及辛辣食物；鼓励患者多饮水，勤排尿。

4. 心理护理　患者可表现为对癌症的否认，对预后的恐惧。早期前列腺癌可长期生存，中晚期前列腺癌多数通过内分泌治疗和放射治疗可望生存5年以上。

5. 用药护理

（1）黄体生成素释放激素类似物（LHRH–A）：抑制垂体的促性激素释放，抑制睾酮的产生，达到"去势"的目的。此类药物使用方便、安全、副作用小。常用：亮丙瑞林、戈舍瑞林、曲普瑞林。用法：皮下注射。副作用：男性病人可见潮红及性欲减退，偶见乳房肿胀和硬结。用药过程中需注意有无尿路梗阻的情况发生如有需进行治疗。

（2）抗雄激素类：分为类固醇抗雄激素和非类固醇类抗雄激素。类固醇抗雄激素，主要是孕激素类：醋酸环丙氯地孕酮、醋酸氯羟基甲烯孕酮、醋酸甲地孕酮、醋酸甲羟孕酮（甲孕酮）、醋酸氯地孕酮；非类固醇类抗雄激素，主要药物有比卡鲁胺、福他胺、康士德。用药过程中需监测前列腺特异性抗原（PSA）水平，以判断药物是否有效。

（3）雌激素类药物：雌激素可抑制脑垂体前叶释放促黄体激素，从而消除睾丸产生雄激素对前列腺的刺激，雌激素还可能直接抑制睾酮产生。常用药物有：己烯雌酚、聚磷酸雌二醇、炔雌醇（乙炔雌二醇）。用药过程中需监测前列腺特异性抗原（PSA）水平，以判断药物是否有效。

6. 尿液引流护理

（1）残余尿量多或有尿潴留致肾功能不全者，应留置导尿持续引流，改善膀胱逼尿肌和肾功能。

（2）急性尿潴留放置导尿管或膀胱穿刺造瘘引流尿液时，应间歇缓慢地放出尿液，避免快速排空膀胱，内压骤降可引起膀胱内大量出血。

7. 考虑到直肠指检可能影响PSA值，应在PSA抽血后进行直肠指检。

8. 引流管护理　前列腺癌根治术后因膀胱与后尿道重新吻合，所以应观察导尿固定情况，导尿管绝对不能脱出。

9. 疼痛护理　按第一篇第三章第八节"疼痛护理常规"。

10. 并发症的观察与处理

（1）严密观察生命体征，切口敷料，导尿管、耻骨后引流管的颜色、量、性质。

（2）尿漏：观察耻骨后引流管的颜色、量、性质。

（3）尿道狭窄：拔管后及时了解排尿情况。

（4）泌尿生殖系感染：术后应观察体温及白细胞变化，是否有畏寒、发热症状，有无尿路刺激症状，严格无菌操作，防止细菌逆行感染，早期应用抗生素，会阴护理每日2次。

（5）尿失禁：术后尿失禁多为暂时性，可能与膀胱和后尿道炎症有关；用较细导尿管引流数日后可恢复。如尿失禁不能恢复，可能与尿道括约肌的损伤有关，可指导患者进行盆底肌肉康复训练练习。

（6）其他并发症：性功能影响等。

（五）健康教育

1. 康复指导

（1）术后适当锻炼，加强营养，增强体质。

（2）高脂肪饮食，特别是动物脂肪、红色肉类是前列腺癌危险因素，豆类、谷物、蔬菜、水果有防癌、减少前列腺癌发病的作用。

2. 定期复查　放疗、化疗期间，定期复查肝功能，PSA、血、尿常规。

九、尿道损伤

（一）按泌尿外科疾病一般护理常规

（二）护理关键点

1. 休克。

2. 疼痛。

3. 尿道出血。

4. 排尿困难。

5. 尿外渗、血肿。

6. 感染的危险。

（三）护理评估

1. 按"外科疾病一般护理常规"相关内容。

2. 受伤史　受伤时间、地点、性质、强度、作用部位。

3. 排尿型态　预防尿道狭窄措施实施情况。

4. 预后判断　有无尿瘘、尿道狭窄、阴茎勃起功能障碍。

（四）护理措施

1. 按"外科疾病一般护理常规"相关内容。

2. 疼痛者遵医嘱使用解痉止痛药。

3. 留置导尿护理　按本章第四节"留置导尿护理常规"，尿管拔除时间根据病种而定：前尿道吻合术后2~3周，后尿道会师术复位术后3~4周拔除。

4. 并发症的观察与处理

（1）尿道狭窄：防止尿道狭窄，拔除导尿管后排尿不畅需定期做尿道扩张，先每周一次，持续一个月后逐渐延长间隔时间。晚期尿道狭窄的病人需等待3~6月后损伤部位瘢痕软化，再实行成形或修补术。

（2）尿瘘：开放性损伤、骨折片刺伤或尿外渗感染后破溃，可形成尿瘘。保持引流通畅和局部清洁，可避免交叉感染和尿源性皮炎。加强营养，适当锻炼，增强抵抗力，促使瘘口愈合。

（五）健康教育

1. 卧床　伴有骨盆骨折或者肾损伤需长期卧床的病人，应适时改变体位和翻身，预防压疮；在床上进行肌肉锻炼，防止四肢肌肉萎缩。

2. 防止尿道狭窄　拔除导尿管后排尿不畅需定期做尿道扩张，先每周一次，持续一个月后逐渐延长间隔时间。尿道扩张是防止尿道狭窄，解除排尿困难的有效措施，应忍耐并积极配合。晚期尿道狭窄、膀胱或尿道直肠瘘病人，需等待3~6个月后损伤部位瘢痕软化，在施行成形或修补术。

3. 尿瘘　开放性损伤、骨折片刺伤或尿外渗感染后破溃，可形成尿瘘。保持引流通畅和局部清洁，可避免交叉感染和尿性皮炎。

4. 伴有骨盆骨折病人若出现阴茎勃起功能障碍，多因血管、神经损伤造成，指导病人加强训练心里性勃起及采取辅助治疗。

5. 对长期留置导尿管者，教会自我护理的方法。

6. 加强营养，适当锻炼，增强抵抗力，促使瘘口愈合。

十、库欣综合征外科护理常规

（一）按泌尿外科疾病一般护理常规

（二）护理关键点

1. 糖皮质激素分泌过多（皮质醇症）。

2. 血压、低血钾、高血钠。

3. 肾上腺功能紊乱。

4. 肾上腺危象。

5．血尿。

6．感染。

7．腹膜后引流管护理。

（三）护理评估

1．按"外科疾病一般护理常规"相关内容。

2．高血压病情及治疗经过，目前用药情况，有无其他伴随疾病。

3．库欣综合征，是一组由糖皮质激素分泌过多所致的综合征。

4．认知程度，有无焦虑。

5．病情及主要症状（皮质醇症）

（1）向心性肥胖，表现为满月脸、水牛背等。

（2）皮肤菲薄，腹部和股部皮肤紫纹。

（3）四肢无力及肌萎缩。

（4）高血压、低血钾。

（5）性功能紊乱、痤疮、多毛、女性月经失调和男性化、性功能减退。

（6）腰背痛等骨质疏松表现，病理性骨折。

（7）精神失常，失眠、易激动。

（8）糖尿病或糖耐量降低。

（9）免疫力低下，易发生感染及消化性溃疡。

6．特殊实验室化验　血、尿皮质醇及其代谢产物和血浆 ACTH 含量检测，大剂量地塞米松抑制试验。

7．特殊影像学检查　B超、CT、MRI、肾上腺同位素碘化胆固醇扫描、肾上腺静脉导管术、^{131}I-MIGB 肾上腺髓质显像等。

（四）护理措施

1．按"外科疾病一般护理常规"相关内容。

2．体位与活动　血压平稳后可取半卧位，以利引流和呼吸。次日血压平稳可协助患者逐步离床活动，可先扶坐椅子、床边移步，上卫生间；体力允许者扶其病区走动，活动时注意引流管。

3．饮食与输液

（1）肾上腺术后按常规给予禁食，待肠蠕动恢复肛门排气后开始进易消化、富含维生素和营养均衡的食物。

（2）严密观察生命体征，根据血压调节输液量和速度，防止脑水肿、肺水肿、左心衰竭等并发症的发生。记录24小时尿量，必要时测中心静脉压（CVP）。

4．并发症的观察

（1）肾上腺危象（急性肾上腺皮质功能减退症）：是指在原发或继发性肾上腺皮质功能不全的基础上，受到一定条件的刺激，特别是在严重应激状态下如感染、创伤和手术等，如未补充足够的肾上腺皮质激素，则血皮质醇严重不足，不能适应机体的应急需要而产生的一系列临床急症，具体表现有：高热、胃肠功能紊乱，循环虚脱，神志淡漠、萎靡或躁动不安，谵妄甚至昏迷，诊治稍失时机将危及患者生命。当考虑到本病时，在采血送检后不需等待化验结果，应尽快争取时间，立刻给予治疗，主要措施为补充糖皮质激素，补充生理盐水和葡萄糖。

（2）感染：患者免疫力较低，术后易发生感染。应定时为患者翻身、叩背、协助排痰，防止肺部感染和肺不张；加强皮肤护理，防止压疮；观察提问变化及切口渗出情况，应用广谱抗生素，预防感染。

（五）健康教育

1. 心理指导　由于内分泌作用引起多系统改变，应稳定情绪。长期配合治疗，才能逐渐恢复正常。

2. 自我护理　肾上腺疾病应防止外伤，注意卫生，预防感染。

3. 坚持服药，在肾上腺功能恢复的基础上，逐渐减量，切勿自行加、减药量。

4. 注意观察血压变化，并给予扩张血管药物调整血压。

5. 定期复查　术后定期复查血、尿皮质醇，观察其变化。

6. 饮食指导低热量、低糖、高蛋白质、高钾限盐饮食。

十一、嗜铬细胞瘤切除术护理常规

（一）按泌尿外科疾病一般护理常规

（二）护理关键点

1. 高血压、代谢紊乱（儿茶酚胺症）。

2. 嗜铬细胞瘤危象。

3. 出血。

4. 感染。

5. 腹膜后引流管护理。

（三）护理评估

1. 按"外科疾病一般护理常规"相关内容。

2. 既往高血压病情及治疗经过，目前用药情况，有无其他伴随疾病。

3. 儿茶酚胺症包括肾上腺嗜铬细胞瘤、肾上腺异位嗜铬细胞瘤和肾上腺髓质增生，其特点是肿瘤或肾上腺髓质的嗜铬细胞分泌大量儿茶酚胺，引起以高血压和高代谢、高血糖为主要表现的疾病。

4. 病情及主要症状（儿茶酚胺症）。

（1）高血压：表现为剧烈头痛、面色苍白或潮红、四肢发冷、恶心呕吐、大量出汗、心悸、视力模糊等。严重者可因心力衰竭、肺水肿、脑出血而死亡。

（2）代谢紊乱：发热、高血糖、低血钾、血游离脂肪酸和胆固醇增高。

（3）精神失常，失眠、易激动。

（4）糖尿病或糖耐量降低。

（5）免疫力低下，易发生感染及消化性溃疡。

5. 特殊实验室化验　血儿茶酚胺，24小时尿儿茶酚胺及其代谢产物香草扁桃酸VMA，酚妥拉明或可乐定抑制试验，胰高糖素激发试验等。

6. 特殊影像学检查　B超、CT、MRI、肾上腺同位素碘化胆固醇扫描、^{131}I-MIGB肾上腺髓质显像等。

（四）护理措施

1. 按"外科疾病一般护理常规"相关内容。

2. 体位与活动　嗜铬细胞瘤患者可随时出现发作性高血压。因此，应限制患者活动范围，防止跌倒，加强保护措施。血压平稳后可取半卧位，以利引流和呼吸。次日血压平稳可协助患者逐步离床活动，可先扶坐椅子、床边移步，上卫生间；体力允许者扶其病区走动，活动时注意引流管。

3. 饮食　给予低盐、高蛋白饮食，多食钾、钙含量高的食物；合并糖尿病者给予糖尿病饮食，以控制血糖。因患者基础代谢增高，出汗多、消耗大，应鼓励患者多饮水。肾上腺术后按常规给予禁食，待肠蠕动恢复肛门排气后开始进易消化、富含维生素和营养均衡的食物。

4. 心理护理　向患者耐心解释可能的病因及检查的目的、手术治疗的必要性、以消除其焦虑心情，避免因过度激动和悲伤而诱发或加重病情。

5. 病情观察

（1）严密观察生命体征，根据血压调节输液量和速度，防止脑水肿、肺水肿、左心衰竭等并发症的发生。嗜铬细胞瘤患者血压降至正常以下时，遵医嘱给予去甲肾上腺素，并根据血压调节滴速，注意勿外渗，一旦发生外渗，即用透明质酸酶封闭，防止局部坏死。

（2）若为儿茶酚胺引起的发作性高血压，应观察神志及心肺脑功能变化。

（3）观察有无糖尿病症状、皮肤疖肿及蜂窝织炎、周期性肌无力、低钙性抽搐。

（4）必要时记录24小时出入量。

6. 用药护理

（1）术前使用酚苄明等药物，将血压、心率控制在正常或接近正常水平，同时补液扩容。注意观察用药后反应。

（2）若有低血钾，需适当补充钾盐，服用保钾利尿剂。

（3）根据手术类型，遵医嘱术前1日补充肾上腺皮质激素。

（4）遵医嘱严格选用麻醉前用药，阿托品易导致心率加快和心律失常，应忌用。

7. 做好各项判断患者对手术耐受力的检查，配合做好血、尿各项内分泌检查。

8. 并发症的观察与处理

（1）嗜铬细胞瘤危象（儿茶酚胺危象）：是指体内嗜铬细胞瘤在某种应激情况如精神刺激或剧烈运动、肿瘤破裂出血或术中挤压肿瘤突然释放大量儿茶酚胺入血，造成儿茶酚胺血症；或突然儿茶酚胺分泌减少、停止，由此而产生的以心血管症状为主的一系列临床急症，包括高血压危象、高血压和低血压交替发作危象、儿茶酚胺性心脏急症（如心律失常、心力衰竭、心源性休克、心肌梗死等）、抽搐、昏迷、高热以及颅内出血、胃肠道出血，甚至猝死等。术后需密切观察患者病情变化，抢救物品、药品备用。

（2）感染：患者免疫力较低，术后易发生感染。应定时为患者翻身、叩背、协助排痰，防止肺部感染和肺不张；加强皮肤护理，防止压疮；观察提问变化及切口渗出情况，应用广谱抗生素，预防感染。

（五）健康教育

1. 指导病人适宜的饮食。

2. 告知病人及家属肾上腺功能低下的症状及严重性，必要时及时就医。

3. 告知病人了解用药注意事项，并学会观察用药不良反应。

4．定期复查血、儿茶酚胺及其代谢产物，观察其变化。

十二、阴茎癌护理常规

（一）按泌尿外科疾病一般护理常规

（二）护理关键点

1．泌尿系感染。

2．排尿不适。

3．尿道疼痛。

4．焦虑，恐惧。

5．漏尿。

（三）护理评估

1．按"外科疾病一般护理常规"相关内容。

2．临床表现　包皮内刺痒、烧灼、排尿不适、尿道疼痛、尿道口移位及尿线变形等。

3．有无脓性或血性渗出物，尿路感染等并发症。

4．病理学检查结果。

5．放疗及化疗。

（四）护理措施

1．按"外科疾病一般护理常规"相关内容。

2．体位与活动

3．阴茎部分切除术后3～5日内，服用镇静剂和己烯雌酚，防止阴茎勃起引起疼痛，也可达到止血的目的。

4．保持会阴部清洁、干燥，避免大小便污染敷料，尿液浸湿敷料应及时更换。

5．多饮水，每日饮水2000～2500ml，以达到自我冲洗的目的，饮食宜进食易消化，含纤维素多，营养丰富的食物。

6．术后需定期扩张尿道外口，预防狭窄。

7．术后应用抗生素防止感染，放疗及化疗。

8．并发症的观察与处理

（1）尿道狭窄：拔管后及时了解排尿情况。

（2）尿瘘：观察尿液引流情况。

（3）阴茎坏死和水肿。

（五）健康教育

1．康复指导

（1）适当锻炼，加强营养，增强体质。

（2）宜多吃增强免疫、抗阴茎癌作用的食物：甲鱼、乌龟、海龟、沙虫、青鱼、鲨鱼、水蛇、虾、白花蛇、鲫鱼、桑葚、无花果、荔枝、胡桃、瓜蒌、马齿苋、豆豉、橄榄、杏仁、丝瓜的作用。忌烟、酒，忌辛辣刺激品，忌霉变、腌制食物，忌油煎、肥腻、烟熏、烧烤食物，忌羊肉、狗肉、韭菜等一切温热性食物。

2．指导患者服用雌激素和镇静剂防止阴茎勃起引起疼痛，可达到止血目的。

3. 定期复查 定期扩张尿道外口，预防狭窄，术后应用抗生素防止感染。放疗、化疗期间，定期复查肝功能，血、尿常规。

第十四节 整形外科疾病护理常规

一、整形外科疾病一般护理常规

（一）按外科疾病一般护理常规和麻醉后护理常规

（二）入院接待

按住院患者护理常规。

（三）基础护理

术前准备

（1）遵医嘱做常规的术前检查，中老年人还应加空腹血糖、测血压等。需要时还应查乳房B超、钼靶等。

（2）生理方面：维护好身体健康，术前的身体健康对术后的恢复极为重要，可进行适当的锻炼；合理使用药物，停服对美容手术有影响的药物，如会增加术中出血的药物；如已服用，可采取相应措施或推迟手术。吸烟者手术前后两周最好不吸烟，吸烟会影响切口的愈合；患有心血管疾病受术者，只有通过治疗能将血压控制在正常范围内才能做美容手术；女性受术者应避开月经期。

（3）心理方面：心理护理应根据每位受术者的具体情况来分别对待。整形美容受术者多属正常人、健康人，首先要了解他们求美行为的心理动机，根据受术者的情况再确定心理护理目标。科学与真实的宣传美容整形医学实际功效，降低整形美容求美者的期望值，纠正其不切实际的幻想，达到相互间的沟通和理解是整形美容手术成功的重要前提。

（四）休息与活动

1. 预防上呼吸道感染及流感的传播。
2. 保证受术者有安静的休息环境和充足的睡眠时间。
3. 术前晚如有口服镇静药物应遵医嘱口服。
4. 适当活动，避免剧烈运动。如耳郭整形手术后，术后四天内，最好避免做运动。四天后，可做轻微运动；十天后，可稍加大运动量；但至少两周内，不能进行剧烈的身体碰撞运动。

（五）饮食护理

1. 术前

（1）受术者饮食应以清淡饮食为主，避免辛辣刺激性食物。

（2）手术前一天，根据麻醉方式，告知受术者饮食注意事项，如全麻，应禁食：按医嘱成人术前8～12小时，小儿术前4～6小时禁食。新生儿按医嘱可行静脉补液。

2. 术后

（1）需全麻手术的受术者，麻醉清醒后6小时，无胃肠道反应，一般可给予高蛋白、高热、高维生素饮食。

（2）局麻术后即可进食，无需禁食。

（六）排泄护理

1. 按医嘱术前一日晚需灌肠者，灌肠后检查受术者排便情况，了解灌肠效果。同时注意观察有无灌肠所引起的不适。

2. 术后保证大便通畅，鼓励受术者多吃蔬菜和水果，早期下床活动，如连续3天未排便，需报告医生，遵医嘱予口服通便药物或灌肠。

（七）用药护理

1. 严格遵守护理操作常规，做好查对。

2. 给药时间　需空腹、饭时、饭前、饭后、睡前服用的药物需按要求服用。

3. 给药后观察　严格遵循医嘱用药，给药后观察疗效、全身变化、有无皮肤瘙痒、红斑等，一旦出现严重反应，应立即停药，报告医生处理。

（八）专科观察要点

1. 疼痛

（1）疼痛多发生在术后，特别是术后24小时内。

（2）原因及表现：手术组织的损伤，姿势的固定或者是伤口包扎过紧等。受术者自述有疼痛感、保护性体位及吵闹等，重度疼痛时可伴有血药升高，心率增快。

（3）观察受术者疼痛的部位、性质、程度、伴随症状及体征，分析诱因，检查是否包扎过紧，局部（特别是四肢）有无出血或者是血液循环障碍。如为手术创伤，可转移注意力或根据医嘱使用止痛药物。如手术部位张力过高，可抬高患肢等。

2. 出血

（1）术前应严格检查，排除全身性疾病。预见术后可能出血者，遵医嘱适当使用一些止血药物。

（2）尽力避免引起出血的诱发因素，如用力不当等。

（3）床旁备止血带及缝合包，已备急用。

3. 血液循环障碍　主要原因多为动脉供血不足或者静脉回流障碍。与血管痉挛疼痛、寒冷、血管栓塞等有关。动脉供血不足，表现为皮瓣颜色苍白，常发生在术后72小时内。可遵医嘱保暖，补充血容量，使用扩张血管等药物。静脉回流障碍，表现为皮瓣局部发绀，重者则出现发黑的情况，一般发生在术后2~3天。轻者表皮脱落，对治疗效果不会影响很大，重者需补充植皮。

4. 引流管的护理

（1）了解引流管放置的位置、目的并做好标识。

（2）密切观察引流液的性质、颜色、量。

（3）保持引流管的通畅，放置引流管受压，折叠、扭曲、漏气等。

（九）护理措施

1. 树立正确的审美观念　整形美容是自信的表现，也是自信的源泉。要针对求术者的动机、性格、心理特点进行沟通和心理指导，引导受术者有科学的客观的认识，排除受术者的心理障碍，以取得他们的信任。

2. 做好术前沟通　整形美容手术对受术者是种心理刺激，大多数求美者对手术有害怕和顾虑心理。尤其担心手术是否成功，术后是否影响功能，是否疼痛。临近手术时，受术者的心理负担加剧、心情紧张，焦虑恐惧，对此护士应加强责任心，作好心理疏导工作，耐心介绍手术方法、手术前后的注意事项等医学知识，让受术者了解手术的可行性和科学性。解除受术者的紧张、焦虑情绪，降低对手术的恐惧心理和对疼痛的敏感性，以良好的心态配合手术的顺利实施。

3. 术后是受术者心理问题较为集中和重要的阶段。美容手术过程及术后，受术者的心理要比一般手术受术者更为复杂。主要表现为明显的焦虑、恐惧、疑虑等不良情绪。护士要主动关心受术者的询问，详细说明术后的注意事项，介绍成功病例的情况，拿出术前、后照片，让受术者、家属确信自己容貌比术前好。积极帮助受术者解决情绪障碍，使他们树立信心，消除顾虑和其他不良心理。

（十）健康宣教

1. 注意保护好手术部位，避免外伤及阳光直接照射，放置皮肤色素沉着。

2. 术后注意关节等部位的主动和被动活动，鼓励受术者参与日常的生活劳动，增加肌力，还可以利用各种器械等康复手段进行练习，预防瘢痕增生。

3. 避免手术伤口早期沾水，具体时间因根据手术部位及手术方式而定。

4. 严格遵守医生嘱咐复诊及用药。

二、面部整形（隆鼻、除皱、眼袋祛除、割双眼皮、埋线法重睑术、美唇）手术护理常规

（一）按整形外科疾病一般护理常规

（二）护理关键点

1. 引流管的护理。

2. 患肢水肿。

3. 创面出血。

4. 切口感染。

5. 静脉血栓形成和脂肪栓塞。

（三）护理评估

1. 按"外科疾病一般护理常规"相关内容。

2. 过去史，近期手术史，近期治疗情况。

3. 婚育史。

4. 心理状况，对整形术的认知程度，有无焦虑，恐惧。

5. 局部肿胀。

（四）护理措施

1. 按"外科疾病一般护理常规"相关内容。

2. 术前禁用抗凝血药物、人参、避孕药、阿司匹林等，以免使术中出血时间延长。

3. 腹部抽吸术前应注意受术者呼吸功能，对胸式呼吸所占比例进行评估，并辅助进行胸式呼吸训练。

4. 常规备皮，完善术前化验检查，测量生命体征，检查术区皮肤是否完整、有无破溃。

5. 隆鼻　一般手术后1~2小时开始肿胀，24小时左右达到高峰，48小时后停止，72小时开始消退，逐渐再现原形。一般10天左右基本上就变得比较自然了。恢复进展较慢的，大致要2~3个星期，才能完全和正常人的鼻子一样。因此，手术后应取半卧位休息，以利血液循环；不要吃刺激性食物；尽量不按压鼻部，恢复期间注意不要碰撞；术后伤口涂抗生素油膏，不包扎；若有少量渗血，可用消毒棉签轻轻搽去，切不可用不清洁的东西接触伤口，以免感染。

6. 眼袋祛除　眼袋祛除手术后应注意休息，尽量少读书、看报、看电视；适当使用消炎药；可用冰袋冷敷手术区，以减少出血，防止肿胀。由于眼袋手术创口较深，若有出血个人不易察觉，如肿胀加剧，要及时就医处理。

7. 割双眼皮　保持伤口清洁，防止感染。洗脸时注意不要弄湿伤口，如果伤口上有血痂或分泌物，可用无菌盐水或医用酒精擦拭，不要用手去接触。注意眼睛不要遭到外部撞击，避免激烈运动或情绪异常，以免引起伤口出血、瘀血或血肿。如果手术伤口出血、瘀血或血肿，应在术后48小时内用冰袋冷敷，轻度加压；48小时后热敷，但压力不宜大，以免损伤眼睛。休息时最好半卧位（把枕头垫高），以免眼睛过度疲劳或头部位置过低而加重伤口肿胀。

8. 埋线法重睑术　如果缝线部位在手术后2~3天红肿明显，感染可能性大，一定要及早就诊，及时开放引流，去除缝线，否则感染不易控制。

9. 美唇　口唇部整容手术多采用创口暴露法，也可将创口覆盖1~2日后再行暴露，每天用75%的酒精擦拭创面1~2次，并涂抗生素软膏，保持局部清洁干净。术后应减少口唇部活动，3天内需进流食或补液，常规使用抗生素预防感染。

（五）健康教育

1. 保持室内清洁，空气新鲜，注意通风换气。
2. 疾病恢复期应选择含有丰富维生素、蛋白质的饮食，增强体质。
3. 保持良好的心理，避免紧张激动的情绪，以利于术区伤口的愈合。
4. 预防呼吸道感染，嘱患者注意保暖，避免受凉。
5. 出院后，遵医嘱按时服药，门诊定期复查，换药。

三、瘢痕（四肢，躯体瘢痕）护理常规

（一）按整形外科疾病一般护理常规

（二）护理关键点

1. 有无痒痛等感觉。
2. 有无并发感染。
3. 形成时间。

（三）护理评估

1. 按"外科疾病一般护理常规"相关内容。
2. 过去史，近期手术史，近期治疗情况。
3. 时间，何时受伤，瘢痕形成后至今有多长时间。
4. 心理状况，及受术者对该手术的认知程度，有无焦虑，恐惧。

（四）护理措施

1. 保持伤口清洁，换洗伤口及换敷料时注意卫生。清洗由伤口内侧抹到外侧，敷料湿透或受污染时要更换。避免伤口受压或包扎过紧，阻碍血液循环，并正确使用合适防敏感敷料。

2. 遵医嘱予冰敷治疗，更换冰袋。

3. 注意观察伤口有无渗血渗液，如有必要告知医生是否需要更换伤口敷料。

4. 对于皮瓣移植术后的患者，注意观察皮肤的温度、色泽，评估敷料包扎是否过紧。

5. 限制皮瓣移植术区活动，防止皮瓣移位，根据手术部位，选择性抬高术肢，以促进血液回流，减轻肢体肿胀。

6. 受术者诉伤口疼痛时，遵医嘱予止痛药物，轻度疼痛时，可采取听音乐、看报等娱乐方式分散注意力。

7. 保证手术部位伤口的清洁，手术后7天之内尽量避免手术部位沾水，防止感染。

（五）健康教育

1. 治疗期间饮食方面要注意，因为某些食物能刺激疤痕疙瘩增生得更快，而某些食物可使之趋于稳定状态。忌吃鸡鱼牛羊肉、辣椒、大蒜、酒和母猪头蹄，吃南瓜、橘子和葡萄会使痛痒加重，可常吃海带、海藻。术后避免进食刺激性食物，如辣椒等；一个月内禁烟酒，如是脸部去癜，则谨慎使用化妆品。避开感光性食物，如香菜、芹菜等。

2. 开始搽药次数宜少，适应以后慢慢增加，如出现色黄及结痂属正常现象，切勿急用手揭除，要让结痂自然脱落，待疙瘩平复。凡是疤痕受术者不论正在治疗还是未治疗均应注意饮食宜忌。

3. 术后6个月内，如是脸部手术者，建议涂抹防晒霜，以防止紫外线对皮肤的损伤，留下色素沉着。

4. 在术后初期2~3个月内，皮肤会发红，经过一段时间后逐渐变淡模糊，可利用冷敷来缓解疼痛和水肿。

5. 指导患者严格遵医嘱服药及复诊。

四、血管瘤（体表）护理常规

（一）按整形外科疾病一般护理常规

（二）护理关键点

1. 创面出血。

2. 切口感染。

（三）护理评估

1. 按"外科疾病一般护理常规"相关内容。

2. 过去史、近期手术史、近期治疗情况。

3. 心理状况，及受术者对该手术的认知程度，有无焦虑，恐惧。

（四）护理措施

1. 特别注意不可抓破创面以防感染，万一创面破溃要及时涂抹消炎药物。

2. 在婴儿血管瘤疾病治疗前，要特别注意为患儿清洁身体。每天为婴儿洗澡，以避免汗渍和外界细菌入侵其血管瘤患处，引发感染甚至溃烂。

3．保持创面干燥、清洁，以减少感染机会。

4．恢复期内避免剧烈运动，以免出汗导致皮肤感染延缓修复过程。

5．结痂待其自然消退（大约需要6～14天左右），不要自行揭除，以免影响修复过程。

6．按医嘱每天涂敷抗生素软膏1～2次等以保护治疗部位的皮肤。

7．恢复期内禁止进食辛辣刺激性食物，禁止服用阿司匹林类药物。

8．禁止吸烟饮酒。

（五）健康教育

婴幼儿血管瘤由于各种原因导致表面破溃出血，家长不要惊慌，只需使用棉签之类的清洁敷料压迫5～10分钟即可止血。一般情况下不会发生大出血不止。较小创面，后期整复治疗。可等待自行结痂脱落。如创面较大，需及时至医院处理。告知家长注意观察，勤剪婴幼儿指甲，勿让其抓伤皮肤。

五、脂肪抽吸术护理常规

（一）按整形外科疾病一般护理常规

（二）护理关键点

1．感染。

2．穿孔。

3．异常出血。

4．利多卡因中毒。

5．心肺功能衰竭。

6．静脉血栓形成和脂肪栓塞。

7．低体温。

（三）护理评估

1．按"外科疾病一般护理常规"相关内容。

2．过去史，近期手术史，近期治疗情况。婚育史。

3．心理状况，及受术者对该手术的认知程度，有无焦虑，恐惧。

（四）护理措施

1．按"外科疾病一般护理常规"相关内容。

2．心理护理　应详细说明腹壁整形同期脂肪抽吸术的安全性、有效性、可行性，耐心解答受术者提出的问题，有针对性地进行疏导，消除其恐惧心理，增加其对医务人员的信任，以良好的心态接受手术。

3．术前准备　询问有无过敏史、月经等情况。如正在服避孕药的，术前停服以避免血栓形成；停服阿司匹林、维生素E等抗凝药、血管扩张药及激素类药物以防止出血。

4．术前注意腹部抽脂者的呼吸功能，对胸式呼吸所占比例进行评估，并辅助进行胸式呼吸训练。

5．术前配合医生完成体重测量，术前取站立位进行标记，标记出"W"形腹壁整形术切口，估计纵向和横向切除皮肤及皮下组织的范围，根据腹壁脂肪堆积程度标记吸脂的范围。

6. 脂肪组织易发生感染，术后常规应用抗生素3天。

7. 手术结束后，用无菌棉垫均匀平铺于腰腹部创面，弹力腹带加压包扎，2天后拔出负压引流管，持续拉力胶固定2周，穿弹力加压服3个月以防止皮肤凹凸不平并增加塑形效果。

8. 术后应注意受术者的情绪变化。由于受术者对体型的变化有一个适应期及麻醉后的反应，往往有一个情绪低落的过程，因此应加强受术者的心理疏导。

（五）健康教育

1. 合理饮食调配，给予高热量、高蛋白、低脂肪饮食。

2. 嘱早期活动，预防静脉血栓形成和脂肪栓塞。术后1个月内按摩促进淋巴回流，减轻水肿。适当加强体育锻炼，尤其针对腰腹部的运动，如适当的侧腰、弯腰运动，这对于吸脂后体型塑造具有重要的辅助作用。

六、小乳症护理常规

（一）按整形外科疾病一般护理常规

（二）护理关键点

1. 引流管的护理。

2. 患肢水肿。

3. 创面出血。

4. 切口感染。

（三）护理评估

1. 按"外科疾病一般护理常规"相关内容。

2. 心理状况及受术者对该手术的认知程度，有无焦虑，恐惧。

3. 患处肿胀情况。

（四）护理措施

1. 按"外科疾病一般护理常规"相关内容。

2. 做好心理护理，受术者因小乳症的痛苦产生对隆乳术的需求而招人非议，故在就医时存有顾虑，要理解受术者，消除受术者顾虑以最佳心理状态愉快的接受手术治疗。

3. 协助医生选择合适的乳房假体，选择时可将假体先置入胸罩内试戴，以观察乳房形态大小及乳峰的高度是否合适。

4. 受术者清醒后取半卧位，并限制上臂活动10～14天，以防假体移位。术后48小时后拔出引流条（管），并检查伤口及乳房假体的位置，如发现假体移位或两侧不对称，应用手法调整后再用敷料加压包扎固定。

5. 除了按医嘱给予止血药物外，应密切观察受术者是否有局部肿痛的皮肤瘀血青紫等表现，如发现异常，通知并协助医生检查伤口。

6. 按医嘱使用抗生素，注意观察伤口，如发生严重感染必须取出假体，以后另行隆乳术。

7. 硅胶囊乳房假体是异物，为防止纤维包囊形成，应鼓励受术者拆线后早期下床活动，并对双侧乳房进行按摩，按医嘱给予口服减少瘢痕增生的药物。

8．术后7~10日拆除缝线，拆线后受术者应戴用软质、无钢圈的胸罩，以保护假体，术后1个月内禁止做剧烈运动，尤其是持重物或扩胸运动等，以后运动量一般不应超过术前。

（五）健康教育

定期复查及正确的胸部按摩。

七、巨乳症护理常规

（一）按整形外科疾病一般护理常规

（二）护理关键点

1．引流管的护理。

2．患肢水肿。

3．创面出血。

4．切口感染。

（三）护理评估

1．按"外科疾病一般护理常规"相关内容。

2．心理状况及受术者对该手术的认知程度，有无焦虑，恐惧。

（四）护理措施

1．巨乳缩小手术前两周内，勿服用含有阿司匹林的药物，因阿司匹林会使得血小板凝固的功能降低。

2．有高血压和糖尿病的受术者，在初诊时要向医生告知病情，以便确认手术方案。

3．术前需确定身体健康，无传染性疾病或其他身体炎症以及乳腺癌的家族史。

4．月经期、妊娠期、哺乳期6个月内不宜手术。

5．巨乳缩小术前一周戒烟。

6．受术者术后睡觉时须采用平躺式，以利恢复，术后避免剧烈活动以防止出血，且不要用力牵拉上臂，以免损伤手臂神经。

7．术后24小时内观察乳头和乳晕的血运情况，发现异常立即与医生联系。

8．注意引流条的护理，仔细观察术区敷料情况，如渗出较多者，及时通知医生并更换敷料，防止感染。

9．术后抗感染治疗，并且要多饮用一些含有高蛋白的食物，以有利于伤口的恢复。

（五）健康教育

告知受术者巨乳缩小因手术范围大、创伤大，术后要经历长时间的恢复期。其间可能会出现乳头乳晕感觉麻木、手术切口出现硬结、刺痛等不适感觉，属正常现象，有待机体的自然恢复。术后2周内避免上臂做剧烈的外展活动，以防止伤口裂开。术后2个月内配戴支撑乳罩，以保证乳房的良好塑型。巨乳缩小手术术区瘢痕较长，预防切口瘢痕增生。

八、会阴及肛门整形手术护理常规

（一）按整形外科疾病一般护理常规

（二）护理关键点

1. 疼痛。
2. 排便护理。
3. 坐浴护理。
4. 出血。
5. 感染。
6. 自卑。

（三）护理评估

1. 按"外科疾病一般护理常规"相关内容。
2. 近期手术史、目前用药情况。
3. 皮肤黏膜情况。
4. 排泄系统　有无便秘。
5. 特殊检查结果　肛门直肠指检等。
6. 生命体征、疼痛，观察面色、末梢循环、双下肢感觉和活动情况。
7. 肛周切口敷料有无渗血、渗液（术后创面出血，只要不是喷射状属正常），切口愈合情况。
8. 大小便情况。

（四）护理措施

1. 按"外科疾病一般护理常规"相关内容。
2. 体位与活动　防跌倒，贫血者，应卧床休息。硬麻术后平卧2～3小时，腰麻或骶麻术后去枕平卧6小时后可适当活动。
3. 饮食　根据医嘱予易消化食物，忌饮酒及辛辣食物；鼓励受术者多饮水，多吃水果，增加热氮量；进食营养丰富的食品，以纠正贫血、改善全身营养状况。常规术后回病房禁食6小时，后进食流质，术后第一日起进食半流，以使大便不要干燥，第二日进食普食。
4. 心理护理　可让受术者和家属与已经做过同种手术的受术者进行交谈，消除其思想顾虑。
5. 常规术前检查及肛门直肠指检。
6. 合并心血管、肝、肺疾病、糖尿病等全身疾病在术前应作全面检查、处理。
7. 评估疼痛的部位、性质、评分、持续时间及伴随症状，睡眠情况等，观察切口敷料有无渗液及渗液的量和颜色，观察切口有无红肿热痛及愈合情况。每4小时进行疼痛评分并记录，疼痛评分>5分，联系医生给予止痛药，30分钟后观察镇痛效果并记录。
8. 排便　手术后的24小时内，一般不宜排便，尤其手术当日。术后第三天起，要恢复正常排便，并每日一次定时排便。
9. 坐浴用以清洁肛门，促进创面愈合和消炎的作用。24小时后需排便者先温水坐浴，排便后再坐浴。坐浴的水可稍热、多一些，先用热蒸气浴，然后再将肛门放入盆内洗涤热浴，每次10～20分钟，不超过30分钟，一定要使肛门部完全浸入水中。每日坐浴2次，便后温水坐浴。

10. 排尿有尿意时主动排尿，不要憋尿，以免出现尿潴留。

11. 并发症的观察

（1）出血：观察生命体征、切口敷料，如出血为喷射状，应高度警惕，必要时再行手术治疗。

（2）尿潴留：先予诱导排尿法，无效予留置导尿，一天后拔除。

（3）肛门胀痛：根据疼痛情况用止痛剂。

（五）健康教育

1. 活动　术后适当锻炼，增强体质。

2. 饮食　除不能喝酒、吃辛辣刺激性食物外，应要恢复正常饮食，可多吃新鲜蔬菜水果，保持大便通畅。

3. 坐浴，至少每日2次。

4. 随访时间。

九、外耳畸形或缺损矫形术护理常规

（一）按整形外科疾病一般护理常规

（二）护理关键点

1. 听力下降。

2. 自卑。

3. 感染。

4. 疼痛。

（三）护理评估

1. 按"外科疾病一般护理常规"相关内容。

2. 皮肤黏膜情况。

3. 受术者对该手术的认知程度，有无自卑、焦虑、恐惧，家属对患者的关心程度、经济情况。

4. 急性疼痛。

5. 早期活动的能力。

（四）护理措施

1. 按"外科疾病一般护理常规"相关内容。

2. 心理护理　向受术者介绍手术名称及简单过程、麻醉方式、术前准备的目的及内容、术前用药的作用，术后可能出现的不适及需要的医疗处置，使受术者有充分的心理准备，解除顾虑，促进术后的康复。

3. 常规专科检查项目　听力学检查（纯音测听、鼓膜贴补试验等）、咽鼓管功能检查、颞骨高分辨CT、核磁等。

4. 备皮范围　术耳周围5～7cm，需耳道植皮者应首选左侧大腿皮肤，范围是上起腹股沟，下至膝关节内侧面的2/3。

5. 给予易消化的饮食。为尽量减少咀嚼运动，利于局部休息，促进创口早愈，术后当日进半流质或软食，3天后酌情进普食。

6. 密切观察患者病情变化，如生命体征、出血、渗血及其他并发症等情况，有无面瘫、眼震、头晕、恶心、呕吐等并发症发生，若有异常应及时通知医生处理。

7. 头偏向健侧，患耳朝上，切忌勿过度搬动受术者的头部。

8. 注意观察术耳出血情况，必要时可加压包扎，如渗血较多，及时报告医生，保持敷料清洁，一般术后72小时更换外部敷料。

9. 大腿植皮区，伤口要保持清洁，一般不予换药，待愈合后干痂自行脱落。如敷料松脱应清洁创面，敷以凡士林纱布，然后用纱布绷带包扎。

10. 遵医嘱应用抗生素、维生素类以及营养神经类药物。

11. 预防感冒，防止术后伤口感染，保持咽鼓管通畅。

（五）健康教育

1. 保持良好的休养环境，室内清洁，空气新鲜，注意通风换气。

2. 疾病恢复期应选择含有丰富维生素、蛋白质的饮食，增强体质。

3. 保持良好的心理，避免紧张激动的情绪，以利于疾病的恢复。

4. 预防呼吸道感染，嘱患者注意保暖，避免受凉，禁止擤鼻，打喷嚏，必要时张口呼吸，以免影响鼓膜的成活。

5. 患耳防止碰撞，遵医嘱半年内禁止游泳，鼓膜及中耳、内耳手术患者半年内勿乘飞机。听骨链重建者应避免剧烈运动。

6. 出院后，遵医嘱按时服药，门诊定期复查，一般术后2~3周复查、换药。

（程如红　罗伟香　田素萍　沈艳　戎穗冰　刘斌　付方雪　欧竹君　文艺　张海燕　曾碧茹　李芸　衣丰　蒋玉蓉　赵坚　邓育红　温桂芬　吴惠平　刘丽君）

第七章 妇产科护理常规

第一节 妇科疾病护理常规

一、妇科疾病一般护理常规

1. 按外科疾病一般护理常规及麻醉后护理常规。

2. 入院接待 按一般患者入院护理常规或急诊患者入院护理常规。

3. 基础护理

（1）做好皮肤护理，保持床铺干净、平整，及时更换被血液或汗液浸湿的病号服；及时更换看护垫，保持看护垫平整、干爽。

（2）术后注意保暖，禁止使用局部加温措施，如热水袋，以防烫伤；预防压疮，必要时使用气垫床。

（3）评估跌倒、坠床风险，做好预防措施，必要时使用床栏或约束带保护，防止跌倒、坠床意外发生。

4. 休息与活动

（1）保持病房安静、舒适，严格探视制度，为患者提供良好的休息、睡眠环境。

（2）术后鼓励患者早期活动，以促进肠蠕动恢复，防止肠粘连、下肢深静脉血栓等术后并发症的发生。

（3）术后患者生命体征平稳者，4~6小时可床上翻身或取半坐卧位，大部分患者术后24小时，全子宫切除术后48小时，全盆底重建术后72小时可下床活动。年老体弱、病情危重、严重感染者适当推迟下床活动时间。活动时以患者体力耐受为原则，循序渐进增加活动量。同时教会患者预防跌倒发生的方法。

5. 饮食护理

（1）术前禁食8~12小时、禁饮4~6小时；拟行妇科恶性肿瘤根治术、深部浸润型子宫内膜异位症、全盆底重建术患者，术前3天开始进无渣半流饮食，术前晚进食流质饮食。

（2）一般情况下，患者术后6小时可进食流质，肛门排气后改半流质，逐渐过渡到普食。涉及肠道手术者肛门排气后进食流质，按照流质、半流质、普食逐渐过渡，少量多餐；胃肠功能恢复前禁食油腻、过饱、忌牛奶、豆浆、糖水等胀气食物；术前及术后1个月内禁食鹿茸、当归、人参、三七等活血补品。

（3）禁食患者，做好口腔护理。

6. 排泄护理

（1）术前按医嘱进行肠道准备：术前1天口服泻药，术日晨清洁灌肠。

（2）术日晨留置尿管，一般妇科手术后24小时、全子宫切除术后48小时、全盆底重建术后72小时、恶性肿瘤根治术后残余尿<100ml时拔除尿管，观察排尿情况，必要时重新留置导尿管。

（3）保持大便通畅，避免用力排便，避免盆腹腔伤口残端愈合不良等并发症。

7．用药护理

（1）局部用药：已婚、无明显阴道流血患者术前行坐浴、阴道灌洗、阴道上药；灌洗时动作轻柔；阴道上栓剂治疗最好于睡前或上药后平卧1小时，防药物脱落。

（2）输液护理：加强巡视，维持输液通畅，注意控制输液滴速，告知患者及陪人输液的总量、药名、作用、副作用、注意事项，发现异常不要自行处理。

（3）使用高危药品：如化疗药、血管活性药物时，严格按操作规程执行。

8．观察病情变化，预防术后并发症

（1）观察患者腹痛、阴道流血情况；异位妊娠、黄体破裂患者严密观察生命体征、面色、神志、腹痛变化，有无里急后重感。

（2）术后观察要点：观察生命体征、腹痛、阴道流血、切口敷料渗血渗液情况，保持腹腔引流、阴道引流、尿管通畅，观察颜色、量、性状有无异常，警惕发生术后腹腔内出血、盆腹腔内伤口残端出血、伤口残端感染、伤口残端愈合不良、腹部切口出血、感染、愈合不良等现象，发现异常立即报告医生。

（3）淋巴回流障碍　多发生于恶性肿瘤根治术后，常见下肢大腿部、会阴部肿胀、疼痛、活动受限，宜抬高患肢，减少下地活动，会阴部用50%硫酸镁局部湿敷。

9．心理护理　妇科手术易引起患者焦虑、恐惧等不良心理，患者担心手术带来的生育、自身形象紊乱、性生活等个人、家庭、社会问题。因此，护理应从关怀和鼓励的角度出发，向其详细说明本次手术及麻醉方式、手术后可能出现的情况以及注意事项，取得患者及家属的配合，帮助患者树立战胜疾病及重塑自我形象的信心。

10．健康教育

（1）术前根据病情，观察患者生命体征、腹痛、阴道流血情况，从饮食、活动方面进行有效指导。

（2）术后根据患者健康恢复情况，观察患者伤口、腹痛、阴道流血、排尿等病情，从饮食、活动、注意事项、出院后的自我护理、门诊随访时间等方面进行有效的指导，促进康复。

（3）指导恶性肿瘤患者遵医嘱定期返院复诊，终身随诊。

二、异位妊娠护理常规

（一）按妇科疾病一般护理常规

（二）护理关键点

1．停经。

2．腹痛。

3．阴道流血。

4．恐惧。

5．晕厥/休克。

6．大出血。

7．感染。

8．子宫动脉栓塞。

9．化疗。

10．刮宫。

11．教育需求。

（三）护理评估

1．评估意识、生命体征情况，有无腹痛及阴道流血。

2．诊断检查　腹部检查、盆腔检查、B超报告、人绒毛膜促性腺激素（human chorionic gonadotropin，HCG）、血常规、后穹隆穿刺、诊刮病理等结果。

3．询问月经史、生育史、现病史、既往史、家族史、过敏史。

4．评估主要临床表现　腹痛、阴道流血，有无贫血、组织物排出、感染。

5．评估腹部有无包块、有无压痛、反跳痛，叩诊有无移动性浊音。

6．评估心理、社会、精神状况。

7．评估患者对疾病的认识、家庭支持及经济状况。

（四）护理措施

1．休息与活动　卧床休息，减少活动，禁性生活、盆浴、剧烈运动、游泳，避免咳嗽、打喷嚏、便秘等，避免腹部压力增大，从而降低异位妊娠破裂的可能。

2．饮食指导　多食富含铁、蛋白、粗纤维食物、水果、蔬菜，保持大便通畅。

3．做好病情观察　包括意识、生命体征、腹痛、阴道流血情况，监测B超等。

4．按时遵嘱用药，并注意观察用药后效果及不良反应，禁用镇痛剂。

5．完善术前检查，做好术前及休克抢救的准备。

6．预防感染　保持会阴部清洁，预防性服用抗生素。

7．生活护理　晨晚间护理、床上洗头等。

8．做好化疗的护理。

9．心理护理　克服恐惧心理，树立战胜疾病的信心。

10．子宫动脉栓塞术后护理

（1）做好病情观察：每15～30分钟巡视一次，监测生命体征的变化，观察腹痛、阴道流血、穿刺部位情况（敷料有无渗血等）、足背动脉搏动情况、远端皮肤的温度及颜色等，防止穿刺部位出血、血肿或血栓形成。

（2）穿刺侧下肢制动及该侧腹股沟用弹性绷带加压包扎24小时，禁止用力咳嗽、大便。

（3）术后48小时疼痛明显，可遵嘱予镇痛剂对症处理。

（4）术后48～72小时复查B超、HCG、血常规等，及时了解结果，配合医生做好刮宫术，并及时将组织物送检。

（5）禁性生活、盆浴1个月，严格避孕3个月，避免重体力劳动6个月。

11．手术前护理

（1）按外科疾病一般护理常规。

（2）阴道准备：术前予阴道灌洗或坐浴。阴道灌洗禁忌证：无性生活史、阴道流血、近期阴道创伤史等患者。

（3）遵照医嘱做血型、凝血四项、备血等准备，完善术前检查。

（4）心理护理：应从关怀和鼓励的角度出发，向患者说明本次手术及麻醉的方式、手术后可能出现的情况以及注意事项，取得患者的配合。

12. 手术后的护理

（1）按本篇第六章"外科疾病一般护理常规"、"麻醉后护理常规"。

（2）切口疼痛护理按第一篇第三章"疼痛护理常规"。

（3）引流管护理：①引流管妥善固定，引流袋置于低位，保持通畅，指导患者翻身或下床活动时防止引流袋高于切口，防止引流管牵拉、脱出；②观察引流口情况及引流物的量、质、色，准确记录，按时更换引流袋，如发现引流液突然增多，且颜色鲜红，提示有活动性出血可能；如发现量少或切口周围肿胀，提示引流不畅、有血块堵塞可能，应及时报告医生。

（五）健康教育

1. 休息与活动　全休1个月，禁性生活、盆浴、剧烈运动、游泳1个月，严格避孕3个月或以上。

2. 饮食　加强营养，多饮水，多食富含维生素、粗纤维食物，保持大便通畅。

3. 出现腹痛剧烈、阴道流血量多于正常月经量，立即返院检查。

4. 尽量避免手术或宫腔操作，降低异位妊娠发生率。

5. 保守治疗的患者出院后定期复查B超、HCG、血常规、肝肾功能。

三、卵巢肿瘤护理常规

（一）按妇科疾病一般护理常规

（二）护理关键点

1. 疼痛。

2. 腹水。

3. 阴道出血。

4. 感染。

5. 营养不良。

6. 休克。

7. 卵巢蒂扭转。

8. 卵巢破裂。

9. 焦虑。

10. 教育需求。

（三）护理评估

1. 评估生命体征、血氧饱和度情况。

2. 询问月经史、生育史、既往史、家族史、过敏史。

3. 评估腹胀、腹部包块、腹水、腹痛情况。

4. 关注实验室和特殊检查结果　血常规、肿瘤标志物、B超、尿动力学检查、液基细胞学检查等。

（四）护理措施

1. 按外科疾病一般护理常规/麻醉后护理常规。

2. 腹水的护理

（1）体位：取半卧位，有下肢水肿者可抬高患肢。

（2）饮食：高热量、高蛋白、高纤维素饮食。

（3）准确记录24小时出入量、测量体重、腹围。

（4）及时完善肝功能、电解质等实验室检查，并了解结果。

（5）需放腹水者，备好腹腔穿刺用物，协助医生完成操作。

（6）放腹水时，密切观察，记录生命体征变化，腹水的性质及出现的不良反应。

（7）一次放腹水<3000ml，不宜过多，以免腹压骤降，发生虚脱。放腹水速度宜缓慢，放腹水后用腹带包扎腹部。发现不良反应，及时报告医生。

3. 腹腔内化疗干预措施

（1）根据病情，部分患者在术中予腹腔内注入化疗药，术后24小时开放腹腔引流管。

（2）注意监测生命体征，协助患者翻身，使化疗药物充分作用于整个腹腔。

（3）术后观察化疗后的不良反应，化疗护理按本篇第十二章"肿瘤化疗护理常规"。

4. 用通俗易懂的语言讲解疾病相关知识、手术方式及过程，让患者了解子宫切除后不会再有月经，卵巢切除后会出现停经、潮热、阴道分泌物减少等现象，症状严重者可在医生指导下接受雌激素补充治疗，解释术前准备的内容及工作的必要性及所需要的时间（包括家属）。

（五）健康教育

1. 休息与活动　休息1~3个月，术后1~3个月内避免重体力劳动、剧烈运动，具体时间根据手术情况决定。禁盆浴、游泳、性生活1个月。

2. 术后保持伤口干燥，愈合后再沐浴。

3. 饮食　鼓励进高热量、高蛋白、富含维生素易消化的食物，1个月内禁油腻、辛辣、过饱，忌鹿茸、党参等活血补品。

4. 鼓励患者保持良好精神状态，积极面对疾病，参加社会支持组织，如抗癌俱乐部等。

5. 出现腹部剧烈疼痛，阴道流血量多于月经量或异常分泌物，切口渗液、愈合不良等现象，立即返院。

6. 定期随访

（1）卵巢非赘生性肿瘤直径<5cm者，3~6个月定期复查。

（2）手术后患者根据病理结果进行复查随访　良性者术后1个月常规复查；恶性肿瘤常辅以化疗、放疗，其随访时间为：1年内，每月1次；术后第2年，每3个月1次；术后第3年，每6个月1次；3年以上者，每年1次。

四、子宫内膜癌护理常规

（一）按妇科疾病一般护理常规

（二）护理关键点

1. 阴道流血。

2. 阴道排液。

3. 疼痛。

4. 感染。

5. 焦虑。

6．营养不良。

7．教育需求。

（三）护理评估

1．评估生命体征情况。

2．询问月经史、生育史、既往史、家族史、过敏史。

3．评估主要症状与体征　不规则阴道流血、排液，下腹胀痛等。

4．关注实验室和特殊检查结果　分段诊刮病理、肿瘤标志物、B超、尿动力学检查、宫腔镜检查等。

5．评估心理状况、家庭支持和经济情况。

（四）护理措施

1．按本篇第六章"外科疾病一般护理常规"、"麻醉后护理常规"。

2．保持外阴清洁，晚期患者合并感染时，可能出现大量脓性或脓血性阴道排液，应每天清洗外阴，或遵嘱予坐浴。

3．对症处理下腹胀痛、痉挛性子宫收缩等不适。

4．做好术前检查并及时了解检查结果。

5．胃肠道准备　术前3天进食无渣半流饮食，遵嘱予肠道抗生素口服。

6．讲解疾病相关知识、手术方式及过程，让患者了解子宫内膜癌的病程发展缓慢，是女性生殖器恶性肿瘤中预后较好的，缓解其焦虑程度，增强治病信心。解释术前准备的内容及工作的必要性及所需要的时间（包括家属）。

7．拔除尿管后嘱患者尽早排尿，注意观察排尿情况，如有排尿困难，给予诱导、热敷等措施帮助排尿，必要时重新留置尿管。

（五）健康教育

1．休息与活动　休息3个月，术后3个月内禁盆浴、避免重体力劳动、剧烈运动、游泳等。

2．术后保持外阴清洁，节制性生活，恢复性生活具体时间复诊时检查后决定。

3．术后保持伤口干燥，愈合后再沐浴。

4．饮食　鼓励进高热量、高蛋白、富含维生素易消化的食物，1个月内禁油腻、辛辣、过饱，忌鹿茸、党参等活血补品。

5．鼓励患者保持良好精神状态，积极面对疾病。

6．出现腹部剧烈疼痛，阴道流血量多于月经量或异常分泌物，切口渗液、愈合不良等现象，立即返院。

7．定期随访　术后1个月复查；术后2年内，每3～6个月复查1次；术后3～5年每6～12个月复查1次。

五、宫颈癌护理常规

（一）按妇科疾病一般护理常规

（二）护理关键点

1．恐惧。

2. 阴道流血。

3. 阴道排液。

4. 疼痛。

5. 排尿障碍。

6. 教育需求。

（三）护理评估

1. 评估生命体征情况。

2. 询问月经史、生育史、既往史、家族史、过敏史。

3. 评估主要症状与体征

（1）评估阴道流血情况：表现为接触性出血，月经间期或绝经后少量断续不规则出血，可有致命性大出血。

（2）评估阴道排液情况：发生在阴道流血后，排出白色或血性、稀薄如水样或米泔样液体，可伴有腥臭味。晚期癌组织坏死继发感染时，出现大量脓性或米泔样恶臭白带。

（3）评估疼痛的性质、部位，可出现严重持续性腰骶部或坐骨神经痛。

（4）评估全身症状，有无发热、消瘦、全身衰竭等。

4. 关注实验室和特殊检查结果　液基细胞学检查、人乳头瘤病毒（HPV）、肿瘤标志物、B超、尿动力学检查、阴道镜检查、核磁共振（MRI）等。

5. 评估患者心理状态　有无焦虑、恐惧，是否保密治疗，对生育的要求等。

（四）护理措施

1. 按本篇第六章"外科疾病一般护理常规"、"麻醉后护理常规"。

2. 协助患者接受各种诊治方案。评估患者目前的身心状况及接受诊治方案的反应，利用挂图、实物、宣传资料向患者介绍有关子宫颈癌的医学常识；介绍诊治过程、可能出现的不适及有效的应对措施。对确诊为宫颈上皮内瘤样病变（CIN）Ⅰ级者，可按炎症处理，每3～6个月随访1次，检查液基细胞学、HPV，必要时阴道镜检查、取活检；诊断为CINⅡ级者，应选用冷冻、宫颈环切术等治疗，术后每3～6个月随访1次；诊断为CINⅢ级者，主张行全子宫切除术，但对有生育要求的年轻患者，可行宫颈环切术，术后定期随访。

3. 保持外阴清洁，预防感染。

4. 术前锻炼

（1）盆底肌肉锻炼法：术前3天患者平卧于床上，做尿道、阴道、肛门的放松和收缩运动，每次收缩≥3秒，然后放松，连续做15分钟，每天3次。

（2）深呼吸（腹式呼吸）法：吸气时，腹部隆起；呼气时，腹部缩紧。此方法可以增加肺活量，促进胃肠运动，改善消化机能。

5. 正确记录24小时出入量。

6. 淋巴回流障碍的护理　表现为会阴部或大腿肿胀、苍白，予抬高患肢，用50%硫酸镁湿敷会阴部。

7. 留置尿管护理

（1）按留置导尿护理常规。

（2）膀胱功能锻炼：一般术后留置尿管7～14天，于术后5～7天，采集尿标本进行尿常规、尿培养化验，结果未见异常后进行膀胱功能锻炼。

①让患者及家属理解膀胱功能锻炼的意义，使其能耐心坚持锻炼；②方法：夹闭尿管2小时或夹闭过程中尿急或腰背部酸痛时，开放尿管30分钟后夹闭，循环操作；③注意事项：进行膀胱功能锻炼时，尿管在夜间及睡眠状态情况下全开放；让患者学会在自行排尿过程中使用手压法、屏气法帮助排尿，适当延长排尿时间；④测残余尿量，尿量<100ml可拔除尿管，拔除尿管后仍需密切观察患者排尿情况，若排尿困难或尿潴留时及时报告医生，予重新留置尿管。

（3）盆底肌肉锻炼：做尿道、阴道、肛门的放松和收缩运动，每次收缩≥3秒，然后放松，连续做15分钟，每天3次。术后第4天开始上述运动，每次5分钟，每天3次。

8. 坐浴　为促进盆腔血液循环，手术后5～7天给予高锰酸钾液温水坐浴。方法：高锰酸钾液温水2000ml，温度38～40℃，配置成淡红色溶液。让患者排空膀胱后全臀和外阴部浸泡于溶液中，每天2次，每次15～20分钟。术后有腹部伤口者，坐浴时，身体略向后靠，避免浸湿伤口敷料，敷料一旦浸湿，及时更换。

（五）健康教育

1. 休息与活动　休息3个月，术后3个月内禁盆浴、游泳，避免重体力劳动、剧烈运动。

2. 术后保持外阴清洁，节制性生活，恢复性生活具体时间复诊检查后决定。

3. 术后保持伤口干燥，愈合后再沐浴。

4. 饮食　鼓励进高热量、高蛋白、富含维生素易消化的食物，1个月内禁油腻、辛辣、过饱，忌鹿茸、党参等活血补品。

5. 鼓励患者保持良好精神状态，积极面对疾病。

6. 出现腹部剧烈疼痛，阴道流血量多于月经量或异常分泌物，切口渗液、愈合不良等现象，立即返院。

7. 定期随访　术后第1年内，出院后1个月首次随访，以后2～3个月复查1次；术后第2年，每3～6个月复查1次；术后3～5年，每半年复查1次；第6年开始，每年复查1次。

8. 尿流动力学检查　分别于出院后1、3、6个月时复查。

六、外阴癌护理常规

（一）按妇科疾病一般护理常规

（二）护理关键点

1. 疼痛。

2. 外阴瘙痒、溃疡。

3. 腹痛。

4. 营养不良。

5. 感染。

6. 排尿异常　尿频、尿急、尿痛、漏尿、血尿、尿潴留、尿失禁。

7. 排便异常　便血、便秘、排便困难。

8. 教育需求。

（三）护理评估

1. 评估生命体征、心理、社会、精神状况。

2. 评估疾病的症状与体征　外阴皮肤瘙痒、溃疡、疼痛、感染、流脓性或血性分泌物、双侧腹股沟增大、尿频、尿急、尿痛、血尿、便血等。

3. 了解外阴活体组织病理检查、妇科检查、阴道镜检查、HPV、尿动力学检查、实验室检查等。

（四）护理措施

1. 皮肤护理

（1）对伴有溃疡及糜烂的患者，做好外阴护理，每日用无菌生理盐水清洗并用0.1%安多福消毒液消毒2次。晨起及睡前使用1∶5000高锰酸钾溶液坐浴。

（2）指导患者勤修剪指甲、勤洗手、穿清洁宽松内裤，及时更换。

（3）按要求做好术前护理，防止刮伤皮肤，控制感染。备皮范围：上至耻骨联合10cm，下至会阴部、肛周、腹股沟及大腿内侧上1/3处皮肤。备皮后清洗皮肤。

2. 心理护理　外阴癌患者均有紧张，恐惧，沮丧，焦虑等心理，护理人员应热情接待患者，运用温和、开导、鼓励的语言，为患者提供情感支持。并根据患者的心理承受能力，解释病情，介绍典型案例，手术方法，手术前后的注意事项，使患者主动配合治疗，同时争取家属的配合。

3. 营养支持　指导患者进食高蛋白、高热量、高维生素、低脂肪的全营养少渣饮食，纠正患者不良饮食习惯。

4. 做好术前准备

（1）备皮、配血、皮试、阴道灌洗上药、生命体征测量、导尿及交代术前注意事项（包括饮食，禁食禁饮时间，服泻药的方法等）。

（2）胃肠道准备：术前3天进食无渣半流饮食，遵嘱予肠道抗生素口服，术前晚、术日晨予清洁灌肠。

（3）做好术前检查并及时了解检查结果。

5. 良好睡眠支持　创造安静的睡眠环境，必要时遵嘱服用安眠药帮助入睡。

6. 老年、消瘦患者备气垫床。

7. 术前锻炼　术后体位（平卧外展屈膝体位、不能侧卧）、盆底肌肉功能锻炼、深呼吸、有效咳嗽、翻身拍背、便器使用等。

8. 术后体位　去枕平卧6小时，下肢外展屈膝体位，腘窝处垫软枕，可抬高下肢10~20cm，禁止侧卧位，以免切口受压，影响移植皮瓣的血运，必要时可用支架保护或肢体悬吊体位，活动关节时防止蒂部扭曲受压，避免硬物撞击皮瓣。

9. 活动　术后需平卧1周，卧床2周，双下肢制动1周。

10. 移植皮瓣的护理

（1）术后72小时内每30~60分钟观察皮瓣的颜色、温湿度、质地、毛细血管的充盈情况、有无皮肤或皮下组织坏死等，可采用血流多普勒超声测仪监测、皮温计测温（应控制33~35℃，如低至31℃以下或低于健侧3℃以上，提示有血液循环危象）、用指压或棉签轻压皮瓣的方法（施压后皮瓣局部立刻变苍白，松开后转红润）及用针轻刺皮瓣表面的方法进行观察，如出现质地变硬、皮纹消失、局部肿胀、毛细血管充盈反应差等，提示出现血管危象的可能，通知医生及时处理。

（2）保暖，以防低温致局部动脉血管痉挛。可遵嘱予鹅颈灯持续恒温照射，距离皮瓣区

40cm左右，并根据皮温调节距离，避免烫伤引起坏死，注意保护隐私。

11. 切口护理

（1）阴道切口的护理：为预防阴道粘连，术后阴道塞油纱和碘仿纱，24～48小时内取出，取出时核对数目。

（2）外阴切口：术后无菌敷料加压包扎会阴部，保持外阴清洁、干燥，每天换药，外阴冲洗，术后第2天可遵嘱予红外线灯照射，术后第5天开始间断拆线，观察会阴部敷料是否脱落、伤口有无渗血、渗液、红、肿、热、痛、愈合情况及阴道分泌物情况，有异常情况报告医生。

（3）腹股沟切口：术后加压包扎并在切口上放置1个0.5kg沙袋，保持清洁干燥，观察切口有无渗血、渗液、红、肿、热、痛及皮肤颜色，有无皮肤或皮下组织坏死等，术后第2天可遵嘱予红外线灯照射，术后7天拆线。

（4）右股前外侧植皮区与大腿内侧供皮区的护理：术后予凡士林油纱及无菌棉垫覆盖，无菌纱布包扎。

12. 动脉危象的护理　表现为移植皮瓣苍白或呈浅灰色、皮温下降等。应立即报告医生，找出造成动脉痉挛的原因并消除，严密观察移植组织的变化。如室温偏低，应立即予加强保温措施；因疼痛所致的动脉痉挛予注射镇痛剂止痛。一般经过20～30分钟动脉痉挛即可缓解，若经处理未见好转，应予手术探查。

13. 饮食与排便护理

（1）饮食规律：肛门排气后可进食流质，术后1周内进食无渣或少渣半流质，排便后可进食普食或治疗饮食，禁油腻、过饱、忌牛奶、豆浆、糖水等胀气食物及鹿茸、党参等活血补品。

（2）鼓励进食高蛋白、高维生素食物，如蒸水蛋、鸡汤、橙汁等。

（3）开始进食时要注意进食后有无腹胀、腹痛、呕吐等症状。如有异常，停止进食，复查腹平片，如有需要予胃肠减压，延长禁食时间，肠外营养支持等。

（4）排便护理：遵嘱予洛哌丁胺5mg口服。开始排便后，选择适量高纤维性食物，并给予口服乳果糖、液状石蜡、果导片等，避免便秘。每次排便后用0.1%安多福消毒液抹洗外阴，用1：5000高锰酸钾溶液坐浴，减少污染的机会。

14. 引流管护理

（1）引流管妥善固定，低于切口20～30cm，保持通畅，每日3次定时挤压。教会患者翻身或下床活动时防止引流袋高于切口、牵拉、脱出的方法。

（2）观察引流口情况及引流物的量、质、色，准确记录，并每天更换引流袋。

（3）腹股沟引流管保持负压吸引通畅，及时倾倒引流液。

15. 留置尿管护理

（1）留置膀胱造瘘管，妥善固定，引流袋置于低位，保持通畅。教会患者翻身，下床活动时防止引流袋高于切口、牵拉、脱出的方法。

（2）保持会阴部清洁：每次排尿后均进行会阴擦洗。

（3）观察尿色、量、质，每天更换引流袋，发现异常及时报告并做好记录。

（4）预防尿路感染：嘱患者多饮水，若发生尿路感染时，遵嘱予0.02%呋喃西林液冲洗膀胱。

（5）膀胱功能锻炼：一般术后留置尿管8～10天，于术后5～7天，采集尿标本进行尿常规、尿培养化验，若结果无异常进行膀胱功能锻炼。

16．加强基础护理

（1）保持室内空气流通，控制探视人数，每日用紫外线灯消毒1小时。

（2）保持床铺清洁，每周更换被服2次。

（3）保持个人清洁卫生。

（4）做好皮肤护理，预防压疮的发生：用气垫床，每15分钟进行1次腿部按摩、穿弹力袜、防止下肢静脉血栓形成，肩胛骨、骶尾等骨突处垫软枕，每2小时检查皮肤1次。

（五）健康教育

1．休息与活动　休息3~6个月，术后6个月内禁盆浴、避免重体力劳动、剧烈运动、游泳。

2．术后保持外阴清洁，每天予高锰酸钾溶液坐浴，节制性生活，恢复性生活具体时间复诊时根据患者情况决定。

3．饮食　鼓励进食高热量、高蛋白、富含维生素易消化的食物，1个月内禁油腻、辛辣、过饱，忌鹿茸、党参、田七等活血补品。

4．鼓励患者保持良好精神状态，积极面对疾病。

5．出现阴道分泌物异常、切口渗液、愈合不良等现象立即返院。

6．定期随访　术后1、3、6个月各1次，以后每半年1次，2年后每年1次，随访5年。

7．说明定期随访的重要意义，放疗后2年内复发率80%，5年内约90%。当患者诊断宫颈、阴道病变或高危型HPV感染时，警惕合并外阴上皮内瘤变（VIN）和外阴癌的可能。超过80%的未经治疗的VIN发展成浸润癌。通过阴道镜对外阴、肛周观察，对可疑病灶阴道镜下活检可提高外阴病变的检出率。

七、盆腔脏器脱垂护理常规

（一）按妇科疾病一般护理常规

（二）护理关键点

1．慢性疼痛。

2．排尿异常。

3．排便异常。

4．焦虑。

5．水肿。

6．出血。

7．感染。

8．教育需求。

（三）护理评估

1．评估生命体征情况。

2．评估身心状况

（1）疾病症状与体征：有无行动不便，不能从事体力劳动、下腹部坠胀、腰痛、排尿排便异常、阴道肿物脱出等。

（2）生育史：有无产程过长、阴道助产及盆底组织撕伤等。

（3）既往史：有无慢性咳嗽、便秘、盆腹腔肿瘤、高血压、糖尿病等。

（4）心理状态：有无焦虑、情绪低落或因保守治疗效果不佳而悲观失望，不愿与他人交往等。

3. 评估有无出血或脓性分泌物、感染、阴道壁溃疡等。

4. 了解妇科检查、尿动力学检查、实验室检查等。

5. 了解临床分度及治疗方案，关注治疗效果，用药情况，药物的作用及副作用。

（四）护理措施

1. 非手术治疗护理措施

（1）适应证：Ⅰ度、Ⅱ度轻型子宫脱垂、年老体弱不能耐受手术或有生育需求的患者。

（2）一般治疗与支持：①加强营养，合理安排休息和工作，避免重体力劳动；②积极治疗便秘、慢性咳嗽及盆腹腔巨大肿瘤等增加腹压的疾病；③加强盆底肌肉的锻炼：患者平卧于床上，还纳脱垂子宫或阴道壁后，做尿道、阴道、肛门的放松和收缩运动，每次收缩≥3秒，然后放松，连续做15分钟，每天3次。

（3）子宫托治疗：①介绍子宫托的使用方法，确保患者掌握放置、取出、清洁、消毒的方法；②子宫托使用方法：患者排空大小便，洗净双手，蹲下并两腿分开；一手持托柄，使托盘呈倾斜位进入阴道口，将托柄边向内推边向阴道顶端旋转，直到托盘达到子宫颈，然后屏气，使子宫下降，同时用手指将托柄向上推，使托盘牢牢地吸附在宫颈上；放妥后，将托柄弯度朝前，对正耻骨弓后面即可；③取出：手指捏住子宫托柄，上、下、左、右轻轻摇动，等负压消失后向后外方牵拉，即可自阴道滑出；保持阴道清洁，月经期、妊娠期停止使用，生殖道急慢性炎症治愈后使用；④选择子宫托大小应以放置后增加腹压时不脱出、又无不适感为宜；⑤局部溃疡者，用1∶5000高锰酸钾溶液坐浴；⑥放置前阴道应有一定水平的雌激素作用，如为绝经后妇女，可使用普罗雌烯软膏涂抹阴道壁，应用子宫托前4~6周开始使用，并在放置过程中长期使用；⑦子宫托应每日早上放入阴道，睡前取出消毒后备用，避免放置过久压迫生殖道而致糜烂、溃疡等；⑧上子宫托后1、3、6个月各复查1次，以后3~6个月复查1次，必要时需更换型号，避免托盘嵌顿等情况。

2. 术前护理措施

（1）心理护理：讲解盆腔脏器脱垂的疾病知识和预后，针对其具体思想活动作心理疏导，同时做好家属的工作，让家属理解患者，协助患者早日康复。

（2）营养支持：指导患者进食高蛋白、高热量、高维生素、低脂肪的全营养饮食，纠正患者不良饮食习惯。

（3）良好睡眠支持：创造安静的睡眠环境，必要时遵嘱服用安眠药帮助入睡。

（4）做好术前准备：①备皮、配血、皮试、清洁灌肠、生命体征测量及交代术前注意事项；②阴道准备：术前5天予1∶5000高锰酸钾溶液坐浴，阴道灌洗后予普罗雌烯软膏涂抹阴道壁、子宫，或同时遵嘱予雌激素口服，如局部有炎症，应积极治疗，可同时予抗生素软膏涂抹；③用清洁的卫生垫支托下移的子宫，避免子宫与内裤摩擦，减少异常分泌物；④做好术前检查并及时了解检查结果；⑤送手术前嘱患者排空膀胱，带导尿包进手术室。

3. 术后护理措施

（1）活动：行全子宫切除者术后48小时鼓励患者下床活动；行全盆底重建术者术后72小时下床活动。遵循床上坐起，床旁站立，有人扶行，自己行走的过程，关注患者的体力情况，若出现乏力，出冷汗，晕厥等应立即停止；避免咳嗽、便秘、久站、下蹲、提举重物等增加腹压的动作。

（2）饮食与排便护理：①术后6小时饮水，次日晨流质，肛门排气后半流质，逐步过渡至普食或治疗饮食，鼓励进食高蛋白、高维生素、易消化食物，如鸡肉、鱼肉、蔬菜等，禁油腻、过饱，忌牛奶、豆浆、糖水及鹿茸、党参等活血补品，少量多餐；②开始进食时要注意进食后有无腹胀、腹痛、呕吐等症状。如有异常，要停止进食，复查腹平片，如有需要予胃肠减压，延长禁食时间，肠外营养支持等；③保持大便通畅，术后可予开塞露塞肛，避免增加腹压，注意观察有无阴道排便或便血的现象。

（3）切口护理：观察敷料是否干净，有无肿胀、渗血、渗液及愈合情况。会阴部切口每日更换敷料，保持切口清洁、干燥。

（4）阴道引流管护理：术后阴道内留置引流管1条，注意观察引流管有无脱出及引流物的量、质、色，发现异常及时报告医生。

4. 并发症护理

（1）出血：监测生命体征，观察切口敷料、引流液、疼痛及小便情况。

（2）会阴部血肿形成：观察有无会阴部疼痛、里急后重、肛门疼痛等。

（3）下肢静脉血栓形成：注意皮肤温度、颜色、感觉及肢端动脉搏动情况，若下肢酸痛，应限制患肢活动，抬高下肢，报告医生，必要时行下肢静脉B超检查。

（4）排尿障碍：表现为张力性尿失禁、尿潴留。对于轻度障碍者，多因膀胱尿道水肿、炎症或痉挛引起，可延长留置尿管时间，消炎和物理治疗。对于张力性尿失禁的患者可选用增强逼尿肌收缩的药物，使用胆碱能受体激动剂如卡巴胆碱、溴吡斯的明等。以上处理无效，严重者则需行吊带松解术或行疤痕松解术。

（5）其他并发症：网片侵蚀和感染、肺炎、切口感染等。如肺不张、肺炎者，应鼓励有效咳嗽、深呼吸、术后早期活动；切口感染者，应注意观察切口周围皮肤有无红肿热痛等炎性反应，有无渗液、压痛等。

（五）健康教育

1. 休息与活动　休息3个月，禁盆浴、性生活、剧烈运动、游泳3个月，术后半年内避免重体力劳动、提举重物、久站、下蹲、剧烈大笑、咳嗽等。

2. 保持外阴清洁，伤口干燥。

3. 加强营养，少量多餐，保持大便通畅。

4. 出现腹部剧烈疼痛、阴道流血量多于月经量或异常分泌物、排尿障碍、切口渗液、愈合不良等现象立即返院。

5. 术后遵嘱按时服药，坚持行盆底肌肉锻炼，养成良好的排便习惯。

6. 定期随访　术后1个月门诊复查，以后每3个月随访1次。使用子宫托治疗者，使用后1、3、6个月各复查1次，以后3~6个月复查1次，必要时需更换型号，避免托盘嵌顿等情况。

八、功能失调性子宫出血护理常规

（一）按妇科疾病一般护理常规

（二）护理关键点

1. 阴道不规则出血。

2. 贫血。

3. 感染。

4. 教育需求。

（三）护理评估

1. 评估患者的年龄及生命体征情况。

2. 评估患者的身心状况

（1）临床表现：有无月经周期紊乱、经期长短不一、出血量时多时少等。

（2）全身症状：有无精神不振、食欲减退、体重下降、乏力等。

（3）心理状态：有无害羞、焦虑、恐惧等。

（4）过敏史、既往史、生育史等。

3. 了解妇科检查、肛门指查、诊刮、宫腔镜检查、激素测定、卵巢功能检查。

4. 了解治疗方案、治疗效果，有无生育需求。

（四）护理措施

1. 注意休息，出血量多者应卧床休息，避免过度疲劳和剧烈运动。

2. 予补充铁剂、维生素、蛋白质，如猪肝、鱼肉、豆角、蛋黄、菠菜、胡萝卜、橙等。

3. 病情观察

（1）注意观察患者的意识、生命体征、出入量情况，嘱患者保留使用的会阴垫及内裤，以便更准确地估计出血量。

（2）严密观察与感染有关的征象，如体温、脉搏、子宫体压痛等，及时完善血常规等实验室检查，并追踪结果，同时做好会阴部护理，保持清洁，勤换会阴垫和内裤，出血期间禁止盆浴和性生活。

（3）做好大出血患者的护理，如建立静脉通道，配血，输血，准确记录出入量，完善相关检查，遵医嘱用止血药等，必要时手术治疗。

4. 遵嘱使用性激素药物　指导患者在治疗期间遵医嘱正确用药，按时按量服用，不得随意停服和漏服。药物减量必须遵医嘱，注意观察服药后效果。

5. 刮宫术后的护理　卧床休息1~2小时，遵嘱使用抗生素预防感染，观察生命体征及刮宫后阴道出血情况。

6. 加强心理护理　鼓励患者表达内心感受，向患者解释病情及提供相关信息，解除思想顾虑，也可通过听音乐、看电视、阅读等分散患者的注意力。

（五）健康教育

1. 注意休息，出血量多者应卧床休息，避免过度疲劳和剧烈运动。

2. 加强营养，多食富含铁剂、蛋白、维生素的食物。

3. 严格按时按量服用性激素，治疗期间如阴道不规则流血、腹痛等及时就诊。

4. 保持会阴清洁，勤换会阴垫和内裤。

九、子宫肌瘤护理常规

（一）按妇科疾病一般护理常规

（二）护理关键点

1. 月经改变。

2. 腹部包块。

3. 白带增多。

4. 腹痛、腹胀。

5. 压迫症状。

6. 教育需求。

（三）护理评估

1. 评估月经史、生育史、既往史、家族史、过敏史及生命体征、心理状态（有无焦虑、恐惧，对生育的要求等）。

2. 评估主要临床表现

（1）月经周期、经期的长短、有无经量增多、不规则阴道流血或脓血性排液等。

（2）有无腹部肿块。

（3）有无白带增多，白带有无异味。

（4）有无腹痛、腰酸、下腹坠胀。

（5）有无压迫症状、有无造成不孕或流产、有无贫血等。

3. 了解实验室和特殊检查结果，如液基细胞学检查、HPV、肿瘤标志物、B超、血常规等。

（四）护理措施

1. 按本篇第六章"外科疾病一般护理常规""麻醉后护理常规"。

2. 术后平卧6小时，麻醉清醒后可取自由卧位，行子宫肌瘤剔除者卧床24小时，全子宫切除术后卧床48小时。

3. 开腹手术者伤口处用腹带包扎，并压沙袋6小时。

4. 术后24～48小时鼓励患者下床活动，遵循床上坐起，床旁站立，有人扶行，自己行走的循序渐进原则，若出现乏力、出冷汗、晕厥等应立即停止。

5. 饮食护理

（1）饮食规律：一般情况下遵循术后6小时饮水或少量流质，肛门排气后半流质，逐步过渡至普食或治疗饮食，禁油腻、牛奶、豆浆及鹿茸、党参等活血补品。

（2）鼓励进食高蛋白、高维生素、易消化食物，如鸡肉、鱼肉、蛋白、蔬菜。

6. 留置尿管护理

（1）按留置导尿护理常规。

（2）遵嘱24～48小时拔除尿管，拔除尿管后嘱患者尽早排尿，注意观察排尿情况，如有排尿困难，给予诱导、热敷等措施帮助排尿，必要时重新留置尿管。

（五）健康教育

1. 休息与活动　休息1个月，禁盆浴、性生活、游泳、剧烈运动1个月；行全子宫切除者术后休息3个月，3个月内避免提举重物、久站、剧烈运动、游泳。

2. 术后保持伤口干燥，愈合后再沐浴。

3. 饮食　加强营养，少食多餐，保持大便通畅。

4. 出现腹部剧烈疼痛，阴道流血量多于月经量或异常分泌物，切口渗液、愈合不良等现象，立即返院。

5. 术后1个月返院复查。

十、子宫内膜异位症护理常规

（一）按妇科疾病一般护理常规

（二）护理关键点

1. 痛经。

2. 不孕。

3. 月经异常。

4. 教育需求。

（三）护理评估

1. 评估生命体征情况。

2. 评估身心状况

（1）疾病症状与体征：进行性痛经加剧、月经异常、不孕、性交痛、盆腔内可扪及包块等。

（2）有无痛经史、不孕史、剖宫产史等。

（3）月经史、生育史、性生活史、过敏史。

（4）心理状态，有无焦虑、恐惧等。

3. 了解实验室和特殊检查结果，如液基细胞学检查、HPV、肿瘤标志物、B超、血常规等。

4. 了解治疗方案，评估患者有无生育要求。

（四）护理措施

1. 按本篇第六章"外科疾病一般护理常规""麻醉后护理常规"。

2. 深部浸润型子宫内膜异位症联合肠道或泌尿道手术，按胃肠疾病护理常规或泌尿疾病护理常规进行护理。

3. 术后辅助用药护理

（1）用法：月经第1天，腹壁皮下注射促性腺激素释放激素（如戈舍瑞林）3.6mg，以后每隔28天注射一次，共3~6次，或用曲普瑞林3.75mg肌肉注射。

（2）对于重度子宫内膜异位症可联合用药，如GnGH-a和妈富隆联合应用，可有效缓解重度疼痛及盆腔痛症状。

（五）健康教育

1. 休息与活动　休息1个月，禁盆浴、性生活、游泳、剧烈运动1个月；行全子宫切除者术后休息3个月，3个月内避免提举重物、久站、剧烈运动、游泳。

2. 术后保持伤口干燥，愈合后再沐浴。

3. 饮食　鼓励进高热量、高蛋白、富含维生素易消化的食物，1个月内禁油腻、辛辣、过饱，忌鹿茸、党参等活血补品，保持大便通畅。

4. 出现腹部剧烈疼痛，阴道流血量多于月经量或异常分泌物，切口渗液、愈合不良等现象，立即返院。

5. 药物辅助治疗者坚持按时用药，不随意停药，定期复查。

6. 术后1个月返院复查。

7. 晚婚晚育妇女，术后尽早生育；避免在经期进行性生活及重体力劳动；避免流产、剖宫产等。

十一、葡萄胎护理常规

（一）按妇科疾病一般护理常规

（二）护理关键点

1. 腹痛。

2. 阴道流血。

3. 妊娠呕吐。

4. 教育需求。

（三）护理评估

1. 评估停经史、生育史、既往史、家族史，本次妊娠早孕反应发生的时间及程度。

2. 评估有无阴道流血以及阴道流血的量、质、时间，是否有水泡状物质排出。

3. 测量生命体征，动态评估血压的变化。

4. 评估有无腹痛（阵发性隐痛或急腹痛），有无妊娠呕吐及妊高征现象，有无电解质紊乱及贫血。

5. 了解实验室检查结果，如HCG值。

6. 了解超声检查结果。

（四）护理措施

1. 完善各项检查，并了解检查结果。

2. 做好清宫前准备，配血、建立静脉通道、准备好药品和物品。

3. 做好术中护理，吸氧、心电监护、观察病情变化、手术配合、刮出物正确留取并送检。

4. 休息与活动　适当活动，保证充足的睡眠，以提高机体的免疫功能。

5. 饮食　高蛋白、高维生素、易消化饮食，如鸡肉、猪肉、蛋白、鱼肉、橙等；1个月内禁食人参、鹿茸、当归等活血补品。

6. 保持外阴清洁、勤换内裤和卫生垫；每次刮宫术后禁盆浴、性生活、游泳、剧烈运动1个月。

7. 病情观察　观察患者生命体征、腹痛及阴道流血情况、及时了解送检组织物的病理结果及HCG、血常规、B超结果，有无咳嗽、咯血等转移灶症状等。

8. 用药护理　术后常规予抗生素预防感染，注意观察用药后的效果。

9. 心理支持　向患者及家属讲解有关葡萄胎的性质、治疗、预后，说明尽快清宫手术的必要性，稳定其情绪，配合治疗。

（五）健康教育

1. 让患者和家属了解坚持正规治疗和随访是根治葡萄胎的基础，懂得监测HCG的意义。

2. 告知患者进食高蛋白、高维生素、易消化饮食，改善机体的免疫功能。

3. 保持室内空气清新。

4. 保持外阴清洁，每次刮宫术后禁盆浴、性生活、游泳、剧烈运动1个月。

5. 告知患者定期随访重要性，可早期发现持续性或转移性的滋养细胞疾病。

（1）随访时间：清宫术后开始，每周1次，直至HCG降至正常水平，随后3个月内仍每周1次，如一直阴性改为每半月1次，共3个月，如连续阴性，改为每月检查1次持续半年，第2年起每半年1次，共随访2年。

（2）随访内容：HCG定量测定，同时注意月经是否规律，有无阴道异常流血，有无咳嗽、咯血及其他转移症状，定时做妇科检查、盆腔B超及X线胸片检查。

6. 指导避孕　必须严格避孕1~2年。避孕方法首选避孕套，一般不选用宫内节育器，以免混淆子宫出血原因，含有雌激素的避孕药可能促进滋养细胞生长，不宜选用。

十二、卵巢过度刺激综合征（OHSS）护理常规

（一）按妇科疾病一般护理常规

（二）护理关键点

1. 呼吸困难、腹痛、腹胀。

2. 体液过多　腹水、胸水、水肿。

3. 少尿。

4. 感染。

5. 阴道流血。

6. 血栓形成。

7. 营养不良。

8. 教育需求。

（三）护理评估

1. 评估生命体征情况。

2. 评估胸水、腹水、全身皮肤水肿情况，监测体重、腹围。

3. 评估24小时出入液量。

4. 评估有无呼吸困难、腹痛、阴道流血情况。

5. 追踪盆腔B超及实验室检查如血尿常规、肝肾功能、凝血功能、激素测定等。

6. 腹腔穿刺术后，评估穿刺点有无出血、渗漏。

（四）护理措施

1. 体位　卧床休息，适当活动，避免不必要的妇科检查及增大腹压的因素。大量胸腹水、呼吸困难患者可采取半卧位、侧卧位或坐位，予氧气吸入。

2. 饮食护理　饮食宜清淡易消化，富含维生素、高热量、高蛋白，如鸡蛋、牛奶、肉、鱼、新鲜蔬菜，少量多餐进食。忌食生冷食物，适量饮水，保持大便通畅。

3. 心理护理　做好入院评估及心理分析，因不孕患者受传统思想影响，承受巨大的家庭和社会的压力及经济负担，护士对病人表示同情和关怀，与患者建立良好的护患关系，鼓励患者树立战胜疾病的信心，在最佳心理状态下接受治疗。

4. 皮肤护理　病室应通风透气，保持床单位干净整洁，勤换衣服，保持全身皮肤清洁

干燥。会阴水肿明显者，每天擦洗会阴两次，并予硫酸镁湿敷。进行治疗操作时应严格无菌技术，减少穿刺次数。全身水肿者注意定时翻身，做好压疮的预防。适当活动下肢，预防下肢静脉血栓形成。

5. 病情观察，做好详细的护理记录

（1）严密监测患者生命体征，观察病人意识、面色，监测血氧饱和度。

（2）观察患者有无呼吸困难、妊娠呕吐、腹痛、腹胀、阴道流血等。

（3）准确记录24小时出入液量/尿量，原则上尿量应维持在30ml/h以上，记录的方法：①记录今晨7时至次日晨7时的出入液量；②入量包括饮水量、食物中含水量、输液量、输血量等，其中液体量的记录：固定使用量杯或已测量过容量的碗或杯进行测量；固体食物的记录：应记录其单位数量，如馒头2个等，然后通过查表记录其含水量；③出量包括粪便量、尿量、引流量、呕吐物等。其中排出液的记录，固定使用量杯进行测量；粪便量的记录，对于成形的大便，水分为其重量的1/3～1/4，不成形的大便则水分占1/2～2/3。

（4）观察腹围、体重的变化，测量方法正确并做好记录。①腹围的测量方法：采取仰卧位，要固定一个点，通过测量平脐部环腰腹部的长度所得，测量时注意在清晨、空腹、排空小便的条件下，并把皮尺拉平，避免反折或偏移，并准确读取数值；②体重的测量方法：在清晨、空腹、排空小便的条件下，只穿一件病号服，脱去双鞋进行测量，并准确读取数值。

（5）用药护理：遵嘱给予扩容、利尿、保持水电解质平衡等治疗，注意定时完善相关实验室检查，及时追踪结果并报告医生。

（6）预防感染：保持皮肤及会阴部清洁，进行治疗操作时应严格无菌技术，全身状况不良时使用抗生素预防感染。

（7）胸腔/腹腔穿刺术的配合：备齐所有物品及消毒穿刺包，选择合适的体位，配合医生在B超引导下穿刺引流胸腹水，放液量不宜过多、过快，一般500～1000ml。严格无菌操作，严密监测生命体征、病情并记录，出现呼吸困难者及时给予吸氧。引流后卧床休息，局部压迫2～4小时。

（五）健康教育

1. 注意休息，保证足够睡眠，合理饮食，加强营养。

2. 已妊娠者按时产检，孕期前3个月禁止性生活、盆浴。

十三、不孕症护理常规

（一）按妇科疾病一般护理常规

（二）护理关键点

1. 促排卵。

2. 人工受精。

3. 焦虑。

4. 教育需求。

（三）护理评估

1. 评估生命体征情况及心理状态。

2. 了解病史

（1）女方：①年龄、月经史、生长发育史、生育史、现病史、过敏史；②既往有无生殖器官炎症，如阴道炎、盆腔炎、宫颈炎，有无慢性疾病，了解以往流产或分娩情况，有无感染史等；③生活及性生活史，有无性交困难、有无采用避孕措施、性交频率等。

（2）男方：①有无影响生育的疾病、外伤、手术史，如睾丸炎、腮腺炎、前列腺炎、输精管切除术等；②年龄、个人生活习惯、嗜好、工作、生活环境；③性生活的情况，有无性交困难、有无采用避孕措施、性交频率等。

3. 评估男女双方的身体状况

（1）女方：①有无内外生殖器官发育异常和病变；②特殊检查：卵巢功能、输卵管功能、宫腔镜检查、腹腔镜检查、性交后精子穿透力试验、免疫检查等，从而了解卵巢有无排卵、输卵管通畅情况、有无宫腔粘连、有无子宫畸形等。

（2）男方：①有无内外生殖器畸形或病变，包括阴茎、阴囊、前列腺的大小、形状；②精液检查。

4. 评估心理状况，有无抑郁、丧失自尊、自信的表现。

（四）护理措施

1. 心理支持　注意保护隐私，帮助夫妇正视治疗结果，正确表达心理感受，可选择阅读、听音乐、运动等方法进行放松。

2. 促排卵的护理措施

（1）掌握时机，执行正确的方法：①在月经周期后或药物撤退性出血的第3～5天用克罗米芬（CC）或人绝经期促性腺激素（HMG）启动促排卵治疗；②促排卵期间用阴道B超诊断仪动态监测卵泡和子宫内膜发育的变化，根据医嘱调整促排卵药物的剂量；③当卵泡发育达16～22mm时，配合尿促黄体生成素（LH）结果、宫颈黏液评分及子宫内膜的状态，遵医嘱给予HCG 5000～10000U肌注，并指导同房时机。

（2）用药护理：①用药前护理：核对相关检查项目是否齐全及有无异常，告知患者药物的剂量、作用、用法及不良反应，交代患者要定时用药；②用药后护理：阴道B超诊断仪监测卵泡达15mm时，每天3～4次查尿LH，以确定HCG的给药时间；③告知用药后24～36小时内方可同房；④用药48小时后复查B超，以确定排卵情况，排卵后给予黄体支持，排卵后16天查尿HCG，以确定是否妊娠。

（3）HCG阳性者须动态监测孕酮和HCG情况，并在排卵后4～5周做B超以了解妊娠情况，排除多胎、异位妊娠，若出现阴道流血、腹痛等，应返院检查。

3. 人工授精护理

（1）术前护理措施：①告知患者手术时间，一般在排卵日前后进行，通过超声显像、激素测定、宫颈黏液等监测进行综合判断；②告知患者手术过程，会有轻微疼痛不适，以做好心理准备；③告知患者人工授精的相关知识，让患者放松心情。

（2）术后护理措施：①人工授精后抬高臀部，静卧30分钟；②鼓励补充叶酸，多吃新鲜的蔬菜水果，高蛋白饮食，保持大便通畅，纠正患者不良饮食习惯；③遵医嘱定时定量使用黄体酮、HCG等黄体支持药物；④并发症的观察与护理：如出现卵巢过度刺激综合征，应注意观察有无腹胀、呼吸困难、少尿、水肿等情况，关注监测排卵记录及血中雌二醇（E2）结果等；多胎妊娠，容易出现妊娠高血压综合征、流产、早产，应早期发现，早期减胎；其他并发症，如异位妊娠、宫内宫外同时妊娠、自然流产等，应加强随访，定期产检。

4. 宫腹腔镜联合探查术

（1）术前护理措施：①掌握手术时间，一般以月经干净3~7天内为宜，月经干净后禁止性生活；②做好术前检查并及时了解检查结果，做好术前并发症的处理；③做好术前准备，如备皮、配血、皮试、肠道准备、阴道灌洗上药、生命体征测量、导尿及交代术前注意事项（包括饮食、禁食禁饮时间等）；④创造安静的睡眠环境，必要时遵嘱服用安眠药帮助入睡；⑤用通俗易懂的语言讲解疾病相关知识、手术方式及过程，以减轻患者的焦虑。

（2）术后护理措施：①按本篇第六章"外科疾病一般护理常规""麻醉后护理常规"；②留置导尿管护理按本篇第六章第四节"留置导尿护理常规"；③手术效果不佳者，给予支持和心理安慰，告知还可选择做试管婴儿或领养孩子，正确面对现实；④并发症的观察和护理：如水中毒，表现为血压升高、尿少、头痛、头晕、嗜睡等，应立即报告医生，完善电解质等实验室检查，积极利尿、纠正电解质及酸碱平衡紊乱；心脑综合征，表现为头晕、恶心、呕吐、胸闷、心率减慢等，应立即报告医生，遵嘱予吸氧、阿托品注射等对症处理。

（五）健康教育

1. 休息与活动　休息1个月，术后1个月禁盆浴、性生活、游泳。

2. 饮食　鼓励进食高热量、高蛋白、富含维生素易消化的食物，1个月内禁鹿茸、党参等活血补品。

3. 出现腹部剧烈疼痛，阴道流血量多于月经量或异常分泌物等，立即返院。

4. 人工授精的成功率为15%~20%，在人工授精后15天，应及时追踪HCG结果，确定有无妊娠。

5. 术后遵医嘱定期随访。

6. 教会患者提高妊娠率的技巧　如注重营养，保持健康状态，戒烟、限酒、治疗并发症、增强体质；在性交前、中、后勿使用阴道润滑剂或进行阴道灌洗；性交后卧床休息，抬高臀部20~30分钟；选择排卵期性交等。

十四、人工流产护理常规

（一）按妇科疾病一般护理常规

（二）护理关键点

1. 人工流产。

2. 恐惧。

3. 教育需求。

（三）护理评估

1. 了解患者的停经史、生育史、过敏史，了解有无手术禁忌证，如全身性疾病、生殖器官疾病、内分泌功能失调等。

2. 评估生命体征情况及患者的心理状态（有无恐惧、紧张）。

3. 评估阴道流血、腹痛及子宫收缩情况。

4. 关注实验室与特殊检查结果，如B超、血常规、凝血四项、心电图、白带常规等。

（四）护理措施

1. 术前护理措施

（1）术前禁食8小时、禁饮6小时，备好卫生垫。查看术前检查有无异常。

（2）测量生命体征，如有异常，报告医生，必要时推迟手术。

（3）嘱排空膀胱，术前30～40分钟予米索前列醇片0.4mg阴道上药，软化宫颈。

（4）做好心理护理，告知受术者手术详细流程、手术中可能出现的情况及处理措施、手术需要的时间及配合方法，解除其思想顾虑。

（5）术前备好抢救药品、物品、负压吸引器及手术包等。

（6）建立静脉通道，消毒外阴及阴道。

2. 术中护理措施

（1）摆手术体位，取膀胱截石位，固定患者，防止术中躁动引起受伤。

（2）予低流量吸氧、心电监护。

（3）术中密切观察受术者意识、生命体征、血氧饱和度、阴道流血等情况，详细记录手术时间、术中出血、用药及清出组织物情况等，发现异常报告医生。

（4）并发症观察与处理

1）麻醉意外：出现血氧饱和度下降、呼吸抑制、心跳、呼吸停止，配合抢救。

2）大出血：术中出血量＞200ml，遵嘱使用缩宫素及止血药、做好输血准备。

3）子宫穿孔：术中患者麻醉状态，子宫穿孔所致的疼痛被掩盖，最好能在B超监视下手术，严密观察受术者生命体征，有无腹痛及腹腔内出血征象。

4）心脑综合征：表现为心动过缓、心律失常、血压下降、面色苍白、大汗淋漓等，严重者甚至发生昏厥和抽搐，应立即报告医生，多数能在手术停止后逐渐恢复，也可遵嘱予阿托品0.5～1mg静脉注射对症处理。

3. 术后护理措施　卧床休息30～60分钟，观察患者意识、生命体征、腹痛、阴道流血情况，无异常不适方可离开。告知患者药物的作用、服用方法、不良反应及按时服药的必要性。

（五）健康教育

1. 术后休息2周，适当活动，避免劳累，禁剧烈运动、游泳、盆浴、性生活1个月。

2. 麻醉清醒后便可进食，宜进食富含蛋白质、维生素饮食，如新鲜蔬菜、水果、牛奶、鱼肉等，1个月内禁食鹿茸、党参、当归等活血补品。

3. 遵嘱口服抗生素及促进子宫恢复的药物。

4. 保持外阴清洁，勤换卫生垫、内裤，保持良好的卫生习惯。

5. 人工流产术后10天内阴道少量出血、腹部隐痛属正常现象，如发热，阴道流血时间过长或量过多，下次月经量太少或无月经来潮，阴道分泌物有异味或长时间腹痛不适并逐渐加重等，应返院检查处理。

6. 强调人工流产手术对身体的危害，指导患者做好避孕措施，不随意终止妊娠，1个月后门诊复查。

十五、中孕引产护理常规

（一）按妇科疾病一般护理常规

（二）护理关键点

1. 终止妊娠。
2. 腹痛。
3. 阴道流血。
4. 悲哀、恐惧。
5. 教育需求。

（三）护理评估

1. 询问患者的过敏史、性生活史、生育史、停经史、早孕反应情况、胎动情况，有无全身性疾病、生殖器官疾病及内分泌功能失调，有无接触有害物质等。

2. 评估患者的意识及生命体征情况，有无腹痛、阴道流血、贫血、感染的表现等。

3. 了解实验室检查与特殊检查结果，如B超、血常规、凝血四项、肝肾功能、心电图、妇科检查等。

4. 评估患者的心理状态。

（四）护理措施

1. 卧床休息，未进入产程者可下床活动。

2. 根据患者的病情指导饮食，禁食人参、鹿茸等活血补品。

3. 用通俗易懂的语言讲解引产相关知识、处理方案、注意事项等，安抚患者及家属的情绪，正确面对现实。

4. 保持外阴清洁，预防感染，同时做好晨晚间护理。

5. 做好常规检查，及时了解检查结果，做好输血准备。

6. 产程观察与处理　观察生命体征、腹痛、宫缩、阴道流血情况，有无组织物排出、有无肛门坠胀感、宫口扩张情况；给患者准备便盆、臀下垫看护垫，凡大小便均须使用便盆，以便观察，防止胚胎组织在随腹压增加而排出掉进厕所；胚胎娩出后30分钟内等待胎盘自然娩出，如超过30分钟胎盘未能娩出者，可遵嘱予缩宫素10U肌注、按摩宫底，如仍不娩出或出血增多，做好清宫术准备；期间做好阴道大出血抢救的准备；孕周大于24周者送产房待产，双胎妊娠、疤痕子宫患者必须医生陪同分娩；做好产程观察记录，及时向医生汇报。

7. 产后观察与护理

（1）仔细检查胚胎及胎盘胎膜情况，胎儿有无畸形、胎盘胎膜是否完整；仔细检查软产道有无裂伤，发现异常，报告医生予缝合。

（2）注意观察患者意识、生命体征、腹痛、宫缩及阴道流血情况，有无血容量不足的表现，有无感染及产后小便情况等，如产后2小时出血＞200ml或24小时＞500ml，应及时报告医生。

（3）详细做好记录，如需清宫术，做好术前准备。

8. 用药护理　告知患者药物的名称、作用及用药后的不良反应，并做好观察。

（1）术后常规遵嘱予抗生素预防感染。

（2）缩宫处理：遵嘱予使用缩宫素、益母草膏口服或产复康颗粒冲服。

（3）回奶处理：对于孕周较大者，产后口服溴隐亭，或用生麦芽或炒麦芽煎服。

9. 有效控制疼痛，保证足够睡眠。产后宫缩痛属于正常现象，一般可耐受不予处理。指导患者进行放松疗法，分散注意力，减轻不适感。如听音乐、聊天等。

10. 心理支持　加强心理护理，稳定患者及家属情绪。

11. 并发症观察及处理

（1）大出血：一般引产患者阴道流血量<100ml，个别患者可>400ml，应注意观察，及早发现，及早予加强缩宫等处理。

（2）羊水栓塞：出现寒战、呕吐、咳嗽、烦躁不安、发绀、气急、呼吸困难、急性肺水肿、全身出血倾向、血尿等，发现异常，报告医生，予抗休克、抗过敏、纠正缺氧、心衰与酸中毒、解痉、利尿等处理。

（3）子宫破裂：患者突感下腹疼痛难忍、烦躁不安、呼吸和脉搏增快、血尿、子宫下段隆起、压痛、拒按，甚至休克等，发现异常，报告医生，予抑制宫缩，做好输液、输血、抗感染准备，尽快手术。

（4）产道裂伤：产后仔细检查软产道有无裂伤，发现异常及时报告医生，并配合缝合。

（5）胎盘胎膜残留：检查胚胎及胎盘胎膜情况，发现异常，报告医生处理。

（五）健康教育

1. 全休1个月，适当活动，禁止性生活、盆浴、剧烈运动1个月。

2. 鼓励多食富含维生素、蛋白质、粗纤维食物，保持大便通畅。

3. 保持外阴清洁，加强会阴部护理，使用消毒会阴垫，维持良好的卫生习惯。

4. 出现发热、腹痛、阴道流血多于月经量或有异味等不适，应返院检查。

第二节　产科护理常规

一、产科一般护理常规

1. 按一般患者、急症患者入院护理常规。遵医嘱分别将孕产妇送入产房或产前区病房（病情危急者直接进入抢救程序）；剖宫产产妇按外科、麻醉后一般护理常规。

2. 基础护理　环境安静，避免各种刺激；保持外阴清洁；卧床患者给予必要的生活照顾。

3. 休息与活动　孕产妇均需合理休息和活动。产前：如有胎心异常予左侧卧位；如有胎膜早破遵医嘱卧床，垫上清洁会阴垫。产后：剖宫产产妇术后4~6小时翻身，术后1天在陪人帮助下开始下床活动（如如厕、洗漱等），并逐渐加强强度和延长时间；顺产产妇产后4~6小时后即可在陪人帮助下下床活动。

4. 饮食护理　无妊娠并发症及病理妊娠产妇给予高热量、高蛋白、富含维生素、易消化的汤食，特殊饮食遵医嘱（如妊娠合并糖尿病的患者给予糖尿病饮食）。

5. 排泄护理　如厕时，临产孕妇必须有家属陪伴；卧床孕妇尽量在床上大小便；产后根据医嘱尽早离床活动，避免便秘；留置导尿孕产妇按第六章"留置尿管护理常规"。

6. 专科观察和护理要点

（1）入院评估孕史、病史，监测生命体征。

（2）专科评估项目：①胎心、胎动；②宫缩的频率、强度、性质；腹痛的部位、性质、频率；③有无见红、破水，破水的时间，羊水的性质、量；有无阴道炎；④宫颈口开大程度、宫颈管消退情况、先露位置、宫颈硬度等；⑤实验室和特殊检查结果，如B超、心电图、CBC全血细胞检测、PT凝血酶原时间、APTT部分活化凝血酶原时间等。

（3）根据医嘱间歇性、低流量吸氧。

（4）保持各种管道通畅、固定。

（5）实施助产技术。

7. 心理护理　了解孕产妇家庭支持情况和经济状况；保持情绪稳定。

8. 健康教育　指导孕产妇自测胎动，辨别临产和先兆临产；提倡母乳喂养；指导产妇产后个人卫生、乳房清洁等。

二、正常分娩护理常规

（一）按产科一般护理常规

（二）护理关键点

1. 胎儿宫内窘迫。

2. 产程延长。

3. 新生儿复苏。

4. 胎盘滞留。

5. 产后出血。

6. 教育需要。

（三）护理评估

1. 评估产妇的生命体征。

2. 了解产科病史及既往病史，包括产妇是为初产妇或经产妇、有无高危因素（查看产前检查记录）。

3. 评估胎动情况及规律宫缩的起始时间。

4. 评估产妇的宫颈情况（宫口开大），子宫收缩（持续时间、频率及强度）及胎先露下降情况，胎方位，密切观察并评估产程进展情况。

5. 如已破膜，记录破膜时间，评估羊水流出量、颜色、气味及其他阴道排出物情况。

6. 评估各项实验室检查，需要时遵医嘱测尿蛋白，评估出入量。

7. 评估产妇的宫缩强度、频率及性质。

8. 评估胎心率的变化。

9. 评估阴道排出物情况，阴道出血量，有无自发破膜，羊水有无胎粪污染。

10. 评估产妇膀胱充盈程度和会阴部情况。

11. 评估产妇的精神心理状态、营养状态和配合程度。

12. 评估产妇产后的情况及其自觉症状。

13. 用Apgar评分评估新生儿情况。

14. 评估胎盘胎膜是否剥离。

（四）护理措施

1. 准确记录临产时间。

2. 遵医嘱监测产妇的生命体征。潜伏期每4小时测血压一次，活跃期每2小时测血压一次，如有胎膜早破或体温升高，则遵医嘱监测生命体征，并及时对症处理。

3. 注意产妇饮食及休息情况，解释分娩过程，解除思想顾虑。如潜伏期达8小时，产程无进展，及时报告医生，明确是否假临产，遵医嘱可肌注哌替啶100mg，肌注哌替啶前必须阴查，确定宫口开大≤2cm。活跃期2小时以上产程无进展时，报告医生并遵医嘱处理。进食差，极度疲乏者可遵医嘱给予补液治疗。

4. 进行胎心监测，胎心出现异常时予低流量吸氧，左侧卧位，报告医生并及时记录发生的时间及处理情况。

5. 阴查了解产程进展情况　潜伏期每2~4小时评估产程进展一次，活跃期每1~2小时一次。有异常者随时记录并处理。

6. 破膜时，观察羊水流出量、羊水的颜色及气味、胎心情况，如此时胎先露未入盆，须告知产妇及家属要卧床休息，抬高臀部，垫上清洁会阴垫。

7. 触诊膀胱充盈程度，鼓励产妇2~4小时排尿一次，必要时导尿。

8. 嘱多饮水，鼓励产妇少量多餐，进食高热量易消化食物。

9. 观察阴道出血的量，性质。

10. 指导产妇放松，采用正确的呼吸技巧。

11. 协助区域麻醉镇痛。

12. 如有下列情况，通知医生：胎儿窘迫、宫缩过强或乏力、急产、胎头下降停滞1小时以上、自发破膜、羊水受胎粪污染等异常情况。

13. 有下列情况需要卧床休息：胎膜已破，胎头未入盆；有阴道出血者；心脏病，心功能二级以上；中度或重度妊娠高血压综合征；产妇发热或怀疑有胎儿宫内窘迫者；经产妇宫口开大3cm，初产妇宫口近开全者。

14. 关注产妇的自觉症状。

15. 做好心理护理，鼓励产妇积极配合医务人员，确保产程顺利进行。

16. 进行胎心监测，严密观察宫缩的强度、频率及性质并做好记录。及时观察胎头下降及宫口扩张情况，如有异常及时报告医师，适时结束分娩。

17. 分娩前护理　分娩前消毒外阴，顺序是大阴唇、小阴唇、阴阜、大腿内上1/3、外阴及肛周。接生者消毒双手，铺无菌巾，穿无菌衣，戴无菌手套，接生过程中注意无菌操作。保护好会阴，必要时行会阴侧切术。指导产妇正确使用腹压，正确呼吸；给予产妇心理支持，增强自然分娩的信心。

18. 接产配合　评估可能发生的并发症：如肩难产（按肩难产护理常规）、羊水胎粪污染、新生儿窒息。产妇或胎儿有异常情况时，通知产科医生到场，上台接生，娩出胎儿，必要时请儿科医生现场进行复苏。

19. 新生儿娩出后护理　婴儿出生后立即清除呼吸道的黏液及羊水；新生儿放置预热的辐射台保温。保持呼吸道通畅，必要时通知儿科医生行新生儿复苏。产后1分钟、5分钟分别进行新生儿Apgar评分，包括心率、皮肤颜色、生理反射、呼吸、肌张力。断脐后用2%~3%的碘酊消毒脐带断面并用无菌纱布包扎，擦净新生儿的羊水和血迹，给产妇看清新生儿性别；测量婴儿体重、身长、在"新生儿记录单"上盖新生儿右脚印、母亲左手拇指印，系好身份识别手腕带，记录新生儿出生时间、性别、体重、身高及 Apgar 评分；如有畸形及时向医生报告，并与产妇及家属仔细核对、确认。

20. 对体重＜2500g，或＞4000g 的新生儿以及大于或小于胎龄儿、宫内发育迟缓、母亲患糖尿病及其他并发症者，遵医嘱送特护婴儿室观察，或转新生儿科。

21. 根据胎盘剥离的征象判断胎盘是否已剥离，并记录其排出的方式（胎儿面娩出或母体面娩出）；检查胎盘胎膜是否完整，有无副胎盘。

22. 采取脐带血 0.5ml，监测脐动脉血气情况，发现异常，及时报告医生；采取脐带血 3ml，送实验室检测葡萄糖 –6– 磷酸脱氢酶。

23. 产后出血的观察和处理　胎儿娩出后遵医嘱使用宫缩剂防止产后出血；检查有无软产道裂伤，预防产后出血，根据生命体征和产垫巾血量估计阴道出血量，及时评估产后出血。

24. 观察会阴部情况，有无血肿、水肿，如有异常及时报告医生，并配合处理。

25. 监测产妇产后情况，测血压、心率，每 30 分钟一次，测 4 次；如体温升高，则需测体温；检查子宫复旧情况（宫底高度、子宫硬度），每 30 分钟一次，共 4 次。

26. 产后协助母婴亲密接触。

27. 产妇分娩后经观察无异常，护送回病房。

（五）健康教育

1. 入院时介绍周围环境，仪器设备及医护人员。

2. 向产妇及家属讲解分娩过程，介绍产程进展情况，尽可能消除其焦虑、恐惧，帮助产妇掌握分娩减痛的呼吸技巧（深呼吸、放松的技巧）和躯体放松技巧，讲解自然分娩的益处，增强对自然分娩的信心。

3. 介绍产程时的用力技巧。

4. 介绍母乳喂养相关知识，母婴无禁忌证者，做到早接触、早吸吮。

5. 保持会阴部清洁，勤换衣裤、卫生垫。

6. 饮食指导，少量多次进食，以清淡、易消化饮食，富含蛋白质和维生素的饮食为宜，并多饮水和汤类如：鱼汤、鸡汤等。

三、产褥期护理常规

（一）按产科一般护理常规

（二）护理关键点

1. 疼痛。

2. 宫缩乏力。

3. 体力不足。

4. 产后出血。

5. 尿潴留。

6. 无效的母乳喂养。

7. 感染。

8. 教育需求。

（三）护理评估

1. 评估生命体征情况。

2. 了解产妇既往病史、孕产史、过敏史、分娩经过及方式，麻醉和镇痛方式，有无并发症，有无母乳喂养的经验。

3. 评估乳房形态、乳头及泌乳是否正常。

4. 评估新生儿身体状况及喂养情况。

5. 评估产妇子宫收缩情况　①评估前产妇须排空膀胱；②产后当天宫底平脐或脐下一指，每日下降1~2cm，至产后10日降入骨盆；③如子宫质软或偏向一侧，考虑是否产后宫缩乏力或是否有膀胱充盈。

6. 评估产妇恶露、疼痛、外阴情况（水肿、切口或撕裂修补、痔疮）。

7. 评估产妇排尿、排便情况。

8. 评估产妇能否顺利完成哺乳。

9. 评估产妇心理、情绪状态，是否有产后抑郁表现。

（四）护理措施

1. 休息与活动

（1）提供安静、舒适的休养环境，保证充足的睡眠，指导产妇学会与婴儿同步休息，生活规律。

（2）鼓励产妇早期活动：正常分娩者，产后无自觉头晕、眼花等不适即可下床，第一次离床必须有人陪伴和搀扶。活动方法：先在床边坐5分钟，再站立5分钟，然后缓慢围绕床边走动，适应后逐渐扩大活动范围，如有不适应及时卧床休息。

2. 排泄护理

（1）保持大小便通畅，产后立即告知保持大便通畅的重要性，3天无大便应给予护理指导，4~5天无大便应遵医嘱采取措施，如用开塞露协助排便等。

（2）鼓励顺产产妇多喝水，4小时内喝水600~800ml，产后4~6小时内协助排尿。第一次排尿可在护士指导下进行，如排尿困难，可用诱导排尿方法，必要时导尿。

3. 会阴护理

（1）取健侧卧位，观察会阴伤口情况，如自觉伤口剧痛和肛门坠胀感，应及时检查后报告医生。

（2）指导产妇大小便后用流动温水清洗会阴，保持会阴部清洁、干燥。

（3）会阴部肿、痛或硬结者，可遵医嘱选用红外线照射、50%硫酸镁湿热敷。必要时，遵医嘱产后24小时内可进行会阴部冷敷，或用硫酸镁湿敷，以减少肿胀和不适，但需严防冻伤。

（4）会阴Ⅲ度裂伤者，予低渣半流饮食。遵嘱于产后3~5天口服阿片酊控制大便，产后第五天口服杜密克或液状石蜡、开塞露通便，禁止灌肠。

（5）会阴伤口感染者，需床边隔离。伤口化脓者，协助医生切开排脓、脓液培养及换药。大小便后行外阴消毒，产后10天后可予高锰酸钾溶液坐浴。

4. 专科观察

（1）产后即时、30分钟、1小时、2小时分别观察子宫收缩情况，了解阴道流血、伤口渗血和膀胱充盈度，做好记录。

（2）恶露的观察：应观察恶露的量、颜色、气味，正常恶露总量为250～500ml，正常恶露无臭味，持续时间约3周；根据恶露的颜色及性状分为：血性恶露（产后3～4天）、浆液恶露（产后4天，约持续10天）、白色恶露（产后10天，持续3周干净）。

（3）监测生命体征，如体温超过38℃，应及时报告医生和加强监测。

5. 饮食护理　均衡合理饮食，以高蛋白、高热量、高维生素、易消化的饮食为宜，如鲫鱼汤、骨头汤、绿叶蔬菜、新鲜水果等。

6. 用药护理

（1）遵医嘱维持静脉补液，关注补液量。

（2）遵医嘱静滴或肌注催产素时，密切观察子宫收缩情况。

7. 指导产妇对新生儿进行日常护理，如新生儿沐浴、抚触、穿衣，更换尿片。

8. 对产妇进行母乳喂养指导

（1）哺乳前洗净双手，母亲出汗较多时，用温开水毛巾抹洗乳头和乳房。

（2）产妇和婴儿体位舒适，充分放松。

（3）取合适的哺乳姿势。①摇篮式：传统式的抱法，适合顺产产妇；②橄榄球式：适合多胞胎、婴儿含乳困难、乳腺管阻塞、剖宫产产妇；③环抱式：最适合新生儿、早产儿、生病或非常小的新生儿；④横躺式：适用于剖宫产产妇。

（4）哺乳时产妇与婴儿的位置保持正确。①婴儿的头和身体成一直线；②产妇托住婴儿的臀部；③婴儿与产妇胸对胸，腹对腹，下颌贴乳房。

（5）判断婴儿是否正确吸吮乳头和乳晕。①嘴张大，下唇往外翻；②上唇上方乳晕较下唇下方乳晕露出多，舌头前伸，乳头被舌头包裹；③产妇没有乳头疼痛。

（6）按需哺乳，产后即可开始吸吮。

（7）哺乳时应吸空一侧乳房后，再吸另一侧。

（8）哺乳后将婴儿竖抱起轻拍背，排出胃内空气，以防呕吐。

（9）哺乳后可佩戴棉质、大小适宜的乳罩。

（10）指导产妇观察婴儿大、小便情况。

9. 乳房特殊情况护理

（1）平坦及凹陷乳头的护理，可进行以下练习。①伸展练习：将两拇指平行放在乳头两侧，慢慢由乳头向两侧外方拉开，牵拉乳晕皮肤及皮下组织，使乳头向外突出。接着将两拇指分别放在乳头上、下侧，将乳头向上、向下纵形拉开，2次/天，15分钟/次。②乳头牵拉练习：一手托乳房，另一手的拇指、食指向外牵拉乳头，2次/天，10～20分钟/次。③将10ml注射器针筒反扣乳晕，用连接管分别连接注射器乳头端和5ml的注射器，抽动5ml注射器、产生负压，使乳头慢慢突出，2次/天，15分钟/次。

（2）乳头皲裂的护理：①判断新生儿含接的姿势是否正确，予以指导；②轻者可继续哺乳，重者可使用乳头保护罩至乳头皲裂好转后哺乳；③轻者哺乳前挤出乳窦处的乳汁，使乳晕变软易被婴儿含吮；每次哺乳先喂哺损伤轻的一侧，结束后挤出少许乳汁涂在乳头和乳晕上，短暂暴露使乳头干燥；④重者可用吸乳器吸出乳汁喂给新生儿或用乳头罩间接哺乳，在皲裂处涂敷蓖麻油铋糊剂，于下次喂奶时洗净。

（3）乳房胀痛的护理：①观察乳房有无红肿、硬结、触痛、疼痛、乳汁分泌量；②早接触、早吸吮、按需哺乳；③指导正确的哺乳体位和婴儿含接姿势；④哺乳前按摩乳房，方法为从乳房边缘向乳头中心按摩，促进乳腺管通畅；⑤佩戴合适的具有支托性的棉质乳罩，可减轻乳房充盈时的沉重感。

（4）乳腺炎的护理：①轻度乳腺炎可继续哺乳，边哺乳边按摩乳房，并先喂哺患侧，适当增加哺乳次数，充分吸空乳汁，充分休息，少喝汤水；②寒战高热时暂停哺乳，定时挤掉乳汁，按高热常规处理；③脓肿形成转入外科行专业治疗，停止哺乳，定时挤掉乳汁。没有炎症的另侧乳房继续哺乳。

10. 退乳护理

（1）产妇因疾病或其他原因不能哺乳者，应及早退乳。

（2）限制汤水饮食，不排空乳房。按医嘱给予退乳药。

（3）乳房胀痛可用芒硝250g分装两个布袋内，敷于两侧乳房，湿硬后及时更换，直至乳房不胀为止。

11. 心理护理　实时评估产妇心理状态，主动提供帮助，给予关怀、鼓励、安慰，及时解决产妇住院期间的生理、生活和婴儿护理问题，防止产后抑郁症。

（五）健康教育

1. 宣传母乳喂养的好处

（1）母乳含有丰富抗体，且易消化、吸收，是4～6个月婴儿最理想的食物。

（2）能促进婴儿面部和牙齿发育，预防龋齿；有利于智力发展；增加母子感情。

（3）促进母亲子宫复旧，预防产后出血，减少乳腺癌及卵巢癌的危险。

（4）母乳喂养最方便、卫生、安全、经济。

2. 合理营养、休息、活动，坚持做产褥期体操。

3. 取得家庭的支持，保持良好的心境。

4. 性知识指导

（1）避孕：产后42天落实避孕措施，哺乳期一般不宜用避孕药。

（2）性生活：产褥期内禁止性生活。

5. 产后42天母婴均需到医院复查，检查全身情况、生殖器官恢复、乳房和乳汁的分泌及婴儿发育情况等。

四、剖宫产护理常规

（一）按产科一般护理常规及麻醉后护理常规

（二）护理关键点

1. 疼痛。

2. 子宫收缩乏力。

3. 出血。

4. 感染的可能。

5. 教育需求。

（三）护理评估

1. 阅读产前、产时记录，收集有关方面的资料。

2. 评估生命体征情况。

3. 评估子宫收缩情况及恶露的性状与量。

4. 评估伤口情况。

5. 评估大、小便情况。

6. 了解产妇及家属对剖宫产的心理适应状态、行为表现，对婴儿的看法，家庭经济状况。

（四）护理措施

1. 产前护理措施按产科一般护理常规。

2. 术后护理措施

（1）指导活动：术后去枕平卧6小时，之后鼓励活动肢体，协助在床上翻身。术后第一天可取半坐卧位，拔尿管后下床活动。方法同正常分娩护理常规。

（2）病情观察：①每30分钟测量1次生命体征，测4次；平稳后每小时1次，测2次；共测6次。必要时用心电监护仪监测生命体征和血氧饱和度。②观察面色、末梢循环及尿量。③观察子宫收缩情况及腹部伤口有无渗血、渗液。④留置导尿护理按本篇第六章"留置导尿护理常规"。持续开放，留置24小时后拔除，如有镇痛泵，则需待拔除镇痛泵后才可拔导尿管，指导饮水800～1000ml，督促产妇4小时内解小便，并观察膀胱排空的情况。

（3）饮食：术后6小时予流质饮食，肛门排气后予以半流质，逐步过渡至普通软食。

（4）切口疼痛护理：按第一篇第三章"疼痛护理常规"。

（5）恶露的观察及心理护理同产褥期护理。

（五）健康教育

同正常分娩护理常规。

五、肩难产护理常规

（一）按产科一般护理常规

（二）护理关键点

1. 新生儿窒息。

2. 子宫破裂或软产道损伤。

3. 胎儿臂丛神经损伤。

4. 胎儿骨骼损伤。

5. 焦虑与恐惧。

6. 教育需求。

（三）护理评估

1. 评估胎儿大小　如有下述情况报告医生，选择适当的分娩方式：

（1）预测胎儿体重≥4000g，B超诊断测定胎儿胸径＞胎头双顶径1.3cm、胸围＞头围1.6cm，或肩围＞头围4.8cm。

（2）巨大胎儿合并第二产程延长作为肩难产的预警信号。

（3）宫口开全后胎头双顶径仍滞留在中骨盆平面。

（4）糖尿病孕妇的巨大胎儿。

2. 评估产妇的骨盆条件。

3. 评估宫缩的频率、强度、时间及软产道损伤情况。

4. 评估心理状况。

（四）护理措施

1. 关注孕妇的自觉症状，监测生命体征。

2. 如孕妇有妊娠糖尿病、过期妊娠、身材矮小或预测胎儿为巨大儿时，报告医生评估。

3. 通过阴道检查估计产程进展和胎头下降情况。

4. 指导正确使用腹压，正确呼吸。

5. 行会阴侧切术，增大操作空间及减少软产道裂伤。

6. 如发生肩难产时使用 HELPER 口诀

（1）H–通知支援。

（2）E–会阴切口大小。

（3）L–双腿，曲大腿法。立即安排产妇采用屈曲大腿法体位，协助产妇平躺，双腿屈向胸部。

（4）P–耻骨上加压：另一位助产士在产妇耻骨联合上方向胎儿背部向其胸部方向加压，接产者尝试施行轻柔牵引法娩出胎儿。

（5）E–进入内部操作。

（6）R–娩出后肩。

（7）将产妇转为"四肢着床"的姿势。

（8）以上方法无效时采用断锁骨法。

7. 做好新生儿复苏准备，新生儿娩出后转新生儿科观察。

8. 检查是否有子宫破裂或软产道损伤，预防产后出血及产褥感染。

9. 记录肩难产所采用的操作及所花费的时间。

（五）健康教育

1. 定期产检的重要性。

2. 向产妇及家属讲解新生儿的娩出情况。

3. 向产妇讲解肩难产后的注意事项，预防产后出血及产褥感染。

六、产后大出血护理常规

（一）按产科一般护理常规

（二）护理关键点

1. 组织灌注不足。

2. 子宫收缩乏力。

3. 恐惧。

4. 感染的可能。

5. 教育需求。

（三）护理评估

1. 了解产妇的孕产史、分娩中的异常情况、产后恢复情况。

2. 评估产妇全身情况，有无寒战、发热、严重贫血或失血性休克。

3. 评估阴道流血情况。

4. 评估产妇的心理状况。

5．了解辅助检查情况，如血常规、凝血功能检查等。

（四）护理措施

1．观察产妇面色、表情、神志、四肢皮肤温度及生命体征变化。

2．子宫收缩乏力性出血，应立即排空膀胱、按摩子宫，遵医嘱注射宫缩剂。

3．遵医嘱做好血液实验室检查及配血，必要时与相关科室联系会诊事项。

4．准确记录阴道出血量，做好软产道检查、清宫术准备。

5．失血性休克的护理　按第一篇第三章"休克护理常规"相关内容；密切观察子宫收缩、膀胱充盈情况、阴道流血量，做好交接班工作。

6．抢救中应注意关注产妇及其亲属的情绪变化，给予安慰和鼓励。

（五）健康教育

1．指导产妇掌握自行腹部按摩子宫、观察子宫复旧及恶露情况的技能。

2．做好出院健康教育，了解紧急就诊指征。

七、早产护理常规

（一）按产科一般护理常规

（二）护理关键点

1．疼痛。

2．胎心异常。

3．感染的危险。

4．担忧与恐惧。

5．教育需求。

（三）护理评估

1．评估生命体征情况、心理状况。

2．评估可致早产的高危因素，孕前及孕期疾病；最近的活动、饮食、两便、心理状况；用药及药物过敏史。

3．评估孕龄、宫高、腹围、胎心、宫缩及阴道流血、流液情况。

4．了解B超、NST、实验室检查结果。

5．评估产妇对早产的认识。

（四）护理措施

1．休息与饮食护理

（1）镇静休息：卧床休息，可取左侧卧位，减少自发性宫缩。对精神过度紧张者，可遵医嘱服用安定，保证充分休息。

（2）饮食指导：进食高热量、高蛋白、高维生素、易消化的饮食，如鲫鱼汤、骨头汤、牛奶、绿叶蔬菜、新鲜水果等。

2．心理护理　讲解情绪与保胎的关系，予以疏导，使其保持最佳心态。

3．用药护理

（1）安宝治疗护理：①治疗前常规做胎心监测、查心电图，讲解用药的重要性、治疗效果、可能的不适，让其有充足的心理准备，严禁自调给药速度；②用药中侧卧位可减少低血压的发生；用生理盐水穿刺成功后，以15ml/h起用药，每10分钟递增15ml/h；每次调节滴速前观察宫缩强度、频率、胎心变化及阴道流血情况，最大流速≤105ml/h；孕妇的心率须<140次/分钟；③不良反应的处理：出现恶心、呕吐时，选择易消化半流饮食，少量多餐，辅以新鲜水果、多饮开水；出现心慌症状时，左侧卧位，低流量吸氧，调慢滴速；若出现手震颤，停用安宝针，改用口服；④遵医嘱定时监测血糖。

（2）硫酸镁治疗护理：①使用前及过程中应确认膝腱反射存在，呼吸频率>16次/分，尿量≥25ml/h；②备10%葡萄糖酸钙10ml；③如发生硫酸镁中毒，遵医嘱立即缓慢静脉注射10%葡萄糖酸钙10ml，推注时间≥3分钟，必要时每小时重复一次，直至呼吸、排尿、神经抑制恢复正常，但24小时内≤8次；④出现发热、面色潮红、恶心、呕吐、头痛、视力障碍、嗜睡、乏力、尿潴留等不良反应时，应及时报告医生并处理。

4. 促胎儿肺成熟治疗及护理　遵医嘱吸氧2次/天（每次30分钟），定期听诊胎心，教会孕妇自数胎动。胎心<110次/分钟、>160次/分钟或胎动异常，立即协助其左侧卧位、吸氧并报告医生。孕34周前按医嘱给孕妇糖皮质激素，如地塞米松，促胎儿肺成熟，防止新生儿呼吸窘迫综合征。

5. 并发胎膜早破的护理

（1）胎先露未衔接者，应绝对卧床，抬高臀部。发现有脐带脱垂的征象，应立即抬高臀部并及时还纳脐带，报告医生进一步处理。

（2）定时观察羊水的性状、颜色、气味等，如为混有胎粪的羊水并呈黄绿色，则有胎儿宫内缺氧的表现，立即助其左侧卧位、吸氧，报告医生处理。

（3）预防感染：保持外阴清洁，用0.1%碘伏擦拭外阴2次/日，更换经高压消毒的会阴消毒垫。遵医嘱用抗生素预防感染，每日3次测体温、脉搏、呼吸，注意了解血常规、C反应蛋白的变化，发现感染征象及时报告医生处理。

6. 严密观察宫缩及用药后的反应，如发展为不可避免早产，及时送产房待产。

7. 产后护理措施　按本节"产褥期护理常规"。

（五）健康教育

1. 教会孕妇自计胎动，若有胎动异常或有阴道流血、流液等异常及时报告。

2. 了解先兆早产相关知识，引起早产的诱因和相对应的措施。

3. 出现不适症状或用药后不良反应及时报告。

八、双胎妊娠护理常规

（一）按产科一般护理常规及麻醉后护理常规

（二）护理关键点

1. 活动无耐力。

2. 血压增高的危险。

3. 早产。

4. 潜在并发症　胎膜早破、羊水过少、胎盘早剥、胎儿生长受限。

5. 胎心异常。

6. 焦虑。

7．产后出血的可能。

8．教育需求。

（三）护理评估

1．评估婚育史、月经史及家族史。

2．评估宫高、腹围、胎心、胎动、有无宫缩、胎膜早破、阴道出血等情况。

3．评估是否腹部检查可触及两个胎头、多个肢体，是否能在两个不同的位置，听到两个很强，频率不同的胎心音。

4．评估生命体征情况，有无胸闷和气促、腹胀，行走不方便、下肢静脉曲张和水肿等。

5．了解实验室检查及辅助检查情况　B超、心电图、NST。

6．评估孕产妇对双胎妊娠方面的认识。

（四）护理措施

1．卧床休息，减少活动，保证充足睡眠。

2．监测血压、脉搏、呼吸、体温。

3．预防感染　勤换洗衣物。如发生胎膜早破，每天0.1%安多福会阴抹洗两次，抬高臀部，绝对卧床休息。

4．每2～4小时听诊一次胎心（方法：在不同部位听到两个很强、频率不同的胎心，或者两个胎心音间有音区间隔），定时行胎心监护检查，教会孕妇自数胎动。

5．补充营养，给予富含铁、维生素、蛋白，易消化的饮食。

6．保持大便通畅，防止腹压增高诱发早产或胎膜早破。

7．如有以下情况应及时报告医生

（1）阴道出血、流液、腹痛或子宫张力增高。

（2）胎动频发或胎动减少。

（3）生命体征不稳定，如呼吸困难，血压 $\geq$ 140/90mmHg；面色改变或精神疲倦。

（4）其他突发产科情况，如脐带脱垂等。

8．下肢水肿、下肢静脉曲张者可以垫高下肢。

9．鼓励孕产妇，给予心理护理，消除恐惧心理。

10．产后护理措施　按本节"产褥期护理常规"。

（五）健康教育

1．若发现胎动异常、宫缩频繁、出血、胎膜早破情况立即就医。

2．注意饮食，增加休息、不做剧烈的运动，防止跌倒。

3．注意清洁卫生，预防感染。

九、胎位异常护理常规

（一）按产科一般护理常规

（二）护理关键点

1．焦虑与恐惧。

2．胎心异常。

3．潜在并发症　胎膜早破、脐带脱垂、先兆子宫破裂或子宫破裂。

4. 教育需求。

（三）护理评估

1. 评估胎先露及胎位情况。

2. 评估生命体征、腹围、宫高、骨盆情况，有无头盆不称。

3. 评估胎动、胎心、腹痛、宫缩、阴道流血、流液的情况，有无脐带脱垂。

（四）护理措施

1. 做好术前准备，备皮，配血。

2. 选择阴道分娩的孕妇，加强全身支持疗法，补充水分及营养，注意观察胎心、宫缩、腹痛及自觉症状，发现先露高浮、胎儿窘迫或先兆子宫破裂征象，及时报告医生处理。

3. 孕妇在待产过程中应减少活动，保持大便通畅，尽量少做肛查，禁灌肠。如破膜，应绝对卧床、抬高床尾，并立即听胎心、观察羊水性状。

4. 发现脐带脱垂征象者，立即抬高臀部、还纳脐带避免受压，报告医生处理。

（五）健康教育

1. 教会孕妇自数胎动，观察胎动、宫缩及阴道流血、流液情况。

2. 注意休息，加强营养。

3. 保持大便通畅，避免腹压过高，引起破膜。

十、妊娠期高血压疾病护理常规

（一）按产科一般护理常规及麻醉后护理常规

（二）护理关键点

1. 组织灌注量改变。

2. 体液过多。

3. 有受伤的危险。

4. 活动无耐力。

5. 潜在并发症　羊水过少或过多、胎盘早剥、胎儿宫内发育迟缓、子痫、凝血功能障碍。

6. 焦虑与恐惧。

7. 教育需求。

（三）护理评估

1. 评估既往病史中有无原发性高血压、慢性肾炎、糖尿病、甲亢、贫血等疾病，有无家族史。

2. 了解妊娠经过、出现异常症状的时间及治疗经过。

3. 评估意识、瞳孔、全身感觉、肌腱反射情况，有抽搐昏迷时注意有无唇舌咬伤、摔伤甚至骨折、窒息等情况。

4. 评估生命体征情况、尿蛋白量、水肿程度，有无恶心、呕吐、头痛、视物模糊、胸闷、憋气、不能平卧、心悸等自觉症状。

5. 评估有无多器官损害的表现，如尿少、蛋白尿、酱油色尿、皮肤黏膜黄染、瘀斑或出血点、恶心呕吐、厌油腻、食欲下降、右上腹疼痛、颜面水肿、球结膜水肿、烦躁、头痛、眼花、视物模糊、呼吸困难、胸闷、心慌或心悸、腰腹部剧烈疼痛、阴道流血、胎心胎动异常、子宫张力增高等。

6. 评估胎心、宫缩、胎动、子宫张力、阴道流血流液情况。

7. 了解辅助检查情况，如血尿常规、肝肾功能检查、B超、心电图、眼底检查、胎心监护等。

8. 心理状况。

（四）护理措施

1. 保证充足的睡眠，睡眠时间 ≥ 10小时，尽量取左侧卧位，对于精神紧张、焦虑或睡眠欠佳者遵医嘱给予镇静剂。评估产妇全身情况，病情危急及时手术终止妊娠。

2. 持续低流量吸氧或遵医嘱吸氧。

3. 做好饮食管理　给予高蛋白、高维生素、高钙、低脂清淡的饮食，避免刺激辛辣、腌制食物，有全身水肿者应适当限制盐的摄入。

4. 病情观察　监测血压、脉搏、呼吸、血氧饱和度，记录24小时出入量或尿量，测体重，观察胎心胎动、宫缩、阴道流血情况及有无其他自觉症状，有异常及时报告医生。

5. 做好解痉、降压、镇静、纠正低蛋白血症治疗的用药护理。

6. 做好心理护理　关心体贴孕妇，耐心解答问题，建立信任感。

7. 并发症的观察　每2～4小时听胎心一次，教会孕妇自数胎动及识别异常征象，如出现胎心节律不齐或 ≥ 160次/分钟、≤ 110次/分钟、胎动频发或比往常少二分之一，头晕、头痛、视物模糊、呕心呕吐、胃食欲缺乏、腹部不适、厌油腻，皮肤黏膜黄染或有出血点、尿色异常、心慌气促等症状，及时报告医生处理。

8. 做好抢救配合及护理

（1）准备急救物品、药物、开通静脉通道，遵医嘱取血尿标本送检，联系相关科室检查及会诊。

（2）环境安静，防止外伤。拉起床栏，避免声光刺激，操作尽量集中进行。

（3）观察病情变化，包括神志、生命体征、血氧饱和度、胎心、胎动、腹痛、食欲、宫缩及阴道流血流液、子宫张力，如出现烦躁不安、头晕头痛、视物模糊、恶心呕吐、胸闷或不能平卧、心慌、憋气或气促、血氧饱和度<94%、呼吸困难等症状，立即报告医生处理。

（4）遵医嘱及时正确使用解痉、降压药物，及时观察用药后的反应。静脉降压治疗时应严格掌握用药方法及降压目标，根据血压调整药物速度，避免血压骤降诱发脑出血、胎盘早剥。理想的降压目标：妊娠期维持在140～150/90～100mmHg，产后120～130/80～89mmHg，如有心衰，血压降至120/80mmHg左右维持，不高于130/90mmHg。对口服镇静、降压药者，嘱卧床休息，改变体位动作缓慢，以防体位性低血压的发生。使用硫酸镁前或使用期间，注意监测呼吸、脉搏、膝反射、尿量，硫酸镁的滴速为1～2g/h，24小时总入量产前 ≤ 30g，产后 ≤ 25g。同时备10%葡萄糖酸钙。

（5）记24小时出入量，如尿量<600ml/24h或<25ml/h时，暂停硫酸镁的使用并立即报告医生处理。

（6）做好备皮、配血等术前准备。

9. 子痫的护理

（1）协助医生控制抽搐，防止受伤。如发生抽搐，立即竖起护栏，置其头偏向一侧；遵医嘱缓慢静脉注射25%硫酸镁16ml加生理盐水20ml，时间＞10分钟；缓慢静脉注射安定10mg，≥2分钟。

（2）保持呼吸道通畅，及时吸净口鼻分泌物及呕吐物，吸氧，用开口器或用纱布缠好的压舌板放置在上下白齿间，用舌钳固定舌头，以防咬伤唇舌和窒息。在其昏迷或未完全清醒时，禁止饮食和口服药物。

（3）减少刺激，防止再次诱发抽搐。保持病房安静，避免声、光刺激，治疗和护理操作尽量轻柔且相对集中进行。

（4）心电监护，密切注意生命体征、血氧饱和度、尿量、出入水量、宫缩及自觉症状。当出现头晕、头痛、视物模糊、腹痛腹胀或子宫张力过高、宫缩无间歇伴有阴道流血，心慌气促等症状，及时报告医生，警惕脑血管意外、胎盘早剥、心衰、肺水肿等并发症的发生。

（5）做好配血、备皮、输血等术前准备。

10. 产后护理措施

（1）继续遵医嘱使用解痉、降压、镇静药物，预防产后子痫的发生。

（2）按本节"产褥期护理常规"和"剖宫产护理常规"。

（五）健康教育

1. 指导健康的生活行为习惯，如低盐、低糖、低脂膳食，平衡营养，忌烟酒，规律生活，定期产检等，有自觉症状及时报告。

2. 教会孕妇自数胎动及识别异常症状，如有胎动异常、阴道流血流液、头晕、头痛、视物模糊、下腹疼痛或腰背部剧痛等情况及时报告。

3. 产后早期活动肢体，以防静脉血栓形成。

4. 如血压未恢复正常，出院时继续治疗并定期进行血压测量。

十一、前置胎盘护理常规

（一）按产科一般护理常规

（二）护理关键点

1. 大出血。

2. 胎儿受伤。

3. 感染。

4. 早产。

5. 教育需求。

（三）护理评估

1. 评估生命体征情况，有无贫血貌。

2. 评估腹围、宫高、胎心、胎动、宫缩或子宫张力、阴道流血、流液情况。

3. 通过胎心监测、B超或MRI等辅助检查，了解胎儿宫内生长发育、羊水、胎盘位置等情况。

（四）护理措施

1. 休息　环境安静，保证每天睡眠8~9小时，精神放松，减少紧张。

（1）阴道出血者绝对卧床，左侧卧位，每2~3小时活动肢体，预防深静脉血栓；每天会阴消毒两次，预防感染。

（2）病情稳定，无阴道流血者可在病区范围活动，禁止离开病区。

2. 做好饮食管理　给予富含维生素、铁、纤维素、蛋白质的饮食，保持大便通畅。

3. 保持室内空气流通，每小时巡视1次，将呼叫器置于孕妇伸手可及处。

4. 避免各种刺激，减少出血。腹部检查时动作轻柔，在没有做好配血等准备的情况下，禁止阴道检查或肛查。避免搓揉乳房或腹部，以免诱发宫缩。

5. 严密监测胎心、宫缩、胎动、阴道流血情况，发现异常报告医生。

6. 遵医嘱给予宫缩抑制剂，以免早产。掌握保胎药的使用方法及观察用药后的反应。

7. 在治疗过程中，理解、同情孕妇的感受，耐心倾听，增加信任感。

8. 产后护理措施　按本节"产褥期护理常规"。

（五）健康教育

1. 教会孕妇自数胎动，避免诱发宫缩的相关知识。

2. 注意清洁卫生，勤换内衣裤，垫消毒卫生巾，预防感染。

十二、胎膜早破护理常规

（一）按产科一般护理常规

（二）护理关键点

1. 早产。

2. 脐带脱垂。

3. 感染。

4. 胎儿受伤的危险。

5. 焦虑。

6. 教育需求。

（三）护理评估

1. 了解胎膜早破的时间，羊水的性状及颜色，胎心、胎动、宫缩情况及孕周。

2. 评估生命体征情况及有无脐带脱垂。

3. 了解诱发胎膜早破的原因，如：是否有机械刺激或咳嗽、负重、性生活等。

4. 了解辅助检查情况，如血常规、C-反应蛋白、NST、B超等。

5. 评估心理状况及经济与家庭支持情况。

（四）护理措施

1. 未足月胎膜早破、臀先露或头先露高浮者，嘱卧床休息，取左侧卧位，禁止性生活，勿刺激乳头和腹部，慎做肛查和阴道检查，避免诱发宫缩。

2. 每2~4小时检查胎心、胎动、宫缩情况，遵医嘱行B超、NST检查。

3. 观察羊水的量、性状、气味，发现异常及时报告医生。

4. 监测生命体征变化，保持外阴的清洁、干燥，勤换内衣裤，垫消毒会阴垫，每天用0.1%安多福消毒会阴2次，预防感染。

5. 保持大便通畅，防止便秘。

6. 告知破水后可能发生的潜在并发症，了解异常征象的处理。

7. 产后护理措施　按本节"产褥期护理常规"。

（五）健康教育

1. 介绍破水后可能发生的潜在并发症及预防并发症的相关知识。

2. 教会孕妇识别异常征象：如：发烧、胎动异常、羊水性状改变及异味、宫体压痛、宫缩或腹痛，能及时就诊或报告。

十三、妊娠合并心脏病护理常规

（一）按产科一般护理常规及内科心脏病护理常规

（二）护理关键点

1. 自理能力缺陷。

2. 活动无耐力。

3. 焦虑。

4. 潜在并发症　充血性心力衰竭。

5. 有感染的危险。

6. 母乳喂养能力下降。

7. 教育需求。

（三）护理评估

1. 评估患者的孕产史、既往史及家族史。

2. 评估患者的心脏功能、血压、心率和脉搏、血氧饱和度、腹围、宫高、胎心及胎动、阴道流血流液情况。

3. 了解辅助检查情况，如B超、心电图、眼底检查、胎心监护等。

4. 评估患者心理状况及对本次妊娠的期望。

（四）护理措施

1. 卧床休息，减少心脏的耗氧，加强营养。

2. 观察生命体征及病情变化，如病情危急，遵医嘱立即准备剖宫产终止妊娠。

3. 给予低盐或无盐的清淡、无刺激性饮食，如有水肿应限制入液量，每日不超过1500ml，并记录24小时出入量。

4. 评估产妇全身情况及胎儿、骨盆等情况，选择合适的分娩方式。如有产兆应迅速备好急救药品和物品，如氧气、监护仪等。临产后需持续吸氧，密切注意宫缩和胎心变化，安慰患者并做好健康指导。第二产程行阴道助产，尽量缩短时间，减少心脏负荷。

5. 产后护理措施

（1）胎儿娩出后迅速放置沙袋压迫宫底，防止因腹压骤降诱发心衰。沙袋放置12～24小时后根据病情撤除。

（2）预防产后出血，密切观察宫缩及阴道出血量，按摩子宫，慎用宫缩剂。

（3）产后1~2周绝对卧床休息，心功能Ⅰ~Ⅱ级者可母乳喂养，有心力衰竭及心功能Ⅲ~Ⅳ级者不予母乳喂养，指导退乳、避孕或劝其绝育。

（4）用洋地黄者，应注意观察药物的副作用及中毒征象。

（五）健康教育

1. 保持会阴清洁，使用无菌会阴垫，勤换内裤，预防感染。
2. 指导休息和合理饮食，有自觉症状及时报告。
3. 指导产妇退乳、人工喂养，严格避孕。

十四、妊娠合并贫血护理常规

（一）按产科一般护理常规

（二）护理关键点

1. 活动无耐力。
2. 感染。
3. 胎儿生长受限。
4. 胎儿宫内缺氧。
5. 潜在并发症　心力衰竭、死胎。
6. 教育需求。

（三）护理评估

1. 评估患者有无全身性疾病及出血史，有无产前出血、营养不良及早孕反应情况。
2. 评估皮肤、口唇黏膜、睑结膜、甲床是否苍白，有无出血点等情况。
3. 评估有无全身乏力、头晕眼花，活动后心慌、气促等心脏功能不全的表现。
4. 评估胎儿宫内生长及胎心、胎动情况，有无宫缩及阴道流血、流液。
5. 评估有无手足麻木，感觉障碍，行走困难等情况，以及患者对缺铁性贫血疾病的认识程度。
6. 评估用药效果。
7. 评估实验室检查情况，尤其是血红蛋白浓度。

（四）护理措施

1. 劳逸结合，做好个人卫生，勤换洗衣物，预防感染，促进食欲。
2. 指导正确服用铁剂。蛋白琥珀酸铁口服液需空腹服用；胶囊铁剂饭后服，服用铁剂期间少量多次饮水，每天饮水量≥1500ml以上，预防便秘。
3. 观察病情变化，监测生命体征，每2~4小时检查胎心、胎动、宫缩、阴道流血情况，发现心慌、气促、胎心和胎动异常、自觉不适症状，及时报告医生处理。
4. 根据病情建立静脉通道，遵医嘱配血、输血，做好术前准备。
5. 产后护理措施
（1）按医嘱继续补充铁剂、抗炎、促宫缩等对症处理。
（2）饮食指导：进食高蛋白、高热量、富含丰富的铁剂和维生素的饮食，如黑木耳、芝麻、猪肝汤、动物血等。
（3）按本节"产褥期护理常规"。

（五）健康教育

1. 若出现心慌、气促、胎动频繁或过少等情况立即就诊或报告。

2. 多食高蛋白、高热量、富含丰富的铁剂和维生素的饮食，如黑木耳、芝麻、猪肝汤、动物血等。

十五、妊娠合并糖尿病护理常规

（一）按产科一般护理常规

（二）护理关键点

1. 营养失调。

2. 巨大儿。

3. 胎儿宫内发育迟缓。

4. 低血糖。

5. 教育需求。

（三）护理评估

1. 评估孕妇的饮食与运动情况。

2. 评估生命体征、体重、皮肤黏膜情况。

3. 了解糖尿病的病史，有无家族史及不良孕产史。

4. 了解妊娠经过，血糖控制及用药情况。

5. 评估有无糖代谢紊乱症候群（多饮、多食、多尿、体重下降）及血脂代谢紊乱情况。

6. 评估有无产科并发症，包括妊娠期高血压疾病、高或低血糖、酮症酸中毒、感染等。

7. 评估胎儿发育状况及子宫张力、腹围、宫高、胎心、胎动、宫缩情况。

8. 了解辅助检查及实验室检查结果。

9. 评估孕妇对疾病知识的了解及认知态度。

（四）护理措施

1. 饮食护理　妊娠期的饮食应根据体重及劳动强度计算出每日热能供给量，严格限制碳水化合物的摄入，既满足孕妇及胎儿能量的需要，又可维持血糖在正常范围，并不发生饥饿性酮症。

2. 休息与运动　进行简单、适度的有氧运动，如慢走。

（1）于餐后 30～40 分钟步行，时间为 25～30 分钟，后休息 30 分钟。需随身带饼干或糖果，如有低血糖先兆立即停止并进食，但清晨空腹、注射胰岛素之后不宜。

（2）血糖水平 <3.9mmol/L 或 >13.9mmol/L 者停止运动。

（3）运动疗法的禁忌证：Ⅰ型糖尿病合并妊娠、心脏病、视网膜病变、双胎妊娠、宫颈机能不全、胎膜早破、先兆早产、前置胎盘、妊娠期高血压疾病等不可运动。

（4）随身携带救助卡，注明姓名、病情诊断、联系电话等。

3. 胰岛素治疗，遵医嘱正确使用胰岛素，并记录。

4. 指标监测

（1）监测血糖：血糖控制良好每周抽查 1～2 次，出现异常情况（如头晕、心慌等）应及时监测血糖；如控制不理想或治疗方案新近调整时，应增加监测频率。

（2）控制标准：空腹及睡前 3.3～5.6mmol/L（末梢血 <5.8mmol/L），餐后 2 小时血糖

4.4～6.7mmol/L（末梢血＜7.0mmol/L）。

（3）遵医嘱测末梢血糖及糖化血红蛋白、肾功能的检测，发现异常立即报告。

（4）胎儿的监测：每2～4小时测胎心、胎动、宫缩情况，定时行NST、B超检查。

5. 产后护理措施

（1）继续监测血糖，指导糖尿病饮食，发现异常及时报告医生。

（2）按本节"产褥期护理常规"。

（五）健康教育

1. 妊娠糖尿病相关知识，能识别低血糖的症状，懂得应对措施。

2. 定时监测血糖，学会自测血糖。

十六、妊娠期肝内胆汁瘀积症（ICP）护理常规

（一）按产科一般护理常规

（二）护理关键点

1. 皮肤完整性受损（瘙痒抓伤）。

2. 胎儿宫内缺氧。

3. 宫内发育迟缓。

4. 黄疸。

5. 潜在并发症（早产、死胎、死产、胎膜早破、肝损害）。

6. 焦虑。

7. 教育需求。

（三）护理评估

1. 了解既往史、孕产史。

2. 评估腹围、宫高、胎心、胎动、阴道流血流液，胎儿宫内发育情况。

3. 评估消化道症状和皮肤黏膜情况，有无恶心呕吐、食欲下降、黄疸、瘙痒等情况。

4. 了解辅助检查情况，如B超、NST、肝功能、血尿常规。

5. 评估心理、社会状况及对ICP的认识以及对本次怀孕的期待。

（四）护理措施

1. 卧床休息，取左侧卧位增加胎盘血流量，遵医嘱间断吸氧。

2. 皮肤护理　保持床褥清洁干燥，勤换内衣裤，剪指甲，忌用碱性肥皂水或热水烫洗皮肤，皮肤瘙痒用炉甘石洗剂涂擦，勿用手抓挠皮肤。

3. 加强产前监护　从孕34周开始每周行NST检查；并定期行B超检查；每2～4小时监测胎心；每天3次监测胎动，每次1小时；遵医嘱低流量吸氧，每天2次，每次30分钟。发现腹痛、胎心胎动异常、阴道流血或流液立即报告医生。

4. 心理护理　告知孕妇此病的特点，一般产后一周内消失，通过药物和物理治疗能减轻症状，消除焦虑心理。

5. 产后护理措施

（1）关注产妇皮肤瘙痒情况，保持皮肤清洁干燥，适当使用炉甘石洗剂。

（2）如死胎的产妇，避免与有健康新生儿的产妇住在同一病房，做好心理辅导。

（3）按本节"产褥期护理常规"。

（五）健康教育

1. 保持皮肤清洁，穿棉质内衣裤，少油腻、过咸食物。
2. 教会孕妇自计胎动，发现异常及时就医。

十七、羊水栓塞护理常规

（一）按产科一般护理常规

（二）护理关键点

1. 神志改变。
2. 寒战。
3. 呼吸困难。
4. 恐惧。
5. 弥散性血管内凝血（DIC）。
6. 教育需求。

（三）护理评估

1. 评估既往史、孕产史及产时情况，了解有无羊水栓塞的诱因。
2. 评估生命体征、血氧饱和度情况及出入液量。
3. 评估阴道出血情况，全身皮肤黏膜有无出血点。
4. 关注实验室检查结果，如血常规、凝血功能、肝肾功能，X线平片、心电图等。
5. 评估心理状况。

（四）护理措施

1. 立即抢救，重点针对过敏和急性肺动脉高压所致的低氧血症以及呼吸、循环功能衰竭，预防DIC及肾衰竭。
2. 保持呼吸道通畅，遵医嘱给予面罩吸氧，建立双静脉通道，立即采血、留取尿标本及各项实验室检查标本，留置尿管，记录24小时出入液量。
3. 遵医嘱正确给药，盐酸罂粟碱为首选缓解肺动脉高压，改善肺血流灌注的药物，同时静脉滴注地塞米松抗过敏，观察药物作用与副作用。
4. 补充血容量，应用升压药积极抗休克治疗。
5. 纠正酸中毒，检查电解质和血气分析，给予5%碳酸氢钠250ml静脉滴注。
6. 积极防治DIC，根据医嘱给予肝素、输新鲜血或血浆、纤维蛋白原。
7. 预防肾衰竭和感染 呋塞米静脉注射，使用肾毒性较小的抗生素预防感染。保持外阴清洁，用消毒液消毒会阴，给予心理护理和支持，稳定情绪。
8. 根据子宫出血能否控制及产妇情况决定是否切除子宫，做好术前准备。
9. 产后护理措施
（1）遵医嘱继续抗炎、止血、补充血容量等对症处理。
（2）做好心理支持，提供安静的休养环境。
（3）按本节"产褥期护理常规"做好产褥期护理。
（4）如剖宫产，按本节"剖宫产护理常规"。

（五）健康教育

1. 讲解羊水栓塞的知识，了解它是严重威胁孕产妇生命安全的危急重症。

2. 告知孕期规律产检的重要性，避免羊水栓塞的发生。

十八、羊水过多护理常规

（一）按产科一般护理常规

（二）护理关键点

1. 舒适的改变。

2. 活动无耐力。

3. 潜在并发症（胎盘早剥、脐带脱垂、早产、产后出血）。

4. 焦虑。

5. 教育需求。

（三）护理评估

1. 评估腹围宫高、胎动、胎心、宫缩情况，有无阴道流血、流液情况。

2. 评估尿量的变化、体重增加的情况，有无下肢及外阴水肿。

3. 确定胎儿数目及评估有无畸形。

4. 评估生命体征情况，有无呼吸困难、不能平卧的症状。

（四）护理措施

1. 多卧床休息，尽量取侧卧位，以改善胎盘血液循环，避免胎儿宫内缺氧。如胸闷、憋气，予抬高床头，取半卧位并报告医生。减少下床活动，避免发生胎膜早破。

2. 嘱孕妇低盐饮食，给予富含蛋白质、维生素、铁的食物。

3. 使用利尿剂时注意观察尿量及电解质的变化。

4. 定期听胎心，如发生破膜，应立即卧床、抬高臀部，记录胎心、羊水性状、破水时间。

5. 每1~2小时巡视一次，注意胎动、宫缩及阴道流血、流液情况。

6. 遵医嘱定期测量宫高、腹围和体重，如下肢水肿，休息时抬高双下肢。

7. 做好相关检查并了解检查结果。

8. 产后护理措施

（1）遵医嘱予抗炎、止血、促宫缩等治疗。

（2）按本节"产褥期护理常规"。

（五）健康教育

1. 注意休息，低盐饮食，加强营养，注意清洁卫生，预防感染。

2. 自然破膜时绝对卧床休息，及时报告医务人员。

十九、羊水过少护理常规

（一）按产科一般护理常规

（二）护理关键点

1. 胎儿宫内缺氧。

2. 胎动异常。

3. 胎儿宫内生长受限或畸形。

4. 教育需求。

（三）护理评估

1. 评估生命体征、饮食及营养情况。

2. 评估宫高、腹围、胎心、胎动、胎方位、阴道流血或流液情况。

3. 了解辅助检查的结果。

（四）护理措施

1. 卧床休息，建议取左侧卧位。教会孕妇自计胎动，每天3次，每次1小时。

2. 饮食指导　少量多次饮水，进富含维生素、蛋白质的食物，如鲫鱼汤、瘦肉汤、绿叶蔬菜、新鲜水果等，保持大便通畅。每周测量宫高、腹围及体重。

3. 每2～4小时听诊胎心一次，有异常行持续胎心监护，注意阴道流血流液情况。

4. 心理护理　了解孕妇需求，及时提供治疗信息。

5. 产后护理措施

（1）遵医嘱予抗炎、止血、促宫缩等对症处理。

（2）按本节"产褥期护理常规"。

（五）健康教育

1. 讲解羊水过少的原因，进行饮食营养指导。

2. 识别异常及时报告，如：胎动异常，阴道流血流水，及时报告医务人员。

二十、胎儿宫内生长受限护理常规

（一）按产科一般护理常规

（二）护理关键点

1. 胎动异常。

2. 胎儿宫内缺氧。

3. 胎儿发育异常。

4. 教育需求。

（三）护理评估

1. 评估生命体征情况。

2. 评估宫高、腹围、胎心、胎动、阴道流血或流液情况。

3. 评估饮食、体重及营养状况。

4. 了解胎心监护、B超、胎盘激素监测结果及是否有妊娠并发症。

（四）护理措施

1. 劳逸结合，均衡膳食，进食高蛋白、高维生素、高热量的食物，如：鸡蛋、鱼、禽、畜肉、牛羊奶、新鲜蔬菜及水果，避免偏食、挑食。保持大便通畅，防止便秘。

2. 教会孕妇自计胎动。

3. 每2～4小时听诊胎心，异常者遵医嘱持续胎心监护，彩色多普勒超声检查和生物物理评分，及时了解胎儿宫内发育情况。

4. 每周测量宫高、腹围、体重并记录。

5. 遵医嘱给予促胎儿生长发育的药物。

6. 心理护理　及时提供治疗信息，了解患者的需求，帮助其积极参与治疗，消除紧张情绪。

7. 产后护理措施　按本节"产褥期护理常规"。

（五）健康教育

1. 教会孕妇识别异常情况，如胎动频繁或减少，阴道流水流血等及应对措施。

2. 讲解胎儿生长受限的原因，消除孕妇的心理负担，配合治疗。

3. 饮食指导。

二十一、胎儿宫内窘迫护理常规

（一）按产科一般护理常规

（二）护理关键点

1. 胎儿宫内缺氧。

2. 异常分娩。

3. 焦虑。

4. 教育需求。

（三）护理评估

1. 评估既往史、产科病史及生命体征情况。

2. 评估胎心、胎动、子宫收缩情况，是否存在以下情况：

（1）宫缩过频：10分钟内宫缩5次或频率每2分钟一次。

（2）宫缩过强：强直收缩，宫缩持续＞90秒，宫缩后触诊子宫不松弛。

（3）胎儿心动异常，胎心＞160次/分且持续10分钟以上或胎心率＜110次/分。

（4）胎心率减速或变异消失。

3. 评估是否有异常分娩情况　如胎先露异常、胎头下降过快、急产、脐带脱垂等。

4. 评估是否存在母体因素：

（1）有无低血压、高血压及体温升高。

（2）阴道排出物、出血量、自发破膜情况、羊水的性状，有无胎粪。

（3）近期有无使用可能影响胎儿的药物，如麻醉药、异丙嗪、硫酸镁等。

（4）体位情况：排除仰卧位低血压综合征。

5. 评估是否存在胎儿、胎盘、脐带因素。

6. 评估难产处理情况，止痛与麻醉药的使用是否得当。

（四）护理措施

1. 持续记录清晰可读的胎心监护曲线。

2. 胎心率的减速或变异消失，遵医嘱改变产妇的体位（左、右侧卧位），低流量给氧，氧流量为2L/min。

3. 纠正产妇低血压　避免仰卧位，监测血压，遵医嘱静脉补液。注意：如果是硬麻后引起的低血压，麻醉师则可予静脉注射麻黄碱。

4. 停止使用催产素，按医嘱使用宫缩抑制剂治疗宫缩过强、过频和强直收缩。

5. 在胎儿窘迫纠正前，勿行硬膜外麻醉。尽早结束分娩，行阴道助产或剖宫产。

6. 通知儿科医生做好新生儿复苏准备，产后做好脐动脉血气分析记录。

7. 明确胎盘是否送病理检查。新生儿转科前向产妇和家属告之去向。

8. 产后护理措施

（1）指导手法挤奶，保持泌乳。提供新生儿治疗信息，做好产妇心理护理。

（2）按本节"产褥期护理常规"。

（3）如为剖宫产，按本节"剖宫产护理常规"。

（五）健康教育

1. 按本节"正常分娩护理常规"。

2. 向产妇及家属讲解新生儿的娩出情况及新生儿治疗信息。

二十二、过期妊娠护理常规

（一）按产科一般护理常规

（二）护理关键点

1. 胎动异常。

2. 胎儿宫内缺氧。

3. 巨大儿。

4. 教育需求。

（三）护理评估

1. 评估生命体征、饮食、体重与营养状况。

2. 评估预产期的推算是否准确。

3. 评估宫高、腹围、胎心、胎动情况，阴道有无流血流液。

4. 了解胎心监护、B超检查结果及胎盘功能。

（四）产前护理措施

1. 心理护理　及时提供治疗信息，了解需求，消除紧张情绪。

2. 关注宫缩、腹痛、阴道流液的情况，教会孕妇自计胎动。

3. 每2～4小时听诊胎心，对胎心、胎动有异常者立即吸氧、协助侧卧位。

4. 协助医生完善相关检查　B超和生物物理评分，及时了解胎儿宫内情况。

5. 口服引产药的护理

（1）方法：米索前列醇50μg，用冷开水送服，每4小时1次，总数≤6次。

（2）指导：服药前后1小时不进热饮或食物；每次服药前观察病人宫缩、胎心、胎动及自觉症状；出现胎膜早破、规律宫缩或胎心胎动异常，及时报告医生。

6. 应用催产素引产的护理

（1）用药前评估孕妇骨盆的大小、宫颈成熟度、胎儿大小、胎方位及宫缩强度。

（2）排除催产素引产禁忌证：明显头盆不称，严重心肺功能不全，疤痕子宫，子宫畸形，胎位异常，胎儿宫内窘迫或严重胎盘功能低下，不协调性宫缩乏力，病理性缩复环，骨盆狭窄及软产道梗阻，催产素过敏史。

（3）使用催产素前，持续胎儿监护30～60分钟。

（4）遵医嘱静脉滴注催产素，500ml生理盐水或5%葡萄糖溶液中，加入2.5U催产素，稀释后静滴。初始滴速为8滴/分，即24ml/h。每15～30分钟增加滴速5滴/分，直至有效宫缩，且需维持正常胎心率。使用催产素的最大剂量≤40滴/分，即120ml/h。有效宫缩为：宫缩3～5次/10分钟，或3～5分钟宫缩一次，每次维持30～40秒。

（5）每15～30分钟观察并记录一次宫缩强度、频率、持续时间及胎心情况；滴注催产素时持续胎心监测，专人护理。

（6）如有下列情况立即停用催产素，并通知医生：异常胎心、强直宫缩、头盆不称或怀疑子宫破裂、一过性低血压、过敏反应、可疑羊水栓塞症状等。

（7）备有抑制宫缩的药物，如硫酸镁。

（8）如当天引产不成功，应停止引产，待休息后第二天继续，连续三天无效视为引产失败。

（9）提供生活护理，指导床上大小便，避免宫缩时期如厕引发危险。

（10）给予心理支持，传授分娩的相关知识，降低恐惧及焦虑程度。

（五）产后干预措施

按本节"产褥期护理常规"。

（六）健康教育

1. 讲解过期妊娠可能的风险和终止妊娠的方式。
2. 讲解自计胎动的方法和意义，会识别异常情况，了解应对措施。

（马凤青　廖兵飞　付方雪　刘碧云　蒋玉蓉　吴惠平）

第八章 儿科疾病护理常规

第一节 新生儿疾病护理常规

一、新生儿疾病一般护理常规

1. 按住院患者护理常规。

2. 入院接待　入院时盖患儿左脚脚印，监护人签名并按左食指或拇指印确认，保留患儿父母的身份证号码、电话号码，告知患儿家属探视时间、解释病情时间、探视注意事项、母乳喂养注意事项，并告知家属需要准备的物品如婴儿纸尿片、湿纸巾，复印身份证复印件存入病历。

3. 基础护理

（1）每日用制霉菌素液（生理盐水50ml+制霉菌素100万单位）口腔护理一次。

（2）每日用过氧化氢液及碘伏脐部护理一次。

（3）根据医嘱实施沐浴或床上浴，保持被服、衣物的清洁，每日至少更换一次。

4. 休息与活动　护理操作集中进行，减少对患儿的打扰，保证患儿有充足的休息时间。

5. 饮食护理　鼓励母乳喂养。奶瓶喂养时注意奶嘴要充满奶液，不能有空气，以免吸入过多的空气引起腹胀，影响消化。喂奶过程需观察患儿的脸色，一旦出现青紫应暂停喂奶。喂奶后将患儿竖着抱起，轻拍背部，让空气排出并置患儿于右侧卧位，有利于胃的排空。同时垫高头部，避免过早、过多的翻动新生儿，以减少呕吐的发生。

6. 排泄护理　每3小时更换纸尿裤一次，排大便时及时更换，预防尿布皮炎的发生。重症监护的患儿每次换纸尿裤时称重，记录每次尿量。观察大便的量及性状。

7. 给药护理

（1）新生儿用药剂量小，用药时注意计算准确，双人核对药物剂量。

（2）口服给药时若为片剂可将药片溶于1~2ml凉开水中喂服，从患儿的口角处顺口颊方向慢慢倒入药液，待药液咽下后再将药杯拿开，防止患儿将药液吐出。喂药应在喂奶前或两次喂奶间进行，以免因服药时呕吐将奶吐出引起误吸。任何药不应混于奶中喂哺。

（3）肌肉注射一般选择臀大肌外上方或股外侧肌。对哭闹挣扎的患儿注射时可采取"三快"的特殊注射技术，即进针、注药及拔针均快，以缩短时间防止意外。静脉推注或滴注时注意防止药物外渗。

（4）外用药物时注意进行适当约束，以免患儿因抓、摸使药物误入眼、口而发生意外。

8. 专科护理和观察要点

（1）严格执行消毒隔离制度，控制院内感染，防止交叉感染或感染播散。

（2）加强巡视，密切观察病情变化，一旦发现病人病情变化及时通知医生。

（3）注意保暖，防止新生儿发生低体温、烧伤、烫伤。新入院的患儿，尽快选择合适的保暖设备，提供适宜的环境温度，使中心温度维持在36.5~37.5℃。使用温箱、辐射保暖台的患儿每4小时记录箱温/辐射台温度一次。沐浴水温38~41℃，沐浴时先试水温再将患儿放入水中，禁止戴手套为患儿沐浴，为隔离患儿沐浴时先试水温后戴手套或用手肘试水温；奶液温度38~40℃。禁止使用热水袋保暖。

（4）预防新生儿皮肤损伤：尽量减少胶布的使用；持续正压通气（CPAP）辅助呼吸的患儿以安普贴薄膜贴在鼻中隔处预防鼻中隔损伤，呼吸机辅助呼吸、CPAP辅助呼吸、昏迷的患儿以赛肤润喷涂枕部预防压疮，定时翻身；所有患儿使用赛肤润喷涂臀部、颈部，预防臀红、颈部皮肤的破损；禁止将针头、注射器、剪刀等利器放在患儿床上；将患儿的衣服袖口处反折，以防指甲抓伤皮肤。

（5）防窒息：不要将杂物放在床上，放好枕头、被子，不要堵塞患儿口鼻，喂奶后取右侧卧位避免奶液反流引起窒息。

（6）防坠床：操作时打开温箱门或拉下辐射台的床栏后注意避免将患儿放于靠近床沿处；执行完操作后关好温箱门、固定好辐射台的床栏。

（7）输注静脉营养液、多巴胺等高危液体时应加强巡视，发现外渗按高危药物外渗处理流程处理，将损害降低到最小。预防钙剂外渗，滴注钙剂时首选中心静脉导管（PICC或脐静脉导管）。无中心静脉导管的病人滴注钙剂时须使用新建立的静脉通路，每次输注前后都应用生理盐水冲管，禁止使用微量泵推注钙剂，滴注过程中需严密观察有否出现钙剂外渗，一旦出现钙剂外渗，应马上予0.5%利多卡因封闭。

9. 心理护理　当患儿哭闹不安时通过抚摸、轻拍、温柔地与患儿说话等方法安慰患儿。

10. 健康宣教　对家长进行健康宣教，教育内容包括患儿病种的治疗与护理、生长发育的监测、常见病的预防、母乳喂养与营养指导、感染的预防等。

二、早产儿护理常规

（一）按新生儿疾病一般护理常规

（二）护理关键点

1. 呼吸困难。

2. 低体温。

3. 感染。

4. 呼吸暂停。

5. 喂养困难。

（三）护理评估

1. 回顾产科病史、患儿出生情况如妊娠周数、羊水、脐带有无异常、Apgar评分。

2. 体温、心率、呼吸频率，有无出现呼气性呻吟、吸气时三凹征、鼻翼翕动，有无出现发绀，必要时评估经皮氧饱和度。

3. 体重。

4. 肤色是否红润。

5. 有无出现硬肿及部位。

6. 有否出现呼吸暂停。

7. 进食情况，吸吮力，吸吮与吞咽的协调性，有无出现溢乳、呛奶。

8. 有无出现腹胀、呕吐胆汁或咖啡样液、腹泻或排血便。

9. 有无感染表现，包括反应差、黄疸退而复现、皮肤出现花斑样改变、安静时心率＞160次/分、反复呼吸暂停、呼吸增快、体温高或出现低体温，毛细血管再充盈时间延长。

10. 有无出现对氧的依赖。

（四）护理措施

1. 将患儿放于已预热好的温箱或辐射抢救台上。若患儿体温不升，温箱的箱温调节较患儿体温高1℃，每30分钟测体温一次，直至体温在36.5～37.5℃之间，再连续每30分钟测体温一次，共三次，若体温仍正常改为每4小时测体温一次。

2. 为刚出生的早产儿擦除身上的污垢，需注意做好保暖，在温箱或辐射抢救台上擦拭。胎脂不必擦得太干净。

3. 在温箱外覆盖颜色较深的布遮光。

4. 遵医嘱调节温箱湿度。

5. 使用"鸟巢"，头部戴帽子。

6. 在早产儿肩下放置小的软枕，避免颈部弯曲、呼吸道梗阻。

7. 治疗护理操作尽量集中进行。

8. 遵医嘱实施氧疗。氧疗的目标是维持动脉血氧分压（PaO_2）50～80mmHg，经皮氧饱和度（$TcSO_2$）90%～95%。

9. 执行保护性隔离措施，接触患儿时注意做好手消毒。

10. 对有适应证的早产儿留置脐静脉导管和（或）PICC导管。

11. 呼吸暂停者给予弹足底、托背、刺激皮肤等处理。

12. 遵医嘱使用氨茶碱以减少呼吸暂停的发生。使用氨茶碱时注意剂量准确，缓慢滴注，并观察有无心动过速、心律失常、呕吐咖啡样物等中毒反应。

13. 喂奶后取右侧卧位。

14. 非营养性吸吮。在婴儿口中放置安慰奶头以增加吸吮动作。

（五）健康教育

1. 家属心理支持。

2. 家属照顾早产儿的技能训练，包括喂奶、沐浴训练。

3. 出院健康宣教　嘱家属注意按时为患儿进行视网膜病变筛查、听力筛查、康复专科评估及干预。使用母乳强化剂或早产儿出院后配方奶保证营养的供给，补充维生素AD滴剂。

三、新生儿呼吸窘迫综合征护理常规

（一）按新生儿疾病一般护理常规

（二）护理关键点

1. 呼吸困难。

2. 气体交换受损。

3. 感染。

4. 营养失调　低于机体需要量。

5. 并发症　动脉导管开放、肺动脉高压、肺出血。

（三）护理评估

1. 回顾产科病史、患儿出生情况如妊娠周数、羊水、脐带有无异常，Apgar评分。母亲是否患有糖尿病或甲状腺功能低下。

2．监测体温、心率、呼吸、血压、经皮氧饱和度。观察患儿是否在出生后4～6小时出现进行性呼吸困难，表现为气促、吸气时三凹征、呼吸性呻吟、青紫不断加深，甚至有呼吸暂停、肌张力低下、低血压、休克。

3．有无出现硬肿及部位。

4．有无呼吸暂停。

5．精神反应、哭声、面色、皮肤颜色有无出现花斑样改变、肢端是否温暖，必要时评估毛细血管再充盈时间（CRT）。CRT的评估方法：指压前臂内侧皮肤，放手后转红＜2秒为正常，2～4秒为较慢，＞4秒为甚慢。

6．是否有气促、多汗、心前区抬举搏动、周围脉搏跳动增强、心率加快、脉压增宽等动脉导管未闭的表现。

7．观察患儿是否有持续肺动脉高压、肺出血的表现，详见第二篇第八章第一节"新生儿持续肺动脉高压护理常规"及"新生儿肺出血护理常规"。

（四）护理措施

1．将患儿放于已预热好的温箱或辐射抢救台上。若患儿体温不升，温箱的箱温调节较患儿体温高1℃，每30分钟测体温一次，直至体温在36.5～37.5℃之间，再连续每30分钟测体温一次，共三次，若体温仍正常改为每4小时测体温一次。

2．在患儿肩下放置小软枕，避免颈部弯曲，呼吸道梗阻，清理呼吸道。

3．予气管插管，气管内滴入肺表面活性物质（PS）100～200mg/kg，用PS后6小时内禁止气管内吸痰。

4．遵医嘱实施氧疗。早产儿氧疗的目标是维持动脉血氧分压（PaO_2）50～80mmHg，经皮氧饱和度（$TcSO_2$）90%～95%。足月儿氧疗的目标是维持PaO_2在60～90mmHg。

5．呼吸机辅助呼吸的护理

（1）使用常频呼吸机时定时给患儿翻身、拍背、吸痰。高频振荡通气时定时翻身，一般不需拍背，当气管插管内见分泌物时予气管内吸引。气管内吸引时可预先增加吸入气中的氧浓度分数（FiO_2）5%～10%，氧合1～2分钟。每次气管内吸引不超过10秒，不可在气管插管内反复上下提插，避免深部停留。吸痰时严格执行无菌操作，吸痰前、后认真做好手卫生。

（2）操作时动作轻柔，每班观察气管导管的深度，预防脱管。

（3）预防呼吸机相关性肺炎：①做好手卫生；②抬高床头30°左右；③呼吸机回路污染时予更换；④避免螺纹管冷凝水流向患者气道，同时做好污水清除；⑤吸痰时注意无菌操作。

（4）机械通气并发症的观察：①导管脱出的观察：发生脱管时，患儿突然出现青紫，肺部听不到气体压入肺内的声音，若婴儿啼哭，可听到哭声，呼吸机监测PIP降低，用复苏囊进行人工呼吸时，青紫不能缓解；②导管堵塞的观察：发生堵管的患儿若有自主呼吸，可出现明显的吸气性呼吸困难和青紫；气囊加压给氧时可感到阻力；听诊肺部呼吸音减弱；呼吸机监测PIP增高，血气$PaCO_2$增高，PaO_2降低；③气胸的观察：发生气胸时，患儿突然出现青紫，胸廓不对称，患侧胸廓隆起，呼吸运动减弱，呼吸音减低，心率早期增快，严重者心率减慢、休克。

（5）骨突部位涂赛肤润以防压疮。

6. 必要时行中心静脉置管，并加强维护。

7. 禁食者予补充静脉营养液。

8. 呼吸暂停者给予弹足底、托背、刺激皮肤等处理。遵医嘱使用氨茶碱以减少呼吸暂停的发生。使用氨茶碱时注意剂量准确，缓慢滴注，并观察有无心动过速、心律失常、呕吐咖啡样物等中毒反应。

9. 合并动脉导管未闭时，遵医嘱控制液体量，给予利尿剂，并用吲哚美辛治疗，使用吲哚美辛时注意观察有无胃肠道出血的症状。

10. 合并肺动脉高压、肺出血的处理　详见第二篇第八章第一节"新生儿持续肺动脉高压护理常规"及"新生儿肺出血护理常规"。

（五）健康教育

1. 家属心理支持。

2. 出院健康宣教。

四、新生儿肺炎护理常规

（一）新生儿羊水吸入性肺炎护理常规

1. 按新生儿疾病一般护理常规。

2. 护理关键点

（1）清理呼吸道无效。

（2）气体交换受损。

（3）体温过高。

3. 护理评估

（1）回顾产科病史，患儿出生情况，脐带、胎盘、羊水情况。

（2）有无出现呼吸困难、鼻翼翕动、三凹征、气促、口吐白沫。

（3）肤色是否红润，是否有青紫。

（4）监测体温，观察有无发热。

（5）有无咳嗽咳痰。

4. 护理措施

（1）保暖，将患儿放于预热好的温箱或辐射保暖台上。

（2）清理呼吸道，吸出呼吸道内的羊水。

（3）遵医嘱实施氧疗。

（4）保持室内空气新鲜及适宜的温湿度。如：室内每日通风2次，室温保持在24～26℃，相对湿度55%～65%。

（5）抬高床头15°～30°，定时翻身。

（6）发热时采用物理降温，如松解包被、温水擦浴等。

（7）胸部物理治疗：①手动叩背排痰：用软的面罩，以手腕的力量轻叩，频率100～120次/分，叩击前胸、后背、腋下、肩胛间和肩胛下两侧共8个部位，每个部位叩击6～7次，约1～2分钟；②振动排痰机排痰：治疗时先从患儿的肺下叶开始，由外向内，由下至上向肺门方向叩击，感染部位延长叩击时间。

（8）遵医嘱使用沐舒坦雾化吸入。

（9）吸痰。吸痰时动作轻柔，采用低负压，一般调至60～100mmHg，每次吸引时间不超过10秒。

5．健康教育

（1）家属心理支持。

（2）出院宣教。

（二）新生儿感染性肺炎

1．按新生儿疾病一般护理常规。

2．护理关键点

（1）清理呼吸道无效。

（2）气体交换受损。

（3）体温过高。

（4）呼吸衰竭。

（5）心力衰竭。

（6）水电解质紊乱和酸碱平衡失调。

（7）中毒性肠麻痹。

（8）中毒性脑病。

3．护理评估

（1）母妊娠期间是否有病毒或原虫感染、产道感染，是否有胎膜早破（超过24小时）、滞产或胎儿急产于污染环境，患儿出生后是否有与呼吸道感染者接触史，是否有接受侵入性操作或检查。

（2）监测生命体征。观察患儿是否有发热或体温不升、吃奶差，原有黄疸是否加重。

（3）是否出现气促、发绀、咳嗽，必要时监测经皮氧饱和度。

（4）有无出现以下呼吸衰竭的表现：呼吸困难、呼吸节律不齐、异常呼吸（如潮式呼吸、叹息样呼吸、点头样呼吸、双吸气等）；缺氧和二氧化碳潴留，早期表现为烦躁不安、面色苍白、心率增快、口唇甲床发绀，严重时可有嗜睡、昏迷或惊厥；三凹征。必要时监测血气 PO_2 及 PCO_2。

（5）有无烦躁不安、面色发灰或发绀、呻吟、拒奶、呼吸急促或喘息、心率快（患儿在安静状态下＞160次/分钟）、肝脏迅速增大等心力衰竭的表现。

（6）有无腹胀中毒性肠麻痹的表现，腹胀、肠型。

（7）是否有呕吐、腹泻、食欲缺乏等，是否有体液不足、皮肤干燥、颅缝重叠。

（8）观察患儿是否出现瞳孔变化及肌张力增高，烦躁或嗜睡、惊厥、昏迷、呼吸不规则等颅内压增高的表现。

4．护理措施

（1）保持室内空气新鲜及适宜的温湿度。如：室内每日通风2次，室温保持在24～26℃，相对湿度55%～65%。

（2）发热时采用物理降温，如松解包被、温水擦浴等。

（3）抬高床头15°～30°，定时翻身。

（4）遵医嘱实施氧疗。早产儿氧疗的目标是维持动脉血氧分压（ PaO_2 ）50～80mmHg，经皮氧饱和度（TcSO$_2$）90%~95%。足月儿氧疗的目标是维持动脉血氧分压（PaO$_2$）60~90mmHg，经皮氧饱和度（TcSO$_2$）90%~100%。

（5）遵医嘱使用沐舒坦雾化吸入。

（6）胸部物理治疗：①手动叩背排痰：用软的面罩，以手腕的力量轻叩，频率100~120次/分钟，叩击前胸、后背、腋下、肩胛间和肩胛下两侧共8个部位，每个部位叩击6~7次，约1~2分钟；②振动排痰机排痰：治疗时先从患儿的肺下叶开始，由外向内，由下至上向肺门方向叩击，感染部位延长叩击时间。

（7）吸痰，保持呼吸道通畅。吸痰时动作轻柔，采用低负压，一般调至60~100mmHg，每次吸引时间不超过10秒。

（8）控制输液速度，减轻心脏负担，一般输液量60~100ml/（kg·d），速度5ml/（kg·h）。

（9）遵医嘱使用抗生素，观察有无药物的不良反应。

（10）合理喂养，以少量多次为宜，或采取鼻饲喂养。对于有呕吐、腹泻、食欲缺乏的患儿应适当补充电解质，补充足够的营养及水分。

（11）机械通气患儿的护理：详见第二篇第八章第一节"新生儿急性呼吸窘迫综合征护理常规"。

（12）有脑水肿的患儿遵医嘱使用脱水剂（甘露醇每次0.5~1.0g/kg）及利尿剂。

（13）心力衰竭患儿的处理：详见第二篇第八章第一节"新生儿急性心力衰竭护理常规"。

5. 健康教育

（1）家属心理支持。

（2）出院健康宣教。

五、新生儿病理性黄疸护理常规

（一）按新生儿疾病一般护理常规

（二）护理关键点

1. 皮肤完整性受损的危险。

2. 腹泻。

3. 并发症　胆红素脑病。

（三）护理评估

1. 是否有头颅血肿、红细胞增多症、早产、糖尿病母儿、感染、母儿血型不合（包括ABO、Rh血型不合）等黄疸的高危因素。

2. 皮肤巩膜黄染的程度，大便颜色有无加深或排白陶土样大便，小便颜色是否深黄。

3. 观察患儿是否有核黄疸警告期的表现：嗜睡、反应低下、吸吮无力、拥抱反射减弱、肌张力减低等，偶有尖叫和呕吐。进一步发展则可进入痉挛期，出现抽搐、角弓反张和发热。

4. 光疗的患儿注意观察大便的次数、量及性质，观察患儿有无出现皮疹、青铜症。

（四）护理措施

1. 蓝光光疗的护理

（1）检查灯管是否完好。

（2）患儿戴遮光眼罩，尿片遮挡会阴部，裸体放于箱内，尽量暴露皮肤，使之与蓝光有较大的接触面积。

（3）皮肤上不应扑粉及涂油剂，以免阻碍光线照射皮肤。

（4）如患儿有呕吐、出汗及时清除。

（5）光疗时每4小时测体温一次。

（6）用纱布包好患儿手脚以免擦伤或抓破皮肤。

（7）观察患儿皮肤有无发红和皮疹，若程度轻，一般不需处理；若较重可暂停光疗，皮疹可自行消退，再继续光疗。

（8）若患儿出现青铜症，予停光疗。

（9）注意清洁臀部，预防尿布皮炎。

2. 遵医嘱予灌肠处理，促进大便及胆红素排出。

3. 遵医嘱予口服清肝利胆液退黄，观察有无出现排便增加。

4. 遵医嘱输注血浆或白蛋白，降低游离胆红素。

5. 纠正酸中毒，以利于胆红素和白蛋白的结合，减少胆红素脑病的发生。

6. 合理安排补液计划，切忌快速输入高渗性药物，以免血脑屏障暂时开放，使已与白蛋白联结的胆红素也进入脑组织。

7. 换血患儿的护理

（1）换血前禁食一次。

（2）选取桡动脉、肱动脉、颞动脉、股动脉为出血端，留置20G、22G或24G留置针，入血端采用静脉。

（3）血液取回后在室温下预温，或放于≤37℃的温水中预温。

（4）换血过程注意出入血量的平衡，准确记录出入血量，观察患儿有无休克的表现，监测心率、呼吸、血压、血氧饱和度的变化并做好记录。

（5）保暖。

（6）观察患儿有无惊跳、手足搐搦、震颤、惊厥甚至喉痉挛、窒息等低钙血症表现。

（7）观察患儿有无出血倾向、贫血的表现。

（8）观察患儿是否有精神萎靡、反应低下、躯干和四肢肌肉无力、心电图T波高尖、QRS波增宽和心律失常等高钾血症表现。

（五）健康教育

1. 家属心理支持。

2. 出院健康宣教，嘱家属注意观察患儿黄疸的变化情况。

六、胎粪吸入综合征护理常规

（一）按新生儿疾病一般护理常规

（二）护理关键点

1. 呼吸困难。

2. 感染。

3. 清理呼吸道无效。

4. 气体交换受损。

5. 持续肺动脉高压。

（三）护理评估

1. 回顾产科病史、患儿出生情况如妊娠周数、羊水、脐带有无异常，Apgar 评分。

2. 患儿指甲、皮肤、脐带有无被胎粪污染而发黄。

3. 是否有呼吸困难的表现，包括发绀、呻吟、鼻翼翕动、三凹征和明显的气促、呼吸浅而快等。

4. 胸部体征有无过度充气的表现，胸廓前后径是否增大如桶状胸。

5. 有无持续肺动脉高压的表现。患儿出现持续青紫，吸入100%氧不能改善，动脉导管开口前（常取右桡动脉）及动脉导管开口后（常取左桡动脉、脐动脉或下肢动脉）的动脉血氧分压差，两者差值大于15～20mmHg或两处的经皮血氧饱和度差＞10%。

（四）护理措施

1. 保暖。维持室温在24～26℃，湿度在55%～65%，随时调整辐射台温度或温箱温度，使体温维持在36.5～37.5℃。

2. 吸痰，清除口、鼻腔分泌物，防止因分泌物下移造成进一步通气障碍。

3. 遵医嘱实施氧疗。合理用氧，选择与病情相适应的用氧方式，如鼻导管、头罩、持续正压通气（CPAP）及机械通气，维持有效吸氧，改善呼吸功能。

4. 洗胃　留置胃管，用1.4%碳酸氢钠溶液洗胃，每次10ml，然后等量回抽，反复清洗多次，直至洗出液清澈为止。操作时动作轻柔，避免误入气道及造成黏膜损伤。观察记录洗出液的颜色、量及性质。抽洗胃液时应速度缓慢，以免损伤黏膜引起出血。一次洗胃的总液体量一般不超过60ml。

5. 建立静脉通道，遵医嘱给予纠酸、抗炎补液。采用静脉留置针、注射泵给药，保证各种药物定时应用，达到最佳疗效。给药过程中观察穿刺部位有无红肿、药液外渗，发现异常及时处理，留置针使用时间3～4天，需及时更换，避免静脉炎的发生。

6. 呼吸机辅助呼吸的护理　详见本节"新生儿呼吸窘迫综合征护理常规"。

7. 出现肺动脉高压的护理　详见本节"新生儿持续肺动脉高压护理常规"。

（五）健康教育

1. 家属心理支持。

2. 出院健康宣教。

七、糖尿病母儿护理常规

（一）按新生儿疾病一般护理常规

（二）护理关键点

1. 低血糖。

2. 气体交换受损。

3. 呼吸暂停。

4. 电解质紊乱　低钙、低镁。

5. 喂养困难。

（三）护理评估

1. 回顾产科病史，患儿出生情况，如妊娠周数、羊水、Apgar评分，妊娠期母亲血糖监测结果。

2. 监测血糖，观察患儿是否有反应差或烦躁、喂养困难、肌张力低、易激惹、惊厥、呼吸暂停等低血糖的表现。

3. 观察患儿呼吸频率，是否出现发绀、呻吟。

4. 评估患儿是否发生多血质貌。

5. 评估患儿体重是否与孕周相符，是否为巨大儿（体重≥4000g）。

6. 观察患儿是否有惊跳、手足搐搦、震颤、惊厥甚至喉痉挛、窒息等低钙血症和低镁血症表现。

7. 观察患儿是否出现高胆红素血症。

8. 观察患儿有无出现发绀、呼吸困难加重、呼吸暂停、心率增快或减慢、口吐粉红色泡沫等肺出血表现。

（四）护理措施

1. 低血糖患儿静脉推注10%葡萄糖，以能维持血糖稳定的速度静滴葡萄糖，使患儿血糖维持在2.2~7.0mmol/L之间。

2. 保持呼吸道通畅，肩部垫一小软枕或小毛巾，避免颈部弯曲。

3. 遵医嘱实施氧疗，维持动脉血氧分压，足月儿在60~90mmHg，早产儿在50~80mmHg，经皮氧饱和度足月儿在90%~100%，早产儿在90%~95%。

4. 红细胞增多症患儿静脉血血细胞比容＞65%时，给予部分换血治疗，严格无菌技术操作，生理盐水推注速度与换血速度同步，换血后禁食一次。

5. 呼吸窘迫综合征患儿给予PS替代疗法。用肺表面活性物质前，应充分吸痰和清理呼吸道，协助医生在无菌操作下行气管插管，将PS经气管注入肺内，用药后6小时内禁止吸痰，用药后及时观察呼吸情况。

6. 低血钙患儿遵医嘱予静脉滴注10%葡萄糖酸钙，滴注前必须重新选择较直、粗的静脉用药，防止药物外渗，滴钙过程中必须注意保持心率大于80次/分钟，否则应停用。

（五）健康教育

1. 家属心理支持。

2. 出院健康宣教。

八、新生儿窒息护理常规

（一）按新生儿疾病一般护理常规

（二）护理关键点

1. 呼吸困难。

2. 低体温。

3. 硬肿症。

4. 多器官功能损害　心、脑、肺、肾、胃肠道功能受损。

（三）护理评估

1. 回顾产科病史，患儿Apgar评分及窒息复苏的过程。

2. 密切监护，观察患儿的体温、心率、呼吸、血压、尿量、血气、血糖。

3. 皮肤颜色、肢端温度、毛细血管再充盈时间、周围循环。

4. 意识、肌张力、前囟张力。

5. 有无出现呼气性呻吟、吸气时三凹征、鼻翼翕动、发绀，必要时评估经皮氧饱和度。

6. 有无出现硬肿及部位。

7. 观察患儿有无呕吐、胃滞留、呕血、腹胀、便血。

8. 有无DIC的表现，如皮肤出血点、穿刺口出血不止等。

9. 尿量及尿液颜色，准确记录24小时尿量，当尿量低于1ml/（kg·h）或排血尿应及时通知医生。

10. 对喂养的耐受情况，有无出现腹胀、呕吐咖啡样物、便血。

11. 观察患儿有无出现心动过缓、心律失常、循环不良，如面色肤色苍白、指端发绀、毛细血管再充盈时间＞3秒等心肌损害表现。

（四）护理措施

1. 将患儿放于温箱或辐射保暖台上保暖，头偏向一侧，吸净口、鼻分泌物。

2. 保持气道通畅，遵医嘱实施氧疗，协助医生气管插管、CPAP辅助呼吸。

3. 建立静脉通路，必要时予脐静脉置管。遵医嘱予纠酸、扩容。

4. 治疗、护理操作尽量集中进行。

5. 多巴胺、多巴酚丁胺静脉滴注时注意观察有无外渗，一旦出现外渗及时处理，避免出现皮肤损伤。

6. 呼吸衰竭的护理按本节"新生儿呼吸窘迫综合征护理常规"。

7. 对有DIC表现的患儿尽量减少穿刺，采血时尽量避免穿刺股动脉，穿刺后注意压迫止血。

8. 腹胀、呕血、便血者予禁食、胃肠减压，禁食期间注意保证静脉通道的通畅，使液体24小时均匀输入。

9. 尿少或无尿者遵医嘱严格限制液量，量出为入。

10. 皮肤水肿者在受压部位涂赛肤润，骨突部位可贴水胶体敷料以防压疮发生。

（五）健康教育

1. 家属心理支持。

2. 出院健康宣教。

九、新生儿缺氧缺血性脑病护理常规

（一）按新生儿疾病一般护理常规

（二）护理关键点

1. 意识障碍。

2. 中枢性呼吸衰竭。

3. 惊厥。

4. 皮肤损伤的危险。

5. 喂养困难。

（三）护理评估

1. 回顾产科病史、患儿出生情况如妊娠周数、羊水、脐带有无异常，Apgar评分、窒息复苏史。

2. 评估患儿神志

（1）过度兴奋：表现为易激惹，肢体颤抖，睁眼时间长，凝视等。

（2）过度抑制：应用Fenichel新生儿意识障碍评估法进行评估。①嗜睡：很容易唤醒，但不易保持觉醒状态，弹足底3次，哭1～2声又睡；②迟钝：用非痛性刺激就可唤醒，但醒来很迟，且不完全清醒，不能保持觉醒状态，弹足底5次才稍有弱哭声。③浅昏迷（昏睡）：只有疼痛刺激才能唤醒，弹足底10次不哭。④昏迷：疼痛刺激也不能唤醒。

3. 肌张力　如增强，表现为肢体过度屈曲，被动活动阻力增高，下肢往往重于上肢，严重时表现为过伸；肌张力减低可表现为四肢松软。

4. 有无颅内压增高的表现　前囟张力增高，颅缝分离，严重颅内压增高时常伴呼吸异常和不同形式的惊厥，以微小型、阵挛型多见，可间断发作或频繁发作，脑损伤更重者，可出现持续强直发作。

5. 有无出现脑干症状　如中枢性呼吸衰竭、呼吸节律不整、呼吸暂停。

6. 浅昏迷或昏迷的患儿观察双侧瞳孔大小及对光反应、结膜有无出现溃疡。

7. 呼吸机辅助呼吸或昏迷的患儿注意观察枕部受压部位有无出现压疮。

8. 进食情况，吸吮力，吸吮与吞咽的协调性，有无出现呛奶。

（四）护理措施

1. 将患儿放于温箱或辐射保暖台上保暖，头偏向一侧，吸净口、鼻分泌物。抬高床头30°左右，疑有脑疝时予平卧位。

2. 保持气道通畅，遵医嘱实施氧疗，协助医生气管插管、CPAP辅助呼吸。

3. 建立静脉通路，必要时予脐静脉置管。遵医嘱予纠酸、扩容。

4. 治疗、护理操作尽量集中进行。

5. 遵医嘱使用维持脏器血液灌注的药物，如多巴胺、多巴酚丁胺；使用降颅压的药物，如甘露醇；使用控制惊厥的药物，如苯巴比妥。静脉滴注多巴胺、多巴酚丁胺、甘露醇时注意观察有无外渗，一旦出现外渗及时处理，避免出现皮肤损伤。

6. 注意保持静脉通路的通畅，使液体均匀输入，监测血糖，使血糖控制在正常高值，以保证神经细胞代谢所需能量。

7. 呼吸衰竭的护理　详见本节"新生儿呼吸窘迫综合征护理常规"。

8. 做好昏迷患儿的眼睛保护，以水凝胶敷料覆盖双眼，或以红霉素眼膏涂眼、生理盐水纱布覆盖双眼。

9. 呼吸机辅助呼吸、昏迷的患儿在骨突部位喷涂赛肤润，或贴水胶体敷料。

10. 喂养时速度宜慢，可分次喂养，喂养后取右侧卧位。

11. 非营养性吸吮，在婴儿口中放置安慰奶头以增加吸吮动作。

（五）健康教育

1．家属心理支持。

2．家属照顾患儿的能力训练，包括喂养、沐浴训练。

3．出院健康宣教。

十、新生儿颅内出血护理常规

（一）按新生儿疾病一般护理常规

（二）护理关键点

1．潜在并发症　颅内压升高。

2．低效性呼吸型态。

3．有窒息的危险。

4．体温调节无效。

5．营养失调。

（三）护理评估

1．回顾产科病史、患儿出生情况如妊娠周数、羊水、脐带有无异常，Apgar评分。

2．监测患儿生命体征，并观察有无出现以下症状体征

（1）意识形态改变：如激惹、过度兴奋或表情淡漠、嗜睡、昏迷等，应用Fenichel法评估，详见本节"新生儿缺氧缺血性脑病护理常规"。

（2）眼症状：如凝视、斜视、眼球上转困难、眼震颤等。

（3）颅内压增高表现：如脑性尖叫、前囟隆起、惊厥等。

（4）呼吸改变：出现增快、减慢、呼吸不规则或暂停等。

（5）肌张力改变：早期增高以后减低。

（6）瞳孔：不对称，对光反应差。

（7）其他：黄疸和贫血。

3．有否出现肢端凉、皮肤花斑样改变。

4．意识状态，同时观察肌张力情况，有无出现肢体肌张力增高，某一动作反复出现。

5．前囟张力变化，双侧瞳孔有无扩大或不等大，对光反射有无迟钝甚至消失。

6．有无呕吐、拒奶，甚至出现吸吮、吞咽反射消失。

（四）护理措施

1．体温过高时可给予物理降温。体温过低的患儿应置于温箱或辐射抢救台上。若患儿体温不升，温箱的箱温调节较患儿体温高1℃，每30分钟测体温一次，直至体温在36.5～37.5℃之间，再连续每30分钟测体温一次，共三次，若体温仍正常改为每4小时测体温一次。

2．头肩部稍抬高15°～30°，有呕吐者予侧卧位防止呕吐物吸入引起窒息。疑有脑疝时以平卧位为宜。

3．保持呼吸道通畅，及时清理呼吸道分泌物。

4．护理操作集中进行。保持绝对静卧，减少噪音，一切治疗护理操作尽量集中进行，动作轻、稳、准，尽量减少对患儿的移动和刺激；静脉穿刺用留置针，减少反复穿刺，避免

头皮穿刺，防止出血加重。

5. 遵医嘱采用不同形式的氧疗，早产儿氧疗的目标是维持$PaO_2 50 \sim 80mmHg, TcSO_2 90\% \sim 95\%$。及时纠正缺氧和酸中毒。

6. 严格控制液体摄入量，保持液量均匀输入，避免出现"涨落"状态，维持较稳定的颅内压和脑血流。

7. 遵医嘱镇静止惊、止血、降颅压治疗。使用甘露醇降颅压时须注意避免液体外渗。

8. 呼吸暂停者给予弹足底、托背、刺激皮肤等处理。

9. 对有腰穿放液指征的患儿协助医生行腰穿，每次放液量在$8 \sim 10ml$左右，最多可达$14ml$，腰穿后保持平卧位$4 \sim 6$小时。

（五）健康教育

1. 家属心理支持。

2. 出院健康宣教。

十一、新生儿败血症护理常规

（一）按新生儿疾病一般护理常规

（二）护理关键点

1. 呼吸的改变。

2. 体温的改变。

3. 喂养困难。

4. 皮肤完整性受损。

5. 休克。

（三）护理评估

1. 评估患儿是否有如下高危因素

（1）回顾产科病史，有无胎膜早破、产程延长、羊水混浊、产前、产时侵入性检查。

（2）是否多胎、早产儿，有无宫内窘迫。

（3）有无气管插管或长期动静脉置管。

（4）有无皮肤感染，如脓疱疹、尿布疹及脐部感染或其他部位蜂窝织炎。

2. 监测体温　体壮儿常发热，体弱儿、早产儿常体温不升。

3. 有无出现精神食欲欠佳、哭声减弱甚至精神萎靡、不吃、不哭、不动、面色欠佳、呼吸异常等表现。

4. 有无黄疸退而复现或迅速加重、延迟消退等表现。

5. 有无休克表现　面色苍白、四肢冰凉，皮肤出现大理石花纹，毛细血管充盈时间延长，肌张力低下，尿少尿闭。血压降低严重时可有DIC。详见第二篇第八章第一节"新生儿休克护理常规"。

6. 各器官系统表现

（1）消化系统：厌食、腹胀、呕吐、腹泻严重时出现坏死性小肠结肠炎（NEC）。

（2）呼吸系统：气促、发绀、呼吸不规则或呼吸暂停。

（3）中枢神经系统：化脓性脑膜炎，表现为嗜睡、激惹、惊厥、前囟张力及四肢肌张力增高等。

（4）血液系统：血小板减少，出血倾向。

（5）泌尿系统：尿少尿闭。

（四）护理措施

1. 密切观察体温变化，若患儿体温不升，温箱的箱温调节较患儿体温高1℃，每30分钟测体温一次，直至体温在36.5～37.5℃之间，再连续每30分钟测体温一次，共三次，若体温仍正常改为每4小时测体温一次。若发热可降低箱温或辐射台温度，高热者予温水擦浴，30分钟后复测体温。

2. 执行消毒隔离措施，接触患儿时注意做好手消毒。进病房之前、操作前、中、后均应洗手或手消毒液消毒手。

3. 清除感染灶　脐炎局部用3%过氧化氢、0.1%安多福消毒，每日2～3次；皮肤感染灶可涂抗菌软膏。

4. 遵医嘱使用抗生素，在使用抗生素前收集各种标本，如血培养。

5. 遵医嘱使用丙种球蛋白。

6. 呼吸暂停者给予弹足底、托背、刺激皮肤等处理。使用氨茶碱以减少呼吸暂停的发生。使用氨茶碱时注意剂量准确，缓慢滴注，并观察有无心动过速、心律失常、呕吐咖啡样物等中毒反应。

7. 呼吸急促者遵医嘱实施氧疗。有机械通气者，做好呼吸道清理，预防呼吸机相关性肺炎。

8. 保持皮肤完整性　呼吸机、CPAP辅助呼吸、昏迷的患儿可涂赛肤润于枕部预防压疮。安普贴薄膜贴在鼻中隔处预防鼻中隔损伤。

9. 腹胀、呕血、便血者予禁食、胃肠减压，禁食期间保证静脉通道的通畅，使液体24小时均匀输入。

10. 黄疸较重者，应及时光疗以预防核黄疸。休克患者应用血浆或白蛋白扩容。

11. 休克患儿的处理按本节"新生儿休克护理常规"。

（五）健康教育

1. 家属心理支持。

2. 出院健康宣教。

十二、新生儿梅毒护理常规

（一）按新生儿疾病一般护理常规

（二）护理关键点

1. 皮肤完整性受损。

2. 口腔黏膜的改变。

3. 体温高。

4. 感染。

（三）护理评估

1. 回顾产科病史、患儿出生情况，如妊娠周数、羊水脐带、胎盘有无异常，Apgar评分，母亲孕期是否接受过正规梅毒治疗。

2. 观察患儿是否出现如下皮肤黏膜损害

（1）皮疹：皮疹为散发或多发性，呈圆形、卵圆形或彩虹状，紫红或铜红色浸润性斑块，外围有丘疹，带有鳞屑。分布比外观更具特征性，多见于口周、臀部、手掌、足跖，重者分布全身。

（2）梅毒性天疱疮：掌跖部损害，多表现为大疱或大片脱屑，称为梅毒性天疱疮。

（3）黏膜红斑：口腔黏膜，如唇、腭、舌、肛门、鼻前庭黏膜均可出现红斑。

（4）口周放射状裂纹。

3. 有无鼻塞、张口呼吸、脓血样分泌物、鼻前庭皮肤湿疹样溃疡等梅毒性鼻炎表现。

4. 是否有发热、贫血、易激惹、肝脾肿大、黄疸、淋巴结肿大等症状。

5. 四肢活动情况，有无疼痛和出现梅毒性假瘫。

6. 是否有发热、呕吐、前囟突起或紧张、颈强直、惊厥等中枢神经梅毒的表现。

（四）护理措施

1. 将患儿置于隔离病房，空气用动态空气消毒机消毒，地面、床单位应用消毒液拖抹，所有用物均专人专用，所用的物品用后放于含有效氯消毒液中浸泡30分钟后再处理，餐具实行双消毒，即用后泡于含氯消毒剂30分钟后清洗再高压蒸汽灭菌。

2. 医务人员接触患儿要戴手套，操作后脱手套洗手，注意保护性隔离。

3. 治疗及护理操作尽量集中进行，在行头皮或四肢静脉穿刺时要注意避开皮肤丘疹部位，动作轻柔，不要碰破皮疹处皮肤。

4. 有皮肤损害时予1∶5000高锰酸钾溶液沐浴，早产儿浓度为1∶8000，每天2次；皮肤损害严重的患儿全身裸露，置于恒温箱内或红外线抢救台上，皮肤糜烂处予安普贴膏剂外涂后将优拓覆盖其表面再用纱布包扎，在斑丘疹处涂炉甘石洗剂或红霉素软膏，皮肤干裂时涂赛肤润保护。

5. 做好眼部、口腔的护理，眼部分泌物多时用生理盐水棉签拭去眼部分泌物，再按医嘱使用眼药水滴眼，用制霉菌素溶液涂口腔（50万U/50ml）每日2次。

6. 遵医嘱使用青霉素时，输液过程中要加强观察以及时发现患儿面色、神志变化，有无青霉素过敏反应。首次青霉素治疗过程中尚需注意有无出现赫氏反应，主要表现为发热、寒战、心动过速、气促、低血压、梅毒性病损加重等，通常在给药后6~12小时出现。

7. 尽早给予喂养，特别是早产儿，可以避免低血糖，可根据患儿耐受情况逐渐增加或随时调整奶量，耐心喂养，对吸吮能力差或不能吸吮者可用胃管喂养，必要时静脉营养支持，还可以给予非营养性吸吮，锻炼患儿的吸吮能力。

8. 腰穿后保持去枕平卧位4~6小时，减少刺激。

9. 有神经梅毒者遵医嘱继续足量使用青霉素。

（五）健康教育

1. 家属心理支持。

2. 出院健康宣教，随访要求，交待家属定期随访。

十三、新生儿坏死性小肠结肠炎护理常规

（一）按新生儿疾病一般护理常规

（二）护理关键点

1. 腹胀。

2. 呕吐。

3. 排血便。

4. 腹泻。

5. 体温异常。

6. 体液不足。

7. 休克。

（三）护理评估

1. 回顾产科病史、患儿出生情况，如妊娠周数、羊水、脐带有无异常，Apgar评分。

2. 观察患儿是否有如下表现

（1）腹胀、肠型。

（2）呕吐奶液、胆汁样液或咖啡样物。

（3）腹泻或排血便、果酱样或柏油样便，或带鲜血有腥臭味。

3. 是否有呼吸暂停、心动过缓、嗜睡、休克等感染中毒症状，休克的评估方法详见本节"新生儿休克护理常规"。

4. 遵医嘱留取大便标本送大便潜血及常规化验。

5. 腹胀是否减轻，有无出现高度腹胀、腹壁红肿或极度腹壁压痛等腹膜炎表现。

6. 病情的变化，若短时间内病情突然恶化往往提示胃肠道穿孔。

（四）护理措施

1. 绝对禁食、禁饮，持续胃肠减压，记录引流液的量及性质，每日更换负压引流盒一次。

2. 禁食期间予静脉高营养治疗，保证液量均匀24小时输入。必要时建立中心静脉通路（PICC）。

3. 遵医嘱使用抗生素治疗。

4. 监测体温，体温过高者予调低温箱或辐射台温度，高热的患儿予温水擦浴。

5. 呼吸暂停者给予弹足底、托背、刺激皮肤等处理。

6. 休克患儿的处理　详见第二篇第八章第一节"新生儿休克护理常规"。

7. 待患儿腹胀消失，大便隐血试验阴性可试进食，先进食或鼻饲5%葡萄糖水，无呕吐、腹胀、胃潴留等异常情况后，再改为稀释奶喂养，逐渐过渡到全牛奶，量由少至多。喂养过程中发现异常情况及时告知医生。

（五）健康教育

1. 家属心理支持。

2. 出院健康宣教。

十四、新生儿鹅口疮护理常规

（一）按新生儿疾病一般护理常规

（二）护理关键点

1. 口腔黏膜改变。

2. 疼痛。

3. 体温过高。

4. 喂养困难。

（三）护理评估

1. 回顾产科病史，是否顺产、患儿母亲是否患有念珠菌性阴道炎。

2. 是否使用了不洁奶具、是否有营养不良、腹泻、长期应用广谱抗生素或激素。

3. 口腔黏膜是否出现白色乳凝块样小点或小片状物，不易擦去，强行剥离后局部黏膜潮红、粗糙、可有溢血。

4. 是否体温过高、吞咽困难或拒食。

（四）护理措施

1. 做好口腔护理，以生理盐水清洁口腔，局部涂抹制霉菌素溶液，溶液的浓度为每毫升液体中含10万单位或者20万单位制霉菌素（可以生理盐水5ml+制霉菌素1片或2片配制而成），每日涂抹口腔2~3次。

2. 患儿的食具予压力蒸汽灭菌。

3. 对于不能进食的患儿，给予鼻饲或肠道外营养。

4. 体温超过37.5℃，予松解盖被，高热者予温水擦浴。

（五）健康教育

1. 家属健康教育　向家长讲解鹅口疮发生的原因、影响因素及护理。指导食具专用、做好清洁消毒工作。

2. 出院健康宣教。

十五、新生儿腹泻护理常规

（一）按新生儿疾病一般护理常规

（二）护理关键点

1. 脱水。

2. 营养失调　低于机体需要量。

3. 电解质紊乱　代谢性酸中毒、低钾、低钙、低镁血症。

4. 尿布皮炎。

（三）护理评估

1. 询问家属有无喂养不定时、量过多、进食不洁食物、家属中（尤其是母亲）有无腹泻或病毒性感冒史。

2. 是否有腹胀，大便的性状、颜色、次数、量，大便中混有血黏液时要向医生及时报告和处理。

3. 精神状态、皮肤弹性、黏膜、眼窝及前囟有无凹陷、眼泪及尿量的多少、周围循环以判断脱水的程度。每日称体重，监测体重变化。

4. 生命体征，评估患儿有无低体温或发热。

5. 观察患儿是否有精神萎靡、反应低下、躯干和四肢肌肉无力、腹胀等低钾血症表现；观察患儿是否有精神萎靡或烦躁不安、呼吸深快、口唇樱桃红、恶心、呕吐、昏睡昏迷等代谢性酸中毒表现。

6. 遵医嘱留取大便标本送培养或常规化验。

7. 进食情况，鼻饲的患儿注意有无潴留。

8. 有无出现尿布皮炎。

9. 观察患儿是否有惊跳、手足搐搦、震颤、惊厥甚至喉痉挛、窒息等低钙血症和低镁血症表现。

（四）护理措施

1. 保暖。

2. 按肠道传染隔离，护理患儿前后要洗手，防止感染传播。

3. 调整饮食，除严重呕吐者暂禁食（不禁水）4~6小时外，均继续进食，提倡母乳喂养，鼓励患儿家属送母乳。

4. 建立静脉通道，遵医嘱予补液治疗，静脉补液时遵循"先快后慢、先盐后糖、先浓后淡、见尿补钾"等原则。

5. 配奶及喂奶用具均使用高压蒸汽灭菌。

6. 新生儿尿布皮炎的护理详见第二篇第八章第一节"新生儿尿布皮炎护理常规"。

7. 低钙血症的患儿遵医嘱予补钙，补钙时注意速度缓慢，避免液体渗出，一旦外渗立即予0.5%利多卡因1ml局部封闭，并予复方丹参外敷。

（五）健康教育

1. 家属心理支持。

2. 指导合理喂养，避免进食不洁食物。

3. 出院宣教。

十六、新生儿尿布皮炎护理常规

（一）按新生儿疾病一般护理常规

（二）护理关键点

1. 疼痛。

2. 皮肤完整性受损。

3. 感染的危险。

（三）护理评估

1. 大便次数、颜色。

2. 有无蓝光照射治疗、口服清肝利胆液。

3. 肛周皮肤颜色的改变，有无出现丘疹、水泡、糜烂、渗血、渗液。

4. 肛周皮肤有无真菌感染的表现：出现边界清楚的鲜红斑，表面有鳞屑，周边有卫星状的扁平丘疹。

5. 肛周皮肤有无感染、化脓。

6. 观察患儿有否精神食欲欠佳、哭声减弱、反应差，甚至精神萎靡、不吃、不哭、不动、面色欠佳、呼吸异常等感染表现。

（四）护理措施

1. 以温水洗净臀部，禁用碱性肥皂清洗，注意动作轻柔，以免加重皮肤损伤。

2. 及时更换尿片，保持患儿臀部皮肤清洁干燥。选用舒适柔软、透气的尿片。每次更换尿布，用柔软的纸巾或湿巾擦拭皮肤，避免使用含有酒精的湿巾。

3. 皮肤潮红未发生破损的处理方法（可选取任一种）

（1）鞣酸软膏外搽。

（2）氧化锌软膏外搽。

（3）赛肤润外搽。

（4）水胶体敷料覆盖潮红处皮肤。

（5）TDP灯照射，每次15~20分钟，每日3~4次。

4. 表皮潮红、破损的处理方法（可选取任一种）

（1）TDP灯照射+涂氧化锌软膏。

（2）TDP灯照射。

（3）以生理盐水冲洗创面，TDP灯照射，再使用湿性愈合敷料，如水胶体敷料覆盖创面。

5. 真菌感染者的处理方法

（1）让创面充分暴露于空气。

（2）涂抗真菌软膏、霜剂、粉剂。禁用凡士林或氧化锌软膏等油剂，因可加重真菌性尿布皮炎。

6. 细菌感染（出现脓疱）者的处理　1∶5000高锰酸钾溶液冲洗，再涂以0.5%新霉素氧化锌糊剂或莫匹罗星抗感染。

（五）健康教育

1. 家属心理支持。

2. 指导家属如何预防尿布皮炎。

3. 出院健康宣教。

十七、新生儿持续肺动脉高压护理常规

（一）按新生儿疾病一般护理常规

（二）护理关键点

1. 差异性青紫。

2. 呼吸困难。

3. 心力衰竭。

（三）护理评估

1. 回顾产科病史、患儿出生情况，如妊娠周数、羊水、脐带有无异常，Apgar评分。

2. 观察患儿是否存在差异性青紫，监测患儿右上肢（动脉导管开口上游）与下肢（动脉导管开口下游）血氧饱和度，观察右上肢血氧饱和度是否较下肢血氧饱和度高10%以上。记录时须注明血氧饱和度的监测部位。

3. 必要时监测血气，观察患儿右侧桡动脉（动脉导管开口上游）与股动脉（动脉导管开口下游）之间的血氧分压差是否 > 15 ~ 20mmHg。血气报告单上须注明采血部位。

4. 有无出现持续青紫，呼吸困难可不明显，与低氧血症的程度不相平行。

5. 观察患儿吸氧后青紫是否有改善，当患儿出现持续肺动脉高压时，吸入100%氧，青紫仍不能改善。

6. 观察患儿是否有心衰的表现

（1）安静时心率 > 160次/分钟。

（2）喂养困难及多汗。

（3）呼吸急促、费力，安静时呼吸频率 > 60次/分钟。

（4）水肿：可不明显，但可表现为短期内体重骤增，有时可见眼睑及胫骨、骶骨轻度水肿。

（四）护理措施

1. 尽量减少对患儿的刺激，护理操作集中进行。

2. 遵医嘱使用扩张肺动脉的药物

（1）口服枸橼酸西地那非，口服剂量为0.3 ~ 1mg/kg，每6 ~ 12小时1次，口服西地那非时注意观察患儿有无出现低血压、心动过速、消化道出血、呕吐、呼吸困难等并发症。

（2）静脉滴注扩张肺动脉的药物，为使药物能直接入肺，减少右向左分流的影响，应选用头皮静脉或上肢静脉滴注：①静脉滴注硫酸镁，滴注硫酸镁时需注意有无肌张力低、吸吮力差、不活跃、哭声不响亮、呼吸抑制等高镁血症表现；②静脉滴注前列腺素E。

3. 遵医嘱实施氧疗。

4. 呼吸机辅助呼吸的护理同本节"新生儿呼吸窘迫综合征"中相关内容。

5. 出现心力衰竭的护理　详见本节"新生儿心力衰竭护理常规"。

（五）健康教育

1. 家属心理支持。

2. 出院健康宣教。

十八、新生儿肺出血护理常规

（一）按新生儿疾病一般护理常规

（二）护理关键点

1. 呼吸困难。

2. 休克。

3. 呼吸衰竭。

（三）护理评估

1. 评估患儿是否有如下高危因素

（1）缺氧：窒息、重症缺氧缺血性脑病、呼吸窘迫综合征、胎粪吸入综合征、青紫型复杂先天性心脏病等。

（2）感染：败血症、感染性肺炎、坏死性小肠结肠炎。

（3）寒冷损伤。

（4）早产。

2．体温、心率、呼吸、血压等生命体征，经口鼻或气管导管涌出血液的量及颜色。

3．呼吸困难有无加重，有无出现呼吸暂停、面色苍灰，经皮氧饱和度有无出现下降。

4．是否有反应差、面色苍白、发绀、四肢冷、血压下降、毛细血管再充盈时间延长等休克表现。

5．有无其他部位的出血表现，如皮肤出血点或瘀斑、注射部位出血。

（四）护理措施

1．立即予清理呼吸道，吸净气管导管及口鼻腔内的血性液体。

2．协助医生气管插管。

3．遵医嘱气管导管内滴入1/10000肾上腺素，静脉推注立芷雪。

4．遵医嘱使用扩容、纠酸药。

5．保暖，使患儿体温在36.5～37.5℃。

6．减少不必要的气管导管内吸引，气管导管内吸引时负压在60～100mmHg，避免负压过大引起损伤。

7．在患儿肩下放置小的软垫，避免颈部弯曲、呼吸道梗阻。

8．治疗、护理操作尽量集中进行。

9．呼吸暂停者给予弹足底、托背、刺激皮肤等处理。

10．遵医嘱使用氨茶碱以减少呼吸暂停的发生。使用氨茶碱时注意剂量准确，缓慢滴注，并观察有无心动过速、心律失常、呕吐咖啡样物等中毒反应。

（五）健康教育

1．家属心理支持。

2．出院健康宣教。

十九、新生儿乳糜胸护理常规

（一）按新生儿疾病一般护理常规

（二）护理关键点

1．呼吸困难。

2．感染。

3．营养不良。

（三）护理评估

1．回顾产科病史、患儿出生情况，如妊娠周数、羊水、脐带有无异常，Apgar评分。

2．是否有呼吸困难、呼吸浅快、发绀等表现。

3．胸廓是否对称，听诊呼吸音有无减弱。

4．胸腔引流液的颜色、量。

5．观察患儿体温、心率、呼吸的变化，注意患儿有无感染表现，包括：反应差、黄疸退而复现、安静时心率＞160次/分钟、反复呼吸暂停、呼吸增快、体温高或低体温。

6. 胸腔闭式引流者注意观察引流物的量、颜色的变化。

（四）护理措施

1. 抬高床头以减轻积液对肺组织的压迫。

2. 遵医嘱实施氧疗。

3. 协助医生胸腔穿刺，做好胸腔穿刺口的护理，0.1%安多福消毒穿刺口后以无菌纱布覆盖，预防感染。

4. 留置胸腔引流管持续引流者的护理

（1）注意保持引流管通畅，观察引流管有无出现反折。

（2）胸腔闭式引流瓶/引流袋放低于患儿水平位30~50cm处，操作时注意避免引流液倒流，更换引流袋时夹闭引流管（或通过三通控制）避免气体进入胸腔。

（3）每日更换引流瓶/袋一次。

（4）观察胸腔穿刺口处有无出现红肿。

5. 禁食以减少乳糜的生成，禁食期间予静脉营养。

6. 使用红霉素胸腔内灌注时助手转动患儿，使药液均匀分布在胸膜腔。注药后夹管12~24小时使红霉素停留在胸腔内。

7. 遵医嘱使用生长抑素，使用生长抑素的护理

（1）生长抑素代谢快、血浆半衰期短，应不间断持续给药。

（2）给药开始时可引起暂时性血糖下降，注意监测血糖变化。

（3）生长抑素辅料中含有碳酸氢钠、甘露醇，输注过程中多巡视，注意观察有无药物外渗，给予单独的输液通道。

8. 实施保护性隔离。

9. 拔除胸腔闭式引流管后消毒穿刺口处，以无菌纱布或透明敷料覆盖穿刺口。

（五）健康教育

1. 家属心理支持。

2. 出院健康宣教。

二十、新生儿心力衰竭护理常规

（一）按新生儿疾病一般护理常规

（二）护理关键点

1. 呼吸困难。

2. 喂养困难。

3. 水肿。

4. 皮肤受损的危险。

5. 多器官功能衰竭。

（三）护理评估

1. 观察患儿是否有心功能减退表现

（1）安静时心率＞160次/分钟，晚期心衰可表现为心动过缓，心率＜100次/分钟。

（2）喂养困难（吸吮无力、拒奶及喂哺困难）及多汗。

（3）烦躁不安或萎靡。

（4）血压一般尚正常，但当心搏出量显著减少时，血压可下降，面色发灰，皮肤出现花纹。

2. 观察患儿是否有肺循环淤血的表现

（1）呼吸急促、费力，安静时呼吸频率＞60次/分钟，病情重时可有呻吟、鼻翼翕动、三凹征及发绀。

（2）平卧时呼吸困难加重，直抱或卧肩时减轻。

3. 观察患儿是否有体循环淤血表现

（1）颈静脉怒张：将患儿抱起，在不哭时观察颈部浅静脉是否扩张。

（2）水肿：可不明显，但可表现为短期内体重骤增，有时可见眼睑及胫骨、骶骨轻度水肿。

（3）少尿。

4. 精神反应、哭声、面色、皮肤颜色有无出现花斑样改变、肢端是否温暖，必要时评估毛细血管再充盈时间。

5. 皮肤是否受损，受压部位尤其是枕部有无出现压疮。

6. 进食情况，吸吮力。

7. 体重增长情况。

（四）护理措施

1. 抬高床头15°～30°，呈头高倾斜位。

2. 控制输液量与输液速度，一般液量较正常需要量少1/4～1/3，控制在80～100ml/（kg·d），水肿时控制在40～80ml/（kg·d）。保持静脉输液的通畅，液量24小时匀速输入。

3. 遵医嘱口服或静脉应用洋地黄制剂，应用洋地黄制剂之前须测患儿心率，若患儿心率＜120次/分钟停用洋地黄制剂。使用洋地黄制剂过程中须注意患儿有无出现嗜睡、拒奶、心律异常等中毒表现，用药过程中如出现心率＜100次/分钟，或出现期前收缩为常见中毒表现。早产、低氧血症、低钾血症、高钙血症、心肌炎及严重肝肾疾病均易引起洋地黄中毒。

4. 尽量减少对患儿的刺激，护理操作集中进行。

5. 准确记录24小时尿量。

6. 喂养困难的患儿可分次喂养，避免因进食过急而加重心脏负担。

7. 水肿的患儿注意保护皮肤，骨突部位喷涂赛肤润或贴安普贴敷料，注意防尿布皮炎。

（五）健康教育

1. 家属心理支持。

2. 出院健康宣教。

二十一、新生儿急性肾衰竭护理常规

（一）按新生儿疾病一般护理常规

（二）护理关键点

1. 水肿。

2. 血尿。

3. 皮肤完整性受损的危险。

4. 电解质紊乱。

5. 胸水、腹水。

6. 出血倾向。

（三）护理评估

1. 回顾产科病史、患儿出生情况，如妊娠周数、羊水、脐带有无异常，Apgar评分。观察患儿是否有低血压、窒息缺氧、严重脱水、大量出血、败血症、低体温、心力衰竭等引起急性肾衰竭的病因。

2. 观察患儿开始排尿的时间，准确记录24小时尿量，观察患儿尿量是否达少尿或无尿标准：少尿：尿量$<25ml/d$或$<1ml/$（$kg\cdot h$）；无尿：无尿$<15ml/d$或$<0.5ml/$（$kg\cdot h$）。

3. 观察患儿水肿部位、程度，每日称体重一次。

4. 少尿期注意观察患儿有无精神萎靡、反应低下、躯干和四肢肌肉无力、心电图T波高尖、QRS波增宽和心律失常等高钾血症表现。

5. 观察患儿是否有呼吸困难、腹胀、囟门张力高等胸水、腹水、脑水肿表现。

6. 多尿期注意观察患儿有无脱水表现，同时注意观察患儿有无精神萎靡、反应低下、躯干和四肢肌肉无力、腹胀等低钾血症表现。

7. 有无出血的表现，针刺部位有无出血不止。

（四）护理措施

1. 严格控制液体入量（液体入量＝不显性失水＋前1日尿量＋胃肠道失水量＋引流量—内生水）。准确记录24小时出入量。

2. 高钾血症患儿遵医嘱使用以下药物

（1）葡萄糖酸钙静滴以拮抗钾对心肌的毒性，静脉滴注葡萄糖酸钙时注意滴注速度缓慢，经外周静脉滴注时注意选择较粗较直、未穿刺过的血管，一旦发现液体外渗，立即予0.5%利多卡因0.5～1ml环形封闭，再予复方丹参液外敷。

（2）碳酸氢钠静滴碱化血液，促进钾转移至细胞内。滴注碳酸氢钠时注意观察有无外渗，一旦出现外渗立即处理，予复方丹参液外敷。

3. 水肿的患儿注意保护皮肤，经常更换体位，可全身喷涂赛肤润，骨突部位喷涂赛肤润或贴安普贴敷料，注意防尿布皮炎。

4. 有出血倾向的患儿尽量减少肌肉注射及静脉穿刺，穿刺部位出血者可用明胶海绵压迫止血或云南白药止血。

5. 必要时留置PICC导管或脐静脉导管用于静脉输液。

（五）健康教育

1. 家属心理支持。

2. 出院健康宣教。

二十二、新生儿休克护理常规

（一）按新生儿疾病一般护理常规

（二）护理关键点

1. 低体温或体温过高。

2. 呼吸困难。

3. 皮肤受损。

4. 多器官功能损害。

5. 出血倾向。

（三）护理评估

1. 使用新生儿休克评分法进行评分（见表8-1-1）。

2. 呼吸有无增快，安静时呼吸频率是否＞60次/分钟，有无出现三凹征，必要时评估经皮氧饱和度。

3. 心率有无＞160次/分钟或＜100次/分钟，脉压差有无缩小。

4. 尿量是否＜1ml/（kg·h）。若连续8小时尿量＜1ml/（kg·h）表示肾小球滤过率降低，肾小管上皮受损，可导致急性肾衰竭及电解质紊乱。

5. 观察患儿有无出现低体温或体温过高。

6. 是否有消化道出血、腹胀、黄疸等表现。

7. 是否有出血倾向。

8. 皮肤受压部位有无出现压疮，尤应注意观察枕部皮肤。

（四）护理措施

1. 保暖　将患儿放于已预热好的温箱或辐射抢救台上。若患儿体温不升，温箱的箱温调节较患儿体温高1℃，每30分钟测体温一次，直至体温在36.5～37.5℃之间，再连续每30分钟测体温一次共三次，若体温仍正常改为每4小时测体温一次。体温过高者可适当降低温箱或辐射台温度，每小时降低温箱温度不超过1℃，高热者予温水擦浴。

2. 扩容　迅速建立静脉通道，遵医嘱使用生理盐水快速扩容，观察患儿皮肤颜色、皮肤温度、毛细血管再充盈时间、血压的变化。

3. 遵医嘱使用碳酸氢钠纠酸，碳酸氢钠需与葡萄糖稀释后滴注，滴注时注意观察有无外渗，一旦外渗予复方丹参外敷、硫酸镁湿敷。

4. 遵医嘱使用多巴胺、多巴酚丁胺等血管活性药，注意药物剂量准确，多巡视病人，一旦发现药物外渗，及时处理，予复方丹参液外敷。

5. 出血倾向的患儿尽量减少肌肉注射或静脉穿刺，拔针后延长压迫时间，穿刺部位出血不止者予明胶海绵压迫止血，或用云南白药止血。注意血止后仍须观察有无再出血。

6. 做好皮肤保护，多翻身，骨突部位涂赛肤润，或以水胶体敷料贴于骨突处。

（五）健康教育

1. 家属心理支持。
2. 出院健康宣教。

表8-1-1　新生儿休克评分法及分度

分度	评分	收缩压（mmHg）	股动脉搏动	四肢温度	皮肤颜色	皮肤循环
轻（3分）	0	＞60	有力	腕踝部以下凉	全身红	正常
中（4~7分）	1	45~60	弱.	肘膝部以下凉	苍白、肢端紫	较慢
重（8~10分）	2	＜45	不可及	肘膝部以上凉	花纹、全身紫	甚慢

注:

1. 皮肤循环

（1）前臂毛细血管再充盈时间（CRT）：指压前臂内侧皮肤，放手后转红＜2秒为正常，2~4秒为较慢，＞4秒为甚慢。

（2）足跟毛细血管再充盈时间 CRT：＜3秒为正常，3~5秒为较慢，＞5秒为甚慢。

2. 五项评分内容中皮肤颜色、皮肤循环表现最早最明显，四肢温度稍次之，而血压异常是病情严重的标志。

第二节　儿内科疾病护理常规

一、儿内科疾病一般护理常规

1. 按内科疾病一般护理常规。

2. 入院接待　护士按照病种、患儿情况、家长条件，选择合适的留住病房。入院后行科室住院告知，解释住院期间抽血及检查注意事项，取得家属配合和支持。

3. 基础护理

（1）清洁皮肤：保持皮肤、口腔清洁，预防并发症。每周剪指甲2次。沐浴是预防患儿皮肤糜烂、压疮的最佳方法。病情许可的情况下每天沐浴。需要时，用赛肤润擦背及按摩骨骼隆突部位，以促进血液循环，使患儿舒适。

（2）预防院内感染：不同年龄阶段患儿患病的种类、治疗的方法及护理多不相同，需特别重视预防院内感染，并积极采取措施。

（3）做好安全护理，预防意外伤害：病房内一切设施均应考虑患儿的安全。严格执行各项规章查对制度，坚持各项操作规范化，给患儿做各项治疗时，做好患儿的安全保护和告知，防止发生脱针、扎伤、坠床、烫伤等意外发生。

4. 休息与活动　患儿在患病期间，身体的消耗会增加，体力也有所下降，调整好休息与睡眠，指导制定休息的方法，在实施过程中不断调整，根据病情恢复情况及患儿的年龄鼓励生活自理，以利于患儿的早日恢复。

5. 饮食护理　患儿的饮食不仅要符合治疗的需要，也要满足其生长发育的要求。因此饮食的质与量取决于每一个患儿的需求，按需供给。喂饭、喂药、喂水等需予以协助。

6. 排泄护理　保持二便通畅，定时给大小便器及协助使用。患儿突然下地去厕所，可导致摔倒及病情加剧，应加以告知防范。

7. 给药护理

（1）儿童用药应慎重选择，不可滥用。应根据儿童的年龄、病种、病情以及儿童对药物的特殊反应和药物的远期影响，有针对性地选择药物。

（2）遵医嘱给药，掌握科室常用药物的剂量、方法、浓度、作用及副作用，注意用药前后的情况，准确控制输液速度、浓度、剂量，并向患儿家属做好药物相关知识的宣教。

8. 专科观察要点

（1）儿童发育不成熟，不同年龄段患儿对同一致病因素的病理反应不同，临床表现亦不同，在护理观察过程中，应重视年龄因素。

（2）患儿因时间和空间知觉尚未发育完善，不能准确表达自己的病情，陈述的可靠性降低。因此，护理人员需严密观察病情，及时发现问题并及时处理。

（3）不同系统疾病的护理观察要点详见各专科章节。

（4）小儿正常身高：新生儿出生时平均50cm，1岁时75cm，2岁时85cm，2~12岁按公式推算：身高（cm）=年龄×7（cm）+70cm。

（5）小儿正常体重

1~6月龄：体重（kg）=出生体重+月龄×0.7。

7~12月龄：体重（kg）=6+月龄×0.25。

至青春前期：体重（kg）=年龄×2+7（或8）

（6）小儿良好睡眠习惯的培养1~2月的小婴儿未建立昼夜生活规律，可夜间喂奶1~2次，但不要含奶头入睡；3~4月后逐渐停止夜间哺喂，任其熟睡；婴儿睡前避免过度兴奋，不拍、不摇、不抱；保证充足的睡眠时间。

9. 心理护理　患儿住院后护士首先了解其心理及社会方面的需求，采取相应的护理措施，使患儿得到满足，以最佳心理状态接受住院治疗疾病。

（1）用通俗易懂的语言或其他方式，向患儿及家属介绍医院的情况和生活制度，使之尽快熟悉环境；介绍有关的医护人员和生活制度，以减少焦虑心理。

（2）爱护患儿，尽量加强接触，在给患儿做护理时，与其亲切交谈，多加抚摸、微笑及呼其爱称，均可使患儿减少陌生及疑虑。

（3）做好各项护理工作，病室环境舒适、饮食安排可口、护理操作技巧熟练等，增强患儿对医护人员的信任。

（4）由于婴幼儿语言表达能力有限，部分年长儿也不能完全诉说，因此，对患儿加强巡视，观察病情变化、患儿的姿态、面部表情、动作等。

（5）向患儿父母及保育人员询问患儿的心理状态及有关情况，使患儿父母体会到医护人员对患儿的关心、责任心，增强其信任感，有利于减轻父母的疑虑，密切配合医疗、护理工作。

10. 健康宣教　针对疾病做好相应的健康教育。与家长及患儿沟通后，护士对健康教育要做出初步的评估并有效实施。教育内容包括患儿病种的治疗与护理、生长发育的监测、常见病的预防、母乳喂养与营养指导等。

二、小儿肺炎护理常规

（一）按儿内科疾病一般护理常规

（二）护理关键点

1. 发热。

2. 咳嗽、咳痰。

3. 气喘。

4. 教育需求。

（三）护理评估

1. 入院方式　抱、背、步行、轮椅或平车。

2. 生命体征、面色、神志、精神状态及热型的变化。

3. 病情及主要症状

（1）咳嗽、咳痰、喘憋，痰的颜色、性状和量。

（2）有无烦躁、心率突然加速、呼吸困难等心衰表现。

（3）体温降而复升或体温不升。

（4）呼吸音的改变。

4. 病程及此次发病的诱因。

5. 氧疗的效果。

6. 入院前用药情况及住院时抗生素的用药效果及不良反应。

7. 体重和营养进食状况。

8. 心理状况，对疾病的了解程度以及家庭支持系统。

9. 实验室检查　血常规、血生化、血气分析、痰培养等。

10. 辅助检查　胸片、心电图、胸部CT等。

（四）护理措施

1. 活动　根据病情轻重决定活动方式。急性期卧床休息，注意保持患儿安静。烦躁不安时可遵医嘱使用镇静剂。

2. 饮食　宜清淡，以流质饮食为主，少量多餐。咳嗽时暂停进食，呛咳患儿抱起喂哺，重症不能自行进食者给予鼻饲或静脉营养。

3. 心理护理　使患儿情绪稳定，争取家长支持，以配合治疗护理。

4. 发热护理　低热不需要特殊处理，体温在38.5℃以上时应采取物理降温或药物降温措施。有高热惊厥史患儿应在38℃时就给予退热处理，防止发生惊厥。

（1）密切观察患儿的生命体征，每4小时测量一次，必要时增加次数。

（2）保持室内环境安静、阳光充足、空气流通。

（3）鼓励多吃水果，多饮水，不能进食者，按医嘱从静脉补充营养与水分，同时监测患儿的尿量和出汗情况以便调整补液量，并保持大便通畅。

（4）做好基础护理，保持口腔清洁，喂奶进食后多饮水，清洁口腔，预防口腔炎、鹅口疮，促进食欲。

（5）做好各种降温的护理。

5. 呼吸道管理

（1）有缺氧症状的患儿予吸氧，做好吸氧护理。按医嘱监测血气，严重者做好气管插管等抢救准备。

（2）鼓励患儿有效咳嗽，教会患儿有效咳嗽的方法及有效的体位引流。

（3）按医嘱予化痰药和氧气雾化吸入。

（4）剧烈刺激性干咳者，可遵医嘱给予止咳药。

6. 常规检查的护理

（1）正确留取痰液，包括痰培养、脱落细胞学检查及抗酸染色等（应留取晨起第一口痰，先漱口，再用力咳出气管深处痰液）。

（2）正确抽取血标本和血培养。

（3）协助患儿行胸片检查，必要时行胸部CT和肺功能的检查。

7. 用药的护理　遵医嘱使用抗生素，在用药过程中及时观察患儿的体温变化，同时观察抗生素的不良反应，如皮疹、胃肠道反应、静脉炎等，应注意药物的浓度、滴数、用药间隔时间。为避免引起和加重心衰，严格控制输液速度和输液总量。

8. 复合脉冲磁性治疗仪辅助治疗。

9. 重症肺炎的护理

（1）生命体征的监测。

（2）观察患儿的精神和意识状态。

（3）观察患儿的皮肤黏膜有无发绀，肢端是否湿冷。

（4）记录24小时出入量。

（5）实验室检查，动脉血气的变化。

（6）体位：患儿取仰卧位，抬高头胸20°，抬高下肢30°。

（7）吸氧：高流量面罩吸氧；做好气管插管等抢救准备。

（8）补充血容量：建立两条静脉通路，按医嘱补液，使用输液泵控制滴速，一般速度维持在10～15ml/h，保持均匀滴入。

（9）用药护理：血管活性药物如多巴胺等，防外溢，监测血压。抗生素的联合使用，观察药物疗效和副作用。

（五）健康教育

1. 活动　根据孩子的体质选择适当的运动，增加户外活动时间，适当的户外活动可增强孩子体质和免疫力。

2. 饮食　高热量、高维生素、优质蛋白质、易消化的流质或半流质饮食，鼓励少量多次进食；避免油炸及产气食品，以免造成腹胀妨碍呼吸。

3. 心理护理　予心理支持，向患儿及家长解释疾病的过程，开展人性化护理。

4. 避免受凉，淋雨，感冒流行季节，应让小儿远离患病人群，少串门，少去或不到公共场所。

5. 及时接种各种疫苗，必要时注射流感疫苗或肺炎疫苗。

6. 遵医嘱按时服药，讲解药物的作用及副作用。

7. 定期随访。

三、急性支气管炎护理常规

（一）按儿内科疾病一般护理常规

（二）护理关键点

1. 发热。

2. 咳嗽、咳痰。

3. 哮喘。

4. 教育需求。

（三）护理评估

1. 入院方式　抱、背、步行、轮椅或平车。

2. 生命体征、热型的变化。

3. 病程及此次发病的诱因。

4. 病情及主要症状

（1）咳嗽、咳痰，痰的颜色、性状和量。

（2）体温降而复升或体温不升。

（3）注意呼吸困难、哮喘、发绀等症状。

（4）呼吸音的改变。

（5）疲乏无力、头痛、食欲减退、睡眠不安、全身不适、头痛等症状。

（6）呕吐、腹泻等消化道症状。

5. 氧疗的效果。

6. 入院前用药情况及住院时抗生素的用药效果及不良反应。

7. 体重和营养进食状况。

8. 心理状况，对疾病的了解程度以及家庭支持系统。

9. 实验室检查如血常规、血生化，痰培养等。

10. 辅助检查如胸片、胸部CT等。

（四）护理措施

1. 环境　保持室内空气新鲜。

2. 休息　喘息、咳嗽剧烈的患儿应卧床休息，避免剧烈活动及游戏，以防咳嗽加重。卧床时须经常更换体位，使呼吸道分泌物易于排出。

3. 饮食　营养丰富、易消化食物，鼓励患儿进食，但应少量多餐，以免因咳嗽引起呕吐。多饮水，使痰液稀释易于咳出。

4. 发热护理　低热不需要特殊处理，体温在38.5℃以上时应采取物理降温或药物降温措施。有高热惊厥史患儿应在38℃时就给予退热处理，防止发生惊厥。并做好各种降温方法的护理。

5. 呼吸道管理

（1）有缺氧症状的患儿予吸氧，做好吸氧护理。

（2）鼓励年长患儿有效咳嗽，教会患儿有效咳嗽的方法。

（3）痰液黏稠者雾化吸入，按医嘱予化痰药。

（4）剧烈刺激性干咳者，可遵医嘱给予止咳药。

6. 用药护理

（1）应用抗生素时，观察抗生素的不良反应，如皮疹、胃肠道反应、静脉炎等，应注意药物的浓度、滴数及用药间隔时间。

（2）口服止咳糖浆后不要立即喝水，使药物更好地发挥疗效。

（3）做完雾化吸入后应及时漱口及用湿毛巾擦脸。

7. 常规检查的护理

（1）正确留取痰液，包括痰培养、脱落细胞学检查及抗酸染色等（应留取晨起第一口痰，先漱口，再用力咳出气管深处痰液）。

（2）正确抽取血标本和血培养。

（3）协助患儿行胸片检查。

（五）健康教育

1. 加强营养，增强体质。

2. 积极开展户外运动，进行体格锻炼，增强机体对气温变化的适应能力。

3. 积极预防营养不良、佝偻病、贫血和各种传染病。

4. 按时预防接种，增强机体免疫力。

5. 告知家长咳嗽是一种保护性反射，咳嗽排痰可促进炎症消退，改变家长只要孩子咳嗽就要求用止咳药的观念。

四、小儿过敏性紫癜护理常规

（一）按儿内科疾病一般护理常规

（二）护理关键点

1. 皮疹。

2. 疼痛。

3. 消化道症状。

4. 关节症状。

5. 肾脏症状。

6. 教育需求。

（三）护理评估

1. 入院方式　步行、轮椅或平车。

2. 生命体征、神志等情况。

3. 病情及主要症状

（1）皮疹的分布、颜色、大小、形态、数量、有无反复等。

（2）有无恶心、呕吐、便血、脐周或下腹疼痛等消化道症状。

（3）有无关节肿胀、疼痛和活动受限，累及哪些关节，疼痛的部位、性质、持续时间、程度及伴随症状。

（4）有无血尿、蛋白尿及管型，是否有血压增高及水肿等肾脏损害情况。

（5）肾脏改变情况，血压、水肿情况、小便常规、尿量等情况。

4. 既往病史、饮食习惯及食物过敏史，有无感染及药物过敏史。

5. 用药的效果及药物的不良反应。

6. 心理状况，对疾病的了解程度以及家庭支持系统。

7. 体重和全身营养状况。

8. 辅助检查如X线、腹部B超等。

9. 实验室检查如血常规、血沉、生化全套、血免疫检查、凝血功能、过敏源检测、大便常规、隐血试验、尿常规等。

（四）护理措施

1. 休息和活动

（1）急性期需卧床休息，避免剧烈活动或哭闹，肾型、腹型及关节型患儿需严格卧床休息。

（2）稳定后可适当下床活动，活动时应遵循循序渐进的原则。

（3）对关节疼痛及肿胀的患儿，在关节疼痛消失后方可下床活动。

2. 饮食

（1）高营养、清淡、易消化食物，避免进食刺激性食物（生葱、辣椒等）及坚硬食物。

（2）在疾病的急性期，避免各种致敏食物，如鱼、虾、蛋、牛奶、蚕豆、菠萝等。一旦发现与某种食物有致敏关系，应禁用这种食物，同时也不可以使用与这种食物接触过的炊具和餐具。

（3）有消化道症状及出血者立即禁食，待出血停止后先给温凉的流质饮食，无出血后逐渐过渡到正常饮食。

（4）合并肾脏损害者，给予低盐饮食，出现大量蛋白尿期间给予优质蛋白饮食。还要多食富含维生素C、K的食物，如柚子、苹果、草莓、西红柿等。

3. 皮肤护理

（1）保持床铺的整洁、平整、干燥。衣服应宽松、柔软、清洁、干燥。

（2）避免接触可能的各种致敏源。

（3）注意皮肤清洁，每天擦浴并更换衣服，冬季注意保暖，洗澡时不可以用肥皂擦洗皮肤，及时剪指甲，避免抓伤皮肤。臀部有皮疹者，保持臀部皮肤清洁、干燥，有破溃者，在局部涂抗生素软膏，以防感染。每次便后用温水擦洗臀部，保持干净。

4. 药物治疗的观察及护理　本病可采取激素等及对症治疗。病情严重的患儿常应用大剂量肾上腺皮质激素治疗，因此应注意观察激素的不良反应，如高血压、柯兴综合征、应激性溃疡、感染、内分泌紊乱、机体抵抗力下降等。

5. 并发症的观察及护理

（1）消化系统症状：临床可出现不同程度的腹痛、腹泻、呕吐、便血等症状，亦可导致肠套叠、肠坏死及肠穿孔等严重并发症。应严密观察病情，一旦出现腹痛，应确定疼痛部位及性质，观察大便色泽，及时记录。如有便血立即报告医生，做好记录。腹痛患儿禁止腹部热敷，以防肠出血。注意观察有无肠坏死、穿孔征象，一经发现立即报告医生，及时手术。

（2）肾脏情况观察：定期进行尿常规检查，注意观察尿色及尿量，监测患儿血压，及时发现肾功能异常表现。

（3）关节症状：本病累及各关节经常伴有明显的关节肿胀疼痛，主要见于膝关节、踝关节及肘腕关节等处，经常反复发作。应嘱患儿卧床休息时抬高患肢，尽可能保持患肢的功能位置，注意保暖，肿痛关节切勿热敷。对关节疼痛比较明显的可给予肾上腺皮质激素治疗，可以在一定程度上缓解关节的疼痛。

（五）健康教育

1. 心理护理　本病呈多复发性慢性病理过程，多与患儿及家属沟通，在操作时尽量轻柔，耐心向家属交待病情，增强他们战胜疾病的信心，能配合医务人员的工作。

2. 出院指导　除肾损害之外多数患儿初次发病后约1~2个月内可自然痊愈，也可以数月多次发作。多数预后良好，约1/3的病例有复发倾向。教会家属及患儿观察病情变化。

3．遵医嘱按时、按量、按疗程给药，切忌不可自行减量或停药，特别是使用肾上腺皮质激素的患儿，强调逐渐减量的重要性并教会家长如何观察药物的副作用。定期来院或当地医院复查，以便医生指导用药。

4．应积极寻找过敏因素。告知家长避免患儿接触致敏物质能有效地预防复发，指导合理饮食。

5．指导患儿要劳逸结合，可适当锻炼，但切忌过度劳累。

6．根据气候变化及时增减衣服，防止感冒，避免去人群拥挤的公共场合。

五、小儿腹泻护理常规

（一）按儿内科疾病一般护理常规

（二）护理关键点

1．水、电解质平衡。

2．肛周皮肤保护。

3．体温过高。

4．营养。

5．教育需求。

（三）护理评估

1．入院方式　抱、背、步行、轮椅或平车。

2．健康史

（1）喂养史及喂养方式：如母乳喂养或者人工喂养，人工喂养患儿喂何种乳品，冲调浓度、喂哺次数及量，添加辅食及断奶情况。

（2）有无不洁饮食史、食物过敏史。

（3）既往有无腹泻史，有无其他疾病及长期使用抗生素史。

3．胃肠道

（1）大便的颜色、性状、量、次数、气味以及大便常规/隐血试验/培养结果/轮状病毒检测。

（2）腹部情况如肠鸣音、腹壁紧张度、腹痛等。

（3）呕吐物的量、颜色、性状、气味及呕吐的次数。

4．水、电解质、酸碱平衡情况

（1）观察生命体征及神志，防止容量不足。

（2）判断脱水的程度及性质

1）脱水程度：轻度脱水体重减少5%以下，前囟、眼窝稍凹陷，尿量稍少；中度脱水体重减少5%～10%，四肢末梢凉，前囟明显凹陷，眼泪、尿量明显减少；重度脱水体重减少10%以上，前囟、眼窝深度凹陷，尿量极少，精神淡漠。

2）脱水性质：低渗性脱水血清钠<130mmol/L，多见于营养不良或长期腹泻者，可出现脑水肿，出现嗜睡、惊厥昏迷；等渗性脱水血清钠130～150mmol/L，出现一般的脱水症状；高渗性脱水血清钠>150mmol/L，多见于腹泻、高热、饮水不足、或输入电解质过多，表现为口渴、高热、烦躁不安、皮肤干燥、肌张力增高、惊厥。

（3）评估有无肌肉无力、腹胀、肠鸣音减弱、心律失常等低钾血症的表现。

5．营养情况

（1）患儿饮食的摄入方式，摄入物。

（2）营养指标如体重、白蛋白等。

6．生命体征变化。

7．肛周皮肤有无发红、发炎及破损。

8．用药的效果及药物的不良反应。

9．心理状况，对疾病的了解程度以及家庭支持系统。

10．实验室检查如血常规、生化全套、大便常规、隐血试验、大便培养等。

（四）护理措施

1．基础护理

（1）准确记录大小便、呕吐次数及量，注意大便的性状和颜色。呕吐频繁应侧卧，防止呕吐物误吸引起窒息。

（2）加强口腔护理，禁食患儿每日口腔护理2次，预防口腔感染。

（3）臀部的护理：勤换尿布，保持皮肤清洁干燥。每次大便后，用温水清洗臀部及会阴部，预防红臀，防止泌尿道感染。局部发红处涂以5%鞣酸软膏或赛肤润并按摩片刻。

（4）勤翻身，特别是对营养不良患儿、输液时间较长者或昏迷患儿，应预防继发肺炎，避免压疮发生。

2．饮食管理　不主张禁食，除严重呕吐者暂禁食4～6小时（不禁水）。

（1）母乳喂养者继续喂奶，暂停辅食。

（2）人工喂养者可喂以稀释的牛奶或等量米汤或其他代乳品，腹泻次数减少后，给予半流质如粥、面条等，少量多餐，随着病情稳定和好转，逐步过渡到正常饮食。

（3）病毒性肠炎多有双糖酶缺乏，不宜用蔗糖，对可疑病例暂停乳类喂养，喂以豆制代乳品或发酵奶、去乳糖奶。

（4）腹泻停止后，继续给予营养丰富的饮食，并每日加餐1次，共2周，以恢复其正常生长。

（5）少数严重病例口服营养物质不能耐受者，应加强支持疗法，必要时全静脉营养。

3．补液护理

（1）口服补液：口服补液盐（ORS）用于腹泻时预防脱水及纠正轻、中度脱水。每包ORS以500ml温开水溶解。轻度脱水约需50～80ml/kg，中度脱水约需80～100ml/kg，于8～12小时内将累积损失量补足；脱水纠正后，可将ORS用等量水稀释，按病情需要随时口服。有明显腹胀、休克、心功能不全或其他严重并发症者及新生儿不宜口服补液。

（2）静脉补液用于中、重度脱水、呕吐严重或腹胀患儿。

（3）迅速建立静脉通路，严格执行补液计划，掌握补液原则。补液过程中密切观察患儿变化，评价补液效果。营养不良或心肺疾患的患儿，输液速度宜慢，输液量要减少。

第1天补液按以下原则：

1）输液总量：包括补充累积损失量、继续损失量和生理需要量，对少数营养不良、心、肺、肾衰竭的患儿应根据具体病情分别作较精细的计算；

2）溶液种类：根据脱水性质决定。若临床判断脱水性质有困难时，可先按等渗脱水处理；

3）输液速度：主要取决于脱水程度和继续损失的量和速度，遵循先快后慢原则。若吐泻减轻，可酌情减少补液量或改为口服补液；

4）纠正酸中毒、低钾、低钙、低镁血症。静脉补钾前要询问排尿情况，6小时内排过尿可补钾，补钾浓度应<0.3%，每日补钾总量静脉点滴时间不应短于6～8小时。

第2天及以后补液　脱水和电解质紊乱已基本纠正，主要补充生理需要量和继续损失量，可改为口服补液，补液量根据吐泻性质和进食情况估算。继续补钾，供给热量。

4. 消毒隔离和预防交叉感染　感染性腹泻实施接触隔离，非感染性腹泻应与感染性腹泻分室居住，防止交叉感染。保持病室的空气流通，出院后床单位按特殊感染病人进行终末消毒。

（五）健康教育

1. 指导口服补液盐服用方法，强调少量多次饮用，呕吐不是禁忌证。

2. 提倡母乳喂养，尤以出生后最初数月内应予以母乳喂养。按时添加辅食，添加辅食时，品种不宜过多，变换不宜过频。帮助家长掌握食物的调配、储藏以及食具消毒的方法。

3. 加强户外活动，提高对自然环境的适应能力，注意小儿体格锻炼，增强体质，提高机体抵抗力。

4. 避免交叉感染，避免长期滥用广谱抗生素。

5. 做好预防措施，注意饮水卫生、食物新鲜、清洁和食具消毒；教育小儿饭前便后洗手，勤剪指甲。

6. 指导家长正确洗手，勿随地大小便，防止交叉感染和重复感染。

六、小儿肾病综合征护理常规

（一）按儿内科疾病一般护理常规

（二）护理关键点

1. 蛋白尿。

2. 水肿。

3. 营养失调。

4. 药物副作用。

5. 教育需求。

（三）护理评估

1. 入院方式　抱、背、步行、轮椅或平车。

2. 生命体征。

3. 病程及此次发病的诱因。

4. 病情及主要症状

（1）有无尿色改变、泡沫尿、夜尿及尿量；有无尿频、尿急、尿痛及其他感染症状。

（2）水肿部位、程度、消涨情况及全身症状。

（3）血压波动情况和有无高血压并发症。

（4）有无咳嗽咳痰，痰液颜色、性状。

5. 并发症的观察

（1）电解质失衡：注意低钾、低钠、低钙血症表现如面色苍白、无力、食欲下降、表情淡漠，心音低钝、肌张力低下、腹胀，手足抽搐等。

（2）高凝状态：注意观察四肢的温度，粗细及是否有新鲜血尿、腹痛、哭吵等症状的出现，警惕血栓的发生。应用抗凝剂及治疗过程中注意皮肤、消化道的出血倾向。

（3）血容量不足性休克，面色苍白、四肢凉、精神萎靡、血压偏低，循环不良及胃肠道表现。

（4）长期服用肾上腺皮质激素，要注意药物副作用的发生，如继发感染、高血压、低钙、消化道溃疡、精神症状，柯兴氏征等。

6. 心理状况，对疾病的了解程度以及家庭支持系统。

7. 生活习惯、家族史、既往史。

8. 用药的效果及药物的不良反应。

9. 体重、胃纳和全身营养状况。

10. 实验室检查结果如血常规、血清补体C_3、尿常规、肌酐清除率、肾功能、肝功能、血电解质水平、24小时尿蛋白定量、动脉血气分析等。

11. 辅助检查结果如胸片、心电图、B超、肾功能、肾穿刺活检病理检查等。

（四）护理措施

1. 适当休息

（1）一般不需要严格地限制活动，无高度水肿、低血容量及感染的患儿无需卧床休息。

（2）严重水肿和高血压时需卧床休息并用利尿剂及降压药，以减轻肾脏的负担，在床上经常变换体位，以防血管栓塞等并发症。

（3）水肿消退、血压正常后可下床活动，但避免过度劳累，以免病情复发。

（4）在校儿童肾病活动期应休学。

2. 饮食

（1）一般患儿：不需要特别限制饮食，但因消化道黏膜水肿使消化能力减弱，应注意减轻消化道负担，给易消化的饮食，如优质的蛋白（乳类、蛋、鱼、家禽等）、少量脂肪、足量碳水化合物及高维生素饮食。患儿长期用肾上腺皮质激素易引起骨质疏松，并常有低钙血症倾向，每日应给维生素D及适量钙剂。

（2）大量蛋白尿期间蛋白摄入不宜过多，以控制在每日2g/kg为宜。因摄入过量蛋白质可造成肾小球高滤过，使肾小管硬化。

（3）尿蛋白消失后长期用糖皮质激素治疗期间，应多补充蛋白，因糖皮质激素可使机体蛋白质代谢增强，出现负氮平衡。为减轻高脂血症应少食动物脂肪（如动物油脂、动物内脏），以植物性脂肪为宜，同时增加富含可容性纤维的食物如燕麦、米糠及豆类等。

（4）重度水肿、高血压、尿少时限制钠、水的入量，给予无盐或低盐饮食（氯化钠1~2g/d），病情缓解后不必长期限盐。因本病患儿水肿的原因主要是血浆胶体渗透压下降，限制钠、水的入量对减轻水肿无明显的作用，过分限制易造成低钠血症及食欲下降。

3. 预防感染

（1）首先向患儿家长解释预防感染的重要性，肾病患儿由于免疫力低下易感染，而感染常使病情反复，严重感染甚至可以危及患儿生命，避免到人多的公共场所。

（2）做好保护性隔离，肾病患儿与感染性疾病患儿分室收治，病房每日进行空气消毒，减少探视人数。

（3）加强皮肤护理。由于高度水肿皮肤张力增加皮下血循环不良，加之营养不良及使用激素等，皮肤容易受损继发感染，应注意保持皮肤清洁、干燥，及时更换内衣；保持床铺清洁、整齐，被褥松软，经常翻身；水肿严重时，臀部和四肢受压部位垫软垫，或用气垫床；水肿的阴囊可用棉垫或吊带托起，皮肤破损可涂碘伏预防感染。

（4）做好会阴部清洁，每日用硼酸坐浴1~2次，预防尿路感染。

（5）严重水肿者应尽量避免肌肉注射，以防药液外渗，导致局部潮湿、糜烂或感染。

（6）注意监测体温、血常规等，及时发现感染灶，发现感染给予抗生素治疗。

4. 观察药物疗效及副作用

（1）激素治疗期间注意每日尿量、尿蛋白变化及血浆蛋白恢复等情况注意观察激素的副作用如库欣综合征、高血压、消化道溃疡、骨质疏松等。遵医嘱及时补充维生素D及钙质，以免发生手足搐搦症。

（2）应用利尿剂时注意观察尿量，定期查血钾、血钠，尿量过多时应及时与医生联系，因大量利尿可加重血容量的不足，有出现低血容量性休克或静脉血栓形成的危险。

（3）使用免疫抑制剂（如环磷酰胺）治疗时，注意白细胞下降、脱发、胃肠道反应及出血性膀胱炎等。用药期间要多饮水和定期查血常规。当日注意摄入足够水量，保证尿量在60~80ml/kg以上。并注意防止药物外渗。

（4）抗凝剂和溶栓疗法能改善肾病的临床症状，改变患儿对激素的耐受从而达到理想的治疗效果。在使用肝素过程中注意监测凝血时间及凝血酶原时间。

（五）健康教育

1. 关心、爱护患儿，多与患儿及家长交谈，鼓励其说出内心的感受，如害怕、忧虑等，同时，指导家长多给患儿心理支持使其保持良好情绪；在恢复期可组织一些轻松的娱乐活动，适当安排一定量的学习以增强患儿信心，积极配合治疗，争取早日康复；活动时间注意安全，避免奔跑、患儿之间打闹，以防摔伤、骨折。

2. 讲解激素治疗的重要性，使患儿及家长主动配合，坚持按计划用药；指导家长做好出院后的家庭护理。

3. 使患儿及家长了解感染是本病最常见的并发症及复发的诱因，因此采取有效措施预防感染至关重要。

4. 教会家长或较大儿童学会用试纸监测尿蛋白的变化。

5. 定期复查，不适随诊。

七、急性肾小球肾炎护理常规

（一）按儿内科疾病一般护理常规

（二）护理关键点

1. 血尿。

2. 蛋白尿。

3. 水肿。

4. 高血压。

5. 肾功能损害。

6. 教育需求。

（三）护理评估

1. 入院方式　抱、背、步行、轮椅或平车。

2. 生命体征。

3. 病情及主要症状

（1）有无尿色改变、泡沫尿及尿量减少情况。

（2）有无水肿，水肿部位、程度，有无心衰、肺水肿表现。

（3）尿量、尿色，肾功能情况。

（4）血压波动情况。

（5）有无颈静脉怒张、奔马律、呼吸困难和肺水肿情况。

（6）咳嗽咳痰，咽部疼痛，皮肤感染情况。

（7）发病前1~3周有无A型溶血性链球菌感染史，如上呼吸道、皮肤感染史（多为脓疱疮）、猩红热等链球菌感染及病原微生物如细菌、病毒及寄生虫等感染病史。前驱感染与发病的间隔时间。

4. 心理状况，对疾病的了解程度以及家庭支持系统。

5. 体重、胃纳和全身营养状况。

6. 实验室检查结果　血常规、尿常规、肌酐清除率、肾功能、肝功能、血电解质水平、咽拭子、细菌培养、抗"O"补体、C_3、24小时尿蛋白定量、肾穿刺活检病理等。

7. 辅助检查结果　如胸片、心电图、B超等。

（四）护理措施

1. 休息

（1）起病2周内应卧床休息。

（2）水肿消退、血压降至正常、肉眼血尿消失后，可下床轻微活动或户外散步。

（3）1~2个月内限制活动。

（4）3个月内避免剧烈运动。

（5）尿内红细胞减少、血沉正常可上学，但需避免体育活动。

（6）尿沉渣细胞绝对计数正常后可恢复正常生活。

2. 饮食　除非严重少尿或循环充血，一般不必严格限水。

（1）尿少水肿时期，限制钠盐摄入，严重患儿钠盐限制于每日60~120mg/kg。

（2）有氮质血症时应限制蛋白质的入量，每日0.5g/kg；肾功能正常时蛋白质摄入量应保持在每日1g/kg。

（3）供给高糖饮食以满足小儿能量的需要。

（4）在尿量增加、水肿消退、血压正常后可恢复正常饮食，以保证小儿生长发育的需要。

（5）少尿期避免进食含钾高的食物如香蕉、橘子等。

3. 利尿、降压

（1）为了减轻体内水、钠潴留和循环充血，凡经限制水盐入量后水肿、少尿仍明显或有高血压、全身循环充血者，遵医嘱给予利尿剂、降压药。

（2）应用利尿剂前后注意观察体重、尿量、水肿变化并做好记录，尤其是静脉注射呋塞米后要注意有无大量利尿、脱水和电解质紊乱等现象。

（3）应用硝普钠应新鲜配制，放置4小时后即不能再用，整个补液系统须用黑纸或铝箔包裹遮光。

（4）快速降压时必须严密监测血压、心率和药物副作用。硝普钠的主要副作用有恶心、呕吐、情绪不安、头痛和肌痉挛。

4. 控制感染　选用无肾毒性的抗生素治疗，如青霉素、头孢霉素等。观察用药疗效及有无过敏反应。

5. 观察病情变化

（1）观察尿量、尿色等变化：①准确记录24小时出入水量，每日测体重、测腹围，每周留尿标本送尿常规检查2次；②患儿尿量增加，肉眼血尿消失，提示病情好转；③如尿量持续减少，出现头痛、恶心、呕吐等，要警惕急性肾衰竭的发生，除限制钠、水入量外，应限制蛋白质及含钾食物的摄入，以免发生氮质血症及高钾血症，要绝对卧床休息以减轻肾脏的负担，并作好透析前的心理护理。

（2）观察血压变化：若出现血压突然升高、剧烈头痛、呕吐、眼花、眩晕、复视、视物不清、抽搐等，提示高血压脑病。应监测血压神志情况，严格控制水盐及利尿，遵医嘱使用降压药，镇静药，脑水肿时给脱水剂，观察疗效。

（3）密切观察呼吸、心率、脉搏等变化，警惕严重循环充血的发生，注意患儿是否存在烦躁、喘憋、胸闷、心率快、尿少、肝脾大等表现。如发生循环充血将患儿安置于半卧位、吸氧，遵医嘱给予强心药。

6. 加强皮肤护理，防止感染

（1）水肿患儿定时更换体位，每2~4小时翻身一次，并做记录。

（2）严重局部水肿的护理：①渗液：注意保持局部干燥，衣服保持清洁，必要时覆盖无菌垫，定时更换；②有感染者：3%硼酸湿敷每日2~3次，必要时请伤口护理小组做伤口护理。

（3）合并阴囊水肿者：予阴囊袋托起，减少下垂的疼痛，并绝对保持局部皮肤的干燥。对于阴囊无渗出者，每日1:5000高锰酸钾坐浴，禁止涂油剂。

（五）健康教育

1. 教会正确测量体重、记录尿量和正确留取尿标本的方法。

2. 注意休息，避免劳累，强调限制患儿活动是控制病情进展的重要措施，尤其以前2周最为关键。

3. 本病预后良好，锻炼身体、增强体质、避免或减少上呼吸道感染是本病预防的关键，一旦发生上呼吸道或皮肤感染，应及早应用抗生素彻底治疗。

4. 预防感染，避免到人多的公共场所。

5. 做好家长及年长患儿的健康教育，坚持长期治疗，定期复查，不能私自更改药物剂量及自停药物。

八、原发性血小板减少性紫癜护理常规

（一）按儿内科疾病一般护理常规

（二）护理关键点

1. 活动无耐力。
2. 有感染的危险。
3. 潜在并发症　出血。
4. 教育需求。

（三）护理评估

1. 入院方式　抱、背、步行、轮椅或平车。
2. 生命体征、神志等情况。
3. 皮肤瘀斑（点）的分布、颜色、大小及出血的部位。
4. 既往病史、有无感染及药物过敏史。
5. 饮食习惯及食物过敏史。
6. 心理状况，对疾病的了解程度以及家庭支持系统。
7. 体重、全身营养状况。
8. 对症支持治疗及用药效果。
9. 实验室检查如血常规、大便常规、隐血试验、尿常规、生化全套等。

（四）护理措施

1. 密切观察病情，及时发现出血所致的危急情况。

（1）观察皮肤瘀斑（点）变化。

（2）观察血小板数量的变化。当外周血小板 $< 20 \times 10^9/L$ 时，常有自发性出血。

（3）严重出血时，如鼻出血、内脏出血、颅内出血，需定时测血压、脉搏、呼吸，观察面色，记录出血量。①面色苍白加重，呼吸脉搏加快，出汗，血压下降提示失血性休克。②患儿烦躁不安、嗜睡、头痛、呕吐、惊厥、颈抵抗，提示颅内出血。呼吸变慢或不规则，双侧瞳孔大小不等，提示合并脑疝。③患儿腹痛、便血提示消化道出血；血尿、腰痛提示肾出血。

2. 出血护理

（1）鼻中隔出血时，应让患儿采取坐位，用拇指和食指捏住鼻子的前部，以压住鼻腔易出血区，用手指将鼻翼向中隔处挤压或给予消毒棉球填塞，重者予以0.1%肾上腺素浸湿棉球塞入鼻腔内止血。同时让患儿低头、张口呼吸，不让血流到咽喉部或咽下。大量出血请五官科急会诊，用明胶海绵填塞止血，一般保持24～48小时。

（2）牙龈出血：可给予冷盐水漱口，饮食不宜过热过硬，以免刺激引起再度出血。

（3）消化道出血：应严密观察其脉搏、血压、呼吸、出血量等，并做好护理记录，迅速建立静脉通道，予以止血，输新鲜血。少量出血者应卧床休息，给予冷流质。大量出血禁食，做好一切抢救准备。

（4）颅内出血：应马上通知医生，患儿头部抬高15°卧位，头部可给予冰袋或冰帽，保持呼吸道通畅，迅速建立静脉通路，给予吸氧，遵嘱静脉快速滴入脱水剂，输血小板及止血药物等一系列措施，严密观察生命体征的变化。

（5）眼底出血：患儿主诉视力模糊时，嘱患儿卧床休息，通知医生。

3. 避免损伤 限制剧烈活动，以免碰伤、刺伤、摔伤引起出血；禁食坚硬和多刺的食物；保持大便通畅；尽量减少肌肉注射，以免引起深部血肿。

4. 药物治疗的观察及护理 本病出血严重者，首选泼尼松治疗，因此应注意观察激素的不良反应，如高血压、柯兴综合征、应激性溃疡、感染、内分泌紊乱、机体抵抗力下降等，应加强临床观察。

5. 消除恐惧心理 患儿及家长对出血及止血技术操作可能产生惧怕，表现苦恼、躁动、不合作使出血加重。故需讲明道理，尽量消除恐惧心理，争取患儿的合作。

6. 预防感染 患儿病室与感染病室分开；注意保持出血部位的清洁。

（五）健康教育

1. 指导压迫止血方法。

2. 指导自我保护方法，去公共场所戴口罩，衣着适度，尽可能避免感染；服药期间不与感染患儿接触。

3. 指导预防外伤的方法，如不使用硬质牙刷、不挖鼻孔、不玩锐利的玩具，不做易发生外伤的运动。

4. 本病预后多数良好，但少数可转为慢性或复发型。应指导家长识别出血征象，如瘀斑（点）、黑便，一旦发现出血立即返院复查及治疗。

5. 脾切除治疗的患儿易患呼吸道及皮肤化脓性感染，甚至败血症。在术后2年内，患儿应定期随诊。

九、化脓性脑膜炎护理常规

（一）按儿内科疾病一般护理常规

（二）护理关键点

1. 头痛。

2. 发热。

3. 精神症状。

4. 言语交流障碍。

5. 坠床/跌倒。

6. 营养失调。

7. 教育需求。

（三）护理评估

1. 入院方式 抱、背、步行、轮椅或平车。

2. 神志、瞳孔、生命体征、肢体活动、言语交流能力。

3. 病情及主要症状

（1）有无呼吸道、消化道或皮肤等前驱感染征象。

（2）呼吸系统评估，如咳嗽、咳痰、呼吸音等。

（3）局部皮肤、黏膜情况，有无出现疱疹。

（4）神经系统症状：如头痛、呕吐、意识障碍、惊厥、肢体瘫痪、部分颅神经受损等表现。如有头痛，其性质、部位、程度，有无呕吐、颈项强直。

（5）神经系统体征：有无头围、前囟、颅缝增宽、脑膜刺激征等。

（6）颅神经受损情况：是否有落日眼、偏瘫、失语、耳聋等现象。

（7）有无全身感染中毒症状：如高热、精神萎靡、肌肉酸疼、易激惹、烦躁不安、厌食等。

4. 并发症

（1）硬脑膜下积液：高热不退、意识改变、呕吐不止、颅内压增高未见好转甚至持续加重，伴随进行性前囟饱满，颅缝分离，惊厥反复发作。

（2）脑室管膜炎：多见于革兰氏阴性杆菌感染且延误治疗的婴儿。经抗生素治疗发热、惊厥等症状持续存在，颈强直逐渐加重，脑脊液检查结果始终正常。

（3）脑积水：患儿头颅进行性增大，颅缝裂开，头皮静脉扩张，患儿额大面小，眼呈落日状，头颅有"破壶"音。

（4）神经功能障碍：耳聋、失明、瘫痪、智力低下或癫痫。

（5）脑疝及呼吸衰竭：呼吸节律深而慢或不规则，瞳孔忽大忽小或两侧不等大，对光反应迟钝，血压升高。

（6）惊厥发作先兆：意识障碍、囟门及瞳孔改变、躁动不安、频繁呕吐、四肢肌张力增高等表现。

5. 活动能力，坠床/跌倒风险评估。

6. 营养状况，进食、出入量情况。

7. 用药的效果及药物的不良反应。

8. 心理状况，对疾病的了解程度以及家庭支持系统。

9. 实验室检查如血常规、血培养、脑脊液等。

10. 辅助检查结果如脑电图、头颅CT和MRI等。

（四）护理措施

1. 心理护理　保持良好的心态，正确对待疾病。向患儿及家属讲述疾病的相关知识。

2. 卧床休息，置患儿于安静环境中，避免声音与知觉的刺激。头肩15°～30°卧位或头低足高位（脑疝时），减少一切不必要刺激，避免激惹。适当抬高床头，瘫痪肢体保持功能位。勤翻身，预防压疮发生。

3. 惊厥发作时将患儿头偏向一侧，给予口腔保护以免舌咬伤，拉好床档，避免躁动及惊厥时受伤或坠床。及时清理患儿呕吐物，保持呼吸道通畅，防止造成误吸。

4. 保证足够的热量摄入，给予高热量、清淡、易消化的流质或半流质饮食。少量多餐，以减轻胃胀，防止呕吐。频繁呕吐不能进食者，根据医嘱予静脉补液，维持水电解质平衡，必要时插胃管，鼻饲营养液。

5. 发热护理　体温在38.5℃以上时应采取物理降温或药物降温措施。脑水肿严重者采用持续冰枕，体温控制在36℃左右，以减少大脑氧耗，预防惊厥发作。各种降温方法的护理，具体措施详见第一篇第三章第九节"发热护理常规"。

6. 对于精神异常者，教育家属及陪护人员，这是一种病理状态，以获得更多的配合和支持。关注患儿有无伤人或自伤行为，注意自我保护，加强对患儿的看护，必要时予约束、镇静。

7. 密切观察生命体征及神经系统的症状和体征，若患儿出现意识障碍、瞳孔改变、躁动不安、频繁呕吐、四肢肌张力增高等症状及体征，提示有脑水肿、颅内压升高。若呼吸节律不规则、瞳孔忽大忽小或两侧不等大、对光反应迟钝、血压升高，须警惕脑疝的发生。应密切观察、详细记录病情，以便及早发现，及时处理。

8. 药物治疗的护理　遵医嘱按时按量使用抗生素及脱水剂等药物，注意防止药物外漏。长期静脉给药者需保护好静脉。

9. 腰穿护理　腰穿后去枕平卧4~6小时，以免发生头痛。注意观察穿刺处无菌敷料有无渗血渗液，防止感染的发生。脑脊液标本尽量在使用抗生素前采集，培养标本注意防止污染。

10. 对恢复期患儿，应进行功能锻炼，指导家属根据不同情况给予相应护理，以减轻后遗症。

（五）健康教育

1. 保持情绪稳定，安心配合治疗与护理。

2. 向家长介绍病情、用药原则及护理方法，发现抽搐和呼吸异常等情况立即呼叫医护人员。

3. 指导康复训练，定期复诊。

十、川崎病护理常规

（一）按儿内科疾病一般护理常规

（二）护理关键点

1. 发热。
2. 皮肤黏膜完整性。
3. 心脏受累。
4. 教育需求。

（三）护理评估

1. 入院方式　抱、背、步行、轮椅或平车。

2. 生命体征、神志，发热时间、热型。

3. 病情及主要症状

（1）发热：呈稽留热或弛张热，持续1~2周，抗生素治疗无效。

（2）皮肤表现：皮疹在发热或发热后出现，呈向心性、多形性，常见为斑丘疹、多形性红斑或猩红热样；手足硬性水肿，掌跖红斑，恢复期指、趾端膜状脱皮，重者指、趾甲亦可脱落。肛周皮肤发红、脱皮。

（3）黏膜表现：双眼球结膜充血，但无脓性分泌物；口唇红肿、皲裂或出血；舌乳头突起、充血呈杨梅舌。

（4）心脏表现：患儿脉搏加速，听诊时可闻心动过速、奔马律、心音低钝。一般于病后1~6周可出现心肌炎、心包炎、心内膜炎等；冠状动脉瘤常在疾病的第2~4周发生，心肌梗死和冠状动脉瘤可导致心源性休克甚至猝死。冠状动脉瘤的危险因素：发病年龄在1岁以内、男孩、持续发热超过14天、贫血、白细胞总数在30×10^9/L以上，血沉超过100mm/h，

C反应蛋白明显升高，血浆白蛋白减低和发生体动脉瘤者。

（5）其他：可有间质肺炎、无菌性脑膜炎、消化系统症状（呕吐、腹痛、肝肿大、黄疸等）、关节疼痛和肿胀。

4. 饮食习惯及营养状况。

5. 心理状况，对疾病的了解程度以及家庭支持系统。

6. 用药的效果及药物的不良反应。

7. 实验室检查如血常规、C反应蛋白、免疫学检测、血沉等。

8. 辅助检查结果如心电图、心脏彩超等。

（四）护理措施

1. **休息**　急性期卧床休息，合并心血管损害者绝对卧床休息，恢复期患儿应逐渐增加活动量，但避免剧烈运动。

2. **饮食**　因为高热消化液分泌减少，加上口腔糜烂，患儿多有厌食，避免刺激性食物，以温凉为宜，切勿过热，也可于进食前口腔涂1%利多卡因，减轻疼痛的刺激。禁食生、辛、硬的食物。

3. **发热护理**　低热不需要特殊处理，体温在38.5℃以上时应采取物理降温或药物降温措施。有高热惊厥史患儿应在38℃时就给予退热处理，防止发生惊厥，并做好各种降温方法的护理。

4. **口腔护理**　口唇干裂、口腔炎者，可用盐水冲洗后外涂液状石蜡或维生素AD滴剂，年长儿可用口泰液漱口，口腔溃疡者局部遵医嘱口服口腔炎喷剂，保持患儿口唇湿润，减轻皲裂和出血。

5. **皮肤护理**

（1）注意皮肤清洁，做好每日晨晚间护理。

（2）勤换内衣裤，衣被质地柔软而清洁。

（3）皮肤瘙痒者可外涂炉甘石洗剂，剪断指甲，避免抓破皮肤，必要时可戴上手套。

（4）臀部及肛周红斑脱屑者，便后用温水冲洗干净，可外涂氧化锌软膏，对半脱的痂皮用消毒剪刀剪除，切忌强行撕脱，防止出血和继发感染。

（5）手脚指趾关节红肿严重，可使用热敷以减轻疼痛。

6. 每日可用生理盐水洗眼1～2次，也可涂眼膏，以保持眼的清洁，预防感染。

7. 大多数川崎患儿血小板高，血液呈高凝状态，易形成血栓，血栓脱落可引起身体各部栓塞，应嘱患儿多饮水，稀释血液，适当活动肢体，避免长时间卧床。

8. 仔细观察病情，密切监测患儿有无心血管损害的表现，如面色、精神状态、心率、心律、心音、心电图等。如有冠状动脉瘤者应按心脏病护理，按时数脉搏，注意心率、心律改变，注意面色、四肢末梢循环及神志、尿量等改变，烦躁者给予镇静剂，取血时应在远离心脏的股静脉、四肢静脉取血，勿在颈外静脉取血。

9. 早期用大剂量丙种球蛋白给药，单用1～2g/kg/次连续静点10～12小时，注意观察有无过敏反应，输入过程中速度不宜过快。

（五）健康教育

1. 及时向家长交待病情，并给予心理支持。

2. 注意保暖，避免受凉及上呼吸道感染，及早治疗上呼吸道感染。

3．尽量少去空气污染的公共场所，避免刺激性气体、烟雾、灰尘和油烟等。

4．指导家长观察病情，定期带患儿复查，对无冠状动脉病变的患儿，于出院后1个月、3个月、6个月及1年全面检查1次。

5．对有冠状动脉瘤慢性期患儿需长期服用抗凝药物并密切随访。应限制活动，不参加体育运动。

十一、小儿先天性心脏病护理常规

（一）按儿内科疾病一般护理常规

（二）护理关键点

1．活动无耐力。

2．有感染的危险。

3．营养失调。

4．潜在并发症　脑血栓、心力衰竭、感染性心内膜炎。

5．教育需求。

（三）护理评估

1．入院方式　抱、背、步行、轮椅或平车。

2．病史　了解母亲妊娠史，在孕期最初3个月有无病毒感染、放射性接触和服用过影响胎儿发育的药物，孕母是否有代谢性疾病。

3．生命体征　注意心率、心律、呼吸、血压及心脏杂音的变化。

4．病情及主要症状

（1）心脏杂音。

（2）有无生长发育落后、杵状指等。

（3）口唇、耳垂、指（趾）有无出现青紫，吃奶、哭闹、走动时出现呼吸急促和青紫加重。

（4）缺氧发作：晨起吃奶时或大便、哭闹后出现阵发性呼吸困难、烦躁、青紫加重。

（5）有无喂养困难、面色苍白、多汗、青紫的程度与活动的关系、有无蹲踞现象等。

5．营养情况　摄入方式、摄入物、营养指标，体重、白蛋白等。

6．用药的效果及药物的不良反应。

7．心理状况，对疾病的了解程度以及家庭支持系统。

8．辅助检查结果　X线、心电图、超声心动图、血液等检查。

（四）护理措施

1．供给营养需要　给予高热量、高蛋白、高维生素易消化饮食，以增强体质。适当限制食盐的摄入，给予适量的蔬菜类粗纤维食品，以保持大便通畅；喂养困难者应少食多餐，必要时从静脉补充营养。法洛四联症患儿应鼓励多饮水。

2．基础护理　保持皮肤清洁，心功能不全的患儿往往出汗较多，夏天勤洗澡，冬天用热毛巾擦身，勤换衣裤，注意保暖。

3．预防感染　向患儿及家长介绍自我保护，防止感染的知识，应避免与感染性疾病患儿接触。保持空气流通，避免到人多、拥挤的公共场所。一旦发生感染应积极治疗。

4. 观察病情变化，防止并发症的发生

（1）防止法洛四联症患儿因苦恼、进食、活动、排便等引起缺氧发作，一旦发生可立即置于膝胸卧位，吸氧，通知医师，并做好普萘洛尔、吗啡应用和纠正酸中毒等准备。

（2）青紫型先心病患儿，由于血液黏稠度高，暑天、发热、多汗、吐泻时体液量减少，加重血液浓缩，易形成血栓，造成重要器官栓塞的危险，因此注意多饮水，必要时静脉补液。

（3）合并贫血者，可加重缺氧，导致心力衰竭，须及时纠正，饮食中宜补充含铁丰富的食物。

（4）合并心力衰竭者的护理

1）休息：避免各种精神刺激，体位宜取半坐卧位（小婴儿取15°～30°斜坡卧位），使横膈下降，有利于呼吸运动。休息原则以心力衰竭程度而定。

2）吸氧：有呼吸困难、发绀、低氧血症者给予吸氧。有急性肺水肿的患儿吸氧时，湿化瓶可改盛20%～30%乙醇，间歇吸入，每次10～20分钟，间隔15～30分钟，重复1～2次。

3）控制水盐摄入：输液速度宜慢，以每小时<5ml/kg的速度为宜；每日输液总量控制在75ml/kg以下。

4）心电监护，密切观察生命体征的变化。

5）药物治疗护理

a. 使用洋地黄制剂：避免钙剂与洋地黄制剂同时使用；一般脉搏在新生儿<120次/分，婴儿<100次/分，幼儿<80次/分，学龄儿童<60次/分或出现心电图P-R间期较用药前延长，心律失常时应及时报告医师决定是否停药；观察洋地黄制剂达到疗效的指标是：心率减慢、肝缩小、气促改善、安静、胃纳好转、尿量增加；长期使用洋地黄制剂者，要监测血清地高辛浓度。

b. 血管扩张剂：准确给药；注意药物的副作用，主要是血压下降、心悸、头痛等不适；应用硝普钠时严格掌握剂量，监测血压的变化，输液瓶、管要避光。

c. 利尿剂：掌握用药时间；密切观察电解质失衡症状，如有无乏力、腹胀、心音低钝、精神萎靡等临床表现；用药期间注意补充含钾丰富的食物，如香蕉、桔类、绿色蔬菜等。

6）防止继发感染：加强基础护理，控制探陪人数。

5. 心理护理　介绍有关疾病知识、诊疗计划、检查过程、病室环境，消除恐惧心理，说服家长及患儿主动配合各项检查和治疗护理。

（五）健康教育

1. 建立合理的生活制度和活动量。

2. 维持营养，增强抵抗力。

3. 防止各种感染，掌握观察病情变化的知识。

4. 按医嘱服药，指导观察药物不良反应。

5. 定期到医院就诊检查，使患儿能安全达到适合手术的年龄。

十二、小儿癫痫护理常规

（一）按儿内科疾病一般护理常规

（二）护理关键点

1. 癫痫发作。

2. 窒息的危险。

3. 受伤的危险。

4. 抗癫痫药物副作用。

5. 潜在并发症　脑水肿、水电解质酸碱平衡失调、感染。

6. 高热。

7. 教育需求。

（三）护理评估

1. 入院方式　抱、背、步行、轮椅或平车。

2. 生命体征及神经系统症状、体征：意识、瞳孔、语言、运动、感觉等。

3. 既往史　有无脑部疾病和全身性疾病，如脑血管疾病、脑外伤、脑炎、心肝肾疾病、缺氧、中毒、儿童期发热惊厥等。

4. 了解母亲妊娠期、围产期情况，是否有产伤、脑损伤、家族史。

5. 了解癫痫发作的过程和形式　发病时间、发作频率、发作形式及持续时间。有无头晕、上腹部异常感觉等前驱症状。有无意识改变、尖叫、口吐白沫、尿失禁等。

6. 了解癫痫发作的类型、发病年龄、病程、用药情况，有无引起癫痫发作的诱因，如未按医嘱用药（自行停药、减药、换药）、疲劳、发热、饥饿、便秘、睡眠不足、突发精神刺激等。

7. 精神心理方面　有无人格、智能、情感、行为等方面的改变。

8. 观察患儿有无异常行为，主要表现为情感和认知方面，如幻听，幻觉等。

9. 癫痫发作时及发作后的表现

（1）癫痫发作时间、持续时间、间歇时间、发作频率。

（2）发作时意识是否丧失，有无尿失禁。

（3）观察抽搐是从身体哪一部位开始，是一侧还是双侧，局灶性还是全身性，是持续状态还是阵发性。

（4）有无伴随症状如头痛、呕吐、高热等。

（5）生命体征有无明显变化。

（6）有无舌咬伤及其他意外损伤。

10. 评估患儿生活，学习习惯及与发作相关的因素。

11. 心理状态　患儿有无恐惧、焦虑、悲观等情况。

12. 患儿及家属对疾病的认知程度，癫痫发作时的应急处理能力。

13. 家属对患儿的关心程度、经济情况。

14. 观察抗癫痫药物疗效及不良反应。

15. 实验室检查如免疫全套、血药浓度。

16. 辅助检查如、脑电图、头颅 CT 或 MRI 等。

（四）护理措施

1. 一般护理　保持病房安静，室内光线柔和，避免声光等刺激。间歇期可以下床活动，出现发作前驱症状即刻卧床休息。

2. 安全护理

（1）注意环境安全，热水瓶、锐器等危险物品应远离患儿，卧床时将床栏拉起。

（2）床头备吸氧、吸引装置、压舌板（用纱布包裹）或牙垫。

3．饮食护理　选择高热量、高蛋白和富含维生素、纤维素的食物，以清淡、易消化为主；频繁发作不能进食或昏迷者，可鼻饲营养液。

4．心理护理　鼓励患儿保持情绪稳定，以良好的心态正确对待疾病。

5．用药护理

（1）指导患儿及家属按医嘱准时、准剂量服用抗癫痫药物，不要自行增减药物、停药及换药。如因忘记而漏服，应尽快补服，不可一次服双倍量，可一日内分次补足。

（2）缓释片不可碾碎服用，如德巴金。

（3）饮食与服药时间：多数抗癫痫药物为碱性，饭后服用可以减轻胃肠道反应。卡马西平和食物同服可增加其吸收，宜和食物同服。

（4）大多数抗癫痫药物都有不同程度的不良反应，应用抗癫痫药物前需查肝肾功能、血尿常规，服药后需每月复查血尿常规，每季度复查肝肾功能，至少持续半年。监测血药浓度，特别是在增减药量、更改药物时。

（5）密切观察药物不良反应：有无厌食、恶心、呕吐等胃肠道反应；有无头晕、视物模糊、嗜睡、注意力下降、共济失调、眼震等中枢神经系统症状和体征；部分抗癫痫药物使用过程中，可出现皮疹、严重者可引起Stevens-Johnson综合征、中毒性表皮溶解症等不良反应。

（6）关注常用药物一些特殊的不良反应，如苯妥英钠加速维生素D的代谢，而引起骨质疏松，可在医生的指导下补充维生素D预防。苯妥英钠长期服用还可引起齿龈增生、面部粗糙、巨幼红细胞性贫血；卡马西平可引起低钠血症、再生障碍性贫血；丙戊酸钠可引起血小板减少，脱发、月经失调等。

（7）注意药物之间的相互作用，化学结构相同的药物不宜合用，如氯硝西泮和地西泮；应避开副作用相同的药物合用，如苯妥英钠和丙戊酸钠均可引起肝功能损害。

（8）控制癫痫持续状态的药物都应静脉给药，静脉推注时注意控制速度，防止呼吸抑制。难以静脉给药的患儿可直肠内给药。

（9）减药、换药及停药过程中均有可能导致癫痫发作，或诱发癫痫持续状态，应加强观察，及时处理，并定期监测血药浓度。

6．按患儿发作类型及时处理，发作时安慰患儿及家属不要过度紧张。

7．全面强直-阵挛发作时的处理

（1）尽快控制发作：迅速开通静脉通路，遵医嘱缓慢静脉推注地西泮。同时观察呼吸、监测氧饱和度，防止呼吸抑制。5分钟不能终止发作可重复用药。必要时根据医嘱予地西泮或德巴金针稀释后微泵维持。

（2）保持呼吸道通畅：取平卧头侧位，及时清除口鼻分泌物，吸痰。做好气管插管和人工辅助呼吸准备。

（3）采取维持生命功能的措施：如心电监护，监测血压；持续高流量给氧；根据医嘱监测血电解质、血药浓度等，并关注检查结果。

（4）防治感染，预防及控制并发症：安全防护，防止舌咬伤、坠床。高热者及时降温，并做好皮肤护理。不能进食者，插胃管鼻饲营养液，保持口腔清洁。密切观察神志、瞳孔、生命体征变化，注意有无代谢紊乱及水电解质酸碱平衡失调，按医嘱予抗生素治疗。

（五）健康教育

1. 疾病教育

（1）告知患儿及家属什么是癫痫，发作的诱因，前驱症状及临床表现。

（2）发作时的紧急处理，何时就医。

（3）观察并记录发作的时间和发作时的表现。

2. 用药教育

（1）药物是目前治疗癫痫最主要的方法。

（2）用药选择：应在医生指导下，根据发作类型正确选药；新诊断的患儿尽可能单一药物治疗；开始小剂量，逐渐调整剂量至足量；当加大剂量时，需等足够的时间让该药物发挥作用；规律服药。

（3）停药问题：必须在专业医生指导下进行，经过半年或一年逐渐减量后方可停药，不可随意减量或停药；停药后复发继续用原方案治疗；发作控制3~5年，脑电图连续两次检测正常，可考虑停药；处于青春发育期患儿，停药最好推迟在青春期以后。

（4）药物副反应监测：大多数抗癫痫药物都有不同程度的不良反应，用药后需每月监测血尿常规，每季度监测肝肾功能、血药浓度，至少持续半年。同时注意胃肠道、中枢神经系统、血液系统、皮疹等药物不良反应。

3. 饮食教育　饮食应规律、多样化，避免饥饿、暴饮暴食，避免服用有兴奋作用的补脑药（如脑活素等），避免浓茶、咖啡、巧克力等容易诱发癫痫的食物。

4. 活动　养成规律的生活习惯，减少精神刺激。禁止游泳及去危险悬崖边等。避免剧烈的体育运动，如足球，奔跑等。控制好的患儿在家属陪同下可以外出旅游、登山等。外出时有人陪同或携带有姓名、住址、联系电话及病史的个人资料。

5. 入学　绝大多数患儿可以正常学习及生活。发作频繁未控制者不宜上学或入托，智力障碍者送特殊学校。

6. 心理指导　让患儿及家长了解病情，消除误解，正视现实，把癫痫与智力低下分开，配合治疗。

7. 预后　大多数患儿的智力和精神状况和正常人相同，正规使用药物能使80%的患儿完全控制或明显减少发作。

十三、儿童性早熟护理常规

（一）按儿内科疾病一般护理常规

（二）护理关键点

1. 生长发育改变。

2. 自我概念紊乱。

3. 教育需求。

（三）护理评估

1. 入院方式　步行、轮椅或平车。

2. 生命体征及神志。

3. 身高、体重、乳房、阴毛分布，以及外阴或外生殖器发育。

4．详细询问患儿生长史、行为史、外阴和乳房发育史或外生殖器发育史、阴道分泌物及出血史、遗精史、头颅外伤史及摄取激素类药物史，尤其是误服避孕药史。

5．家庭成员发育史。

6．饮食习惯及全身营养状况。

7．心理状况及家庭支持情况。

8．促性腺激素释放激素（GnRH）激发试验　静脉注射GnRH，2.5μg/kg（最大剂量≤100μg/kg），于注射前（基础值）和注射后30、60、90及120分钟分别采血测定促黄体素和促卵泡素。

9．辅助检查如阴道涂片检查、骨龄检测、B超、CT或MRI、骨矿含量、骨密度及血清骨钙测定等。

（四）护理措施

1．指导用药

（1）促性腺激素释放激素类似物治疗可延缓骨骺愈合，应尽早使用，注意掌握药物剂量。

（2）炔睾醇为同化激素，抑制性征发育同时有促进身高增长的作用，用量为10mg/kg，睡前一次性服用，但是有发生钠潴留引起水肿的副作用，应同时服用促进排钠的利尿剂。

（3）炔诺酮对女性早熟月经过多有很好的止血作用，少数人有头晕、乏力、呕吐等副作用。

（4）一些使用GnRHa的患儿有可能体内生长激素受到抑制。对身高增长速度每年少于4cm的性早熟儿可以使用生长激素。一般用6天停1天，采用晚间临睡前用药，皮下注射，注射部位可选择大腿、臀部或腹部皮下。每次注射部位应与上一次间隔1cm左右。

（5）性早熟的治疗是一个长期过程，一般骨龄达到12岁时才可以停止治疗，过早停药使病情反复，再用药效果会很差。

2．饮食

（1）少食补品（如蜂皇浆、人参制剂、雪蛤、鸡胚素等）、反季节性水果、禽肉（特别是禽颈）、油炸食品、饮料及一些标榜"长高长壮"的儿童口服液。

（2）饮食中当少钙，但是生长较快、骨密度检查骨矿含量较低时，可以考虑在医生的指导下适当补钙。

（3）适当控制患儿饮食，避免营养过剩。

3．心理支持

（1）鼓励患儿表达自己的情感，帮助其正确地看待自我形象，树立正向的自我概念。

（2）鼓励患儿经常参加运动，如跳高、跳绳、跑步、游泳、上楼梯等，运动有助于身高增长，使药物发挥更大的效果。

（3）患儿生理上过早进入性发育期，其性心理发育相对滞后，尤其是性早熟女童因性征和体格发育较同龄儿童明显提前，极易引起患儿心理上的变化，甚至出现心理和行为的异常，如自卑、抑郁、萎靡不振或攻击行为等，导致学习和生活上的种种困难。家长应及早发现，及早干预，必要时进行儿童心理咨询诊治。

（五）健康教育

1．加强患儿及家长的健康指导，包括性早熟的常见诱发因素，性早熟病因分类和诊断，性早熟对患儿身心及社会适应行为的不良影响，性早熟的正确治疗方法及防治措施。

2. 养成良好的饮食习惯，避免滥用药物和滋补食品，不要养成吃洋快餐的习惯，不接触及摒弃各种色情文化等。

十四、传染性单核细胞增多症护理常规

（一）按儿内科疾病一般护理常规

（二）护理关键点

1. 体温过高。

2. 舒适的改变。

3. 皮疹。

4. 教育需求。

（三）护理评估

1. 入院方式　背、抱、步行、轮椅或平车。

2. 生命体征、神志和精神状况。

3. 病情及主要症状

（1）体温。

（2）咽喉炎症状：咽痛有无逐渐加重，是否有吞咽困难。有无咽、扁桃体肿大持续加重引起喉梗阻。

（3）皮疹：如丘疹、斑丘疹或类似猩红热样皮疹、麻疹样、水疱样及荨麻疹样皮疹，3～7天消退。

（4）上呼吸道感染症状：全身不适、恶心、疲乏、头痛、咽痛等。

（5）泌尿系统症状：水肿、蛋白尿、尿中管型及血尿素氮增高等类似肾炎的表现。

（6）心血管系统的心肌炎、心包炎、心力衰竭等表现。

（7）神经系统：如脑膜炎、周围神经病变。

（8）其他：如粒细胞减少、肝脾肿大、溶血性贫血、胃肠道出血及腮腺肿大。

4. 病史及起病原因，潜伏期短，4～15天，前驱期4～5天。

5. 体重和营养状况。

6. 药物的疗效和不良反应。

7. 心理状况及家庭支持情况。

8. 实验室检查　如血常规（注意白细胞、淋巴细胞）、血液细胞形态（是否出现异型淋巴细胞）、骨髓象、肝肾功能、EB病毒（EBV）抗体检测等。

9. 辅助检查　如胸片、心电图等。

（四）护理措施

1. 一般护理

（1）密切观察患儿面色、神志、脉搏、呼吸、血压情况，发现异常及时报告医生。

（2）急性期卧床休息2～3周，限制活动量，脾大患儿要避免剧烈活动，护理操作、触诊动作要轻柔以免发生脾破裂。

（3）保持室内空气清新、通风，病室温湿度适宜。呼吸道隔离，隔离至症状消失或病后

1周，防止交叉感染和疾病的传播。

（4）保证患儿生活需要，避免病房地面过湿，以免患儿滑倒，告知患儿避免过度弯腰、撞击腹部，防止脾破裂。

（5）给予清淡、易消化的高热量、高蛋白、高维生素的流质或半流质饮食。鼓励患儿多饮水，口唇干裂时涂液状石蜡。

2. 对症护理

（1）发热护理：低热不需要特殊处理，体温在38.5℃以上时应采取物理降温或药物降温措施。有高热惊厥史患儿应在38℃时就给予退热处理，防止发生惊厥。并做好各种降温方法的护理，具体措施详见第一篇第三章"发热护理常规"。

（2）咽痛：局部冷敷，或遵医嘱局部用药。

（3）皮疹：保持患儿皮肤清洁干燥，温水擦浴，给予柔软、清洁的纯棉内衣，保持床单位平整、干燥、清洁、无渣屑。小婴儿要加强臀部护理，勤换尿布，预防臀红。注意增减衣服，避免皮肤温度过高过低引起患儿不适。及时为患儿修剪指甲，防止抓伤皮肤引起感染。

3. 用药护理

（1）更昔洛韦：①静脉给药速度不宜过快，每次剂量至少维持在1小时以上，每日2次用药的时间应间隔12小时。经常巡视，避免药物渗漏在血管外。②注意观察有无皮疹、瘙痒、药物热、头痛、头晕、恶心、呕吐、腹痛等副作用。③更昔洛韦可引起中性粒细胞、血小板减少，用药期间每周2次检查血常规，并注意有无出血倾向。④遵医嘱定期复查肝、肾功能。

（2）人免疫球蛋白：①在急性期可应用人免疫球蛋白，应用过程中应注意严格无菌操作，按规定剂量，使用输血器输注，开始时速度要慢，持续15分钟无不良反应，再调节滴速，以20~40滴/分钟为宜。②药品出现混浊、沉淀、异物均不可使用。开瓶后应一次注射完毕，不可分次使用。③注意观察过敏反应，包括寒战、发热、面部潮红、红肿、呼吸急促、恶心、呕吐、腹痛、血压下降、意识丧失等，一旦出现，应立即终止使用，并配合抢救。

（五）健康教育

1. 本病高热持续时间长，退热效果不理想，应加强疾病、用药知识、预后转归的宣教，以满足家长及患儿的知识需求，配合医疗工作。

2. 对年长儿进行安慰、解释和鼓励以建立感情，取得信任。

3. 适当参加体育运动，加强营养，增强体质，防止疲劳，预防上呼吸道感染。

4. 定期门诊复查血常规及肝肾功能，教育患儿及家长避免使用损害肝脏的药物。

5. 因淋巴结消退比较慢，可达数月之久，应注意观察，如发现颈部淋巴结肿痛、体温升高等情况，及时去医院就诊。

十五、蛋白质-能量营养不良护理常规

（一）按儿内科疾病一般护理常规

（二）护理关键点

1. 营养失调　低于机体需要量。

2. 生长发育迟缓。

3．感染的危险。

4．教育需求。

（三）护理评估

1．入院方式　抱、背、步行、轮椅或平车。

2．神志、生命体征、身高、体重。

3．病情及主要症状

（1）面色有无贫血、皮下脂肪厚度（皮下脂肪的消耗首先累及腹部，其次为躯干、臀部、四肢，最后为面颊。腹部脂肪是判断营养不良的重要标志）、皮肤弹性及颜色、肌肉是否松弛、额部是否出现皱纹、腹部大小、肝脏大小。

（2）是否有水肿，轻者仅见于双下肢踝部，呈凹陷性，后可延至躯干、腹壁、面部、眼睑。严重者可发生腹水、胸水。

（3）毛发指甲改变：毛发是否干枯、脆细、失去光泽、易断脱落、稀疏，卷发者是否变直，发色是否变浅，指（趾）甲是否长生缓慢、脆薄易断。

（4）消化吸收功能：患儿食欲情况，是否拒食、是否有腹泻、呕吐、大便性状、次数、颜色、气味、混杂物质。

（5）其他：心率、心音、血压、头围大小、智力发育情况。

4．既往史　是否易患各种感染，如上呼吸道感染、支气管肺炎、鹅口疮、尿路感染、腹泻等。

5．详细询问患儿喂养情况，了解食物是否被污染。

6．心理状况、家庭支持和经济情况。

7．对疾病的自我认识程度。

8．实验室检查如血常规、肝肾功能、电解质水平、血糖、微量元素、心肌酶、免疫功能。

9．辅助检查如心电图等。

（四）护理措施

1．饮食护理　患儿因长期摄入过少，消化道只适应低营养的摄入，过快增加摄入量易出现消化不良、腹泻，应根据营养不良的程度、消化吸收能力和病情，逐渐增加，不可急于求成，其饮食调整的原则是：由少到多、由稀到稠、循序渐进，逐渐增加，直至恢复正常饮食。

（1）能量的供给

1）轻度营养不良：开始每日可供给能量250～330kJ/kg（60～80kcal/kg），以后逐渐递增。当能量供给达到585kJ/kg（140kcal/kg）时，体重一般可获得满意增长。待体重接近正常后，恢复供给小儿正常需要量。

2）中、重度营养不良：能量供给从每日165～230kJ/kg（45～55kcal/kg）开始，逐步少量增加；若消化吸收能力较好，可逐渐增加到每日500～727kJ/kg（120～170kcal/kg），并按实际体重计算能量。待体重恢复，体重与身高（长）比例接近正常后，恢复供给正常生理需要量。

（2）蛋白质的供给：蛋白质摄入量从每日1.5～2.0g/kg开始，逐步增加到每日3.0～4.5g/kg，如过早给予高蛋白质食物，可引起腹胀和肝肿大。食品除乳制品外，可给予豆浆、蛋类、肝泥、肉沫、鱼粉等高蛋白食物，有条件者可给酪蛋白水解物、氨基酸混合液或要素饮食。

（3）维生素及矿物质的补充：食物中应含有丰富的维生素及矿物质，一般采用每日给予蔬菜及水果的方式，应从少量开始，逐渐增加，以免引起腹泻。

（4）鼓励母乳喂养，无母乳或母乳不足者，可给予稀释牛奶，少量多次喂哺，若消化吸收好，逐渐增加牛奶量及浓度。待患儿消化功能恢复后，再添加适合小儿月龄的高能量、高蛋白食物。

（5）鼻胃管喂养的应用：对于食欲极差、吞咽困难、吸吮力弱者可用鼻胃管喂养。病情严重或完全不能进食者，遵医嘱选用葡萄糖、氨基酸、脂肪乳剂等静脉输注。低蛋白水肿者可静脉输注白蛋白。

（6）建立良好的饮食习惯，喂养要定时、定量、定质，纠正偏食、零食、饥饱不均等不良习惯。

2. 促进消化、改善食欲　遵医嘱给予各种消化酶（胃蛋白酶、胰酶等）和B族维生素口服，以助消化；给予蛋白同化类固醇制剂如苯丙酸诺龙肌肉注射，以促进蛋白质的合成和增进食欲；胰岛素每日一次注射2～3单位，注射前先服葡萄糖20～30g，每1～2周为一疗程，可降低血糖，增加饥饿感，提高食欲；给予锌制剂，每日口服元素锌0.5～10.0mg/kg，可提高味觉敏感度，增加食欲。

3. 预防感染　保持皮肤清洁、干燥，防止皮肤破损；做好口腔护理，特别是对鼻饲的患儿，每日用生理盐水棉球擦洗口腔2次。保持生活环境舒适卫生，注意做好保护性隔离，防止交叉感染。

4. 病情观察

（1）营养不良的患儿易在午夜发生自发性血糖过低症，患儿面色灰白、神志不清、脉搏减慢、呼吸暂停，但无抽搐。若不及时静脉注射葡萄糖溶液进行抢救，可因呼吸麻痹而死亡。

（2）营养不良的并发症除了贫血、感染外，尚伴有电解质紊乱的情况，因此要及时检查电解质，观察患儿有无低钾血症的表现如腹胀、肠鸣音减弱或消失、心律失常、精神萎靡、表情淡漠、反应迟钝等，尽快发现并纠正。

（3）治疗及护理开始后应每日记录进食情况及对食物的耐受情况。

（4）定时测体重、身高及皮下脂肪厚度，以及治疗效果。

5. 输液及支持疗法

（1）静脉营养：对于全静脉营养和部分静脉营养的患儿，注意保护血管，先选择远端的静脉，留置套管针，每日应观察留置针部位有无渗血、渗液。

（2）注意输液速度，不宜太快，最好使用输液泵维持24小时输液。总量不宜太多，以免增加心脏负担，引起心力衰竭。

（3）肌肉注射维生素A、D时，严格执行无菌操作，注射部位要准确，刺入要深，以防穿刺处化脓感染。

6. 提供舒适的环境，促进生长发育。保持病室空气新鲜，温度、湿度适宜。合理安排生活，减少不良刺激，保证患儿精神愉快和充足的睡眠，鼓励父母陪伴。及时纠正先天畸形，进行适当的户外活动和体格锻炼，促进新陈代谢，利于生长发育。

（五）健康教育

1. 向患儿家长解释导致营养不良的原因，科学的育儿知识。

2. 指导母乳喂养、混合喂养和人工喂养的具体执行方法，纠正小儿的不良饮食习惯。

3. 合理安排生活作息制度，坚持户外活动，保证充足睡眠。

4. 预防感染，做好消毒隔离，按时进行预防接种。

5. 积极治疗相关疾病，患先天性疾病的患儿应及时手术治疗。

6. 做好生长发育监测。

（林真珠　付方雪　庄艳云　吴惠平）

第九章 眼、耳鼻咽喉科疾病护理常规

第一节 眼科疾病护理常规

一、眼科疾病一般护理常规

1. 按外科疾病一般护理常规及麻醉后护理常规。

2. 入院接待 热情主动接待患者，告知第二天抽血及相关检查前的注意事项，指导患者正确留取大小便标本行常规检查。介绍病区环境，眼科治疗室位置，主管医师及主管护士。主管医生查房、治疗时间。行急诊手术者备好麻醉床、输液架、吸引器、氧疗装置以及各种监护设备等。

3. 基础护理

（1）术前一天用0.9%生理盐水冲洗泪道。

（2）手术当天用0.9%生理盐水冲洗结膜囊后用无菌眼垫包盖。

（3）术后做好皮肤护理，保持床铺干净、平整，及时更换被血液或汗液浸湿的病人服；定时翻身，必要时使用气垫床，预防压疮发生；禁止使用局部加温措施如热水袋等，以防烫伤。

（4）跌倒及坠床高风险患者做好预防措施，必要时使用约束带加以保护，避免跌倒及坠床的发生。

（5）对于视力障碍的患者给予必要的生活照顾。

4. 休息与活动

（1）保持病房安静、舒适，为患者提供良好的休息、睡眠环境。

（2）给予舒适的体位，双眼视物模糊者，协助下床活动，跌倒防护。

（3）术后嘱患者避免头部用力，避免碰撞术眼，多休息。

（4）术后宜卧床休息，可进行一般的起居活动，起床时注意勿弯腰低头，保持头稍后仰。

（5）对前房出血患者应采取半坐卧位休息或高枕体位，避免咳嗽和擤鼻等动作，以防前房出血。

（6）视网膜脱落患者术后需根据裂孔位置取相对应的体位。

（7）大部分患者手术后即可下床活动，但病情危重、严重感染、体质衰弱的患者则应适当推迟下床活动的日期。

（8）术后第一天由医生将眼垫拆除，即可正常视物，但看电视、电脑及阅读时间不宜过久，宜多休息。

5. 饮食护理 术后避免吃带有骨刺及难以咀嚼的硬性食物，刺激性食物如辣椒、浓茶、咖啡。鼓励患者进食新鲜蔬菜和水果。

6. 给药护理

（1）术前，术眼用抗生素滴眼液滴眼2天以上。

（2）眼科临床上多采用联合用药，病程严重者结合全身用药，应注意观察药物副作用。如患者滴药频繁，每15~30分钟滴眼一次，不同药物要交替使用，并安排好滴眼时间，按时滴眼以保证药物浓度。滴眼时，如泪液过多或有分泌物，应先用消毒棉签吸干泪液及抹去分泌物再滴眼。滴眼时动作轻巧，避免施压于眼球。

（3）滴用阿托品、毛果芸香碱、倍他洛尔滴眼液后应压迫泪囊区2~3分钟。

（4）教会患者滴眼药水：①点药前充分洗手，取坐位或仰卧位；②点药时瓶口距眼1~2cm，扒开下眼睑，将眼药滴入下穹隆1~2滴，不要接触眼睫毛；③使用多种眼药时应间隔5分钟。

7. 专科观察要点

（1）密切观察患者眼痛、畏光、流泪症状有无减轻，眼部分泌物颜色及性状，有无前房积脓、视力及眼压的变化。角膜溃疡浸润灶缩小或扩大、溃疡愈合情况，有无角膜溃疡穿孔、房水流出等。

（2）患者如发生术眼胀痛，伴同侧头痛、恶心、呕吐，应警惕高眼压的发生，需密切监测眼压，并及时按时给予降眼压药物治疗。

（3）急性期患者需隔离，以避免传染，防止流行。一眼患病时应防止另眼感染。

8. 心理护理　外科手术都会引起患者和家属的焦虑、恐惧等不良心理，尤其是年老和年幼的患者。因此，护理上应从关怀和鼓励的角度出发，向患者说明本次手术治疗的意义及麻醉方式、手术方式、术后可能出现的常见情况以及注意事项，取得患者的配合；必要时还要进行心理干预，如需要行眼球摘除术的患者，帮助他们树立战胜疾病和重塑自我形象的信心。

9. 健康宣教

（1）嘱患者不用手和衣袖擦眼，接触眼部后要洗手，不使用公共毛巾、脸盆，患者用过的物品须清洁消毒。滴眼液、药膏要专用。

（2）向患者及家属介绍出院后坚持用药对预防疾病复发的重要性，教会患者滴眼液和涂眼膏方法。

（3）出院1个月内少阅读，多休息，避免强光刺激及视疲劳。洗头时避免洗发液入眼造成不良刺激。外出可戴防护眼镜，防止角膜受伤。角膜溃疡愈合后3个月内避免游泳，减少眼部不良刺激及污染。3个月内避免骑摩托车，避免迎面大风对眼部的不良刺激。

（4）术后1个月内避免剧烈运动和负重，以免用力过猛，致眼压过高而引起手术切口裂开，有便秘和咳嗽者宜用药物加以控制。

（5）术后3个月内避免揉眼，碰撞术眼。

（6）督促患者定期返院复查，给予具体的、可操作性的指导，做好门诊随访，促进患者康复。

二、内眼手术一般护理常规

（一）按外科疾病、眼科疾病一般护理常规及麻醉后护理常规

（二）手术前评估和护理

1. 入院评估　包括全身状况评估和眼部评估。全身状况评估包括：一般资料、既往病史、过敏史、家族史等。手术成功与否和患者的全身健康状况有一定关系。术前发现患者发

热、高血压、高血糖、心功能不全、腹泻、感冒、月经来潮、颜面及全身感染病灶等情况、糖尿病患者，需协助医生邀请相关专科会诊后，再酌情安排手术。

2. 眼部评估　包括眼病史、视力、眼压、结膜有无充血，分泌物；泪道是否通畅、有无慢性泪囊炎；眼睑及周围皮肤有无感染灶等内眼手术禁忌证。

3. 术前解释　向患者及家属解释疾病的病因、发生发展、手术的目的及意义，解除患者的顾虑，取得患者及家属的积极配合。

4. 预防手术感染　术前术眼用抗生素滴眼液滴眼2天以上。

5. 泪道冲洗　术前一天可用生理盐水溶液冲洗泪道。

6. 预防感冒　嘱患者注意保暖。

7. 术前避免吸烟，以免刺激气管黏膜，增加分泌物，诱发咳嗽。并向患者说明在术中尽量避免咳嗽或喷嚏。预防咳嗽或喷嚏的方法：可张口深呼吸，或舌尖顶向上腭。训练患者眼球向各个方向运动，尤其向下固视。使患者能配合手术操作的需要。

8. 术前一天，患者要做好全身清洁，包括理发、洗头、洗澡、剪指甲等。

（三）手术当日术前护理

1. 手术当日早晨做好患者体温、脉搏、呼吸、血压的测量，如有异常应及时与主管医生沟通。

2. 术前排空大小便、更换病人服，长发妇女应编成两条辫子，头部戴有首饰、发饰的要脱下，做异物磁吸术的患者要脱下手表，以防手术时磁场对手表的损害。戴活动假牙的患者需取下义齿，以免松脱影响手术。

3. 术前再详细检查双眼有无眼睑皮肤病、睑缘炎、泪囊炎、急性结膜炎、角膜炎等。如有应及时报告医生，考虑延期手术，以免发生手术感染。

4. 结膜囊冲洗　用生理盐水冲洗结膜囊后用无菌眼垫包盖。

5. 按医嘱给予术前用药。年老体弱、术前静滴甘露醇的患者应用车床护送，做好交接班。

6. 按手术种类准备床单位。麻醉患者，备好全麻床。

（四）手术后护理

1. 迎接术后患者返病房，协助患者过床，嘱患者放松头部，张口呼吸，不可震荡头部。

2. 听取手术室工作人员的交班，询问患者感觉，评估患者。根据手术方式及术中情况，制定护理措施。

3. 饮食护理　术后避免吃带有骨刺、难以咀嚼的硬性食物及刺激性食物，如辣椒、浓茶、咖啡等。适当增加蛋白质及维生素，对切口愈合有帮助，特别是身体虚弱的患者。糖尿病患者给予糖尿病饮食，高血压患者给予低盐饮食。鼓励患者进食新鲜蔬菜、水果，保持大便通畅，以防术后便秘，患者用力排便腹压增高，可导致眼部切口裂开，眼内出血等并发症的发生。

4. 按要求定时测量生命体征，血压不稳定者，应监测血压。

5. 眼部情况观察　注意敷料有无松脱、移位、渗血、渗液等，患者有无眼痛、头痛、恶心、呕吐等。术后一般伤口疼痛，可按医嘱给予止痛剂，如伴有同侧头痛，术眼胀痛，恶心、呕吐及其他特殊情况，应及时告知医生，检查是否有眼压升高或术后感染的发生。

6. 全身情况的观察　合并高血压、糖尿病患者，应密切监测术后的血压、血糖，观察患者的一般情况，如精神、胃纳、睡眠等，严防并发症的发生。

7. 术眼保护　内眼手术后需加保护眼罩，避免碰伤术眼。嘱患者避免头部用力、低头和弯腰动作，不能用力挤眼。

8. 体位　根据病种和手术方式按医嘱给予合适和舒适的体位。前房出血患者，应取半卧位；视网膜脱离患者术后需根据裂孔位置取相对应的体位。

9. 保持术眼清洁　每天用生理盐水清洁眼睑和周围皮肤，每晚睡前涂抗生素眼膏，眼垫包盖术眼。

10. 药物护理　术后准确、及时执行医嘱，了解患者有无过敏史，并注意观察药物的副作用。

11. 健康指导　根据不同的疾病，手术方式，给予相应的健康指导。

三、外眼手术一般护理常规

（一）按外科疾病、眼科疾病一般护理常规及麻醉后护理常规

（二）手术前评估及护理

1. 术前评估　包括全身情况和眼局部评估。重点了解患者有无糖尿病、高血压、心脏病、呼吸系统疾病，有无感冒、咳嗽、发热、月经来潮及眼局部炎症等情况。

2. 术前解释　向患者及家属解释疾病的病因、手术目的，配合方法。

3. 术前用抗生素滴眼液滴眼。

4. 术前一天患者做好全身清洁、洗头、洗澡、剪指甲。

5. 术前进行眼部及周围皮肤清洁。植皮术患者术前3天做供皮区的清洁，剃毛、消毒，并每天清洁和消毒皮肤一次。

6. 按医嘱按时给予术前用药。

7. 手术当日术前护理按"内眼手术一般护理常规"。植皮术患者手术前晚和当日用75%酒精消毒供皮区皮肤并包扎。

（三）手术后评估及护理

1. 嘱患者避免头部用力，避免碰撞术眼，多休息。

2. 保持术眼敷料不松脱，注意术眼卫生，按时滴眼，预防感染。

3. 观察术眼有无疼痛，伤口有无渗血、渗液，按时换药。植皮术患者术后眼部加压包扎7～10天，如有松脱，应重新包扎，注意观察分泌物有无腐臭，观察皮瓣的颜色。

4. 注意体温、脉搏、呼吸、血压。

5. 植皮术患者如大腿内侧为供皮区，术后应避免激烈运动，以防敷料脱落，创口裂开，皮肤缝线7～10天拆除，应间断拆线。

6. 健康指导　嘱患者多吃蔬菜、水果，保持大便通畅，避免感冒咳嗽，促进伤口愈合。出院后定期复查。植皮术患者出院后不能碰撞植皮区。

四、眼睑病护理常规

（一）按外科疾病、眼科疾病一般护理常规及麻醉后护理常规

（二）护理关键点

1. 疼痛。

2. 视力改变。

3. 滴眼药水护理。

4. 教育需求。

（三）护理评估

1. 眼睑、视力。

2. 病情及主要症状，眼睑有无红、肿、热、痛、脓肿形成，结膜有无充血、分流物等。

3. 专科检查结果。

4. 手术前评估　按本节"外眼手术一般护理常规"相关内容。

5. 手术后评估　按"外眼手术一般护理常规"相关内容。

（四）护理措施

1. 体位与活动　自由体位、双眼视物模糊者，协助下床活动，做好跌倒防护。

2. 手术前、后干预措施按"外眼手术一般护理常规"相关内容。

3. 术眼护理

（1）术后用眼垫遮盖。术后第一天开始滴眼药水。

（2）不可随意挤压眼部，以免导致感染向眼眶深部组织及颅内扩散引起颅内或全身感染。

（3）伤口疼痛时可酌情给予镇痛药物。

（4）禁忌患者揉眼，按时滴眼药水预防感染。

（5）睑内翻倒睫患者术后第一天换药，换药时用生理盐水棉签擦去眼部分泌物，清洁、用75%酒精棉签消毒缝线部位，结膜囊内涂抗生素眼膏，用眼垫包眼，术后第五天拆线。

（五）健康教育

1. 睑缘炎患者

（1）睑缘炎患者外出时可戴防护眼睛，避免风、沙、尘、强烈光线等刺激。

（2）保护眼部清洁，用生理盐水湿棉签拭去睑缘鳞屑，再用抗生素糖皮质激素眼膏涂抹睑缘及眼睑皮肤，每日2~3次。症状严重者按医嘱全身使用抗生素。

（3）指导患者保持良好生活习惯，避免视疲劳及时矫正屈光异常。减少烟酒刺激，注意加强营养和体育锻炼，增强机体抵抗力。

2. 睑腺炎患者

（1）炎症早期采用湿热敷以促进血液循环和炎症吸收。每天3~4次，每次15分钟。注意温度适宜，避免烫伤。

（2）当睑腺炎脓肿形成后按睑腺炎切开排脓处理。

（3）切开排脓后次日换药，保持眼部清洁，每日点抗生素眼液4~6次，至炎症完全消退。

3. 睑内翻倒睫患者

（1）注意眼部清洁，积极防治沙眼。

（2）少量倒睫可用睫毛镊拔除或行电解倒睫术。

（3）大量倒睫和睑内翻需手术矫正，按本节"外眼手术一般护理常规"指导。

4. 睑外翻及闭合不全患者

（1）防止暴露性角膜炎，可点抗生素眼药水，晚上涂润滑性眼膏及眼垫包眼。

（2）手术治疗者，按"外眼手术一般护理常规"指导。

五、泪器病护理常规

（一）按外科、眼科疾病一般护理常规及麻醉后护理常规

（二）护理关键点

1. 舒适的改变。
2. 焦虑。
3. 知识缺乏。
4. 潜在并发症（眼内炎，角膜炎）。
5. 教育需求。

（三）护理评估

1. 术前评估　按本节"外眼手术一般护理常规"相关内容。
2. 病情及主要症状
（1）泪溢。
（2）泪囊区皮肤潮红。
（3）泪囊区可出现囊样隆起，有黏、浓性分泌物从泪小点溢出。
3. 检查评估，包括视力、泪道冲洗情况、排除其他眼病。
4. 特殊检查结果，包括X线泪道造影检查、分泌物细菌培养。
5. 手术后评估　按"外眼手术一般护理常规"相关内容。

（四）护理措施

1. 手术前、后干预措施按"外眼手术一般护理常规"相关内容。
2. 做好术前宣教，使患者提前了解术后可能达到的效果，对于不能解决的问题有心理准备。
3. 病情观察和护理
（1）关注患者术后是否有眼痛，畏光，流泪等角膜刺激症状。并了解疼痛的性质及程度，及时告知医生给予正确的处置。
（2）嘱患者勿擤鼻，挖鼻，以免引起逆行感染或引流管的移位。
（3）伤口疼痛时酌情根据医嘱给予镇痛药物。
4. 预防感冒、咳嗽，以免引起感染及出血。

（五）健康教育

1. 保护术眼，避免揉眼及抓、碰术眼。
2. 按时用药。指导患者正确滴眼药的方法。
3. 急性泪囊炎早期全身应用抗生素治疗和局部热敷，热敷前后在泪囊区皮肤涂抗生素眼膏，可增强效果。

六、结膜病护理常规

（一）按外科、眼科疾病一般护理常规及麻醉后护理常规

（二）护理关键点

1. 疼痛。

2. 焦虑，恐惧。

3. 感知紊乱。

4. 知识缺乏。

5. 滴眼药水护理。

6. 并发症　继发青光眼和并发性白内障、视网膜脱落。

7. 教育需求。

（三）护理评估

1. 既往眼病史，眼部外伤史。

2. 病情及主要症状

（1）眼红，眼痛，畏光，流泪，闪光，视力减退，虹膜充血及水肿情况。

（2）眼压。

（3）虹膜粘连情况。

3. 手术前评估　按"外眼手术一般护理常规"相关内容。

4. 手术后评估　按"外眼手术一般护理常规"相关内容。

（四）护理措施

1. 手术前、后干预措施按"外眼手术一般护理常规"。

2. 眼部护理

（1）眼部分泌物多时，可用生理盐水冲洗结膜囊。冲洗时要翻转眼睑，把穹隆部分泌物冲洗干净。儿童睑结膜有假膜时应翻转眼睑去除假膜。

（2）指导患者滴眼方法，一眼患病时应预防另眼感染。

（3）急性卡他行结膜炎，禁用热敷，不能包眼。

（4）淋菌性结膜炎要尽早治疗，抢救视力，如单眼患病，要保护健眼，被污染的物品彻底消毒，敷料按感染性医疗垃圾处理。

（5）外出时为减少光线对眼睛的刺激，可戴遮光眼镜保护患眼。

3. 给药护理

（1）散瞳治疗及护理：滴药前向患者解释散瞳的目的及散瞳药的副作用，点散瞳药后要压迫泪囊区2～3分钟，防止药物吸收中毒。

（2）长时间滴糖皮质激素眼液时，可以起激素性青光眼和白内障等并发症，应监测眼压。

4. 观察症状变化，并及时给予处理。

5. 检查、处置患者后要洗手及消毒，防止交叉感染，必要时应戴防护眼镜。

6. 行睑内翻倒睫的矫正术的按本节"眼睑病护理常规"。

（五）健康教育

1. 清淡易消化饮食，禁食刺激性食物。

2. 按时用药。应用糖皮质激素治疗，不能自行突然停药。应按医嘱逐渐减量以防病情"反跳"。

3. 本病容易复发，注意劳逸结合，生活有规律，积极参加体育锻炼，增强体质。

4. 做好健康指导。强调传染性流行性结膜炎患者注意个人卫生的重要性，勤洗手，不使用公共游泳池，减少传播机会。

5. 不用手和衣袖擦眼，接触眼部后要洗手，不使用公共毛巾、脸盆，患者用过的物品须清洁消毒。滴眼液、眼膏要专人专用。

6. 急性期患者需隔离，以避免传染，防止流行。一眼患病时应防止的另眼感染。

7. 严格消毒患者用过的洗面用具、手帕及接触的治疗器皿。

8. 沙眼患者要坚持用药，养成良好卫生习惯，避免接触传染。改善环境卫生，洗脸用具专用。

七、角膜病护理常规

（一）按外科、眼科疾病一般护理常规及麻醉后护理常规

（二）护理关键点

1. 焦虑。

2. 知识缺乏。

3. 潜在并发病　感染，眼内炎，高眼压，前房积血、炎症，排斥反应。

4. 教育需求。

（三）护理评估

1. 症状和体征　角膜瘢痕，溃疡，穿孔。

2. 病情及主要症状　角膜瘢痕、角膜溃疡、角膜穿孔。

3. 眼部评估　视力、眼压，有无眼睑内翻、外翻、倒睫、眼睑闭合不全、干眼病等。

4. 术前评估　按"外眼手术一般护理常规"。

5. 手术后评估

（1）按"外眼手术一般护理常规"。

（2）切口敷料、疼痛、眼部分泌物的颜色及性质、角膜植片的透明度、创缘对合情况。

（四）护理措施

1. 术前、术后干预措施按"外眼手术一般护理常规"相关内容。

2. 体位与活动　平卧或半卧位，术后多闭眼静卧休息，减少眼球运动，勿用力挤眼及揉眼。避免弯腰、低头、摆头动作，勿用力排便。特别要避免咳嗽、打喷嚏，以防眼压增高或角膜缝线裂开，影响伤口愈合及术后视力。协助术后患者生活护理。

3. 给药护理

（1）局部抗炎：按医嘱滴用抗生素眼液。

（2）缩瞳：按医嘱术眼滴1%毛果芸香碱眼液3~4次，缩小瞳孔。

（3）降眼压：术前使用降眼压药物，按医嘱静脉滴注20%甘露醇250ml，并观察药物的副作用。

4. 病情观察和护理

（1）为促进角膜上皮愈合，术后绷带加压包扎，术后要观察绷带有无松脱或过紧，敷料有无渗血。

（2）眼压观察：观察患者有无眼胀痛，头痛，恶心，呕吐，如有上述症状，需及时报告值班医生。

（3）伤口疼痛者酌情应用镇静或止痛药物，保证充分休息。

（4）角膜移植片观察：观察移植片是否透明，切口对合情况，植片及缝线是否在位，有无排斥反应，有异常及时处理。

5．并发症的观察

（1）角膜排斥反应：观察角膜植片有无水肿、混浊，角膜有无新生血管长入。有无眼红、痛、视力下降等排斥反应。

（2）植片溃疡：表现植片中央和边缘出现溃疡。

（3）继发青光眼：观察有无眼胀痛、视力下降、眼压增高等症状。

6．角膜溃疡患者的护理

（1）隔离措施：按眼科疾病隔离护理常规，根据患者眼部分泌物、微生物检查结果及诊断进行隔离。一般细菌及真菌感染者，可住同一间隔离室，但要求做好床边隔离。如为较严重的铜绿假单胞菌性角膜溃疡应住单间隔离病室。病室光线宜暗，通风良好。

（2）心理护理：真菌性角膜溃疡病程长，单纯疱疹病毒性角膜炎病情反复发作，铜绿假单胞菌角膜溃疡病情发展迅猛，大多数患者情绪焦虑、抑郁，应耐心细致地向患者及家属介绍疾病相关知识，治疗的效果及配合方法。多给安慰、鼓励、使患者树立信心积极配合治疗。

（3）饮食护理：多含有丰富蛋白质、维生素类和易消化食物，如瘦肉、鸡蛋、鱼、牛奶等。多吃水果、蔬菜促进角膜上皮生长及保持大便通畅。

（4）用药护理：临床上多采用联合用药，病程严重者结合全身用药，应注意观察药物副作用。角膜溃疡，滴眼频繁，每15～30分钟滴眼一次，不同药物要交替使用，并编排好滴眼时间，要按时滴眼以保证药物在眼内的浓度。按药物说明要求保存药物，如冷藏或避光。滴眼时，如泪液过多或有分泌物，应先用消毒棉签吸干泪液及抹去分泌物再滴眼。滴眼时动作轻巧，不施压于眼球，以免溃疡穿孔。

（五）健康教育

1．避免剧烈活动，不能用力揉眼，防止角膜植片移位或缝线断裂。

2．为防止感染，排斥反应，术后需继续滴抗生素眼液，皮质类固醇眼液，环孢素滴眼液3～6个月，教会患者正确的滴眼方法，滴眼液前必须洗手，勿压迫眼球，避免引起交叉感染。

3．定期复查视力，角膜情况等，每周1次，3个月后每月复诊1次，至少完成6个月的随诊。向患者及家属介绍出院坚持用药对预防疾病复发的重要性教会患者滴眼和涂眼膏方法。

4．出院1个月内少阅读，多休息，避免强光刺激及视疲劳。洗头时避免洗发液入眼造成不良刺激。外出可戴防护眼镜，防止角膜受伤。角膜溃疡愈合后三个月内避免游泳，减少眼部不良刺激及污染。3个月内避免迎面大风对眼部的不良刺激。

5．如有眼红、眼痛、畏光、流泪、视力下降可能为疾病复发，应立即回医院就诊。

八、晶状体病护理常规

（一）按外科、眼科疾病一般护理常规及麻醉后护理常规

（二）护理关键点

1．疼痛。

2. 视力改变。

3. 自理能力下降。

4. 滴眼药水护理。

5. 教育需求。

（三）护理评估

1. 既往眼病史、近期手术史、家族遗传眼病史及目前用药情况。

2. 病情及主要症状　视力、眼压、晶体情况。

3. 手术前评估　按本节"内眼手术一般护理常规"。

4. 手术后评估　按"内眼手术一般护理常规"。

（四）护理措施

1. 术前、术后干预措施按"内眼手术护理常规"。

2. 体位和活动　术后避免外伤，如对侧眼视力差，需陪护，避免过度活动，避免低头取物。

3. 用药护理

（1）特别注意术前用扩瞳药的时间，次数（遵医嘱）一般于手术前1个小时开始点扩瞳药，每10分钟一次，共4~6次，需注意点药时核对手术眼，避免点错。

（2）有急性或慢性闭角性青光眼病史或浅前房患者的术前使用扩瞳药时，观察患者用药过程中有无眼胀、眼痛、头痛等不适，如有立即告知医生。

（3）送患者手术前如瞳孔中等散大，可适当增加滴眼次数，并将扩瞳药带入手术室。

4. 术眼护理

（1）术后用眼垫遮盖。术后第一天开始滴眼药水。

（2）嘱患者勿大声呼唤，勿用手抓眼，勿摆动头部，勿用力排便，预防感冒、咳嗽。因以上动作都可引起眼内小血管破裂出血或人工晶体植入的位置变化，影响手术效果和预后视力。

（3）伤口疼痛时可酌情给予镇痛药物。注意鉴别局部疼痛和青光眼发病，以防失掉抢救视力的时机。

（4）禁忌患者揉眼，按时滴眼药水，预防感染。

（五）健康教育

1. 指导患者按时用药，使用眼药水前要充分摇匀后使用。

2. 淋浴时不可将脏水溅入眼内，术后一周内洗脸，洗澡时避免污水入眼。

3. 术后如有头痛、眼胀痛、出血、视力下降等症状需立即就医。

4. 定期随访，如为双侧白内障患者，1个月后再行另侧白内障手术。

5. 术后1个月内避免剧烈运动和负重，以免用力过猛，眼压过高而引起手术切口裂开，有便秘和咳嗽者应用药物加以控制。

6. 术后3个月内避免揉眼，碰撞术眼。

7. 对于10岁以下的先天性白内障，术后必须指导家长对患儿进行弱视治疗，向家长解释白内障手术只是给患儿提供了一个训练视力的机会，术眼视力的好坏还取决于弱视治疗。

8. 白内障囊内摘除术后患者，需及早配镜矫正术眼视力。

9. 出院后一周、一个月回医院复诊。

九、青光眼护理常规

（一）按外科、眼科疾病一般护理常规及麻醉后护理常规

（二）护理关键点

1. 疼痛。

2. 视野缺失。

3. 视盘损害。

4. 视物模糊。

5. 自理能力下降。

6. 教育需求。

7. 滴眼药水护理。

8. 并发症（眼内炎、角膜变性、致盲）。

9. 教育需求。

（三）护理评估

1. 既往眼病史、近期手术史、家族遗传眼病史及目前用药情况。

2. 症状和体征　视力、眼压、视野缺损程度。

3. 专科检查结果　眼压升高，视盘损害，视野缺损。

4. 手术前评估　按本节"内眼手术一般护理常规"。

5. 手术后评估　按"内眼手术一般护理常规"。

（四）护理措施

1. 手术前、后干预措施按"内眼手术一般护理常规"相关内容。

2. 饮食指导　术后给以易消化高营养食物，多进食蔬菜水果，禁食刺激性食物；不在短时间内喝大量的液体，一次饮水不超过300ml。

3. 生活指导　不在暗室或黑暗环境中久留；避免长时间看电视、电影，以免瞳孔散大眼压增高；衣着不宜过紧，特别是领口、乳罩，以免影响颈部的血液循环，导致眼压增高；睡眠时枕头高度适中，避免长时间低头、弯腰，以免眼压增高。

4. 体位与活动　术后当天多卧床休息，可坐起进食和自行上厕所。术后第一天即可下床步行，不需过分限制患者的活动和强调卧床休息。对前房出血者应取半坐卧位休息或高枕体位。小梁切除患者可采取半卧位或侧卧位。对术后早期眼压小于5mmHg的患者应限制活动并避免咳嗽和擤鼻等动作，防止增加头部静脉压增加前房出血的危险。

5. 术眼护理

（1）术眼避免外伤，如对侧眼视力差，需陪护，避免剧烈活动。

（2）术眼用眼垫包扎。术后第一天开始点抗生素和糖皮质激素眼液，睡前涂眼膏。

（3）嘱患者勿大声呼唤、勿用手抓眼，勿摆动头部。勿用力排便，预防感冒、咳嗽。因以上动作都可引起眼内小血管破裂出血，影响手术效果和预后视力。

（4）伤口疼痛时可酌情给镇痛药物。注意鉴别局部疼痛，以防失掉抢救视力的时机。

6. 用药护理

（1）急性闭角性青光眼急性发作时，持续频繁点用缩瞳剂，这对于年老体弱、恶心呕吐、进食量少的患者容易出现眩晕、脉快、气喘、流涎、多汗等中毒症状，此时应及时擦汗

更衣、保暖，防止受凉并报告医生，对症处理。

（2）青光眼患者禁用散瞳剂和口服或注射颠茄类（如阿托品）药物，特殊情况在手术后必须使用散瞳剂时要密切观察患者有无头痛，眼胀等情况，及时联系医生。

（3）使用甘露醇静脉滴注降眼压时，年老体弱或有心血管疾病的患者要注意观察呼吸和脉搏变化，甘露醇静滴完毕要平卧，防止发生用药后突然站立引起体位性低血压。

（4）使用噻马心安，要观察患者心率、脉率、呼吸。对于心率小于55次/分者要报告医生停药。

7. 并发症观察　小梁切除术后如发生术眼剧烈疼痛，应注意眼压是否急性升高，提早发现滤过口阻塞、脉络膜渗漏、出血或感染等并发症。

8. 前房植入硅管引流手术的护理　术后监测患者的眼压变化及观察前房深度。

（五）健康教育

1. 指导患者使用典必殊眼药水前要充分摇匀后使用，如果多次滴入散瞳药后出现眩晕、气喘、脉快、多汗等中毒症状，且不能缓解者应及时就医。滴用阿托品、毛果芸香碱、倍他洛尔滴眼液后应压迫泪囊区2～3分钟。

2. 按时用药，滴眼液及眼药膏应避光阴凉保存。

3. 淋浴时不可将脏水溅入眼内。

4. 术后半月内晚上最好佩戴眼罩。

5. 如有头痛、眼胀痛、出血、恶心、呕吐等症状需立即就医。

6. 避免长时间看电视或电影，避免长时间低头，不要在暗室逗留过久。

7. 衣领勿过高过紧，睡眠时枕头宜垫高，以防头部充血后导致眼压过高。

8. 定期随访，所有青光眼术后患者一定要进行随访，目的是定期检测眼压，观察视乳头损害和视觉功能损害的变化，及时做相应处理。有视野缺失者不宜骑车或开车。

十、视网膜病护理常规

（一）按外科、眼科疾病一般护理常规及麻醉后护理常规

（二）护理关键点

1. 疼痛。

2. 焦虑，恐惧。

3. 感知紊乱。

4. 知识缺乏。

5. 滴眼药水护理。

6. 舒适的改变。

7. 教育需求。

（三）护理评估

1. 术前评估　按本节"内眼手术一般护理常规"相关内容。

2. 症状。

3. 特殊检查　眼部B超、荧光造影等。

4. 手术后评估　按"内眼手术一般护理常规"相关内容。

（四）护理措施

1. 手术前、后干预措施按"内眼手术一般护理常规"相关内容。

2. 手术前双眼点抗生素眼液，每日3～4次，睡前涂眼膏，必要时作结膜囊细菌培养，阴性结果方可手术。

3. 术后避免外伤，避免过度活动及低头取物。

4. 术眼用纱布眼垫包扎，术后第1天开始使用眼药水滴眼。

5. 注意病情观察和指导　经常巡视病房，密切观察患者视力等病情变化。注意询问患者有无眼痛、头痛、眼胀，观察术后有无恶心、呕吐，其原因是术中牵拉眼肌至眼心反射所致，注意患者有无眼痛、角膜水肿等表现，如有则提示眼压增高可能，协助医生给予相应的治疗。

6. 用药护理　治疗过程中要注意观察药物副反应，特别要监测血压的情况，嘱患者卧床休息，避免低头，突然站起等动作，以防直立性低血压。

7. 视网膜动脉阻塞（RAO）急救护理

（1）视网膜动脉阻塞是眼科致盲急症，阻塞在1小时内能解除，视功能可恢复，阻塞在3～4小时以内，中心视力多数不能恢复；阻塞时间持续在4小时以上，恢复十分罕见，及时诊治是恢复视功能的关键。因此，需及时发现，迅速抢救。

（2）急救措施：舌下含服硝酸甘油0.5mg，同时监测血压，压迫按摩眼球，扩张血管，降低眼压，减轻视网膜动脉灌注阻力。按摩眼球的方法：闭眼后用手掌大鱼际肌在上眼睑压迫眼球5～10秒，压力不要太大，然后立即松手10～15秒，重复5～10次。急救期内（发生12小时内）予中流量吸氧1小时，每天2次，急救后予低流量吸氧2小时，每天2次，以缓解视网膜缺氧状态。迅速建立静脉通道，静滴低分子右旋糖酐，改善微循环。

8. 玻璃体视网膜病的护理

（1）患者术前需绝对卧床休息，严格限制眼部及头部活动。告知患者不可挤揉或碰撞眼睛，对不同位置的视网膜脱离采用不同的体位，原则是使视网膜裂孔处于最低位，避免裂孔继续扩大。如位于下方者，采用高枕卧位或坐位，位于上方者采用头低仰卧位，位于颞侧者采用患侧侧卧。向患者说明在允许的情况下每日坚持特定的体位或头位12～16小时。

（2）通常患者俯卧于床上，面朝下，额头垫一软枕，胸前垫一软高枕，以确保头部处于最低位，双足踝关节垫一软枕，增加舒适度。对耐受力差、年老体弱不能长时间坚持俯卧者，可适当使用床下低头位（可采取坐在床旁板凳上，头趴于床缘支架并在额部使用软枕或双臂支撑，以确保头面部持续保持与地面平行，并防止口鼻部受压，减轻胸闷、心慌等不适）和站立低头位（下地活动行走时均保持头低位，下颌部抵在胸骨处）。上述体位交替进行，以俯卧位为主并保证术后第1周每日卧床20小时。

（3）变换体位时动作应缓慢而轻柔，避免大幅度翻身动作。

（4）如患者出现身体不适，可适当按摩颈肩、背部及肢体，以缓解肌肉疲劳和酸痛，增加舒适度。

（五）健康教育

1. 视网膜动脉阻塞（RAO）患者出院后定期检查血糖、血压，控制血糖、血压在正常范围，戒烟、戒酒，养成良好的生活习惯。

2. 玻璃体视网膜病患者注意事项

（1）禁止进行拳击、足球、跳水、打篮球等运动，防止视网膜再脱离。原则上不限制日常活动，但注意术后7周内避免高强度的体育运动，1~6个月避免体力劳动和剧烈运动。

（2）需按医嘱严格体位治疗的患者，术后应尽量避免仰卧位，以免玻璃体腔填充物。

（3）对于行玻璃体腔气体充填者，在气体吸收前应避免乘坐飞机或使居住地的海拔高度发生剧烈变化。

（4）眼内硅油填充者，等视网膜平复维持在3~6个月时来医院取出硅油。定期复查，术后3个月内应经常到医院检查，出院1周复查，以后每月复查1次，以减少术后远期并发症，如硅油乳化、并发性白内障，以后每6个月至1年复查1次。

3. 保持用眼卫生、勿用力揉眼，保持眼部清洁，预防感染，滴眼水前要洗净双手，将眼水滴入下穹隆部。

4. 如眼部出现黑影、闪光、视物变形、视力下降等情况，应尽快到医院就诊。

5. 控制好全身疾病，尤其要有效控制血压和血糖，并注意预防感冒。

十一、斜视护理常规

（一）按外科、眼科疾病一般护理常规及麻醉后护理常规

（二）护理关键点

1. 自卑感。

2. 感知改变。

3. 知识缺乏。

4. 滴眼药水护理。

5. 教育需求。

（三）护理评估

1. 患者对斜视疾病的认识程度，有无焦虑害怕。

2. 病情及主要症状

（1）视力。

（2）眼位偏向。

（3）眼球运动受限情况。

（4）有无复视、弱视。

3. 专科检查结果　视力和屈光检查，眼球运动检查。

4. 术前评估　按本节"内眼手术一般护理常规"相关内容。

5. 手术后评估

（1）按"内眼手术一般护理常规"相关内容。

（2）视力、眼位及眼球运动情况。

（四）护理措施

1. 手术前、后干预措施按"内眼手术一般护理常规"相关内容。

2. 心理支持　向患者及家属解释斜视相关知识、治疗方法和预后等。使患者解除自卑心理，增强治疗信心。

3. 饮食指导　按麻醉要求给予饮食指导。禁食刺激性食物和补品。

4. 病情观察和护理

（1）术后观察敷料有无渗血，渗液及有无松脱。眼痛明显者，可适当应用镇静剂。

（2）术后第1天换药，观察结膜充血、水肿、分泌物情况。

（3）观察眼位及有无复视。

（五）健康教育

1. 积极消除引起斜视的诱因。

2. 指导按时用药，教会患儿及家属正确滴眼药水的方法，定期随访。

3. 保持身心健康，生活有规律，锻炼身体，增强体质。

4. 指导自行观察眼位及视力的变化，对有屈光不正的患者，术后需及时配镜。如有弱视，需在医生指导下进行弱视训练，定期复查。

5. 注意劳逸结合，避免视疲劳。

十二、眼眶病和眼肿瘤护理常规

（一）按外科、眼科疾病一般护理常规及麻醉后护理常规

（二）护理关键点

1. 疼痛。

2. 焦虑，恐惧。

3. 感知紊乱。

4. 知识缺乏。

5. 舒适的改变。

6. 潜在并发症　颅内出血，感染。

7. 自我形象紊乱。

8. 教育需求。

（三）护理评估

1. 病情和主要症状　球结膜充血、水肿、眼球突出、疼痛等。

2. 视力、眼压。

3. 心理状况。

4. 特殊检查　眼部B超。

5. 术前评估　按"内眼手术一般护理常规"相关内容。

6. 手术后评估　按本节"内眼手术一般护理常规"相关内容。

（四）护理措施

1. 手术前、后干预措施按"内眼手术一般护理常规"相关内容。

2. 心理支持　球结膜高度充血、水肿突出睑裂，多数患者表现恐惧、焦虑，向患者及家属解释病情及药物治疗的目的、效果可减轻恐惧焦虑情绪，多给予安慰、鼓励，使其树立信心，积极配合治疗。

3. 用药护理

（1）患者用药过程中如有眼胀、眼痛、头痛等不适，应立即告知医生。

（2）双眼点抗生素眼液，每日3～4次，睡前涂眼膏，必要时作结膜囊细菌培养，阴性方可手术。

（3）一旦确诊为蜂窝组织炎，需及时全身应用足量抗生素，同时观察药物副作用。局部点抗生素滴眼液；眼压高者按医嘱静脉滴注20%甘露醇。

4．病情观察

（1）术后密切观察体温、脉搏、呼吸、血压，瞳孔大小及对光反射，神志变化。

（2）术后观察球结膜充血、水肿、眼球突出、眼睑闭合不全反展迅速，视力、眼压变化。注意敷料有无松脱、移位、渗血、渗液等，患者有无眼痛、头痛、恶心、呕吐等。

（3）术后一般伤口疼痛，可按医嘱给予止痛剂，如伴有同侧头痛，术眼胀痛，恶心、呕吐及其他特殊情况，应及时告知医生，检查是否有眼压升高或术后感染的发生。

5．眼部护理　对球结膜高度水肿突出睑裂者，应保持眼部及周围皮肤清洁、用生理盐水消毒棉签清洁眼睑及周围皮肤。对眼球突出、眼睑闭合不全者应注意保护角膜。

6．严密观察并发症

（1）如出现复发症状，及时处理。

（2）及时做结膜囊细菌培养及药物敏感试验。发热时抽血做血培养及检查血常规。预防并控制感染。

（五）健康教育

1．进食普食，多食富含粗纤维食物，保持大便通畅，禁忌刺激性食物。

2．避免一切可能引起眼球受压或被感染的因素，如咳嗽、打喷嚏，剧烈活动，用力挤眼，俯身取物，用力排便，脏水洗脸，不洁净的毛巾擦眼等。

3．如出现轻微刺激症状，如畏光、流泪、异物感等，为正常术后反应，能自动缓解或消失，勿用手揉眼。

4．劳逸结合，勿过度用眼。积极参加适当的体育锻炼，提高机体抵抗力。

5．按时用药。

6．积极治疗原发病灶，如鼻腔、鼻窦、口腔、脸部等感染病灶。有角膜炎和角膜溃疡者应避免强光刺激。

7．定期门诊复查，不适随诊。

十三、眼外伤护理常规

（一）按外科、眼科疾病一般护理常规及麻醉后护理常规

（二）护理关键点

1．疼痛。

2．焦虑或恐惧。

3．感知紊乱。

4．组织完整性受损。

5．知识缺乏。

6．滴眼药水护理。

7．并发症　眼内炎，出血，感染、角膜穿孔，眼睑畸形，眼睑闭合不全。

8．教育需求。

（三）护理评估

1. 病情及主要症状　疼痛、畏光、流泪、视力下降、瞳孔变形、眼压、出血、角膜损伤的程度、化学物质的性质。

2. 专科检查结果　眼前段挫伤，眼后段挫伤，眼球破裂伤，眼附属器挫伤。眼睑与结膜充血，角膜混浊水肿及穿孔情况。眼内异物的位置及性质。

3. 术前评估按　本节"外眼手术一般护理常规"或"内眼手术一般护理常规"相关内容。

4. 手术后评估　按"外眼手术一般护理常规"或"内眼手术一般护理常规"相关内容。

（四）护理措施

1. 手术前、后干预措施　按"外眼手术一般护理常规"或"内眼手术一般护理常规"相关内容。

2. 体位和活动　为患者创造一个安静舒适的环境。畏光流泪者予避光，外出戴墨镜。有前房出血者，卧床休息，取半卧位，以降低眶内静脉压，减轻颈部及眼部充血，并使血下沉积于前房下方，有利于出血的吸收，便于观察前房积血量的变化，避免积血在瞳孔区形成机化膜或引起虹膜后粘连。双眼视物模糊者，协助下床活动，落实防跌倒护理措施。

3. 伤眼的护理

（1）严重眼球挫伤应涂抗生素眼膏后双眼包扎。

（2）眼球破裂时切忌冲洗和向眼球施压。

（3）眼挫伤24小时内给予冷敷防止再出血，24小时后热敷促进出血吸收。

（4）及时准确地执行医嘱并注意用药后的反应。

（5）监测伤眼的视力、眼痛、眼压等的变化，注意伤口有无分泌物、出血、感染及愈合情况。

（6）伤口疼痛时可酌情给予镇痛药物。如患者反映头痛及术眼疼痛剧烈，立即通知医生检查，若检查为眼压高，遵医嘱立即给予甘露醇等高渗脱水剂快速静脉输入，降眼压治疗。

（7）眼化学性烧伤患者，点散瞳药后要压迫泪囊1~2分钟，以免药液流入泪囊、鼻腔引起不良反应。预防睑球粘连，每日结膜囊涂药膏，并用玻棒分离上下眼睑。鼓励患者经常转动眼球，用手指拉下睑，眼球向左上、右上方向转动，拉上睑，眼球向左下、右下转动。每天3~4次，每次10~15分钟，直到伤口愈合为止。

（8）角巩膜裂伤的眼球，眼内组织有经伤口被挤出的危险，从而进一步加重损伤，禁止冲洗和压迫伤眼。

4. 病情观察

（1）监测伤眼的视力、眼疼和刺激症状情况，注意观察伤口分泌物及有无出血。伤后1~3天，如患者出现眼痛、头痛、刺激症状明显，视力严重下降甚至无光感，以及球结膜高度水肿、充血、角膜浑浊、前房有纤维蛋白炎症渗出或积脓，玻璃体混浊或脓肿形成等症状，患者可能发生外伤性眼内炎，需及时报告医生。

（2）鉴别局部疼痛和青光眼发病，以防失掉抢救视力的时机。

（3）观察健眼有无交感性眼炎的发生。

5. 并发症的观察和护理

（1）继发性青光眼：表现视力下降、头痛、眼痛、呕吐、恶心。按医嘱降眼压、保持情绪稳定、减少活动，防止继发出血。

（2）外伤性白内障：表现晶体混浊、视力下降。行白内障手术。外伤性视网膜脱离表现视力下降、视力模糊，需行视网膜脱离手术。

（五）健康教育

1. 对眼化学伤必须争分夺秒现场用大量清水或其他水源彻底冲洗眼部，眼部冲洗是处理酸、碱烧伤的最重要的一步。

2. 对视力下降患者指导其掌握生活自理的方法。

3. 介绍眼外伤的防治常识。

4. 眼挫伤24小时内给予冷敷，防止再出血，48小时后热敷促进出血吸收。

5. 避免过度活动，更要避免低头取物。勿大声呼唤、勿摆动头部、勿用力排便、勿用手抓眼、预防感冒、咳嗽，以免引起眼内小血管破裂出血或伤口裂开。伤眼避免再次外伤。避免揉搓挤压伤眼，以免内容物脱出。

6. 眼球穿通伤患者出院后要定期复查，定期做眼底检查。未受伤眼一旦出现畏光、流泪、疼痛、视力下降时，及时就诊。警惕交感性眼炎发生，以免延误治疗。

7. 眼外伤发生后需及时处理，防止眼内炎的发生。

8. 嘱患者出院后不适随诊。

第二节　耳鼻咽喉科疾病护理常规

一、耳部疾病一般护理常规

1. 按外科疾病一般护理常规和麻醉后护理常规。

2. 入院接待　热情主动接待患者，做好环境设施等宣教，告知第二天抽血及相关检查前的注意事项，指导患者正确留取大小便标本行常规检查。行急诊手术者备好麻醉床、输液架、吸引器、氧疗装置以及各种监护设备等。

3. 基础护理

（1）术前2周开始戒烟、饮酒，入院后禁服活血滋补品及少食用辛辣刺激性食物，术前应注意全身清洁，术前晚沐浴、洗头1次。耳部皮肤准备：术前1天剃除耳郭周围5～7cm的头发，清洁耳郭及该区周围皮肤，女患者在术日晨将术侧头发梳向健侧后固定。如需取皮，应备供皮区皮肤。

（2）术前指导有效咳嗽、打喷嚏、正确擤鼻等技巧。

（3）术后做好皮肤护理，保持床铺干净、平整，及时更换被血液或汗液浸湿的病号服；禁止使用局部加温措施如热水袋等，以防烫伤。

（4）跌倒及坠床高风险患者做好预防措施，必要时使用约束带加以保护，避免跌倒及坠床的发生。

4. 休息与活动

（1）保持病房安静、舒适，为患者提供良好的休息、睡眠环境。

（2）手术当天全麻清醒前去枕平卧，头偏向健侧；全麻清醒前后可取平卧位或头高位，头偏向健侧。

（3）病情允许时，鼓励和指导患者早期床上运动和下床活动，如有头晕，应卧床休息，直到症状缓解，同时教会患者预防跌倒发生的方法。

5. 饮食护理　术后根据麻醉方式进行饮食护理。先饮常温水50ml，无不适，可进温凉的半流质饮食，术后2～3天进食温凉软食，健侧咀嚼；3天以后逐步过渡至普食；注意营养丰富，忌过热过硬饮食。

6. 排泄护理　按第六章第一节"外科疾病一般护理常规"相关内容。

7. 给药护理　维持静脉输液通畅，注意控制输液速度。使用硝普钠、硝酸甘油等血管扩张药物要用输液泵或微量泵控制滴速，并严密观察血压，做好记录，注意避光。

8. 专科护理观察要点

（1）观察耳痛程度，持续时间；耳流脓情况；听力状况及咽鼓管功能；有无眩晕，恶心呕吐。

（2）术后密切观察血压、心率、血氧饱和度、呼吸的变化及切口情况。

（3）观察患耳绷带环行包扎情况，伤口有无肿胀，敷料有无包扎过紧或松脱，有无渗血，渗血的性状、颜色、量；一般术后48小时更换外部敷料。

（4）观察有无口角歪斜，眼球震颤、眼裂、鼻唇沟不对称等情况，注意体温、神志及神经反射，是否出现头痛，恶心呕吐等颅内并发症的症状。发现异常，及时报告医生。

（5）观察伤口疼痛情况，疼痛数字化评分＞5分，联系医生给予止痛药，30分钟后观察镇痛效果。

（6）保持植皮区伤口清洁，一般不予换药，待愈合后干痂自行脱落。如敷料松脱应清洁创面，敷以凡士林纱布，然后纱布绷带包扎。

9. 心理护理　向患者说明本次手术治疗的意义及麻醉方式、手术方式、术后可能出现的常见情况以及注意事项，取得患者的配合；可让患者和家属与同种手术患者交谈，消除思想顾虑。听力下降者可用形体语言或书面交流。必要时进行心理干预，帮助他们树立战胜疾病和重塑自我形象的信心。

10. 健康宣教

（1）良好的休养环境，保持室内清洁，空气清新，注意通风换气。

（2）疾病恢复期应选择含有丰富维生素、蛋白质的食物，增强体质。

（3）保持良好的心理状态，避免紧张激动的情绪，以利于疾病的恢复。

（4）预防呼吸道感染，注意保暖，避免受凉，禁止擤鼻，打喷嚏时张口呼吸，以免影响鼓膜的成活。积极治疗耳鼻疾病，防止耳疾复发。

（5）患耳防止碰撞，半年内禁止游泳，中耳、内耳手术患者半年内勿乘坐飞机。听骨链重建者避免剧烈活动。避免噪声环境及从事高噪音的工作，保护残余听力。

（6）出院后，勿自行挖耳，按时服药，门诊定期复查，一般术后2～3周复查、换药。

二、鼻部疾病一般护理常规

1. 按外科疾病一般护理常规和麻醉后护理常规护理。

2. 入院接待　热情主动接待患者，做好环境设施等宣教，告知第二天抽血及相关检查前的注意事项，指导患者正确留取大小便标本行常规检查。行急诊手术者备好麻醉床、输液架、吸引器、氧疗装置以及各种监护设备等。

3. 基础护理

（1）术前晚应注意全身清洁，沐浴、洗头1次。术前1天给予剪鼻毛，交待男患者剃胡须，面部皮肤清洁，以减少术后感染的机会。

（2）术前指导有效咳嗽、打喷嚏、正确擤鼻等技巧。嘱家属备好纸巾和一次性杯子。

（3）落实术前、术后患者安全护理措施。

4. 休息与活动

（1）保持病房安静、舒适，为患者提供良好的休息、睡眠环境。

（2）手术后48～72小时医生予抽出鼻腔纱条，抽取鼻腔纱条后需卧床2小时。

5. 饮食护理　根据麻醉方式进行术后饮食护理，先饮常温水50ml，无不适，可进温凉的半流质饮食，多饮水，术后2～3天进食温凉软食；抽取纱条后可逐步过渡至普食；多吃水果、蔬菜，注意营养丰富；忌过热。

6. 排泄护理　按"外科疾病一般护理常规"。

7. 给药护理　维持静脉输液通畅，注意控制输液速度。使用硝普钠、硝酸甘油等血管扩张药物要用输液泵或微量泵控制滴速，并严密观察血压，做好记录；注意避光。

8. 专科观察要点

（1）观察患者鼻腔阻塞及嗅觉减退情况，头痛、牙痛及面部疼痛的部位及时间。了解患者有无哮喘病史，用药情况，药物的作用及副作用，患者有无感冒，女患者有无在月经期。

（2）术后密切观察血压、心率、血氧饱和度、呼吸的变化及切口情况。

（3）观察鼻腔填塞是否完好，鼻部出血情况，唾液带血情况，术后24小时内给予额部冷敷。

（4）观察患者眼球活动度、视力情况；观察患者有无出现眼周青紫、淤血、复视和视物模糊；观察耳鸣、耳闷胀感及听力情况；有无呕吐，黑便。及时发现异常症状。

（5）观察伤口疼痛情况，疼痛数字化评分＞5分，联系医生给予止痛药，30分钟后观察镇痛效果。

9. 心理护理　向患者说明本次手术治疗的意义及麻醉方式、手术方式、术后可能出现的常见情况以及注意事项，取得患者的配合；可让患者和家属与同种手术患者交谈，消除思想顾虑。

10. 健康宣教

（1）预防呼吸道感染，嘱患者注意保暖，避免受凉。

（2）改正不良卫生习惯，勿用手挖鼻，指导患者正确捻鼻。

（3）指导正确使用滴鼻药，需继续鼻腔冲洗者教会患者正确进行鼻腔冲洗的方法。

（4）行鼻内镜手术者指导患者按时复诊，首次复诊时间一般为出院后1周，在术后前半年视情况每2周或1个月复诊1次，后半年每2～3个月1次。

三、咽喉部疾病一般护理常规

1. 按外科疾病一般护理常规和麻醉后护理常规护理。

2. 入院接待　热情主动接待患者，做好环境设施等宣教，告知第二天抽血及相关检查前的注意事项，指导患者正确留取大小便标本行常规检查。行急诊手术者备好麻醉床、输液架、吸引器、氧疗装置以及各种监护设备等。

3. 基础护理

（1）术前晚应注意全身清洁，沐浴、洗头1次，保持口腔清洁。术前1天剃胡须，面部皮肤清洁，按医嘱必要时剪鼻毛，以减少术后感染的机会。

（2）术前指导有效咳嗽、咳痰等技巧，禁声时沟通方法，嘱家属备好纸笔、纸巾和一次性杯子。

4．休息与活动

（1）避免剧烈运动，1天后可适当活动。

（2）咽部术后根据病种少说话或禁声。

5．饮食护理

（1）入院后可进清淡、易消化食物，停用补品。

（2）根据麻醉方式指导术后饮食，进食冷全流或温凉半流质，少量多餐，忌辛辣刺激性食物。

6．排泄护理 按"外科疾病一般护理常规"。

7．给药护理 维持静脉输液通畅，注意控制输液速度。使用硝普钠、硝酸甘油等血管扩张药物要用输液泵或微量泵控制滴速，并严密观察血压，做好记录；注意避光。

8．专科观察要点

（1）监测生命体征的变化，观察有无咽痛，咳嗽、发热、头痛，烦躁，易怒，不合群，瞌睡，记忆力下降等症状。

（2）观察呼吸情况，有无气促及三凹征，入睡后有无憋气、呼吸暂停症状，打鼾的程度，睡眠的时间。

（3）术后密切观察血压、心率、血氧饱和度、呼吸的变化及切口情况。

（4）观察患者呼吸频率，面色、口唇颜色。床边备口咽通气管和气切包，注意保持气道通畅，如患者感憋气，应及时放入口咽通气管，并立即通知医生。

（5）观察咽部肿胀及疼痛情况。

（6）观察伤口有无活动性出血，有无频繁吞咽动作。嘱患者将口中分泌物轻轻吐出，观察其颜色、性质及量。

（7）观察伤口疼痛情况，疼痛数字化评分＞5分，联系医生给予止痛药，30分钟后观察镇痛效果。

9．心理护理 向患者说明本次手术治疗的意义及麻醉方式、手术方式、术后可能出现的常见情况以及注意事项，取得患者的配合；可让患者和家属与同种手术患者交谈，消除思想顾虑。

10．健康宣教

（1）良好的休养环境，保持室内清洁，空气清新，注意通风换气。

（2）注意休息，劳逸结合，适当锻炼身体，预防感冒。

（3）术后流质或半流质饮食，禁忌辛辣刺激食物。

（4）劝导戒烟，注意口腔卫生。

（5）避免剧烈咳嗽及咳痰，勿用力擤鼻涕。

（6）如有咽喉肿痛加剧、发热、出血情况及时来医院就诊。

（7）遵医嘱用药，介绍药物的名称、剂量、作用、用法和副作用。

（8）随访1~2周，并进行发声训练。

四、中耳慢性炎性疾病护理常规

（一）按外科、耳科疾病一般护理常规及麻醉后护理常规

（二）护理关键点

1. 部分自理能力缺陷。

2. 舒适的改变。

3. 疼痛。

4. 出血。

5. 切口感染。

6. 眩晕。

7. 呕吐。

8. 面瘫。

9. 颅内感染。

10. 知识缺乏。

11. 语言交流障碍。

12. 教育需求。

（三）护理评估

1. 病情及主要症状

（1）耳痛程度，持续时间。

（2）耳流脓情况。

（3）听力减退程度及咽鼓管功能。

（4）有无眩晕，恶心呕吐。

（5）有无面瘫表现，共济失调，偏瘫。

2. 心理、社会、精神状态，听力下降对社交能力的影响。

3. 特殊辅助检查结果

（1）听力检查及咽鼓管功能检查。

（2）颞骨CT检查，有无中耳乳突炎及颅内外并发症。

4. 手术前评估　按本篇第六章"外科疾病一般护理常规"。

5. 手术后评估　按本节"耳科疾病一般护理常规"相关内容。

（四）护理措施

1. 手术前护理措施

（1）按本节"耳部疾病一般护理常规"相关内容。

（2）心理支持

1）听力下降者可用形体语言或书面交流。

2）可让患者和家属与同种手术患者交谈，消除思想顾虑。

（3）呼吸道护理：劝服戒烟。

（4）按医嘱给抗生素滴耳液，分泌物多时，可用过氧化氢液洗耳。

（5）协助做好术前常规检查、颞骨CT，以及听力、前庭功能检查和咽鼓管功能等检查。

（6）患耳备皮（术耳周围5～7cm），彻底清洗头部，耳部及周围皮肤。

（7）预防感冒，尤其行一期鼓室成形者，感冒者应延缓手术。

（8）禁止用力擤鼻，教会患者开放性擤鼻。

（9）注意观察有无发热、头痛、眩晕、恶心、呕吐等耳源性并发症。

2. 手术后护理措施

（1）按"耳科疾病一般护理常规"相关内容。

（2）体位与活动

1）麻醉清醒后6小时可半卧位或健侧卧位，健耳偏下。

2）眩晕者卧床休息，活动时缓慢抬高床头，移动要慢，跌倒防护。

（3）病情及并发症观察

1）解释眩晕的原因。

2）观察患耳绷带环行包扎情况，有无渗血。

3）有无口角歪斜，眼球震颤，眼裂、鼻唇沟不对称等情况。

4）注意观察神志及神经反射、头痛、恶心呕吐等颅内并发症症状。

（4）呼吸道管理：鼓励患者多做深呼吸和有效咳嗽，预防感冒。鼓室成形患者，如打喷嚏可致成形失败。

（5）切口疼痛及出血护理

1）疼痛＞5分，联系医生给予止痛药，30分钟后观察镇痛效果。伴有颅内感染者慎用。

2）经常检查伤口有无出血，若出血较多，可用绷带加压包扎，必要时打开伤口处理。

3）外部敷料每日更换，保持伤口引流通畅。术腔纱条一般4～7天取出，植皮者须10天以上取出。

（6）供皮区敷料应注意防止移动、滑脱。如无污染不需换药，直至创口愈合。

（五）健康教育

1. 术后可能出现头晕，为前庭功能受影响所致，需卧床休息。

2. 进食易消化普食，忌食辛辣刺激食物，戒烟酒。

3. 保持伤口及周围皮肤清洁干燥。

4. 避免牵拉耳郭，以免切口裂开，避免切口潮湿沾水，注意瘢痕增生。

5. 掌握正确的耳滴药法。

6. 出院后应注意预防感冒，3～6个月干耳，不能游泳及潜水，患耳避免进水。尽量避免乘坐飞机。

7. 鼓室成形术者术后可鼓励患者多做吞咽动作，但避免用力擤鼻，1～2月内应避免打喷嚏。

8. 介绍药物的名称、用法、作用及副作用。

9. 如耳痛加重，伴渗液增加及时来医院就诊。

10. 定期门诊复查，清理中耳术腔。

11. 定期复查听力，避免噪声环境及从事高噪音的工作，保护残余听力。

五、突发性耳聋护理常规

（一）按外科、耳部疾病一般护理常规

（二）护理关键点

1. 感知改变。

2．舒适的改变。

3．焦虑。

4．语言交流障碍。

5．睡眠形态紊乱。

6．教育需求。

（三）护理评估

1．病情及主要症状

（1）听力减退程度及性质。

（2）有无眩晕、耳鸣、恶心呕吐。

2．心理、社会、精神状态，听力下降对社交能力的影响。

3．辅助检查　听力检查及声导抗检查。

（四）护理措施

1．按本节"耳部疾病一般护理常规"。

2．心理支持

（1）向患者解释引起突聋的原因及诱因，指导患者采用松弛疗法，如听音乐、散步看报等，缓解焦虑情绪。

（2）听力下降严重者可用形体语言或书面交流。

（3）让家属多与患者交流，消除思想顾虑。讲解疾病的相关知识。

（4）向患者及家属讲解疾病的预后情况，了解患者对听力现状的接受程度，提高听力的期望值。

3．病情观察及护理

（1）了解听力下降的程度、有无伴随症状等，为治疗用药提供依据。

（2）协助患者积极进行突聋治疗。

（五）健康教育

1．积极进行体育锻炼，增强体质。

2．低盐、低脂饮食，忌食辛辣刺激食物，戒烟酒。

3．尽量减少与强噪声等有害物理因素及化学物质接触，注重自我保护，如戴耳塞等。

4．积极治疗原发疾病，为患者讲解目前耳聋的治疗情况、方法及相关知识，让患者和家属有一定的心理准备。

5．积极防治营养缺乏疾病，增加机体抵抗力。

6．尽量避免使用可能损害听力的药物。

7．出院后积极治疗高血压、高血脂或糖尿病等全身疾病。

六、鼻、鼻窦疾病护理常规

（一）按外科、鼻部疾病一般护理常规及麻醉后护理常规

（二）护理关键点

1．感知改变。

2．舒适度的改变。

3. 体温过高。

4. 清理呼吸道无效。

5. 焦虑。

6. 知识缺乏。

7. 疼痛。

8. 部分生活自理能力缺陷。

9. 潜在的并发症—感染、出血。

10. 教育需求。

（三）护理评估

1. 病情及主要症状

（1）鼻塞的程度及时间。

（2）中鼻道黏膜有无水肿和分泌物；前鼻漏和（或）后鼻漏，分泌物性状和量。

（3）嗅觉减退。

（4）头痛、牙痛及面部疼痛的部位及时间。

（5）有无感冒。

（6）是否伴有鼻息肉。

2. 特殊检查结果CT、前鼻镜、鼻内镜。

3. 手术前评估　按本篇第六章"外科疾病一般护理常规"相关内容。

4. 手术后评估　①按本节"鼻科疾病一般护理常规"相关内容。②双肺呼吸音，咳嗽咳痰情况，鼻腔通气程度。③鼻腔填塞及渗血量。

（四）护理措施

1. 手术前护理措施

（1）按本节"鼻部疾病一般护理常规"相关内容。

（2）呼吸道护理

1）劝服戒烟。

2）根据医嘱用抗生素和抗组胺药，鼻内类固醇激素喷剂。

（3）特殊检查：协助做好CT、鼻内镜等检查。

2. 手术后护理措施

（1）按"鼻部疾病一般护理常规"相关内容。

（2）体位与活动：抽取鼻腔纱条后需卧床2小时。

（3）输液与饮食

1）按医嘱使用止血药、抗生素及激素药。

2）术后6小时可进食温凉半流质，多饮水，抽取纱条后可进食普食。

（4）心理护理：抽纱条前给予说明，取得配合。

（5）病情观察

1）观察鼻腔填塞是否完好，鼻部渗血情况。

2）有无唾液带血、黑便。

（6）呼吸道管理

1）术后当天备口咽通气管，面罩吸氧。

2）避免用力咳嗽、打喷嚏和擤鼻动作，可用纸巾轻擦渗血。

3）术后48小时医生予抽出鼻腔纱条，抽出纱条后按医嘱鼻腔冲洗，清理鼻腔。

（7）并发症的观察及处理

1）出血：观察生命体征、鼻部渗血及唾液带血情况，出血量较多及时报告医生。

2）观察患者有无出现眼周青紫、淤血、复视和视物模糊，视情况给予冷或热敷。

（五）健康教育

1. 鼓励患者适当锻炼，预防感冒。

2. 温软易消化清淡饮食，禁食桂圆、生姜、人参等活血食物，戒烟酒。

3. 避免用力咳嗽和打喷嚏，预防打喷嚏的方法，避免擤涕，勿用手挖鼻引起出血。

4. 放置纱条的目的及注意事项，纱条抽取时间。

5. 术后吐出口咽部分泌物。

6. 远离一切呼吸道刺激物。

7. 按医嘱门诊随访；功能性内镜鼻窦手术患者，需宣教长期坚持术后处理的重要性。

七、鼻出血护理常规

（一）按外科、鼻部疾病一般护理常规及麻醉后护理常规

（二）护理关键点

1. 舒适的改变。

2. 恐惧。

3. 教育需求（知识缺乏）。

4. 潜在并发症（贫血、感染失血性休克）。

5. 教育需求。

（三）护理评估

1. 健康史　年龄；有无与鼻出血有关的局部或全身性疾病、家族史、外伤史及诊治经过等。

2. 生命体征，高血压患者持续监测血压。

3. 病情及主要症状　出血时间、部位、出血量及次数；其他症状、体征等。

4. 特殊检查　鼻腔检查、鼻咽部检查、实验室检查。

（四）护理措施

1. 按本节"鼻部一般护理常规"相关内容。

2. 体位与活动　半卧位休息，勿剧烈运动，避免用力排便、咳嗽和打喷嚏。

3. 保持气道通畅，及时清除口中分泌物，保持呼吸道通畅，尽快吸出口鼻内分泌物，预防窒息。

4. 心理护理

（1）患者鼻腔突然出血或鼻腔反复出血，导致情绪紧张和恐惧，应及时安慰患者，讲解不良情绪会诱发或加重鼻腔出血。

（2）主动介绍鼻出血的常见止血方法、止血时的配合、止血后的用药，使患者及家属了解治疗过程，缓解紧张情绪，积极配合治疗及护理。

5. 病情观察

（1）接诊患者后，迅速配合医生建立静脉通道，补充血容量。

（2）准备止血用物，密切配合医生做好鼻腔填塞。

（3）询问患者鼻腔出血开始时间、大致出血量、评估鼻腔出血量、口中分泌物性质及量。

（4）严密监测生命体征，特别是血压变化，观察面色、神志、意识等，床边备好抢救物品如：吸氧、吸引装置、心电监护仪、气管切开包等。

（5）注意患者有无腹胀、腹痛，必要时观察并记录排便情况。

（6）观察鼻腔填塞情况，应防止松动、脱落，可用湿纱布盖于口部，以防口干。

（7）鼻腔填塞物取出后，应观察有无活动性出血情况。嘱患者避免打喷嚏，勿用力擤鼻或做剧烈运动，并给予麻黄碱液滴鼻，防止出血和感染。

6. 保持口腔清洁，做好口腔护理，及时清除口腔分泌物，消除口腔异味，避免口腔炎症的发生。

（五）健康教育

1. 饮食指导　清淡、营养丰富易消化食物，注意多种维生素的摄入，忌辛辣刺激性食物。

2. 戒烟酒。

3. 习惯与活动　避免重体力劳动，不熬夜，注意劳逸结合，勿过度劳累。纠正挖鼻用力擤鼻不良习惯，保持大便畅通。

4. 预防保健　良好的心态，避免激动易怒情绪。鼻腔黏膜干燥时增加液体摄入，或涂药膏保持鼻腔内湿润。

5. 积极治疗诱发鼻出血的原发性疾病，高血压的患者积极控制血压。

6. 掌握少量鼻出血的止血方法，鼻腔反复出血或出血量增多，及时到医院就诊。

八、扁桃体炎护理常规

（一）按外科、咽喉部疾病一般护理常规及麻醉后护理常规

（二）护理关键点

1. 舒适的改变。

2. 疼痛。

3. 恐惧/焦虑。

4. 教育需求（知识缺乏）。

5. 潜在并发症（出血、感染等）。

6. 教育需求。

（三）护理评估

1. 症状、体征　扁桃体肿大、充血、局部疼痛情况；体温。

2. 辅助检查结果　喉镜检查。

3. 实验室检查结果　血常规。

4. 手术后评估　按本节"咽喉部疾病一般护理常规"相关内容。

（四）护理措施

1. 手术前护理措施

（1）按本节"咽喉部疾病一般护理常规"相关内容。

（2）呼吸系统准备：预防感冒，戒烟，戒酒。

（3）病情观察及护理：询问患者有无咽痛、咳嗽、腰痛、尿频、尿急、尿痛等情况，观察尿液的颜色、性质，发现异常及时报告医生处理。

（4）注意口腔清洁，给漱口水漱口，每日4次。

（5）男患者剃胡须。

2. 手术后护理措施

（1）按"咽喉部疾病一般护理常规"相关内容。

（2）伤口观察及护理：①观察伤口有无活动性出血，有无频繁吞咽动作；②嘱患者将口中分泌物轻轻吐出，观察其颜色、性质及量；③术后第一天起观察白膜生长情况。

（3）疼痛护理：①局麻者及全麻者清醒后给冰敷下颌部，减少疼痛及伤口出血；②进食冰凉、无刺激的无渣流质，减轻疼痛；③勿用力咳嗽及咳痰，少说话，少做吞咽动作。

（4）口腔护理：①术后当天不漱口，将口中分泌物轻轻吐出，口腔残留的血性分泌物，可用棉签或棉球清除；②酌情多饮凉开水或冰水，保持口腔清洁、湿润，口唇干裂者可涂无色润唇膏或液状石蜡；③术后第1天使用0.9%氯化钠溶液或漱口液漱口，至少每天3次，特别是在进食后要及时漱口；④2天以后可酌情用软毛刷刷牙，但动作轻柔，切勿损伤伤口处生长的白膜。

（五）健康教育

1. 休息与活动指导　注意休息，生活规律。适当锻炼身体，提高机体抵抗力。

2. 饮食指导　术后2周内进软食，饮食宜清淡、易消化、营养丰富。2周后可进普食，但避免进食硬食，忌辛辣刺激性食物。

3. 保持口腔卫生，防止细菌感染。

4. 指导注意事项，术后5～6天有白膜脱落属正常现象，勿惊慌。

5. 出院一周后复查，不适随诊。

九、急性喉炎、会厌炎护理常规

（一）按外科疾病、咽喉部疾病一般护理常规及麻醉后护理常规

（二）护理关键点

1. 疼痛。

2. 体温过高。

3. 吞咽困难。

4. 语言交流障碍。

5. 有窒息的危险。

6. 舒适感的改变。

7. 教育需求。

（三）护理评估

1. 生命体征，血氧饱和度情况。

2. 健康史　评估患者有无上呼吸道感染、有无邻近器官感染、有无外伤、误吸异物、接触过敏原等。

3. 身体状况　有无畏寒、发热、食欲减退、剧烈咽痛、呼吸困难。

4. 辅助检查　间接喉镜、内窥镜检查、X线检查。

5. 心理社会状况　情绪情况和心理状态。

（四）护理措施

1. 按本节"咽喉部疾病一般护理常规"相关内容。

2. 体位与活动　自由体位，尽量卧床休息，少说话，儿童应避免哭闹躁动。

3. 饮食护理　进食温凉的流质或半流质饮食，忌辛辣刺激性食物，并鼓励多饮水。

4. 病情观察及护理

（1）呼吸观察：密切观察病情变化，保持呼吸道通畅。注意有无吸气性呼吸困难及吸气三凹征。持续心电监护及吸氧，监测生命体征，氧饱和度，有呼吸困难者做好气管切开准备。并备好各种急救物品和器械。

（2）按医嘱及时准确全身使用抗生素、皮质激素，尽快消除喉水肿，缓解呼吸困难。

（3）发热护理：按第一篇第三章第九节"发热护理常规"。

（4）气管切开术的患者按气管切开术后护理。

5. 疼痛护理

（1）卧床休息，减少活动。儿童应避免哭闹躁动，以减少耗氧量，必要时应用镇静剂。

（2）尽量少做吞咽动作，可将口中分泌物轻轻吐出。

（3）多喝水，可给予颈部冷敷、口含薄荷糖或药物含片。

（4）保持病房安静，减少噪音刺激。

（5）禁用吗啡等抑制呼吸药物止痛。

6. 呼吸道护理　保持室内空气新鲜及适宜湿度和温度；给予雾化吸入，每日两次。

（五）健康教育

1. 讲解引起此病的危害及预防措施，避免接触过敏原。

2. 生活规律，避免劳累，忌辛辣刺激性食物。

3. 积极治疗原发病。

4. 出院后不适随诊。

十、气管、支气管异物护理常规

（一）按外科、咽喉部疾病一般护理常规及麻醉后护理常规

（二）护理关键点

1. 气体交换障碍。

2. 语言交流障碍。

3. 潜在窒息。

4. 疼痛。

5. 感染的危险。

6. 教育需求。

（三）护理评估

1. 基础生命体征血氧饱和度。

2. 了解病史　异物的种类、大小、形状及存留时间。

3. 呼吸情况　呼吸频率，节律及深度。

4. 呼吸道有无感染。

5. 患者的心理社会状况　情绪和心理状态。

6. 术前评估　按本节"咽喉部疾病一般护理常规"相关内容。

7. 手术后评估

（1）按本篇第六章"外科疾病一般护理常规"的"手术后一般评估"相关内容。

（2）异物是否完全取出，有无损伤，有无并发症。

（四）护理措施

1. 按本节"咽喉部疾病一般护理常规"相关内容。

2. 病情观察及护理

（1）严密观察呼吸：观察患者呼吸、咳嗽、喉鸣、面色、有无憋气等，如突然出现呼吸困难者，应立即给予吸氧，行心电监护及血氧饱和度监测，并立即报告医生处理。

（2）了解病史：了解异物性质、大小、形状和存留时间、及当时有无呛咳史。

（3）患儿应尽量避免哭闹引起剧咳，造成异物嵌顿于声门处发生窒息。

（4）观察呼吸道有无感染：患者有无发热、咳嗽、咳痰等情况。

（5）并备好一切抢救物品和器械。紧急情况下立即手术。

3. 手术后护理措施

（1）按"咽喉部疾病一般护理常规"相关内容。

（2）饮食异物取出，全麻清醒后6小时无其他并发症，可恢复进食。

（3）心理护理：及时与患者沟通，讲解饮食的重要性。

（4）严密观察呼吸情况，予心电监护及血氧饱和度监测，若出现烦躁、面色苍白、口唇青紫、呼吸急促、出冷汗及三凹征，应考虑有喉水肿，纵隔气肿或气胸等并发症，应及时报告医生，做好气管插管或切开准备。

（5）按医嘱静滴皮质激素、抗生素。按时做蒸汽吸入或雾化吸入，预防喉水肿及感染。

（6）患儿应尽量避免哭闹，必要时适当应用镇静剂。

（7）支气管异物患者，应注意观察有无发热、咳嗽、咳痰等现象。若咳嗽加重，体温升高，应考虑有肺部感染，并给予及时处理。

（8）若插管时口咽部有损伤者应注意口腔清洁。

（9）行气管切开术者，按气管切开术后护理。

（五）健康教育

1. 婴幼儿及老年人勿食瓜子、花生、豆类、果冻等食物。

2. 进食时注意力集中，避免哭闹、嬉戏、追逐等。

3. 不要养成口中含物的习惯。

4. 加强昏迷及全麻患者的护理，防止呕吐物吸入呼吸道。

5. 避免用力吸食物。

6. 如发现误吸现象，立即送院急救。

十一、喉、下咽肿瘤护理常规

（一）按外科、咽喉部疾病一般护理常规及麻醉后护理常规

（二）护理关键点

1. 疼痛。
2. 出血。
3. 呼吸道管理。
4. 切口感染（咽瘘）。
5. 气管切开护理。
6. 语言沟通障碍。
7. 鼻饲护理。
8. 颈部引流护理。
9. 自我形象紊乱。
10. 教育需求（知识缺乏）。

（三）护理评估

1. 基础生命体征及疼痛。
2. 症状及体征　声音嘶哑的时间，程度；咳嗽咳痰的情况；有无呼吸困难，缺氧症状；咯血的量、次数；吞咽困难的程度。
3. 过敏史　药物及食物有无过敏。
4. 家庭支持系统　家属对患者的关心程度、经济情况等。
5. 辅助检查结果
（1）纤维喉镜，颈部CT和B超及活检报告，有无颈淋巴结的转移。
（2）专科检查：喉部检查结果。
（3）要脏器功能检查有无高血压、冠心病、糖尿病及慢支等。
6. 手术前评估　按本篇第六章第一节"外科疾病一般护理常规"。
7. 手术后评估
（1）按"咽喉部疾病一般护理常规"相关内容。
（2）生命体征、氧饱和度、神志、呼吸音、咳嗽咳痰能力，痰液的性状及量，气切套管类型及是否通畅、固定等。
（3）颈部切口敷料及有无颈部皮下气肿，颈部引流管的位置，引流液的量及性状。
（4）切口疼痛，面部有无水肿情况。
（5）胃管的固定情况。
（6）营养状况：鼻饲的量及患者反应。

（四）护理措施

1. 手术前护理措施
（1）按本节"咽喉部疾病一般护理常规"相关内容。
（2）体位与活动：自由体位，如呼吸困难，可半卧位。
（3）饮食护理：吞咽困难者根据病情给予流质或半流质，进食困难者予插胃管鼻饲。
（4）呼吸道护理：劝服戒烟酒；指导作深呼吸及有效咳嗽，痰液黏稠者予雾化吸入；如

喉梗阻Ⅱ度以上协助医生气切，保持呼吸道通畅。

（5）咯血的护理：应安置在靠近护士站病房，床旁备负压吸引及吸痰管，大咯血时即予头低足高位，并及时吸出口腔、呼吸道分泌物，防窒息。

（6）声嘶的护理：嘱患者尽量少费力发音，提供书写用具，共同商讨运用肢体语言。

2．手术后护理措施

（1）按"咽喉部疾病一般护理常规"相关内容。

（2）体位及活动：生命体征平稳予高枕卧位，保持颈部前倾前屈；定时翻身活动，术后第一日可坐起，导尿管拔除后可床边活动尾骶部发红者应加强翻身，保持尾骶部干燥清洁。

（3）输液及饮食护理：术后6小时可行鼻饲，同鼻饲护理；妥善保护胃管，每班床边交接，胶布松动及时更换。注意有无鼻黏膜破损。如意外拔管，一般不能重新置入。全喉胃管留置14天左右，半喉留置7天左右，拔管前需行经口进食练习。

（4）呼吸道管理：术后当天气切面罩吸氧6L/min，鼓励有效咳嗽咳痰，听诊双肺呼吸音BID+PRN；咳痰困难者，采取指压胸骨切迹上方刺激咳嗽咳痰，必要时吸痰。

（5）保持气管套管通畅，防止套管堵塞，按气管切开护理常规；气管造瘘口的保护，更换气切纱布，保持纱布垫清洁、干燥；必要时气管内雾化吸入。

（6）并发症的观察：①出血：观察生命体征、切口敷料、管周敷料、引流量、尿量、皮温、血常规等；②感染：鼓励咳痰、必要时吸痰，关注呼吸音情况及胸片报告；③咽瘘：进食后食糜从气管造瘘口溢出，小咽瘘加强换药，大咽瘘手术修补；④颈部乳糜瘘：颈部引流管引出白色乳糜样液。

（五）健康教育

1．鼓励患者适当锻炼，预防感冒。

2．劝服戒烟，宣教吸烟饮酒对该疾病的影响。

3．注意口腔卫生，鼻饲期间口腔护理。

4．湿化吸氧的意义，有效咳嗽咳痰，预防感冒。

5．鼻饲的意义及保护胃管的重要性，饮食应从团块状食物开始训练，呛咳厉害应停止进食。

6．清洗套管的目的及步骤，出院前教会家属清洗方法。

7．指导佩戴套管的注意事项

（1）套管系带松紧以能伸入一指为宜。

（2）气切纱布每日更换。

（3）外出可用薄丝巾修饰。

（4）防止异物进入套管。

（5）淋浴时防止水溅入。

8．说明早期活动的意义。

9．说明药物的名称、用法、作用及副作用。

10．出院后五年内定期复查

（1）第一年，每月一次；第二年，两月一次；第三年，三个月一次；第四年，四个月一次；第五年，半年一次。

（2）尤其关注术后一年内的生存质量，术后第一年的康复最为重要。

11．进行发声训练。

十二、声带息肉护理常规

（一）按外科、咽喉部疾病一般护理常规及麻醉后护理常规

（二）护理关键点

1. 疼痛。
2. 语言沟通障碍。
3. 术后并发症（声带水肿，声带损伤）。
4. 教育需求。

（三）护理评估

1. 基础生命体征及疼痛。
2. 生活方式、职业、吸烟饮酒史。
3. 声音嘶哑的时间、程度。
4. 有无声带息肉家族史。
5. 有无咳嗽咳痰，上呼吸道感染。
6. 特殊辅助检查结果　纤维喉镜。
7. 患者门牙是否松动。
8. 重要脏器功能　有无高血压、冠心病、糖尿病及慢支等。
9. 患者对疾病的认识程度，有无焦虑、恐惧，书写能力。
10. 手术后评估
（1）按"咽喉部疾病一般护理常规"相关内容。
（2）非语言表达能力。

（四）护理措施

1. 手术前护理措施
（1）按本节"咽喉部疾病一般护理常规"相关内容。
（2）呼吸道护理：预防感冒；劝戒烟，戒酒；咳嗽严重及感冒者先对症治疗；必要时雾化吸入。
（3）准备书写工具或练习肢体语言。
（4）保护门齿，必要时牙科准备牙模。
2. 手术后护理措施
（1）按"咽喉部疾病一般护理常规"相关内容。
（2）体位：半卧位或平卧位，备口咽通气管。
（3）饮食护理：术后6小时后进食半流质，忌辛辣刺激过烫食物。
（4）心理护理：耐心与患者交流，使用有效的交流方式。
（5）呼吸道管理：术后可做深呼吸活动，如无痰液不鼓励咳嗽，有痰液刺激时尽快咳出，避免"清嗓子"。如痰液黏稠不易咳出时，按医嘱雾化吸入。

（五）健康教育

1. 禁声2周。
2. 戒烟戒酒，禁忌辛辣刺激食物。

3. 预防感冒。

4. 科学发声　避免长时间高声说话，变声期、月经期注意声带休息。

5. 出院两周后门诊复查。

十三、喉外伤护理常规

（一）闭合性喉外伤护理常规

1. 按外科、咽喉部疾病一般护理常规及麻醉后护理常规。

2. 护理关键点

（1）疼痛。

（2）舒适的改变。

（3）焦虑/恐惧。

（4）呼吸形态改变。

（5）教育需求。

3. 护理评估

（1）基础生命体征，血氧饱和度情况。

（2）喉外伤的原因急救经过及外伤时间。

（3）身体状况：喉部及颈部疼痛、声嘶程度。

（4）心理社会状况：情绪情况和心理状态。

（5）疼痛、声音嘶哑的有无加重，有无咯血、颈部皮下气肿、呼吸困难和休克。

（6）辅助检查：喉镜及颈部检查和影像学的报告。

4. 护理措施

（1）活动与卧位：卧床休息，给予高枕卧位，保持颈部舒展，避免颈部过度后仰或前屈。

（2）饮食护理：损伤较轻者可进食温冷流质，损伤较重或疼痛剧烈者，伤后7～10天予鼻饲。

（3）心理护理：了解患者发生喉外伤的原因、急救经过及外伤时间，避免刺激患者；了解患者的主观感受，针对动态心理变化进行有针对性的心理护理；多与患者家属沟通，做好解释安慰工作，取得家属支持；主动介绍疾病的治疗过程、治疗方法及效果，减轻患者的焦虑情绪。

（4）病情观察：①声嘶及咯血的观察：观察声嘶及咯血有无加重，如出现比较严重的咯血需及时报告医生，警惕有血管损伤。②呼吸的观察和护理：禁声、减少喉部活动，正确使用药物，减轻喉水肿；监测生命体征，氧饱和度。观察呼吸情况，有呼吸困难者做好气管切开准备。③颈部皮肤血运情况观察：观察皮肤有无瘀斑、青紫及范围。皮肤温度是否正常，局部疼痛及压痛有无加重，颈部皮下气肿情况。

5. 健康教育

（1）休息与活动：高枕平卧位，减少颈部活动。避免按压颈部。

（2）心理护理：减少探视，保持良好心态，避免感冒。

（3）口腔卫生与饮食：保持口腔清洁，忌食辛辣、刺激性食物，禁烟酒。

（二）开放性喉外伤护理常规

1. 按外科疾病、咽喉部疾病一般护理常规及麻醉后护理常规。

2. 护理关键点

（1）疼痛。

（2）舒适的改变。

（3）焦虑/恐惧。

（4）呼吸形态改变。

（5）知识缺乏（教育需要）。

（6）潜在感染。

（7）潜在并发症（休克、出血、喉狭窄、破伤风、咽瘘、吞咽困难）。

（8）自我形象紊乱。

（9）语言沟通障碍。

（10）教育需求。

3. 护理评估

（1）基础生命体征，血氧饱和度情况。

（2）喉外伤的原因急救经过及外伤时间。

（3）身体状况：出血量，呼吸困难程度，有无休克状态。

（4）心理社会状况：情绪情况和心理状态。

（5）疼痛、声音嘶哑的程度，有无吞咽困难、颈部皮下气肿。有无呼吸困难加重及休克。

（6）患者或家属对疾病的认识程度，有无焦虑、恐惧感。

（7）手术后评估：按"咽喉部疾病一般护理常规"相关内容；评估呼吸困难有无改善。

4. 护理措施

（1）手术前护理措施

1）按"咽喉部疾病一般护理常规"相关内容。

2）抢救措施

a. 积极止血、抗休克，防止气栓形成。观察颈部伤口出血部位、性质、量，减少颈部活动；压迫止血或填塞止血：用大块无菌纱布压迫出血处，或用整个手掌用力下压；有较大血管损伤者，先以手指封闭裂口，然后钳夹止血或在其近心端予结扎血管，以防止空气栓塞形成；立即建立静脉双通道，为抢救休克患者可行静脉切开。快速补液、扩容。

b. 保持呼吸道通畅，保证有效通气。密切观察患者呼吸，注意有无呼吸困难及三凹征，口唇、颜面的颜色，及时吸出气道内的凝血块和唾液。必要时行气管插管或气管切开；持续吸氧、心电监护，密切观察生命体征。

c. 积极做好术前准备，配合及时清创缝合。

（2）手术后护理措施：①按"咽喉部疾病一般护理常规"相关内容；②体位及活动：生命体征平稳予高枕卧位，保持颈部前倾前屈；③病情观察：监测生命体征，氧饱和度，持续低流量吸氧；注意有无呼吸困难、三凹征、咯血、颈胸皮下气肿及纵隔气肿；严密观察伤口渗血气管套管内分泌物、口腔分泌物的性质、颜色及量；气管切开者按气管切开术后护理。

5. 健康教育

（1）休息与活动：高枕平卧位，减少颈部活动。避免按压颈部。

（2）心理护理：减少探视，保持良好心态，避免感冒。

（3）口腔卫生与饮食：保持口腔清洁，忌食辛辣、刺激性食物，禁烟酒。

十四、腺样体肥大护理常规

（一）按外科、咽喉部疾病一般护理常规及麻醉后护理常规

（二）护理关键点

1. 低效性呼吸型态。

2. 恐惧。

3. 潜在并发症（出血）。

4. 教育需求。

（三）护理评估

1. 基础生命体征。

2. 有无腺样体肥大家族史，有无腺样体面容。

3. 睡眠时呼吸情况。

4. 耳部症状、鼻部症状，有无气管炎。

5. 全身营养及发育状况。

6. 术前评估　按本篇第六章"外科疾病一般护理常规"相关内容。

7. 手术后评估

（1）按本节"咽喉部疾病一般护理常规"相关内容。

（2）鼻腔有无出血。

（3）睡眠时呼吸情况。

（四）护理措施

1. 手术前护理措施

（1）按"咽喉部疾病一般护理常规"相关内容。

（2）病情观察及护理：监测生命体征的变化，观察有无咽痛、发热等症状，发现异常及时通知医生，并给予相应处理；观察呼吸情况，有无气紧及三凹征，入睡后有无憋气、呼吸暂停症状，必要时给予经口腔或面罩吸氧。

（3）卫生指导：保持口腔清洁，餐后漱口。

（4）注意保暖，避免感冒。

2. 术后护理措施

（1）按"咽喉部疾病一般护理常规"相关内容。

（2）观察鼻腔有无活动性出血，观察有无频繁吞咽动作。

（3）避免打喷嚏、剧烈咳嗽及咳痰，勿有力擤鼻涕。

（五）健康教育

1. 饮食指导　1周内清淡温凉的软食为主。

2. 卫生指导　保持口腔清洁，餐后漱口。

3. 活动与休息　1个月内勿剧烈运动，注意休息和保暖，避免感冒。

4. 避免打喷嚏、剧烈咳嗽及咳痰，勿用力擤鼻涕。

十五、鼻外伤护理常规

（一）按外科、鼻部疾病一般护理常规及麻醉后护理常规

（二）护理关键点

1. 急性疼痛。
2. 自我形象紊乱。
3. 潜在并发症（感染、脑脊液鼻漏）。
4. 出血。
5. 教育需求。

（三）护理评估

1. 基础生命体征。
2. 鼻外伤的原因、急救经过及外伤时间。
3. 身体状况　鼻出血的程度，准确记录出血量及有无开放性伤口，身体疼痛程度。
4. 口中分泌物颜色、性质及量。
5. 评估疼痛的程度。
6. 观察有无脑脊液鼻漏等并发症的发生。
7. 患者或家属对疾病的认识程度，有无焦虑、恐惧感。
8. 手术前评估　按本篇第六章第一节"外科疾病一般护理常规"。
9. 手术后评估
（1）按"鼻部疾病一般护理常规"相关内容。
（2）鼻部创伤情况。
（3）测量生命体征，氧饱和度。

（四）护理措施

1. 手术前护理措施按"鼻部疾病一般护理常规"相关内容。
2. 手术后护理措施
（1）按"鼻部疾病一般护理常规"相关内容。
（2）体位：半卧位休息，利于呼吸、减轻局部充血肿胀。
（3）饮食与口腔护理：进食温凉的流质或半流质，饮食宜清淡、易消化，少量多餐。忌过烫、坚硬、辛辣、刺激性食物，禁烟酒。保持口腔清洁，餐后漱口。
（4）予鼻额部冷敷，避免鼻部受外力碰撞。
（5）并发症观察：有无脑脊液鼻漏等并发症的发生。

（五）健康教育

1. 饮食　宜清淡、温凉的软食，忌坚硬、辛辣、刺激性食物，禁烟酒。保持排便通畅。
2. 休息与活动　1月内避免重体力劳动或体育运动，避免鼻部受外力碰撞。避免打喷嚏、剧烈咳嗽，勿用力擤鼻及挖鼻。
3. 指导复诊时间。

（江文霞　曾绮桥　吴惠平　付方雪）

第十章 口腔科疾病护理常规

第一节 口腔科门诊疾病护理常规

一、口腔科门诊疾病一般护理常规

1. 诊室环境保持整洁、舒适、安静、安全、空气流通，保证空气净化器使用和牙椅功能正常。

2. 诊疗前，清洁综合治疗台冲洗水路2分钟，抽吸式冲洗吸唾器30秒，冲洗痰盂下水管道；诊疗区域的清洁与治疗室接触范围表面隔离防护。

3. 做好个人防护，标准预防，四手操作前戴好手套，接触喷溅物者附加防护面罩。

4. 准备好用物，为患者戴好胸巾，让患者漱口，做好术前健康指导，调节好舒适的体位，必要时为患者戴上护目镜。

5. 摆放口腔检查基本器械，安装好手机、三用枪工作头、吸唾器等用物，并确保性能良好。

6. 诊疗中，严格执行三查八对，检查器械灭菌有效期，查对药品或材料、检查仪名称、品质。

7. 密切观察患者，及时发现患者不适，以防意外。发生强烈咽反射者，做好心理护理。

8. 诊疗后取下护目镜，牙椅复位，请患者漱口，帮助患者清洁面部，撤去围巾，整理仪表，贯穿人文关怀的宗旨。

9. 遵守从洁到污的原则做好诊疗后工作。冲洗手机管道，手机带钻针踩空30秒后才卸下手机，分离钻针；弃防污膜；冲洗痰盂、牙椅排水管道。

10. 按口腔科消毒隔离制度分类放置消毒可重复使用器械；按《医疗废物管理条例》处理一次性物品及医疗垃圾。

二、口腔内科门诊疾病护理常规

（一）龋齿、楔状缺损护理常规

1. 按口腔科门诊疾病一般护理常规。

2. 护理关键点

（1）知识缺乏。

（2）焦虑。

（3）恐惧。

（4）疼痛。

（5）误吞。

（6）潜在并发症。

（7）教育需求。

3. 护理评估

（1）全身健康情况：全身一般情况、系统疾病、过敏史、女性月经史、精神状态、医牙史、进食和睡眠状况等。

（2）口腔卫生情况及口腔保健常识知晓情况。

（3）局部症状和体征：患牙的状况、疼痛性质，有无局部肿胀、溃疡等。

（4）全身及精神状况：睡眠、进食、其他全身症状，是否有不良心理反应，对牙齿疾患治疗的心理状态、配合度、依从性。

（5）患者对患牙治疗意义、治疗时间和方法、预后和治疗费用的了解程度。

（6）辅助检查：X光牙片。

4. 护理措施

（1）术前准备

1）心理护理：在安排患者就诊时，以关心、理解、和蔼的态度接待每位患者，让患者感受到医护人员的关心，从而减轻焦虑及恐惧心理。查看病历及有关检查结果。

2）患者准备：请患者坐上牙椅，系好胸巾，漱口清洁口腔，戴防护眼镜，询问病史及药物过敏史，主诉牙敏感的患者要询问日常刷牙方法及敏感程度。

3）用物准备：一人一机，一用一灭菌，使用一次性治疗盘和物品。

4）调节椅位：方便检查及操作。

5）医护人员戴一次性手套，装上合适的车针。

（2）术中护理

1）根据不同的治疗方案给予相对应的护理，实行"四手操作"。

2）及时吸唾，并保持吸管通畅，使用强吸可减少诊室内空气的污染，随时保持手术区视野清晰，注意不要损伤软组织。

3）检查盘要区分无菌区、清洁区、污染区，分区放置相应物品。

4）协助医生记录各种结果。

（3）术后护理

1）取下护目镜，协助患者清洁面部，整理容貌。

2）回收高温消毒灭菌器械，放置清洗机清洗再高温灭菌消毒。

3）弃去一次性物品，按要求分类处理。

4）用消毒剂进行牙椅清洁消毒。

5）患者使用的痰盂及吸唾导管都需要及时消毒（奥图加或含氯消毒剂1000ml），并保持通畅。

6）弃去手套、口罩，洗手或快速手消毒。

5. 健康教育

（1）术前健康指导：向患者介绍有关龋病的相关知识及有关光固化治疗的步骤、治疗时间、预后，注意及时修正患者的过高要求；指导患者在治疗过程中不要用口呼吸，避免误吞冲洗液、碎屑及细小治疗器械，保持术野清晰、干燥。治疗过程中如有不适则举左手示意，不能随意讲话及转动头部及躯干，以防导致口腔及面部组织意外伤。

（2）术后健康指导：牙齿不适的处理方法：向患者说明治疗结束后如出现牙齿轻度不适，可能对光固化材料轻度敏感，一般不适情况会在治疗后2~3天消失；如出现较明显不适，应及时回院复诊；治疗后嘱患者可即进食，但应避免以患牙咀嚼硬物，避免进食过冷或过热的刺激性食物；注意口腔卫生，进食后应漱口，保持口腔清洁。

（3）日常护理指导：指导患者正确的刷牙方法。

（二）牙髓失活治疗护理常规

1. 按口腔科门诊疾病一般护理常规。

2. 护理关键点

（1）知识缺乏。

（2）焦虑、恐惧。

（3）疼痛。

（4）误吞。

（5）潜在并发症：过敏反应，晕厥。

（6）交叉感染的可能。

（7）教育需求。

3. 护理评估

（1）一般情况：年龄，健康史，过敏史，进食情况、口腔卫生状况及习惯。

（2）血压和脉搏。

（3）心理状况，就诊目的，焦虑，恐惧。

（4）有无急性面容。

（5）口腔颌面部软组织状态，如肿胀等。

（6）局部症状：疼痛的时间和性质，诱发因素，缓解因素。

（7）对牙髓炎治疗的方法，预后，并发症，治疗费用的了解，是否掌握配合治疗的方法。

4. 护理措施

（1）个人防护：标准防护，接触喷溅物者戴防护面罩，操作前戴手套。

（2）用物准备：一次性检查盘、手机（一人一机）、钻针、失活剂、局部麻醉药阿替卡因肾上腺素、碧兰麻注射器及针头、暂封王、樟脑苯酚或丁香酚小棉球。

（3）术前护理

1）患者准备：戴胸巾、备纸巾、纸杯；诊疗体位准备、健康指导。

2）椅位准备：上避污膜、检查器械盘，安装手机、气枪、吸唾管。

（4）术中护理

1）保持局部视野清晰：吸唾，调节光源。

2）局部麻醉：询问过敏史，饮食情况，如空腹，请患者进食一些甜流质再治疗；查对麻药的有效期、性质、颜色；递碘伏棉签给医生行局部消毒，遵医嘱递局麻药局部麻醉。

3）开髓：手机安装钻针递医生，吸唾。

4）封失活剂：待隔湿后，取失活剂递予医生取用，用镊子递樟脑苯酚或丁香酚小棉球，递暂封王或水门汀暂封，递湿小棉球修整材料塑形。

（5）术后护理

1）嘱患者30分钟内勿漱口和喝水，协助整理面容。

2）整理用物：撤围巾，避污膜；冲洗痰盂，牙椅排水管道；弃吸唾管、水杯和治疗盘；

气枪、手机（冲洗手机管道30秒）、器械等椅旁清洁，并放于有盖的多酶器械盒内初步浸泡，待送清洗消毒。

3）清洁消毒：从洁到污的原则。

5. 健康教育

（1）术前教育：指导患者在治疗中用鼻呼吸，避免误吞冲洗液，细小治疗器械。如有不适举左手示意，不能随意讲话及转动头部及躯干，以防导致口腔及面部组织外伤；局部麻醉后如有不适及时告知。

（2）术后指导：牙齿不适的处理方法：说明术后仍有不同程度的疼痛，轻度不适会在治疗2～3天消失，如出现肿胀或疼痛持续，应及时联系医生或复诊；尽量避免患侧咀嚼，使患牙及颞颌关节适当休息，注意口腔卫生；预约2周后复诊。

（三）根管治疗护理常规

1. 按口腔门诊疾病一般护理常规。

2. 护理关键点

（1）知识缺乏。

（2）治疗效果期望值过高。

（3）焦虑、恐惧。

（4）疼痛。

（5）误吞。

（6）潜在并发症：如感染、过敏反应、晕厥、口腔黏膜损伤。

（7）教育需求。

3. 护理评估

（1）按本节"龋齿、楔状缺损护理常规"相关内容。

（2）辅助检查：CT检查、X光牙片。

4. 护理措施

（1）按"龋齿、楔状缺损护理常规"相关内容。

（2）需要局麻者，请患者进食一些食物后再治疗。

5. 健康教育

（1）术前健康指导：①向患者介绍有关根管治疗的步骤、治疗时间、预后、并发症，注意及时修正其期望过高的要求。②指导患者在治疗过程中不要用口呼吸，避免误吞冲洗液、碎屑及细小治疗器械，保持术野清晰、干燥。治疗过程中如有不适则举左手示意，不能随意讲话及转动头部及躯干，以防导致口腔及面部组织意外伤。③指导患者术中使用开口器，减少疲劳，防止颞下颌关节功能紊乱。

（2）术后健康指导：①根管治疗是牙髓疾病的基础治疗方法；②根管治疗一般需2～3次或多次才能完成，如出现感染未控制或治疗反应大则需增加治疗次数；③根管治疗后的疼痛、肿胀是根管治疗最常见的并发症，轻度的会出现不适或轻微的疼痛，数日将会消失。重度的疼痛、肿胀需抗炎治疗，但并不影响最终疗效；④进食指导：根管治疗术后2小时内尽量避免咀嚼，避免患牙咬过硬的食物以免牙齿折裂，使患牙及颞颌关节适当休息；避免进食过热、过冷刺激性的食物；注意口腔卫生情况，进食后应漱口刷牙；⑤保护患牙：治疗后牙体组织变脆，牙冠破坏较大或已有隐裂的患者建议术后两周内冠修复，以免牙体崩裂和牙冠折裂。

（四）显微镜根管再治疗的护理常规

1. 按口腔门诊疾病一般护理常规。

2. 护理关键点

（1）常规根管治疗。

（2）根管再治疗。

（3）折断器械的取出。

（4）根管穿孔的修补。

（5）遗漏根管的发现与处理。

（6）钙化弯曲根管的发现与处理。

（7）上磨牙MB2的发现与治疗。

（8）下磨牙"C"形根管的发现与治疗。

（9）根尖未发育完全牙齿的治疗。

（10）牙根内外吸收的处理。

（11）教育需求。

3. 护理评估

（1）按本节"龋齿、楔状缺损护理常规"相关内容。

（2）辅助检查：CT检查、X光牙片。

4. 护理措施

（1）术前准备：①按"根管治疗护理常规"；②用物准备：显微镜仪器，一次性治疗盘和常规物品、器械，还需备好特殊器械：显微镜专用口镜，根管口探针，强吸管，根据病情必要时准备橡皮障、MTA输送器、超声根管预备系列工作头及根尖手术系列工作头，丁克除或酚克除溶液，3%过氧化氢液，0.9%生理盐水；③治疗开始前，显微镜的旋钮和综合治疗台所有易被污染或潜在污染的部位均应用避污纸包裹。根据医生个人习惯调整瞳距、显微镜与术区的距离，固定脚轮，再进行精确调节，最后固定所有旋钮。低倍用于确定术野，高倍用于观察细微部位，一般临床治疗的操作通常在中倍下进行。

（2）术中护理：①按"龋齿、楔状缺损护理常规"；②显微镜根管治疗在放大的视野和聚焦的照明下进行，医生体位需要保持固定不动，一般情况下视线不能离开镜头，所以治疗难度来自细微操作时的定位和方向上的误差，以及需要随时保证视野的稳定和清晰，无论什么原因导致的轻微移动均会造成镜下视野大幅度晃动，极易造成医生视觉疲劳。因此，在治疗中始终保持镜面清洁尤为重要，即使镜下很小的一点污物也会给医生带来很大的视觉障碍，护士应不断地用75%酒精棉球在治疗间隙清洁口镜表面，以避免在口镜的镜面上留下细小的划痕，影响反射效果；③显微镜治疗时镜下传递器械时除遵循四手操作传递原则进行外，尤其注意尽量保证器械交接的区域不变或仅在小范围内变动，而且要保持器械的工作头朝向根尖，与牙齿长轴方向保持一致，既可使医生接过器械便能使用，也可避免刺伤医生及患者。

（3）术后护理：①按"龋齿、楔状缺损护理常规"相关内容；②治疗结束，将牙椅调到直立位置，让患者静坐1~2分钟，防止患者因仰卧时间太长而感到头晕；③显微治疗器械，包括显微口镜、DG16探针及各种超声工作尖需单独清洗，打包灭菌消毒；④及时关闭显微镜电源，去除显微镜保护外套，用消毒液擦洗暴露部分的表面；镜头上的碎屑可用镜头清洁纸擦拭干净；拧紧接头处的旋钮，盖上防尘罩；定期吸尘、抽湿及检查灯泡；⑤显微镜基本的保养包括防高热、防潮、防尘、防腐蚀、防震。

5. 健康教育按"根管治疗护理常规"。

（五）热牙胶治疗护理常规

1. 按口腔科门诊疾病一般护理常规。

2. 护理关键点

（1）知识缺乏。

（2）治疗效果期望值过高。

（3）焦虑、恐惧。

（4）疼痛。

（5）误吞。

（6）潜在并发症：如感染、过敏反应、晕厥、口腔黏膜损伤。

（7）教育需求。

3. 护理评估 按"根管治疗护理常规"相关内容。

4. 护理措施

（1）术前准备：①按"龋齿、楔状缺损护理常规"相关内容；②器械及材料准备：热牙胶机、热携带器、携热器工作尖、注射银针、垂直加压器、一次性牙胶棒、隔热套、牙胶栓（活）塞、牙胶尖、根充糊剂、酒精棉球及清洁毛刷。

（2）术中护理：①准备牙胶尖及根充糊剂：准备与根管预备形态相符的锥度牙胶尖，并测量好长度。②准备热牙胶机、携热器及携热加压工作尖：选择与根管预备形态相符的携热加压工作尖，将工作尖安装于携热器上并确定工作尖的长度（距离根尖3~5mm）。③安装银针：选择与根管直径相匹配的银针安装于热牙胶机，套上隔热套，防止患者口腔软组织烫伤。并且根据根管情况进行银针预弯，预弯时要避免在银针的螺母处弯曲，最大角度为90度。④放置热牙胶机未通电之前取下牙胶活塞，用无菌镊夹取消毒好的1根牙胶棒，放入牙胶棒加载槽，再将牙胶栓塞推入旋紧待用。⑤调节温度：将热牙胶机电源开关打开后，按温度调节按键，根据牙胶性能选择合适的温度。⑥传递锥度牙胶尖：将牙胶尖蘸少量根充糊剂后传递给医师。⑦传递携热器：传递携热器予医师，以切断根管口及工作尖以上部分牙胶尖。⑧传递垂直加压器：垂直加压器工作端朝向患牙方向。⑨传递注射枪：当加热的牙胶棒到达一定的温度时，枪内的牙胶已经有较好的流动性，牙胶已能从银针溢出，此时将注射枪传递给医生进行热牙胶注射充填。⑩传递垂直加压器：右手接收注射枪，左手传递垂直加压；待医生用垂直加压向根管加压后，再次将注射枪传递给医生，注入牙胶，此过程交替进行2~3次，直到根管充填密实。对于多根管牙齿充填要及时添加牙胶棒；传递速度要快、稳，传递姿势正确，以免引起烫伤。

（3）术后护理：①按"龋齿、楔状缺损护理常规"相关内容；②仪器清洗和保养每次卸下银针后，要把银针螺纹内的牙胶清理干净后，再装到机器上，以免螺纹上的牙胶过多，造成滑丝，影响银针的寿命。每次拔出活塞时，都要将活塞头部，O型圈附近的牙胶尖清理干净，以免拔出活塞时牙胶尖脱落，卡在机器后端；一旦牙胶卡在了机器的后端，需用清洁毛刷进行清理。回收高温消毒灭菌器械，放置清洗机清洗在高温消毒。

5．健康教育

（1）术前健康指导：按"龋齿、楔状缺损护理常规"相关内容。

（2）术后健康指导：①热牙胶治疗是牙髓疾病的基础治疗方法；②热牙胶治疗后的疼痛、肿胀是根管治疗最常见的并发症，轻度的会出现不适或轻微的疼痛，数日将会消失。重度的疼痛、肿胀需抗炎治疗，但并不影响最终疗效；③进食指导：热牙胶治疗术后2小时内尽量避免咀嚼，使患牙及颞颌关节适当休息；避免进食过热过冷刺激性的食物；注意口腔卫生情况，进食后应漱口刷牙；④保护患牙：治疗后牙体组织变脆，牙冠破坏较大或已有隐裂的患者建议术后两周后做冠修复，在做冠修复前避免患牙咬过硬的食物，以免牙体崩裂和牙冠折裂。

（六）牙周疾病护理常规

1．按口腔科门诊疾病一般护理常规。

2．护理关键点

（1）牙龈红肿。

（2）牙龈出血。

（3）菌斑聚集、龈下结石。

（4）龈下刮治术、根面平整术。

（5）教育需求。

3．护理评估

（1）按"龋齿、楔状缺损护理常规"相关内容。

（2）牙龈红肿的程度，牙石、菌斑聚集的程度。

（3）探诊牙龈有无出血，龈沟深度，牙周袋的深度，局部黏膜状况。

（4）有无心血管疾病、糖尿病，有无血液系统疾病、出血倾向。

（5）有无高血压病，用降压药及用药效果。

（6）早上睡醒出血情况。

（7）刷牙出血情况：回吸时出血、牙周袋深度、牙龈退缩程度。

（8）牙齿有无脱落松动、松动程度。

（9）超声波龈下刮治根面平整术的治疗效果。

（10）是否有其他疾病，是否能接受超声波龈下刮治术洁的治疗。

（11）实验室检查：血常规及凝血四项检查结果等。

（12）患者是否使用正确的刷牙方法及自我控制菌斑方法。

（13）用药情况及用药后效果。

4．护理措施

（1）环境：安静、整洁、明亮、安全、牙椅功能正常。

（2）术前护理：①按"龋齿、楔状缺损护理常规"相关内容；②患者准备：超声刮治术前必须让患者用抗菌液如1%～3%过氧化氢液或0.12%氯己定液含漱一分钟，0.1%安多福棉球消毒口内；③用物准备：检查盘，超声机器（P5、柄、尖、扳手）、牙周治疗仪（工作手柄、工作尖），抛光液，蒸馏水，橡胶手套，麻醉药，3%过氧化氢冲洗液，碘甘油；④安装吸引器（要求治疗过程中尽可能用强力吸引器），连接超声机器、牙周治疗仪。

（3）术中护理：①按"龋齿、楔状缺损护理常规"相关内容；②密切观察治疗仪、抛光液、蒸馏水的使有情况及时补充；③冲洗上药：3%过氧化氢液冲洗，局部上碘甘油。

（4）术后护理：①按"龋齿、楔状缺损护理常规"相关内容。②超声洁牙机手机及工作头的消毒极为重要，以免引起交叉感染，应做到"一人一机一灭菌"。③弃去防污膜，消毒液擦拭治疗区域防污膜以外所接触面、机身连接处及吸唾管与管道接口处。④扳手取下工作尖，手柄表面及工作接头处用中性清洁剂和软毛刷手工刷洗，流水下冲洗，吹干接口处后擦拭手柄外部并送消毒室独立纸包装预真空压力蒸气灭菌。工作尖椅旁去污，多酶浸泡后保湿密闭送消毒室采用全自动清洗机清洗包装灭菌。⑤治疗仪的清洁消毒：分离工作手柄、连接管连接冲洗杯、治疗仪水杯加满蒸馏水、启动管道冲洗开关、连续冲洗两杯蒸馏水、排空管道收藏；治疗仪表面和连接管表面每天用消毒液抹洗一次；治疗仪管道每周消毒一次：用5ml奥图加Vector消毒液，加入到一水杯蒸馏水中，冲洗浸泡消毒管道24小时，然后排空，再用两水杯蒸馏水如上法冲洗排空。工作手柄清洗：取下工作尖，拆开备关节，在流动水下擦洗；工作柄连接口用10ml注射器接自来水加压连续冲洗手柄3次，后送消毒室高压灭菌。

5. 健康教育

（1）指导患者自我控制菌斑的方法，建立正确的刷牙方法和习惯，使用牙线、间隙刷等辅助工具保持口腔卫生。建议每天早晚各刷一次，也可午饭后增加一次。

Bass刷牙法要点：将刷头放于牙颈部，毛束与牙面成45°角，毛端向着根尖方向，轻轻加压，使毛束末端一部分进入龈沟，一部分在沟外并进入邻面牙刷在原位作近、远中方向水平颤动4~5次，颤动时牙刷移动仅约1mm，这样可将龈缘附近及临面的菌斑揉碎并从牙面除去。

（2）告知患者洁治后可能出现酸软症状，嘱勿吃酸、冰冻食物，一周后会慢慢缓解，另外也可使用脱敏牙膏刷牙。

（3）预约复诊：一个月、三个月复诊。

（4）保健指导：半年或一年洁治一次。

（七）超声波龈上洁治术护理常规

1. 按口腔科门诊疾病一般护理常规。

2. 护理关键点

（1）牙龈炎。

（2）牙周炎。

（3）治疗配合。

（4）牙龈出血。

（5）教育需求。

3. 护理评估

（1）按门诊就诊程序诊治，以牙龈炎严重程度确定预约就诊时间。

（2）一般状况：姓名，性别，年龄，文化背景，口腔卫生习惯，健康史。

（3）口腔局部症状：牙龈炎、牙周炎严重程度，出血症状。

（4）实验室检查：血常规及凝血四项。

4. 护理措施

（1）按"牙周疾病护理常规"相关内容。

（2）术前护理

1）用物准备：检查盘、超声机器（P5、柄、尖、板手）、慢弯机头、抛光刷及杯、抛光膏或牙膏、吸引器、冲洗液（3%过氧化氢液）、碘甘油；

2）安装吸引器（要求治疗过程中尽可能用强力吸引器）；连接超声机器及水管、慢弯机头。

（3）术中护理

1）洁治：操作前先调节功率及水雾，功率大小应根据牙石厚薄而定，踩下脚踏开关后见工作头有水雾喷溅，说明超声振动已发生。洁治时必须有支点以握笔式将工作头的前端部分轻轻以与牙面平行或<15°角接触牙石的下方来回移动，利用超声振动击碎并振落牙石。过大的功率会造成牙面的损伤，这种损伤会随超声功率的增加呈指数样增加。在扫描电镜下观察到，小功率在釉质上造成的刻痕较小，大功率造成的刻痕宽，故工作尖只能振击在牙石或烟斑上，而不宜直接在釉质或牙骨质表面反复操作。在去除大而坚硬的龈上牙石时，可采用分割手法，即先用工作尖将大块牙石分割成数块而使其碎落，或将工作头置于牙石与牙面结合处边缘振动，从而使牙石与牙面分离碎裂。应使用很轻的力量，将工作头来回移动的手法。切忌将工作头停留在一点上震动，这样会造成牙齿表面的损伤。洁治完成后应仔细用探针检查有无遗漏，对于一些细小的或邻面的牙石应以手用器械来补充刮除。

2）抛光：由于洁治后牙面较粗糙或有划痕，因而必须要抛光。一般可用磨光器，如橡皮杯轮将其置于手机弯机头上低速旋转，蘸磨光糊剂或牙膏抛光牙面。可稍施压力，使橡皮杯的薄边缘深入龈缘下，使牙面光洁无刻痕，菌斑和牙石就不易再堆积。

3）冲洗上药：3%过氧化氢液冲洗，局部上碘甘油等药物。

（4）术后护理：按"牙周疾病护理常规"相关内容。

5. 健康教育　按"牙周疾病护理常规"。

（八）窝沟封闭术护理常规

1. 按口腔科门诊疾病一般护理常规。

2. 护理关键点

（1）患儿配合。

（2）患儿畏惧。

（3）有口腔黏膜损伤的可能。

（4）家长的知识的缺乏。

（5）教育需求。

3. 护理评估

（1）牙齿是否具有足够深的沟裂适合做窝沟封闭、患儿是否配合。

（2）患儿的情绪反应、家长是否接受治疗。

4. 护理措施

（1）术前准备：①用物：治疗盘一套、漱口杯、吸管、敷料、毛刷、光固灯；②药品及材料：37%磷酸、窝沟封闭剂、清洗膏等。

（2）术中护理：①安排患儿躺上椅位，系上胸巾，调好椅位和灯光；②配合医生清洁牙面，及时为患儿吸水吸唾；③配合医生酸蚀牙面：恒牙酸蚀20～30秒；乳牙酸蚀60秒；④冲洗和干燥，使牙面呈白垩色；⑤涂布封闭剂，光固化灯照射20秒使材料固化。

5．健康教育

（1）做完窝沟封闭后可以照常吃饭和刷牙。

（2）嘱家长注意患儿的口腔卫生，饭后要漱口刷牙。

（3）教会家长观察封闭剂保留情况。

（4）每半年或1年复查1次，检查龋病情况。

（九）根尖诱导成形术护理常规

1．按口腔科门诊疾病一般护理常规。

2．护理关键点

（1）牙髓病变，牙根尖未完全发育成形。

（2）根尖周炎症的年轻恒牙。

（3）根尖诱导成形治疗术。

（4）教育需求。

3．护理评估

（1）口腔局部症状。

（2）患儿及家长对年轻恒牙牙髓病及根尖周病及其治疗方法的认知程度。

（3）了解患牙发病的时间、发病的过程及曾经接受治疗的情况。

（4）患牙发病持续时间，有无发热等全身症状。

（5）患牙有无疼痛，是否剧烈，有无叩痛、龋损，是否已露髓，患牙根周黏膜有无肿胀或瘘道。

（6）患牙的X光平片检查，观察有无根尖透射影，或牙周膜间隙有无增宽影像。

（7）心理状况：患儿的情绪反应，有无急躁、恐惧的表现，并为针对性护理提供依据。

（8）家庭支持和经济情况。

（9）自我对疾病的认知程度。

（10）患儿及家长是否已得到有关乳牙根尖周病的健康指导。

（11）用药后效果，患牙局部症状缓解至消失，消除感染根尖周病，诱导牙根继续发育。

4．护理措施

（1）环境：安静、整洁、明亮、安全、牙椅功能正常。

（2）术前护理

1）个人防护：医护人员在治疗时应有防护措施，如口罩、帽子、防护面罩、护目镜、手套等；

2）患者准备：头套、围巾、杯、递纸巾，调整椅位，对好灯光；

3）心理护理：关心、体贴患者，缓解紧张情绪；

4）常规准备：备常规检查盘；

5）根管预备：备常规根管治疗器械；

6）根管消毒：冲洗液（3%过氧化氢液），生理盐水；

7）诱导常用的药物：氢氧化钙制剂，抗生素糊剂，磷酸钙生物陶瓷，骨形成蛋白，MTA糊剂等；

8）充填窝洞，随访观察。

（3）术中操作及护理

1）术中配合：护士根据医嘱备好根管冲洗液递给医生充分冲洗根管，用吸引器及三用枪牵拉口角，吸去冲洗液、唾液，以保持术者视野清晰；同时要注意保护舌、黏膜不受损伤，操作动作要轻柔，避免刺激敏感区导致患者恶心。术区应用2%的碘伏棉球彻底消毒，隔湿干燥，协助医生清楚暴露好要做充填的患牙。备好无菌吸潮纸尖或无菌棉捻递给医生吸干根管，保持根管干燥无菌。

2）准备好相应的充填糊剂，取下套盖，换上一次性无菌小塑料管型针头工作尖，套好拧紧递给医生进行根管内给药，协助医生完全充填满根管所需的药物，递无菌小棉球擦拭根管口多余的糊剂，调配适量的根管口充填材料：磷酸锌水门汀或丁香油氧化锌/暂封王递给医生。在操作中护士应严格执行无菌操作，熟练的护理技术配合，以满足医生的要求，提高工作效率和治疗质量。

5. 健康教育

（1）向病儿家长宣传年轻恒牙牙髓病的治疗特点及优势，使病儿和家长认识到年轻恒牙保存活髓的重要性及必要性。

（2）进行各项治疗时，告诉病儿及家长采取治疗的大致步骤及目的，取得病儿的积极合作。

（3）在治疗过程中随时进行椅旁宣教，与患儿进行交谈，如何尽可能地避免碰撞、跌倒等意外事故，如同学之间不要玩一些危险的游戏，要和睦相处，不能打闹，如果不小心发生了牙齿外伤，要及时就诊，越早越有利于治疗。年轻恒牙根尖诱导成形术治疗并非一次完成的，多次复诊观察，了解术后根尖成形的修复情况。

（4）注意事项：保持口腔卫生，嘱患儿除早晚正确刷牙外，饭后要漱口，保持口腔的清洁卫生；嘱患者做治疗的患牙不宜咬硬物；告之根尖诱导术是一个较复杂而且漫长的治疗，病历和每次照好的X光牙片需要妥善保管好，以便下次复诊换药时作对照，并嘱患者在术后3个月、6个月，回医院进行复查，照X光牙片，检查根尖发育的治疗效果。

（十）乳牙根管治疗护理常规

1. 按口腔科门诊疾病一般护理常规。

2. 护理关键点

（1）牙痛。

（2）恐惧。

（3）知识缺乏。

（4）教育需求。

3. 护理评估

（1）患儿及家长对根管治疗的认知程度。

（2）了解患牙患病的时间、发展过程及曾经接受治疗的情况。

（3）了解患牙疼痛的诱因及疼痛发作的时间、性质、程度。

（4）通过X线片了解牙根吸收的程度，牙髓有无暴露，有无髓室底穿通。

（5）评估患儿情绪反应，有无急躁、恐惧的表现。

（6）患儿的年龄、全身健康情况及心理特征对评估患儿接受治疗的承受能力有重要意义。

（7）家长对治疗费用的接受情况。

4. 护理措施

（1）开髓护理：①术前准备各种牙科无菌器械、药物、暂封王、局麻药等；②对患儿进行心理安慰，稳定患儿情绪，向其形象说明钻牙的过程，消除其恐惧心理，从而能够配合治疗；③协助医生用橡皮障或纱球隔离唾液，及时为患儿吸水吸唾；④配合医生对好灯光，保持视野清晰；⑤封消炎止痛药，嘱患儿1～2周复诊。

（2）根管充填护理配合：①术前准备根尖定位仪、根管扩锉针、EDTA糊剂、3%过氧化氢液、光滑髓针、拔髓针、根管充填器和根管充填材料等；②配合医生测量根管长度；③术中观察患儿的情绪反应并给予心理安慰；④对好灯光保持视野清晰；⑤术中及时吸水吸唾保持患牙干燥；⑥冲洗吸干把根充材料注入根管内。

（3）窝洞充填护理配合：①术前准备光固化树脂材料、自酸蚀黏接剂、磷酸锌黏固粉、充填器械等；②熟练调拌垫底材料；③配合医生分层固化树脂材料；④配合医生调颌磨光。

5. 健康教育

（1）让患儿了解治疗步骤及目的，获得患儿的信任。

（2）嘱患儿及家长按时复诊，保持治疗的连续性，以达到治疗的最佳效果。

（3）嘱患儿在治疗期间勿用患牙咀嚼食物防止暂时填充材料脱落。

（4）嘱患儿治疗期间照常刷牙注意口腔卫生。

（5）根管治疗结束后，患牙可以照常咀嚼食物。

（6）交代根管治疗的术后反应。

三、口腔颌面外科门诊疾病护理常规

（一）牙弓夹板固定术护理常规

1. 按口腔科门诊疾病一般护理常规。

2. 护理关键点

（1）伤口疼痛与潜在并发症。

（2）影响进食和咀嚼。

（3）心理压力。

（4）教育需求。

3. 护理评估

（1）患者的姓名、年龄、性别、药物过敏史、既往史及外伤史。

（2）检查口腔局部的症状。

（3）患者心理状态、就诊的目的，期望值。

（4）患者口腔卫生保健知识，对治疗程序、预后、费用的了解情况，掌握配合治疗的方法。

（5）X线检查。

4. 护理措施

（1）术前护理：①按本节"龋齿、楔状缺损护理常规"；②牙弓夹板固定术物品准备与查对：局部麻醉药品，黏膜消毒药液，棉球、灭菌手套、手术包（无菌孔巾、镊子、口镜、拉钩、弯止血钳、持针器、钢丝剪、牙弓夹板、结扎丝、吸唾管、纱布）；③局部麻醉与准备：调节光源，暴露局部，观察局部黏膜健康状况，协助进行局部麻醉注射，注意观察病情，用安多福消毒棉球局部消毒。

（2）术中护理配合：①清创：遵医嘱递3%过氧化氢液、生理盐水交替清洗口内创面；②打开手术包，操作前尽量备齐用物，遵守无菌操作原则，有效防止交叉感染；③术中及时吸唾，调节光源，协助牵拉口角，保持术野清晰，将结扎丝剪成6~8cm的若干小段备用，协助医生固定牙弓夹板以及牵引结扎丝穿过牙齿之间；④术中密切观察患者的病情，及时报告医生并配合处理。

（3）术后护理：①按本节"龋齿、楔状缺损护理常规"；②嘱患者照X光片。

5．健康教育

（1）术前健康指导：①向患者介绍牙弓夹板固定时间较长，对进食、口腔清洁造成一定的影响，容易造成患者的顾虑，应针对其心理问题耐心解释，保证手术顺利进行。②解释术中可能引起的不适，如结扎丝穿过牙齿之间引起的疼痛不适等，可及时沟通。③指导患者在治疗过程中不要用口呼吸，避免误吞冲洗液，引起呛咳。治疗如有不适则举左手示意，不能随意讲话及转动头部及躯干，以防误伤口腔软组织及面部组织意外伤。

（2）术后健康指导：①术后牙齿会疼痛、酸胀等不适，牙龈可能出现轻微红、肿的炎症反应，甚至口腔溃疡，几天后会自行适应、缓解，无需特殊处理。如出现激烈牙痛或牙周脓肿等严重反应，应及时复诊处理。②指导患者保持口腔卫生，饭后漱口及使用抗炎漱口水，遵医嘱服用抗生素防止伤口感染。③尽量避免用舌或手触摸伤口，待麻醉药效消失后方可进食。④术后1~2天勿饮酒及做激烈运动，可吃软或稀的食物，切忌过热的食物，避免用患牙咀嚼。⑤按时复诊，观察牙齿固定情况。

（二）离体牙再植术护理常规

1．按口腔科门诊疾病一般护理常规。

2．护理关键点

（1）疼痛与感染。

（2）影响进食和咀嚼。

（3）心理压力。

（4）教育需求。

3．护理评估

（1）按"牙弓夹板固定术护理常规"。

（2）检查口腔局部的症状，牙齿脱落的主要症状，有无牙槽突骨折、局部软组织缺损。

（3）全身系统状况、年龄。

（4）治疗过程中患者需求和不良反应。

（5）与医生的配合。

4．护理措施

（1）术前护理：①按本节"龋齿、楔状缺损护理常规"；②常规物品：口腔检查器械，安装手机、气枪、安装及检查吸唾系统；③缝合物品准备与查对：局部麻醉药品，黏膜消毒药液，棉球、灭菌手套、缝合手术包（持针器2把、钢丝剪1把、牙弓夹板、结扎丝）。

（2）术护理中配合：①初步处理离体牙：用0.9%生理盐水清洗干净后置于抗生素（如庆大霉素）药液中浸泡15~30分钟；②根管已发育完成者，遵医嘱离体牙行一次性根充术，如离体在0.5~2小时，可考虑直接再植，不行根充；③处理牙槽窝：遵医嘱递3%过氧化氢液、生理盐水交替冲洗牙槽窝；④植回离体牙：遵医嘱递合适结扎丝、协助固定义齿、递持针器给医生结扎固定牙、递钢丝剪给医生剪钢丝；⑤必要时根据手术需要添加器械，术中及时吸唾，调节光源，协助牵拉口角，保持术野清晰，密切观察病情。

（3）术后护理：按本节"龋齿、楔状缺损护理常规"。

5. 健康教育

（1）术前健康指导：如患者就诊前致电，应嘱其正确处理离体牙：将离体牙洗净后置于鲜牛奶中，无鲜牛奶应置于生理盐水或冷开水并尽快就诊，或含舌下，或再植回牙槽窝内。

（2）术后健康指导：①指导患者保持口腔卫生，饭后漱口及使用抗炎漱口水，遵医嘱服用抗生素，如出现明显的不适，应及时复诊；②尽量避免用舌或手触摸伤口，待麻醉药效消失后方可进食；③术后1~2天勿饮酒及做激烈运动，可吃软或稀的食物，切忌过热的食物，避免用患牙咀嚼；④按时复诊。

（三）间隙感染切开引流术护理常规

1. 按口腔科门诊疾病一般护理常规。

2. 护理关键点

（1）红、肿、热、痛。

（2）张口受限。

（3）波动感。

（4）败血症。

（5）教育需求。

3. 护理评估

（1）患者一般情况：姓名、年龄、性别、健康史、药物过敏史。

（2）患者口腔局部症，检查局部红、肿、热、痛的临床表现。

（3）炎症是否局限，有无波动感。

（4）有无压痛点，按压皮肤有无凹陷性水肿。

（5）张口是否受限。

（6）全身症状：有无畏寒、发热、头痛、全身不适、食欲减退。

（7）患者心理状况、精神状况、就诊目的。

（8）X线、B超等辅助检查的结果。

（9）口腔卫生知识、对疾病的认知程度，对治疗的程序、预后的了解。

4. 护理措施

（1）术前护理：①按本节"龋齿、楔状缺损护理常规"；②常规准备：口腔检查器械，安装及检查吸唾系统；③术中物品准备与查对：局部麻醉药品，黏膜消毒药液，棉球、切排包（刀柄、刀片、持针器、缝线、小、中弯止血钳个1、纱布）引流条、吸唾管、冲洗液（3%过氧化氢液、0.9%生理盐水、庆大霉素）。

（2）术中护理配合：①调节椅位及光源，保持术野清晰，及时吸净唾液及血液，术中密切观察病情。②切开引流：脓肿形成后即应脓腔的低位切开引流，协助冲洗液（3%过氧化氢液、0.9%生理盐水、庆大霉素）彻底冲洗并吸净冲洗液，内置引流条或碘仿纱条。颜面危险三角区的脓肿切开后，严禁挤压，以防感染向颅内扩散。③嘱患者每日复诊更换引流，在更换同时选用1%~3%过氧化氢溶液、0.9%生理盐水或抗生素液冲洗，直到分泌物少时撤除。

④如有皮肤切口，用纱布覆盖伤口，并用胶布固定。

（3）术后护理：①按本节"龋齿、楔状缺损护理常规"；②遵医嘱使用抗菌药物；③去除病因：感染控制后，及时处理病灶牙，对不能保留的患牙及早拔除；④给予高热量易消化的半流质或流质，增强身体抵抗能力。

5．健康教育

（1）注意休息，避免不良刺激。

（2）向患者介绍治疗的方法、步骤、预后及并发症，了解患者的要求，耐心解答提出的问题。

（3）术前向患者解释由于感染影响麻药效果，操作过程中患者会感觉到疼痛，取得患者理解，可以更好配合治疗。

（4）指导患者术后切口会出现疼痛，必要时按医嘱服用镇痛药。

（5）嘱患者术后1小时内禁食、禁饮，勿漱口及反复吸吮伤口，引起出血。告知患者勿自行拔出引流条。

（6）嘱患者按时服药，必要时遵医嘱用漱口水漱口，勿自行挤压感染部位，不要用手触摸皮肤伤口，避免污染伤口。

（7）预约次日到医院复诊换药。

（四）根尖囊肿刮治术护理常规

1．按口腔科门诊疾病一般护理常规。

2．护理关键点

（1）疼痛。

（2）牙体变色，自我形象紊乱。

（3）咀嚼功能受限。

（4）恐惧。

（5）焦虑。

（6）知识缺乏。

（7）营养缺乏。

（8）潜在并发症（如感染、过敏性休克、出血等）。

（9）教育需求。

3．护理评估

（1）按"龋齿、楔状缺损护理常规"。

（2）口腔颌面部检查情况、口腔内部卫生状况、局部症状。

（3）血常规及凝血四项检查结果。

（4）辅助检查：摄X线牙片、颌面部CT、穿刺、必要时测量血压、血糖。

（5）全身用药情况、有无使用抗凝药物、女性月经周期状况。

（6）睡眠及饮食状况、有无空腹就医。

（7）患者焦虑症状有无舒缓、能否正确理解治疗方案、对治愈疗效及可能发生的并发症认知程度有无提高、主动配合治疗。

（8）病情及主要症状：疼痛、肿胀；牙体变色、松动；牙齿浮出感、叩痛。

（9）用药疗效及不良反应、是否有注射麻药后晕厥休克的过敏反应、有无不愉快的看牙经历引发心理阴影。

4．护理措施

（1）环境准备：安全、安静、宽敞、整洁、明亮、舒适、牙椅功能正常。

（2）术前护理

1）清洁综合治疗台及下水管道、接触范围表面做好隔离防护、冲洗水路2分钟、抽吸式冲洗吸唾器30秒、冲洗痰盂下水管道；

2）医护人员准备：做好个人防护、戴口罩、帽子、操作前洗手戴手套，可能出现患者血液、体液喷溅时，戴防护面罩；

3）患者准备：再次核对患者病例及姓名、戴好头套、系好围巾、递杯子、纸巾嘱患者漱口、询问是否需要去洗手间、与患者交谈让其做好心理准备、关心、体贴患者，缓解紧张情绪、指导患者在治疗过程中如有不适举左手示意、不随意晃头；

4）物品准备：查对物品及材料的名称、有效期、准备手术器械包（内置：无菌孔巾、刀柄、口镜、大小刮匙、止血钳、持针器、组织剪、拉钩、开口器、剥离子、棉球、纱块）、0.1%阿替卡因麻药、进口麻药管、0.5%碘伏、0.02%氯已定漱口液、4～0薇乔线、无菌包装11#尖刀片、生理盐水、5ml注射器、骨凿、高速涡轮手机、长柄球钻、裂钻、冰蒸馏水、无菌手套7.5、强吸吸唾管、碘仿油纱、引流条、病理瓶、病理检查单；

5）让患者用0.02%氯已定漱口液漱口、调整椅位及光源、协助医生注射麻药、用0.5%碘伏消毒术区。

（3）术中护理

1）按无菌要求打开手术包，根据需要打开准备的器械、用物，充分暴露术野及时吸唾、协助前拉口角；

2）密切观察患者局部和全身情况、患者的神志、意识、脸色、及时向医生反映；

3）配合医生切开、翻瓣、用高速涡轮手机去骨，暴露囊肿；

4）需要击锤时用力要适宜、方向不能偏、并注意保护颌骨；

5）协助医生清理创口进行搔刮并用生理盐水彻底冲洗后协助医生缝合，若有合并感染者、可放置引流条1～2天；

6）术后创区加压包扎1～2天。

（4）术后护理：①牙椅复位、调整患者至舒适椅位、清洁脸上血迹、询问患者感受、取下患者围巾；②送检标本与病理单一起及时送至病理科；③分类整理所用物品、一次性物品一人一用一弃、空排手机30秒与可重复使用器械一起保湿存放回收盒；④冲洗清洁吸唾管和痰盂、更换避污膜、更换手套及口罩帽子、按六步洗手法洗手或手消毒。

5．健康教育

（1）术后嘱患者休息30分钟、取出伤口上压迫的棉球、无明显出血现象再离开。

（2）24小时唾液内有少量红血丝属于正常现象、如出现大的血块需及时就医。

（3）嘱患者24小时内不刷牙漱口、术后2小时可进食、手术当天进温凉的流食或半流食、避免过烫过硬的食物，下颌骨较大囊肿者、嘱不要咬硬物、以免造成骨折。

（4）手术当天不剧烈运动、不饮酒。

（5）嘱保持口腔清洁、正确指导刷牙方法。

（6）术后遵医嘱应用抗生素，指导漱口水的使用方法，注意口腔清洁。

（7）术后7天复诊拆线，取病理检查报告结果。

（五）口腔小肿物切除术护理常规

1. 按口腔科门诊疾病一般护理常规。

2. 护理关键点

（1）恐惧、焦虑。

（2）疼痛。

（3）影响进食和咀嚼。

（4）心理压力。

（5）教育需求。

3. 护理评估

（1）患者的姓名、年龄、性别、药物过敏史、既往史及女性患者月经史、是否妊娠等。

（2）患者口腔局部的症状及耐受的情况，是否能配合完成手术。

（3）患者口腔保健知识，心理状况、对疾病的认知程度，询问就诊目的。

（4）治疗过程中患者需求和不良反应。

（5）与医生的配合。

4. 护理措施

（1）术前护理：①按"龋齿、楔状缺损护理常规"；②手术物品准备与查对：局部麻醉药品、黏膜消毒药液、棉球、灭菌手套、小手术包（无菌孔巾、弯止血钳、直、弯眼科剪各1、镊子、口镜、拉钩、刮匙、刀柄、刀片、持针器、缝线、灭菌吸唾管、纱布）；③局部麻醉与准备：调节光源，暴露局部，协助进行局部麻醉注射，密切观察病情，用安多福消毒棉球局部消毒。

（2）术中护理配合：①打开手术包，解释术中铺无菌巾的目的，减轻患者的恐惧感，防止因患者触碰无菌巾而污染术区，保证手术的顺利进行；②必要时根据手术需要添加器械，术中及时吸唾，调节光源，协助牵拉口角，保持术野清晰；③戴无菌手套，协助局部止血和剪线；④操作过程密切观察病情，注意询问患者的感觉，出现异常及时配合医生抢救。

（3）术后护理：①按"龋齿、楔状缺损护理常规"；②标本的处理：立刻将切除组织置于标本固定液中，登记姓名、性别、年龄、科室、门诊号，查对后和病检单一起送病理科。

5. 健康教育

（1）术后伤口会感觉疼痛，一般无需处理，必要时按医嘱口服止痛药。

（2）颌面部伤口保持干燥清洁，遵医嘱复诊。

（3）术后放在口内伤口上压迫止血的纱球，1小时后才能取出，24小时内唾液有少量血液属正常现象。

（4）术后2小时才能进食，手术当天进温、凉的流质或半流质，避免吃过硬、过烫的食物。

（5）术后当天避免做激烈运动，不吸烟、饮酒，不吸吮伤口，不刷牙、漱口。

（6）术后注意口腔卫生，按医嘱使用抗生素及漱口液，防止伤口感染。

（7）术后1周复诊拆线，取病理报告单，根据病理结果进行下一步治疗。

（8）术后如有局部明显肿胀、出血等应随时复诊。

（六）智齿冠周炎护理常规

1. 按口腔科门诊疾病一般护理常规。

2. 护理关键点

（1）肿痛不适。

（2）张口受限。

（3）冠周脓肿。

（4）间隙感染。

（5）教育需求。

3. 护理评估

（1）患者的年龄、性别、药物过敏史。

（2）患者的既往史及女性患者月经史、是否妊娠期。

（3）全身症状：有无畏寒、发热、头痛、全身不适。

（4）口外检查：检查颊部有无红肿；检查下颌及颈部有无肿大淋巴结。

（5）口内检查：有无张口困难；智齿未全萌出或阻生；冠周是否形成脓肿。

（6）X线检查结果。

（7）心理状况、社会、精神状况。对疾病的认知程度，对治疗的期望值。

4. 护理措施

（1）局部冲洗：①清除龈袋内食物碎屑、坏死组织、脓液为主；②常用1%～3%过氧化氢溶液、0.9%生理盐水反复冲洗，擦干局部蘸碘甘油液入龈袋内。

（2）遵医嘱使用抗菌药物及全身支持疗法。

（3）冠周脓肿形成后，应及时切开并置引流条。

（4）如智齿牙位不正，为避免冠周炎的复发，应尽早予以拔除。

5. 健康教育

（1）告知患者局部用药情况，嘱半小时内勿漱口和饮食。

（2）如切开引流，告知患者勿自行拔出引流条及注意事项。

（3）饮食指导：鼓励患者多饮开水。增强营养，选用高热量、易消化的流质或半流质食物。

（4）保证充足睡眠，增强机体抵抗力，促进疾病康复。

（5）注意口腔卫生，保持口腔清洁，嘱患者用漱口液漱口。

（七）牙拔除术护理常规

1. 按口腔科门诊疾病一般护理常规。

2. 护理关键点

（1）出血、肿胀、疼痛不适。

（2）预防并发症。

（3）心理压力。

（4）教育需求。

3. 护理评估

（1）基础的生命体征、特别是血压、脉率等重要生命体征。

（2）患者的姓名、年龄、性别、药物过敏史、既往史及女性患者月经史、是否妊娠期。

（3）检查口腔局部的症状，是否符合拔牙适应证。

（4）全身系统状况（患有全身系统疾病的患者，确定在当前情况下是否适宜进行手术，日常的用药可能对手术产生影响的药物，如抗凝剂）。

（5）患者心理状况、就诊的目的。

（6）患者口腔卫生保健知识，对疾病的认知程度，对整个治疗程序是否了解。

（7）X线检查结果，必要时锥形束CT检查。

（8）必要时应作心电图、血液生化检查。

（9）治疗过程中患者需求和不良反应。

4．护理措施

（1）术前护理

1）解释患牙拔除的必要性，确认牙位。向患者介绍牙拔除术的治疗方法、步骤、治疗时间、并发症及预后。

2）按"龋齿、楔状缺损护理常规"。

3）术中物品准备与查对：局部麻醉药品（常用0.1%阿替卡因肾上腺素，心血管病患者使用的局麻药物以使用2%利多卡因为宜），黏膜消毒药液，棉球、手套、牙钳、刮匙、牙挺等。解释术中铺无菌巾的目的，减轻患者的恐惧感，防止因患者触碰无菌巾而污染术区，保证手术的顺利进行。

4）局部麻醉与准备：调节光源，暴露局部，观察局部黏膜健康状况，协助局部麻醉注射，注意观察病情，用安多福消毒棉球局部消毒。

（2）术中护理配合

1）遵循无痛、无菌、微创等外科原则。

2）熟悉手术程序，器械传递正确，必要时根据手术需要添加器械。如阻生牙拔除需打开阻生牙拔除手术包。

3）敲锤增隙时，击锤力度适中，腕部用力，有弹性、有节奏的连续敲击。进行下颌牙拔除时，应用左手向上托护下颌角，保护颞下颌关节。若掏取上颌前磨牙或磨牙牙根时，要轻击以防止牙根进入上颌窦。

4）术中密切观察患者的反应，如呼吸变化及颞下颌关节有无不适等，及时报告医生并配合处理。

（3）术后护理：按"龋齿、楔状缺损护理常规"。

5．健康教育

（1）告知患者咬紧纱球1小时后自行取出，若继续出血，可再另咬纱球一小时。

（2）咬纱布期间，请勿吐口水、说话、吸烟、取出纱球，尽量避免用舌或手触摸伤口，待麻醉药效消失后方可进食。

（3）术后1～2天勿饮酒及做激烈运动，可吃软或稀的食物，切忌过热过硬的食物，避免用患侧咀嚼。

（4）当天吐出的血液，可能略带血红色，属正常现象，不必紧张，伤口若有大量鲜血或血块流出应立即到医院检查诊治以止血。

（5）当天不宜刷牙和漱口，次日可以刷牙但应避免触及创面以免血凝块脱落使拔牙创口愈合延迟。

（6）拔牙当天疼痛是正常的，可按医嘱服用止痛药，若3～5天仍有肿痛，应到医院就诊。

（7）手术后若颜面肿胀或疼痛，24小时内可用冰袋冷敷，每次20分钟，休息10分钟后，再继续冷敷，48小时后改热敷。

（8）伤口缝合线，在手术后5～7天复诊拆线。

（八）人工牙种植术护理常规

1．按口腔科门诊疾病一般护理常规。

2．护理关键点

（1）自我形象紊乱。

（2）咀嚼功能受限。

（3）恐惧、焦虑。

（4）知识缺乏。

（5）期望值过高。

（6）潜在并发症：如种植体脱落、感染、出血等。

（7）教育需求。

3．护理评估

（1）一般状况：姓名、性别、年龄、文化程度、全身健康状况、过敏史、家族史。

（2）检查口腔颌面部、牙槽骨吸收情况以及口腔内部卫生状况。

（3）心理状况：有无紧张、焦虑等心理反应，患者对此新技术了解多少、对患者讲述有关种植牙情况，消除顾虑取得患者的配合。

（4）初步了解患者对种植技术的了解程度，医护人员要详细介绍有关种植牙情况，包括麻醉方法、手术步骤、操作过程等，消除患者对手术的紧张及恐惧心理，增强患者的信心，取得患者配合，使其以最佳的心理状态完成整个手术过程。

（5）全身用药情况、有无使用抗凝药物、女性月经周期状况。

（6）睡眠及饮食状况、有无空腹就医。

（7）用药疗效及不良反应、是否有注射麻药后晕厥休克的过敏反应、有无不愉快的看牙经历。

（8）家庭经济状况、医从性、治疗期望值。

（9）病情及主要症状：自我形象紊乱、咀嚼功能受限。

（10）实验室检查：血常规及凝血四项。

（11）辅助检查：制取研究模型、摄X线牙片、颌面部CT、穿刺、必要时测量血压、血糖。

4．护理措施

（1）术前护理

1）按"龋齿、楔状缺损护理常规"相关内容。

2）护士术前一天清点种植手术器械盒中的各种器械、查对是否有缺失、和常规器械灭菌备用，检查种植机能否正常工作、术前2小时再次对手术间进行空气消毒、并调整手术室内适宜的温度及湿度。

3）患者准备：嘱患者手术前1天及手术当天服用消炎药，饮食清淡、禁烟酒并充分休息；术前1周行超声波治疗，进行牙齿清洁，清除牙齿附着的牙垢、结石等取术前研究模型和制作好的外科种植导板；嘱患者手术前1天及手术当天服用消炎药，饮食清淡、禁烟酒并充分休息；按约定时间做术前常规口腔检查、女患者注意避开月经期；手术当天为患者测量血压、交代并签署手术知情同意书及植入性材料登记表、填写患者基本信息；留取术前口腔内资料、术前照口内正、侧面咬合像和缺失牙列的颌像；复方氯己定漱口液反复含漱、清洁口腔，每次含漱1~2分钟；指导患者术中配合；安慰患者不必担心术中种植机马达的声响以及摩擦牙齿的声响等。

4）物品准备：查对物品及材料的名称、有效期、准备手术器械包（内置刀柄、口镜、大小刮匙、止血钳3把、襟钳2把、持针器、组织剪、线剪、探针、测量尺、大中小号拉钩各1把、开口器、骨膜剥离器2把、麻醉杯1个、弯盘2个、强吸吸唾管1条、棉球、纱块）、手术敷料包（大孔巾、中单2张、手术衣2套）、种植系统器械盒一套、照相拉钩2个、反光板1个、备2把种植手机、吸引器连接管套、输水管套、输液器、0.1%阿替卡因麻药、进口麻药管、0.5%碘伏、0.02%氯己定漱口液、4~0微乔线、无菌包装刀片、1000ml冷却生理盐水、无菌手套7.5、消毒器械盘、种植机、手术车2部、必要时备骨锉、咬骨钳；如有附加手术，遵医嘱备器械。

5）需植骨者备骨粉、骨膜、骨粉充填器、锤子、钛钉，骨粉骨膜的标码需保留；需上颌窦内提升术者备骨挤压器械包及锤子。

6）协助医生注射麻药、用0.5%碘伏消毒术区、口周及颌面皮肤。

7）将X线牙片放置于读片机上或电脑打开牙科CT、种植导板用0.5%碘伏消毒液浸泡、便于医生术中随时观察、并将种植机放好踏板、接好电源、备用冰生理盐水。

（2）术中护理配合：①按无菌技术要求打开手术包，根据需要打开准备的器械、用物、连接管道；②密切观察患者局部和全身情况、患者的神志、意识、脸色、及时向医生反映；③配合医生切开、翻瓣、分离骨膜、充分暴露术野及时吸唾、协助牵拉口角；④在种植窝洞备制过程中、及时吸取冷却液、与医生核对所系种植体型号、系统、规格、确认无误后打开包装按无菌原则至手术车上、种植体标码需保留；⑤协助医生安装覆盖螺丝、缝合创口。

（3）术后护理：①按"龋齿、楔状缺损护理常规"相关内容；②手术室消毒；③登记患者姓名、性别、年龄、联系电话、种植体位置、种植体类型、X光片于患者的病历中；封袋并贴好封面，以备对患者进行随访。

5．健康教育

（1）术后嘱患者休息30分钟，取出伤口上压迫的棉球，无明显出血现象再离开。

（2）24小时唾液内有少量红血丝属于正常现象，如出现大的血块需及时就医。

（3）交待患者24小时内不刷牙漱口，术后2小时可进食，手术当天进温凉的流食或半流食，避免过烫过硬的食物，避免在患侧咀嚼。

（4）手术当天不剧烈运动、不饮酒，且种植牙对口腔卫生要求较高，应注意尽量避免吸烟和饮酒，防止因感染或牙槽骨进行性吸收而导致种植体松动脱落。

（5）交待保持口腔清洁，正确指导刷牙方法，建议使用软毛刷。

（6）术后为预防感染遵医嘱应用抗生素5~7天，指导漱口水的使用方法，用氯己定漱口液含漱，每天3次，保持口腔卫生注意口腔清洁。

（7）术后注意伤口变化，若发生伤口裂开及时就医，10天后复诊拆线。

（8）留下患者详细地址、电话，预约下次二期手术时间、一般3~4月行种植二期手术、二期手术后1~2周进行义齿修复、期间患者需按约定时间定时复诊。

（九）人工牙种植二期手术护理常规

1. 按口腔科门诊疾病一般护理常规。

2. 护理关键点

（1）自我形象紊乱。

（2）咀嚼功能受限。

（3）恐惧、焦虑。

（4）知识缺乏。

（5）期望值过高。

（6）潜在并发症：如种植体脱落、感染、出血等。

（7）教育需求。

3. 护理评估

（1）按"人工牙种植术护理常规"相关内容。

（2）检查口腔颌面部、种植体与骨头结合情况以及口腔内部卫生状况。

4. 护理措施

（1）术前护理：①按"龋齿、楔状缺损护理常规"；②患者准备：按约定时间做术前常规口腔检查、女患者注意避开月经期；手术当天为患者测量血压、照X光片、以确定种植体位置及与周围骨头结合情况；③物品准备：查对物品及材料的名称、有效期、准备手术器械包（内置：刀柄、口镜、大小刮匙、止血钳、持针器、线剪、探针、测量尺、大中小号拉钩各1把、开口器、骨膜剥离子、强吸吸唾管、棉球、纱块）、0.1%阿替卡因麻药、进口麻药管、0.5%碘伏、0.02%氯己定漱口液、4～0微乔线、无菌包装刀片、无菌手套7.5号、消毒器械盘、牙龈成型基台、种植系统扳手；④协助医生注射麻药、用0.5%碘伏消毒术区、口周及颌面皮肤；⑤将X线牙片放置于读片机上、便于医生术中随时观察。

（2）术中护理配合：①按无菌要求打开手术包，根据需要打开准备的器械、用物；②密切观察患者局部和全身情况、患者的神志、意识、脸色、及时向医生反映；③配合医生切开、协助牵拉口角、取出覆盖螺丝；④安装愈合基台、缝合创口。

（3）术后护理：按"龋齿、楔状缺损护理常规"。

5. 健康教育

（1）术后嘱患者咬30分钟棉球、无明显出血现象再离开。

（2）24小时唾液内有少量红血丝属于正常现象、如出现大的血块需及时就医。

（3）嘱患者24小时内不刷牙漱口、术后2小时可进食、手术当天进温凉的流食或半流食、避免过烫过硬的食物、避免在患侧咀嚼。

（4）手术当天不剧烈运动、不饮酒，且种植牙对口腔卫生要求较高，应注意尽量避免吸烟和饮酒，防止因感染或牙槽骨进行性吸收而导致种植体松动脱落。

（5）嘱保持口腔清洁、正确指导刷牙方法、建议使用软毛刷、注意愈合帽周围清洁。

（6）术后为预防感染遵医嘱应用抗生素2～3天术后注意伤口变化、10天后复诊拆线。定时复诊制作种植义齿。

（十）阻生牙拔除术护理常规

1. 按口腔科门诊疾病一般护理常规。

2．护理关键点

（1）疼痛。

（2）咀嚼功能受限。

（3）肿痛。

（4）恐惧、焦虑。

（5）知识缺乏。

（6）吞咽困难。

（7）张口受限。

（8）食物嵌塞。

（9）潜在并发症：如感染、过敏性休克、出血等。

（10）教育需求。

3．护理评估

（1）按"牙拔除术护理常规"。

（2）口腔颌面部检查、口腔内部卫生状况、局部症状、检查智齿有无影响到第二磨牙。

（3）全身用药情况、有无使用抗凝药物、女性月经周期状况。

（4）睡眠及饮食状况、有无空腹就医。

（5）患者焦虑症状有无舒缓、能否正确理解治疗方案、对治愈疗效及可能发生的并发症认知程度有无提高、主动配合治疗。

（6）用药疗效及不良反应、是否有注射麻药后晕厥休克的过敏反应、有无不愉快的看牙经历引发心理阴影。

（7）病情及主要症状：疼痛、肿胀、食物嵌塞、张口受限。

（8）血常规及凝血四项检查结果。

（9）辅助检查：摄X线牙片、颌面部CT、必要时测量血压、血糖。

4．护理措施

（1）术前护理：①按"龋齿、楔状缺损护理常规"；②术前放置好牙片、以了解牙齿位置、设计方案；③物品准备：查对物品及材料的名称、有效期、准备器械包（内置：无菌孔巾、刀柄、口镜、刮匙、止血钳、持针器、组织剪、拉钩、开口器、剥离子、棉球、纱块）、0.1%阿替卡因麻药、进口麻药管、0.5%碘伏、0.02%氯己定漱口液、针线、无菌包装圆刀片15#、生理盐水、5ml注射器、骨凿、牙挺、牙钳、高速涡轮手机、长柄球钻、裂钻、冰蒸馏水、无菌手套7.5、强吸吸唾管；④让患者用0.02%氯己定漱口液漱口、调整椅位及光源、协助医生注射麻药、用0.5%碘伏消毒术区。

（2）术中配合：①按无菌要求打开手术包、根据需要打开准备的器械、用物、充分暴露术野及时吸唾、协助前拉口角；②密切观察患者局部和全身情况、患者的神志、意识、脸色、及时向医生反映；③配合医生切开、翻瓣、挺松牙体、必要时用高速涡轮手机去骨；④需要击锤劈开时用力要适宜、方向不能偏、左手伸至无菌孔巾下面托护下颌角的下缘、右手握锤；⑤安放牙钳、医生夹紧牙钳后协助扶稳患者头部。⑥协助医生清理创口进行搔刮、刮除肉芽组织或碎片、并用生理盐水彻底冲洗后协助医生缝合。

（3）术后护理按"龋齿、楔状缺损护理常规"。

5．健康教育　按"牙拔除术护理常规"。

四、口腔修复的护理常规

（一）固定义齿修复基牙牙体预备的护理常规

1. 按口腔科门诊疾病一般护理常规。

2. 护理关键点

（1）咀嚼功能丧失及发音功能障碍。

（2）自我形象。

（3）期望值高。

（4）知识缺乏。

（5）教育需求。

3. 护理评估

（1）健康史：了解患者全身健康状况，是否患有慢性疾病，如心血管疾病、糖尿病等。

（2）心理及社会因素。

（3）局部症状：牙齿缺失，缺损状况，口腔卫生状况。

（4）心理：就诊目的，对修复体的期望值。

（5）知识：对基牙牙体预备的了解及配合情况，对费用的了解及接受程度。

（6）了解患者的文化背景及个性特征。

（7）了解患者的经济承受力。

（8）辅助检查：X线片。

4. 护理措施

（1）环境准备：安静、宽敞、整洁、明亮、舒适、牙椅功能正常。

（2）术前护理：①按"龋齿、楔状缺损护理常规"；②基牙牙体预备物品准备及查对有效期：车针，缩龈药物及器械，印模材料，合适托盘，确定颌位关系用物，制作暂时冠材料及用物，合适磨头，咬合纸，暂时黏结材料；必要时备麻醉药及注射器械，查对麻药及材料名称、有效期和质量。

（3）术中护理配合：①麻醉药注射：遵医嘱选用口腔局部麻醉药，查麻醉药品及注射器，配合注射，注射后观察询问患者反应；②牙体预备：选择合适车针，吸唾，牵拉口角，压住舌体，暴露术区；③缩龈：递缩龈物品及排龈器械；④制取印模：选用合适托盘及印模材料，调拌印模材料，配合制取印模，印模消毒后灌注；⑤协助医生颌记录：点燃酒精灯，备蜡片，协助制定蜡颌记录，保存蜡颌记录于冷水杯中并登记，妥善保管；⑥协助制作及黏固暂时修复体：选用暂时修复体材料，制作，安装合适磨头，递给医生咬合纸调节咬合，抛光，选用暂时黏接剂，调拌，均匀置于暂时修复体内冠，递给医生进行修复体黏固；⑦修复体比色：递给医生比色板，为患者提供采光环境，协助比色，登记。

（4）术后护理：①妥善安置患者，询问患者的感觉。②牙椅复位，清洁患者面部。③物品分类处理，消毒备用。牙椅及桌面的消毒，更换避污膜。④给患者做好健康指导。告诉患者，如有不适及时到医院复诊。

5. 健康教育

（1）固定修复过程中，可能会有牙齿冷热敏感现象，最好不要使用过冷、过热过酸等对牙髓有刺激性的食物。

（2）避免使用暂时修复体咬过硬食物，以免脱落；如有脱落，及时复诊。

（3）按时复诊，避免因时间过长，影响修复体戴入。

（4）注意保持口腔卫生，如感不适及时就诊。

（二）牙体缺损桩冠修复的护理常规

1. 按口腔科门诊疾病一般护理常规。

2. 护理关键点

（1）咀嚼功能丧失及发音功能障碍。

（2）急躁、缺乏耐心。

（3）期望值高。

（4）教育需求。

3. 护理评估

（1）一般情况：姓名，性别，年龄，文化背景，饮食情况，健康史，过敏史。

（2）口腔局部症状：牙体缺损情况，口腔卫生情况。

（3）辅助检查：X线片。

（4）心理：就诊目的，对桩核冠修复的认知及期望值。

（5）知识：对桩核冠修复过程的了解及配合情况，对费用的了解及经济承受能力。

4. 护理措施

（1）术前护理：按"龋齿、楔状缺损护理常规"相关内容。

（2）术中护理配合：①根面预备：选择合适车针，吸唾，协助暴露术区；②根管预备：选择合适预备钻，协助预备，测量根管长度；③制取桩核蜡型：协助医生清洗吹干根面及根管，隔湿，递液状石蜡棉签，备好蜡，点燃酒精灯，协助进行桩核蜡型的制作，将制取好的桩核放置好；④暂封根管口：冲洗，吹干根管，传递合适的器械和暂封材料封闭根管口，修整咬合。

（3）术后护理：按"龋齿、楔状缺损护理常规"相关内容。

5. 健康教育

（1）避免使用基牙咬过硬食物，避免暂封物脱落；如有脱落，及时预约复诊。

（2）按时复诊，避免因时间过长，影响桩核戴入。

（3）注意保持口腔卫生，不适及时就诊。

（三）可摘局部义齿护理常规

1. 按口腔科门诊疾病一般护理常规。

2. 护理关键点

（1）发音及咀嚼功能的改变。

（2）对义齿期望值高。

（3）知识缺乏。

（4）疼痛。

（5）焦虑。

（6）口腔黏膜的完整性受损。

（7）教育需求。

3. 护理评估

（1）健康史：患者全身健康情况，有无全身性疾病的病史，过敏史，以辨明全身性疾病在口腔的表现。

（2）口腔情况：询问牙缺失的原因及时间，如近期有拔牙史患者，查看牙槽窝创口的愈合情况。缺牙的数目、部位，缺牙区间隙大小。牙缺失后长时间未修复者询问有无关节弹响、张口受限等颞颌关节症状。X线片显示牙根情况，口腔卫生情况。

（3）心理及社会因素：评估患者对可摘局部义齿的认知情况，费用，就诊次数的了解情况；患者对可摘局部义齿功能和美观的要求；患者对初戴义齿的不适感有无足够的思想准备。

（4）辅助检查：必要时拍摄X线片了解口腔内天然牙的牙根情况。

（5）知识：对义齿修复过程的了解及配合情况。

4. 护理措施

（1）术前护理按"龋齿、楔状缺损护理常规"相关内容。

（2）术中护理配合：①牙体预备：在操作过程中注意患者有无不适感，若有不适调整椅位，让病人漱口，休息片刻；②制取印模：选择合适的托盘，准备好印模材料。调整好患者的体位及头位。同患者做好解释工作，告知患者不必紧张，尽量放松脸部肌肉。取模过程中可能出现某些不适，如恶心现象，此时可用鼻吸气，口呼气，头部前倾，这样可使症状减轻。取上颌模型时，让患者坐直或微仰，避免印模材料向后流动刺激到患者的软腭；取下颌印模时患者头稍向前倾；③确定颌位关系，蜡颌保存好，登记姓名；④提供比色环境，协助比色登记，根据患者的情况预约好下次的就诊时间与次数；⑤义齿制作完成后，试戴后医生根据情况进行修改，修改合适后，协助将义齿抛光、消毒后教患者取戴方法，直到掌握为止。

（3）术后护理按"龋齿、楔状缺损护理常规"相关内容。

5. 健康教育

（1）初戴义齿常有异物感、发音不清、咀嚼不便、恶心或呕吐等，但经耐心戴用1~2周后即可习惯。

（2）摘戴义齿应耐心练习，不宜强力摘戴，以免卡环变形或义齿折断。

（3）初戴义齿时，先练习吃软食，以便逐渐适应。

（4）初戴后可能有黏膜压痛的现象。复诊前2~3小时应戴上义齿，以便医生能准确找到痛点，以利修改。

（5）养成保持义齿清洁的习惯，饭后及睡前取下刷洗干净，刷洗时防止刷坏义齿。

（6）夜间应将义齿取下放入冷水杯中，以利于口腔支持组织有一定时间休息。

（7）义齿如发生折断或损坏，应及时修补，并同时将折断部分带来复诊。

（8）若戴义齿后有不适的地方，应及时到医院复诊，患者最好不要自行修改。

（9）义齿戴用半年到一年，最好复诊。

（四）全口义齿修复护理常规

1. 按口腔科门诊疾病一般护理常规。

2. 护理关键点

（1）咀嚼功能丧失及发音功能障碍。

（2）急躁、缺乏耐心。

（3）期望值高。

（4）教育需求。

3．护理评估

（1）健康史：了解患者全身健康状况，是否患有慢性疾病，如心血管疾病、糖尿病等。

（2）口腔情况：如有余留牙拔除的患者，询问拔牙时间，了解伤口的愈合情况及牙槽嵴情况，口腔卫生及黏膜情况。

（3）心理及社会因素：估计牙列缺失后对患者心理的影响程度。①了解患者对全口义齿的认知情况及期望程度；②了解患者的文化背景及个性特征；③了解患者的经济承受力。

（4）辅助检查：X线片。

（5）知识：对义齿修复过程的了解及配合情况。

4．护理措施

（1）术前护理按"龋齿、楔状缺损护理常规"相关内容。

（2）术中护理配合：①选择托盘：根据患者颌弓大小，牙槽嵴宽度、高度及腭盖高度选择无牙颌托盘；②准备好取模用的材料，调整好患者的体位及头位。取模前向患者说明注意事项，告知患者不必紧张，尽量放松脸部肌肉。取模过程中可能出现某些不适，如恶心现象，此时可用鼻吸气，口呼气，头部前倾，可使症状减轻；③取无牙颌印模所用的材料种类很多，根据临床医生的个人操作习惯准备好材料及所需用物。在整个取模的过程中时刻观察患者是否有不适感；④记录颌位关系，由于牙列缺失的患者多为老年人，因长期失牙形成不良的咬合习惯，医生在进行颌位记录的操作时患者感到十分紧张。应协助医生进行耐心的解释工作，消除患者紧张心理，教会患者做正确的咬合。确定颌位关系，蜡颌保存好，登记姓名；⑤提供比色环境，协助比色登记，根据患者的情况预约好下次的就诊时间与次数；⑥义齿制作完成后，试戴后医生根据情况进行修改，修改合适后，协助将义齿抛光、消毒后教患者取戴方法，直到掌握为止。

（3）术后护理：按"龋齿、楔状缺损护理常规"相关内容。

5．健康教育

（1）增强使用义齿的信心：鼓励患者要建立信心去练习，尽量将义齿戴在口中练习使用。初戴是会有异物感，甚至有不会咽唾液、恶心欲呕、发音不清等现象，告诉患者，只有耐心戴用，数日内即可消除。

（2）纠正不正确的咬合习惯：教会患者练习，先做吞咽动作后用后牙咬合的动作。

（3）进食问题：口腔条件差，适应能力差而又有不良咬合习惯的患者，不宜过早戴用义齿咀嚼食物。开始先吃软的小块食物，咀嚼动作要慢，用两侧后牙咀嚼，不要用前牙咬碎食物。锻炼一段时间后，再逐渐吃一般的食物。

（4）保护口腔组织健康：饭后应取下义齿用冷水冲洗或养成保持义齿清洁的习惯，饭后及睡前取下刷洗干净，刷洗时防止刷坏义齿。

（5）夜间应将义齿取下放入冷水杯中，以利于口腔支持组织有一定时间休息。

（6）义齿如发生折断或损坏，应及时修补，并同时将折断部分带来复诊。

（7）若戴义齿后有不适的地方，应及时到医院复诊，患者最好不要自行修改。

（8）义齿戴用半年到一年，最好复诊。

（五）种植义齿模型制备的护理常规

1．按口腔科门诊疾病一般护理常规。

2．护理关键点

（1）知识缺乏。

（2）紧张担忧。

（3）误吸误吞。

（4）口腔黏膜损伤。

（5）期望值过高。

（6）教育需求。

3．护理评估

（1）心理状态：评估患者紧张、担忧心理有否减轻或消除。

（2）口腔卫生：口腔卫生习惯，是否抽烟。

（3）局部情况：评估种植体周围情况。

（4）全身健康情况：病情的主要症状，疾病史，过敏史，全身一般情况，精神状态，进食和睡眠状况等。

（5）患者的期望值：评估患者对种植义齿修复后能达到的基本功能。

（6）是否有种牙的经历。

（7）对种植效果的评价及经济承受能力。

（8）辅助检查：曲面断层片、CT检查。

4．护理措施

（1）术前护理：①按"龋齿、楔状缺损护理常规"相关内容；②用物准备：口腔检查器械、气枪、吸管、3%过氧化氢液、种植螺丝刀、扭力扳手、种植体代型、转移杆、托盘、印模材料。

（2）术中护理配合：①螺丝刀取下愈合基台，递转移杆固定在种植体上，选择合适托盘，用聚醚硅胶取工作模，用藻酸盐取对颌模；②护理操作中应做到三查七对，确保护理操作安全；③术中注意观察患者反应，给予恰当护理，正确指导患者配合治疗；④由于种植器械细小，使用时注意安全。为了避免误吞，应在器械末端上系一根线，线尾露以口外；⑤为保证修复体制作准确，代型与转移杆连接要紧密，就位正确，避免移动；⑥灌注人工牙龈材料前应在硅胶印模上涂少许分离剂，以避免人工牙龈材料与硅胶粘连；人工牙龈材料包围代型至少2mm高度；⑦遵医嘱选择合适的种植基台及模型送技工室制作义齿，并做好登记。

（3）术后护理：按"龋齿、楔状缺损护理常规"相关内容；预约下次复诊时间。

5．健康教育

（1）术前健康指导：①根据治疗计划向患者介绍种植义齿模型制备的意义、步骤、治疗时间；②患者取模过程可能出现某些不适，可深呼吸，头部向前倾，以减轻症状；③取模过程如有不适则举左手示意，不能随便说话及转动头部及躯干，避免印膜材料松动移位，以制取清晰的阴模。

（2）术后健康指导：①保持口腔卫生，避免使用种牙区咀嚼食物；②如发现愈合基台松动，应随时回院复诊；③按时复诊，避免因时间过长，影响修复体载入。

（六）种植义齿戴入的护理常规

1．按口腔科门诊疾病一般护理常规。

2. 护理关键点

（1）知识缺乏。

（2）焦虑恐惧。

（3）误吸误吞。

（4）期望值过高。

（5）教育需求。

3. 护理评估

（1）一般情况：姓名，性别，年龄，文化背景，饮食情况，健康史，过敏史。

（2）口腔局部情况：病情的主要症状，牙列缺损情况，牙槽骨情况，口腔卫生状况。

（3）就诊心理：就诊目的，对种植义齿的期望值。

（4）对种植义齿戴入过程的了解及配合情况，费用的了解情况。

（5）是否有种牙的经历。

（6）辅助检查：曲面断层片，X牙片。

4. 护理措施

（1）术前护理：①个人防护：标准预防，操作前戴手套；②患者准备：种植义齿戴入健康指导，诊疗体位准备；③常规物品准及种植义齿戴入物品准备：种植螺丝刀、扭力扳手、咬颌纸、牙线、过氧化氢液等。

（2）术中护理配合：安装基台；修复体的试戴；消毒隔湿；黏接：调拌黏接剂置以种植体内冠，协助就位，交待患者咬住5~8分钟。

（3）术后护理：牙椅复位，嘱患者漱口，协助整理面容；整理用物；清洁消毒。

5. 健康教育

（1）术前健康指导：①根据治疗计划向患者介绍种植义齿戴入步骤，治疗时间，及时修正患者的过高要求；②指导患者在治疗过程中不要用口呼吸，避免误吞误吸；③修复体黏固后咬紧棉球5~8分钟，有不适举左手示意，避免修复体黏固不牢。

（2）术后健康指导：①保持口腔卫生，是保证种植体成功的一个重要条件；②避免咬过硬食物，防止种植义齿受力过大而影响其使用寿命；③按医嘱复诊，一般情况下，术后第一年每隔3个月复诊1次，一年后每隔半年复诊一次，如发现问题随时复诊。

五、口腔正畸的护理常规

（一）口腔分牙术护理常规

1. 按口腔科门诊疾病一般护理常规。

2. 护理关键点

（1）口腔舒适感改变。

（2）有发生牙龈炎、龋病的可能。

（3）有误吞的可能。

（4）有造成口内组织损伤的可能。

（5）教育需求。

3. 护理评估

（1）一般情况：姓名、性别、年龄、文化背景（包括患者家属）。

（2）此次就诊目的，对分牙术的认可情况。

（3）对治疗时间、费用及经济的承受能力。

（4）有无口腔不良习惯。

（5）患者日常饮食习惯。

（6）口腔局部症状：牙齿排列情况，口腔卫生情况。

（7）有无牙体、牙周组织的病变。

（8）对分牙术过程了解，配合程度。

（9）患者的个性及性格特征，自我对疾病的认知程度。

（10）心理状况：有无紧张、焦虑等心理反应。

4．护理措施

（1）用物准备：常规检查盘加放一把正畸分牙钳和小酒精棉球若干，安装手机，三用枪工作头、吸唾管，以及橡皮分牙圈、分牙簧或两把持针器。

（2）术中护理配合：检查持针器是否稳固，检查分牙圈弹性；协助医生放置橡皮分牙圈或分牙簧；指导患者，预防误吞分牙簧。

5．健康教育

（1）术前教育：说明分牙术的目的是为制作、黏接带环做准备。操作过程无明显疼痛，减轻焦虑；嘱患者不要用口呼吸，如有不适举左手示意，不能随意转动头部，不要吞咽，防止分牙圈或分牙簧滑脱而误吞。

（2）术后教育：①说明分牙后可能会出现牙齿咀嚼酸痛无力的症状，可按情况进食软食。但尽量勿食用过黏的食物（如软糖、口香糖、年糕等）；②牙齿隐裂需做带环保护时，嘱患者避免用患牙咬硬物；③嘱患者不要自行取掉分牙圈或分牙簧，如果脱落过早应及时预约复诊，否则影响下次带环安装及治疗计划；④按预约时间复诊，一般3～5天复诊；⑤做好口腔卫生，进食后及时刷牙、漱口，掌握正确的刷牙方法。

（二）口腔正畸固定矫治器黏接的护理常规

1．按口腔科门诊疾病一般护理常规。

2．护理关键点

（1）口腔舒适感改变。

（2）有发生牙龈炎、龋病的可能。

（3）有潜在并发症：牙槽骨吸收，牙齿松动。

（4）有损坏托槽、带环引起脱落、断裂的可能。

（5）教育需求。

3．护理评估

（1）一般情况：姓名、性别、年龄、文化背景（包括患者家长）。

（2）此次就诊目的，对矫治的期望值。

（3）对治疗时间、费用及经济的承受能力。

（4）有无口腔不良习惯。

（5）患者日常饮食习惯。

（6）口腔局部症状：牙齿排列情况，正畸是否需要拔牙治疗，口腔卫生情况。

（7）牙齿排列整齐结束后，是否需要外科正颌手术进一步治疗。

（8）有无牙体、牙周组织的病变。

（9）患者的个性及性格特征，自我对疾病的认知程度。

（10）心理状况：有无紧张、焦虑等心理反应。

（11）X光和牙科CT辅助检查。

4. 护理措施

（1）物品准备：口腔常规检查盘加放一持针器和正畸用钢丝剪、小酒精棉球和纱球若干、安装慢速手机，三用枪工作头、吸唾管，查对黏接剂名称、品质及材料的型号、数量有效期。黏接固定矫治器物品准备与查对：托槽、带环、慢弯机、橡皮杯、抛光膏、塑料开口器、托槽定位器、托槽黏接剂、托槽镊子、一次性调拌纸、调拌刀、带环压器、弓丝、结扎丝，结扎圈、正畸钳、患者模型。

（2）术中配合：①消毒托槽、带环等正畸附件；②清洁牙面：用低速手机及橡皮杯使用打磨膏抛光清洁牙面；③黏带环：酒精消毒事先选好合适的带环，三用气枪吹干，待医生隔湿吹干牙面后，按顺序黏接，把玻璃离子黏固粉与液调至拉丝状，用调拌刀将其涂满带环内侧龈缘端，小镊子夹取按就位方向传递予医生，传递压带环器；④酸蚀牙面：使用塑料开口器隔开患者黏膜，以免酸蚀剂酸蚀到黏膜，一分钟后冲洗酸蚀剂并及时吸唾，棉球隔湿、吹干牙面；⑤涂底液，每颗牙齿光照10秒钟；⑥黏接托槽：用探针勾取托槽底座大小的黏接剂放与每颗预粘的托槽上，如此重复，直至医生去除多余黏接剂固定好每颗托槽位置；⑦待固化：黏接剂光固化40秒，口腔继续保持隔湿；⑧结扎钢丝：备好合适弓丝，两把持针器夹好结扎丝轮流递予医生结扎托槽。

（3）术后护理：按"龋齿、楔状缺损护理常规"。

5. 健康教育

（1）术前指导：黏接固定矫治器前向患者说明，操作过程无明显疼痛，减轻焦虑；黏接固定矫治器时指导患者不要用口呼吸，如有不适举左手示意，不能随意转动头部，不要吞咽，防止托槽滑落而误吞。

（2）术后健康指导：①要充分调动家长的积极性，健康教育具体、细致。对青少年患者应同时对其家长交代注意事项及健康指导以便对其监督；②嘱患者不能随意自行扳动或调整矫治器；③告其初期牙齿咀嚼时可能会有酸软无力的步舒适感；因带环托槽刺激引起口腔黏膜疼痛溃疡。随着戴用时间的延长，症状会逐步减轻，若无改善或加重，可预约复诊；④嘱患者保持口腔卫生：每餐后应刷牙漱口（使用儿童软毛牙刷），包括吃零食后，每次持续时间不少于4~5分钟，不要吃过硬（骨头、甘蔗、硬糖、坚果、等）、强韧性（牛筋、鱿鱼丝等）、过黏（软糖、口香糖、等）的食物，不要做啃食的动作，如吃水果，应切小块再吃，或打成果汁，大块儿肉类应切小或薄片再吃，以免损坏托槽、弓丝、带环。减少吃碳酸饮料和甜食，以免引起牙齿脱钙和龋齿；⑤指导纠正不良咀嚼习惯，告知患者应两边同时咀嚼，避免口内弓丝向一边滑动后会刺到颊黏膜，也以免长时间不良咀嚼习惯造成的咬肌不对称的现象；⑥按时复诊，不可自行长时间戴用固定矫治器。如出现严重疼痛，牙齿松动，带环托槽脱落及矫治器损坏等情况，应及时就诊并带回脱落的矫治器。

（三）固定矫治器拆除护理常规

1. 按口腔科门诊疾病一般护理常规。

2．护理关键点

（1）有碎屑误吞的可能。

（2）对牙龈、口腔黏膜的损伤。

（3）疼痛。

（4）教育需求。

3．护理评估

（1）个人舒适感的认知。

（2）全身健康情况：如系统疾病、过敏史、女性月经史、全身一般情况、精神状态等。

（3）口腔卫生。

（4）患者有无关节疾病。

（5）患儿的配合程度。

（6）对固定矫治器拆除以后的口腔保健知识的了解。

（7）能否在拆除固定矫治器后坚持佩戴保持器。

（8）辅助检查：X光片（查看牙周情况）。

（9）固定矫治器拆除后能否按时复诊。

4．护理措施

（1）术前准备：安装慢速手机、清洁牙面材料刷子、抛光膏、快速手机、裂钻、抛光钻、三用枪工作头、吸唾管、相机。

（2）术中护理配合：①用正畸去除托槽钳（多功能钳）把带环、弓丝、托槽夹除。嘱患者有不适举左手示意，头部勿乱动，护理过程中应该注意保护患者黏膜；②清洁牙面：用低速手机及使用打磨膏抛光清洁牙面；③用快速手机及裂钻去除剩余黏接材料；④整理患者及用物：同"口腔正畸固定矫治器黏接的护理常规"；可重复使用器械椅旁清洁，并分类密闭放置。

（3）术后护理：口内照相，协助医生用拉钩拉开上下唇及唇颊部，使用口内反光镜照下上下牙弓合面，辅助医生使用三用气枪吹干镜面雾气；资料录入电脑保存。

5．健康教育

（1）术前健康指导：①拆除固定矫治器前向患者说明，操作过程无明显疼痛，减轻焦虑；②拆除固定矫治器时指导患者不要用口呼吸，如有不适举左手示意，不能随意转动头部，不要吞咽，防止多余材料、碎屑滑落引起误吞。

（2）术后健康指导：①要充分调动家长的积极性，健康教育具体、细致。对青少年患者应同时对其家长交代注意事项及健康指导以便对其监督；②嘱患者保持口腔卫生：拆除固定矫治器以后仍应该坚持每天饭后刷牙；③拆除矫治器以后观察患者口腔卫生，建议洁牙；④患者拆除固定矫治器后仍需戴活动保持器，以免复发。时间大约2年左右；⑤复诊，不可自行长时间戴保持器而不来复诊。一般复诊的时间为3~6个月。半年以后每半年复诊一次，为期两年。如出现牙齿疼痛，牙齿松动，保持器损坏等情况，应及时就诊并带回损坏的矫治器。

（四）安装活动矫治器的护理常规

1．按口腔科门诊疾病一般护理常规。

2．护理关键点

（1）口腔舒适感改变。

（2）取戴不当，矫治器可能会损坏。

（3）有发生牙龈炎、龋病的可能。

（4）有造成牙体、牙周组织损伤的可能。

（5）教育需求。

3．护理评估

（1）患者对错合畸形的严重程度及预后的认知程度。

（2）有无牙体、牙周组织病变。

（3）口腔卫生情况。

（4）年龄及文化程度。

（5）个人舒适感的认知。

（6）对治疗方法、治疗效果、治疗时间及费用等了解。

（7）矫治时间较长，能否积极配合完成整个疗程。

（8）患者能否正确掌握取戴矫治器的方法。

（9）患者能否按照预约的时间按时复诊。

（10）患者能否自觉保持良好的口腔卫生。

（11）辅助检查　CT、全景片、头侧位片。

4．护理措施

（1）心理护理：按照不同年龄段正畸患者应给予不同的护理。

①学龄前儿童：我们应当采用赞美鼓励的语言，引导患儿，增强其意志力，配合医生完成治疗；

②学龄儿童及青少年：应不断给予积极的评价，及时的表扬。这样坚持做下去才能使儿童配合得更好。12～17岁的患者，一般是在家长的督促下进行矫治，缺乏自觉性。佩戴矫治器后会不同程度上引起发音不清，从而产生自卑心理，导致患者拒绝和停止接受正畸治疗。在护理上应做到热情接待，随时了解患者的感受，随时给予指导和心理支持，并取得家长和校方的支持，在不影响学习和治疗的情况下，保证按时复诊。青少年的认知水平存在一定的偏差，认为正畸治疗能够完全改变外貌，应该正确引导患者，清楚治疗的效果；

③成年人：应告知患者随着年龄的增长，治疗时间也随之延长，耐心听取患者的问题，详细解释各种问题，使其了解治疗的可行性从而达到积极配合治疗的目的。

（2）用物准备：治疗盘、水杯、咬合纸、红蓝铅笔、长柄砂石一套、长柄裂钻、砂片、夹轴、自凝塑料、自凝牙托水、技工钳一套、电烙铁、焊锡、盐酸锌液、小镜子、牵引用橡皮圈等。

（3）护理配合：①根据预约的就诊时间，及时安排患者就位于治疗椅，调节椅位和灯光。准备好治疗用器械、材料。按患者的设计卡，找出已经制作好的矫治器，并核对患者姓名、年龄、门诊号及矫治设计，无误后取出，消毒后放入治疗盘中；②矫治器由医生进行调整、磨改、垫底等，抛光后戴入患者口内。协助检查有无尖锐突起物，询问患者自我感觉有无压痛，以便及时发现和处理，避免因刺激发生口腔溃疡；③如需垫底，协助调拌自凝塑料。将调拌完成的塑料置于矫治器需加垫部分，由医生在患者口内调整、塑型；④预约复诊时间。一般佩戴活动矫治器的患者，每2～3周左右复诊一次。如有特殊情况，例如压痛、矫治器丢失等可通过电话更改预约的时间。

（4）术后护理：①协助患者整理容貌；②用消毒剂进行牙椅表面消毒、更换防污模、做好管道消毒。

（5）复诊的护理：①协助查找患者并安排患者就位，嘱患者漱口，并将矫治器取下冲洗干净，然后由医生进行加力调整；②检查询问佩戴矫治器的情况，有无牙齿疼痛、牙齿松动，有无口腔溃疡的发生，是否按医嘱佩戴；③戴用矫治器有压痛的患者，为了让医生就诊时可以看到压红的口腔黏膜，应提前告知患者在口内佩戴好矫治器，才能调整局部修整矫治器。也可以在口腔黏膜压红点上涂少许甲紫，取下矫治器，根据甲紫染色部位，磨改矫治器，解除对口腔黏膜的压迫；④矫治器有损坏但不需要重新制作时，由医生在患者口内将矫治器调整到无张力状态后，嘱患者戴入口内，然后取模。取模时手法轻柔、准确。印模取出后，矫治器无移位，印模不脱模。

5. 健康教育

（1）教会患者可对着镜子自己取戴矫治器。

（2）向患者说明初戴活动矫治器的注意事项：①吃饭时不戴活动矫治器，饭后戴入口腔。唯有合垫式活动矫治器例外，需戴着吃饭，但饭后必须取下洗刷干净再戴入；②矫治器塑料基托不能用沸开水烫洗或酒精泡擦，可用牙膏刷洗，不用时放入冷水中。

（3）戴用活动矫治器有异物感、不舒服、不习惯的感觉，一般2~3天即可适应。如果疼痛持续并加重，应立即取下矫治器，避免造成对牙体及牙周组织的损伤。尽快来医院由医生进行处理，不可自行调整。

（4）戴用矫治器后会出现发音不清、流涎等现象、口腔内异物感明显，一般戴用一周后会有好转。教会患者多读书、读报会有所帮助。

（5）戴用活动矫治器应保持口腔卫生，做到早、晚刷牙时将矫治器取下，用牙刷轻轻刷洗干净，不可用力太猛，以免副簧变形。坚持饭后漱口，预防牙龈炎的发生。

（6）活动矫治器矫治错合畸形，应按医嘱要求24小时戴用。并要求妥善保管，防止损坏和丢失，因特殊情况不戴用矫治器时，应放于硬质盒内，防止变形。

第二节　口腔颌面外科疾病护理常规

一、口腔颌面外科疾病一般护理常规

1. 按外科疾病一般护理常规及麻醉后护理常规。

2. 入院接待　热情主动接待新入院患者或转入患者，告知第二天抽血及相关检查前的注意事项，指导患者正确留取大小便标本行常规检查。介绍病区环境，口腔科治疗室位置，主管医师及主管护士。主管医生查房、治疗时间。行急诊手术者还应整理床单位，包括麻醉床、输液架、吸引器、氧疗装置以及各种监护设备等。

3. 基础护理

（1）术前2周开始戒烟。术前指导有效咳嗽、咳痰等技巧。

（2）皮肤准备：男性患者常规口周备皮。口外手术根据手术需要按医嘱做皮肤准备，范围以切口为中心直径10cm左右。术前清洁及备皮按本章第三节"手术野皮肤准备"。

（3）保持口腔清洁，口内手术从入院起，用口泰含漱每天4次，必要时遵医嘱行全口牙周洁治或口腔冲洗上药。

（4）口内手术者术后做好口腔护理，指导患者使用漱口液漱口，创伤较大不易清洁、行单颌或颌间结扎固定患者给予特殊口腔护理。颌间固定患者可用儿童牙刷清洁口腔。

4. 休息与活动

（1）保持病房安静、舒适，为患者提供良好的休息、睡眠环境。

（2）保持呼吸道通畅，随时抽吸呼吸道和口鼻腔内的分泌物。

（3）雾化吸入，鼓励患者深呼吸、咳嗽，教会患者正确、有效的咳嗽方法。

（4）保持适当的体位清醒的患者应适当摇高床头，取半坐卧位，利于呼吸和引流。

（5）术后局部切口肿胀明显的患者24～48小时内冷敷控制肿胀与血肿，72小时后可热敷，促进肿胀和淤血的消退。

（6）大部分患者手术后24小时即可下床活动，但病情危重、严重感染、体质衰弱的患者则应适当推迟下床活动的日期。

5. 饮食护理

（1）按麻醉方式给予饮食指导。

（2）因病变至吞咽困难影响进食者或口内切口较大者，给予鼻饲饮食，一周后训练患者经口进食，无呛咳者可经口进流食。切口较小者经口进流食，一周后改半流食，两周后进普食。口外手术患者术后进半流质饮食，3～4天后改为普食。

（3）腮腺肿瘤患者术后1个月内禁酸、禁甜、禁活血食物（包扎拆除后能正常饮食）。

（4）骨折术后2～4周，禁用力咀嚼。在此期间不能吃坚硬食物，以免复折。

（5）禁食患者，做好口腔护理。

6. 给药护理 维持静脉输液通畅，注意控制输液速度。使用硝普钠、硝酸甘油等血管扩张药物和肾上腺素、多巴胺等血管收缩药物时要用输液泵或微量泵控制滴速，并严密观察血压，做好记录；前两者注意避光，后两者注意加强巡视，以防药液外渗后导致局部组织坏死；使用氨基酸、脂肪乳等高浓度刺激注射液时，注意询问患者主诉，一旦发现不适，应及时向医生反映。

7. 专科观察要点

（1）头面部术后患者有加压观察切口肿胀情况，包扎敷料有无松脱或过紧，加压包扎绷带是否能容一指，若有压迫影响呼吸时，立即报告医生处理。

（2）颌面部有伤口或炎症，肿胀严重（颌下、口底、颈前），严密观察患者生命体征的变化，是否向邻近组织扩散，有无呼吸困难和并发症发生，若引起呼吸困难，必要时行气管切开术。

（3）术后切开留置负压引流管3～5天，保持引流通畅，引流球呈塌瘪（负压）状态；防止受压、扭曲、折叠和无效负压。观察引流量、色、性质，如引流量大于100ml/h，颜色为鲜红色，提示有活动性出血；观察有无乳糜漏的发生，主要发生在左颈部淋巴清扫术后，多在术后2～3天。乳糜量逐日增多，外观为乳白色、均匀、无臭，无絮状块。如出现上述情况，及时报告医生处理。

（4）皮瓣移植术后观察：颜色、温度、皮纹、毛细血管充盈实验。术后当天每30分钟观察并记录一次，术后72小时内每小时观察并记录一次，72小时后每两小时观察并记录一次，术后6天每天观察记录一次。

（5）腮腺术后观察有无面神经损伤，有无额纹消失，不能皱眉，上睑不能闭合，鼻唇沟变浅，鼓腮漏气，口角向对侧歪斜等情况。

8. 心理护理 外科手术都会引起患者和家属的焦虑、恐惧等不良心理，尤其是年老和年幼的患者。因此，护理上应从关怀和鼓励的角度出发，向患者说明本次手术治疗的意义及麻醉方式、手术方式、术后可能出现的常见情况以及注意事项，取得患者的配合；必要时还要进行心理干预，如需要行舌癌扩大切除或颌骨切除术患者，其语言、发音、面形会发生改变，要帮助他们树立战胜疾病和重塑自我形象的信心。

9. 健康宣教

（1）注意口腔卫生，定期口腔健康检查，及时治疗病灶牙，对不能保留患牙及早拔除。

（2）口内手术术后用柔软的牙刷刷牙，三餐后漱口；口外手术术后保持切口干燥、洗脸时勿触及切口，洗头时头稍向后倾或健侧位，避免水污染切口。

（3）骨折患者出院后1个月复查，复诊时调整牵引及固定，3个月内避免剧烈活动、挤压、碰撞患处，如发现结扎丝脱落、松解、断裂，咀嚼时颌骨、牙齿疼痛应及时就诊。

（4）舌癌术后第3周可开始舌体功能训练，建议每天早、中、晚各练习一次。

（5）腮腺术后暂时性面瘫患者，轻者半个月后可逐渐恢复，重者一般3~6个月恢复。应积极配合用维生素B_1、B_{12}等药物治疗和理疗。

（6）督促患者定期返院复查，给予具体的、可操作性的指导，做好门诊随访，促进患者康复。

二、口腔颌面部多间隙感染护理常规

（一）按口腔颌面外科疾病一般护理常规

（二）护理关键点

1. 疼痛。
2. 焦虑。
3. 语言沟通障碍。
4. 体温升高。
5. 吞咽障碍。
6. 有窒息的危险。
7. 有并发败血症的危险。
8. 教育需求。

（三）护理评估

1. 基础生命体征，体重，营养状况。
2. 感染的部位肿胀，疼痛，张口度。
3. 过敏史及既往史。有无糖尿病、高血压、肺部疾病、心脏疾病等基础疾病。
4. 生活方式，吸烟、饮酒史。
5. 心理状况及家庭支持情况。
6. 感染的部位、类型、肿胀的程度。
7. 有无呼吸困难，张口受限。
8. 进食及吞咽情况。
9. 心理支持。
10. 营养支持。
11. 口腔卫生情况。

12. 血糖、血压控制情况。

（四）护理措施

1. 心理护理　向患者耐心解释病情发展、治疗计划，减轻思想负担，消除焦虑，引导正确应对疾病的发生、结果，积极配合治疗。

2. 注意休息　为患者提供安静舒适的休息环境。感染较轻者应适当休息，严重感染者急性期应卧床休息，尽量减少说话，减少局部活动，避免不良刺激。

3. 病情观察　严密观察患者生命体征的变化，炎症是否向邻近组织扩散，有无呼吸困难和并发症发生。若颌面部肿胀严重（颌下、口底、颈前）引起呼吸困难，必要时行气管切开术。

4. 切开引流　脓肿形成后协助医生切开引流，准备冲洗液，引流条和细菌培养试管。若为厌氧菌感染，用3%过氧化氢溶液反复冲洗脓腔以控制厌氧菌的生长。

5. 治疗护理　遵医嘱应用镇痛剂，抗生素治疗原发病灶，注意观察用药反应，详细记录。对于病情严重者给予全身支持疗法，输血、输液，维持电解质平衡。

6. 口腔护理　病情轻者嘱患者用盐水或漱口液漱口，病情重者根据口腔黏膜pH值、细菌培养等选用药物。如，1.5%过氧化氢行口腔冲洗，每天3次，保持口腔清洁。

7. 饮食护理　给予营养丰富易消化的流食或半流食，补充必要的营养、水分、电解质和各种维生素，保证电解质平衡。张口受限者可采用吸管吸吮方式进食。

（五）健康教育

1. 注意口腔卫生，定期口腔健康检查，发现牙病及时治疗。
2. 感染控制后，嘱患者及时治疗病灶牙，对不能保留的患牙及早拔除。
3. 糖尿病患者积极控制血糖，保持血糖稳定。

三、口腔颌面部骨折护理常规

（一）按口腔颌面外科疾病一般护理常规

（二）护理关键点

1. 疼痛。
2. 组织黏膜完整性受损。
3. 吞咽困难。
4. 潜在并发症　出血、感染。
5. 窒息的危险。
6. 营养失调。
7. 恐惧。
8. 自我形象紊乱。
9. 教育需求。

（三）护理评估

1. 术前评估
（1）基础的生命体征、神志、体重、营养状况（有无吞咽痛、进食困难）、疼痛。
（2）病史及受伤情况。

（3）骨折的部位。张口受限，皮下气肿，血管，神经损伤。

（4）过敏史及既往史。

（5）心理状况及家庭支持情况。

2．术后评估

（1）手术情况：手术方式、术中出血、输血、麻醉等。

（2）神志、生命体征、血氧饱和度、颌面部肿胀、呼吸道、疼痛、尿量、活动感觉情况。

（3）营养状况：患者的进食情况及有无贫血、低蛋白血症及体重下降。

（4）患者的心理状态：有无焦虑、失眠。

（5）切口敷料及切口愈合情况。

（6）颌间结扎固定的情况。

（7）口腔卫生情况。

（8）用药情况，药物的作用及副作用。

（四）护理措施

1．一般护理措施

（1）在抢救窒息、大出血、休克、颅脑及内脏损伤之后，待病情稳定，立即照X线片、CT片、全景片，再进行颌面部损伤的治疗。

（2）软组织损伤时进行清创缝合术。

（3）对于急诊收治的患者，应做好相应的处理，如手术准备，观察生命体征，建立静脉通路。

1）体位：头偏向健侧，以免骨折处受压。脑震荡患者绝对卧床，伴有脑脊液漏、鼻眶筛骨骨折患者取半卧位；

2）颧骨骨折患者，观察视力变化；

3）营养支持；

4）心理护理。

2．术后护理措施

（1）体位：全麻清醒后可适当摇高床头，可减少局部肿胀。

（2）观察生命体征、神志，心电监护。

（3）饮食：全流质或鼻饲流质，保证营养素平衡。

（4）保持呼吸道通畅，及时吸出口鼻腔分泌物。

1）舌后坠者，将舌牵出，应用舌牵引线口外固定，避免松脱；

2）颌间结扎者应注意呼吸，特别是在术后3~5天切口肿胀明显。备负压吸引装置，及时清理口内分泌物；床旁备钢丝剪，必要时剪断结扎丝，以防止呕吐物误吸，造成窒息。

（5）口腔护理：①口腔冲洗法：适用于口内有切口的患者，术后冲洗3~5天，每天1~2次，操作时护士动作要轻柔，同时要注意口内固定装置是否造成压痛、松脱或移位，是否损伤牙龈、唇或颊黏膜等软组织；②口腔擦拭法：对于昏迷或不能配合口腔冲洗的患者可采取擦拭法进行口腔护理。操作时先检查结扎丝是否刺激口腔前庭黏膜及有无松脱移位，然后用牙科探针将牙、牙弓夹板及结扎钢丝间隙中的食物残渣轻轻钩出，最后用片状消毒棉球缠在有齿镊子上进行口腔前庭的清洁。操作时动作轻柔，避免过度用力引起切口裂开；③含漱法：口泰漱口液，康复新漱口液交替含漱，每天4次。三餐后和睡前；④特殊感染的患者，可进行细菌培养，根据口腔黏膜表现和口腔pH值测定选择不同的药液进行口腔冲洗或指导患者含漱。

（6）遵医嘱用药，密切观察药物反应。合并颅脑或胸部损伤禁用吗啡。

（7）术后局部切口肿胀明显的患者24~48小时内冷敷控制肿胀与血肿，72小时后可热敷，促进肿胀和淤血的消退。

（8）检查咬合关系是否正常，发现异常及时通知医生进行调整。

（9）髁状突骨折患者张口训练方法：①术后7~10天开始指导患者练习张口，刚开始时不宜过大，以防切口裂开或出血；②术后10天开始进行正常训练，张口度以被动张口至有疼痛感止，每次张口5~10秒，与闭口交替进行，每天5次，每次15~20分钟；③训练应循序渐进，逐渐增大张口度，每周至少应增大1~2mm。成人张口度至少应练习到35mm以上，儿童视年龄一般应到30mm以上；④张口训练至少需进行6个月，一般进行6~12个月，在不应用开口器被动张口情况下，张口可达35mm为训练成功标准；⑤练习中应定期复查，一般应在术后3个月、6个月复查。

（10）颌骨骨折患者张口训练方法：①在颌骨骨折复位固定的治疗过程中，要注意动和静的关系。在两周以内，治疗以静为主，即强调固定；②颌间牵引的患者术后第3周起，进食时可逐渐去除牵引的橡皮圈，允许适当的活动，以锻炼咀嚼功能，餐后挂上橡皮圈，以维持牵引状态；③术后第4周可完全去除牵引的橡皮圈，缓慢进行张口训练，张口度由小逐渐增大；④术后第5周至第6周可拆除固定的牙弓夹板，张口练习逐渐至正常张口度。

（五）健康教育

1. 术后三天内患者的体温稍高或切口轻度肿胀属正常现象。
2. 全身状况良好者，鼓励患者早期下床活动。
3. 颌间固定患者可用儿童牙刷清洁口腔。
4. 颧骨颧弓骨折患者术后避免撞击，防骨折块移位。10天内限制大张口活动，如咧嘴大笑。
5. 鼻骨手术者，指导患者抑制打喷嚏的方法。
6. 术后7~10天拆线。
7. 术后2~4周，禁用力咀嚼。在此期间不能吃坚硬食物，以免复折。
8. 出院后1个月复查，复诊时调整牵引及固定，3个月内避免剧烈活动、挤压碰撞患处，如发现结扎丝脱落、松解、断裂，咀嚼时颌骨、牙齿疼痛应及时就诊。
9. 拆除颌间牵引固定装置后，按照循序渐进的原则指导患者张口训练。
10. 医生决定是否拆除术中固定用钛板，若需要则于术后半年手术去除。

四、口腔颌面部囊肿护理常规

（一）按口腔颌面外科疾病一般护理常规

（二）护理关键点

1. 知识缺乏。
2. 自我形象紊乱。
3. 焦虑。

4. 皮肤完整性受损。

5. 语言沟通障碍。

6. 营养不良。

7. 疼痛。

8. 吞咽障碍。

9. 潜在并发症　呼吸困难。

10. 教育需求。

（三）护理评估

1. 初始评估

（1）基础的生命体征，体重、营养状况、疼痛。

（2）有无损伤史、炎症史、药物过敏史、家族史及手术史等。

（3）生活方式，吸烟、饮酒史。

（4）心理状况及家庭支持情况。

（5）实验室检查：心肺功能、肝肾功能、血常规、血型、凝血四项，B超。

（6）患者对疾病的认识程度，心理状况。

2. 术后评估

（1）手术情况：手术方式、术中出血、输血、麻醉等。

（2）患者的神志、生命体征、颌面部肿胀、呼吸道、疼痛、血氧饱和度、尿量、活动感觉情况。

（3）营养状况：患者的进食情况及有无贫血、低蛋白血症及体重下降。

（4）患者的心理状态：有无焦虑、失眠。

（5）切口敷料及切口愈合情况。

（6）口腔卫生情况。

（四）护理措施

1. 一般护理措施

（1）创造安全、舒适、安静的住院环境，确保患者良好的休息及睡眠。

（2）协助完成各项化验检查，发现异常及时通知医生。

（3）术前并发感染、口腔卫生条件差者，指导口腔护理并行全口洁治或口腔冲洗上药。

（4）因病变至吞咽困难影响进食者，指导进软食或半流饮食，必要时将饮食制成糊状使用吸管吸食。少量多餐，观察进餐量及质量，及时给予相应饮食调整。

（5）疼痛患者必要时遵医嘱给予止痛药物并观察用药后疼痛缓解情况。

（6）心理护理：评估患者及家属的心理需求，加强护患沟通，根据病种向患者讲解有关疾病治疗、预后相关知识，帮助其正确认识疾病，鼓励积极治疗。

（7）做好手术前的准备工作。

2. 术后护理措施

（1）体位：麻醉期过后给予半卧位，利于头颈部切口引流，减轻头部水肿。

（2）饮食护理：口内手术患者术后一周内进流食，一周后进半流质饮食，忌刺激性、过热食物，2~3周后可恢复正常饮食。口外手术患者术后进半流质饮食，3~4天后改为普食。

（3）密切观察患者的生命体征、切口渗血情况，敷料保持清洁干燥。

（4）口腔护理：指导口内手术患者使用漱口液漱口，创伤较大不易清洁、行单颌或颌间结扎固定患者给予特殊口腔护理。

（5）对行口底皮样囊肿摘除术患者，注意观察口底肿胀情况。

（五）健康教育

1. 注意口腔卫生，保持口腔清洁。

2. 皮脂腺囊肿患者，注意保持皮肤清洁，勤洗澡、更衣、剪指甲。发生囊肿时不可用力挤压，以免引起炎症。

3. 禁烟、酒及刺激性食物。

4. 病变范围较大的颌骨囊肿刮治术后，注意勿咬硬物以防止发生病理性骨折。

5. 遵医嘱3个月、半年复诊，不适应随时就诊。

五、口腔颌面部恶性肿瘤护理常规

（一）按口腔颌面外科疾病一般护理常规

（二）护理关键点

1. 疼痛。

2. 呼吸道的管理。

3. 呼吸困难、窒息。

4. 出血。

5. 乳糜漏。

6. 皮瓣坏死。

7. 营养不良。

8. 吞咽、咀嚼、语言障碍。

9. 知识缺乏。

10. 自我形象紊乱。

11. 睡眠型态紊乱。

12. 自理能力缺陷。

13. 潜在并发症　口腔感染、窒息、出血、血管危象等。

14. 教育需求。

（三）护理评估

1. 初始评估

（1）基础的生命体征、体重、营养状况。

（2）口腔肿块位置、大小、质地、有无破溃、进食及吞咽困难、是否存在疼痛、淋巴结肿大。

（3）生活习惯：饮酒、吸烟等。

（4）既往史。

（5）心理状况及家庭支持情况。

（6）进食及吞咽情况。

（7）口腔清洁情况。

（8）实验室检查和病理学检查：常规术前化验检查及穿刺活检结果。

（9）辅助检查结果：胸片、心电图、心脏彩超、肺功能、CT等。

2. 术后评估

（1）手术情况：手术方式、手术范围、是否行肌皮瓣一期修复重建、术中出血、输血、麻醉。

（2）神志、生命体征、血氧饱和度、疼痛。

（3）营养状况：是否经胃管进食及有无贫血、低蛋白血症。

（4）患者心理状态：有无焦虑、失眠。

（5）患者的活动能力。

（6）有无气管切开，两肺呼吸音、咳嗽咳痰及痰的性质及呼吸频率。

（7）口腔内切口及修复皮瓣的色泽变化，有无血肿、坏死和感染，颈部切口敷料及所取皮瓣区域切口情况。有否乳糜漏发生。

（8）引流量、色、性质。尿量，乳糜漏观察。

（9）头颈肩功能锻炼情况。

（10）药物的作用及副作用。

（四）护理措施

1. 一般护理措施

（1）体位与活动：根据病情决定活动方式。

（2）饮食：高热量、高蛋白、高维生素、易消化、清淡少刺激性的温凉饮食。咀嚼及吞咽困难者给予流质或半流质饮食。

（3）留置胃管及鼻饲流质的意义：因术后口内切口、组织缺损，可能出现咀嚼及吞咽困难，经口进食易致呛咳，继发肺部感染，易致切口延迟愈合。

（4）指导患者有效咳嗽咳痰，深呼吸。沟通表达方式的训练。指导练习床上排尿排便。

（5）心理支持：寻求持续、良好的家庭支持系统，帮助患者保持良好的心态，正确对待疾病。

（6）常规备皮、皮试。保持口腔清洁，给予复方氯己定含漱，每天3~4次。

（7）讲解放置各种导管的目的、注意事项和可能引起的不适。

（8）完善各项常规检查。

2. 术后护理措施

（1）饮食护理：根据病情需要选择饮食种类。宜选择高热量，高蛋白，富含维生素少辛辣无刺激性的流质或稀烂半流质。原则上口内切口较大者给予鼻饲饮食，一周后训练患者经口进食，无呛咳者可经口进流食。切口较小者经口进流质，一周后改半流质，两周后进普食；注意进食后保持口腔清洁。

（2）心理支持：舌半切除术致言语含糊不清者，采用书面交流，同时鼓励患者保持良好心态，正确对待疾病。一周后口内部分缝线拆除，可指导发声、语言训练。

（3）呼吸道管理：口腔颌面部肿瘤手术范围包括上呼吸道和食管，因此气道护理尤为重要。如果原发肿瘤在舌根部，无论手术野大小，都需进行气管切开。若为口底肿瘤，根据情况（上呼吸道水肿、出血），行临时预防性气管切开。

（4）切口、疼痛护理：①观察切口敷料情况及局部有无肿胀情况；②观察口腔内修复皮瓣的血运情况，有无血肿、坏死和感染；③腹部取皮区敷料包扎，上下肢取皮予抬高肢体，观察局部敷料渗出情况，禁止受压；④疼痛按第一篇第三章"疼痛护理常规"。

（5）切口引流管护理：①负压持续引流，妥善固定；②保持引流通畅，负压在40~75mmHg之间，保持引流球呈塌瘪状态；③观察引流量、色、性质，注意有无活动性出血及乳糜漏。

（6）并发症的观察与处理：①呼吸困难、窒息：观察呼吸频率、节律、氧饱和度，痰性状、能否咳出，咽峡及颈部软组织肿胀程度，切口引流量、色、性质等。常规心电监护，雾化吸入，必要时床边备气切包或术后直接气管切开；②出血：观察生命体征，切口敷料，切口引流量、色、性质；皮温、血红蛋白等。必要时做好再次手术准备；③乳糜漏：密切观察切口引流管量、色、性质。乳糜漏表现为引流量突然增多，开始为淡黄色或淡红色血清样，继而为乳白色。一般予引流管持续负压吸引，颈根部加压包扎，无脂饮食；④皮瓣坏死：观察皮瓣颜色，如皮瓣苍白，发紫及时报告医生。

（五）健康教育

1. 嘱家属鼓励患者继续进行语言功能锻炼，循序渐进，持之以恒，给予患者长期的心理支持。

2. 因口腔癌术后存在面部外形改变和语言表达障碍易导致抑郁，敏感等心理问题，拒绝接触社会与人交流，家属应鼓励患者适当参与社会活动，解除心理障碍。

3. 保持口腔清洁，指导正确应用漱口液含漱。

4. 保护取皮区和受皮区的组织不受外界污染和碰撞。

5. 定期门诊随访。

6. 舌癌术后语音功能训练。

六、口腔颌面部常用游离组织瓣护理常规

（一）按口腔颌面外科疾病一般护理常规

（二）护理关键点

1. 知识缺乏。

2. 焦虑/恐惧。

3. 清理呼吸道无效。

4. 潜在并发症　血管危象、口腔感染。

5. 疼痛。

6. 自理缺陷。

7. 语言沟通障碍。

8. 活动无耐力。

9. 有便秘的危险。

10. 有受伤的危险。

11. 教育需求。

（三）护理评估

1. 初始评估

（1）基础的生命体征、体重、营养状况。

（2）生活方式：抽烟、饮酒等。

（3）既往史及过敏史。

（4）心理状况及家庭支持情况。

（5）完成口腔内慢性病灶、龋齿、残根的治疗及口腔洁治。

（6）供皮区禁止各种穿刺注射，术前一日供、受区备皮，注意勿损伤皮肤。

2．术后评估

（1）手术情况：手术方式、手术范围、行肌皮瓣一期修复重建、术中出血、输血、麻醉。

（2）神志、生命体征、氧饱和度、疼痛。

（3）营养状况：是否经胃管进食及有无贫血、低蛋白血症。

（4）患者心理状态：有无焦虑、失眠。

（5）患者的活动能力。

（6）有无气管切开，两肺呼吸音、咳嗽咳痰及痰的性质及呼吸频率。

（7）口腔内切口及修复皮瓣的色泽变化，有无血肿、坏死和感染，颈部切口敷料及所取皮瓣区域切口情况。

（8）负压引流量、色、性质。尿量。

（9）药物的作用及副作用。

（四）护理措施

1．一般护理措施

（1）练习去枕平卧位，以适应术后卧床需要。

（2）练习床上排尿排便，以预防术后发生尿潴留、便秘。

（3）指导深呼吸和有效咳痰方法，防止术后发生坠积性肺炎。

（4）由于气管切开、口腔内舌体部分切除、皮瓣移植等原因，术后存在暂时性语言交流障碍，应为患者提供文字提示卡，并教会患者使用手势表达意愿。

（5）心理支持。

（6）皮肤准备。

（7）营养支持。

2．术后护理措施

（1）体位：平卧，头部保持正中位，头部两侧置沙袋固定，制动3～7天。供皮区患肢垫枕抬高15°～30°，以维持功能位，保证动脉血供及利于静脉回流。注意观察末梢血运，包括温度、色泽、感觉、运动、肿胀等情况并及时记录。

（2）组织瓣的观察：手术当天每30分钟观察并记录1次，术后72小时内每1小时观察并记录1次，72小时后每2小时观察并记录1次，术后第6天每天观察记录2～3次。

1）颜色：观察组织瓣颜色是判断血运是否正常的重要指标。正常时组织瓣颜色粉红，与供皮区颜色相一致，有些病例术后1～2天内颜色稍显苍白，应结合其他征象加以综合判断分析。如组织瓣颜色变浅或变白、皮纹增加、肿胀不明显，则提示有动脉供血不足的可能。如组织瓣颜色变暗、发花有瘀斑、皮纹消失、水肿明显，提示有静脉回流障碍的可能；

2）温度：组织瓣的皮肤温度应稍低于邻近组织皮温，温度相差0.5～2℃。可对移植组织瓣进行保温处理，表面覆盖棉垫或多层纱布，以防受外界温度的影响。若组织瓣皮温比正常邻近组织皮温低2℃以上，提示有可能发生血液循环障碍，若组织瓣皮温增高超过正常范围，且局部有刺痛或疼痛持续加剧，则提示有感染可能；

3）皮纹：正常情况下，移植组织瓣表面应有正常的皮纹皱褶，组织瓣柔软或稍有水肿，3～4天后吻合静脉逐渐畅通，肿胀程度即可改善。如组织瓣塌陷，皮纹增多，提示动脉供血不足，如皮纹变浅或消失，组织瓣肿胀、质硬，张力增大或组织瓣切口缝线处渗血，提示静脉回流受阻；

4）细血管充盈试验：用棉签轻压组织瓣皮肤变白后移去棉签，皮肤颜色即转为粉红色，这段时间为毛细血管充盈时间，正常为1～2秒。如果毛细血管充盈缓慢或消失，则可能有动脉供血不足；

5）针刺出血试验：组织瓣表面消毒后，用7号针头刺入组织瓣深度约0.5cm，针头拔出后如见鲜红血液渗出，提示动脉供血正常。若反复针刺后不见血液渗出，说明可能存在动脉危象。如血液暗红，出血较快则提示有静脉栓塞的可能。

（3）防止烫伤和冻伤：组织瓣移植后，组织瓣皮肤的痛觉和温觉在短时间内都是缺失的，在此阶段要注意防止损伤。

（4）维持有效循环血容量：术后常应用低分子右旋糖酐及阿司匹林预防微静脉血栓，注意观察患者的面色、血压等变化、切口渗血情况，及时发现患者出血征象及血容量不足。

（5）口腔护理：如患者没有误吸症状，常规给予口腔冲洗7～10天，每天2次，不能行口腔冲洗患者给予口腔擦拭。口唇给予红霉素眼膏涂抹，以防干裂。

（6）负压引流护理：术后切口留置负压引流管3～5天，保持负压引流通畅，注意观察引流量、颜色，引流物的性质并记录，防止引流管扭曲、打折、堵塞和脱落。

（7）饮食护理：给予高蛋白、高热量、高维生素鼻饲饮食，术后一周可试经口腔进食少量清水，如无吞咽时呛咳，术后7～10天可拔除胃管。

（8）疼痛护理：遵医嘱及时给予止痛剂，评估患者疼痛程度及用药后缓解情况。

（9）切口护理：观察切口愈合情况，保持敷料清洁干燥、加压包扎松紧适度，供皮区切口敷料7～10天内严禁打开。密切观察患者体温变化。

（10）加强基础护理，预防压疮发生。

（11）做好生活护理。

（12）安全护理：患者停止卧床后初期，离床活动时应循序渐进，并有专人看护，防止跌伤等意外。

（13）功能训练：前臂瓣供皮区患者术后除拇指外四指握拳活动，减轻手部水肿。术后2周内拇指避免活动，以避免影响供皮区植皮的成活。

（五）健康教育

1. 因组织瓣感觉尚未完全恢复，进食时注意食物温度以防烫伤。
2. 保持口腔清洁，三餐后及睡前用漱口液漱口。
3. 继续进行新舌体的功能训练，咀嚼、吞咽、发声等。
4. 继续进行患侧上肢及肩功能训练。
5. 腓骨瓣术后避免负重活动及劳动。
6. 术后1个月、3个月、半年复查，发现问题及时就诊。

七、舌下腺、下颌下腺肿瘤护理常规

（一）按口腔颌面外科疾病一般护理常规

（二）护理关键点

1. 心理护理。

2. 出血。

3. 疼痛。

4. 肿胀。

5. 切口感染。

6. 教育需求。

（三）护理评估

1. 初始评估

（1）基础生命体征、疼痛。

（2）生活方式：吸烟、饮酒史。

（3）心理、社会、精神状况。

（4）家庭支持情况。

（5）体重、营养状况。

（6）既往史、近期手术史、目前用药情况（高血压、冠心病、糖尿病、呼吸系统疾病等）。

（7）询问有无反复咬下唇史、局部损伤或溃疡史。

（8）有无面瘫、舌麻木、舌运动受限症状。

（9）活动感觉情况。

（10）患者及家属对疾病的认知程度及支持情况。

（11）病情及主要症状：①疼痛情况：部位、程度、伴随症状，疼痛的诱发因素，疼痛的进展情况等；②组织损伤情况：观察切口，局部切口有无红肿热痛、出血现象、口内缝线是否松脱；③感觉情况：有无麻木异样感；④绷带包扎情况（口外型手术方式）。

（12）口腔卫生情况（口内切口更加重要）。

（13）实验室检查：CBC、肝肾功能、电解质、PT/APTT、血糖等。

（14）放射检查结果：胸片、心电图、B超（下颌下腺）。

（15）用药情况：药物的作用及副作用。

2. 术后评估

（1）手术情况：手术及麻醉方式、手术范围、术中出血等。

（2）生命体征、神志、血氧饱和度。

（3）切口敷料有无渗血渗液，疼痛、局部有无肿胀情况。

（4）切口留置引流管情况：量、色、性质及固定。

（5）患者心理状态：有无焦虑、失眠。

（6）面神经情况。

（7）口腔卫生情况。

（8）切口包扎情况：术后加压包扎，观察血液循环是否正常。

（9）饮食情况。

（10）患者的活动能力。

（11）药物的作用及副作用。

（四）护理措施

1. 一般护理措施

（1）体位与活动：鼓励患者加强营养，适当活动，增强机体抵抗疾病的能力和接受手术治疗的承受能力。保持大便通畅。

（2）饮食：禁活血食物，清淡少刺激性饮食。

（3）心理支持：寻求持续、良好的家庭支持系统，帮助患者保持良好的心态，正确对待疾病。

（4）常规检查：完善各项常规术前检查，增加B超。

（5）术前准备：术前用复方氯己定漱口液漱口及口腔洁治（重点针对口内手术）；做好其他术前准备。

2. 术后护理措施

（1）体位与活动：麻醉清醒前采取去枕平卧位，头向健侧，以防口腔分泌物污染切口，且有利于口腔分泌物流出，防止吸入引起窒息。密切观测心肺功能、血氧饱和度，心电监护至少6小时，待患者意识清醒，生命体征平稳，才可撤去监护仪。清醒后，适当抬高头部。术后第一天可下床活动。

（2）饮食指导：全麻患者清醒后6小时可进流质饮食，禁活血食物，宜低盐，易消化、清淡少刺激性饮食。

（3）心理支持：鼓励患者保持良好心态，正确对待疾病。

（4）呼吸道管理：①注意保持呼吸道的通畅；②床边备氧，必要时氧气吸入，根据病情选择吸氧方式及吸氧流量；③雾化吸入；④励有效咳嗽咳痰，指导深呼吸。

（5）切口、疼痛护理：①观察切口敷料渗出及切口周围皮肤有无肿胀情况；②口腔护理：保持口腔清洁，严密观察口底术区有无血肿形成，有无上呼吸道通气障碍（口内型）；③注意观察口底切口的引流条有无脱出或滑入切口内；④疼痛：持续冰敷术侧颌面部。

（6）切口引流管护理：①保持引流通畅，引流球呈塌瘪（负压）状态；②观察引流管的固定情况，防止受压、扭曲、折叠和无效负压；③观察引流量、色、性质，如引流量大于100ml/小时，颜色为鲜红色，提示有活动性出血。

（7）并发症的观察与处理

①面神经损伤：询问并观察有无下唇运动力减弱或口角歪斜。患侧下唇运动力减弱，是由于手术中对面神经下颌缘支的牵拉作用所致。可向患者告知一般会很快恢复。若面神经下颌缘支损伤较重，可致口角歪斜；②出血：严密观察切口出血情况，如切口敷料渗血量、口底肿胀程度、口底黏膜颜色改变、舌体位置改变及舌体运动是否受限。监测生命体征。观察记录切口引流量、色；③呼吸道梗阻：密切观察呼吸道是否通畅，术后可能有反应性肿胀所致的吞咽不适或疼痛，可向患者告知在2~3天后会有好转。

（五）健康教育

1. 术后禁烟、酒及刺激性食物。

2. 舌下腺手术后3~5天内尽量少说话，以减少舌部活动，防止术后切口出血。

3. 放置负压引流及引流条都是为了引流血液和渗液，消灭术后的死腔，从而减少感染的机会。应保持引流球呈塌瘪状态，当发现负压引流不畅、脱出或有漏气时应及时告诉医生，并处理。

4. 切口教育　术区加压包扎5~7天，告诉患者包扎是很重要的措施，虽然包扎会带来许多不适，甚至疼痛，但不要用手去松解绷带对面部的压迫，一旦发现包扎松解，要及时告诉医生重新加压包扎。

5. 定期门诊随访。颌下腺恶性肿瘤患者还需进一步放疗或化疗。

八、腮腺肿瘤护理常规

（一）按口腔颌面外科疾病一般护理常规

（二）护理关键点

1. 心理护理。
2. 出血。
3. 引流管护理。
4. 并发症观察　面神经损伤、涎瘘、味觉出汗综合征。
5. 切口感染。
6. 教育需求。

（三）护理评估

1. 初始评估

（1）基础的生命体征、体重、营养状况。

（2）腮腺肿块的大小、质地、活动度、是否存在疼痛、淋巴结肿大、有无面瘫情况。

（3）生活习惯：饮酒、吸烟等。

（4）既往史、心理状况及家庭支持情况。

（5）实验室检查：检查血，尿常规，肝、肾功能，血糖，电解质等。

（6）辅助检查结果：CT、胸片、心电图、B超、心脏彩超、肺功能等。

2. 术后评估

（1）手术情况：手术及麻醉方式、手术范围、术中出血等。

（2）生命体征、神志、血氧饱和度。

（3）切口敷料有无渗血渗液，疼痛、局部有无肿胀情况。

（4）切口留置引流管量、色、性质及固定情况。

（5）患者心理状态：有无焦虑、失眠。

（6）面神经情况：有无额纹消失，不能皱眉，上睑不能闭合，鼻唇沟变浅，口角向对侧歪斜，鼓腮漏气等。

（7）涎瘘的情况。

（8）患者心理状态：有无焦虑、失眠。

（9）切口包扎情况：术后加压包扎，观察血液循环是否正常。

（10）患者的活动能力。

（11）药物的作用及副作用。

（四）护理措施

1. 一般护理措施

（1）体位与活动：鼓励患者加强营养，适当活动，增强机体抵抗疾病的能力和接受手术治疗的承受能力。保持大便通畅。

（2）饮食：禁食活血、含酸性、刺激性饮食。

（3）心理支持：寻求持续、良好的家庭支持系统，帮助患者保持良好的心态，正确对待疾病。

（4）常规检查：完善各项常规术前检查，增加腮腺B超或腮腺CT。

（5）备皮：术前1天洗澡、洗头。男士剃须，更衣，备皮，去除手术区毛发（耳周三指），注意保护手术区皮肤完整。

（6）准备：术前晚禁食8小时、禁饮6小时，使胃肠道充分排空，防止术中误吸入气管，保证充分睡眠，防止感冒，需询问女性患者月经是否来潮。

2. 术后护理措施

（1）体位与活动：对于全麻患者术后安静卧床休息，麻醉清醒前采取去枕平卧位，头向健侧，以防口腔分泌物污染切口，且有利于口腔分泌物流出，防止吸入引起窒息。密切观测心肺功能，血氧饱和度，至少心电监护6小时，待患者意识清醒，生命体征平稳，才可撤去监护仪。清醒后，适当抬高头部。术后第一天下床活动。

（2）饮食：术后6小时可开始少量饮水，无恶心呕吐时再适量增加至流质，一般到术后第一天可进半流质，少量多餐。禁酸，禁糖，禁活血食物（包扎拆除后能正常饮食）。

（3）心理支持：鼓励使患者保持良好心态，正确对待疾病。

（4）呼吸道管理

1）注意保持呼吸道的通畅。

2）床边备氧，必要时氧气吸入，根据病情选择吸氧方式及吸氧流量。

3）雾化吸入。

4）鼓励有效咳嗽咳痰，指导深呼吸。

（5）切口、疼痛护理

1）观察切口敷料渗出及切口周围皮肤有无肿胀情况。

2）切口引流管拔除后，术侧加压包扎7～10天。观察加压包扎敷料有无松脱或过紧，加压包扎绷带是否能容一指。包扎过紧或过松，应立即报告医生。

3）疼痛＞5分，联系医生给予止痛药，30分钟后评估镇痛效果。

（6）切口引流管护理

1）保持负压引流管通畅，引流球呈塌瘪状态。

2）观察引流管的固定情况，防止受压、扭曲、折叠和无效负压。

3）观察引流量、色、性质，如引流量大于100ml/h，颜色为鲜红色，提示有活动性出血。

（7）导尿管的护理：按本篇第六章第五节"留置导尿护理常规"。

（8）并发症的观察与处理

1）面神经损伤：手术过程中，解剖操作有损伤或切断面神经引起暂时性或永久性面瘫的可能，术后应观察有无额纹消失，不能皱眉，上睑不能闭合，鼻唇沟变浅，鼓腮漏气，口角向对侧歪斜等情况。

2）出血：观察生命体征，切口敷料，切口引流管量、色、性质，皮温，血红蛋白，颈部肿胀等。必要时做好再次手术准备。

3）涎瘘：应密切观察切口及术区有无出现漏口情况。术后一周左右，自切口处，有无色清亮液体渗出，且进食时增多；与切口感染不同，局部切口无红肿热痛。一旦发生立即报告医生，并嘱患者禁酸辣等刺激性食物，继续包扎术区，避免加重涎腺分泌。

（五）健康教育

1. 术后6小时床头抬高位休息，以利呼吸。术后1天鼓励患者下床活动。在引流期间，颈部活动时间不宜过早。

2. 讲解禁酸和刺激性饮食的重要性。

3. 鼓励家属给予患者长期的心理支持。

4. 讲解放置各种导管的目的、注意事项和可能引起的不适及配合。如留置负压引流、尿管等。

5. 切口教育　术后第二天开始术区加压包扎7~10天，切口拆线后也需要包扎5~7天（如有引流管需拔除后才能包扎）。腮腺切除术后的加压包扎是很重要的措施，可防止涎瘘，促进切口愈合。告诉患者虽然包扎会带来许多不适，甚至疼痛，但不要用手去松解绷带对面部的压迫，一旦发现包扎松解，要及时告诉医生重新加压包扎。

6. 腮腺恶性肿瘤患者，病情允许，术后半个月可行放射治疗或化学治疗。

7. 腮腺术后暂时性面瘫患者，轻者半个月后可逐渐恢复，重者一般3~6个月恢复。应积极配合用维生素B_1、B_{12}等药物治疗和理疗。

8. 术后一个月门诊复查，以后定期门诊随访。术后3个月到一年，咀嚼食物或刺激分泌唾液时，有可能术侧局部出现出汗伴发红现象，此为味觉—出汗综合征（Frey's综合征），为腮腺术后并发症之一，一般不予特殊处理。

九、颞下颌关节强直护理常规

（一）按口腔颌面外科疾病一般护理常规

（二）护理关键点

1. 张、闭口困难。

2. 面下部畸形。

3. 语言不清。

4. 进食、咀嚼、吞咽困难。

5. 关节疼痛、弹响。

6. 打鼾。

7. 教育需求。

（三）护理评估

1. 初始评估

（1）基础生命体征、疼痛、神志。

（2）生活方式，吸烟、饮酒史。

（3）心理、社会、精神状况。

（4）家庭支持情况。

（5）体重、营养状况。

（6）既往史、近期手术史、目前用药情况（高血压、冠心病、糖尿病、呼吸系统疾病等）。

（7）患者及家属对疾病的认知程度，患者自我形象紊乱而影响其正常生活及社交往来。

（8）病情及主要症状

1）疼痛：部位、程度、伴随症状，疼痛的诱发因素，疼痛的进展情况等。

2）组织损伤：观察切口，局部切口有无红肿热痛、有无渗液，渗液的量、色、性状。

3）颞下颌关节运动障碍：有无进行性张口困难或完全不能张口。

4）感觉：有无麻木异样感。

5）面下部发育障碍、畸形，颞颌关节错乱的程度。

6）颌间牵引固定情况。

7）负压引流管的固定观察情况。

（9）口腔卫生情况。

（10）实验室检查：CBC、肝肾功能、电解质、PT/APTT。

（11）放射检查结果：胸片、心电图、颌面部的CT。

（12）用药情况，药物的作用及副作用。

2. 术后评估

（1）手术情况：手术方式、术中出血、输血、麻醉等。

（2）神志、生命体征、呼吸道、疼痛、血氧饱和度、尿量、感觉活动情况。

（3）营养状况：进食情况及有无贫血、低蛋白血症。进食、咀嚼、吞咽改善情况。

（4）患者心理状态：有无焦虑、失眠。

（5）患者的张口训练情况，颞颌关节恢复功能情况。

（6）患者颌间牵引固定情况。

（7）语言交流障碍改善情况。

（8）切口敷料及切口愈合情况。

（9）引流管引流量、色、性质、切口敷料。

（10）留置导尿，尿液的量、色、性状。

（11）口腔卫生情况。

（12）放射和实验室检查结果：颌面部CT。

（13）用药情况，药物的作用及副作用。

（四）护理措施

1. 一般护理措施

（1）密切观察呼吸变化：此病对患者的饮食、语言及呼吸等影响极大。幼年时关节功能障碍影响下颌骨的发育，可造成上气道狭窄，导致阻塞性睡眠呼吸暂停综合征和严重的颜面发育畸形及咬颌关系错乱。

（2）心理护理：患者因存在不同程度的面部畸形，易产生自卑和压抑心理。介绍手术的目的、过程、术后恢复情况及术中配合的注意事项等，增强患者战胜疾病的信心，使之能以最佳的心理状态配合手术。

（3）口腔护理：长期张口受限，口腔卫生较差，口腔护理尤其重要。术前3天给予复方氯己定漱口，每天4次，必要时行牙周洁治。

2. 术后护理措施

（1）保持呼吸道通畅：全麻未醒者去枕平卧，头偏向一侧，床旁备吸引器，加强巡视。注意观察呼吸的节律、频率、幅度变化，呼吸道是否通畅，及时吸除口腔和鼻腔内分泌物，以防误吸。吸痰时动作轻柔、迅速，注意掌握吸痰管插入深度和抽吸频率，以免刺激患者头部摆动而加重切口渗血。

（2）密切观察生命体征：术后持续氧气吸入和心电监护。全麻清醒后，头部抬高30°。以控制唾液及减轻面部肿胀，6小时后给予半卧位以改善呼吸状态及减少渗血。特别注意观察血氧饱和度变化，及早发现缺氧状况。

（3）切口护理：保持术区敷料清洁，注意观察切口周围组织有无红肿，疼痛是否加重，颈淋巴结有无肿大，体温有否升高等感染症状，发现异常情况及时处理。保持切口有效的负压引流，注意观察引流液的量、色、性质，经常检查并定时挤压引流管，防止受压、扭曲、脱落、阻塞。

（4）口腔护理：术后须行颌间牵引，每天口腔冲洗或用生理盐水棉球仔细清洁牙弓夹板与牙列间隙，防止食物残留。用复方氯己定漱口液漱口每天3~4次。以保持口腔清洁，防止切口感染。同时观察口腔黏膜有无红肿、溃疡发生，若有及时处理。

（5）饮食护理：术后2周内给予高热量、高脂肪、高蛋白、高维生素的流质饮食，限制酸性食物的摄入，以减少感染的机会，2周后进普食。

（6）疼痛护理：观察患者的面部表情评估其疼痛程度，及时给予语言安慰。或看电视、听轻音乐等方法减轻精神紧张及疼痛的感觉。必要时给予镇痛药物。

（7）张口训练：术后1周即可进行。向患者及家属强调张口训练的重要性，以利积极配合。同时进行咀嚼运动，促进功能恢复。请已完成全程治疗的患者现身说法，让患者看到希望，增强信心。

（五）健康教育

1. 术前告知患者术后因颌间结扎造成说话不便，可用卡片、手势、笔纸与护士及家人交流。

2. 向患者及家属讲解不同时期张口训练方法，使患者认识到坚持张口训练对保证手术效果起决定性的作用。出院后坚持张口训练6~12个月，循序渐进，持之以恒，才能保证达到理想的张口度并避免颞颌关节再度强直。出院后第1、3、6、10个月来院复查。

3. 纠正不良生活习惯，保持口腔清洁卫生。

4. 张口训练

1）主动锻炼：为预防切口出血，术后第4天嘱患者做小幅度的张口运动，如进软食、轻而慢地咀嚼口香糖等运动，每天3~4次，每次10分钟。

2）被动锻炼：术后第7天开始进行有规律的被动张口练习，即以拇指和示指分别抵于患者上下前牙辅助张口，其幅度以患者可以耐受为限，每天练习6~8次，每次10分钟。

3）根据患者的张口情况制备不同尺寸的楔形橡皮垫，将较薄的一端放置在一侧磨牙区，逐渐塞入增大张口度，并持续10~15分钟，左右交替进行。

4）术后10天开始应用鸭嘴式开口器进行较大强度的张口训练。开口器与咬合面接触的喙部衬以橡皮垫或橡皮膏以保护牙齿。开始练习时以患者的耐受为度，其后逐渐加强直至达到理想的张口度（35~40mm），并在此位置维持5~8分钟。取下开口器后，患者进行闭口咬合练习以恢复咀嚼肌运动功能。

5）反复进行训练（每次必须达到相同的张口度），每天练习6~8次。每次20~30分钟，并逐渐减少开口器的使用。

6）患者经过夜间长时间休息，晨起时的张口度往往很小，需要患者有很大的毅力才能使张口度恢复到前1天练习的最大程度，因此特别强调每天晨起练习的重要性，要求每次练习都能达到理想张口度。

5. 口腔护理方法

1）口腔前庭及牙面先用软毛刷轻刷上、下牙唇颊面。

2）再用大注射器接软管将生理盐水从磨牙后区注入固有口腔反复冲洗，清除残留于口腔内及牙弓夹板、牙间隙的细碎食物。

3）颌间固定者，主要通过磨牙后区置入吸管将含有高蛋白、多矿物质及多种维生素的流汁食物直达口腔后部吸食。

4）2周后，每天早、晚两餐进食时取下颌间牵引固定的橡皮圈，进食结束经仔细的口腔清洁后，再用橡皮圈行颌间固定。

十、先天性唇裂. 腭裂护理常规

（一）按口腔颌面外科疾病一般护理常规

（二）护理关键点

1. 心理护理。
2. 唇鼻部畸形。
3. 语言不清。
4. 进食、吞咽困难。
5. 有窒息的危险。
6. 切口感染或裂开。
7. 疼痛。
8. 教育需求。

（三）护理评估

1. 初始评估

（1）基础生命体征、体重、口腔卫生、全身营养状况及有无其他疾病。

（2）唇裂的程度：是否造成吸吮、进食、发音等功能障碍的情况。

（3）腭裂缺隙的程度：是否造成进食、发音等功能障碍的情况。

（4）心理创伤程度：了解其是否出现自卑心理、性格孤僻等。

（5）家属对本病治疗方法、术后效果的认知程度，承受能力与支持情况。

（6）了解患者重要脏器功能及既往史、过敏史，是否能耐受手术。

（7）营养状况：有无贫血、低蛋白血症，体重喂养方法，进水和饮食是否呛咳，呼吸道通畅情况。

（8）实验室检查结果：血、尿常规，肝、肾功能、电解质情况等，注意白细胞分类、计数报告。

（9）辅助检查结果：胸片、心电图、心脏超声、肺功能等。

（10）语音训练。

2. 术后评估

（1）手术情况：手术及麻醉方式、手术范围、术中出血等。

（2）生命体征、神志、血氧饱和度，注意观察患儿的面、唇部颜色。

（3）切口敷料有无渗血、渗液，疼痛，裂开，局部有无肿胀情况。唇形改善，愈合良好。

（4）鼻孔形态观察：查看双侧鼻孔是否对称、变大。避免碰撞鼻部或挤捏鼻子。教患者擤鼻涕时用手指轻轻顶住一侧鼻孔，将对侧鼻孔的鼻涕擤出。保持鼻孔正常外观。

（5）患儿心理状态：有无焦虑、失眠。

（6）饮食情况：给予富含高蛋白、维生素、矿物质的流质或半流质饮食，避免食用辛辣刺激性及粗硬食品。

（7）减少患儿的哭闹，拆线前都用汤匙喂养。

（8）发言清晰度得到改善。

（9）药物的作用及副作用。

（四）护理措施

1. 一般护理措施

（1）预防呼吸道感染：指导家属给患儿衣着薄厚适当，减少探视人员，防止患儿感冒。

（2）饮食护理：患儿入院后即要求家长给予高热量、高蛋白、高维生素、易消化的食物。少量多餐，以增强机体的抗病能力。患儿奶粉要用开水冲，不要给患儿喝冷的或过夜的奶，奶瓶每次使用前后要用开水烫洗，以保持清洁，避免胃肠道疾病的发生。

（3）训练正确的喂养方法：患儿入院时，将吸奶头的习惯改用汤匙喂养的方式，以逐渐适应利于术后喂养。使用小汤匙喂食，将汤匙放在患儿嘴上，稍停留片刻，使其利用唇部移动获得汤匙中食物，这是唇裂修复术后提高唇运动的有效锻炼。喂奶时将患儿抱起，用大拇指及食指固定汤匙，将奶汁从口角缓慢倒入口中，用无名指轻轻上举患儿下唇，协助其完成吞咽，喂奶结束后轻拍患儿背部，尽量避免溢奶。喂奶结束后，患儿取俯卧位或侧卧位，及时清理口腔中的残奶。纠正患儿吃零食、吮手指、擤鼻孔等不良习惯。

（4）心理支持：根据患者的动态心理给予及时疏导。同时多与家属沟通，向家属耐心讲解疾病的相关知识及手术过程，强调术后的积极配合对疾病恢复的重要性。护士热情接待。做各种检查时，动作要轻柔细致，态度要温和亲切。深入病房时可逗引患儿，以建立感情，消除患儿对护士的畏怯和恐惧心理。与家属建立良好的护患关系，共同完成患儿的心理护理。

（5）术前准备

1）皮肤准备：术前1天洗澡、洗头。修剪患儿指甲，男士剃须，剪鼻毛，女士避开月经期。注意保护手术区皮肤完整。

2）鼻腔与口腔准备：鼻腔与口腔相通手术属污染性手术。故应注意口鼻腔清洁。注意有无口鼻腔黏膜溃疡、疖等病灶，上唇皮肤有无感染。一般从术前3天开始，用朵贝氏液漱口，用生理盐水轻轻擦洗鼻腔。

3）饮食准备：婴幼儿术前4～6小时禁食和水，成人术前晚禁食8小时、禁饮6小时，使胃肠道充分排空，防止术中误吸入气管。

（6）准备约束带、夹板：为防止术后患儿哭闹时抓破切口引起出血，术前准备约束带、夹板等固定工具。

2. 术后护理措施

（1）体位与活动：全麻术后患儿平卧4～6小时，头向健侧，有利于口腔分泌物流出，防止吸入引起窒息。密切观测心肺功能，血氧饱和度，至少心电监护6小时，待患者意识清醒，生命体征平稳，才可撤去监护仪。清醒后，父母即可抱起患儿以减轻其疼痛和恐惧心理。

（2）保持呼吸道通畅：患儿清醒后鼓励吐出口腔内的分泌物，注意分泌物的颜色、性状和量，及时清除口腔内的血凝块，防止脱落而窒息。

（3）饮食护理：患儿麻醉完全清醒后4小时用滴管或小汤匙可给予少量温水或葡萄糖液。无呕吐者可喂营养丰富流质。汤匙置于健侧，尽量不接触切口，避免切口裂开，引起切口感染。

（4）心理支持：鼓励患者及家属保持良好心态，正确对待疾病。

（5）呼吸道管理：①保持呼吸道通畅。②床边备氧，必要时氧气吸入。根据病情选择吸氧方式及吸氧流量。③雾化吸入。

（6）切口、疼痛护理

1）观察切口渗出及切口周围皮肤有无肿胀情况。

2）嘱家属看好患儿的双手，为防止患儿将手指放入口中抓破切口引起出血，导致切口裂开和感染，应用夹板或约束带固定双肘关节，限制关节弯曲，并以免抓破创面。稍大一点的患儿嘱尽量避免奔跑，防止碰撞面部，切口裂开。

3）唇部切口用75%乙醇或3%过氧化氢溶液清洗或擦拭。

4）观察鼻部皮肤与鼻腔黏膜有无苍白、发黑，如有则提示皮肤有血液循环障碍，应及时通知医生。

5）观察腭裂术后切口有无活动性出血，术后禁用负压吸引器直接接触切口及碘仿纱条，以免因碘仿纱条脱落引起出血。碘仿纱条：术后7天拔除一侧碘仿纱条，隔2天再拔除另一侧碘仿纱条。拔纱条前患者先用复方氯己定漱口液漱口，拔纱条后4小时内禁食禁水，4小时后可进冷流食。注意观察切口有无出血或裂开，如有及时通知医生进行处理。

6）唇部切口缝线可在术后5～7天拆除。腭部切口缝线可在术后8～10天分次拆除，2周后拆除切口缝线。

（7）口腔护理：每天用生理盐水定时进行口腔冲洗，能漱口者给予漱口。每次给患儿喂食后应喂少量温开水，以保持口腔清洁。

（五）健康教育

1. 鼓励家属给予患者（儿）长期的心理支持。

2. 术后应用汤匙等进食方法，予营养丰富的流质。不宜选择热饮，因可加重切口出血。冷流食可减少局部切口的出血。如：鲜奶、酸奶、果汁等，采用勺喂，禁止吸吮，少食多餐。1周后开始逐渐给予半流质温凉饮食，以后逐渐可进软食，1个月后可进普通饮食。禁止吃硬质和刺激性食物，注意不可张大口咬食物避免切口裂开。喂食时注意腭部切口，避免裂开。

3. 尽量减少患儿大声哭笑和喊叫，以免增加切口张力。必要时可固定患儿双手臂，以免抓挠唇弓、切口及碘仿纱团松脱致出血。避免碰撞鼻部或挤捏鼻子。必要时父母将患儿抱起，给予安慰。保持患儿安静。

4. 保持口腔清洁，对不能进行含漱的患儿应每天用生理盐水定时进行口腔冲洗，边冲洗边吸引，注意冲洗和吸引的压力不能过大。能进行含漱的患儿术后要督促口腔清洗，每天进餐后，用清水漱口，冲洗食物残渣，再用复方氯己定漱口液漱口，鼓励患儿进食后多饮水，有利于口腔卫生。婴幼儿喂清水。

5. 拆线后可继续用唇弓10~14天，保护唇部，避免碰伤。

6. 婴幼儿唇裂术后3个月内复诊，唇部仍有缺陷可考虑12岁后施行二期整复。

7. 腭裂患者术后一个月复诊，术后两个月开始由专人指导进行语音训练。指导患者或家属掌握语音训练的方法，回家后一定要坚持训练半年以上时间，不断巩固，才能达到彻底恢复正常的语音清晰度目的。

十一、牙颌面畸形行正颌手术护理常规

（一）按口腔颌面外科疾病一般护理常规

（二）护理关键点

1. 颜面形态异常。

2. 咀嚼功能障碍。

3. 并发症　下牙槽神经功能紊乱、呼吸道通气障碍、切口出血、肿胀、感染。

4. 疼痛。

5. 营养与活动。

6. 教育需求。

（三）护理评估

1. 初始评估

（1）年龄、职业与社会活动、家庭及生活状况。

（2）既往史、近期手术史、家族史，目前用药情况（高血压、冠心病、糖尿病、呼吸系统疾病等）。

（3）神志、生命体征。

（4）营养状况：有无贫血、低蛋白血症及患者的进食情况。

（5）特殊检查：牙颌模型、X线检查、颅面及牙颌摄影等。

（6）X线头影测量，包括侧位及前后位。

（7）牙颌面畸形的治疗复杂，需要一定的时间，注意患者及家属对疾病的认知程度。

（8）病情及主要症状：①颜面部发育畸形，是否呈对称或非对称。②牙颌面畸形患者是否同时伴有牙体异常影响咀嚼功能。③颌面部肿胀情况。④感觉情况：有无麻木异样感。⑤颌间牵引固定情况。⑥负压引流量的固定观察情况。

（9）口腔卫生情况。

（10）实验室检查：CBC、肝肾功能、电解质。

2. 术后评估

（1）手术情况：手术方式、术中出血、输血、麻醉等。

（2）神志、生命体征、颌面部肿胀、呼吸道、疼痛、血氧饱和度、尿量、活动感觉情况。

（3）营养状况：患者的进食情况及有无贫血、低蛋白血症及体重下降。

（4）心理状态：有无焦虑、失眠。

（5）颜面形态改善情况，颌间牵引固定情况。

（6）切口愈合情况。

（7）留置导尿，尿液的量、色、性状。

（8）口腔卫生情况。

（9）张口功能和咀嚼功能改善或恢复的情况。

（10）颌面部CT和实验室检查的结果。

（11）用药情况，药物的作用及副作用。

（四）护理措施

1. 一般护理措施

（1）心理支持：让患者简单了解手术方案、需要时间、术后注意事项，告知患者术后面容改变情况，使其对手术有正确的认识，积极配合治疗和护理。

（2）常规检查：完善各项常规，牙颌模型、X线检查、颅面及牙颌摄影、X线头影测量。

（3）饮食：鼓励患者加强营养。有咀嚼功能障碍者，给予软食或流质，禁活血食物，少刺激性饮食。有吸烟嗜好的患者劝其戒烟。

（4）术前准备

1）正颌手术设计：必须严格按经过预测和术前再次确定的手术设计实施手术。

2）术前正畸治疗：根据计划矫正的牙颌位置先行正畸治疗，是获得功能与形态效果俱佳的十分重要步骤和因素。

3）备皮：术前1天洗澡、洗头。男士剃须，更衣，备皮，注意保护手术区皮肤完整。询问女性患者月经是否来潮。

4）口腔卫生：术前用复方氯己定漱口及口腔洁治。

5）饮食：术前晚禁食8小时、禁饮6小时，使胃肠道充分排空，防止术中误吸入气管；保证充分睡眠；防止感冒。

2. 术后护理措施

（1）体位与活动：麻醉清醒前采取去枕平卧位，头偏向一侧，清醒后适当抬高头部，有利于口腔分泌物流出，防止吸入引起窒息。

（2）呼吸道管理：注意保持呼吸道通畅，及时清除口鼻腔分泌物，呕吐物，密切观察口内咽侧肿胀情况，预防呼吸道阻塞。密切观测心肺功能、血氧，持续心电监护24小时，待患者意识清醒，生命体征平稳，才可撤去监护仪。

1）床边备氧，必要时氧气吸入。根据病情选择吸氧方式及吸氧流量。

2）雾化吸入。

3）鼓励有效咳嗽咳痰，指导深呼吸。

（3）饮食

1）全麻患者清醒后6小时可进流质饮食。

2）因术后上下颌骨结扎造成暂时性咀嚼功能障碍，指导患者利用鼻饲或从磨牙后区间隙口饲方法进食，少量多餐。

3）鼓励患者食用高蛋白、高热量、富含维生素的流质，以增强体质，促进切口愈合。

（4）切口、疼痛护理：①观察切口渗出情况。观察缝线、颌间固定情况。若颌间固定有松脱，及时加固调整。②疼痛护理按第一篇第三章"疼痛护理常规"。

（5）口腔护理：每天口腔冲洗3~4次。患者进食后应及时清除结扎钢丝上的食物残渣，预防继发感染。

（6）留置导尿护理：按本篇第六章第五节"留置尿管护理常规"。

（7）并发症的观察与处理

1）下牙槽神经功能紊乱：密切观察下唇及颊部是否麻木，一般术后3~6个月可恢复神经功能。

2）呼吸道通气障碍：密切观察患者呼吸、血氧饱和度情况。清醒后，适当抬高头部。

3）出血：观察生命体征；尿量；皮温、血红蛋白等。

4）颌面部肿胀：采取斜坡卧位或半卧位，可减轻面部肿胀。局部冷敷可减轻术创处渗血和软组织肿胀。冷敷期间要注意局部皮肤情况，若发现血供障碍或有麻木感立刻停止冷敷，防止冻伤。

5）感染：做好有效的口腔护理，配合医师应用抗生素治疗。监测体温变化，当患者体温升高，颜面肿胀明显，口内切口有炎症反应时，应及时通知医师处理。

（8）功能锻炼：拆除颌间固定后，指导患者进行有效的功能锻炼，如张口功能和咀嚼功能的训练。

（9）心理支持：鼓励患者保持良好的心态，正确对待疾病。

（五）健康教育

1. 术前告知患者术后因颌间结扎固定造成了说话不便，可用卡片、手势、笔纸与护士及家人交流。

2. 口腔护理或口腔冲洗，动作轻柔，勿触及切口，同时须密切注意观察托槽有无松动和断裂，若有异常，及时报告医生予以相应处理。口唇及口角可涂红霉素眼膏。

3. 术后一周内暂不照镜子，以免对自己容貌产生怀疑。讲清术后颜面形态改善情况，帮助患者适应社会生活方式。

4. 颌板一般在术后1周就可拆除。颌间固定时间6~8周，拆除固定后行张口功能和咀嚼功能的训练。开始张口不能过大，避免食用坚硬的及过热的食物，注意养成双侧咀嚼的习惯。

5. 术后正畸治疗　巩固手术矫正后的效果，术后3个月进行常规的正畸治疗。

6. 术后康复训练　在术后3个月行正畸治疗的同时行以恢复颌间肌肉及颞下颌关节功能为目的的康复训练。

（马丽辉　曾绮桥　付方雪）

第十一章　中医科疾病护理常规

第一节　中医科疾病一般护理常规

1. 按内科疾病一般护理常规。

2. 入院接待　关注患者的神志、生命体征、自理能力、皮肤情况及情志，解释第二天抽血及检查前注意事项，告知患者24小时内留取血、尿、便标本行常规检查。

3. 基础护理　对高危跌倒、有压疮风险及生活不能自理的患者提供生活照顾，保证患者安全。

4. 休息与活动　生活能够自理者可指导患者散步、练习八段锦等有氧运动。生活半自理及不能自理者可协助其进行床上肢体功能锻炼、指导进行穴位按摩。

5. 饮食护理　指导低盐低脂、清淡、高维生素、易消化饮食，多食新鲜蔬菜、水果以保持大便通畅，忌食寒凉辛辣、肥甘厚腻之品。根据患者的体质及病情对患者进行辨证施膳指导。

6. 排泄护理　保持二便通畅，指导勿憋尿、勿用力大便，养成每日排便习惯。二便不畅者对患者进行按摩腹部及相关穴位按揉指导，并配合辨证施膳指导。必要时使用缓泻剂或灌肠、导尿。

7. 给药护理　遵医嘱准确给药。服药的时间、温度和方法，依病情、药性而定，注意观察用药后的效果及反应，并向患者及家属做好药物相关知识的宣教。

（1）中药汤剂每日一剂，每天两次口服，与西药相隔半个小时。补益类药物宜空腹温热服用，泻下类药物宜温凉服用，其他类药物宜饭后服用。

（2）使用中药注射液等血管活性药物时，要注意观察有无药物外渗、静脉炎、过敏反应的发生。

（3）使用西药时应遵医嘱准确给药。注意观察用药后的效果及反应。

8. 专科观察要点

（1）严密观察患者生命体征、神志、瞳孔、舌苔脉象、二便等变化，发现异常，及时报告医师，并配合治疗。

（2）注意观察分泌物、排泄物、治疗效果及药物的不良反应，发现异常，及时报告医师。

（3）及时了解患者在生活起居、饮食、睡眠和情志等方面的问题，实施相应的护理措施。

9. 心理护理　加强情志护理，疏导不良心理，使其安心治疗。

10. 健康宣教

（1）根据病情，对患者或家属进行相关健康指导，使之对疾病、治疗、护理等知识有一定了解，积极配合治疗。

（2）向患者及家属宣教各类常用药物的作用、副作用及使用注意事项。

（3）根据病情指导患者劳逸结合、保证充足睡眠。

（4）保持情志舒畅，避免不良情志刺激。

（5）根据不同疾病指导患者选择不同的治疗饮食，制定适宜的食疗方案。

（6）对长期服药患者应指导定时服药，定时门诊复诊、不适随诊。

第二节　眩晕护理常规

一、按中医科疾病一般护理常规

二、护理关键点

1. 不舒适—头晕目眩。

2. 情志异常—恼怒。

3. 不舒适—恶心、呕吐。

4. 听觉损害。

5. 外伤—坠床/跌倒。

6. 中风。

7. 其他神经系统症状和体征。

8. 教育需求。

三、护理评估

1. 辨证　肾气亏虚证、痰瘀互结证、肝火亢盛证、阴虚阳亢证。

2. 其余按本篇第五章第九节"神经内科疾病护理常规"眩晕护理常规的相关内容。

四、护理措施

1. 按内科疾病一般护理常规。

2. 观察眩晕发作的时间、程度、诱发因素、伴发症状及血压等变化，做好记录。若见头痛剧烈、呕吐、视物模糊、语言不利、肢体麻木或行动不便、血压持续上升时应立即报告医师。

3. 重症宜卧床休息，注意枕头不宜太高（以15°~20°为宜），轻症者闭目养神，改变体位时动作要缓慢，避免深低头、旋转等动作，眩晕重者的坐椅、床铺避免晃动。

4. 临证（症）施护

（1）昏仆不知人事，可强刺激人中穴，并立即报告医师。

（2）遵医嘱针刺；肝火亢盛者针风池、肝俞、行间等穴；痰瘀互结者针丰隆、内关、中脘、风池等。肾气亏虚者可针肾俞、三阴交、阴陵泉、百会等；阴虚阳亢者针气海、三阴交、足三里等。

（3）耳穴贴压可选用肾、枕、内耳、神门、内分泌、交感等穴。

（4）眩晕伴恶心呕吐者针刺内关、足三里、阳陵泉，亦可用梅花针叩打穴位。

（5）出现中风证侯如：半身不遂、口舌歪斜、言语不利等症状时，及时报告医生处理，并按中风病护理常规。

（6）药物中毒所致者，宜煎服绿豆甘草汤频服。

5. 用药护理　一般汤剂宜温服，并观察服药后反应。伴呕吐者宜冷服，或姜汁滴舌后服，并少量多次服用。

6. 饮食护理　宜清淡，忌辛辣、肥腻、生冷、烟酒等品。

（1）阴虚阳亢者可食甲鱼、鲜芹菜汁以滋阴潜阳。

（2）痰瘀互结者少食肥甘厚腻、生冷荤腥。素体肥胖者适当控制饮食，高血压患者饮食不宜过饱，急性发作呕吐剧烈者暂时禁食，呕吐停止后可给予半流饮食。可配合食疗，如荷叶粥等。

（3）肾气亏虚者宜多食补肾益气之食品，如甲鱼，淡菜，银耳或黑芝麻、核桃肉捣烂加适当蜂蜜调服等，忌食煎炸、辛辣烟酒。

7. 情志护理　关心体贴患者，调畅情志。对肝火亢盛情绪易激动者，讲明激动对疾病的不良影响，使之能自我调控。对眩晕较重易心烦、焦虑者，介绍有关疾病知识和治疗成功的经验，增强其信心。

8. 其余参见第五章第九节"神经内科疾病护理常规"的眩晕护理常规的相关内容。

五、健康教育

1. 不宜从事高空作业，尽量避免游泳、乘船。有高血压病史者要坚持服药，定期测量血压。

2. 其余按"神经内科疾病护理常规"的眩晕护理常规的相关内容。

第三节　中风护理常规

一、按中医科疾病一般护理常规

二、护理关键点

1. 自理缺陷。

2. 清理呼吸道低效。

3. 寒热异常—壮热。

4. 大便型态异常—便秘。

5. 排尿型态异常—尿潴留、尿失禁。

6. 情志异常—焦虑、烦躁。

7. 睡眠型态紊乱—不寐。

8. 语言沟通障碍。

9. 吞咽困难、饮水呛咳。

10. 外伤/坠床。

11. 误吸。

12. 口腔黏膜损伤。

13. 压疮。

14. 废用综合征。

15. 脑疝。

16. 坠积性肺炎。

17. 泌尿系感染。

18. 复中。

19. 鼻饲护理。

20. 教育需求。

三、护理评估

1. 辨证　痰热内闭、痰蒙清窍、元气败脱之中脏腑证；风火上扰、风痰阻络、痰热腑实、气虚血瘀、阴虚风动之中经络证。

2. 其余按本篇第五章第九节"神经内科疾病护理常规"的脑梗死护理常规、脑出血护理常规、蛛网膜下腔出血（SAH）护理常规的相关内容。

四、护理措施

1. 一般护理

（1）按内科疾病一般护理常规进行。

（2）伴神昏者参照神昏护理。

（3）其余按"神经内科疾病护理常规"相关内容。

2. 病情观察　按"神经内科疾病护理常规"相关内容。

3. 用药护理

（1）服中药后避免受风寒，汗出后用干毛巾擦干。中、西药间隔半个小时服用。

（2）服药后观察患者病情的逆顺变化。

（3）服用安宫牛黄丸等辛香开窍、急救醒脑之药时及时记录时间，神志清醒后立即报告医师。

（4）其余按"神经内科疾病护理常规"的相关内容。

4. 饮食护理

（1）可根据辨证分型进行辨证施膳指导。如风火上扰，阴虚风动者，可食用夏枯草煲猪肉。

（2）其余按"神经内科疾病护理常规"的相关内容。

5. 情志护理

（1）中风患者多为心火暴盛，应耐心做好情志护理。解除患者的恐惧、急躁等情绪，避免不良刺激。

（2）对神志清醒患者及家属进行精神安慰，使其消除紧张、恐惧、焦虑等不良情绪，积极配合治疗。

6. 临证（症）施护

（1）元气败脱者，突然出现昏扑、不省人事、目合口开、手撒肢冷、脉微欲绝时，遵医嘱艾灸等救治。

（2）尿潴留者，可听流水声、按摩腹部，虚者加艾灸关元、气海、中极、肾俞等穴，必要时遵医嘱留置尿管。

（3）便秘者，予顺时针按摩下腹部，多吃香蕉、空腹喝蜂蜜水，多食粗纤维食物，或遵医嘱给通便中药如麻仁润肠丸内服。

（4）睡眠不佳者，设法促进病人睡眠，以改善精神状态和心情。①采用诱导催眠法。头部按摩开天门法。②晚睡前针刺神门、百会、三阴交等穴。③遵医嘱口服酸枣仁膏，或安眠药，或做放松功。④每日睡前热水泡脚，对劳宫、涌泉搓揉各100次。⑤阴虚风动者，晚睡前饮牛奶1杯。

（5）其余按"神经内科疾病护理常规"的相关内容。

7. 病情平稳者早期物理治疗（脑反射治疗、中药熏蒸治疗等），磁珠压耳穴治疗（选穴：双侧心、肝、脾、肾、降压沟、交感、神门等）。

8. 生命体征平稳后，可进行早期康复训练，按"神经内科疾病护理常规"的相关内容。

五、健康教育

按"神经内科疾病护理常规"的相关内容。

第四节　胸痹护理常规

一、按中医科疾病一般护理常规

二、护理关键点

1. 胸闷胸痛。
2. 惊恐。
3. 便秘。
4. 压疮。
5. 缺乏自我调护知识。
6. 厥脱。
7. 教育需求。

三、护理评估

1. 疼痛发作时间、部位、性质，是否有放射，伴随症状及缓解的方法。
2. 对疾病的认知程度。
3. 辨证　心痛发作期之寒凝血瘀证、气滞血瘀证；心痛缓解期之气虚血瘀证、气阴两虚、心血瘀阻证、痰阻血瘀证、气滞血瘀证、热毒血瘀证。
4. 是否卧床，有无压疮。
5. 有无便秘。
6. 其余按本篇第五章第三节"循环系统疾病护理常规"的不稳定性心绞痛及护理常规的相关内容。

四、护理措施

1. 按内科疾病一般护理常规进行。
2. 用药护理

（1）中药汤剂一般温服。

（2）寒凝血瘀、心血瘀阻者汤药宜热服。

3. 饮食护理

（1）寒凝血瘀者，宜食温阳散寒、活血通络之品，如龙眼肉、羊肉、韭菜、荔枝、山楂、桃仁、薤白、干姜、大蒜等；少食苦瓜等生冷、寒凉之品。食疗方：薤白粥等。

（2）气滞血瘀者，宜食行气活血之品，如山药、山楂、桃仁、木耳、白萝卜等；少食红薯、豆浆等壅阻气机之品。食疗方：陈皮桃仁粥等。

（3）气虚血瘀者，宜食益气活血之品，如鸡肉、牛肉、蛇肉、山药、木耳、大枣、薏苡仁等。食疗方：海蜇煲猪蹄等。

（4）气阴两虚、心血瘀阻者，宜食益气养阴、活血通络之品，如甲鱼、鸭肉、海参、木耳、香菇、山药、荸荠、甘蔗、百合、莲子、藕汁等。食疗方：山药粥、百合莲子羹等。

（5）痰阻血瘀者，宜食通阳泄浊、活血化瘀之品，如海参、海蜇、薏苡仁、荸荠、冬瓜、海带、白萝卜、蘑菇、百合、扁豆、桃仁、柚子等。食疗方：薏苡仁桃仁粥等。

（6）热毒血瘀者，宜食清热解毒、活血化瘀之品，如百合、芹菜、菊叶、苦瓜、绿豆、莲子心、黑木耳、荸荠、马齿苋等；忌食羊肉、荔枝、龙眼肉等温燥、动火之品。食疗方：绿豆汤、菊花决明子粥等。

4. 保持大便通畅，指导并协助顺时针按摩脐周及下腹部，必要时遵医嘱予缓泻剂。

5. 情志护理　避免情绪紧张及不良刺激。指导患者掌握自我排解不良情绪的方法，如转移法、音乐疗法、谈心释放法等，尤其是气滞血瘀者更应注重情志调护。

6. 临证（症）施护

（1）寒凝血瘀者，注意防寒保暖，发作时绝对卧床休息，可予热敷、热熨内关、劳宫、膻中等穴。

（2）心血瘀阻者，遵医嘱给予中药泡洗：常选用当归、红花等活血化瘀药物。

（3）寒凝血瘀、气虚血瘀者取穴隔姜灸，选取心俞、膈俞、膻中、气海等穴位，每日交替施灸，也可取穴选用艾条灸，取穴足三里、内关等穴位。

（4）心跳骤停时立即行心肺复苏。

7. 其余按"循环系统疾病护理常规"的不稳定性心绞痛护理常规的相关内容。

五、健康教育

1. 保持大便通畅，嘱患者排便时勿屏气，排便不畅者可饮蜂蜜水或使用开塞露。

2. 其余按"循环系统疾病护理常规"的不稳定性心绞痛护理常规的相关内容。

第五节　咳嗽护理常规

一、按中医科疾病一般护理常规。

二、护理关键点

1. 发热。

2. 咳嗽咳痰。

3. 胸痛。

4. 咯血。

5. 感染性休克。

6. 教育需求。

三、护理评估

1. 按第一篇第三章第四节"咳嗽、咳痰护理常规"。

2. 生命体征、血氧饱和度，及热型的变化。

3. 有无咯血及量、有无呼吸困难。

4. 胸痛的程度，持续时间，和伴随症状，疼痛评分。

5. 心理状况，对疾病的了解程度以及家庭支持系统。

6. 体重和营养进食状况。

7. 氧疗的效果。

8. 辨证　风寒束肺证、风热犯肺证、燥邪伤肺证、痰热壅肺证、肝火犯肺证、痰湿蕴肺证、肺阴亏虚证、肺气亏虚证。

四、护理措施

1. 一般护理按"咳嗽、咳痰护理常规"。

2. 咳嗽严重时卧床休息，痰多者取侧卧位，经常变换体位，将痰排出，必要时协助翻身拍背。

3. 病情观察，做好护理记录

（1）注意观察咳嗽声音、时间、性质、节律和咯出痰的性状、颜色气味等特征，以及有无恶寒发热、发绀、汗出等伴随症状。

（2）胸痛气促、久咳、痰中带血时，立即报告医生配合处理。

（3）痰呈黄绿色脓性痰，或大咯血时，立即报告医生配合处理。

（4）年老久病，痰不易咯出，出现体温骤降、汗出、尿少、头昏、心悸、嗜睡、四肢不温等脱证（感染性休克）时，报告医生配合处理。

4. 发热护理　按第一篇第三章第九节"发热护理常规"。

5. 呼吸道管理

（1）有缺氧症状的患者予吸氧，做好吸氧护理。

（2）戒烟。

（3）鼓励患者有效咳嗽，教会患者有效咳嗽的方法。

（4）痰液黏稠者予雾化吸入，按医嘱予化痰药。

（5）剧烈刺激性干咳者，可遵医嘱给予止咳药。

6. 胸痛的护理　根据患者胸痛的不同程度按医嘱给予不同止痛药，用药30分钟后观察用药效果。

7. 咯血的护理

（1）按第一篇第三章第九节"咯血护理常规"的相关内容。

（2）按医嘱予止血药，三七粉或白芨粉分服，用白茅根水或藕节水送服，并注意疗效观察。

（3）做好口腔护理，咯血后用生理盐水，保持口腔舒适感。

8. 用药护理

（1）中药汤剂一般宜温服。

（2）风寒、阳虚者中药宜热服，药后加盖衣被，以助微微汗出。

9. 饮食护理

（1）饮食宜清淡易消化、富营养之品，忌肥甘、油腻、煎炸、辛辣刺激性饮食及烟酒。

（2）风热、燥邪犯肺咳嗽宜食清热润肺化痰之品。

（3）肺肾阴虚咳嗽宜食生津、润肺、止咳之品。

10. 情志护理　保持精神愉快，对久咳不愈和肝火犯肺咳嗽的患者，做好情志调护，避免精神刺激，学会自我调节。

11. 临证（症）施护

（1）风寒束肺咳甚者，遵医嘱予背部拔火罐或镇咳药。

（2）风热、燥邪犯肺咳嗽，干咳少痰、黏稠难咯，遵医嘱予中药雾化吸入。

12. 常规检查的护理

（1）按本篇第五章第二节"呼吸系统疾病护理常规"的急性支气管炎护理常规的相关内容。

（2）协助做好胸片，胸部CT和肺功能的检查。

（3）协助医生胸穿，做好胸穿术后的护理。

（4）纤维支气管镜的护理：检查前晚10时后禁食禁水，有假牙取下，有高血压者降压药不禁用，检查后禁食禁水2小时后饮水无呛咳方可进食，观察有无痰中带血，有无胸闷气促。

13. 重症肺炎的护理　参见参见第五章第二节"呼吸系统疾病护理常规"的肺炎护理常规的相关内容。

五、健康教育

1. 按"咳嗽、咳痰护理常规"相关内容。

2. 饮食指导

（1）宜高热量、高蛋白、高维生素、易消化的流质或半流质饮食，鼓励多进食新鲜蔬果。

（2）忌进食辛辣刺激之品，避免吸烟和酗酒。

3. 心理指导　予心理支持，向患者解释疾病的过程。

4. 必要时注射流感疫苗或肺炎疫苗。

5. 指导患者遵医嘱按时服药，药物的作用及副作用。

6. 定期随访。

第六节　哮喘护理常规

一、按中医科疾病一般护理常规

二、护理关键点

1. 呼吸困难。

2. 咳嗽咳痰。

3. 吸入剂治疗。

4. 重症哮喘。

5. 压疮。

6. 教育需求。

三、护理评估

1. 按本篇第五章第二节 "呼吸系统疾病护理常规" 的支气管哮喘护理常规的相关内容。

2. 辨证　哮证之风哮、寒哮、热哮、虚哮；喘证之外寒内饮证、风热犯肺证、痰浊壅肺证、肺气郁闭证。

四、护理措施

1. 按内科一般护理常规进行。

2. 按 "呼吸系统疾病护理常规" 的支气管哮喘护理常规的相关内容。

3. 临证施护

（1）哮喘发作时遵医嘱针刺、拔火罐等，可选择肺俞、膏肓、定喘、脾俞、肾俞等穴位。

（2）痰浊壅肺，痰色黄黏稠时，遵医嘱给予雾化吸入、翻身拍背。

（3）哮喘伴有表证发热时，遵医嘱针刺或服用中药。

（4）缓解期可用磁珠压耳穴、中药穴位贴敷（三伏天、三九天时根据病情需要，可选择肺俞、膏肓、定喘、天突、膻中等穴位）。

五、健康教育

按 "呼吸系统疾病护理常规" 的支气管哮喘护理常规的相关内容。

第七节　痹证护理常规

一、按中医科疾病一般护理常规

二、护理关键点

1. 疼痛。

2. 关节畸形。

3. 骨质疏松。

4. 晨僵。

5. 预感性悲哀。

6. 用药观察。

7. 教育需求。

三、护理评估

1. 年龄、体重和营养状况，生活自理能力。

2. 致病因素和诱因，如酗酒、食用高嘌呤食物等。

3. 疼痛的部位，性质，发作时间，评分。

4. 全身小关节肿胀畸形程度，有无痛风石。

5. 晨僵的程度和持续时间。

6. 肢体活动，关节功能障碍，跌倒坠床评分。

7. 关节外表现 类风湿结节、类风湿血管炎以及其他各脏器病变。

8. 心理状况，对疾病的认知以及家庭支持系统。

9. 辅助检查 血常规、血沉、肝肾功能、类风湿因子、颈椎片、腰椎片、病变部位的关节片、颈腰椎MRI等。

10. 入院前用药情况及有无药物的不良反应。

11. 辨证 行痹、痛痹、着痹、热痹、虚痹。

四、护理措施

1. 按内科一般护理常规进行。

2. 活动与休息。

（1）活动期发热和关节明显肿胀、屈伸不利时应卧床休息，但需注意维持关节功能。脊柱变形者宜睡硬板床。

（2）缓解期应适当活动，不宜绝对卧床以免发生关节畸形，肌肉萎缩。

（3）生活不能自理的卧床患者，经常协助其被动肢体活动，适时更换卧位，受压部位用软垫保护，防止压疮。

3. 病情观察，做好护理记录

（1）观察疼痛的部位、性质、时间，及与气候变化的关系。

（2）观察皮肤、汗出体温、舌脉及伴随症状等变化。

4. 饮食护理

（1）给予高蛋白，高维生素，富营养，清淡可口易消化的食物。

（2）行、寒、湿痹者，应进食温热性食物，适当饮用药酒，忌食生冷。

（3）热痹者饮食清淡之品，忌食辛辣、肥甘、醇酒等食物，鼓励多饮水。

（4）痛风性关节炎者，避免进高嘌呤高蛋白食物，如动物内脏、海产品、鱼虾类、蟹、肉类、菠菜、蘑菇、豆制品、老火汤等。忌辛辣和刺激性食物，严禁饮酒。多饮水，每日尿量保持在2000ml以上。

5. 情志护理 病程缠绵，行动不便，患者常心情抑郁，故要关怀同情体贴患者，使患者情绪稳定，配合治疗。

6. 用药护理

（1）行、寒、湿痹者，中药汤剂宜热服。热痹者，汤剂宜偏凉服。

（2）按本篇第五章第七节"风湿免疫疾病护理常规"的类风湿关节炎护理常规、强直性脊柱炎护理常规和痛风护理常规的相关内容。

7．临证（症）施护

（1）风、寒、湿痹者的患部可用热水袋或遵医嘱给予艾灸、隔姜灸、拔火罐、中药熏蒸治疗，也可用食盐、大葱热熨。

（2）热痹者遵医嘱给予中药熏洗、双柏膏外敷，局部禁用温热疗法。

8．康复锻炼　急性活动期除卧床休息外，应注意保持关节功能位置；症状减轻后可在床上活动；症状基本控制后，下床逐渐增加活动量，进行轻微的医疗体操，以免关节僵硬和萎缩。慢性期应加强锻炼，可配合按摩、理疗、热敷。

五、健康教育

1．避免各种诱因，如寒冷、潮湿、过度疲劳、精神刺激、感染等。

2．锻炼方法　缓解期应进行适当的体育锻炼。

3．药物名称、剂量、用法、作用、副作用，告知特殊药物的煎煮法。

4．均衡饮食，肥胖者需指导患者减轻体重，以减轻关节负荷。痛风性关节炎患者应减少嘌呤类食物。

5．定期来院复查。

第八节　消渴护理常规

一、按中医科疾病一般护理常规

二、护理关键点

1．高血糖／低血糖。

2．糖尿病酮症酸中毒。

3．糖尿病非酮症高渗性昏迷。

4．糖尿病肾病。

5．糖尿病足。

6．皮肤感染。

7．用药观察。

8．教育需求。

三、初始评估

1．按本篇第五章第八节"内分泌系统疾病护理常规"的糖尿病护理常规的评估内容进行。

2．辨证　肝胃郁热证、胃肠实热证、脾虚胃热证、上热下寒证、阴虚火旺证、气阴两虚证、阴阳两虚证。

四、护理措施

1．按内科一般护理常规。

2．遵医嘱定期检查血糖和尿糖的变化。

3. 准确记录24小时出入量，每周定时测体重。

4. 严密观察病情　观察生命体征、神志、皮肤等情况并做好护理记录。

5. 临证（症）施护

（1）口干多饮时多食生津润燥类食物，如百合、西葫芦等，可选用鲜芦根煎水代茶饮；口含乌梅、饮用菊花玉竹茶、苦丁茶、银耳莲子百合饮等以缓解口干口渴。

（2）多食易饥、大便秘结时，可食用多纤维食物如燕麦、芹菜、韭菜等或遵医嘱口服通便药。

（3）阳虚怕冷者，遵医嘱予艾灸肺俞、脾俞、大椎、神阙、足三里、关元等穴位；适当食用枸杞、黑豆等固肾之品，食疗方如韭菜炒虾仁、山药芡实瘦肉饮；操练八段锦"两手攀足固肾腰"动作。

（4）出现神昏、烦躁不安、呼吸深快、血压下降、肢冷、脉微欲绝时，及时报告医师，给予氧气吸入，针刺人中、十宣等穴，配合医师进行抢救。

（5）出现心慌、头晕、大汗、手抖、面色苍白、饥饿等低血糖症状时，意识清楚者立即口服含糖15~20g糖类食物，15分钟后监测血糖；意识障碍者立即静脉注射50%葡萄糖20ml。

（6）有皮肤瘙痒、疖肿、痈疽者，嘱患者切勿搔抓，以免引起皮肤感染。

6. 中药汤剂根据证型肝胃郁热证、胃肠实热证、气阴两虚证、阴虚火旺证者宜温凉服；阴阳两虚证者宜温服。中西药之间间隔30分钟以上。西药用药护理、足部护理、饮食护理及并发症观察按"内分泌系统疾病护理常规"中的相关内容。

7. 情志护理　增强与慢性疾病作斗争的信心，保持乐观情绪，积极配合治疗。

8. 适当运动，注意休息　根据病人具体情况选择运动疗法：如散步、打太极拳、练气功、骑自行车等，时间安排在饭后1小时左右开始，持续半小时为好，以运动后脉搏在120次/分钟左右，不感疲劳为宜。

五、健康教育

按"内分泌系统疾病护理常规"的糖尿病护理常规的教育进行。

第九节　高热护理常规

一、按中医科疾病一般护理常规

二、护理关键点

1. 体温异常。

2. 头身痛。

3. 咳嗽或咽痒。

4. 鼻塞流涕。

5. 缺乏自我调护知识。

三、护理评估

1. 按第一篇第三章第九节"发热护理常规"。

2. 有无头身疼痛、咳嗽、咳痰、咽痒、鼻塞流涕、抽搐、出血等伴随症状。

3. 饮食习惯和生活习惯。

4. 生活自理能力。

5. 心理社会状况。

6. 实验室检查 血常规、电解质等。

7. 辨证 表热证、半表半里证、里热证。

四、护理措施

1. 一般护理按"发热护理常规"的干预措施进行。

2. 表虚证不宜吹风；恶寒重者避风保暖；里热重症室温宜偏低。

3. 做好口腔护理，口唇干燥者可涂以液状石蜡或润唇膏，咽喉红肿者可遵医嘱用冰硼散、喉风散等吹喉，或用中药液含漱。

4. 用药护理 汤剂一般温服，高热有汗烦渴者可凉服。服解表药后，宜少量饮温热开水或热粥，以助汗出。

5. 饮食护理

（1）饮食宜清淡、细软、易消化，宜食高热量、高蛋白、高维生素食物。多吃新鲜蔬菜、水果，忌食辛辣煎炸、油腻之品。

（2）外感高热，宜进热汤，多饮温开水以助汗出。

（3）鼓励患者多饮水及果汁饮料，可选用芦根汤、淡盐水等以养阴增液。

6. 情志护理 内伤发热多病程长，患者常有烦躁、焦虑等情绪改变，安慰患者树立信心，提高对自身疾病的认识，积极配合治疗。

7. 临证（症）施护

（1）发热恶寒重、头重、四肢酸痛、无汗者，可遵医嘱针刺合谷、风池、曲池等穴至微汗出，或予背部（脊柱两侧膀胱经俞穴）刮痧，以助汗出。

（2）壮热者，遵医嘱用物理降温、药物降温或针刺降温。

（3）高热口渴重、汗出较多时，可予淡盐水、芦根或石斛煎水代茶饮，兼昏迷者，可用鼻饲法。

（4）静脉输液时，应根据病情严格掌握输液速度，密切观察输液反应。

五、健康教育

1. 按"发热护理常规"的相关内容。

2. 保持心情舒畅，怡养情操，利于康复。

3. 注意病愈初期的修养，避免过劳，适当活动。注意保暖，慎风寒，以免复感外邪。

4. 积极治疗原发病。

5. 坚持遵医嘱服药、治疗，定期门诊复查。

第十节 感冒护理常规

一、按中医科疾病一般护理常规

二、护理关键点

1. 恶寒发热。
2. 头身痛。
3. 咳嗽或咽痒。
4. 鼻塞流涕。
5. 缺乏自我调护知识。
6. 虚脱。
7. 教育需求。

三、护理评估

1. 生命体征、舌象、脉象、口渴、饮水、汗出、尿量和皮肤弹性等情况。
2. 有无咳嗽、咳痰、咽痒、鼻塞流涕。
3. 饮食习惯和生活习惯。
4. 有无头身疼痛。
5. 心理社会状况。
6. 实验室检查 血常规等。
7. 辨证 风寒束表证、风热犯表证、暑湿袭表证、气虚感冒证、阴虚感冒证。

四、护理措施

1. 按中医内科一般护理常规进行。
2. 重症感冒宜卧床休息，热退后适当下床活动。
3. 若汗出热退时，宜用温毛巾或干毛巾擦身，及时更换衣被，避免受凉。
4. 病情观察，做好护理记录
（1）密切观察体温、寒热、汗出、咳嗽、咳痰、痰色、舌脉及服药后反应。
（2）服解热药后体温骤降、面色苍白、出冷汗时，立即报告医师配合处理。
（3）药后无汗、体温继续升高、咳嗽、胸痛、咯血或热盛动风抽搐时，立即报告医师配合处理。
5. 用药护理
（1）风寒感冒者，汤药宜热服，服药后给予热饮料，或盖被保暖，以助微汗出。
（2）体温39℃者，可遵医嘱针刺风池、曲池、合谷、大椎等穴，或遵医嘱予赖氨匹林、柴胡注射液退热，处理后半小时观察热退效果：赖氨匹林偶有轻微胃肠道反应（如胃部不适、恶心、呕吐），用量较大时严重者可引起消化道出血，长期应用消化性溃疡发病率较高。血液系统的影响，长期使用可抑制血小板聚集，发生出血倾向。肝肾功能的影响：长期应用本品可出现转氨酶升高、肝细胞坏死及肾脏损害，及时停药可恢复。水杨酸反应：表现为头痛、头晕、耳鸣、视听减退、恶心、呕吐、腹泻，严重者有精神紊乱、呼吸加快、酸碱平衡失调和出血等，甚至可出现休克。过敏反应：少数病人用药后出现皮疹、荨麻疹、哮喘、血管神经性水肿或黏膜充血等过敏反应。其中哮喘较多见，而且多发于30岁以上的中年人，于服药数分钟后产生呼吸困难、喘息，特称"阿司匹林哮喘"，严重者可危及生命。瑞氏综合征（Reye's Syndrome）：12岁以下儿童应用本品可发生瑞氏综合征，表现为开始有短期发热等类似急性感染症状，惊厥、频繁呕吐、颅内压增高与昏迷等，此种情况虽少见，但有生命危险；柴胡注射液可引起过敏性反应、过敏性休克、固定性药疹。

（3）风热感冒者，汤药宜温服。可予桑菊饮冲服。

（4）暑热者，可给藿香正气液口服。注意事项为不宜在服药期间同时服用滋补性中成药；有高血压、心脏病、肝病、糖尿病、肾病等慢性病严重者、孕妇或正在接受其他治疗的患者，均应在医师指导下服用。

（5）虚寒者，可给小柴胡冲剂。注意事项为高血压、心脏病、肝病、糖尿病、肾病等慢性病患者，或正在接受其他治疗的患者均应在医师指导下服用；对本品过敏者禁用，过敏体质者慎用；服用时忌烟、酒及辛辣、生冷、油腻食物。

6. 饮食护理

（1）饮食以清淡为主，多饮水，每日饮水量不少于2000ml。忌辛辣、油腻厚味食物。

（2）风寒者，室内温度稍高，多喝热稀粥或热水，亦可服用神仙粥：糯米50g加适量水煮成白粥，再加入葱白头7棵（约30g），生姜（最好是老姜）7片（约15g），再煮5~6分钟，然后加入米醋（最好是陈醋）50ml搅匀起锅服用。

（3）风热者，可用银花、枇杷叶泡水代茶，或用丝瓜炖汤频饮。

（4）痰多黏稠者，用川贝炖冰糖；咳嗽伴喘者，可多食梨、枇杷、生萝卜；干咳无痰者，可用梨炖白蜜润肺止咳；口渴咽痛咳嗽剧烈者，可用淡竹叶、芦根煎汤代茶频饮。

（5）头胀痛者，用菊花10g泡茶饮，以清利头目；暑湿头痛者可用藿香、佩兰、薄荷煎汤代茶，以清暑利湿。

7. 情志护理　因感冒多次反复发作，情绪低落，鼓励患者树立战胜疾病的信心。

8. 临证（症）施护

（1）头痛如裹者，可用鲜藿香、佩兰煎水代茶饮，并艾灸大椎穴。

（2）头痛畏风者，用布包扎头部或戴帽，尽量减少外出。

（3）鼻塞流涕，可用热毛巾敷鼻额部或按摩迎香穴。

（4）口臭者，用银花甘草液漱口，每日3次。

（5）便秘者可食香蕉、番薯、蜜糖水等，以通腑泄热，保持大便通畅。

（6）暑湿感冒，头身疼痛者，遵医嘱针刺或背部刮痧。体虚感冒者，遵医嘱艾灸。

五、健康教育

1. 起居有常，饮食有节。加强锻炼以增强体质。

2. 自我穴位按摩，坚持每日凉水洗脸，预防感冒。

3. 注意四时天气变化，天暑地热之时，切忌坐卧湿地，汗出勿当风。

4. 指导患者遵医嘱正确服药。

第十一节　胃脘痛护理常规

一、按中医科疾病一般护理常规

二、护理关键点

1. 疼痛。
2. 出血。
3. 休克。
4. 穿孔。
5. 幽门螺旋杆菌用药。
6. 胃镜的护理。
7. 教育需求。

三、护理评估

1. 辨证　肝胃气滞证、肝胃郁热证、脾胃湿热证、脾胃气虚证、脾胃虚寒证、胃阴不足证、胃络瘀阻证。

2. 其余按本篇第五章第四节"消化系统疾病护理常规"的上消化道出血护理常规和消化性溃疡护理常规的相关内容。

四、护理措施

1. 按内科一般护理常规进行。

2. 活动与休息　胃痛持续不已，疼痛较剧烈，或呕吐、黑便者，应卧床休息，避免头晕跌倒；床头置"防跌倒"警示牌，休克患者平卧位床栏拉起。缓解期适当下床活动。

3. 排便必须先看后冲，正确记录颜色、量。

4. 情志护理　帮助患者及家属保持良好的心态正确对待疾病，避免情绪紧张。

5. 临证（症）施护

（1）食滞胃痛者，暂禁食；缓解后逐渐给予全流或半流饮食。

（2）胃痛发作可遵医嘱予针刺内关、中脘、足三里止痛。

（3）虚寒性胃痛者，注意休息和保暖，汤剂宜热服。遵医嘱艾灸中脘、足三里、神阙等穴。

（4）肝胃气滞者要加强思想劝解工作，情志保持舒畅。郁怒、悲伤时应注意避免进食。

（5）胃阴不足者应避免过饱和进食粗糙食物，忌辛辣、油炸、酒类、咖啡、浓茶等，以免诱发胃痛，保持大便通畅。

6. 出血量大时按照大出血处置原则处理，按肝硬化护理。

7. 其余参见第五章第四节"消化系统疾病护理常规"的上消化道出血护理常规和消化性溃疡护理常规的相关内容。

8. 关注有无消化性溃疡的并发症　出血、穿孔、幽门梗阻、癌变。

五、健康教育

按"消化系统疾病护理常规"的上消化道出血护理常规和消化性溃疡护理常规的相关内容。

第十二节　便秘护理常规

一、按中医内科疾病一般护理常规

二、护理关键点

1. 便秘。
2. 腹胀腹痛。
3. 排便无力。
4. 饮食调护。
5. 肛裂、脱肛、痔疮。
6. 教育需求。

三、护理评估

1. 按第一篇第三章第三节"便秘护理常规"。
2. 实验室检查　大便常规+隐血；辅助检查肠镜等。
3. 使用润肠通便药、泻药后的大便情况。
4. 关注肠鸣音和伴随的腹部体征。
5. 心理护理　安慰鼓励患者，保持情志舒畅。
6. 辨证　肠道湿热证、肠道气滞证、脾气虚弱证、脾肾阳虚证、阴虚肠燥证。

四、护理措施

1. 一般护理按"便秘护理常规"。
2. 中药汤剂应在清晨或睡前服用，观察服药后的效果及反应。
3. 饮食护理
（1）饮食宜富含粗纤维，多饮水，忌食辛辣、煎炸食物，勿过食生冷。
（2）脾气虚弱、脾肾阳虚、阴虚肠燥者，可每晨饮温开水冲服蜂蜜一杯。饮食宜温热，多进热饮或热果汁，忌生冷瓜果，可食肉苁蓉粥（肉苁蓉15g、羊肉50g、粳米100g），或葱白2根、阿胶10g，水煎葱白，待熟后入阿胶烊化温服，每日1次，连服数日，以温阳通便。
（3）肠道实热口臭者，可每日用淡盐水或银花甘草液漱口。予生大黄粉6g开水或番泻叶6～9g代茶饮。
（4）肠道气滞者饮食宜清淡，可食糯米粥（糯米100g、槟榔15g、郁李仁15g、火麻仁15g），紫苏麻仁粥（苏子10g、火麻仁15g、粳米100g），有行气通便作用。多吃柑橘、佛手、荔枝等调气之品。
4. 情志护理　气滞便秘病人应加强情志护理，避免不良情绪影响。

5. 临证（症）施护

（1）虚秘者注意防寒保暖，可予热敷、热熨。

（2）手术病人于术前训练床上使用便器，并在病人排便时用屏风遮挡。术后教会病人排便时减轻伤口疼痛的方法，嘱咐病人要及时排便，避免因怕痛而忍便。

（3）无力排便者可遵医嘱针刺大肠腧、脾俞、天枢、足三里等穴，用补法。

（4）有肛裂时指导病人大便干结难出时不宜过度用力，不宜久蹲，应徐徐用力，或外用开塞露、甘油栓软化大便，或指压长强穴，刺激肠蠕动。

五、健康教育

按"便秘护理常规"的教育进行。

第十三节　泻泄护理常规

一、按中医科疾病一般护理常规

二、护理关键点

1. 泄泻便溏。

2. 腹痛。

3. 恶寒发热。

4. 饮食调护。

5. 脱水、虚脱。

6. 肛周皮肤。

7. 肛门灼痛、瘙痒。

8. 脱肛的护理。

9. 跌倒/坠床。

10. 教育需求。

三、护理评估

1. 按第一篇第三章第二节"腹泻护理常规"。

2. 生命体征、舌象、口渴、饮水、尿量和皮肤弹性等变化。

3. 腹痛的性质、部位、时间以及与泄泻的关系。

4. 便后有无肛门灼痛、瘙痒，肛周皮肤情况。

5. 饮食情况。

6. 实验室检查　大便常规+隐血、大便培养等，辅助检查：肠镜等。

7. 使用止泻药后的大便情况。

8. 关注肠鸣音和伴随的腹部体征。

9. 心理护理　安慰鼓励患者，保持情志舒畅。

10. 辨证　寒湿困脾证、肠道湿热证、食滞胃肠证、肝气郁滞证、脾气亏虚证、肾阳亏虚证。

四、护理措施

1. 一般护理按"腹泻护理常规"。

2. 用药护理

（1）中药汤剂趁热服用，服后盖被静卧。

（2）注意中西药联用时可能遇到的配伍紧急，用药过程中观察病人用药反应。

（3）泄泻病人常用口服药物的配伍，应注意以下几点：①黄连、黄连素、黄柏不宜与活性炭同时服用；②乳酶生不宜与清热解毒药（包括西药抗生素、磺胺类），以及中药炒炭药物、活性炭同时服用；③胃蛋白酶合剂不宜与磺胺类或碱性药物同时服用。

3. 饮食护理

（1）饮食宜清淡、易消化、无渣及营养丰富的流质或半流质。忌食油腻、生冷、辛辣等刺激性食物。

（2）肠道湿热者，饮食宜清淡爽口，忌食生热助湿之品，可食薏米粥、鲜马齿苋粥、西瓜等防暑祛湿之品。

（3）食滞胃肠者，暂禁食，待好转后再给予软食，可食莱菔子粥、鸡内金粥、山楂汁等。

（4）脾气亏虚者，以清淡饮食为宜，可食健脾食物，如扁豆薏仁羹、莲子山药扁豆粥。

（5）寒湿泄泻者，可予生姜粥、桂圆粥，忌生冷、油腻之品。

4. 情志护理

（1）慢性泄泻者常有焦虑、恐惧心理，给予安慰，消除疑虑，保持心情愉快。

（2）肝气瘀滞者，忌恼怒，保持心情舒畅。

5. 临证（症）施护

（1）寒湿困脾腹痛者，可作腹部热敷、中药穴位贴敷。

（2）肠道湿热，肛门灼热疼痛者，便后用柔软纸擦拭，并用温水清洗肛周，或遵医嘱予中药熏洗。勤换内裤，内裤以棉织物为宜，柔软、宽松，忌穿化纤织品。

（3）食滞胃肠腹痛者，遵医嘱予针刺中脘、期门、足三里、阳陵泉，以疏肝理脾。

（4）脾胃虚弱泄泻者应注意腹部保暖，可用热水袋敷脐周及下腹部，或遵医嘱艾灸、隔姜灸神阙、足三里、脾俞、关元等穴。

（5）脱门下坠者，禁做重体力劳动与剧烈活动。指导病人每日做提肛运动，每次30~40次，1日2次，以加强肛门括约肌功能。肛门下坠或脱肛者应请肛肠科会诊处置。

（6）暴泄或久泄者应防止电解质紊乱，并及时补充足量口服液。

五、健康教育

1. 按"腹泻护理常规"的相关内容。

2. 指导患者遵医嘱正确服药。

第十四节　不寐护理常规

一、按中医科疾病一般护理常规

二、护理关键点

1. 睡眠困难　失眠。
2. 情志异常　忧思。
3. 头晕、头痛。
4. 饮食调护。
5. 教育需求。

三、护理评估

1. 睡眠史及睡眠障碍的原因。
2. 饮食情况和生活习惯。
3. 心理社会状况　有无紧张、焦虑等心理反应。
4. 家庭支持和经济情况。
5. 自我对疾病的认知程度。
6. 辨证　心虚胆怯证、心脾两虚证、阴虚火旺证、肝郁化火证、痰热内扰证。

四、护理措施

1. 按内科一般护理常规进行。
2. 指导患者养成良好的睡眠习惯，睡前不做剧烈活动，看电视、小说不宜过久，避免过度兴奋。
3. 病情观察，做好护理记录
（1）了解患者睡眠总时数、睡眠型态及睡眠习惯等情况。
（2）了解是否饮用刺激性饮料，如咖啡、茶或可乐等。
（3）观察患者夜尿情况。
4. 用药护理　中药汤剂宜温服，观察药后的效果及反应。
5. 饮食护理
（1）饮食宜清淡可口，忌食辛辣、肥腻之品。
（2）晚餐不宜过饱，临睡前不宜进食，饮浓茶、咖啡等，可于睡前饮适量牛奶。
6. 情志护理
（1）向患者讲解不良情绪对睡眠的影响，使其树立治疗信心。
（2）嘱其家属及亲友劝导患者不能思虑过度。
7. 临证（症）施护
（1）睡前用热水泡脚，或热水浴，并按摩神门、双足底涌泉穴。
（2）心脾两虚者，睡前按摩背部夹脊穴。

（3）心气虚弱者，予酸枣仁粉睡前冲服，或遵医嘱指导患者服用安神补心类药物。

五、健康教育

1. 嘱患者注意精神调摄，喜怒有节，心情愉快。
2. 每日应有适当的活动，以增强体质。
3. 注意生活起居，按时作息。

第十五节　绝经前后诸证护理常规

一、按中医科疾病一般护理常规

二、护理关键点

1. 情志异常　焦虑。
2. 睡眠型态紊乱　不寐。
3. 头晕、耳鸣、烦热。
4. 知识缺乏。
5. 皮肤瘙痒。
6. 教育需求。

三、护理评估

1. 月经史　月经的量、色、性质、持续时间及间隔时间；生育史。
2. 潮热、汗出、面色、情绪变化等症状。
3. 妇科检查结果。
4. 对疾病的认知程度及生活自理能力。
5. 心理社会状况、家庭支持和经济情况。
6. 实验室检查　血常规、生殖激素六项、甲功五项。
7. 辅助检查　子宫附件B超，甲状腺B超、妇科检查。
8. 辨证　肝肾阴虚证、肾阳亏虚证。

四、护理措施

1. 按中医妇科一般护理常规进行。
2. 病室环境优美、整洁、舒适。注意休息，保证充足睡眠。
3. 穿着柔软、宽松、舒适，勿过暖，汗出及时更换，避免复感风寒。
4. 病情观察，做好护理记录
（1）观察情绪、精神状态，食欲，潮热，汗出等变化。
（2）出现情绪暴躁、抑郁、哭泣，甚至欲自寻短见等异常情况时，应报告医师，并加强监护。给予针对性的指导和健康教育，重视心理调护，可选择患者喜爱的柔和的音乐来调畅情志。帮助病人自我调节情绪，具体方法如下：①及时宣泄情绪法：避免强行抑制避免不良情绪外露，过分压抑自己，应以适当的方式释放不良情绪。可做力所能及的体力活动或向最信赖的亲友倾诉，把心中的郁闷发泄出来。②自我安慰法：帮助病人认识生命的自然规律，面对现实，学会自我安慰和解脱，不自寻烦恼。③转移注意力法：帮助病人更换环境，分散注意力。④自我暗示法：让病人明确自己的焦虑心态，暗自告诫自己要沉着理智，并尽量想些高兴的事。

5. 用药护理

（1）指导患者用药，使用激素替代疗法，按医嘱的剂量和时间服药。

（2）观察用药后月经量、色、质。

（3）中药汤剂一般偏温服，肝肾阴虚者宜偏凉服。

6. 饮食护理

（1）饮食宜高蛋白、高维生素、低脂肪为宜，多食含钙食物。

（2）气血不足者，适当进补，每晚红枣莲子粥一碗，或山药莲子粥、黄芪莲子粥。

（3）阴虚者宜进滋阴食品，如百合、莲子、海参、银耳、酸枣仁等，或食用百合莲子粥、酸枣仁膏、银耳羹等。

7. 指导患者自我按摩　对任脉进行点、按、摩搓、疏导等调动任脉气机，使之气血通畅，对带脉重点进行调和拍打，再配合摩腹、摩丹田、提兜丹田、摩搓两协等内养功中属女子气功修炼部分的内容。开始每天练习不少于2小时，可分2~3次练，待症状好转后每天也要坚持练不少于30分钟。

8. 临证（症）施护

（1）心烦失眠者，可予贴耳穴治疗，选穴心、肝、肾、神门、内分泌等。或练习八段锦、腹部按摩，少喝咖啡、浓茶。

（2）便溏者可艾灸中脘、足三里。

（3）面浮肢肿甚者，注意水肿发生的部位、程度。

（4）必要时记录尿量和体重；饮食宜低盐。

（5）皮肤瘙痒者适当减少洗澡次数，选用中性肥皂，勿用过热的水，浴后可选用油性护肤液或涂止痒剂。少吃鱼、虾、蟹等及过度油腻的食物，多食牛奶、蛋类、瘦肉及豆制品等含有丰富的蛋白质的食物，多食新鲜蔬菜和水果，禁忌吸烟及酗酒。

五、健康教育

1. 保持心情愉快，更年期应乐观、开朗、心胸开阔，避免生气。

2. 指导患者合理安排时间，坚持适当的体育锻炼。

3. 劳逸结合，长期紧张的脑力劳动者易患本病，应与朋友交流思想，调畅心情。

4. 增加户外活动，多晒太阳，练习太极拳或做保健操等。

5. 定期体检，以便早期发现，早期诊治。

（夏令琼　吴惠平）

第十二章 肿瘤科疾病护理常规

第一节 肿瘤科疾病一般护理常规

1. 按患者住院护理常规及内科疾病一般护理常规。

2. 入院接待及评估 由责任护士接待新收患者，进行入院评估，了解患者本次入院目的和治疗方案，拟接受化、放疗的患者告知抽血、治疗及其他辅助检查前的注意事项；拟接收支持治疗的患者按病情轻重安排床位；对于首次入院的患者需介绍住院安全须知及医院相关管理规定。

3. 基础护理 对于卧床的晚期肿瘤患者，按第一篇第二章"分级护理常规"进行护理，昏迷患者按第一篇第三章"昏迷护理常规"；严格遵医嘱监测生命体征和落实各项治疗；指导并协助家属给予必要的生活照顾，避免各种引起患者不适的刺激；提供所需护理用具，尽量使患者舒适，保证患者安全；始终保持患者清洁、床单位整洁，做好临终和尸体护理，维护患者尊严。

4. 休息与活动 对于无明显症状的肿瘤患者，应鼓励适当运动、合理休息；对于正在进行化、放疗的患者，指导他们根据自身体质、治疗后的不良反应情况、饮食情况、排泄情况等进行适当休息和活动；对于卧床的、被动体位的晚期肿瘤患者，根据医嘱和患者情况指导和协助患者床上翻身或更换体位。

5. 饮食护理 肿瘤患者应规律饮食、少量多餐、营养丰富、容易消化。对于无明显症状的肿瘤患者，饮食无特殊要求；接受化、放疗的患者饮食护理按本章节"肿瘤化疗护理常规"和"肿瘤放疗般护理常规"；留置胃管的患者按鼻饲护理常规。胃肠道肿瘤的患者忌辛辣刺激性食物、忌坚硬食物、忌易胀气食物、忌烟酒、咖啡。

6. 排泄护理 接受化、放疗的患者可能会出现便秘或腹泻，按第一篇第三章"症状护理常规"进行护理，曾出现过化疗后便秘的患者，在之后的化疗前可遵医嘱给予预防便秘的药物；留置导尿的患者按本篇第六章第四节"留置导尿护理常规"，盆腔放疗的患者直肠、膀胱、阴道均受射线损伤导致排便、排尿、阴道分泌异常，护理按本章节"宫颈癌肿瘤科护理常规"。

7. 给药护理 肿瘤科疾病药物治疗主要为化疗，护理与观察按"肿瘤化疗护理常规"；其他治疗和辅助性药物，如靶向药、升血象药物、抑酸药、脱水剂、肠外营养药等严格按医嘱准确执行，并指导患者及家属用药注意事项；严密观察用药后的不良反应。

8. 专科观察要点 肿瘤患者早期无症状，主要疾病症状发生在肿瘤晚期，包括疼痛、梗阻、出血、发热等，相应症状按"症状护理常规"；治疗期间所表现的药物不良反应的相关症状护理按"肿瘤化疗护理常规"和"肿瘤放疗护理常规"；晚期临终患者多器官衰竭，除对症处理外，护理观察重点为生命体征的监测。

9. 心理护理 肿瘤科疾病一般都具有难或无法治愈、治疗疗程长等特点，护理人员需采取多种形式、运用心理护理知识对患者及家属进行心理舒缓、鼓励、支持、关心、尊重，增强患者和家属的治疗信心。

10. 健康宣教

（1）对于大部分住院接受治疗的肿瘤患者及家属，护理人员的宣教重点在于治疗前注意事项，治疗中和治疗后的配合以及不良反应的自我护理和保健；

（2）化放疗健康宣教按"肿瘤化疗护理常规"和"肿瘤放疗护理常规"，鼓励患者及家属配合完成化疗、放疗、免疫治疗，以提高疗效；

（3）对于带药出院、带管出院和出院后有治疗后不良反应的患者，护士应通过多种渠道指导患者居家治疗和护理，开展延续性护理，指导正确服药、自我维护管道，保持患者生活质量；

（4）指导疼痛放松疗法及正确对待止痛药物使用；

（5）指导定期复诊，定期复查相关指标。

第二节 肿瘤化疗护理常规

一、化疗前评估和准备

1. 按肿瘤科疾病一般护理常规。

2. 准确核对医嘱，化疗药物名称、剂量、给药方法。遵循化疗药物输注顺序给药。

3. 向患者讲解化疗目的、给药途径、药物的毒副反应和注意事项。化疗前签署化疗同意书。

4. 评估患者对化疗的认识和心理反应，给予心理安慰，消除紧张、恐惧情绪，以便取得患者的配合。

5. 确认止吐管理计划。

6. 评估患者血管，根据化疗药物的性质，选择合适的血管通道器材，建立静脉通路。发疱剂化疗药、血管穿刺困难、化疗疗程长的患者，建议留置PICC导管或输液港。

7. 准备急救药物，防止化疗不良反应。

8. 准备化疗防护性用品。

9. 用生理盐水、葡萄糖注射液开通静脉通道，确认通畅后方可使用化疗药物。

二、化疗药物的安全配制

1. 药物配制

（1）操作前：①由专人在生物安全柜内操作，操作前洗手，戴一次性口罩和帽子，穿一次性防渗透隔离衣，戴双层手套和护目镜（在生物安全柜内可不带）；②生物安全柜的准备和物品放置：所有物品放在工作台后部靠近工作台边缘的位置呈横向一字摆开，消毒液、注射器、针头、棉签、无菌纱块等物品排列有序，物品放在上风口，在下风口处加药。

（2）操作中：①遵循无菌技术操作原则；②轻弹安瓿颈部，使附着的药物降至瓶底；③纱布包裹掰开安瓿，避免粉末、药业和玻璃碎片四处飞溅；④溶解药物时，溶媒沿瓶壁缓慢注入瓶底，待药粉浸透后再摇匀，防止粉末溢出；⑤抽取药液时不超过注射器容量的3/4；⑥当药液稀释后立即抽出瓶内气体。如瓶内压力过高，药物可能从针眼处溢出；⑦减少手臂在柜内跨越式移动。

（3）操作后：①操作完毕后先脱手套，洗手，再脱口罩及防护衣，再次洗手；②药物备好后标识床号姓名、药物名称、剂量等，放置在一次性防渗漏无菌盘中，现配现用。放置时间不超过10分钟；③配药所用的一次性物品及剩余要丢弃的化疗药品，均应放入防渗漏、防刺破的容器内密封并标识；④每次化疗药物配置完毕，要对整个生物安全柜的内面进行清洁处理及消毒。

2. 化疗药物溅洒（溢出）的处理

（1）药液溅到衣服、皮肤时，应立即脱去被污染的衣物，污染的部位尽快用肥皂液清洗或流动清水冲洗局部皮肤。可减少皮肤对药物的吸收。

（2）药液溅到眼部，立即用等渗盐水彻底冲洗，并及时咨询眼科医生以待进一步处理。

（3）药液溢到桌面或地上，立即用吸水纸或织物布快速吸尽，再用肥皂液和清水擦洗干净。

（4）大剂量化疗药物溢出的处理：污染地点应立即隔离出来，明确标记提醒该处有化疗药物溢出，尽量缩小污染面，再由专业人员依照上述方法进行处理。

（5）做清洁用的污染物置于防渗漏、防刺破的容器内密封并标识。

三、化疗毒副反应护理常规

1. 局部毒副反应的护理常规

（1）静脉炎的预防：①评估患者的血管条件、化疗药物的酸解强度、给药途经；②化疗前应识别化疗药物是发疱剂还是非发疱剂药物；③血管的选择：最佳部位为前臂静脉，避开关节如肘窝、手腕、肌腱、韧带、手背；④使用发疱剂（糜烂剂）化疗药必须选择大静脉，或者从PICC导管、输液港深静脉通道中给药。禁用头皮钢针；⑤输注化疗药前后、各组化疗药物之间应用生理盐水或葡萄糖注射液冲洗输液管道，禁止使用化疗药物开通静脉，减少化疗药物对血管的刺激；⑥在化疗药物的输注过程中，应经常检查回血，确保不发生外渗。如怀疑有药物外渗，应立即停止药物输注，做相应处理；⑦注射多组化疗药物时，应先注入刺激性小的药物；⑧严格化疗病人的床旁交接及巡视，做好患者及陪人的宣教解释工作；⑨化疗患者床前悬挂"防外渗"的警示标识。

（2）一般化疗药物渗出的处理：①对已证实或怀疑药物外渗，应立即停止注射，原位保持针头，抽吸出残留在针头内的药物，并及时通知医生；②即刻给予封闭。用10ml注射器，抽取生理盐水6ml加利多卡因4ml、地米5mg，对渗漏部位进行环形封闭，避免搓揉局部；③抬高肢体，减少回流，避免局部受压，用30%~50%硫酸镁湿敷24~48小时，每次30分钟，每天四次；④如局部有红肿热痛，使用水胶体或水凝胶等敷料。也可用喜疗妥和地塞米松软膏交替外涂，每2小时一次；⑤水疱的处理：小水疱，保持水疱的完整性，避免摩擦和热敷。大水疱，用无菌针头在水疱边缘穿刺抽吸疱内液体。两者均需黏贴专用的薄膜敷料；⑥溃疡的治疗：如外渗局部皮肤形成溃疡，经久不愈，且范围和深度逐步扩大，应请造口、伤口护理小组会诊处理；⑦安抚患者，给予心理支持，尽量得到病人的配合；⑧填写"静脉药物外渗护理单"，要求及时、真实、客观、准确记录。

（3）特殊化疗药物外渗的处理：①丝裂霉素、更生霉素外渗可用硫代硫酸钠10ml注射于外渗处（由10%硫代硫酸钠4ml加注射用水6ml配制而成）或50mg/ml的维生素C局部静注，直接灭活；②长春碱类（诺维本、长春瑞滨）：立即用30%~50%硫酸镁湿敷24~48小时，每次30分钟，每天四次。也可局部注射透明质酸150单位；③烷化剂（氮芥）：可用1/6mol/L或1/3 mol/L硫代硫酸钠。方法：用4~8ml10%硫代硫酸钠和6ml无菌注射用水配成1/6mol/L或1/3 mol/L溶液；④蒽环类（阿霉素类）：立即用30%~50%硫酸镁湿敷24~48小时，每次30分钟，每天四次，同时要防止冻伤。柔红霉素渗漏亦可以在局部注射50~100mg氢化可的松；⑤紫杉醇类：局部用透明质酸酶150单位棱形封闭，用30%~50%硫酸镁湿敷24~48小时，每次30分钟，每天四次；⑥植物碱类抗癌药外渗，如VCR、VLB、异长春碱、鬼臼毒类（VP16、VM26）局部热敷；⑦草酸铂类药物外渗切忌冷敷及冰敷，该药有外周神经毒性，遇冷加重，禁止冰水漱口和冷食。

2. 消化道毒副反应护理

（1）引起胃肠道毒副反应的主要药物包括：大多数化疗药对胃肠道都有不同程度的毒副反应，如氟尿嘧啶、甲氨蝶呤、放线菌素等。

（2）恶心、呕吐的护理：①向患者做好解释及宣教工作，减轻顾虑，提供心理支持；②按第一篇第三章"恶心、呕吐护理常规"；③化疗期间依据患者口味予清淡易消化的饮食，少量多餐，鼓励进食。注意调整食物的色、香、味，并帮助患者选择富于营养和易消化的食物，切忌进食过热、粗糙、辛辣等食物；④限制含5-羟色胺（5-HT）丰富的水果、蔬菜，如香蕉、核桃、茄子等，以及含色胺酸的蛋白质的摄入，以减少体内游离5-羟色胺含量；⑤对呕吐频繁的患者要灵活掌握进食时间，少量多餐，多饮水，饮肉汁、清肉汤等可缓和胃部不适，避免进食气味太浓、油腻等食物及饮料，并在进食前后、睡前刷牙去除口中气味；⑥分散注意力，与患者亲切交谈。利用音乐疗法、催眠、适宜活动、娱乐等方法，减轻恶心、呕吐症状；⑦遵医嘱及时给予止吐药物，如甲氧氯普胺、昂丹司琼等。调整给药时间，尽可能睡前给药，必要时遵嘱给予小剂量镇静药；⑧若营养严重失调，且不能经口进食者，可酌情予肠内营养支持治疗。

（3）口腔黏膜炎的护理：①需了解口腔黏膜炎症状的分级：0级，无症状；Ⅰ级，有痛觉、红肿；Ⅱ级，红肿、溃疡、可进固体食物；Ⅲ级，溃疡、仅能摄取流质食物；Ⅳ级，无法进食；②评估患者口腔黏膜是否充血、红斑、痛疼、糜烂、溃疡等，以及患者进行口腔护理的能力；③向患者讲解化疗期间保持口腔卫生的重要性，以取得患者的配合；④劝患者忌烟酒，注意口腔卫生，保持口腔的清洁和湿润，每日用餐前后用生理盐水漱口，睡前及晨起用软毛刷仔细清洁口腔，动作轻柔，避免口腔黏膜及牙龈的机械性损伤；⑤勿用牙签剔牙，以免划伤口腔黏膜；⑥口腔黏膜炎患者宜进食流质或无刺激性软食，注意蛋白质的摄入。大面积口腔黏膜炎患者可暂时给予全肠外营养；⑦对化疗患者定期检查口腔情况。化疗后一周至10天内，用温开水200~300ml加庆大霉素，每日3次，或用口泰漱口液漱口，每日3次，可减少口腔溃疡的发生率；⑧已发生口腔溃疡并伴有疼痛者，用5%碳酸氢钠250ml加等量生理盐水、氟康唑250ml加等量生理盐水，配好的液体冰箱冷藏（8~10℃）后交替漱口。也可用金因肽、2%利多卡因液喷雾消炎止痛，防止真菌感染；⑨若疑有厌氧菌感染的溃疡用3%过氧化氢漱口；⑩口唇涂抹润滑剂，减轻干裂及疼痛。

（4）腹泻的护理：①按第一篇第三章第二节"腹泻护理常规"；②如24小时内腹泻三次，应报告医生是否需要停用泻药；③大剂量持续化疗可导致持续腹泻，甚至出血性腹泻，应密切观察大便性质，必要时查便潜血。

（5）便秘的护理：①按第一篇第三章第三节"便秘护理常规"；②鼓励患者在病情允许情况下多活动，以促进肠蠕动；③若患者出现腹胀或肠鸣音减弱，疑为肠梗阻发生，及时报告医生作相应处理。

3. 骨髓抑制的护理

（1）引起骨髓抑制的主要药物：大多数化疗药都对骨髓有不同程度的抑制，如丝裂霉素、甲氨蝶呤、阿霉素、卡铂、5-FU等。

（2）白细胞降低护理：①评估患者化疗前、后的血象情况。掌握化疗适应证，若白细胞低于3.5×10^9/L、粒细胞低于1.5×10^9/L，化疗应慎重执行；②保证充足的营养摄入，适当的活动及睡眠，以提高患者的免疫功能。避免进食生冷食物，生鱼片、生鸡蛋等；③鼓励患者多饮水，每日至少3000～4000ml；④嘱患者加强个人卫生，保持易感染部位，如口腔、会阴等处的清洁。勤换衣物、修剪指甲；⑤化疗期间监测血象变化。若白细胞低于3.5×10^9/L，应根据医嘱适当调整化疗方案，必要时可暂缓化疗，给予升白细胞治疗；⑥如白细胞低于1.0×10^9/L、粒细胞低于0.5×10^9/L时，应对患者进行保护性隔离，入住层流病房或住单人房间。严格消毒隔离措施，加强病房空气消毒，严格限制探视；⑦护理人员应严格洗手或手消毒，执行无菌技术操作规程；⑧严密监测体温变化，遵医嘱给予抗生素治疗。

（3）血小板降低的护理：①评估患者化疗前、后的血象、骨髓象的情况。评估患者是否有出血，如牙龈、鼻、视网膜、消化道等；②嘱患者尽量减少活动，慢活动，避免磕碰，防止身体受挤压或外伤；③保持口、鼻腔清洁，勿使用牙签或牙线，勿用力擤鼻或抠鼻；④保持大便通畅，必要时可使用缓泻剂；⑤避免进食坚硬、油炸食物，以免损伤口腔黏膜或食管壁引起出血；⑥尽量减少对患者的有创性操作，各部位穿刺后应延长局部压迫时间；⑦男性患者禁止使用剃须刀剃头或刮胡子，必要时可使用安全型剃须刀；⑧避免使用阿司匹林及其制剂，预防出血；⑨当血小板计数小于30×10^9/L时，要绝对卧床休息，以防出血；⑩监测生命体征，密切观察患者有下列出血症状，及时报告医生处理，少量鼻腔出血可用明胶海绵或止血棉球、纱布条填塞鼻腔，压迫止血，牙龈出血可用冷水漱口或止血棉球压迫止血，消化道或泌尿道出血时，应观察记录出血的量、性质，监测生命体征，眼底出血应卧床休息，给予生活护理，颅内出血时，应绝对卧床、吸氧、保持呼吸道通畅，头部置冰袋，密切观察瞳孔、神志及生命体征的变化，女患者在月经期间应注意出血的量和持续时间，必要时使用药物推迟经期，必要时遵医嘱输血小板，控制出血。

（4）红细胞减少护理：①评估患者有无贫血的症状，如甲床、黏膜、口唇苍白、心悸、头晕等；②根据患者日常活动的能力安排适量活动；③当患者有头晕、心慌等症状时应及时报告医生；④给予高蛋白、高热量、高维生素饮食、新鲜水果蔬菜、药膳、红枣、阿胶等补血食品；⑤留血样检测血型及交叉配血，必要时遵嘱输注红细胞。

4. 心脏毒性反应护理

（1）心脏毒性反应主要药物：阿霉素、柔红霉素等。

（2）评估患者有无心脏病病史。了解心电图、心脏彩超等结果。

（3）改变给药方法，延长静脉点滴时间，可降低心脏毒性。

（4）遵医嘱应用保护心脏药物。

（5）化疗中严密观察病情变化，重视患者的主诉，给予心电监护，注意心率、节律的变化，适时记录。

5. 肝脏毒性护理

（1）主要药物：大多数化疗药对肝脏都有不同程度损害，如甲氨蝶呤、环磷酰胺等。

（2）护士应掌握患者化疗前后肝功能情况。如肝功能异常，谨慎使用抗癌药物。

（3）密切观察病情，了解患者的不适主诉，如肝区胀痛、黄疸等，发现异常，及时报告，并给予对症处理。

（4）遵医嘱予保肝治疗。如葡醛酸钠（肝泰乐）、还原型谷胱甘肽等。

（5）饮食以清淡易消化食物为主，适当增加蛋白质和维生素的摄入量。

6. 泌尿系统毒性反应护理

（1）引起泌尿系统毒性反应的主要药物：顺铂、环磷酰胺、异环磷酰胺等。

（2）化疗前必须了解患者的有关肾功能检查结果。如肾功能异常，应谨慎使用抗癌药物。

（3）鼓励患者化疗期间多饮水，保持肾脏循环血运，使尿量维持在每日2000～3000ml以上。嘱患者及时排空膀胱，防止尿潴留。

（4）顺铂化疗时遵医嘱进行水化，顺铂治疗后快速滴入甘露醇，给予利尿剂，注意保持水电解质平衡。

（5）大剂量应用环磷酰胺及异环磷酰胺治疗时，注意水化，遵医嘱给予泌尿道保护剂，如美司钠，以减少出血性膀胱炎。

（6）密切观察患者排尿时有无尿频、尿急、尿痛等膀胱刺激症，有无血尿发生。

（7）密切观察患者尿液性状，准确记录出入水量，以及患者的体重、皮肤弹性，水肿等情况。

7. 肺毒性护理

（1）主要药物：博来霉素。

（2）评估患者的咳嗽、咳痰情况，有无胸痛。评估呼吸频率、节律和深度，有无进行性呼吸困难及异常呼吸。

（3）严格掌握适应证，肺功能不全、慢性支气管炎患者慎用抗癌药物。

（4）给予吸氧及舒适体位，适度活动。

（5）用药期间必须严密观察肺部症状及体征，如发现异常报告医生停药，必要时作胸片及肺功能检查。

（6）遵嘱予抗生素、皮质类固醇等治疗。

8. 神经系统毒性反应护理

（1）引起神经系统毒性主要药物：奥沙利铂、VP-16、紫杉醇类等。

（2）评估患者肢体活动情况。

（3）密切观察患者化疗的毒性反应，定期作神经系统检查。出现异常遵医嘱给予营养神经的药物治疗。

（4）DDP、VP-16药物能引起直立性低血压，患者在用药过程中应卧床休息，缓慢起床，下床活动时应有人陪同，以免发生意外。挂"防跌到"标识。

（5）患者出现肢体活动或感觉障碍时，给予按摩、针灸等治疗，加快康复。

（6）注意安全护理，避免灼伤烫伤等，减少磕碰。

（7）使用奥沙利铂时禁止进食冷饮，尤其是棒冰及冰块，避免接触凉水等。适当应用维生素B_1、B_6、烟酰胺可减轻奥沙利铂的神经毒性。

9. 皮肤毒性及脱发护理

（1）引起皮肤毒性及脱发的主要药物：环磷酰胺、5-FU、异环磷酰胺、更生霉素、卡培他滨等。

（2）评估皮肤、指甲的改变，瘙痒等。评估患者脱发的程度，对自我形象改变的语言或非语言表示。

（3）皮肤毒性护理措施：①色素沉着一般无需治疗，做好心理护理及宣教。皮肤角化可服用维生素A；②当皮肤及甲床颜色改变时，告诉患者停药后可逐渐消退，减轻其焦虑；③指导患者保持皮肤清洁、干燥及维持皮肤完整，勤剪指甲，勿抓挠，避免使用刺激性的物品如肥皂、化妆品等，以免加重破溃造成感染，严重时可停止化疗；④当患者皮肤瘙痒时，可外用炉甘石洗剂涂抹，以减轻瘙痒症状；⑤必要时可遵医嘱给予抗过敏药物治疗，或给予糖皮质激素治疗；⑥外出建议穿长袖衣服，避免太阳直晒，遮阳。

（4）脱发的护理：①从精神上给予患者支持，告诉患者化疗所致的脱发是暂时的，停药后会重新生长；②建仪患者化疗前准备适合自己的假发，从而改善患者的自我形象；③建议患者化疗前尽可能留短发，不要烫发，使用柔和的洗发液和软宽齿梳，以减少对头皮的损伤，洗发时最好不要用电吹风；④使用帽子或头巾可以保护敏感的头发。

（5）痤疮样皮疹护理：①主要药物 西妥昔单抗、吉非替尼、埃罗替尼；②用不含酒精的保湿霜涂抹暴露皮肤，每日两次；避免阳光直晒，使用防晒霜；③轻度可用氢化可的松软膏或金霉素软膏涂抹；④中度使用氢化可的松软膏或金霉素软膏，也可给多西环素口服；⑤重度减少化疗量，对症治疗同中度，另加用甲基强的松。

10. 过敏性反应护理常规

（1）主要药物：紫杉醇类。

（2）评估患者有无过敏史。

（3）给药前准备好抗过敏药物及抢救物品于床旁。

（4）遵医嘱应用抗过敏药物：紫杉醇化疗前12小时和6小时分别给予地塞米松20mg肌注、苯海拉明50mg肌注。

（5）配置紫杉醇时需用玻璃注射器、玻璃输液瓶，使用非聚氯乙烯输液器。输注紫杉醇前30分钟滴速50ml/h，无不良反应后滴速调整为200ml/h。

（6）给药过程中给予持续心电监护，并实时记录。

（7）使用紫杉醇类药物期间观察患者有无下列反应：①过敏性反应：呼吸困难、烦躁、胸痛、面部发红或发紫、皮疹、大量出汗；②外周神经改变：感觉异常、关节痛、肌痛；③心血管系统反应：低血压或高血压、心动过缓；④其他副反应 恶心、呕吐、腹泻、发热等。

（8）若发生过敏反应，立即停药，予吸氧，另开静脉通道，按过敏性休克抢救。

11. 其他毒副反应护理常规

（1）手足综合征护理：①主要药物：5-FU、卡培他滨等；②减少化疗剂量或缩短给药时间，可以限制手足综合征的发展；③做好健康宣教，告知患者减少手和足部的损伤；④每日口服维生素B_6，可减轻症状。

（2）生殖系统毒性反应护理：①主要药物：烷化剂、铂类化合物、达卡巴嗪；②做好健康宣教，告知患者可能会出现的毒副反应；③慎用此类化疗药，尤其是孕妇。应详细掌握患者情况；④化疗期间嘱患者采取避孕措施。

四、不同癌症常用化疗药物

1. 肺癌常用静脉化疗药 顺铂（DDP）、依托泊苷（VP-16）、卡铂（CBP）、阿霉素、长春新碱、氟尿嘧啶异环磷酰胺、诺维本（NVB）、紫杉醇、多西他赛、伊立替康、拓扑替康。

2. 肠癌常用静脉化疗药　氟尿嘧啶、伊立替康、奥沙利铂、雷替曲塞、亚叶酸钙（CF）；常用口服化疗药：卡培他滨、替吉奥（S-1）、培美曲塞。

3. 胃癌常用静脉化疗药　多西他赛、顺铂（DDP）、氟尿嘧啶、紫杉醇、伊立替康、亚叶酸钙（CF）、阿霉素、依托泊苷（VP-16）、奥沙利铂、羟基喜树碱；常用口服化疗药：卡培他滨、替吉奥（S-1）。

4. 乳腺癌常用静脉化疗药　紫杉醇、多西他赛、顺铂（DDP）、卡铂（CBP）、奥沙利铂、诺维本（NVB）、阿霉素、环磷酰胺（CTX）、表柔比星、米托恩醌、氟尿嘧啶、长春新碱（VCR）、长春碱（VLB）、多西他赛、氮烯咪胺、（DTIC）、依托泊苷（VP-16）、异环磷酰胺、吉西他滨、甲氨蝶呤（MTX）。

5. 宫颈癌常用静脉化疗药　紫杉醇、多西他赛、卡铂（CBP）、氟尿嘧啶、环磷酰胺（CTX）、异环磷酰胺、博莱霉素（BLM）、丝裂霉素（MMC）、长春新碱（VCR）。

6. 鼻咽癌常用静脉化疗药　多西他赛、顺铂（DDP）、长春新碱（VCR）、氟尿嘧啶、吉西他滨、紫杉醇、卡铂（CBP）、诺维本（NVB）。

7. 卵巢癌静脉化疗药　紫杉醇、多西他赛、卡铂（CBP）、依托泊苷（VP-16）、吉西他滨、伊立替康、脂质阿霉素、拓扑替康、环磷酰胺（CTX）、博莱霉素（BLM）、顺铂（DDP）。

8. 食管癌常用静脉化疗药　氟尿嘧啶、顺铂（DDP）、紫杉醇、吉西他滨、奥沙利铂、伊立替康。

五、心理护理

1. 评估患者对病情的了解程度、接纳程度以及心理状态。

2. 为病人创造温馨舒适、安静优雅、温度适宜的生活环境。

3. 采取适宜的放松疗法，如热水浴、按摩、深呼吸、听音乐等。

4. 护理人员与患者应有良好的沟通与交流，体贴关心病人，鼓励患者发泄内心痛苦，给予支持性心理疏导，改善不良情绪。

5. 癌症患者由于社会角色、社会作用发生了变化，加上各种治疗带来的躯体形象改变，会产生自卑感，护士应耐心倾听患者的诉说，鼓励其正确认识自己的力量与能力，探讨生活方式改变的应对方法，帮助患者改善自我认知。

6. 尊重患者的隐私，对病人的真实病情要适度保守秘密、科学地解释、安慰，以免病人过于紧张与恐惧，使其产生安全感和信任感。

7. 帮助患者寻求获得社会及家庭支持，来自家庭成员的情感支持尤为重要。好的社会支持会增加病人应对疾病的信心。

8. 对已了解病情的患者，态度亲切友善，在真诚、同情的基础上经常了解患者的感受，适时安慰，提供帮助，指出希望，协助其减轻痛苦，预防自杀。

9. 有自杀意念的患者专人守护，置于视线之内，班班交接；不合作者予保护性约束；保证环境的安全，清除一切可能成为自杀工具的物品，管理好门窗。

10. 有暴力倾向的患者严禁使用危险物品，以防伤人毁物，设法分散患者的注意力，转移其暴力意图。

六、健康教育

1．化疗前

（1）化疗前医护人员应向患者做好解释，减轻其顾虑，提供心理支持。

（2）告知患者化疗前或期间需做的检查项目及检查目的。

（3）告知患者化疗的时间安排、给药途径及给药顺序。

（4）讲解化疗可能出现的毒副作用，以及出现毒副作用后的应对方法。

（5）预防毒副作用的措施，以使毒副作用减少到最低程度。

2．化疗后

（1）化疗后应保持营养的摄入，以清淡饮食为主，限制吸烟饮酒，改变不良的生活方式。

（2）指导出院带药的患者，遵嘱按时服药。

（3）在身体所能承受范围之内适量运动，如散步、太极、气功等，鼓励患者参加社会活动。

（4）向家属宣传家庭护理中的心理护理知识。

（5）带管出院的患者，如PICC、输液港等，应告知患者及家属返院维护的具体时间，并指导其对管道的基本维护及应急的处理措施。

（6）化疗后，患者免疫功能受损，建议做好预防感冒的措施。尽量避免在人群聚集的地方活动。

（7）如出现出血、发热、呼吸困难、难以控制的恶心或呕吐、不能进食或饮水以及腹泻等症状，应及时就医。

（8）嘱患者出院后按医嘱定期返院复查。

第三节　肿瘤放疗护理常规

一、按肿瘤科一般护理常规

二、放疗前的评估与准备

应耐心做好解释工作，告知患者治疗的重要性及其反应。激发患者的潜能。消除患者紧张。恐惧的心理，坚定信念，积极接受治疗。

放射治疗开始前，医生在病人皮肤上画的标记是需要放射治疗的区域，它关系到治疗计划的准确落实和治疗的效果，必须保持完好清晰。如有模糊、脱落或偏移，应立即找医师重新描画或定位更正。放疗前应取掉照射范围内的各种金属异物，包括可活动的义齿。

三、放疗不良反应的护理要点

1．密切观察放疗后患者反应，如出现乏力、头晕、头痛、恶心、呕吐时立即报告，并给予对症处理。

2．关注血常规的变化。周围血液中以白细胞对放射线的敏感性最高，放疗期间如白细胞低于3.0×10^9/L，血小板低于6.0×10^9/L时，及时通知医师，及时处理。

3．脊髓受较大剂量照射时，可能出现瘫痪，护士应密切观察患者的下肢活动和感觉情况，以及排尿情况。如发生瘫痪，按瘫痪患者护理常规给予护理。

4. 照射野皮肤易出现放射性皮炎，指导患者保护照射野皮肤

（1）内衣需柔软、宽大、吸湿性强。

（2）照射部位忌用肥皂和粗毛巾擦洗。

（3）局部不可粘贴胶布或涂抹酒精及刺激性油膏。

（4）避免冷热刺激，夏日外出要防止日光照射。

（5）局部红斑、灼痛、刺痒等反应者可用皮炎洗剂冷湿敷，局部感染按外科常规换药。

5. 放射性口腔炎的护理　口腔黏膜因放疗充血水肿，并随放疗量递增而加重，表现为咽痛，下咽痛，还可见鼻咽、口腔、口咽黏膜尤其是软腭、腭弓、咽后壁一带充血、糜烂出血、白膜形成。为减轻症状，可进行以下护理：

（1）指导患者保持口腔清洁，用软毛牙刷刷牙，常规用淡盐水或漱口水含漱。

（2）口腔溃疡患者，需每日三次做口腔护理。

（3）做好解释安慰工作，告知患者待放疗缩野后症状会逐渐减轻或消失。

（4）按"肿瘤化疗护理常规"中口腔炎的护理。

6. 放疗容易造成唾液腺损伤，使患者感觉口干、咽干痛等症状，嘱患者常备一瓶饮水，经常湿润一下口腔，每天饮水量在2500ml以上。

7. 放射性脑炎的护理　按第一篇第三章第十节"颅内高压护理常规"。

四、饮食护理

1. 放疗患者进食原则　以高热量、高蛋白、富含维生素易消化饮食。鼓励多吃新鲜蔬菜、水果、多食牛奶、鱼肝油、鸡蛋饮食，以利于机体修复损伤的组织。

2. 对于咽下痛、吞咽困难的患者，嘱其进食温凉的流食，必要时给予肠外营养。

五、心理护理

1. 评估患者对病情的了解程度、接纳程度以及心理状态。

2. 为病人创造温馨舒适、安静优雅、温度适宜的生活环境。

3. 采取适宜的放松疗法，如热水浴、按摩、深呼吸、听音乐等。

4. 护理人员与患者应有良好的沟通与交流，体贴关心病人，鼓励患者发泄内心痛苦，给予支持性心理疏导，改善不良情绪。

5. 癌症患者由于社会角色、社会作用发生了变化，加上各种治疗带来的躯体形象改变，会产生自卑感，护士应耐心倾听患者的诉说，鼓励其正确认识自己的力量与能力，探讨生活方式改变的应对方法，帮助患者改善自我认知。

6. 尊重患者的隐私，对病人的真实病情要适度保守秘密、科学地解释、安慰，以免病人过于紧张与恐惧，使其产生安全感和信任感。

7. 帮助患者寻求获得社会及家庭支持，来自家庭成员的情感支持尤为重要。好的社会支持会增加病人应对疾病的信心。

8. 对已了解病情的患者，态度亲切友善，在真诚、同情的基础上经常了解患者的感受，适时安慰，提供帮助，指出希望，协助其减轻痛苦，预防自杀。

9. 有自杀意念的患者专人守护，置于视线之内，班班交接；不合作者予保护性约束；保证环境的安全，清除一切可能成为自杀工具的物品，管理好门窗。

10. 有暴力倾向的患者严禁使用危险物品，以防伤人毁物，设法分散患者的注意力，转移其暴力意图。

六、健康教育

1. 放疗过程中，应教会患者进行适当的功能锻炼，告知生活有规律，保证充足的睡眠，避免疲劳和情绪激动，可减轻放疗反应。

2. 指导患者不同部位放疗时的注意事项

（1）消化道照射时，应注意保持腔道清洁。

（2）口腔照射时，宜用软牙刷，每日4次用漱口液含漱，避免过冷过热食物。

（3）胸部（食管癌）放疗后应注意饮食宜细软，忌粗糙、硬食。

（4）腹部（直肠癌）放疗后应保持大便通畅。

（5）面部照射时，应注意保护视力，治疗后用氢化可的松油膏涂眼，头面部及胸部照射均应注意患者保暖，预防感冒，防止放射性皮炎的发生。

（6）鼻部（鼻咽癌）放疗时注意保持鼻腔部卫生，用生理盐水行鼻腔冲洗隔日一次，勿用手抠鼻，鼻腔干燥时用液状石蜡或鱼肝油滴鼻。放疗后两年内禁止拔牙。

第四节　肺癌肿瘤科护理常规

一、按内科、肿瘤科疾病一般护理常规

二、护理关键点

1. 疼痛。

2. 发热。

3. 呼吸困难。

4. 营养不良。

5. 咯血。

6. 咳嗽。

7. 喘息。

8. 胸管及引流。

9. 化疗不良反应。

10. 放疗不良反应。

11. 教育需求。

三、护理评估

1. 基础生命体征、脉搏、血氧饱和度、疼痛。

2. 评估生活方式，吸烟、饮酒史；心理、社会、家庭支持情况、精神状况。

3. 常见症状的评估　早期咳嗽、咳痰（痰量及性状）；晚期咯血（量、次数）、发热、胸痛（性质、部位、持续的时间）、水肿、呼吸困难、呼吸衰竭。

4. 体重、营养状况，有无贫血、低蛋白血症。

5. 患者对疾病的认知程度，有无焦虑、恐惧，是否保密治疗。

6. 呼吸系统基础疾病史　高血压、冠心病、高血糖。

7. 评估胸腔引流的情况。

8. 辅助检查结果　仪器检查、实验室检查、病理检查。

9. 用药、放疗及其他治疗不良反应和效果。

四、护理措施

1. 体位与活动　根据患者身体情况决定活动方式，晚期如因呼吸困难或疼痛而采取被动体位，需使患者舒适、安全，预防压疮。

2. 呼吸道护理

（1）戒烟，指导患者呼吸功能锻炼。练习并掌握深呼吸运动、有效咳嗽、排痰的方法。

（2）呼吸困难者予氧气吸入，监测脉搏氧饱和度及呼吸型态、频率。

（3）痰液黏稠者予雾化吸入，根据医嘱用抗生素。必要时吸痰，保持呼吸道通畅。

（4）咯血：按第一篇第三章第六节"咯血护理常规"。

3. 营养及心理指导　按本章第一节"肿瘤科疾病一般护理常规"。

4. 常规检查

（1）协助做好胸穿、肺功能、纤支镜、胸部CT、ECT、肺穿刺活检术、胸水的常规检查。

（2）支气管镜时需备齐药物，术前禁食4小时，有假牙取下；术后禁食禁水2小时后饮水无呛咳方可进食。

（3）肺穿后平卧6～12小时，遵医嘱定时测量生命体征，观察穿刺处敷料是否干净，注意有无胸闷、气促。

5. 胸管护理　按本篇第六章第七节"胸外科疾病护理常规"相关内容。

6. 发热护理　按第一篇第三章第九节"发热护理常规"。

7. 疼痛护理　按第一篇第三章第八节"疼痛护理常规"，遵医嘱药物止痛。

8. 化疗、放疗护理　按本章"肿瘤化疗护理常规"、"肿瘤放疗护理常规"。

9. 手术治疗　按本篇第六章第七节"肺癌外科护理常规"。

五、健康教育

1. 鼓励患者适当锻炼，每日进行可耐受的活动以不出现心悸、气短、乏力等症状为宜。

2. 鼓励进高热量，高蛋白，富含维生素易消化的饮食。

3. 鼓励患者保持良好精神状态，积极面对疾病，参加社会支持组织，加入抗癌组织等。

4. 劝导戒烟，注意口腔卫生。

5. 指导术后恢复功能锻炼。

6. 指导疼痛放松疗法及正确服用止痛药。

7. 指导留置管道的维护和注意事项。

8. 介绍药物的名称、剂量、作用、用法和副作用。

9. 指导有效咳嗽、咳痰、深呼吸，鼓励使用呼吸功能锻炼仪，宣教早期活动意义。

10. 出院后继续深呼吸、肩臂活动及呼吸功能锻炼仪的使用。

11. 远离一切呼吸道的刺激物。

12. 尽一切可能配合完成化疗、放疗、免疫治疗，以提高疗效。

13. 化疗间隙期，定期复查血象，定期门诊。

14. 指导患者家属，如出现病情加重，及时来医院就诊。

第五节　肠癌肿瘤科护理常规

一、按内科、肿瘤科疾病一般护理常规

二、护理关键点

1. 出血。

2. 腹胀腹痛。

3. 肠梗阻。

4. 吻合口瘘。

5. 感染。

6. 其他并发症的观察与处理。

7. 化疗期间护理。

8. 造口护理。

9. 营养不良。

10. 心理护理。

11. 教育需求。

三、护理评估

1. 基础生命体征、疼痛。

2. 评估生活方式，饮食习惯、吸烟、饮酒史、心理及社会、家庭支持情况。

3. 既往史、手术史。

4. 身体状况　病人排便习惯有无改变，是否出现肠梗阻症状（腹胀腹痛及肛门停止排气排便等），有无粪便表面带血、黏液和脓液的情况；腹部有无扪及肿块；有无营养不良；有无肝肿大、腹水、黄疸等。

5. 临床表现　早期无明显特异性表现或症状易被忽视，病程发展后因癌肿部位不同而有不同表现。最早期可有腹胀、消化不良症状，随病情发展可有腹痛、腹部包块、大便习惯改变、贫血；晚期可有黄疸、腹水、水肿等肝转移征象，以及恶病质，直肠前凹肿块，锁骨上淋巴结肿大等肿瘤远处扩散转移的表现。

6. 营养状况　有无食欲减退、消瘦、乏力、贫血、低蛋白血症。

7. 辅助检查、完善相关检查、特殊检查　CEA、CT或MRI检查，全消化道钡餐检查及钡灌肠检查等。

四、护理措施

1. 休息与活动　保持病室安静，保证其安静休息。督促病人活动与休息相结合，减少体力消耗；对病情较重、体质差者，应卧床休息；老年患者应防坠床、防跌倒。

2. 改善或纠正营养不良

（1）放、化疗期间鼓励患者进食以清淡易消化饮食为主，不宜吃辛辣、刺激性、坚硬、产气食物，少量多餐，进餐期间应避开化疗药物作用的高峰时间。放化疗结束后进食高热量、高蛋白、低脂肪、富含各种维生素易消化的食物。

（2）对不能进食者、伴有腹痛、肠梗阻等情况，根据医嘱予以禁食、胃肠减压，并遵医嘱予静脉输液，必要时肠内营养（TPN），给予生理支持，改善患者营养。

（3）宣教：可利用图片资料、宣传手册、录像或小讲课等方式进行宣教。

3. 化疗前后的护理及宣教　按本章"肿瘤化疗护理常规"。

4. 手术治疗　患者按本篇第六章第六节"结直肠癌外科护理常规"。

五、健康教育

1. 指导放、化疗期间期间注意事项，不良反应的自我护理。

2. 指导定期复诊，定期复查相关指标。

3. 鼓励患者及家属配合完成化疗、放疗、免疫治疗，以提高疗效。

第六节　胃癌肿瘤科护理常规

一、按内科、肿瘤科疾病一般护理常规

二、护理关键点

1. 疼痛。

2. 出血。

3. 肺不张。

4. 感染。

5. 水电解质失衡。

6. 胃肠减压。

7. 腹腔引流管。

8. 吻合口瘘。

9. 吻合口梗阻。

10. 胃排空障碍。

11. 倾倒综合征。

12. 营养不良（TPN的护理/肠内外营养）。

13. 教育需求。

三、护理评估

1. 基础生命体征、疼痛、血糖。

2. 过去史　有无慢性萎缩性胃炎、胃息肉、胃溃疡等病史。

3. 心理、社会、精神状况、家庭支持情况。

4. 营养状况　体重、进食、贫血、低蛋白血症甚至恶病质的表现等，及患者的进食情况。

5. 患者对疾病的认知程度，对疾病治疗有无焦虑、恐惧。

6. 病情及主要症状　上消化道症状（有无上腹部疼痛不适，恶心、呕吐、食欲缺乏、消瘦、乏力等）。有无嗳气、反酸、食欲减退。腹痛（疼痛部位、性质）、恶心与呕吐。呕血与黑便（量、次数）。有无贫血。腹部情况及淋巴结转移情况（有无腹部包块、腹水征、腹部压痛以及左锁骨淋巴结肿大或黄疸等。）

7. 检查　实验室检查：血常规、肝肾功能、电解质、凝血功能、肿瘤指标等；特殊检查结果：X线钡餐、B超、上腹部增强CT、MRI（磁共振）。

8. 用药情况、药物的作用及副作用。

四、护理措施

1. 体位与活动

（1）一般患者可根据体质适当活动。

（2）身体虚弱者需以卧床休息为主，每2小时床上翻身。

（3）严重贫血或伴呕血患者需绝对卧床休息，注意协助翻身。

2. 饮食

（1）放化疗期间鼓励患者进食以清淡易消化饮食为主，不宜吃辛辣、刺激性、坚硬、产气食物，少量多餐，进餐期间应避开化疗药物作用的高峰时间。放化疗结束后进食高热量，指导进食高蛋白，低脂肪富含各种维生素易消化的食物。

（2）对不能进食者，应遵医嘱予静脉输液，必要时使用TPN，给予生理支持，改善患者营养。

3. 心理护理　给予适当的心理支持，使患者保持良好的心态，做好化疗期间宣教，减少患者家属的担心。

4. 呕血及黑便的护理　按第一篇第三章相关症状护理常规。幽门梗阻的护理按本篇第六章第六节"胃癌外科护理常规"。

5. 按医嘱给予药物治疗，注意关注药物副反应。化疗药物护理按本章"肿瘤化疗护理常规"；其他药物，如抑制胃酸分泌药物按本篇第五章第四节"消化系统疾病护理常规"；抗贫血药：铁剂、叶酸、维生素 B_{12} 等，注意观察腹痛、胃肠道刺激等；按医嘱给予白蛋白、输血等治疗，注意关注有无输血反应。

6. 常规检查　协助做好胃镜、腹部BUS、腹部CT、胃肠钡餐及各种实验室检查（尤其是大便隐血实验）。胃镜前后护理按"消化系统疾病护理常规"相关内容。

7. 手术治疗患者按本篇第六章"胃癌外科护理常规"。

五、健康教育

1. 鼓励患者适当活动和锻炼。避免增加腹压的运动。

2. 饮食指导。

3. 放置各种引流管的目的、注意事项和引起的不适。

4. 介绍化疗药物的名称、剂量、作用、用法和副作用，取得配合。

5. 化放疗间隙期，定期复查血象，定期门诊随访，如出现病情加重，及时就医。

6. 鼓励患者保持良好精神状态，积极面对疾病，参加社会支持组织，如抗癌俱乐部等。

第七节　乳腺癌肿瘤科护理常规

一、按内科、肿瘤科疾病一般护理常规

二、护理关键点

1. 恐惧/焦虑。
2. 患肢保护及患肢功能锻炼。
3. 患肢水肿。
4. 创面出血。
5. 切口感染。
6. 自我形象紊乱。
7. 全身治疗。
8. 化疗副反应。
9. 教育需求。

三、护理评估

1. 生命体征、疼痛、血糖、身高、体重、淋巴水肿。
2. 过去史、近期手术史、近期治疗情况。
3. 生活方式，吸烟饮酒史、心理/社会/精神、家庭支持情况。
4. 婚育史　初潮、绝经、生育年龄、哺乳情况。
5. 查体　乳房外形，肿块大小、位置、质地、活动度，有无乳头溢液、酒窝症、橘皮症，有无破溃、淋巴结情况等。
6. 心理状况　对疾病的认知程度，有无焦虑、恐惧，是否保密，睡眠情况。
7. 营养状况，有无贫血、低蛋白血症及患者的进食情况。
8. 检查　实验室检查：CBC、BG、肝肾功能、电解质、免疫、小便、PT、APTT；辅助检查：双乳B超、钼靶、MRI、CXR、肺功能、心脏彩超（必要时）、心电图；病理学检查：Core针穿刺组织学检查，细针穿刺细胞学检查用药情况，药物的作用及副作用。
9. 用药（激素、避孕药）效果及不良反应。

四、护理措施

1. 术前、术后化疗期间按本章"肿瘤化疗护理常规"。
2. 指导患者化疗期间的饮食。
3. 保护患侧肢体，建议患者选择如PICC、输液港等输液工具。
4. 对于妊娠及哺乳期乳癌，应终止妊娠及断乳。
5. 手术患者按本篇第六章第六节"乳腺癌外科护理常规"。
6. 需要放疗的患者按本章"肿瘤放疗护理常规"。

五、健康教育

1. 饮食指导　高蛋白富含维生素、易消化饮食。

2. 活动指导　手术患者患肢不宜搬动、提拉超过5kg重物，避免测血压，静脉穿刺，坚持患侧上肢的康复锻炼。做家务时戴手套，保护患肢避免受伤。

3. 遵医嘱坚持放疗或化疗，认真讲解相关化疗药物的注意事项、副作用等。

4. 指导内分泌治疗的相关知识。

5. 指导分子靶向治疗的相关知识。

6. 定期检查血常规、肝肾功能、血脂等，如白细胞计数下降或肝肾功能异常者，应及时就诊、治疗。

7. 术后5年内避免妊娠。

第八节　宫颈癌肿瘤科护理常规

一、按内科、肿瘤科疾病一般护理常规

二、护理关键点

1. 恐惧。
2. 阴道流血。
3. 阴道排液。
4. 疼痛。
5. 排尿障碍。
6. 化疗。
7. 放疗　放射性直肠炎、放射性膀胱炎、放射野皮炎。
8. 教育需求。

三、护理评估

1. 生命体征。
2. 身体状况　月经史、生育史、既往史、家族史、过敏史。
3. 生活方式　饮食、睡眠、皮肤、二便情况，家庭支持和经济情况。
4. 患者及家属对疾病的认识程度，有无焦虑、恐惧，是否保密治疗等。
5. 病情及主要临床表现
（1）阴道流血：表现为阴道不规则出血，可有致命性大出血。
（2）放射性直肠炎：表现为腹痛、腹泻、里急后重等。
（3）放射性膀胱炎：表现为尿频、尿痛、尿急、血尿、排尿困难等。
（4）放射野皮肤变化：有无干、湿性皮炎等。
（5）全身症状：有无发热、消瘦、全身衰竭等恶病质。
6. 用药效果及不良反应。
7. 实验室和仪器检查结果　血常规及生化检查、肿瘤标志物；B超、CT/MRI等。

四、护理措施

（一）放疗前护理措施

1. 心理护理　宫颈癌患者大多数不能正确认识自己的疾病，思想压力很大，对疾病有恐惧心理，护理人员在治疗前必须认真、仔细地做好患者的思想工作，减轻患者思想压力及恐惧心理。协助患者接受各种诊治方案。评估患者目前的身心状况及接受诊治方案的反应，利用挂图、实物、宣传资料向患者介绍有关宫颈癌的医学常识；介绍各种诊治过程、可能出现的不适及有效的应对措施。

2. 合理饮食注意营养，适当休息。饮食要选用高热量、高蛋白、高维生素易消化的食物，可少量多餐。同时要注意休息，避免重体力劳动。

3. 个人卫生指导　指导患者每日早晚用温开水清洗会阴部，勤换内裤，保持会阴部清洁。

（二）放疗期间护理措施

1. 营养与饮食护理　宫颈癌体外和腔内放射治疗，易出现不同程度的腹痛、腹泻、腹胀，故宜进高蛋白、高维生素、少渣、低纤维饮食，避免吃易产气的食物，如糖、豆类、碳酸饮料，忌辛辣刺激性食物。

2. 照射野皮肤的护理　嘱患者保持照射野画线的清晰，穿棉质、柔软、宽大透气的内衣，避免粗糙衣物摩擦。照射野可用温水和柔软毛巾轻轻蘸洗，禁用碘酒、酒精等刺激性药物。局部皮肤不要搔抓，脱屑切忌用手撕剥，防止损伤皮肤造成感染。保持外阴、腹股沟清洁干燥。

3. 阴道冲洗的护理　一般患者每日冲洗一次，减少盆腔感染的机会，防止阴道粘连。大出血者禁冲洗。

4. 放疗并发症的护理

（1）放射性直肠炎的预防和护理：严密观察大便的性状、腹痛的性质。对放射性直肠炎患者，用消化道黏膜保护剂或每晚保留灌肠；腹泻次数多，口服洛哌丁胺抑制肠蠕动。

（2）放射性膀胱炎的预防及护理：观察有无尿频、尿急、尿痛等膀胱刺激征。嘱患者放疗前排空膀胱，放疗后大量饮水，每日2000~3000ml。对膀胱炎者，给予消炎、解痉、止血等处理。

5. 关注骨髓抑制的相关指标。

（三）化疗护理

按本章"肿瘤化疗护理常规"。

（四）手术治疗患者

按本篇第七章第一节"宫颈癌妇科护理常规"。

五、健康教育

1. 指导合理活动、休息与睡眠　每天保证充足的睡眠，可做简单的劳动，根据康复情况逐渐增加活动量和强度，适当参加社交活动，保持心情愉快。

2. 指导饮食　给予高蛋白、高维生素、高热量饮食，避免煎炸、烟熏食物。

3. 指导自我护理　放疗患者遵医嘱每天阴道冲洗，坚持1年以上，防止阴道狭窄和粘连。

4. 康复指导　性生活依身体恢复情况而定，鼓励尽早开始性生活，防止阴道狭窄。

5. 指导定期随访　第1年内，出院后1个月首次随访，以后2~3个月复查1次；出院后第2年，每3~6个月复查1次；出院3~5年，每半年复查1次；第6年开始，每年复查1次。

6. 指导自我观察　如果出院回家出现白带增多（水样或恶臭），阴道流血；下腹痛、腰痛及骶尾部疼痛，单侧下肢痛伴水肿；咳嗽、胸背痛或局部疼痛；食欲减退，短期内体重急骤下降等及时来院复查。

第九节　鼻咽癌肿瘤科护理常规

一、按内科、肿瘤科疾病一般护理常规

二、护理关键点

1. 出血。
2. 放疗区皮肤护理。
3. 鼻咽冲洗。
4. 张口练习。
5. 疼痛。
6. 口腔炎。
7. 营养不良。
8. 疲乏。
9. 化疗护理。
10. 心理支持。
11. 教育需求。

三、护理评估

1. 生命体征、疼痛情况。
2. 生活方式　吸烟；饮酒史；饮食习惯、心理状况、社会、精神状况、家庭支持和经济情况。
3. 体重、营养状况、睡眠、皮肤、二便情况。
4. 患者及家属对疾病的认识程度、有无焦虑、恐惧，了解是否需保密治疗。
5. 放疗前评估放疗方案及定位。
6. 评估放疗区域的皮肤情况。
7. 咽痛、口腔炎情况。
8. 病情及主要症状　发热、头痛、局部淋巴结肿大、无痛性淋巴结肿大、回吸性涕中带血等；呼吸道症状：鼻塞，咳嗽，咳痰，发热，头痛，耳鸣，声音嘶哑等。
9. 仪器及实验室检查结果　肿瘤标志物、肝肾功能、电解质等情况；鼻咽部活检结果；CT、MRI、ECT、FDC结果等。
10. 留置管道情况。
11. 牙齿情况。
12. 化、放疗的不良反应。

四、护理措施

1. 体位与活动　根据病情决定活动方式。

2. 改善营养　避免辛辣、粗糙、过热的食物，多吃富含维生素、高蛋白等食物。

3. 心理护理

（1）保持良好的心态，正确对待疾病及放疗并发症。

（2）由于放疗周期长，放疗并发症多，易引起消极情绪，多鼓励患者，增强信心。

（3）鼓励家属支持。

4. 放疗区域皮肤护理　按"肿瘤放疗护理常规"。

5. 放疗前、后进行张口练习

（1）目的：防止放疗对咬颌关节照射引起的纤维化而导致的张口困难。

（2）用物：软木塞。

（3）每次练习时间：10~15分钟；频度：2~3次；持续时间：一般2~3年，根据患者情况可以持续练习更长时间。

6. 鼻咽冲洗

（1）目的：防止肿瘤分泌物或坏死物堵塞鼻咽，保持鼻咽通畅、清洁、防止感染。

（2）用物准备：瓶装生理盐水、鼻咽冲洗器、面巾纸等。

（3）操作步骤：①核对患者身份，向患者解释；②安排患者至治疗室，指导鼻咽冲洗器的用法；③患者取坐位，盐水倒入鼻咽冲洗器，连接鼻咽冲洗机，前倾至洗面盆；④打开鼻咽冲洗机，张口用嘴呼吸，左右鼻孔交替冲洗；⑤观察吐出液体的性状，判断有无出血。

（4）每日1次或2次。

（5）一般持续冲洗3年，根据患者病情可持续3年以上。

7. 口腔炎的护理　按本章"肿瘤化疗护理常规"、"肿瘤放疗护理常规"。

8. 发热护理　按第一篇第三章第九节"发热护理常规"。

9. 疼痛护理　按第一篇第三章第八节"疼痛护理常规"。

10. 出血的护理　每日严密观察有无鼻出血，做到早发现，如有出血停止鼻咽冲洗；鼻出血后去枕平卧，用冰块局部冷敷；如患者无高血压，鼻腔局部用药；床边备吸引器；遵医嘱使用止血药；大出血时立即抢救，防止窒息；预防宣教：①口腔内有异物时不要咽下，要吐出；②不要挖鼻孔，用力回吸鼻涕；③心理支持。

11. 放疗期间的营养支持　鼓励患者进流质；必要时TPN护理。

12. 化疗护理　按本章"肿瘤化疗护理常规"。

13. 放疗其他并发症的护理和观察　口干、味觉改变或丧失、听力下降、放射性脑炎等。

五、健康教育

1. 鼓励患者适当锻炼，每日进行可耐受的活动以不出现心悸、气短、乏力等症状为宜。

2. 教育患者戒烟酒，注意口腔卫生。

3. 指导患者放疗区域6个月内的皮肤护理。

4. 避免颈部晒太阳、吹风、防止颈部纤维化。

5. 指导鼻咽冲洗、张口练习3年或3年以上。

6. 指导定期复查、随访。

第十节　卵巢癌肿瘤科护理常规

一、按内科、肿瘤科疾病一般护理常规

二、护理关键点

1. 疼痛。
2. 腹水。
3. 阴道出血。
4. 感染。
5. 营养不良。
6. 焦虑。
7. 化疗。
8. 教育需求。

三、护理评估

1. 生命体征。
2. 身体状况　月经史、生育史、既往史、家族史、过敏史。
3. 饮食、睡眠、皮肤、二便情况。
4. 心理状况。
5. 家庭支持和经济情况。
6. 患者及家属对疾病的认识程度。
7. 病情及主要症状与体征　腹胀、腹部包块、腹水、腹痛等。
8. 实验室和仪器检查结果　血常规、肿瘤标志物、B超、尿动力学检查、液基、HPV等。
9. 内分泌症状。

四、护理措施

1. 症状护理　腹痛、腹水按本篇第七章第一节"妇科疾病护理常规"中"卵巢肿瘤护理常规"相关内容。
2. 常用药物护理　使用铂类相关药物时，要在用药前2小时和给药后6小时进行水化，密切观察患者尿量及肾功能。
3. 化疗不良反应护理按本章"肿瘤化疗护理常规"。
4. 饮食护理
（1）饮食规律：禁油腻、过饱、忌牛奶、豆浆、糖水等胀气食物及鹿茸、党参等活血补品，少量多餐，注意保持大便通畅；
（2）鼓励进食高蛋白、高维生素、易消化食物，如鸡肉、鱼肉、蛋白、蔬菜等。
5. 手术治疗患者　按本篇第七章第一节"妇科疾病护理常规"中"卵巢肿瘤护理常规"

相关内容。

五、健康教育

1. 休息与活动　休息 1～3 个月，术后 1～3 个月内避免重体力劳动、剧烈运动、游泳，禁盆浴、性生活 1 个月。

2. 饮食　鼓励进高热量、高蛋白、富含维生素易消化的食物，1 个月内禁油腻、辛辣、过饱，忌鹿茸、党参等活血补品。

3. 出院指导　置管维护、服药、定期复诊。

4. 化疗间隔期间密切监测血常规。

第十一节　食道癌肿瘤科护理常规

一、按内科、肿瘤科疾病一般护理常规

二、护理关键点

1. 疼痛。

2. 出血。

3. 吻合口瘘。

4. 切口感染。

5. 肺不张。

6. 体液不足。

7. 焦虑/恐惧。

8. 营养失调。

9. 教育需求。

三、护理评估

1. 基础生命体征和脉搏氧饱和度、疼痛。

2. 症状评估

（1）早期进食时梗噎感、胸骨后或剑突下刺痛、烧灼感，咽部不适、异物感。

（2）中晚期有梗噎感加重、进行性吞咽困难、吞咽食物时有胸骨后、背部疼痛，恶病质，侵犯候返神经、肋间神经和气管时引起声音嘶哑、胸痛和食管气管瘘及其他转移症状。

3. 生活方式　吸烟、饮酒史、心理、家庭、社会支持情况，精神状况。

4. 体重、营养状况、有无贫血、低蛋白血症及患者的进食情况。

5. 过去史　高血压、冠心病、糖尿病。

6. 家族史　有无家庭聚集现象。

7. 患者对疾病的认知程度，有无焦虑、恐惧，是否保密治疗。

8. 仪器、实验室和病理学检查结果　颈腹超声波、胸部 X 光、胃镜、食管吞钡造影或胸部 CT 等结果；CBC、PT、肝肾功能、电解质、胃镜及病理结果等。

9．用药效果及不良反应。

四、护理措施

1．体位与活动　根据病情决定活动方式。

2．改善营养　指导合理进食高蛋白、高维生素、高热量饮食为主，必要时输血、白蛋白及TPN。

3．心理护理　保持良好的心态，正确对待疾病。

4．保持口腔清洁，及时处理口腔慢性感染和溃疡。

5．呼吸道护理，呼吸功能锻炼。

6．常规检查　胃镜检查前禁食10小时，检查后禁食1~2小时，观察有无腹痛黑便等情况；食管钡餐检查前禁食10小时，检查后可多饮水加速钡剂排泄。

7．疼痛护理　按第一篇第三章第八节"疼痛护理常规"。

五、健康教育

1．戒烟，戒酒。

2．饮食宣教

（1）进食原则由少到多，由稀到干，食量逐渐增加，避免暴饮暴食。

（2）观察进食后反应，避免刺激性食物和碳酸饮料，避免进食过快过量硬质食物，避免进食花生及豆类。

（3）放化疗期间给予高蛋白、高维生素、少油饮食。

（4）进食时坐位或站位。进食后活动30分钟~1小时，睡前2~4小时避免进食，睡时使用高枕，以免食物反流。

3．注意口腔卫生，积极治疗牙周感染和口腔疾患。

4．有效咳嗽咳痰，深呼吸及呼吸功能锻炼的使用。

5．远离一切呼吸道的刺激物。

6．指导化疗不良反应的自我护理。

7．化疗间隙期，定期复查血象，定期门诊。

第十二节　肝癌肿瘤科护理常规

一、按内科、肿瘤科疾病一般护理常规

二、护理关键点

1．疼痛。

2．上消化道出血。

3．癌肿破裂出血。

4．感染。

5．肝性脑病。

6．呼吸道管理。

7. 教育需求。

三、护理评估

1. 基础生命体征、血糖、疼痛情况。

2. 有无过敏史　青霉素、头孢类、碘剂、食物等。

3. 个人史　有无吸烟、饮酒、心理、社会、精神资料收集。

4. 排泄系统　大小便是否正常。

5. 体重、营养状况、进食情况、有无贫血、低蛋白血症及患者的进食情况。

6. 消化系统基础疾病史及过去史　有无高血压、冠心病、糖尿病等其他疾病。

7. 患者对疾病的认知程度，有无焦虑、恐惧，是否保密治疗。

8. 病情及主要症状

（1）肝区疼痛程度、有无放射痛、药物止痛效果；

（2）有无食欲减退、腹胀、恶心、呕吐或腹泻等消化道症状；

（3）有无发热、消瘦、贫血、黄疸、腹水出血等全身症状；

（4）有无低血糖、红细胞增多症、高胆固醇、高钙血症等癌旁综合征表现，及有无发生肺、骨、脑等转移症状；

（5）有无发生肝性脑病、上消化道出血、癌肿破裂出血及继发性感染、肝性脑病等并发症出现。

（6）肝肿大程度；甲胎蛋白血钙水平。

9. 仪器及实验室检查结果　影像学检结果，包括CXR、B超、CT、同位素发射计算机辅助断层显像（ECT）等；甲胎蛋白、CBC、肝肾功能、电解质等。

10. 用药效果及不良反应。

四、护理措施

（一）症状护理

1. 疼痛、昏迷护理　按第一篇第三章"疼痛护理常规"、"昏迷护理常规"。

2. 出血护理　动态观察血压变化及大便颜色、性质、肠鸣音、便潜血、血红蛋白的变化。

3. 腹水的护理

（1）大量腹水病人取半卧位，以减轻呼吸困难；每日液体摄入量超过1000ml，并给予低盐饮食。

（2）应用利尿剂时遵守医嘱记录24小时出入量，定期测量腹围和体重。

4. 营养失调的护理

（1）与营养师和病人商量制订病人的食谱，成年劳动者每日每公斤给予热量25~30kcal，轻体力劳动者每日每公斤给予热量30~35kcal。

（2）调整饮食色、香、味增进病人食欲。

（3）重症病人协助进食。

（二）其他护理措施

1. 体位与活动　根据病情决定活动方式。

2. 改善营养状态　给予高热量、高维生素、低脂饮食，保证蛋白质摄入，有肝昏迷者应禁蛋白，清醒后恢复期给予低蛋白饮食30g/d，没有肝性脑病者可正常饮食。必要时TPN或白蛋白，黄疸者静滴维生素K。

3. 心理支持　鼓励病人树立战胜疾病的信心，使病人保持心情愉快。对家属给予精神安慰，说明病情变化的可能性，加强与家属的联系。

4. 控制感染　有胆道梗阻继发感染者，给予有效抗生素。

5. 并发症的预防与护理

（1）癌肿破裂出血：是原发性肝癌常见的并发症，少数出血可自行停止，多数患者需要手术止血。对不能手术的晚期患者，可采用告戒患者尽量避免肿瘤破裂的诱因，如剧烈咳嗽、用力排便等使腹内压骤升的动作；加强腹部体症的观察；若原发性肝癌患者突然主诉腹痛，且伴腹膜刺激征，应高度怀疑肿瘤破裂出血，及时通知医生，积极配合抢救。并稳定患者情绪，做好急诊手术的各项准备。

（2）上消化道出血的护理：按本篇第五章第四节"上消化道出血护理常规"。

（3）肝性脑病的护理：按本篇第五章第四节"肝性脑病的护理常规"。

五、健康教育

1. 手术患者术后教育按本篇第六章第六节"原发性肝癌外科护理常规"。

2. 有胃管、禁食者注意口腔卫生，防止口腔感染。饮食宜少量多餐、多食营养丰富、均衡和富含维生素的食物，以清淡、易消化为宜。伴有腹水、水肿者，应严格控制出入水量，限制食盐摄入量。

3. 指导留置导管的目的、注意事项和引起的不适。

4. 定期放疗和化疗　期间定期复查血常规。

5. 每3~6个月复查一次，若出现进行性消瘦、贫血、乏力、发热等症状，及时就医。

第十三节　颅内肿瘤肿瘤科护理常规

一、按内科、肿瘤科疾病一般护理常规

二、护理关键点

1. 恐惧。

2. 头痛。

3. 呕吐。

4. 视乳头水肿。

5. 癫痫发作。

6. 自理能力。

7. 教育需求。

三、护理评估

1. 生命体征。

2. 身体状况　生育史、既往史、家族史、过敏史；近期是否有跌倒史、晕厥史、抽搐史、行为异常；四肢肌力、反应能力、自理能力、语言表达能力，有无颅内压增高症状。

3. 实验室和特殊检查结果：头颅CT及MRI。

4. 饮食、睡眠、皮肤、二便情况。

5. 肿瘤性质、临床分期及治疗方案。

6. 家庭支持和经济情况。

7. 患者及家属对疾病的认识程度。

8. 心理状态　有无焦虑、恐惧，自理能力、是否保密治疗等。

9. 病情及主要症状　呕吐（特点、规律）、视觉障碍、头痛（特点、规律）、抽搐、颅内压增高症状。视乳头水肿。

10. 放疗后不良反应。

11. 颅内肿瘤的手术患者评估　按不篇第六章第十二节"神经外科疾病护理常规"相关内容。

四、护理措施

1. 症状护理

（1）颅内压增高护理：按第一篇第三章第十节"颅内高压护理常规"。

（2）抽搐的护理：按第一篇第三章二十四节"抽搐护理常规"；癫痫发作的护理按本篇第五章第九节"癫痫护理常规"。

（3）偏瘫、感觉障碍的护理：每班评估患者的肢体肌力，活动受限的患者每班检查受压部位皮肤，指导患者或家属早、晚行患肢功能锻炼30分钟，预防下肢静脉栓塞及肌肉萎缩、关节僵硬变形等，生活不能自理者协助做好生活护理，嘱患者勿单独离床，防跌倒、防坠床。感觉障碍患者应注意保暖，特别要防止烫伤，对有感觉障碍患肢不使用热水袋保暖，病人洗澡时应注意水温不宜过高。患者病情稳定后，护士及时协助患者下床活动。

2. 密切观察生命征、瞳孔变化、准确记录。对高热、烦躁不安、昏迷、甚至脑疝患者应及时抢救，保持呼吸道通畅，防止并发症。

3. 对失语者加强指导发音。

4. 对营养不良、胃食欲缺乏、体重减轻、免疫功能低下等除补液外要给予高营养易消化、又适合患者口味的饭菜。注意血象，每周查白细胞，当低于$3.0 \times 10^9/L$应停止放疗，给予全身支持疗法并注意保护性隔离。

5. 密切观察放疗反应，如恶心、呕吐、头痛、视力的改变，开窗处是否隆起，走路是否平稳，是否有颅内压增高的表现，意识是否清醒，如有上述症状出现时及时通知医生处理。

6. 放疗3～4周会出现头发脱落、局部发痒、色素沉着等，应注意保护照射野皮肤清洁干燥，勿用碱性肥皂及粗毛巾擦拭，忌在照射野粘贴胶布、使用消毒剂或刺激性药物或化妆品。避免冷热刺激，防止日晒、手抓或剥皮，应使干痂自然脱落。

7. 自理能力差，尤其是偏瘫、失语、视力障碍的应予以细心照顾，加强巡视，防止跌伤，加床栏等。

8. 注意肌肉萎缩，定时活动肢体，翻身擦背，按摩受压部位及骨隆凸处，预防褥疮的发生，如大小便失禁者加强皮肤护理。

9. 预防坠床、跌倒的管理　患者意识不清或意识障碍，体位改变，躁动等容易发生坠床，所以要上床栏，启用跌倒专科护理单，教会患者掌握防跌倒的方法，如3个30秒，起床前在床上卧30秒后在床上坐30秒，在床边站30秒，改变体位时动作不宜过快，如出现头晕、黑蒙等，立即蹲低或就地坐下，并呼叫医护人员，如果继续走，很容易跌倒。反复向患者宣教安全的重要性，向患者介绍跌倒的例子，从而引起患者的重视。指导患者使用呼叫器，帮助患者熟悉病区环境，设立安全警示牌，保持病房清洁干燥，无障碍物，嘱患者穿着舒适防滑鞋，外出检查、离床活动时要有家属或护理人员陪同，防跌倒及外伤。

10. 放疗区域皮肤护理　保持放疗区域干燥、清洁；宣教放疗区域避免阳光直射或吹风，及过冷、过热的刺激直到出院后6个月；放疗区域洗澡时避免使用肥皂、沐浴乳、化妆品等；放疗区域避免贴药膏或其他东西，外出要戴帽。

五、健康教育

1. 摄入充足营养、水分、多食蔬菜、水果。

2. 进行肢体功能锻炼，指导患者适当掌握活动强度，避免活动过度。

3. 放疗结束后患者安全意识容易疏忽，指导患者仍要注意安全，外出时最好有家人陪伴，保持积极的心态，重建良好的生活规律，坚持适度的运动，出院后定期返院复查，如出现头痛、头晕、视物模糊、肢体乏力及加重、抽搐等及时到医院治疗。通过评估患者住院期间的不安全因素，制定前瞻性护理及个体化护理措施，把不安全因素消灭在萌芽之中，避免医疗纠纷和不良事件发生，为患者提供安全、方便、放心、满意的全程优质护理服务。

（彭金莲　付方雪　陈美丽　朱莲玉）

参考文献

［1］尤黎明. 内科护理学. 第5版. 北京：人民卫生出版社，2012.

［2］范秀珍. 内科护理学. 北京：中国协和医科大学出版社，2004.

［3］李乐之，路潜. 外科护理学. 第5版. 北京：人民卫生出版社，2012.

［4］任辉. 临床常见症状体征观察与护理. 第2版. 人民军医出版社，2011.

［5］黄金，姜冬九. 新编临床护理常规. 北京：人民卫生出版社，2008.

［6］陆再英，钟南山. 内科学. 第7版. 北京：人民卫生出版社，2010.

［7］刘淑媛，陈永强. 危重症护理专业规范化培训教程. 北京：人民军医出版社，2006.

［8］王丽华，李庆印. 现代重症监护诊断与治疗. 北京：人民军医出版社，2008.

［9］陈灏珠，林果为. 实用内科学. 第13版. 北京：人民卫生出版社，2009.

［10］吴在德，吴肇汉. 外科学. 第7版. 北京：人民卫生出版社，2009.

［11］中华医学会，临床诊疗指南（急诊医学分册）. 北京：人民卫生出版社，2009.

［12］中华医学会. 临床诊疗指南（护理学分册）. 北京：人民卫生出版社，2008.

［13］深圳市卫生局. 深圳市疾病诊疗指南. 北京：人民卫生出版社，2007.

［14］胡春燕. 急性心肌梗死患者的急救护理体会. 中外医疗，2011，7：152.

［15］崔学珍. 60例急性心肌梗死患者的急救护理体会. 内科，2011，6（1）：92-93.

［16］刘春红，孙平元，吴立静. 急性心肌梗死的急救护理. 中国实用医药，2011，6（11）：235-236.

［17］王洪波. 急性左心力衰竭的急诊护理. 中国医药指南，2011，28（9）：162-163.

［18］刘静萍，林国岩. 67例急性左心衰竭患者的眼前急救及护理配合体会. 中国前沿医疗，2011，18（6）：66-67.

［19］刘红专，急性左心衰80例的急诊救治体会. 实用心脑肺血管病杂志，2011，19（3）：463-464.

［20］楼滨城. 过敏性休克的急救. 国药导报，2011，30（1）：1-4.

［21］高上婷，王宏，赵莉. 失血性休克患者急救护理补液温度的临床观察. 中国老年保健医学，2011，9（4）：84.

［22］李文仙. 失血性休克的急救和护理. 全科护理，2011，207（9）：515-516.

［23］梁美英，陈希萍. 急诊评估及护理对多发伤患者抢救存活率的影响. 岭南现代临床外科，2011，11（4）：317-319.

［24］王雪，何贵蓉. 小儿高热惊厥的护理进展. 中外医学研究，2011，9（20）：163-164.

［25］丁蕾，李锦亮. 小儿高热惊厥的急救护理. 实用心脑肺血管病杂志，2011，19（8）：1411-1412.

［26］沈卫芬. 小儿高热惊厥的急救与护理. 中国医药指南，2011，9（33）：466-467.

［27］周丽娟，梁英. 心血管病专科护士培训教程. 北京：人民军医出版社，2010.

［28］叶任高，黄颂敏. 临床肾脏病学. 北京：人民卫生出版社，2008.

［29］刘俊，刘冠贤. 临床肾脏病学. 北京：人民卫生出版社，2008.

［30］颜霞. 最新血液科临床护理质量安全控制规范与现代护理技术标准工作手册［M］. 北京：卫生科技出

版社，2008.

［31］栗占国，唐福林. 凯利风湿病学. 北京：北京大学医学出版社，2011.

［32］李宁. 护理诊断手册. 北京：科学技术文献出版社，2001.

［33］HM Kronenberg，S Melmed，KS Polonsky，PR Larsen. 威廉姆斯内分泌学［M］. 第11版. 北京：人民军医出版社，2011.

［34］贾建平，陈生弟. 神经病学［M］. 北京：人民卫生出版社，2013.

［35］倪朝民，神经康复学. 第1版. 北京：人民卫生出版社，2008.

［36］陈依维. 最新医院感染科临床护理操作细节与护理职业风险防范及护士长工作必备手册［M］. 第一版. 北京：人民卫生出版社，2010.

［37］周明行. 感染病手册［M］. 第一版. 北京：人民卫生出版社，2000.

［38］曹伟新，李乐. 外科护理学. 第4版. 北京：人民卫生出版社，2010.

［39］杜如昱，王杉，汪建平（译）. 结肠与直肠外科学［M］. 第5版. 北京：人民卫生出版社，2009.

［40］杨志纯，黄金. 外科护理学. 北京：中国协和医科大学出版社，2004.

［41］王吉甫. 胃肠外科学. 北京：人民卫生出版社，2000.

［42］杜克，王守志. 骨科护理学. 北京：人民卫生出版社，2000.

［43］薛富善. 围手术期护理学. 北京：科学技术文献出版社，2001.

［44］谭艳庆. 21例骨折合并气性坏疽病人医院感染管理及护理对策［J］. 当代医学，2011，17（21）：123.

［45］郑修霞. 妇产科护理学（第4版）. 北京：人民卫生出版社，2006.

［46］彭刚艺，刘雪琴. 临床护理技术规范. 广州：广东科技出版社，2013.

［47］乐杰. 妇产科学（第7版）. 北京：人民卫生出版社，2008.

［48］崔焱. 儿科护理学［M］. 北京：人民卫生出版社，2012.

［49］申昆玲，黄国英. 儿科学［M］. 北京：人民卫生出版社，2015.

［50］吴素红. 临床眼科护理学［M］. 北京：人民卫生出版社，2012.

［51］李绍珍. 眼科手术学［M］. 北京：人民卫生出版社，1997.

［52］曾继红. 眼科护理手册［M］. 北京：科学出版社，2011.

［53］张金娃. 健康教育在眼科护理中的应用［J］. 全科护理，2011，（04）.

［54］梁静. 眼科护理中存在的安全隐患与对策分析［J］. 中国医药指南，2011，11（20）.

［55］尹丽媚. 眼科住院患者的护理安全管理［J］. 中外医学研究，2011，27（11）.

［56］余蓉，鲜均明，辜德英. 耳鼻咽喉－头颈外科护理手册（第2版）. 北京：科学出版社，2015.

［57］陈伟菊，彭刚艺. 临床护理文书规范（专科篇）. 广州：广东科技出版社，2009.

［58］中华中医药学会. 中医护理常规技术操作规程. 北京：中国中医药出版社，2006.

［59］刘玉珍. 中医标准护理计划·内科分册. 长沙：湖南科学技术出版社，2003.

［60］荣志宏. 中风患者早期的辨证施护. 河南中医，2010，6（30）：621-623.

［61］国家中医药管理局医政司. 52个病种中医护理方案. 北京：中国中医药出版社，2014.

［62］何玉芳. 便秘的中医辨证调护. 临床医药文献杂志，2016，3（16）：3327-3330.

［63］赵桂芝，罗静，倪璐. 穴位贴敷辅助治疗寒湿困脾证泄泻患者的观察及护理. 中国中医药科技，2014，21（2）：272.

［64］龚礼敏. 中医护理失眠症的研究进展. 上海护理，2010，10（2）：73-75.

［65］张瑞玲，郑淑艳. 更年期妇女的自我保健按摩护理. 河北医学，2011，17（9）：1261-1262.

［66］张惠兰，陈荣秀. 肿瘤护理学天津：天津出版社. 1997.

［67］胡雁，陆箴琦. 实用肿瘤护理. 上海：上海科学技术出版社. 2007.

［68］陆烈红. 患者对生理与心理舒适需求的调查分析. 护士进修杂志，2012，17（12）：937.

［69］臧宝华. 重视入院评估提高整体护理质量［J］. 护理研究，2005，19（2）：363.